国家科学技术学术著作出版基金资助出版

# 临床过敏疾病学

何韶衡　谢　华　魏庆宇　主编

科学出版社
北　京

# 内 容 简 介

本书系统总结了过敏性疾病的临床研究新进展,详细阐述了临床各系统过敏性疾病的发病机制、临床表现、诊治和预防,涉及变态反应科、呼吸科、耳鼻咽喉科、皮肤科、消化科、儿科及其他相关学科的常见过敏性疾病。探讨了临床过敏性疾病的常用诊断试验,包括过敏原皮试、支气管激发试验、鼻激发试验、外周血和痰液嗜酸性粒细胞的计数、血清过敏原特异性 IgE 的测定等。评述了抗组胺药物、糖皮质激素、外用药物及吸入疗法在过敏性疾病中的临床应用。此外,介绍了妊娠、老年人过敏性疾病及同时患有过敏性哮喘和鼻炎等特殊情况下的过敏性疾病的诊治。全书分 5 篇,共 30 章。

本书由从事临床过敏疾病学的专家和学者编写,可供临床各科室的各级医护人员、实习医师及从事与过敏性疾病相关的教学和科研工作者参考,也可作为医学院校相关专业学生的参考书籍。

**图书在版编目 ( CIP ) 数据**

临床过敏疾病学 / 何韶衡,谢华,魏庆宇主编 . —北京:科学出版社,
2022.6
　ISBN 978-7-03-072358-1

　Ⅰ . ①临… 　Ⅱ . ①何…②谢…③魏… 　Ⅲ . ①变态反应病－诊疗
Ⅳ . ① R593.1

　中国版本图书馆 CIP 数据核字（2022）第 085944 号

责任编辑:岳漫宇　尚　册 / 责任校对:宁辉彩
责任印制:吴兆东 / 封面设计:刘新新

科 学 出 版 社 出版
北京东黄城根北街 16 号
邮政编码:100717
http://www.sciencep.com
北京厚诚则铭印刷科技有限公司印刷
科学出版社发行　各地新华书店经销
*
2022 年 6 月第 一 版　开本:787×1092　1/16
2025 年 3 月第三次印刷　印张:48 3/4
字数:1 156 000
**定价:468.00 元**
（如有印装质量问题,我社负责调换）

# 《临床过敏疾病学》编写委员会

# 序

    过敏性疾病是全球最常见的慢性疾病之一，患病率约占世界人口的 30% 以上。WHO 把过敏性疾病与肿瘤、心脑血管疾病、肥胖症同列为 21 世纪四类重大非传染性疾病。过敏性疾病涉及眼、鼻、皮肤、呼吸道、消化道等多个系统及多个临床学科，从儿童至成人各年龄段均可能受累。环境因素、生活方式的变化可导致过敏性疾病的患病率上升，不仅严重危害患者身心健康，更使社会和家庭背负了沉重的经济负担。近 40 年来，西方发达国家过敏性疾病的患病率增长了 2 ～ 3 倍。

    近年来，随着分子免疫学、生物信息学、基因组学、蛋白质组学和转化医学等学科的飞速发展，过敏反应学基础研究水平不断提高，临床研究更加深入，过敏反应学成为活跃在医学领域的热门学科。为使临床医生更多地了解过敏性疾病的新进展，何韶衡教授、谢华教授和魏庆宇教授主编，辽宁省医学会变态反应学分会专家参编了《临床过敏疾病学》一书。

    何韶衡教授从事过敏反应基础及转化医学研究 30 余年，带领其团队潜心研究，硕果累累，获得国家发明专利授权 21 项，实用新型专利授权 12 项，外观设计专利授权 1 项。该团队不仅对过敏性疾病的定义、机制研究有新见解，还率先提出了第二代标准化过敏原疫苗的新概念和过敏性疾病的实验室诊断程序，并自主研发了第二代标准化过敏原疫苗、斑贴试验诊断小分子过敏、食物不耐受诊断试剂盒、嗜碱性粒细胞体外激发试验诊断过敏的金标准等。他们是过敏性疾病转化医学研究的先行者。该书分为 5 篇，深入编写了近年来该领域从基础到临床的新进展，是广大临床医生研究和诊治过敏性疾病较为全面的参考书。

陈萍

中国人民解放军北部战区总医院呼吸与危重症医学科

2021 年 5 月 5 日

# 前　言

2012 年,我们撰写了《临床过敏疾病学》(2012 年版),受到了广大医务工作者的好评。近年来,过敏性疾病领域发展迅速,人们对这类疾病的认识水平逐渐提高。中华医学会变态反应学分会筹备成立了基础与转化学组、耳鼻喉眼过敏疾病学组、呼吸系统过敏疾病学组、皮肤过敏学组、食物和重症过敏学组、特异性免疫治疗学组等,主要目的是使广大医务工作者对各种过敏性疾病有更加专业的深入认识,全新版本的《临床过敏疾病学》就是在这种背景下产生的,主要由辽宁省医学会变态反应学分会常委以上人员撰写。

近年来,人们对过敏性疾病的定义及发病机制有了一些新认识,主要包括调节性 T 细胞数量减少与过敏性疾病的发生发展相关,Toll 样受体介导细菌、病毒感染诱发或加重过敏性疾病,肥大细胞脱颗粒及募集具有自身放大的机制,过敏原特异性嗜碱性粒细胞激发试验的临床意义研究,新过敏原的发现,以及 2 型固有淋巴细胞(group 2 innate lymphoid cell,ILC2)与过敏性疾病的研究等。在临床方面,GINA 委员会提出了新的《全球哮喘防治创议》(Global Initiative for Asthma,GINA),目前更新至 2020 年版,我国学者也提出了《过敏性鼻炎皮下免疫治疗专家共识 2015》《支气管哮喘防治指南(2016 版)》,等等。为了使读者能够尽快地掌握这些新进展,我们在本书中对这些内容进行了较为详细的总结。

过敏性疾病患病率占世界人口的 30% 以上,而且有明显增加的趋势,因此对过敏性疾病的防治已经成为世界各国刻不容缓的重任。过敏性疾病被 WHO 列为与肿瘤、心脑血管疾病、肥胖症齐名的 21 世纪四类重大非传染性疾病之一。由于此类疾病的发病特点是儿童患者比例高于成年人(平均年龄只有 27 岁),发达国家患者比例高于落后国家,城市患者比例高于农村,因此其是我国快速城市化过程中将要面对的重大问题,对其进行研究完全符合国家社会、经济发展的重大需求。对解决过敏性疾病的诊治问题,有着十分重要的意义。

本书主要适用于广大临床医生及相关人员,以期能成为帮助临床医生诊治各种过敏性疾病的有益参考书。

本书在编辑期间收到辽宁汇普源生物医学科技开发有限责任公司的大力支持,在此表示感谢!

何韶衡　谢　华

2021 年 4 月 21 日

# 目　录

## 第一篇　临床过敏疾病学总论

## 第二篇　临床常见过敏性疾病

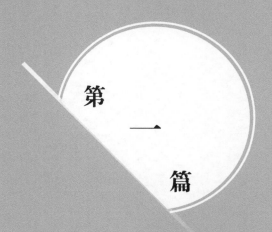

第 一 篇

临床过敏疾病学总论

# 第一章　过敏性疾病的基本病理与病理生理

## 第一节　对过敏反应及其相关术语的一点认识

### 一、变态反应和超敏反应

1906 年，Von Piguet 提出了"allergy"一词。其概念为机体对抗原刺激产生的一种"改变了反应性"的状态。这种状态可能是保护性的，即产生了免疫力（immunity）；也可能是破坏性的，即产生了超敏反应（hypersensitivity 或 supersensitivity）。因此，我们的前辈将"allergy"翻译为变态反应。

现在，allergy 一词已经被许多人用为"超敏反应"的同义词，用来描述"免疫系统"对外源性抗原或过敏原性物质产生的超常反应。这是不正确的。因为"免疫系统"的作用是产生免疫力，而超敏反应也可由自身抗原所诱发，如自身免疫性甲状腺炎。这种混淆的主要原因是没有将"变态反应"和"变态反应性疾病"的概念搞清。如果将"变态反应"维持 Von Piguet 的原意，而将"超敏反应"用作"变态反应性疾病"的同义词，这些概念问题就澄清了（Kay 2001）。

### 二、allergy 和过敏反应

目前，allergy 一词常被用作免疫球蛋白 E 介导的超敏反应（IgE-mediated hypersensitivity）的同义词，而 IgE 介导的超敏反应在国内大致上相当于人们常说的过敏反应，即 I 型，速发型超敏反应。从这个意义上讲，变态反应一词随着科学的发展已经逐渐失去了它本身的含义，理应由免疫力、超敏反应、过敏反应所代替，包括以下几个方面。

1）机体对各种抗原的刺激产生的对自身有利的保护性反应称为免疫力。

2）机体对各种抗原的刺激产生的破坏性免疫反应称为超敏反应，而由超敏反应所引起的疾病称为超敏性疾病。

3）机体对各种过敏原的刺激产生的破坏性免疫反应称为过敏反应（I 型，速发型超敏反应），而由过敏反应所引起的疾病称为过敏性疾病。其主要包括过敏性鼻炎、过敏性哮喘、过敏性皮炎、过敏性结膜炎、重症过敏、食物和药物过敏反应等。

由于各型超敏反应的发生机制不同，这样的分类便于人们对这些疾病的理解。

### 三、伪过敏反应和类过敏反应

#### （一）伪过敏反应

伪过敏反应（pseudo-allergic reaction）是指某些物质既非抗原也非半抗原，进入人体后可不经过潜伏期、无抗原 - 抗体结合过程、直接刺激肥大细胞 / 嗜碱性粒细胞或激活补体系统间接引起细胞释放生物活性介质，迅速出现与 I 型超敏反应相同的临床表现。不同研究发现，该反应发生率从 0.1% 至 75% 不等，远高于 I 型超敏反应（Bernardini et al. 2001）。其主要作用于皮肤、心血管系统、呼吸系统和胃肠系统，引起相应的症状和病理改变（Ring et al. 2004），如红斑、荨麻疹、水肿、低血压、循环衰竭、呼吸困难、喉痉挛、恶心、呕吐和腹痛等。上述症状可在给药时即刻发生，也可延长至几小时后出现。症状的多少、程度和持续时间取决于反应的范围及其严重程度，轻者只有表皮反应，持续数小时后缓解，重者可发生休克甚至心跳停止。该临床征象非免疫介导，发病机制中无免疫致敏过程（Ring et al. 2010）。

### （二）类过敏反应

类过敏反应（allergy-like reaction）由某些能直接刺激肥大细胞 / 嗜碱性粒细胞脱颗粒的物质引起。例如，尼古丁和乙醇能诱发肥大细胞脱颗粒，从而加重胃黏膜损伤（Wong and Ogle 1995）；补体 C3a 能通过诱导肥大细胞脱颗粒增加气道平滑肌收缩（Thangam et al. 2005）。此外，某些药物成分如可待因能在 30 min 内激活人肥大细胞（Sheen et al. 2007），有机化合物如钙离子载体（calcium ionophore）能在 6 min 内激活肥大细胞（He et al. 1998）和嗜碱性粒细胞（Gibbs et al. 2002）；*N*-formyl-Met-Leu-Phe（*N*- 甲酰甲硫氨酰 - 亮氨酰 - 苯丙氨酸，fMLP）也能高效地激活嗜碱性粒细胞（Gibbs et al. 2002），导致机体出现类似于过敏的反应，即类过敏反应。由于这类反应是非 IgE 介导的，因此按照目前对过敏反应的概念不能称其为过敏反应。

近年来，应用较多的伪过敏反应与类过敏反应虽然命名不同，但意义相近，实为同一概念（Bernardini et al. 2001；Idee et al. 2005）。类过敏反应和 I 型超敏反应均与肥大细胞或嗜碱性粒细胞脱颗粒释放组胺等生物活性介质有关，但两者的发生机制不同。食品、添加剂及药物是类过敏反应的主要诱因，其诊断特征为机体对可疑物质缺少特异性的 IgE 反应，患者血清 IgE 浓度不升高，其治疗类似于对过敏性疾病的治疗（抗组胺药物、类固醇、β2 受体激动剂、肾上腺素）（Bernardini et al. 2001）。需注意，与过敏反应不同的是，皮试（skin test）或体外过敏诊断无法检测出该反应（Bernardini et al. 2001），因此对病史的了解及进行激发试验非常重要，常用的检测指标有过敏原诱导的嗜碱性粒细胞激发试验、肥大细胞脱颗粒试验、肥大细胞释放的活性物质测定、补体总活性与补体 C3 和 C4 测定、血清 IgE 测定等。

## 四、特应性

特应性（atopy）一词派生于希腊文字 atopia（奇怪）。Caca 和 Cooke 于 1923 年首次用此词来描述一种对普通过敏原产生速发型超敏反应的倾向。特应性体质仅存在于某些敏感人群中，其他人则无此体质。具有特应性体质的人体内 IgE 水平比其他人明显增高，目前认为这可能与遗传有关。

现在，国际上尚缺乏公认的对特应性的精确定义和识别特应性的方法。英国大部分医师应用这一术语来描述所有在皮肤划痕试验时对常见空气中的过敏原产生阳性疹块和皮肤潮红，而不管他们是否有临床症状。其他人则认为，特应性者应当被定义为那些有明显特异反应性相关疾病（如过敏性鼻炎、支气管哮喘或特应性皮炎）的患者。事实上，下列情况使特应性的定义变得更加复杂化，首先，患上述疾病的患者的皮试结果可以呈阴性，血清 IgE 抗体浓度可以在正常范围内（如内源性支气管哮喘）；其次，血清中特异性 IgE 抗体的水平与疾病（如特应性皮炎）过程之间可以无明确关系；再次，据估计每个人都可能在任何一次被蠕虫感染时产生抗原特异性 IgE；最后，很多对蜜蜂和黄蜂毒素产生 IgE 介导的过敏反应的患者为非特应性，即对常见环境过敏原提取物的皮试为阴性。

（何韶衡）

## 第二节　过敏性疾病对人类的危害

过敏性疾病是人类重大疾病之一。其患病率目前估计占世界人口的 30% 以上，而且正以每年大于 1% 的速度增加，以儿童患者的患病率上升最为明显。世界变态反应组织对 30 个国家过敏性疾病的流行病学调查结果显示：在这些国家的总人口中，22% 的人患有过敏性疾病，如过敏性鼻炎、哮喘、结膜炎、湿疹、食物过敏、药物过敏等。美国约有四五千万人有过敏问题，其中 3950 万人患有季节性过敏性鼻炎。据世界卫生组织估计，全球约有 3 亿哮喘患者，其中 50% 来自发展中国家，并呈逐年上升趋势，每年有超过 18 万人死于哮喘，大约有 4 亿人患有过敏性鼻炎（Pawankar et al. 2012）。在过去的几十年，过敏性疾病的发生率在全球有显著和迅速的增加趋势，西方国家比发展中国家多，城市比农村地区多。研究还表明，过敏性疾病多发生在移居到西方的移民中，西化进程可影响过敏性疾病的发生率。1994 ~ 2000 年，在意大利米兰的一家医院接受治疗的非欧洲人移民中，有 84% 在到欧洲之前从来没有过过敏症状（Tedeschi et al. 2003）。英国的一项关于移民的数据研究揭露了一个重要的暴露史：在 5 岁前移民到英国的南亚人比 5 岁之后移民的哮喘患病率高（16% vs 6.5%）（Kuehni et al. 2007）。随着生活水平的提高和环境的改善，近年来我国过敏性疾病的发生率也有明显上升的趋势（陈萍，2000）。以过敏性哮喘（哮喘）为例，我国曾做过三次大规模的哮喘患病率调查，结果发现，儿童哮喘的患病率以每年 50% 的速度在增加。英国现有 520 万哮喘患者：110 万儿童（占儿童总人口的 1/10）和 410 万成人（占成人总人口的 1/12）中，平均每年有 1400 人死于哮喘。根据美国健康调查统计报告，2002 年，美国约有 3080 万哮喘患者：2190 万成人和 890 万 0 ~ 17 岁的少年儿童。美国每年因哮喘住院的人数近 50 万（Mehal et al. 2014）。2004 年世界哮喘日主题报告"哮喘的全球负担"（Global Burden of Asthma Report）指出，在过去的 20 年内，哮喘的患病率在亚太地区的一些国家中上升了近 5 倍，值得关注。近年来我国对全国的大规模调查结果显示，儿童哮喘患病率比 10 年前明显增加，仅小儿哮喘患者就达 1000 万之多，其中过敏为主要诱因（全国儿童哮喘防治协作组 2003）。我国主要城市儿童哮喘的患病率为 3.02%，较 10 年前上升了 52.8%（全国儿科哮喘协作组和中国疾病预防控制中心环境与健康相关产品安全所 2013）。在大多数工业国家，哮喘患者的数量大大增加，哮喘患病率高达 10% ~ 15%（Tsukagoshi et al. 2013）。全球哮喘的患病率为 15% ~ 20%（Moraes et al. 2018）。一项涉及全球 56 个国家的国际儿童哮喘和过敏性疾病研究（International Study of Asthma and Allergies in Childhood，ISAAC）发现，在患病率较高的西方国家，先前的增长已经达到了一个稳定的水平，而在包括拉丁美洲在内的中度至重度症状患病率的国家，患病率还在继续增长，之前患病率较低的国家（如我国），患病率也有一定程度的增加（Asher et al. 2006）。2007 年 5 月召开的有 40 多个国家参加的哮喘日会议报道，全球有近 3 亿人受哮喘的危害，因此必须引起全球的重视和开展广泛的合作。此外，与癌症和心脑血管疾病不同，哮喘对人类社会和经济的影响是不能简单地以其死亡率来衡量的，而是要从这种疾病的发作频度来衡量其给人类造成的经济负担。由于哮喘多发生在年轻人群中，其对人类社会和经济的影响就更严重。世界卫生组织认为，过敏性疾病造成的社会负担超过了艾滋病与肺结核的总和，而仅以英国的哮喘为例，经济负担就超过了每年 88.9 亿英镑。全球仅抗变态反应（过敏）药物这一项支出估计超过 80 亿美元。正是由于认识到这种疾病的危害性和潜在的巨大市场，世界各发达国家均对此类疾病的研究加大了投资，如欧洲共同体公布了在 2003 ～ 2006 年的 FP6 计划中仅对食物过敏一项就投入了约 20 亿欧元的研究经费。

如何解释这种快速增长的趋势呢？除遗传因素外，环境因子在此起着主要作用。"卫生学假说"认为，在幼年接触各类有害抗原可以帮助其防止过敏和自体免疫疾病的发生，20 世纪大规模卫生条件的改进及疫苗的开发与抗生素的发展直接导致了过敏反应的增加（Oboki et al. 2008；Lambrecht and Hammad 2017）。另外，接触尘螨（地毯、空调的使用）的机会增加也是一个诱因。

（何韶衡　张慧云）

## 第三节　过敏性疾病的基本病理过程

机体对各种过敏原的刺激产生的破坏性免疫反应为过敏反应，即 I 型超敏反应，又称速发型超敏反应（immediate hypersensitivity）或过敏症（anaphylaxis），而由过敏反应所引起的疾病为过敏性疾病。传统的观点认为，过敏反应是 IgE 依赖性免疫反应。当过敏原进入气道后，即被抗原递呈细胞捕获，提呈给 CD4$^+$ T 细胞。抗原提呈最重要的条件是在提呈部位有白细胞介素 -4（IL-4）及某些决定 T 细胞分化为 Th2 细胞的辅助受体的参与。Th2 细胞产生 IL-4、IL-13 和 IL-5 等细胞因子。IL-4 和 IL-13 诱导浆细胞产生 IgE，IL-5 可以使嗜酸性粒细胞活化。过敏原特异性 IgE 与肥大细胞表面的高亲和性受体结合。如果过敏原持续存在，或者出现新的暴露，就会通过特异性 IgE 抗体诱导肥大细胞脱颗粒，并释放血管和支气管活性物质，导致早期反应。同时活化的嗜酸性粒细胞受到 IL-5 和其他趋化因子的吸引，进入组织黏膜，产生对上皮组织具有毒性作用的碱性蛋白，引起后期反应（Boniface and Magnan 2003）。

2011 年，何韶衡等在东京举行的首届中 - 日 - 韩三国过敏年度交流会上，在国内外率先对沿用了近 40 年的过敏性疾病的定义进行了修正商榷，将原来的"过敏性疾病是一组由 IgE 介导的疾病"修改为"是一组由肥大细胞 / 嗜碱性粒细胞介导的疾病，而 IgE 介导的只是其中一个亚型"，从而修正了人们对过敏性疾病认识的偏差，文章已经发表在 Current Molecular Medicine（影响因子：4.4）上（He et al. 2012）。这主要是因为：

①过敏反应（速发型超敏反应）的根本问题是激活后的初始效应细胞——肥大细胞／嗜碱性粒细胞释放炎症介质，从而启动炎症的病理生理过程，导致临床症状的出现；②临床上诊断、治疗过敏性疾病很少以特异性 IgE 检测是否阳性为依据；③特异性 IgE 检测的临床意义仅适合于 IgE 依赖性过敏患者，而对非 IgE 依赖性过敏反应如绝大多数药物过敏反应（Sicherer and Leung 2013）及 80% 以上的食物过敏（Ho et al. 2014）、大多数哮喘（Gloudemans et al. 2013）及自然环境中的小分子如汽车尾气、乙醇等物质（Wang et al. 2011）过敏无任何诊断意义。正是由于这种定义的偏差，国外一些专家人为地把那些非 IgE 介导的过敏性疾病下了个"类过敏反应"的定义，即"类过敏反应"临床表现与过敏反应相同、治疗方法相同，但是血液中的 IgE 水平不增高（Szebeni 2001）。这使人们对过敏性疾病认识的偏差进一步加大，为了及时纠正这个偏差，提出了过敏性疾病的新定义，将会冲破原有定义的束缚，使人们对过敏性疾病的认识更加接近临床实际。

基于过敏性疾病"是一组由肥大细胞／嗜碱性粒细胞介导的疾病"的定义，对于已经致敏的易感者来说，任何能诱导大量肥大细胞／嗜碱性粒细胞激活的物质均会诱发过敏反应。在这些物质中，IgE 介导的过敏反应无疑是研究最多、了解最深的一种。但是40 余年的临床实践告诉人们，IgE 介导的过敏反应可能是过敏反应中最重要的亚型，但是还有其他亚型的存在。其中，作为在肥大细胞上表达的具有介导肥大细胞激活的多种受体之一（He et al. 2012），IgG 受体是近年来人们研究相对较多的一类。早在 25 年前，Anselmino 等（1989）就发现嗜碱性粒细胞表达低亲和力 IgG 受体 FcγR Ⅱ，后来发现 FcγR Ⅱ在肥大细胞上也有强表达，激活后的 FcγR Ⅱ对高亲和力 IgE 受体 FcεR Ⅰ的激活有抑制作用（Tam et al. 2004）。Dombrowicz 等（1997）发现 IgG1 能通过鼠肥大细胞上的 FcγR Ⅲ激活肥大细胞，诱发重症过敏反应。由于 FcγR Ⅲ和 FcεR Ⅰ的 β 链与 γ 链完全一致，它们之间识别配体 IgE 或 IgG 的特异性完全由 α 链的差异所决定。由于 FcγR Ⅲ（Takai et al. 1994）（也有报道为低亲和力受体）和 FcεR Ⅰ均为高亲和力受体，因此 IgG 或 IgE 对肥大细胞的影响，首先应当表现为激活作用，而不是抑制作用。进一步研究发现，IgE-FcεR Ⅰ与重症过敏反应的病理生理改变相关，而 IgG1-FcγR Ⅲ与死亡率相关（Miyajima et al. 1997）。在 γ 干扰素（IFN-γ）作用下，由人 CD34$^+$ 血液前体细胞生成的肥大细胞能表达 FcγR Ⅰ，IgG1 可以通过诱导这些 FcγR Ⅰ聚集（aggregation）而激活肥大细胞（Okayama et al. 2000），但是对 FcγR Ⅰ α 的表达无影响（Okayama et al. 2007）。这些研究提示我们：①在肥大细胞和（或）嗜碱性粒细胞上有 3 种特异性 IgG 受体表达；②肥大细胞和（或）嗜碱性粒细胞上的特异性 IgG 受体分为兴奋性 FcγR Ⅰ、FcγR Ⅲ与抑制性 FcγR Ⅱ两类；③通过 IgG 诱导的 FcγR Ⅰ或 FcγR Ⅲ聚集可以激活肥大细胞，从而为揭示 IgG 介导的过敏反应提供了坚实的分子基础。

肥大细胞特异性 IgG 受体的存在，对传统的 Ⅰ型超敏反应提出了挑战，过敏原进入人体除与 IgE 结合外，很有可能先同 IgG 结合。因此决定肥大细胞、嗜碱性粒细胞最终是否能被激活和通过哪种受体激活，取决于 IgE 与 IgG 受体间功能活性的平衡（Malbec and Daeron 2007）。一项对屋尘螨（house dust mite，HDM）主要过敏原 Der p 2 的研究甚至发现，过敏原特异性 IgG 能作为 IgE 依赖性过敏反应的补充，成为一种诱发重症过敏反应的抗体（Schuurman et al. 1998）。此外，Th2 类细胞因子 IL-33 能增加 IgG 复合物对鼠 FcγR Ⅲ的刺激作用（Kaieda et al. 2012），而补体 C3a 与 IgG 对人肥大细胞 FcγR Ⅰ的激活有叠加作用（Woolhiser et al. 2004），进一步提示 IgG 受体在过敏性疾病中具有重要作用，因此探讨肥大细胞 IgG 受体与过敏性疾病的关系对理解过敏性疾病的发生和发展有着十分重要的意义。

　　但是，令人费解的是特异性 IgG 受体与过敏性疾病的关系很少有人报道，过敏原皮下免疫治疗的患者产生的 IgG 抗体，可通过 FcγR Ⅱ抑制嗜碱性粒细胞活化（Cady et al. 2010），鸡蛋过敏患者口服免疫治疗后其血清特异性免疫球蛋白 G4（sIgG4）水平升高（Wright et al. 2016）。仅有的几篇文献也是集中在慢性荨麻疹方面，如 40% ～ 50% 的慢性荨麻疹患者血清 IgG 抗 IgE 受体 α 链或抗 IgE 的 IgG 水平增高（Kaplan and Greaves 2009）。这种自身抗体能够通过 FcεR Ⅰ激活肥大细胞和嗜碱性粒细胞，并且诱发风团和血管性水肿（Greaves and O'Donnell 1998）。基于过敏性疾病是肥大细胞 / 嗜碱性粒细胞介导的疾病，IgG 受体能介导肥大细胞 / 嗜碱性粒细胞脱颗粒，并能介导小鼠产生重症过敏反应，我们相信在肥大细胞 / 嗜碱性粒细胞 IgG 受体与急性过敏性疾病之间一定存在某些必然的联系，揭示出这些联系将会大大提高人们对过敏性疾病的认识水平，为过敏性疾病的防治提供新的思路。

　　过敏反应的早期反应（early reaction），通常在接触过敏原后 5 ～ 30 min 出现，症状包括血管扩张、支气管收缩、毛细血管通透性增加、平滑肌收缩和黏液分泌。这些症状通常在 1 h 后消失。在早期反应后，部分患者会发生后期反应（late phase reaction）。后期反应发生在最初接触过敏原后的 2 ～ 8 h，症状与早期反应类似，但更强烈、更持久，可持续数日甚至数周，主要包括组织炎症加剧、精神萎靡、嗜睡。早期反应与后期反应症状的差异是由接触过敏原后机体释放不同的炎症介质引起的。早期反应时肥大细胞所释放的化学介质包括组胺、前列腺素（prostaglandin，PG）、白三烯（LT）和血栓素等，这些物质可引起过敏反应特征性的局部组织反应，如打喷嚏、呼吸道水肿、黏膜分泌物、鼻黏膜血管扩张引起的鼻塞、肺的支气管收缩引起的哮喘等。而在后期反应阶段，持续的过敏反应所引起的细胞浸润、纤维蛋白沉着和组织破坏等使支气管反应、水肿与炎症细胞的募集进一步加剧。因此表明 IgE 引起的肥大细胞介质的释放直接导致了早期反应和后期反应的发生。

## 一、早期反应的发生机制

　　机体被某类抗原致敏后会产生特异性 IgE，通过高亲和力受体 FcεR Ⅰ结合到肥大细胞和嗜碱性粒细胞上。当相应抗原与 IgE 结合时，会产生一个激动信号使细胞（主要是肥大细胞）活化，从而使细胞脱颗粒并释放炎症介质，导致各种化学介质的释放。此外，花生四烯酸级联反应的激活可以产生 PG 和 LT，另外还产生各种细胞因子，包括 IL-1、IL-2、IL-3、IL-4、IL-5、IL-6、IL-8、IL-9、IL-10、IL-13、IL-16、IL-17F、IL-25、IL-31、IL-33、肿瘤坏死因子 -α（TNF-α）、胸腺基质淋巴细胞生成素（TSLP）、粒细胞 - 巨噬细胞集落刺激因子（GM-CSF）、血小板衍生生长因子（PDGF）等，以及巨噬细胞炎症蛋

白 -α（MIP-α）、MIP-β、单核细胞趋化蛋白（MCP-1）和受激活调节正常 T 细胞激活性低分泌因子（RANTES）等趋化因子。组胺和 LT 等生化介质引起局部组织效应，包括气道平滑肌收缩、组织水肿、黏液分泌增加、神经刺激症状，引起瘙痒和打喷嚏。

引发早期反应的抗原是多价的，必须与细胞表面 2 个或 2 个以上的 IgE 结合，形成抗体的桥联作用，才能产生细胞活化信号；这种效应也可由抗 IgE 抗体、丝裂原和过敏毒素引起。细胞活化信号可使蛋白质酪氨酸激酶活化和细胞内钙离子水平升高，致使胞质颗粒互相融合并与细胞表面的膜融合，将颗粒内容物释放到细胞外。上述过程在抗原与 IgE 结合后的 2 ～ 3 min 就可完成。释放出的组胺等介质可引起毛细血管扩张、通透性增强、平滑肌收缩和腺体分泌增加等效应，表现为皮肤红斑、丘疹、水肿和瘙痒，以及支气管哮喘，严重时可发生休克。这些反应在接触抗原后的 15 min 达到高峰。

## 二、后期反应的发生机制

早期反应过后，约有 50% 的患者会出现后期反应。后期反应发生在过敏原暴露后的 2 ～ 8 h，与嗜酸性粒细胞、CD4+ T 细胞、嗜碱性粒细胞和巨噬细胞的募集与活化有关。肥大细胞和嗜碱性粒细胞释放出的颗粒物质作为信号，将其他细胞募集到炎症部位。Th2 细胞释放细胞因子，募集更多的细胞进入炎症部位（Yoshimoto 2018）。气道内出现 T 细胞的选择性潴留，以及与炎症细胞募集和活化有关的促炎症介质与细胞因子的选择性释放。过敏原攻击后使 T 细胞活化，引起 Th2 类细胞因子的释放，这是后期反应的关键机制，但在后期反应的最初阶段（2 ～ 4 h）则是不可能发生的，因为过敏原没有足够的时间刺激细胞因子的转录、翻译并在致敏的 T 细胞中产生蛋白质。然而，肥大细胞内预先形成的细胞因子的释放则可以启动细胞的早期募集和诱导更持久的 T 细胞的参与。过敏原攻击激发 24 h 后，支气管活检组织中活化的 IL-2 阳性 T 细胞、IL-5 和 GM-CSF mRNA 的表达增加，提示该反应过程中很可能也有 T 细胞的参与（Bousquet et al. 2000）。

与早期反应相反，后期反应的特征是大量的白细胞向炎症部位聚集，以嗜酸性粒细胞和淋巴细胞为主导，也有嗜碱性粒细胞和中性粒细胞。除白细胞介素（简称白介素）这样的炎症介质外，组胺可激活黏膜下和皮肤组织的微血管内皮细胞，可能在后期反应中发挥重要作用。随后出现的内皮细胞黏附分子［如细胞间黏附分子 -1（ICAM-1）、血管细胞黏附分子 -1（VCAM-1）和 P 选择素］表达增加及促炎性细胞因子和嗜酸性粒细胞趋化因子（eotaxin）、IL-8 等趋化因子的释放，使白细胞被微血管捕获并从血液迁移到炎症部位。这种反应非常重要，因为黏膜下嗜酸性粒细胞释放大量的高电荷多肽（如嗜酸性粒细胞阳离子蛋白、嗜酸性粒细胞趋化因子、主要碱性蛋白和嗜酸性粒细胞过氧化物酶）、LT、促炎性细胞因子和细胞水解酶，可分解气道黏膜上皮，并加剧后期反应。在过敏性鼻炎和哮喘发病时出现的后期反应有鼻黏膜充血、黏液分泌增加及气道平滑肌细胞的高反应性，在皮肤上则出现红斑、瘙痒和水肿。

经典过敏反应的发生过程分为两个阶段：诱导阶段和效应阶段。只有效应阶段被激活后释放出的生物活性物质才会引起过敏反应的病理表现——气道炎症、气道高反应性、气道阻塞，这些反复的过敏原刺激引起反复的持续性气道炎症，造成气道结构改变即气道重塑（Zosky and Sly 2007），如皮下和气道壁纤维化、杯状细胞增生与化生、平滑肌增厚和血管增生。这些慢性炎症和结构改变是哮喘患者一系列临床表现的病理生理学基础（Rosethorne and Charlton 2018）。

## 三、气道平滑肌增生的发生机制

气道平滑肌（airway smooth muscle，ASM）是呼吸道管壁的重要组成成分，它可通过收缩和舒张控制气道口径、改变气流分布、调节呼吸无效腔的大小等方式使呼吸道状态能与不同的呼吸功能（如潮式呼吸、深呼吸、咳嗽或用力呼吸等）相适应，在肺通气过程中起重要作用。在 150 年前，人们就已经认识到气道平滑肌在哮喘中的重要作用。在过去的 10 ~ 15 年，随着气道平滑肌生物学研究的深入开展，人们对气道平滑肌的认识更是日趋全面和深刻。一般认为，各种病理因素通过影响气道平滑肌的病理生理过程（如神经调控、受体活化、细胞因子释放等），干扰气道平滑肌的正常功能，从而严重影响肺通气，造成患者呼吸困难。气道平滑肌不仅通过收缩和舒张以影响气道阻力，同时也可通过表达黏附分子（adhesion molecule）、释放细胞因子（cytokine）、合成细胞骨架蛋白和蛋白水解酶以参与各种过敏反应与炎症反应。化学刺激和机械刺激参与平滑肌收缩，气道平滑肌收缩和细胞增殖是气道高反应性与气道重塑的基础。平滑肌收缩和机械拉伸可诱导平滑肌肌动蛋白细胞骨架重塑，从而对平滑肌细胞增殖产生重要作用（Tang 2015）。另外，各种刺激因子也可使气道平滑肌细胞的功能发生改变（如多种细胞因子的分泌量增多），进而发生增殖，由此产生气道重塑（airway remodeling），这也是肺部疾病的重要病理生理学基础（Black et al. 2001；Hirst et al. 2004；Shaffer et al. 2004）。

### （一）气道平滑肌的增殖

研究表明，气道平滑肌因受慢性炎症等的反复刺激而出现增殖（proliferation），是导致哮喘患者气道狭窄的一个显著的病理特征和主要的结构变化。导致气道平滑肌细胞增殖的机制涉及多种复杂的变化过程，可能既包括增生样变化（hyperplastic change），也包括肥大性变化（hypertrophic change）（Hirst et al. 2004）。此外，气道平滑肌质量增加也参与哮喘发病（Ijpma et al. 2017）。

#### 1. 刺激气道平滑肌细胞增殖的主要因素

刺激气道平滑肌细胞增殖的主要因素包括一些多肽生长因子［如表皮细胞因子（EGF）、类胰岛素生长因子（IGF）、血小板衍生生长因子（PDGF）］、炎症介质［IL-1β、白三烯 D4（LTD-4）、组胺、内皮素 -1,5- 羟色胺］、一些细胞因子［如 TNF-α、转化生长因子 -β1（TGF-β1）、IL-6 等］（Liao et al. 2015）和蛋白质（如纤维连接蛋白、Ⅰ型胶原蛋白、玻璃体结合蛋白）等（Gerthoffer et al. 2012）。其他的一些相关因素包括细胞外基质的改变、机械性牵拉、气道平滑肌收缩激动剂等，也可因激活了细胞增殖的一些信号转导共同通路而导致气道平滑肌细胞增殖（Woodruff and Fahy 2002；Hirst et al. 2004；Shaffer et al. 2004；Salter et al. 2017）。

**2. 气道平滑肌细胞增殖的机制**

哮喘患者的气道平滑肌细胞增殖至少部分是由细胞数量的增多所造成的。气道平滑肌细胞数量的增多有多种途径。细胞分裂速率的提高、细胞凋亡速率的降低或间充质细胞（mesenchyme cell）向气道平滑肌束的迁移或分化等，都可能造成气道平滑肌细胞数量的增多。不过，人们更多地把注意力集中在细胞增殖速率的提高上，因为这方面的变化较容易在离体组织中进行测量。生长因子（growth factor）、G 蛋白耦联受体（G-protein coupled receptor，GPCR）刺激物、细胞因子（cytokine）、活性氧（reactive oxygen species，ROS）、各种酶、各种细胞外基质成分（extracellular matrix component）及肌张力的增强（increased stretch）等因素对气道平滑肌细胞的增殖速率均有不同的影响（Hirst et al. 2004）。

尽管活组织切片检查方法可以用来确认气道平滑肌的增生情况（Hirst et al. 2004），但是这些结果也不一定与临床所观察到的气道壁的增生一致。因为活组织切片检查无法完全地模拟在体（in vivo）气道平滑肌的情况，可能存在一些区域性的细胞增殖反应，而这些反应在离体情况下表现不出来。另外，细胞凋亡可能对细胞增殖起重要作用，有效清除凋亡细胞对气道炎症的发生和肺的稳定性十分重要。气道平滑肌细胞增殖可由细胞凋亡（apoptosis）速率的降低慢慢累积而成。培养的气道平滑肌细胞表现出相对的抗细胞凋亡特性，但是当气道平滑肌细胞遭受蛋白质合成抑制剂的作用时，也可出现凋亡现象。这种凋亡反应可被胞外骨架成分 β1- 整合素的相互作用所抑制（Freyer et al. 2001）。在以活组织切片检查为基础的研究中，未能看到气道平滑肌细胞增殖的明显标志，也可能是间充质细胞迁移到肌肉中形成新的肌肉组织所致（Hirst et al. 2004）。

研究发现，ATP 合酶亚基 β（ATP synthase subunit-β，ATP5b）和血清类黏蛋白样 3（orosomucoid-like 3，ORMDL3）可促进平滑肌细胞增殖（Zuo et al. 2017；Chen et al. 2018），有增殖作用的蛋白激酶 p38 MAPK 通路及其下游的抗炎蛋白分子锌指蛋白在调节平滑肌细胞增殖及气道炎症中起重要作用（Prabhala and Ammit 2015），腓骨蛋白 -5 可通过调控 Hippo-YAP/TAZ 通路促进平滑肌细胞增殖和迁移（Fu et al. 2017），miR-142-3p 可能通过 WNT 通路参与调控哮喘患者气道平滑肌的增殖（Bartel et al. 2018）。

**（二）气道平滑肌细胞肥大的机制**

细胞肥大大多由肽类生长因子介导：胰岛素样生长因子（insulin like growth factor-1，IGF-1）和生长激素（growth hormone，GH），后者发挥作用主要是通过增加 IGF-1 的数量（Gerthoffer et al. 2012）。然而，目前人们对诱导气道平滑肌细胞肥大的刺激因素了解不多。肌牵张水平的增高和 TGF-β 两种因素具有潜在的促进气道平滑肌细胞肥大的作用。研究发现，IL-1β 在培养的呼吸道平滑肌组织中具有促进气道平滑肌细胞肥大的作用，心肌营养因子 -1（cardiotrophin-1）可促进培养的人气道平滑肌细胞肥大（Zhou and Hershenson 2003；Hirst et al. 2004；Sturrock et al. 2007）。另有研究发现，糖原合成激酶 -3β（glycogen synthase kinase -3β，GSK-3β）磷酸化和失活与气道平滑肌细胞肥大有关（Bentley et al. 2009）。目前发现调节细胞肥大的信号通路的激酶主要包括磷脂酰肌醇 3

激酶（phosphatidylinositide 3-kinase，PI3K）、GSK-3β、ρ 激酶（rho kinase）、蛋白激酶 C（protein kinase C，PKC）等（Gerthoffer et al. 2012）。

### （三）抑制气道平滑肌细胞增殖的负反馈机制

作为抑制细胞增殖的负反馈机制，一些抗增殖物质如前列腺素 E2（PGE2）、NO、心钠素（atrial natriuretic peptide，ANP）、β- 肾上腺素能受体激动剂、糖皮质激素等均通过不同的路径而抑制 ASM 细胞增殖（Hirst et al. 2004；D'Antoni et al. 2008），其中抑制细胞增殖的 G 蛋白耦联受体如 PGE2、β- 肾上腺素能受体激动剂、血管活性肠肽（VIP）、鞘氨醇、心房利钠肽等，抑制细胞增殖的细胞因子如 IL-4、TNF-α、TGF-β1、IFN-γ、IFN-β 等，抑制细胞增殖的蛋白质如层粘连蛋白、硫酸软骨素等（Gerthoffer et al. 2012）。NO 和 ANP-（1-28）分别激活位于 ASM 的靶酶 s-GC 与鸟苷酸环化酶耦联受体（GC-A），导致细胞内环磷酸鸟苷（cGMP）水平增高，抑制由血清和凝血酶刺激的人 ASM 细胞的增殖。这种作用可被血红蛋白所逆转，被磷酸二酯酶抑制剂扎普司特（zaprinast）、cGMP 的异构体 8-bromo-cGMP 所增强，因而被认为是通过 cGMP 依赖性方式减少 ASM 的增生。但是 ANP 可能也通过非 cGMP 依赖性方式抑制 ASM 的增殖。因为 ANP 受体分为两类，即鸟苷酸环化酶耦联受体（GC-A）和 ANP 廓清受体（后者调节细胞内 ANP 的摄取和导致血浆内 ANP 的减少）。研究人员在上述同样的实验条件下加入 ANP 廓清受体的选择性激动剂 ANP-（104-126），发现在 cGMP 浓度不增加的情况下也抑制了 ASM 的增殖，从而证实了这一推测。糖皮质激素可抑制体外培养的 ASM 细胞增殖，地塞米松还可抑制凝血酶、胎牛血清、EGF 对 ASM 的促有丝分裂反应。白三烯受体阻断剂、5- 脂氧合酶抑制剂也能显著抑制 ASM 细胞的 DNA 合成和气道重塑。β- 肾上腺素能受体激动剂在体外可以抑制多种平滑肌细胞的增生，但对酪氨酸激酶途径传导的促有丝分裂的细胞增殖抑制作用较差。肝素能抑制凝血酶和 TGF-β1 协同的促气道平滑肌 DNA 合成的作用。新近研究发现，哮喘患者气道饰胶蛋白聚糖（decorin，DCN）水平降低，与 DCN 抑制人气道平滑肌细胞增殖和促进其凋亡有关。此外，脑信号蛋白 3A 可能通过抑制血小板源性生长因子受体（PDGFR）、信号转导及转录活化因子 3（STAT3）和 GSK-3β 磷酸化，以及下调 Ras 相关 $C_3$ 肉毒杆菌毒素底物 1（Rac1）活化抑制平滑肌细胞增殖（Movassagh et al. 2016）；中药五味子素 B 可通过诱导平滑肌细胞表达 miR-150 下调 lncRNA BCYRN1 的表达，进而抑制哮喘鼠平滑肌细胞的增殖和迁移（Zhang et al. 2017）；芹黄素可通过抑制 Smad 信号通路减少 TGF-β 诱导的平滑肌细胞的增殖和迁移（Li et al. 2015）。

总之，ASM 的分泌和增殖机能在不同的生理与病理条件下表现为复杂的信号转导路径及调节反馈机制，加深对 ASM 生物学特征的了解对临床治疗工作有重要的意义。我们相信，随着医学各分支领域的交互发展和渗透及分子生物学的进步，ASM 的一系列生物学、药理学、病理生理学特征即将为临床医生所掌握，从而医生们可以制定多种行之有效的干预、治疗措施以造福人类。

### （四）炎症介质影响平滑肌细胞的可塑性

目前，尚无充分证据显示哮喘时气道平滑肌可塑性 - 弹性平衡完全失调，因此只能推测炎症介质可能影响和调节这一平衡。Dulin 等（2003）的研究通过多种水平调节肌动蛋白、肌球蛋白纤维长度，并且通过细胞膜表面黏附分子确定收缩的位点，结果显示炎症介质可能影响平滑肌细胞的机械可塑性。目前认为炎症介质如 TNF-α、IL-4、IL-5、IL-13、TGF-β、胸腺基质淋巴细胞生成素（thymic stromal lymphopoetin，TSLP）、Th17 家族等是增强气道平滑肌细胞增殖的重要"刺激"，是影响平滑肌细胞可塑性的重要因素（Prakash 2013）。而 miR-23b 可通过 TGFβR2/p-Smad3 信号通路抑制 TGF-β1 诱导的气道平滑肌细胞增殖（Chen et al. 2016）。Fredberg 等（2004）的研究证实，炎症介质激活的信号通路能够改变气道平滑肌的可塑性。p38 MAPK 信号转导通路抑制剂孵育气道平滑肌后，与对照组相比应力波动刺激组肌束拉长，在应力波动刺激停止后，处理组肌束仍可保持在长度增加的水平，而且应力波动刺激本身可激活 p38 MAPK 信号转导通路。这一效应可能通过 MLC20 非依赖性磷酸化机制完成。另外发现，p38 MAPK 激活可导致热激蛋白 HSP27（非磷酸化 HSP27 是肌动蛋白抑制蛋白，抑制肌动蛋白磷酸化）磷酸化失活，促进肌动蛋白肌原纤维延伸（Dulin et al. 2003）。由此推测，p38 MAPK 活性与气道平滑肌可塑性有关。

### 四、气道黏液分泌增加和纤毛清洁作用减弱的发生机制

#### （一）气道上皮的结构与生理功能

呼吸道具有完整的结构，包括柱状上皮细胞与纤毛、黏液层、浆液层、杯状细胞与浆液细胞。黏膜表面由略呈上宽下窄的柱状上皮细胞与杯状细胞等紧密结合而成，附着于纤丝交织形成的基础上，柱状上皮细胞与杯状细胞之比约为 5∶1，在黏膜上皮层下有不规则排列的基细胞和中间细胞组成的假复层上皮细胞。最近的研究发现，过敏性鼻炎患者鼻黏膜上皮细胞通过表面表达 MHC II 类分子而具有抗原提呈功能，进而参与过敏性鼻炎的发生（Arebro et al. 2016）。杯状细胞和黏膜下腺体是上皮层的分泌细胞与分泌腺，黏膜下腺体由浆液细胞和黏液细胞组成。随气管支气管树分支越来越细，纤毛细胞、杯状细胞和黏膜下腺体的数量越来越少，在末梢细支气管中，还存在另外一种分泌细胞即克拉拉细胞（Clara cell），多功能的克拉拉细胞可分泌多种蛋白如克拉拉细胞分泌蛋白（CCSP）、糖蛋白、抗菌肽进入气道管腔，并作为纤毛祖细胞而具有再生功能，克拉拉细胞在呼吸道的远端调节分泌活动，在肺内的生物转化中起关键作用，其分泌活动受肾上腺素能神经纤维调节（Rokicki et al. 2016）。这种细胞在病理状态下可转变成杯状细胞。浆液细胞分泌浆液，杯状细胞和黏液细胞分泌黏液。呼吸道表面黏液的凝胶层来自杯状细胞和黏液细胞的分泌，溶胶层黏性较小，纤毛的活动大部分发生在此层，但其确切来源及生成过程仍不清楚，可能来源于浆液细胞或通过呼吸道上皮细胞的直接渗出。机体细胞或器官的相对黏液分泌能力大致为：腺体＞杯状细胞＞克拉拉细胞（Widdicombe and Wine 2015）。另外，黏液表面存在一定的电位，提示其生成过程中有离子主动转运的参与。

当黏液纤毛清除系统结构完整时，纤毛浸浴在溶胶层内，纤毛上面的黏液分为两层，内层为溶胶层（浆液层），随纤毛摆动而运动，外层为不吸水的凝胶层（黏液层），具有防止内层液体蒸发的作用。黏着在气道黏膜上的颗粒由黏液纤毛装置运送至咽部后被吞咽

或咳出。运送的速度在气管内为 5～20 mm/min，在小气管为 0.5～1 mm/min。每秒钟纤毛摆动的次数称为纤毛摆动频率（CBF）。人呼吸道 CBF 约为 1215 Hz，在气管和主支气管中，黏附有异物颗粒的凝胶层借助纤毛摆动，使异物颗粒以 1214 mm/min 的速度被清除。电压门控通道（KCa 1.1）和钙库操控通道（SOC）可调控过敏性炎症反应时的 CBF（Joskova et al. 2016）。

纤毛的摆动周期可分为快相和慢相。快相为有效性摆动，纤毛向喉部方向快速摆动，纤毛的长度刚超过浆液层的厚度，纤毛直立其顶端与浆液层上方的黏液层相接触，时间占整个运动周期的 1/4。慢相为复位性摆动，纤毛顶端爪状结构不接触凝胶层，对黏液排出无影响。在腺苷三磷酸盐等能源作用的推动下，纤毛自静息位依顺时针方向向侧后弯曲，此称恢复性摆动（recovery stroke），这一过程几乎是平贴在细胞表面进行的，每分钟1000 余次，占运动周期的 3/4，随后出现一个直立的前向的有效摆动（effective stroke）。同时，插入到黏液层的纤毛顶端呈爪状突起，将所接触的黏液层向头侧扫去。纤毛尖端只有在向前摆动（forward stroke）时才能接触到黏液层，而在反向摆动（reverse stroke）时纤毛轴弯曲，纤毛尖端通过黏液层下面，导致纤毛只能向前推进内容物通过声带进入咽喉，机体每日咳出或吞下约 30 ml 呼吸道黏液（Tilley et al. 2015）。正常气道每根纤毛的有效摆动几乎是同向的，形成方向一致的转运，这样就形成了黏液纤毛清除系统的清除作用。

气道黏液有三个方面的重要作用：①黏液黏附吸入的尘粒和微生物等，通过黏液纤毛系统（mucociliary system）清除，从而把吸附在黏液中的细菌、病毒等微生物与尘埃颗粒及细胞代谢坏死物排出体外，或通过吞咽动作经消化道排出以保持呼吸道的清洁和正常的生理功能，这是呼吸系统的重要防御机制之一；②黏液中含有的免疫球蛋白、乳铁蛋白、溶菌酶等发挥抗菌作用；③黏液对吸入的空气有调节湿润作用，并可以防止过多的液体由气道挥发丢失。

黏液纤毛清除系统的功能大小由黏液纤毛清除率（mucociliary clearance，MCC）来表示。气道清除黏液的基本方法是通过纤毛摆动，当纤毛功能绝对或相对不足时，则通过咳嗽等气流作用促进黏液排出。研究发现，辐射（Foltin et al. 2016）和被动吸烟（Freire et al. 2016）可降低 MCC，而表面活性剂四丁酚醛可以有效修复黏液纤毛清除功能（Beubler et al. 2016）。此外，联合使用毛喉素和卡巴胆碱可显著提高 MCC（Joo et al. 2016）。现认为，气道黏液清除率（mucus clearance，MC）受气道分泌物流变学性质、纤毛功能及局部机械因素的影响。

（二）气道黏液分泌过多的机制

在生理条件下气道表面分泌的黏液数量较少，维持正常黏液的黏弹性和黏液纤毛清除功能。气道黏液的过量（高）分泌，是气道疾病的常见病理表现，与气道疾病的发生、发展、转归有密切关系。气道黏液或黏蛋白的分泌增多、黏液纤毛的清除功能受损均可造成气道黏液蓄积。一方面，气道黏液分泌增多可使气流阻塞、外来颗粒物质沉积、咳嗽；另一方面，气道黏液量增多也有一定的保护作用，首先其作为物理屏障可阻滞微生物深入，其次可阻止细菌黏附在气道上皮并沿气道壁移行。黏液的高分泌是气道慢性炎症病变的共同特征，慢性支气管炎急性发作期、哮喘发作期和囊性纤维化患者的黏液分泌更多，管腔内的黏液蓄积和黏液过度分泌促成了一个几乎所有肺部疾病所共有的临床问题（Fahy 2001）。目前，国内外呼吸界同仁已形成共识，即气道黏液过度分泌是影响慢性气道炎症性疾患的独立危险因素，可以影响诸如慢性支气管炎、支气管扩张、支气管哮喘及囊性纤维化患者的预后及死亡率，因此越来越多的人把减少气道黏液分泌作为治疗重点，如表皮生长因子受体（epidermal growth factor receptor，EGFR）抑制剂 AG1478（Takezawa et al. 2016）及其下游信号通路的丝裂原激活蛋白激酶（MAPK）-13、缺氧诱导因子 -1 和酪氨酸激酶（TK）的靶向抑制剂（Ha and Rogers 2016）可用于控制黏液分泌。此外，酪氨酸蛋白（Lyn）激酶可通过调控 IL-13 诱导的内质网应激来抑制黏液分泌（Fu et al. 2017）。

　　研究发现，有 4 种促分泌剂可通过不同的途径刺激黏液分泌，它们是乙酰胆碱（acetylcholine，Ach）、前列腺素 F2a（PGF2a）、人中性粒细胞弹性蛋白酶（human neutrophil elastase，HNE）和三磷酸腺苷（ATP）。Ach 对黏膜下腺的浆液细胞、黏液细胞都有促进作用，它通过细胞内信号转导系统中的磷脂酶 C—磷脂酰肌酶—三磷酸肌醇—$Ca^{2+}$—钙调蛋白—$Ca^{2+}$/CaM 依赖性蛋白激酶，以及甘油二酯—蛋白激酶 C 等途径促进黏蛋白及黏液的合成和分泌。ATP 刺激杯状细胞分泌黏蛋白（Roger et al. 2000）；PGF2a 通过环氧合酶途径作用于气道上皮细胞及直接刺激腺体与上皮细胞收缩而使黏蛋白生成与分泌增加；HNE 对黏蛋白分泌有强烈的刺激作用，可能通过脂氧化酶途径、胆碱能途径及直接作用。实验证明，4 种促分泌剂作用强度的顺序为：HNE ＞ Ach ＞ ATP ＞ PGF2a。

　　另外，阿托品等乙酰胆碱抑制剂和 HNE 的特异性拮抗剂均可使黏液黏蛋白分泌下降。阿托品是非选择性 M 受体（mAchR）拮抗剂，抑制作用较强，可抑制乙酰甲胆碱对人支气管黏液糖蛋白分泌的促进作用。阿托品除能阻断胆碱能刺激引起的黏液分泌外，对气道黏液纤毛功能也有剂量依赖性的抑制作用，它对纤毛摆动频率及水分分泌的抑制作用均可能损害黏液纤毛清除机制。尽管抗胆碱类药物和肾上腺素能受体激动剂类支气管扩张药目前常规（单独或联合）用于提高 MCC，但是其临床效果有待进一步证实（Restrepo 2007）。

　　黏液纤毛清除功能的维持取决于黏液的黏弹性，而黏蛋白的量与质起决定作用。气道黏蛋白的表达受许多因素的影响，不仅受转录水平（mRNA）的调控，也受转录后水平（如糖基化）的调节。绝大部分环境刺激因素都能对气道造成原发损伤，引起黏液分泌增加、炎症细胞浸润，而炎症细胞释放的炎症介质，如细胞因子、脂性介质、活性氧 / 活性氮（ROS/RNS）及蛋白酶等，可进一步加重对气道的损伤，导致黏液分泌细胞的增生 / 化生、黏蛋白基因表达增强、黏蛋白分泌增加、黏蛋白的组成（糖基）和特性（黏弹性）发生改变。

### （三）气道黏液纤毛清除功能下降及其后果

　　黏液纤毛清除系统在呼吸道清洁机制中具有重要意义，黏液的生成障碍或纤毛的结构异常和功能障碍势必影响正常的呼吸系统功能，成为一些呼吸系统疾病的好发原因。反之，某些呼吸系统疾病也可使纤毛结构和功能、黏液性状发生改变，从而使清除功能下降，因此又加重疾病的进展，形成恶性循环。研究发现，吸入性过敏原清除障碍可通过 STAT6 途径诱导 *Scnn1b* 转基因鼠气道上皮细胞、巨噬细胞、ILC2 和 Th2 细胞分泌 Th2 类细胞因子如 IL-13 和 IL-33，气道嗜酸性粒细胞增加和高反应性，而 IL-13 可增加气道表面黏液的黏度，进一步抑制黏液清除（Fritzsching et al. 2017；Lennox et al. 2018）。此外，IL-13 基因缺陷鼠不会形成哮喘鼠模型（Kirstein et al. 2016）。

黏液纤毛清除系统损伤主要包括黏液变性、纤毛活性降低、纤毛与黏液毯之间的有效互动关系改变。黏液变性是黏液黏度和弹性度的改变，与黏液的成分如黏蛋白和水分有关，也与黏液的分泌量有关。吸烟对呼吸功能的损害已为人们所共知，而对呼吸道纤毛活动的损害则是其中的严重后果之一，吸烟致支气管炎时，气道的杯状细胞数量增多，黏膜下的分泌腺体积增加，杯状细胞向更小的气道增生、蔓延，从而导致黏液分泌量明显增多（Takeyama et al. 2001）。纤毛活性降低则与纤毛受损密切相关，实验发现受长期吸烟、空气污染及哮喘等疾病影响时，纤毛超微结构均受损，此异常是后天获得性的多形性改变，这些改变造成纤毛黏附能力下降及纤毛摆动能力降低，导致清除功能障碍。

黏液纤毛清除系统障碍引起黏液聚集、黏液排出受阻、通气不良等。多种原因所致的气道病变引发的黏液纤毛清除功能受损均可使气道易感染性增加，研究证实，感染可致纤毛摆动方向紊乱，即使纤毛结构及摆动频率正常，仍有 MC 的下降。例如，流感嗜血杆菌、肺炎链球菌、摩拉菌属细菌及其产物通过增强气管黏液分泌，直接或间接损害纤毛活性，从而导致黏液纤毛清除功能进一步障碍；呼吸道病毒感染作用于肺上皮细胞，导致脱屑、微静脉扩张、水肿和炎症细胞浸润，这些改变通过黏液纤毛清除功能障碍和巨噬细胞杀菌能力下降，从而诱发病原微生物在局部克隆、繁殖，导致慢性支气管炎急性发作。在外因如吸烟或其他有害因素的作用下，黏液纤毛清除功能障碍和局部免疫功能下降为慢性支气管炎发生提供了内在条件。已经发现，在慢性阻塞性肺疾病（COPD）患者中，异常纤毛的百分率明显增加，纤毛细胞空泡变性、细胞膜凸出、形状改变等，使纤毛摆动缺乏协调性，此外，因杯状细胞增生而使纤毛数量减少。这些改变均可使黏液纤毛清除功能下降，致气道内分泌物排出不畅，进而导致呼吸道和肺部反复感染，而细菌本身及其代谢产物又可抑制纤毛活动，如此形成恶性循环。

遗传性纤毛功能障碍性疾病中常见的是囊肿性纤维化及原发性纤毛运动障碍，其他遗传性纤毛运动障碍较少见。其中囊肿性纤维化会影响身体多个脏器，多发于肺部和消化道。白人最常患上囊肿性纤维化，北欧血统的婴儿患病率为 1/2500，非洲和亚裔比较少见（Tilley et al. 2015）。原发性纤毛运动障碍是因纤毛的轴丝臂缺乏或放射状辐条的缺陷所致，还有人推测，该病是一种常染色体隐性遗传病，而慢性呼吸道感染则是该病的临床表现特征之一。另外，原发性纤毛运动障碍的患者易发生鼻息肉，而鼻息肉患者的黏液纤毛的运输速率明显降低。因此，黏液纤毛清除功能损害是 COPD 患者反复发生肺部感染的重要因素。研究表明，支气管哮喘患者病情越重，清除率越低。炎症介质和黏液改变均能影响黏液纤毛清除功能，支气管哮喘的主要效应细胞嗜酸性粒细胞的活化产物对纤毛运动的抑制作用及其促黏液分泌的作用尤为明显（Del Donno et al. 2000），此亦成为支气管哮喘患者病情进展的重要机制。

## 五、气道高反应性的发生机制

### （一）气道高反应性

气道反应性（airway responsiveness）是指气管、支气管对各种物理、化学、药物、抗原、运动等刺激引起的气道阻力改变的反应，气道反应性的改变与气道长度、内径、气道形态、气流速度及气体的温度、湿度等物理因素有关。气道高反应性（airway hyperresponsiveness，AHR）是指气管、支气管树平滑肌对正常不引起或仅引起轻度收缩反应的刺激出现过度的收缩反应（Gorski 2002）。AHR 是支气管哮喘的基本病理生理特征之一（尽管非哮喘患者中如长期吸烟、病毒感染、无哮喘的过敏性鼻炎、过敏性肺泡炎、支气管扩张、高位截瘫及左心功能不全者也可发生 AHR）。AHR 常常是多因素相互作用的结果（O'Byrne and Inman 2003）：AHR 常有家族倾向，受遗传因素的影响，特应性个体在未发生哮喘之前即可表现出 AHR；但外因的作用更为重要，炎症是导致 AHR 最重要的机制之一，当气道在受到过敏原或其他刺激后，炎症介质的释放、炎症细胞的浸润、气道上皮和上皮内神经的损害等导致 AHR；气道基质细胞内皮素的自分泌及旁分泌，以及细胞因子特别是 TNF-α 与内皮素相互作用，在 AHR 的形成上也起着重要作用；此外，AHR 与 β- 肾上腺素能受体功能低下、胆碱能神经兴奋性增强和非肾上腺素能非胆碱能（NANC）神经的抑制功能缺陷有关；病毒性呼吸道感染、$SO_2$、臭氧、冷空气、干燥空气、低渗和高渗溶液等理化因素刺激均可使气道反应性增高。近年来研究发现，气道重塑与气道炎症在 AHR 发生机制中占据着同样重要的地位。尽管多种因素与 AHR 的发生有关，但从根本上而言炎症在其发生机制中起着重要作用：哮喘患者的嗜酸性粒细胞（Eos）气道炎症导致多种组织学改变，如上皮损伤、基底膜增厚、炎症介质释放造成气道平滑肌收缩和血浆渗出等，最终导致气道壁的增厚，但在 AHR 中不同细胞成分的变化是由不同的机制引起的。但 Eos 气道炎症并非引起 AHR 的唯一因素，研究显示吸入糖皮质激素可清除 Eos 气道炎症，但并不能清除 AHR。哮喘患者气道三层（气道壁内层、平滑肌层、气道壁外层）都参与了 AHR 的产生，且都发生了增厚性改变。气道炎症对这三层气道组织增厚的影响及三层气道组织在功能上的相互关系对 AHR 的影响尚不十分清楚。

### （二）气道炎症 - 气道平滑肌 - 一过性气道高反应性

发生 AHR 时气道狭窄的机械调节作用及 AHR 与支气管哮喘发病机制的相关性是近年来 AHR 研究领域的主题。大量对气道平滑肌肌肉表型与机械活性的不均一性的研究发现，气道炎症与气道平滑肌存在相互作用，气道平滑肌细胞收缩是哮喘一过性 AHR 导致气道狭窄的主要效应。气道平滑肌张力、气道上皮黏膜增厚及气道黏膜的分泌这三方面因素均可直接造成气道管腔狭窄，与之相反，气道壁外层和内层的负荷倾向于限制气道平滑肌收缩，因此肺通气可以一过性减少弹性回缩力，拮抗气道狭窄的负性效应。肺容积与气道阻抗的负性相关明显受到气道平滑肌张力或肺的弹性回缩力的影响，与正常人相比，哮喘患者肺容积增加，对支气管舒张剂的舒张效应减弱，证实哮喘患者气道和肺实质存在同步舒张不协调的现象。

关于离体气道平滑肌等长收缩试验的研究（Jackson et al. 2004）表明，从哮喘患者气道分离的气道平滑肌具有与正常气道平滑肌相同的对收缩剂的敏感性，但哮喘患者气道平滑肌数量的增加导致总的收缩力增加。两者之间另外一点显著区别在于深吸气（deep inhalation，DI）对支气管收缩的效应。DI 通常可逆转正常机体的支气管收缩反应，但在哮喘患者中这种效应明显减弱，可能与哮喘患者异常的气道平滑肌收缩速度及弹性 - 可塑性平衡的异常动力学有关（Burns and Gibson 1998；Brusasco et al. 1999）。IL-33/ST2 通路在屋尘螨诱导的哮喘模型鼠的气道高反应性中起重要作用（Zoltowska et al. 2016），靶向 TSLP 的 shRNA 可有效减轻卵白蛋白（OVA）致敏鼠的 AHR，降低气道炎症反应，抑制树突状细胞（DC）成熟、T 细胞迁移及配体趋化因子 17（CCL17）的分泌（Chen and Chiang 2016）。

### （三）气道重塑 - 气道平滑肌 - 持续性气道高反应性

既往的主流观点认为，哮喘病理生理改变呈现 Th2 细胞介导的气道炎症 → 结构和功能的改变 →AHR 和可逆的气流阻塞这一线性发展过程。然而，随着对早期儿童哮喘病理学改变的观察，研究人员对这一观点提出了质疑。研究发现，即使给予强有力的抗炎治疗，清除血液和气道中几乎所有的嗜酸性粒细胞，哮喘的临床预后仍收效甚微。随后的研究结果使研究人员逐渐认识到，特应性气道炎症与气道各组成成分结构和功能的改变是两组平行并相互作用的因素，在哮喘 AHR 的发生机制中，气道重塑与气道炎症占据同样重要的地位。研究表明，酪氨酸激酶在体外控制气道平滑肌收缩和细胞增殖，以及在体内气道高反应性和气道重塑中起关键作用，并有望成为哮喘治疗的新靶点（Tang 2015）。Holgate（2004）提出气道上皮 - 间充质细胞营养单位（epithelial mesenchymal trophic unit）学说，认为在气道上皮与其下的间充质之间存在异常的信号转导及上皮 - 间充质细胞营养单位的持续活化。哮喘气道上皮的损伤与修复可能激活上皮信号转导网络，诱导上皮成纤维细胞表达 α- 平滑肌肌动蛋白（α-SMA），促使成纤维细胞向肌成纤维细胞转化，另外，在哮喘炎症背景下经骨髓释放到外周循环中的造血干细胞，聚集在气道上皮下亦转化为肌成纤维细胞，肌成纤维细胞是一种介于成纤维细胞与平滑肌细胞之间的具有收缩反应的高度活化的细胞，此类细胞的增多可能导致气道对多种刺激呈现高反应性。尽管气道重塑的一些改变能保护气道，避免其过度的狭窄，但大多数改变却是促进哮喘患者气道的狭窄。气道重塑可能通过增强平滑肌收缩效应、增加气道产生径向应力的能力、增加气道平滑肌细胞脱耦联作用、减少平行弹力、增加间桥的形成、允许气道平滑肌适应缩短的肌纤维长度等机制导致气道高反应性。

### （四）炎症介质与气道高反应性

哮喘气道炎症是多因素共同作用的结果，涉及多种炎症介质的释放（Henricks and Nijkamp 2001；Renz 2001；Cataldo et al. 2002；Fischer et al. 2002；Riffo-Vasquez and Spina 2002；Holgate et al. 2004），包括细胞因子（IL-6、IL-8、IL-9、IL-10、IL-11、IL-13、IL-16）、GM-CSF、TNF-α、趋化因子［嗜酸性粒细胞趋化因子（eotaxin）、嗜酸性粒细胞阳离子蛋白（ECP）、MIP-1α、MCP-1、MCP-3、MCP-5、RANTES、巨噬细胞趋化因子］、生

长因子［TGF-β、成纤维细胞生长因子（FGF）、PDGF、神经生长因子（NGF）、IGF-1、IGF-2］，神经递质（NK-A、NK-B、P 物质）、血小板活化因子、白三烯、组胺、内皮素 -1（ET-1）、基质金属蛋白酶 -2（MMP-2）、MMP-8、MMP-9、NO 等。发生气道炎症时这些因子相互作用，形成一个复杂的网络工程，上述炎症介质（特别是细胞因子）具有多向性效应，在不同的炎症介质中存在拮抗和协同效应。哮喘的一个重要的病理生理特征是丧失了深吸气时气道舒张或气道保护效应，炎症介质可能通过增加气道平滑肌收缩速度和降低机械可塑性导致哮喘时气道的过度收缩。

过敏症患者血清可以增加人类 ASM 的收缩速度，提示在该血清中的 IgE、细胞因子或其他的炎症介质可能直接作用于平滑肌，介导肌动蛋白动力学改变。除了影响收缩力的产生，用 IgE 富集的过敏症患者血清被动致敏，或者用细胞因子 IL-1β、TNF-α 处理的人支气管平滑肌，在 $\beta_2$- 肾上腺素能受体激动剂作用下的肌肉舒张效应均发生钝化，这一钝化效应与 $\beta_2$- 肾上腺素能受体磷酸化、Gs 蛋白功能丧失、前列腺素增加及白三烯的释放有关（Laporte et al. 1998；Song et al. 1998, 2000）。有研究提示，IL-1β 可以激活嗜酸性粒细胞，使其释放主要碱性蛋白（MBP），通过拮抗 M2 受体，诱导乙酰胆碱大量释放，而乙酰胆碱通过 M2 受体刺激气道平滑肌的收缩和黏液的产生。据报道，IL-1β 还可以通过激活环氧合酶 2（COX2），导致腺苷酸环化酶的异源脱敏和损伤气道平滑肌的舒张（Liao et al. 2015）。有关 TNF-α 的研究（Amrani et al. 2000；Reynolds et al. 2000；Sukkar et al. 2001）显示，TNF-α 通过增强收缩剂刺激下的 1,4,5- 三磷酸盐合成，增加肌醇及细胞内钙浓度峰值和残余量来增加人气道平滑肌的反应性，并发现放线菌酮可抑制 TNF-α 的上述效应，说明这一过程合成了某些新的蛋白质。炎症介质诱导气道平滑肌肌球蛋白轻链激酶（myosin light chain kinase，MLCK）的产生和平滑肌收缩速度的增加，在 MLCK 作用下调节性肌球蛋白轻链（MLC20）的磷酸化是肌动蛋白和肌球蛋白桥联循环活化、肌细胞收缩的基本步骤，在收缩刺激条件下 MLC20 磷酸化程度决定了平滑肌收缩速度。研究发现（Ma et al. 2002），哮喘患者气道平滑肌收缩速度明显快于健康对照者，可能与患者致敏后气道 MLCK 水平和活性增加有关。因此，平滑肌 MLCK 活性和（或）数量的增加可能是 AHR 发生的第一步，这一效应在缺乏进一步的刺激时亦可维持。研究发现，NO 能"保护"气道平滑肌，作为降低气道平滑肌张力的炎症介质，其舒张平滑肌的效应通过提高 cGMP 浓度及 cGMP 依赖性蛋白激酶活性、增加肌球蛋白磷酸化活性来完成。同时也有研究指出 NO 与超氧阴离子反应，导致促炎分子过氧亚硝酸盐的形成。在生理状态下 NO 通过气道扩张发挥有益作用，但也有可能由于 NO 介导过氧亚硝酸盐的形成而发挥有害作用（Dupont et al. 2014）。NO 合成同工酶缺乏哮喘鼠的支气管嗜酸性粒细胞炎症反应减轻、黏液分泌减少的发现（Akata et al. 2016），进一步证实了 NO 的致病作用。在阻塞性气道疾病中，组织蛋白酶 S（cathepsin S）抑制剂可抑制臭氧引起的气道高反应性和气道炎症，组织蛋白酶可能是治疗氧化应激相关的气道高反应性和气道炎症的新靶点（Williams et al. 2009）。

## 六、组织损伤与气道重塑

正常气管和支气管的组织结构均由黏膜上皮、黏膜下层与外膜组成。黏膜上皮为假复层纤毛柱状细胞，其间散在杯状细胞，黏膜上皮基底膜上可见单行排列的基底细胞，黏膜固有层含弹性纤维、淋巴组织和浆细胞；黏膜下层为疏松结缔组织层；外膜由透明软骨和疏松结缔组织构成。1922 年，Huber 和 Koessler 发现哮喘患者气道腔严重狭窄、黏膜肥厚、气道壁增厚与炎症细胞浸润组织病理改变，首先提出气道重塑（airway remodeling）。至今，气道重塑的定义主要以组织学的描述为主，包括气道壁增厚和基质沉积、胶原沉积、上皮下纤维化（支气管上皮下 I 型胶原、III 型胶原、II 型胶原、纤维连接蛋白及细胞黏合素等沉积增加）、平滑肌增生与肥大、肌成纤维细胞增殖，以及黏液腺、杯状细胞化生与增生，上皮下网状层增厚，微血管生成等。平滑肌祖细胞作为一种前驱细胞，也参与了气道壁血管的重塑（Wu et al. 2014）。

### （一）哮喘气道重塑机制

人们对气道重塑机制及其对气道生理功能的影响尚无深入的认识，目前较有代表性的解释主要有两个学说："损伤 - 修复"学说和"上皮 - 间充质细胞营养单位"学说。"损伤 - 修复"学说认为，持续性的炎症一方面导致气道壁的慢性、反复的损伤，另一方面又启动气道壁的修复。疾病状态尤其是过敏性呼吸道炎症，正常损伤修复机制（受损伤的气道通过修复机制愈合而保持组织的完整性）发生紊乱，导致一些促进有丝分裂活性的介质和因子释放，刺激平滑肌细胞及成纤维细胞，使气道壁纤维组织增生、平滑肌增厚。此外，一些结构细胞如上皮细胞、成纤维细胞及平滑肌细胞等也通过释放炎症介质、细胞因子与一些相关的酶类介导呼吸道慢性炎症及气道壁的结构改变（陈强，2004）。上皮损伤是哮喘呼吸道的典型特征，据此 Holgate 教授提出"上皮 - 间充质细胞营养单位"学说（Holgate et al. 2004），该学说认为哮喘气道上皮细胞正常修复机制受损，引起转化生长因子 -β（transforming growth factor-β，TGF-β）和表皮生长因子（epidermal growth factor，EGF）分泌失衡。EGF 为促上皮生长因子，可刺激上皮细胞增生并产生基质金属蛋白酶（matrix metalloproteinase，MMP）以降解细胞外基质；TGF-β1 为促纤维细胞生长因子，抑制 EGF 介导的上皮细胞增生和 MMP 的合成，促进细胞外基质合成。TGF-β/EGF 的失衡引起上皮内抑制增生和促进增生的信号失调，导致呼吸道上皮无法正常修复在哮喘发病中由过敏原、炎症介质等内外因素所造成的呼吸道损伤，使纤维增生性生长因子因自分泌、旁分泌作用而增多，作用于呼吸道上皮细胞及成纤维细胞，激活呼吸道上皮 - 间充质细胞营养单位，参与呼吸道上皮损伤与异常修复、成纤维细胞增生、基底膜下纤维化，引起呼吸道慢性炎症及呼吸道重塑。也有研究发现，上皮细胞修复肽、三叶因子 2 的缺乏，可直接导致上皮下气道纤维化，引起气道重塑（Royce et al. 2014）。此外，透明质酸可通过调控黏液腺的分泌和炎症反应参与上呼吸道重塑（Castelnuovo et al. 2016）；解整联蛋白和金属蛋白酶 33（a disintegrin and metalloprotease 33，ADAM33）可诱导不可逆的气道重塑（Davies et al. 2016）。

### （二）细胞外基质胶原沉积

当气道受炎症刺激时，由胶原蛋白、非胶原糖蛋白及蛋白多糖组成的细胞外基质组分发生变化：胶原蛋白（Ⅰ型和Ⅲ型胶原）过多沉积于中央气道，甚至波及周围小气道，是造成气道壁增厚的原因之一。当气道壁发生炎症时，炎症反应释放成纤维细胞生长因子（fibroblast growth factor，FGF）-1、FGF-2 和 TGF-β1，可刺激气道平滑肌细胞的胶原蛋白 mRNA 的表达，参与细胞外基质胶原沉积（Parameswaran et al. 2006）。OVA 致敏鼠注射抗 TGF-β1 的疫苗后可有效缓解气道胶原沉积（Ma et al. 2016）。非胶原糖蛋白的主要成分为纤维连接蛋白（fibronectin，FN）和层粘连蛋白（laminin，LN）。哮喘时 FN 促进间质细胞增生、活化，加速胶原分泌并沉积。LN 是基底膜主要组成成分之一，当成纤维细胞被多种细胞因子及生长因子激活而增生时，LN 分泌也随之增多，沉积于基底膜中。正常气道的留驻细胞中含有一定量的蛋白多糖，如硫酸乙酰肝素、透明质酸等。当哮喘气道有炎症时，血清中透明质酸含量增高，提示气道处于纤维化活动期。研究发现，猪气管后膜黏膜下局部注射聚四氟乙烯后可诱导气道纤维组织细胞增殖和胶原沉积（Longoria et al. 2016）。

### （三）成纤维细胞及平滑肌细胞增生活化

除气道上皮细胞成为炎症刺激的靶细胞外，成纤维细胞及平滑肌细胞均参与气道重塑。细胞因子与生长因子激活成纤维细胞及平滑肌细胞后，分泌多种细胞外基质成分如胶原蛋白等，细胞外基质成分均参与炎症损伤后的修复或气道纤维化，所以成纤维细胞在气道重塑的发生与发展中起着重要作用。平滑肌细胞被炎症介质及细胞因子等激活后可增生肥大，促使气道壁增厚。作为一种新的信号机制，平滑肌细胞被激活后发生的反应各有特点，包括：① $Ca^{2+}$ 介导的收缩和舒张；②细胞增殖和细胞凋亡；③细胞外基质成分的产生和调节；④促炎因子、炎症介质的释放，类似于其他气道上皮细胞，参与了炎症过程中的免疫调节（Prakash 2013）。平滑肌细胞不仅直接参与哮喘时气道炎症反应，还能与炎症细胞如上皮细胞、血管内皮细胞、成纤维细胞等间接作用，促使它们分泌细胞因子、表达细胞黏附分子。哮喘患者气道平滑肌体积比正常人增加 3～4 倍，气道平滑肌占气道壁厚度的 20%，是气道重塑过程中的重要组成之一。新近研究显示，气道平滑肌肥大与糖原合成激酶（GSK）-3β 磷酸化和灭活有关（Bentley et al. 2009）。

### （四）生长因子与气道重塑

神经生长因子（nerve growth factor，NGF）不仅对神经元，还对包括免疫细胞在内的非神经细胞的生长、分化起到十分重要的调节作用。各种气道结构细胞（如肺成纤维细胞、气道上皮细胞和平滑肌细胞）与募集到气道的炎症细胞均可合成 NGF，主要通过 TrkA 受体（NGF 的功能性受体）和 p75NTR 发挥生物学功能（Freund and Frossard 2004；Freund-Michel and Frossard 2008）。哮喘患者的气道上皮细胞是产生 NGF 的重要来源之一，其基底上皮细胞和炎症基质中有大量 TrkA 受体分布（Bonini et al. 1999）。NGF 是嗜酸性粒细胞的化学吸引剂和活化因子，可以诱导外周血中嗜酸性粒细胞分泌炎症介质，同时，

NGF 还能够提高嗜酸性粒细胞的存活率，使嗜酸性粒细胞数量增加，增强嗜酸性粒细胞在气道重塑中的效应，另外，嗜酸性粒细胞也可以贮存和分泌 NGF，两者互为因果。气道平滑肌的收缩是由交感神经、副交感神经和非肾上腺素能非胆碱能神经系统共同调控的，NGF 可以提高这类敏感神经元的兴奋性和敏感性。肺中 NGF 过度表达的转基因小鼠气道内出现高神经支配状态，进而气道神经解剖位置和功能发生改变，诱发气道痉挛性收缩，促进气道结构重塑。此外，也有关于人气道平滑肌分泌的脑源性神经营养因子（brain-derived neurotrophic factor，BDNF）通过自分泌途径参与哮喘患者气道纤维化的相关报道（Freeman et al. 2017）。

表皮生长因子（epidermal growth factor，EGF）是一种活性多肽，可使体外培养的豚鼠气道平滑肌细胞（airway smooth muscle cell，ASMC）增殖。哮喘患者气道平滑肌层增厚，具有免疫活性的 EGF 广泛分布于气道的上皮、腺体及平滑肌，研究认为 EGF 参与哮喘气道重塑。碱性成纤维细胞生长因子（basic fibroblast growth factor，BFGF）是许多细胞包括 ASMC、成纤维细胞和内皮细胞的丝裂原。机械损伤后的上皮细胞的培养液中含 BFGF，其可促进人气道肌成纤维细胞增殖。哮喘患者支气管肺泡灌洗液（bronchoalveolar lavage fluid，BALF）中 BFGF 水平显著高于非哮喘者，和健康者相比，哮喘患者黏膜下 BFGF 表达及活性增高，血管面积与表达 BFGF 的细胞数目显著相关。最近的研究发现，肝素结合性表皮生长因子（heparin-binding epidermal growth factor，HB-EGF）可能通过 p38 MAPK 依赖途径参与气道重塑（Wang et al. 2016b）。

血小板衍生生长因子（platelet-derived growth factor，PDGF）可促进人气道成纤维细胞增殖。哮喘患者支气管活检组织表达 PDGF-B mRNA 显著高于健康组。PDGF-BB 可通过 ERK1/2 MAPK 和 STAT1 通路增加人肺成纤维细胞 PRMT1 的表达，进而参与慢性肺疾病患者的气道壁重塑（Sun et al. 2016）。血管内皮生长因子（vascular endothelial growth factor，VEGF）可诱导内皮细胞生长、移位，引起血管渗漏，进而参与慢性炎症和血管生成，并可以趋化嗜酸性粒细胞和促进气道平滑肌细胞增殖，促进哮喘发生，Th2 细胞有 VEGF 相应受体，且 Th2 类细胞因子可以增加 VEGF 的产生（Makinde et al. 2006）。哮喘患者气道活检组织血管数目及面积比健康人增多，表达更多的 VEGF mRNA 及其受体的 mRNA，且血管增多的程度与表达 VEGF 及其受体细胞的数目显著相关。

（五）细胞因子与气道重塑

IL-11 是一种多效性分子，各种肺基质细胞如气道上皮细胞、肺泡上皮细胞、成纤维细胞和 ASMC 均可产生 IL-11。IL-11 可引起气道上皮下纤维化，Ⅲ型及Ⅰ型胶原沉积增加，成纤维细胞、肌成纤维细胞和 ASMC 增殖，并出现气流阻塞和对乙酰甲胆碱的 AHR。在哮喘患者重塑的气道活检组织中发现，上皮细胞和上皮下嗜酸性粒细胞表达 IL-11 mRNA 与蛋白质显著增加，而且 IL-11 mRNA 表达量与疾病的严重程度显著相关。IL-6 是气道平滑肌细胞的丝裂原，哮喘患者组织、体液中有大量 IL-6。对 IL-6 转基因鼠的研究表明，IL-6 可引起气道上皮下纤维化、胶原沉积、含 α- 平滑肌肌动蛋白的细胞聚集增加，但 IL-6 不引起黏液腺化生或 AHR。Th2 类细胞因子包括 IL-13、Il-4、IL-5 及 IL-9 等。IL-13、IL-4 能诱导人肺成纤维细胞转化为肌成纤维细胞，增加肺成纤维细胞中平滑肌肌动蛋白的表达；刺激人 ASMC 产生 TGF-β2，从而参与上皮下纤维化。对 IL-13 转基因鼠的研究表明，IL-13 可引起气道黏液腺化生、黏蛋白基因表达增加、上皮下纤维化、气流阻塞和对乙酰甲胆碱的 AHR。IL-13 还可显著抑制哮喘患者成纤维细胞表达弹性蛋白（Ingram et al. 2016）。最近的研究发现，IL-17A 也可通过抑制气道炎症反应和调节成纤维细胞参与气道重塑（Lai et al. 2018）。

（六）炎症介质与气道重塑

白三烯能促进 EGF 诱导人 ASMC 增殖，但不影响各种细胞外基质 I 型和Ⅳ型胶原、弹性蛋白、纤维连接蛋白等成分的表达。临床前期研究证明，白三烯参与了黏膜细胞的增生、气道平滑肌的增厚和上皮下纤维化（Hallstrand and Henderson 2010）。应用白三烯受体拮抗剂能显著抑制鼠哮喘模型气道上皮下纤维化、平滑肌增生、杯状细胞增生及 BALF 和肺组织中 IL-4、IL-13 的表达。

内皮素 -1（endothelin-1，ET-1）是平滑肌细胞和肌成纤维细胞的丝裂原，并刺激后者的胶原合成。机械损伤后的上皮细胞的培养液含 ET-1，其可促进人气道肌成纤维细胞的增殖。ET-1 通过与内皮素 A 受体（ETA）结合来增强培养的豚鼠 ASMC 增殖，并加强 EGF 的作用。ET 拮抗剂 BQ-123 能降低 ET-1 诱导的细胞增殖。NO 通过环鸟苷酸（3′,5′-cyclic guanosine monophosphate，cGMP）依赖途径抑制 ET-1 引起的细胞增殖作用。

（七）酶与气道重塑

基质金属蛋白酶（MMP）在基质修复中起重要作用，正常环境下产生的 MMP 降解损伤的基质以维持正常组织和内环境的稳定，病理情况下产生过多的 MMP 参与组织损伤和激活不适当的修复机制。MMP 可来源于肺结构细胞如成纤维细胞、内皮细胞、上皮细胞、ASMC 和许多炎症细胞如巨噬细胞、嗜酸性粒细胞、中性粒细胞及肥大细胞等。在 MMP 中，MMP-9 与哮喘关系最大。MMP 抑制剂可缓解哮喘模型鼠出现的气道 MMP-9 活性增高及 AHR。哮喘患者的 BALF、痰、血清中 MMP-9 浓度增高。重塑的气道活检组织表达 MMP-9 mRNA 及其活性增高，在变应原刺激后酶活性更高。产生 MMP-9 的细胞也可产生金属蛋白酶组织抑制物 -1（TIMP-1）。MMP-9 与 TIMP-1 比例失衡参与哮喘气道重塑。此外，最近的研究发现，MMP-1 和 MMP-2 的抑制剂可逆转 IL-13 介导的哮喘患者成纤维细胞弹性蛋白表达降低，提示 MMP-1 和 MMP-2 参与哮喘患者气道重塑（Ingram et al. 2016）。

胰蛋白酶与人 ASMC 共同孵育可诱导细胞增殖。类胰蛋白酶诱导人 ASMC 增殖依赖于细胞内的蛋白激酶 C 信号转导途径；哮喘患者 BALF 中类胰蛋白酶浓度增高，在抗原刺激后浓度更高。凝血酶是一种多功能酶，可诱导与组织重塑相关的细胞、分子发生变化；哮喘患者痰中凝血酶活性明显升高，并与 AHR 显著相关，特异性凝血酶抑制剂水蛭素能抑制哮喘患者的痰及凝血酶诱导的人 ASMC 增殖效应。

**七、炎症细胞浸润的发生机制**

炎症细胞浸润是炎症过程的中心事件，募集于炎症部位的白细胞组成了一道防线，防止感染原从原发部位向机体其他部位扩散。目前认为，流动状态下炎症细胞向炎症部位的募集是一个复杂的多步骤过程，包括白细胞的边集、捕获、滚动、活化、稳固的黏附及穿越内皮和血管壁至组织间隙等过程。该过程是白细胞和内皮细胞在选择素、整合素及其配体、细胞间黏附分子（intercellular adhesion molecule，ICAM）、连接黏附分子（junctional adhesion molecule，JAM）、血小板内皮细胞黏附分子（platelet endothelial cell adhesion molecule，PECAM）、某些免疫球蛋白超家族（immunoglobulin superfamily，IgSF）分子、致炎因子和（或）趋化因子的作用下，以程序化、连续性的相互作用来实现的，因而这一过程亦称为白细胞 - 内皮细胞黏附级联反应（leukocyte-endothelial cell adhesion cascade）。然而，活化的白细胞亦可释放大量的炎症介质以触发或放大炎症级联反应，使炎症失控，从而直接或间接地引起组织损伤，严重时可诱发或加重疾病过程。免疫炎症可由不同的途径启动，因此参与反应的炎症细胞、炎症因子和反应机制各不相同。一个世纪以来，已观察到不同免疫炎症间的区别，多数是通过皮试获得，这是由于皮肤易于发生各种类型的反应，且容易发现区别。至今，皮试仍常被用来判断患者是否对某种抗原过敏。

　　所有炎症细胞的浸润过程都类似，因病原体、病程和机体反应性的不同，浸润于组织中的炎症细胞也不同，如急性炎症和炎症早期以中性粒细胞渗出为主，慢性炎症和炎症晚期以单核细胞和淋巴细胞渗出为主，过敏反应和寄生虫感染时以嗜酸性粒细胞浸润为主。下面以中性粒细胞为例简述炎症细胞的浸润过程。

　　在急性炎症反应的开始阶段，中性粒细胞受到局部产生的促炎因子或炎症介质如肿瘤坏死因子（tumor necrosis factor，TNF）-α、白细胞介素（interleukin，IL）-1、细菌脂多糖（lipopolysaccharide，LPS）、趋化因子（chemokine）等作用后，沿血管壁表面运动，并借助选择素（selectin）与活化的内皮细胞接触，随快速流动的血流在内皮细胞表面翻转、滚动，最后附着于血管壁。继而，细胞进一步被结合于内皮细胞表面的趋化因子活化，启动胞内信号转导系统，激活 $\beta_1$ 整合素（integrin）、$\beta_2$ 整合素，使细胞牢固黏附于内皮细胞表面。随后，细胞通过自身变形穿越活化的内皮细胞层进入组织间隙，并在趋化因子梯度的影响下，向损伤或感染部位移动（趋化性），清除病原体（TLR 配体）。

## 八、微血管渗出的发生机制

　　炎症局部组织内血管反应性改变（血管管径和血流的变化）、血管通透性升高（液体和蛋白质渗出）是局部小血管损伤的早期变化。

### （一）血管管径和血流的变化

　　组织受到损伤后，微循环很快发生血流动力学变化，即血管管径和血流的变化，病变发展速度取决于损伤的严重程度。血流动力学的变化一般按下列顺序发生：①细动脉短暂收缩：损伤发生后迅即发生短暂的细动脉收缩，持续仅几秒钟。其机制可能是肾上腺素能神经纤维反应的结果，但某些化学介质也能引起血管收缩。②血管扩张、血流加速：细动脉短暂收缩后，随后导致更多微血管床开放，局部血流量增加，此乃急性炎症早期血流动力学改变的标志，也是局部红、热的原因。血管扩张的发生机制与神经和体液因素均有关。血管扩张早期的轴突反射是其神经因素，而以炎症介质（前列腺素、组胺和NO等）所代表的体液因素对血管扩张的发生起更为重要的作用。③血流速度减慢：血流速度减慢是微血管通透性升高的结果。富含蛋白质的液体向血管外渗出，导致血管内红细胞浓集和黏稠度增加。最终，扩张的小血管内挤满了红细胞，称为血流淤滞（stasis）。④白细胞附壁：随着血流停滞的出现，微血管血液中的白细胞，主要是中性粒细胞，开始边集（margination）并与内皮细胞黏附，称为白细胞附壁。随后白细胞借阿米巴样运动游出血管进入组织间隙。

血流动力学变化所经历的时间与刺激的种类和强度有关。极轻度刺激所引起的血流加快仅持续 10 ~ 15 min，然后逐渐恢复正常；轻度刺激下血流加快，可持续几小时，接着血流变慢甚至停滞；较重刺激下可在 15 ~ 30 min 出现血流停滞，而严重损伤时通常仅需几分钟就可出现血流停滞。此外，局部血流动力学改变还与距离损伤因子的远近有关，如皮肤烧伤病灶的中心可能已发生了血流停滞，而周边部位的血管尚处于扩张状态。

（二）血管通透性升高——液体和蛋白质渗出

血管通透性是指微血管壁能使血液成分通过管壁透出到血管外的性能，既包括正常情况下无损伤组织的微血管对水分和亲水性物质的通透，也包括某些病理条件下如炎症、创伤、感染、烧伤时组织微血管对大分子物质尤其是血浆蛋白通透性增加及其伴随的大量水分的漏出。

**1. 微血管通透性增加的结构基础**

微血管通透性的维护依赖于内皮细胞、周细胞和内皮细胞基底膜的完整性，其中内皮细胞与毛细血管通透性的关系最密切。

（1）内皮细胞

内皮细胞衬附于微血管内表面，在循环系统和周围组织间产生结构型屏障，控制血管中血浆蛋白和血细胞的外渗，对血管壁通透性有很重要的调节作用。微血管内皮细胞从结构上分为 4 类，即紧密连接内皮、连续内皮、有窗内皮和不连续内皮细胞。前两类分布较广，内皮连续完整，通透性较低。血管内皮细胞间有 4 种不同类型的连接方式。①黏附连接（adherens junction，AJ）：通过血管内皮细胞钙黏着蛋白（vascular endothelial $Ca^{2+}$-cadherin）与相邻细胞间的钙黏着蛋白左右对称连接，再通过连环蛋白（catenin）与细胞骨架蛋白如肌动蛋白相连。连环蛋白与钙黏着蛋白结合的部位是连环蛋白的 R（或 Y）亚基，然后再通过亚基与骨架蛋白相连，形成所谓的锚定（anchoring）。钙黏着蛋白是与骨架蛋白肌动蛋白相连的，因此当骨架蛋白收缩重新分布时，连环蛋白移位，致使相邻内皮细胞间的钙黏着蛋白连接拉长，细胞间的黏附连接松开，紧密连接开放。②紧密连接（tight junction，TJ）：相邻细胞膜通过特异性的跨膜蛋白彼此融合，构成闭锁连接。③缝隙连接。④黏合体（complexus adherente）。通过对血管内皮细胞超微结构的观察发现，血管内皮细胞间连接主要是黏附连接，紧密连接和缝隙连接穿插于黏附连接之间；在微血管中，黏附连接的分布更为普遍。此外，黏附连接和紧密连接还通过与内皮细胞肌动蛋白相关的多个衔接分子参与血管内皮屏障的维持与调节，如紧密连接蛋白（zonula occludens，

ZO）-1、ZO-2、ZO-3，α- 连环蛋白、β- 连环蛋白、γ- 连环蛋白（Spindler et al. 2010）。因此，黏附连接的功能变化可调节微血管内皮细胞的通透性（Dejana et al. 1999）。

此外，内皮细胞与基底膜间的黏附被称为局部黏附（local adhesion），黏附蛋白整合素（integrin）家族在局部黏附中起重要作用。与血管平滑肌相似，毛细血管内皮细胞具有收缩性，它主要通过内皮细胞中由收缩蛋白构成的微丝进行，然后通过相应的连接蛋白影响内皮细胞间或内皮细胞与基底膜间的黏附，从而增加毛细血管通透性，破坏毛细血管的完整性。内皮细胞间和内皮细胞与基底膜间的连接及黏附是增加细胞接触的力，内皮细胞收缩蛋白产生的作用是扩大细胞间隙的力，两者作用相反，在内皮细胞通透性的调节中处于动态平衡。在病理状态下，毛细血管通透性增加正是此种动态平衡被破坏的结果，导致相邻的两个内皮细胞收缩，紧密连接开放，并有胞质的边突（marginal fold）向毛细血管管腔伸出。

（2）周细胞

周细胞（pericyte）与内皮细胞有共同的基底膜，为微血管提供机械支持。周细胞的收缩可以打开内皮细胞间的连接，影响内皮细胞的收缩，参与血管通透性的调节。周细胞功能障碍是全身性的微血管通透性轻度升高的原因之一。

（3）内皮细胞基底膜

内皮细胞基底膜是特异的细胞外基质，基底膜的主要结构成分包括Ⅳ型胶原蛋白、层粘连蛋白（laminin，LN）、纤维连接蛋白（fibronectin，FN）、巢蛋白 -1（nidogen-1）及蛋白多糖等。基底膜的生物学活性对内皮细胞的生长发育、分化和功能维持都有影响，基底膜被破坏时，微血管的通透性进一步升高。

**2. 血管通透性增加的基本机制**

大分子物质从血中透出微静脉有两种不同的途径，一种是细胞旁途径（paracellular pathway），另一种是跨细胞途径（transcellular pathway）。前者是指组胺、5- 羟色胺、缓激肽、其他炎症介质、细胞因子、蛋白酶、抗原刺激、神经源性炎症（如 P 物质和感觉神经释放的介质）等均引起内皮细胞间出现大小为 0.1 ～ 3.0 μm 的裂隙，大分子物质通过内皮细胞侧面的裂隙透出血管；后者是指炎症介质引起内皮细胞中出现"囊泡 - 空泡细胞器"（vesiculo-vascuolar organelle，VVO）小孔开放，内皮细胞骨架收缩、胞质变薄而形成穿细胞通道，大分子物质并非通过细胞间裂隙而是通过内皮细胞本身透出血管。在炎症过程中引起血管通透性增加的机制包括如下几个方面。

（1）内皮细胞收缩

组胺、缓激肽和其他炎症介质与内皮细胞受体结合后，可迅速引起内皮细胞收缩，致使内皮细胞间形成宽 0.5 ～ 1.0 μm 的缝隙。由于这些炎症介质的半衰期较短，仅15 ～ 30 min，故这种反应被称为速发型瞬时反应（immediate transient response）。此反应仅累及 20 ～ 60 μm 口径的细静脉，而细动脉和毛细血管不受累。抗组胺药物能抑制此反应。

（2）直接内皮损伤

严重烧伤和化脓菌感染等严重刺激可直接造成内皮细胞损伤，使之坏死和脱落。血管通透性增加发生迅速，并在高水平上持续几小时到几天，直至受损血管内形成血栓，此过程被称为速发型持续反应（immediate-sustained response）。轻度热损伤、中度热损伤、X 射线和紫外线损伤及某些细菌毒素所引起的内皮细胞直接损伤等则发生较晚，常在 2 ～ 12 h，但可持续几小时到几天，此过程被称为迟发型持续反应（delayed prolonged response）。

（3）白细胞介导的内皮损伤

在炎症早期，白细胞附壁并与内皮细胞黏附，引起白细胞激活，释放活性氧代谢产物和蛋白水解酶，后者可引起内皮细胞的损伤或脱落，使血管通透性增加。新近研究表明，多形核中性粒细胞激活、黏附于血管壁，引起肺毛细血管通透性增高，有赖于小窝蛋白 -1（caveolin-1）介导的内皮细胞膜内吞作用增强（Hu et al. 2008；Piegeler et al. 2014）。

（4）新生毛细血管壁的高通透性

在组织修复过程中所形成的新生毛细血管（芽），其内皮细胞连接发育不成熟，可造成炎症中的液体外渗和组织水肿。

（张慧云　何韶衡　曾晓宁　臧艳艳　崔夫波　袁磊磊　刘艳梅）

## 第四节　参与过敏性疾病发病机制的主要细胞

目前，关于过敏性疾病发病机制的共识是：过敏性疾病的基本病理改变是过敏性炎症，过敏性炎症的基本机制是免疫系统 I 型超敏反应（Barnes 2011）。经典的过敏反应（IgE 介导的过敏性炎症）的发生过程分为两个阶段：诱导阶段和效应阶段（图 1-1-1）。

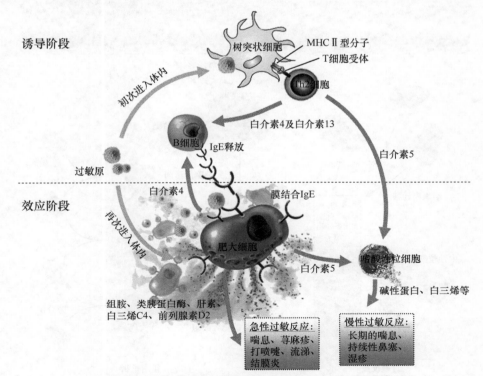

图 1-1-1　过敏反应发生过程示意图（彩图请扫封底二维码）

目前，普遍承认的过敏性哮喘的发病机制是：过敏原 → 抗原递呈细胞 →T 细胞激活 →B 细胞激活 → 特异性 IgE 分泌增加 →IgE 与肥大细胞 / 嗜碱性粒细胞表面的 FcεR Ⅰ结合 | ←诱导阶段 ‖ 效应阶段 →| 再次进入体内的过敏原与肥大细胞表面的 IgE 结合 → 肥大细胞脱颗粒 → 启动病理过程。在这个过程中，肥大细胞 / 嗜碱性粒细胞被称为过敏反应的初级效应细胞（primary effector cell），而嗜酸性粒细胞、中性粒细胞则被称为过敏反应的次级效应细胞（secondary effector cell）。只有效应细胞被激活后释放出的生物活性物质才会引起过敏反应的病理和临床表现。

　　有史以来，疾病的定义及诊断方案绝大多数都是由发达国家提出的。2011 年，何韶衡、张慧云在东京举行的首届中 - 日 - 韩三国过敏年度交流会上，在国内外率先对沿用了近 50 年的过敏性疾病的定义进行了修正商榷，将原来的"过敏性疾病是一组由 IgE 介导的疾病"修改为"是一组由肥大细胞 / 嗜碱性粒细胞介导的疾病"，而 IgE 介导的过敏性疾病只是其中的一个亚型，从而修正了人们对过敏性疾病认识的偏差。这是因为过敏反应（速发型超敏反应）的根本问题是激活后的初始效应细胞——肥大细胞 / 嗜碱性粒细胞释放炎症介质，从而启动炎症的病理生理过程，导致临床症状的出现（He et al. 2012）。其科学意义在于：①解释了临床上部分特异性 IgE 检测结果与过敏的临床表现不符；②解释了众多小分子过敏原如酒精、造影剂、药物诱发过敏反应的机制；③解释了 IgG 介导的过敏反应的发生机制。对过敏性疾病的新定义必将使人们重新认识此类疾病，并将会大大提高过敏性疾病的预防和诊治水平，造福人类（图 1-1-2）。

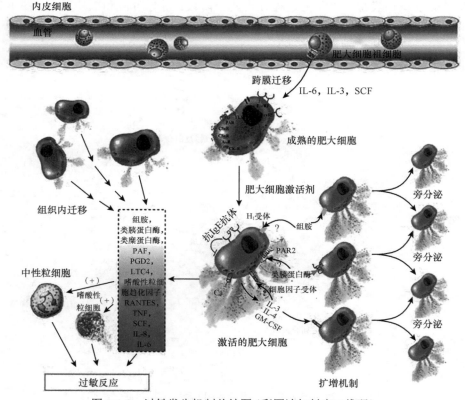

图 1-1-2　过敏发生机制总结图（彩图请扫封底二维码）

近年来，人们对此发病机制又有了一些新认识，本章就肥大细胞、嗜碱性粒细胞、Th17 细胞在过敏性疾病中的潜在作用，调节性 T 细胞在过敏性疾病中的作用，Th2 类细胞因子、DC 和 2 型固有淋巴细胞（group 2 innate lymphoid cell，ILC2）、蛋白酶活化受体及其相关介质在过敏性疾病中的作用，Toll 样受体（TLR）在过敏性疾病中的作用进行一些介绍。

## 一、肥大细胞和嗜碱性粒细胞

早在一百多年前，学者 Paul Ehrlich 分别在人类的结缔组织及血液样本中分离出胞质颗粒具有异染性着色特征的肥大细胞和嗜碱性粒细胞。作为重要的效应细胞和调节性免疫细胞，两者生物学特征相似，如均含有异染性颗粒并贮存于组胺和肝素，激活后均出现脱颗粒反应，以及均表达 IgE 高亲和力受体（FcεR Ⅰ）并参与过敏性疾病的病理生理过程等，故常被误认为是同一类细胞。事实上，肥大细胞和嗜碱性粒细胞属于两类不同的细胞，除细胞核形态位置、胞质颗粒成分、对化学活化因子反应性及相关疾病种类不同外，更重要的是嗜碱性粒细胞主要在骨髓内分化成熟后进入血液，而肥大细胞则以祖细胞的形式由骨髓经血液运输至外周组织后分化成熟。因此在正常情况下，血液中并不存在成熟的肥大细胞，而外周组织中存在的嗜碱性粒细胞极少。

许多物质可使肥大细胞或嗜碱性粒细胞活化，包括各种过敏原（IgE 依赖性）和多种复合物（非 IgE 依赖性）。肥大细胞或嗜碱性粒细胞激活后，通过一系列信号转导机制介导胞内介质释放，实现多种生物学功能。以下对新近肥大细胞和嗜碱性粒细胞生物学研究领域中的几个热点问题——细胞激活后的信号转导、免疫功能的调节及相关性疾病与进展分别进行论述。

### （一）肥大细胞脱颗粒信号自身放大机制

人体内肥大细胞被过敏原激活后，释放出肥大细胞特异性类胰蛋白酶和组胺，被释放出的类胰蛋白酶再通过其特异性受体——蛋白酶活化受体 -2（proteinase activated receptor-2，PAR-2）激活相邻的肥大细胞；而组胺则通过它的 H1 受体和 H2 受体激活相邻的肥大细胞，从而产生肥大细胞脱颗粒的"瀑布效应"（图 1-1-3）。当然，肥大细胞的其他分泌产物如半胱氨酸白三烯（Kaneko et al. 2009）、骨桥蛋白（Nagasaka et al. 2008）、IL-18（Wang et al. 2016a）、类胰蛋白酶（Liu et al. 2016）、类糜蛋白酶（Zhang et al. 2018）、IL-4、干细胞因子等也可能参与这个过程，为解释微量的过敏原进入体内即可引起严重的过敏反应提供了新的思路。此外，我们还发现，与非哮喘者肺及大肠的肥大细胞相比，哮喘患者支气管肺泡灌洗液（bronchoalveolar lavage fluid，BALF）中的肥大细胞对过敏原刺激的敏感性增强 100 倍（Xie et al. 2003），上述研究结果进一步揭示了哮喘易感患者的发病基础，为理解肥大细胞在哮喘发病机制中的作用提供了新信息。

肥大细胞脱颗粒信号自身放大机制的另一个主要内容是在受累组织中有较高密度的肥大细胞，以便保证上述的"瀑布效应"能够顺利完成。除了其他诱导肥大细胞在组织中募集的因素，肥大细胞自身的分泌产物也能引起肥大细胞的募集，如组胺通过 H4 受

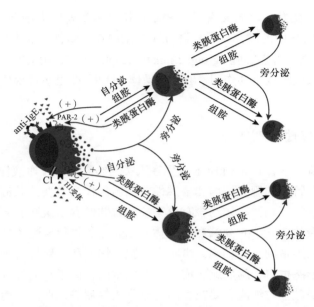

图 1-1-3　肥大细胞脱颗粒信号自身放大机制的基本内容（彩图请扫封底二维码）

CI. 实电解质钙

体（Kushnir-Sukhov et al. 2006）、5- 羟色胺通过其受体（Hofstra et al. 2003）在动物实验中引起了肥大细胞的聚集；肥大细胞分泌的 MMP-9 能诱导肥大细胞祖细胞在组织中聚集（Di Girolamo et al. 2006）；占肥大细胞分泌颗粒蛋白总量 50% 以上的类胰蛋白酶和类糜蛋白酶，肥大细胞的细胞因子如 RANTES、嗜酸性粒细胞趋化因子、IL-8、TNF 等（Brzezinska-Blaszczyk and Misiak-Tloczek，2007）也具有募集肥大细胞的作用。

　　新近体内外实验均发现，糖基化终产物受体的配体——钙结合蛋白 S100A12 可引起黏膜及组织中肥大细胞脱颗粒并放大 IgE 介导的各种反应；S100A12 所引起的组织水肿，微循环内白细胞滚动、黏附与穿膜过程均与肥大细胞密切相关（Yang et al. 2007）。有研究认为，其可能成为哮喘及先天性免疫应答中自身放大机制的有力补充。然而，由于肥大细胞上缺少糖基化终产物受体的表达，故通过何种机制仍有待进一步研究。人类发生过敏反应时，血浆中的血小板活化因子（platelet-activating factor，PAF）水平急剧升高，与过敏反应的程度相关。PAF 也可引起肥大细胞迅速脱颗粒，诱导组胺释放，故有学者认为 PAF 参与介导了过敏反应中的肥大细胞脱颗粒信号自身放大机制（Kajiwara et al. 2010）。

　　（二）肥大细胞和嗜碱性粒细胞激活后的信号转导及研究进展

　　目前认为，FcεR Ⅰ介导的肥大细胞脱颗粒仍是经典的肥大细胞活化通路，近年来人们对 FcεR Ⅰ介导的信号通路已有了较为深入的认识（Kambayashi and Koretzky 2007；Kraft and Kinet 2007；Rivera and Olivera 2007；Kalesnikoff and Galli 2008）（图 1-1-4）。有学者提出，在 FcεR Ⅰ交联—肥大细胞脱颗粒—诱发过敏反应的过程中，通过选择性地调控肥大细胞脱颗粒环节而不改变新合成介质的释放，具有一定的治疗学意义。这种选择性的调控可发生在信号转导的早期或较晚期的脱颗粒过程（Benhamou and Blank 2010）。

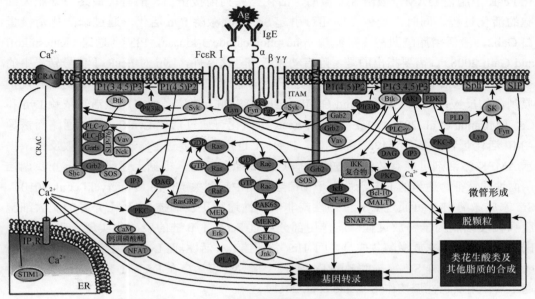

图 1-1-4 FcεR Ⅰ介导的早期信号通路简图（彩图请扫封底二维码）

SIP. 磷酸鞘氨醇；NFAT. 激活 T 细胞核因子

抗原诱导 FcεR Ⅰ交联，激活 Lyn 后磷酸化 ITAM，活化 Syk 及 Fyn、Hck、Fgr（Src）家族激酶，磷酸化衔接蛋白 Gab2，激活 PI3K 通路。继而 Lyn 与 Syk 使多种衔接蛋白（如 Lat、NTAL）、Ras 活化酶、PLC-γ、PLC-β3、I3K 通路及其他信号通路磷酸化。Grb2 及 SOS 激活 Ras-ERK 通路，通过活化磷脂酶 A2（phospholipase A2，PLA2）调节转录因子活性及花生四烯酸代谢。PLC-γ 与衔接蛋白（Lat、Gads、SLP-76 及 Vav）协同作用，活化布鲁顿酪氨酸激酶 Btk 或 PI3K-Btk 通路，调节蛋白激酶 C（protein kinase C，PKC）活性（通过产生 DAG）及 $Ca^{2+}$ 的应答［通过产生肌醇三磷酸（IP3）］。IP3 与其受体结合后，动员内质网（ER）中内源性 $Ca^{2+}$ 的释放，基质互动分子 1（STIM1）则使胞外 $Ca^{2+}$ 内流。PI3K 产物磷脂酰肌醇 -3,4,5- 三磷酸［PI(3,4,5)P3］作为重要的脂质介质，对多种酶如 Btk、蛋白激酶 B（AKT）、磷酸肌醇依赖型激酶、磷脂酶 D、鞘氨醇激酶的活性，以及 DAG、磷酸鞘氨醇（sphingosine 1-phosphate，S1P）等脂质介质的合成进行调节。S1P 可调节 $Ca^{2+}$ 的内流及细胞脱颗粒过程，同时通过与表面受体 S1P1 或 S1P2 结合，引起细胞骨架重排，增强脱颗粒作用。IKK 复合物通过磷酸化 IκB 激活 NF-κB，通过可溶性 NSF 吸附蛋白 -23（SNAP-23）的磷酸化促使 SNAP 受体（SNARE）复合物形成。

### 1. FcεRⅠ介导的信号通路

位于肥大细胞表面的 FcεR Ⅰ是由一个 IgE 结合单位 α 亚基、一个跨膜单位 β 亚基及两个以二硫键相连的 γ 亚基构成的异源四聚体。其中 γ 亚基因具有免疫受体酪氨酸激活基序（immunoreceptor tyrosine-based activation motif，ITAM），在受体介导的瀑布式信号级联反应中尤为重要（Kraft and Kinet 2007）。当抗原进入体内与肥大细胞或嗜碱性粒细胞表面的特异性 IgE 结合后可引起 FcεR Ⅰ 交联，导致 Lyn 激酶活化，通过磷酸化 FcεR Ⅰ 胞内 ITAM，激活 Syk 激酶，活化一系列衔接蛋白、酶等，最终启动肥大细胞的活化过程。同时，受体交联还可引起 Src 家族激酶 Fyn 活化，通过磷酸化衔接蛋白 Gab2，激活磷脂酰肌醇 3 羟激酶（phosphoinositide 3-kinase，PI3K）通路（Kalesnikoff and Galli 2008）。需要指出的是，除启动激活信号通路外，Lyn 对 FcεR Ⅰ 信号转导中的多个环节（包括 Fyn 活化）亦具有负调控作用。肥大细胞 Lyn 缺失后，小鼠对 IgE 及抗原刺激的反应性增高（Rivera and Gilfillan 2006）。NF-κB 信号通路的激活需依赖 Lyn 和 $Ca^{2+}$（Miranda et al. 2016）；IgE 介导的 FcεR Ⅰ 活化可通过活化 Lyn-Syk-Akt 通路而诱导 AMP 活化蛋白激酶（AMPK）被抑制，FcεR Ⅰ 也可有效促进 Lyn 介导的过敏反应，提示 AMPK 激活剂可能有效治疗过敏疾病（Lin et al. 2016）。根据上述研究 Lyn 正负调控两面性的特征，适当的 Lyn 活性水平在信号通路中起到关键作用（Poderycki et al. 2010）。Src 家族激酶 Hck 可通过 Lyn 依赖性或非依赖性途径正性调控 FcεR Ⅰ 介导的肥大细胞脱颗粒及细胞因子释放过程，此作用部分通过 FcεR Ⅰ β 链的磷酸化实现。研究提出，FcεR Ⅰ 下游 Src 家族激酶各成员之间，Hck 负调控 Lyn 活性，而 Lyn 负调控 Fyn 活性（Hong et al. 2007）。同样 Src 家族的激酶 Fgr 通过上调 Syk 表达，在 FcεR Ⅰ 介导的信号通路中起激活作用及正性调控作用（Xiao et al. 2011）。

　　Src 家族激酶活化后，通过磷酸化磷脂酶 C-γ（phospholipase C-γ，PLC-γ）使磷脂酰肌醇 -4,5- 二磷酸水解为可溶性的 1,4,5- 三磷酸肌醇（inositol-1,4,5- triphosphate，IP3）及膜结合性的二酰甘油（diacylglycerol，DAG）（Kambayashi and Koretzky 2007；Kraft and Kinet 2007）。IP3 与内质网（endoplasmic reticulum，ER）受体结合后迅速动员内源性 $Ca^{2+}$ 释放并促进外源性 $Ca^{2+}$ 内流。近年来，应用基因敲除鼠进行研究发现，定位于 ER 的 STIM1 作为耦联内质网内 $Ca^{2+}$ 浓度与内源性 $Ca^{2+}$ 释放 - 激活性 $Ca^{2+}$ 通道（calcium release-activated calcium channel，CRAC）状态的感受性元件，对 FcεR Ⅰ 介导的 $Ca^{2+}$ 内流、细胞脱颗粒、转录因子 NF-κB 与 NFAT 活化及 IgE 介导的过敏反应至关重要（Baba et al. 2008）。CRAC 孔道形成亚基 CRACM1 缺失后，上述环节发生障碍（Vig et al. 2008），肥大细胞功能受损、过敏反应程度减轻。CRAC 参与了肥大细胞自身活化的正反馈环路，其通道阻断剂对离体、在体哮喘模型中的过敏反应均显示出良好疗效（Di Capite et al. 2011）。此外研究结果还表明，瞬时型受体电压通道（transient receptor potential channel，TRPC）可与 STIM1 及 CRACM1 共同促进 $Ca^{2+}$ 的内流（Liao et al. 2007；Yuan et al. 2007）。最近的研究发现，UDP/2Y6 受体信号转导通路也参与调节 IgE 依赖性嗜碱性粒细胞脱颗粒（Nakano et al. 2017）。

　　FcεR Ⅰ 介导的早期信号通路中，肥大细胞脱颗粒或分泌性溶酶体的胞吐过程均需膜融合蛋白 SNARE 的参与。其中，定位于囊泡膜的囊泡相关性膜蛋白（vesicle-associated membrane protein，VAMP）VAMP-8 成为近年来研究的热点。研究表明，VAMP-8 基因缺失可致 FcεR Ⅰ 介导的胞吐过程被抑制（Puri and Roche 2008；Tiwari et al. 2008）。有观点认为，这种抑制作用仅出现于含有 5- 羟色胺及组织蛋白酶颗粒的特殊亚群（Sudhof and Rothman 2009）。然而不同结果显示，VAMP-8 基因缺失可使 FcεR Ⅰ 介导的 β- 己糖胺酶及组胺释放降低 50%，被动全身性过敏小鼠血液中组胺浓度下降（Tiwari et al.

2008）。研究对象均为基因敲除鼠，两组结果间存在差异的原因仍有待进一步研究。此外还有研究发现，突触结合蛋白（synaptotagmin）对四价 SNARE- 突触结合蛋白 -$Ca^{2+}$- 磷脂（SSCAP）复合物的形成具有促进作用（Rizo and Rosenmund 2008；Sudhof and Rothman 2009）。*SynaptotagminII* 基因缺失可致骨髓源性肥大细胞溶酶体 β- 己糖胺酶及组胺释放显著降低（Melicoff et al. 2009）。尽管肥大细胞上存在其他 *Synaptotagmin* 亚型表达，但并不直接参与膜融合过程（Sagi-Eisenberg 2007）。除 SNARE 外，Rab 鸟苷三磷酸酶（Rab GTP 酶）亦被证实对细胞胞吐过程具有调节作用。

大量研究结果表明，FcεR Ⅰ介导的细胞激活过程还可被由肥大细胞表面受体识别的某些配基所增强。例如，干细胞因子——c-kit 的配基，既可增强 FcεR Ⅰ介导的小鼠及人类肥大细胞活化过程，也可在某些条件下直接诱导细胞发生脱颗粒（Gilfillan and Tkaczyk 2006）。表达于肥大细胞及 Th2 细胞表面的 IL-33 受体 T1（即 ST2）与 IL-33 相互作用，可分别诱导 Th2 细胞产生 IL-4、IL-5 及 IL-13，肥大细胞产生 IL-13 及其他细胞因子（Allakhverdi et al. 2007；Ho et al. 2007；Iikura et al. 2007；Moulin et al. 2007）。尽管目前 IL-33-ST2 相互作用的重要意义尚不清楚，但证据显示 IL-33-ST2 依赖性肥大细胞的活化可能是小鼠胶原性关节炎恶化的原因（Xu et al. 2008）。

**2. FcεR Ⅰ信号通路的负调控**

近年来，FcεR Ⅰ信号通路的负调控成为过敏性疾病研究领域新的热点。利用免疫负调控作用信号分子抑制肥大细胞和嗜碱性粒细胞炎症介质与细胞因子的释放，为过敏性疾病的免疫治疗开辟了新的途径。

研究发现，一些负调控分子如蛋白酪氨酸磷酸酶（SHP-1），可对 FcεR Ⅰ信号转导过程中的多个环节产生抑制作用。与信号分子同时启动活化及抑制性信号，如 Lyn 磷酸化 FcεR Ⅰ的 ITAM 的同时，还触发抑制性受体免疫受体酪氨酸抑制基序（immunoreceptor tyrosine-based inhibitory motif，ITIM）的磷酸化，募集抑制性蛋白 SHIP，启动下游多个信号通路。最近研究表明，SHP-I 通过磷脂酶 C-β3（PLC-β3）活化 Lyn，当 PLC-β3 缺乏时抑制通路失活，Lyn 过度磷酸化，相反对 FcεR Ⅰ的刺激反应性降低（Lee et al. 2011；Xiao et al. 2011）。也有报道称蛋白激酶 Csk 在负调控中也起很重要的作用（Sanderson et al. 2010；Chylek et al. 2014）。其他一些负调控环节包括改变 FcεR Ⅰ的内摄速率，如 Rab 鸟嘌呤核苷酸交换因子 1（RabGEF1）可促进 FcεR Ⅰ的内摄（Kalesnikoff et al. 2007）。RGS13 亦被证实能够负调控 FcεR Ⅰ介导的细胞脱颗粒过程及 IgE 介导的被动全身性过敏与皮肤过敏反应（Bansal et al. 2008）。RGS 一般通过自身 Gα 亚基上 GTP 酶活性，抑制 G 蛋白耦联受体信号转导。尽管该转导通路可通过激活 PI3Kγ 放大 FcεR Ⅰ介导的效应，但 RGS13 的抑制作用与其 GTP 酶活性并不相关。事实上，抗原刺激后可引起 RGS13 上调，其与 PI3K p85α 亚基结合可使自身与 FcεR Ⅰ信号复合体（含 Gab2 和 Grb2）的缔合被破坏（Bansal et al. 2008）。

除胞内分子外，信号通路的负调控还可通过 FcεR Ⅰ与含有 ITIM 受体的交联实现。肥大细胞表达多种抑制性受体，包括 FcγR Ⅱ B、gp49B1、肥大细胞功能相关抗原（MAFA）及配对免疫球蛋白样受体 B（PIR-B）（Kraft and Kinet 2007）。FcγR Ⅱ B 受体含有 ITIM，因其与 FcεR Ⅰ 交联后可募集抑制性蛋白 SHIP，因此可能是抑制肥大细胞活化的一个重要调控点（Saxon et al. 2008）。

此外研究还发现，血丝虫分泌的糖蛋白 ES-62 亦可能成为一种新型的抗过敏治疗药物（Melendez et al. 2007）。ES-62 可抑制多种免疫细胞活化，包括 B 细胞、T 细胞、树突状细胞及巨噬细胞，对人类骨髓来源的培养肥大细胞（BMCMC 细胞）FcεR Ⅰ 介导的脱颗粒、花生四烯酸的代谢及 TNF、IL-3、IL-6（不包括 IL-13 或 IL-5）的产生具有抑制作用。此外，ES-62 还可缓解噁唑酮引起的皮肤速发型超敏反应及卵清蛋白诱导的气道高反应性（Melendez et al. 2007）。鉴于人类对 ES-62 具有良好的耐受性，其衍生物可能成为治疗哮喘等疾病的新型药物。

最近的研究发现，蛋白酪氨酸磷酸酶 1B（protein tyrosine phosphatase 1 B，PTP1B）基因缺陷的肥大细胞的 IgE 介导的信号转导及转录活化因子 5（STAT5）磷酸化增强；体外 IgE 介导的肥大细胞活化后，CCL9（MIP-1γ）和 IL-6 释放增多，而对 IgE 介导的 $Ca^{2+}$ 迁移、β 已糖苷酶释放（脱颗粒）IκB 和 MAPK 的磷酸化无影响。此外，体内试验显示，PTP1B 缺陷鼠的被动重症皮肤过敏和迟发相皮肤反应均表现为正常的 IgE 依赖性，提示 PTP1B 可特异性调控 IgE 介导的 STAT5 通路，但对体内肥大细胞的功能影响较小（Yang et al. 2016）。MiR-233 可通过 PI3K/Akt 信号通路促进肥大细胞脱颗粒（Wang et al. 2015）。

（三）肥大细胞和嗜碱性粒细胞的免疫调节功能及研究进展

FcεR Ⅰ 与 IgE- 抗原复合物交联后，迅速启动级联酶促反应，大量过敏性介质释放（如类花生酸类物质、血管活性胺及多肽类物质、蛋白水解酶等），引起速发型超敏反应（IgE 介导，如哮喘、过敏症等）及迟发型超敏反应（CD4+ T 细胞介导，如接触性皮炎等）的发生。研究发现，抗原接触数分钟内出现的过敏性炎症局部急性期反应中，肥大细胞扮演了重要角色。而数小时后出现的过敏性炎症后期延迟性反应中，嗜碱性粒细胞则起主要作用（Galli et al. 2008a）。

**1. 肥大细胞与免疫调节**

（1）负性免疫调节

肥大细胞通过影响免疫细胞的募集、存活、发育、表型或功能，实现细胞的免疫调节作用，增强或抑制免疫应答反应的启动、强度及 / 或持续时间（Galli et al. 2008b）。早期研究显示，皮肤经紫外线 B 照射后可诱导接触性超敏反应的全身免疫抑制过程，该过程依赖肥大细胞作用。肥大细胞将免疫抑制信号传递到淋巴结中的机制没有完全清楚，但可能存在两种机制：其一是表达于肥大细胞的趋化因子受体 CXCR4，介导了肥大细胞由皮肤向引流淋巴结迁移，是该免疫抑制过程的关键步骤（Byrne et al. 2008）；其二是紫外线激活皮肤的肥大细胞，使其释放载有肝素微颗粒的 IL-10，这些微颗粒可以进入淋巴组织，进而向引流淋巴结迁移（Chacon-Salinas et al. 2011）。此外，在疟蚊叮咬及外周皮肤移植物引起的免疫抑制过程中，肥大细胞亦扮演了重要角色，但其具体机制仍有待进一步研究。在体内，肥大细胞可通过产生 IL-10 介导免疫抑制效应。研究发现，肥大细胞及其产生的 IL-10 可抑制半抗原 2,4- 二硝基氟苯（DNFB）或漆酚引起的接触性超敏反应并促进其消退（Grimbaldeston et al. 2007），肥大细胞及其产生的 IL-10 还可以抑制滤泡辅助性 T 细胞（Tfh 细胞）的生成、IL-21 的表达、生发中心的形成和抗体的产生（Chacon-Salinas et al. 2011），对表皮紫外线 B 长期低剂量照射引起的先天性免疫应答有抑制作用（Grimbaldeston et al. 2007），可引起日光性皮肤癌。然而，尽管在包括炎症、表皮增生及皮肤溃疡等多个方面肥大细胞均具有免疫抑制作用，但其产生的 IL-10（或其他与之有关的肥大细胞介质）与所观察到的组织变化间的通路仍未阐明。最近的研究发现，L-37 也参与了抑制过敏反应的过程，主要表现在 Toll/IL-1 受体同源域（TIR）配体激活后 IL-37 可抑制促炎性细胞因子并增加抗炎 IL-10 在树突状细胞、单核细胞和浆细胞中的表达（Conti et al. 2017）；IL-37 可减轻鼻炎小鼠模型的过敏性炎症症状（Kim et al. 2017）；此外，IL-37 还可通过肥大细胞抑制肠道免疫细胞的免疫应答和介导炎症反应（Conti et al. 2018）。

（2）正性免疫调节

肥大细胞能够增强小鼠多种疾病模型中 T 细胞相关的免疫应答反应，如多发性硬化（实验性自身免疫性脑脊髓炎）及大疱性类天疱疮。应用卵白蛋白特异性 T 细胞受体转基因小鼠进行研究发现，以卵白蛋白致敏建立的由 Th 细胞源性 IL-17 介导并伴中性粒细胞募集的肺部炎症模型中，肥大细胞及其产生的 TNF 对疾病病理过程至关重要（Nakae et al. 2007c）。某些实验条件下的迟发型接触性超敏反应（即变应性接触性皮炎）中，肥大细胞还发挥了关键作用。通过接种不同剂量的半抗原噁唑酮，肥大细胞对接触性超敏反应可产生抑制或增强效应（Norman et al. 2008）。一些肥大细胞源性产物可影响 T 细胞的发育、募集、表型、增殖及活化（Nakae et al. 2007b；Galli et al. 2008b）。体内肥大细胞可间接通过激活抗原递呈细胞促进 T 细胞活化，体外抗原与肥大细胞 FcεR I 结合后可活化抗原特异性 T 细胞（Kambayashi et al. 2008），该机制并不依赖于肥大细胞主要组织相容性复合体（MHC）II 的表达，但需要肥大细胞启动凋亡并被抗原递呈细胞摄食的过程。

由于肥大细胞可诱导或增强抗原递呈细胞向引流淋巴结迁移并促使淋巴细胞活化，对于启动获得性免疫应答有重要意义，因此有学者提出，肥大细胞小分子激活剂（如化合物 48/80）与疫苗抗原联合接种可能具有增强宿主保护性抗原特异性免疫应答的作用（McLachlan et al. 2008）。事实上已有研究发现，经皮下或鼻内给药可促进树突状细胞及淋巴细胞向引流淋巴结迁移，并增强血清抗原特异性 IgG 反应（McLachlan et al. 2008）。B5R 痘病毒蛋白免疫接种，联合化合物 48/80 鼻内给药，可保护小鼠对抗痘病毒感染，然而 B5R 痘病毒蛋白本身无此效应。来自临床的前瞻性研究结果显示，如果该方法被证实有效且安全，那么其潜在价值非常巨大。

此外，最近的研究表明，肥大细胞表达富亮氨酸 α2 糖蛋白 1（LRG1）及其受体 TGFβR2，而过敏性鼻炎和哮喘患者外周血中 LRG1 和 TGFβR2 水平降低，因此 LRG1 极可能在调控过敏反应中具有重要作用（Hao et al. 2016）。IL-33/ST2 依赖的肥大细胞反应在气道高反应性的发展中可能具有保护作用（Zoltowska et al. 2018）。

**2. 嗜碱性粒细胞与免疫调节**

（1）Th2 细胞分化

应用胚胎进行研究发现，存在于某类细胞群表面的 FcεR I 交联后，可引起脾脏内非 B 或 T 细胞源性 IL-4 的产生，对该细胞群进行纯化后发现其表现为嗜碱性粒细胞特征。随后大量研究证实，人类嗜碱性粒细胞是 IL-4 和 IL-13 的重要来源。嗜碱性粒细胞源性 IL-4 在某些情况下可能对 Th2 细胞分化的启动具有一定作用（Oh et al. 2007）。Toll 样受体与 IgE 的 FcεR I 协同作用激活嗜碱性粒细胞，释放 IL-4、IL-13 等细胞因子，这些细胞因子具有促进 Th2 细胞分化的功能（Suurmond et al. 2014）。活化的嗜碱性粒细胞高表达 OX40L，OX40L 在气道过敏性炎症反应时促进 Th2 细胞免疫应答（Di et al. 2015）。由脾脏、肝脏或骨髓分离的嗜碱性粒细胞与抗原及树突状细胞在体外培养，可以通过 IL-4 依赖性方式支持 T 细胞受体（TCR）转基因 CD4$^+$ 初始 T 细胞 Th2 的发育。有意思的是，骨髓祖细胞经与 IL-3 培养、纯化后分离的嗜碱性粒细胞可促进 Th2 细胞极化，而同体系中肥大细胞则无此效应（Oh et al. 2007）。而非 T 细胞分泌的 IL-4 无需依赖嗜碱性粒细胞和 IL-3 也可在体内诱导 Th2 细胞免疫应答（Kim et al. 2013）。目前，关于嗜碱性粒细胞在 Th2 细胞免疫应答中的确切作用及其作用机制还没有明确的定论。有实验研究表明，CD11c$^+$ DC 具有较强的促进 Th2 细胞免疫应答的作用，但是没有观察到嗜碱性粒细胞对 Th2 细胞的激活作用（Rydnert et al. 2014）。

然而，其他一些研究结果却对 IL-4 及 STAT6 在 Th2 细胞发育中的作用提出了质疑。在 *STAT6* 基因缺失小鼠中，仍可观察到 Th2 细胞及其相关效应分子的作用（van Panhuys et al. 2008）。应用蛋白酶（如木瓜蛋白酶及菠萝蛋白酶）进行免疫接种，可致 TCR 转基因 CD4$^+$ T 细胞获得 IL-4 感受态（通过测定 IL-4 报告基因品系所得）（Sokol et al. 2008）。然而，引流淋巴结中嗜碱性粒细胞的出现却在蛋白酶免疫接种后 CD4$^+$ T 细胞活化的前 1 天。木瓜蛋白酶可刺激体外培养的嗜碱性粒细胞分泌 IL-4 并诱导某些过敏反应相关基因的表达，包括 TSLP（Liu et al. 2007）。人表面活性蛋白 D（rFHSP-D）可抑制过敏原诱导的嗜碱性粒细胞反应、CD23 介导的过敏原呈递和 Th2 类细胞因子的产生，同时，rFHSP-D 也可抑制 B 细胞 IgE 合成（Qaseem et al. 2017）。

（2）B 细胞功能

嗜碱性粒细胞表达 CD40L，所产生的细胞因子（IL-4 和 IL-13）在 B 细胞活化及免疫球蛋白类别转换中发挥重要作用（Schneider et al. 2010）。同样的效应也见于肥大细胞，二者对 B 细胞抗体生成的调节作用见图 1-1-5（Merluzzi et al. 2015）。在受到特定刺激后，嗜碱性粒细胞可刺激靶向 B 细胞合成 IgE 及 IgG4，这一点与肥大细胞不同。嗜碱性粒细胞可通过膜表面与抗原结合，参与体液免疫应答过程。作为脾脏与骨髓中 IL-4 和 IL-6 的主要来源，嗜碱性粒细胞具有增强 B 细胞对 CD4$^+$ T 细胞的辅助功能的作用（Denzel et al. 2008）。

IgD 是近年来研究颇热的一种 Ig 变体亚型。与 IgM 相似，IgD 是 B 细胞发育过程中最先合成的一种 Ig 亚型。B 细胞成熟过程中，由于抗原的刺激，B 细胞丧失 IgD 表达能力，IgM 进一步发生类别转换而成为 IgG、IgA 或者 IgE。然而亦有部分 B 细胞（如人类

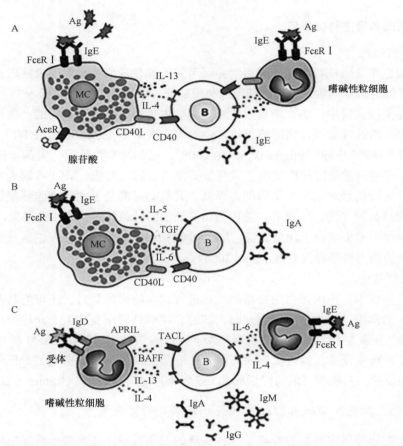

图 1-1-5 肥大细胞和嗜碱性粒细胞调节 B 细胞抗体产生与类别转换（Denzel et al. 2008）（彩图请扫封底二维码）

A. 在肥大细胞和嗜碱性粒细胞上，抗原结合 IgE 的 FcεR I 触发 IL-4 和 IL-13 的分泌。这两种细胞因子共同作用于 CD40 信号，促进 B 细胞产生 IgE。经腺苷激活的肥大细胞也有这种效应。B. 经抗原 -IgE 复合物活化的肥大细胞通过 IL-6、IL-5 和 TGF-β 的产生及通过 CD40-CD40L 相互作用驱动 B 细胞向 IgA 生成性浆细胞分化。C. IgE 依赖性和 IgE 非依赖性的激活方式均可以诱导嗜碱性粒细胞产生多种膜结合性和可溶性因子，特异性诱导 B 细胞产生 IgA、IgG 和 IgM 等抗体
APRIL. 增殖诱导配体；BAFF. B 细胞活化因子；TCAL. 跨膜激活物与亲环素配体相互作用物

上呼吸道黏液 B 细胞）成为 IgD⁺IgM⁻ 浆细胞，产生大量的 IgD。这种 IgD 与嗜碱性粒细胞相互作用，继而介导 $Ca^{2+}$ 内流、吞噬、炎症过程，发挥杀菌、免疫调节及 B 细胞刺激因子作用（Chen et al. 2009）。目前，IgD 与嗜碱性粒细胞二者间的相互作用机制尚不明确，但有研究表明，IgD 的交联可诱导嗜碱性粒细胞产生大量的免疫活化因子（如 IL-4、IL-13）、细胞活化因子及炎症前细胞因子（如 TNF、IL-1β）等（Chen and Cerutti 2010，2011）。

此外，有报道称，与过敏原 - 特异性 Fc 受体诱导肥大细胞活化类似，B 细胞分泌的游离的免疫球蛋白轻链与抗原交联后也可诱导局部免疫应答（Thio et al. 2012）。

**3. 蛋白酶与宿主防御反应**

（1）促进效应

肥大细胞和嗜碱性粒细胞能够启动并调节先天性免疫应答所致的炎症而直接作用于病原体，并针对病原体触发机体的获得性免疫应答，增强宿主防御反应。

先天性免疫应答中，肥大细胞可通过限制宿主体内某些毒性产物的产生以发挥保护作用。例如，通过释放蛋白酶降解机体产生的内皮素 1（endothelin 1，ET-1）（Schneider et al. 2007）、神经加压素（Piliponsky et al. 2008），限制其毒性效应。类胰蛋白酶 MCP-6（即 Tpsb2）在细菌感染过程中发挥了重要保护作用，研究发现，MCP-6 缺失小鼠在腹腔注射克雷伯氏杆菌后对细菌的清除能力降低，其机制可能是中性粒细胞募集能力下降所致（Thakurdas et al. 2007）。此外，胞内蛋白酶还能帮助机体对抗寄生虫感染，MCP-6 在慢性旋毛形线虫感染清除中作用关键，MCP-6 缺失小鼠募集嗜酸性粒细胞及清除感染骨骼肌中幼虫的能力显著降低（Shin et al. 2008）。

（2）限制效应

过敏性疾病中，胞内蛋白酶在帮助机体进行宿主防御的同时，还可能具有一定的限制过敏反应的作用。作为效应细胞，肥大细胞和嗜碱性粒细胞在 IgE 介导的超敏反应中往往被认为"有害"，但近来有研究发现，其释放的 β- 类胰蛋白酶却能够降解 IgE（Rauter et al. 2008）。研究证实，胞内蛋白酶降解 IgE 可帮助限制由皮试引起的 IgE 介导的皮肤过敏性炎症反应，其机制可能与降低局部（或全身）IgE 浓度有关（Rauter et al. 2008）。

（四）肥大细胞和嗜碱性粒细胞相关性疾病及研究进展

肥大细胞和嗜碱性粒细胞参与了多种疾病的发生发展，在疾病的病理生理过程中发挥了重要作用。肥大细胞与疾病的关系如图 1-1-6 所示（Suurmond et al. 2014）。

**1. 过敏性气道炎症与哮喘**

过敏性哮喘是一种以肺组织细胞浸润（主要为嗜酸性粒细胞及 T 细胞）、黏液过度分泌及气道高反应性（airway hyperresponsiveness，AHR）为特征的小气道炎症性疾病，在西方近 8% 的成人及 14% 的儿童罹患该病。机体与过敏原接触后，肥大细胞活化脱颗粒并释放介质，引起支气管急性收缩。由于鼠类模型中的研究结果不一，肥大细胞在启动致敏反应及调节气道疾病中的作用成为目前争论的焦点。现今对于鼠类模型所产生的结果不一的解释除免疫佐剂的影响外，有报道称不同鼠系的动物模型对肥大细胞在哮喘模型中的重要性是不同的（Becker et al. 2011）。有报道称用 BALB/C 小鼠哮喘模型进行研究显示，肥大细胞与哮喘的发病机制关联较小（Lei et al. 2013）。

有学者认为，肥大细胞在过敏性气道疾病中的作用和功能取决于疾病的致敏模式。肥大细胞或 IgE 缺失小鼠以佐剂系统致敏诱导过敏性气道疾病模型，仍可重现类似程度的 AHR 及气道炎症。但有学者对肥大细胞敲除的 *B6-Cg-Kit^(w-sh)* 小鼠静脉注射肥大细胞后进行 OVA 致敏和激发试验，免疫组化分析发现肥大细胞已浸润到肺泡组织中，气道高反应性更为明显（Fuchs et al. 2012）。在不加佐剂或仅以吸入过敏原方式致敏时，肥大细胞

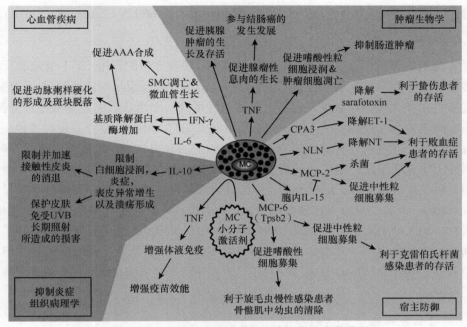

图 1-1-6　肥大细胞在疾病进展及宿主免疫中的作用

AAA. 芳香族氨基酸；SMC. 平滑肌细胞；sarafotoxin. 角蝰毒（一种内皮素受体激动剂）；UVB. 紫外线 B；CPA3. 肥大细胞羧肽酶 3；NLN. 溶神经素

对疾病进展的重要作用仍能观察到。上述模型中，肥大细胞的主要效应似乎与其释放的介质密切相关。肥大细胞通过释放 β- 类胰蛋白酶，诱导平滑肌细胞表达 TGF-β1，使其向收缩表型分化（Woodman et al. 2008）。同时，气道平滑肌细胞可通过细胞接触依赖性方式促进肥大细胞存活、诱导肥大细胞脱颗粒，该方式是一种新的肥大细胞非抗原依赖性活化形式（Hollins et al. 2008）。但研究中并未发现肥大细胞对平滑肌细胞的增殖与存活有影响（Kaur et al. 2010）。

有研究发现，TNF-α 可能是过敏性炎症中肥大细胞释放的重要介质。机体接触过敏原后，肥大细胞缺陷小鼠的支气管肺泡灌洗液（BALF）中 TNF-α 水平降低，骨髓衍生细胞（bone marrow derived mast cell，BMMC）植入机体进行重塑后可恢复 BALF 中 TNF-α 水平及 AHR（Kim et al. 2007）。该实验进一步证实了肥大细胞 TNF-α 与气道炎症及 AHR 的相关性（Nakae et al. 2007a；Reuter et al. 2008）。此外，肥大细胞局部释放的 TNF-α 还可能影响其他类型的细胞。在气道炎症进展过程中，TNF-α 可影响树突状细胞向淋巴结迁移。有报道称，肥大细胞来源的 TNF-α 可直接影响淋巴细胞（Nakae et al. 2006），包括活化 Th2 极化 T 细胞（Nakae et al. 2007a）和促进 CD8[+] T 细胞介导的适应性免疫应答及促进 CD8[+] DC 的增殖（Dudeck et al. 2015）。在 Th2 类细胞因子依赖型哮喘模型中，肥大细胞这种关键作用的发挥有赖于 TNF-α 释放后黏附因子的生成，包括细胞间黏附分子（intercellular adhesion molecule，ICAM）-1 及血管细胞黏附分子（vascular cell adhesion molecule，VCAM）-1（Chai et al. 2011）。因此，肥大细胞不仅是急性过敏反应中的效应细胞，同时还参与过敏性气道疾病的发生发展。除此以外，组胺、前列腺素、白三烯及 TSLP 也被证实参与过敏性哮喘的发病过程（Reuter et al. 2010）。

**2. 其他过敏性疾病**

肥大细胞的突出功能在于其在 IgE 介导的过敏性炎症中的作用（即 I 型超敏反应）。以往多数研究主要将目光集中在肥大细胞释放介质的过敏反应早期急性阶段。这些介质引起过敏症主要的病理学改变，包括血管通透性增高、平滑肌收缩及黏液过度分泌等。然而作为经典的急性过敏反应，过敏症除激活肥大细胞、释放大量介质及与其他免疫细胞相互作用外，其疾病过程其实要复杂得多。目前的观点认为，过敏反应呈多个时相：不仅包括上述急性阶段，还包括以炎症部位白细胞浸润及获得性免疫应答启动为特征的延迟相，以及持续性炎症、组织重塑、纤维化出现的慢性期。在包括过敏性鼻炎及特应性皮炎（Brown et al. 2008）在内的一些过敏性疾病进程中，均观察到多个时相相继出现。迄今为止，肥大细胞活化产物组胺、前列腺素、白三烯及细胞因子已被证实参与了过敏性疾病炎症的发生发展。然而，由于同样表达 FcεR I 及一些介质的嗜碱性粒细胞能够引起类似的某些效应（Obata et al. 2007），一些人怀疑肥大细胞在介导疾病病理过程中是否必不可少。

**（五）嗜碱性粒细胞表达的分子**

嗜碱性粒细胞起源于骨髓的多能造血干细胞，成熟的嗜碱性粒细胞不增殖，在多种动物进化过程中高度保守。虽然距 Paul Ehrlich 首次在循环血液中发现嗜碱性粒细胞已有 130 多年的历史，然而，由于外周血白细胞中嗜碱性粒细胞比例最少（< 0.5%）、寿命较短（生理状态下约 60 h）、缺少对其进行检测和功能分析的有效工具，因此，早期人们对嗜碱性粒细胞功能的了解较少。近年来，随着高通量的流式细胞仪在实验室的广泛应用，人们才逐渐揭示了嗜碱性粒细胞以往不被认可的功能，把曾经被忽略的嗜碱性粒细胞摆在了免疫学的重要位置。

目前，IgE 介导的过敏性疾病影响着超过 25% 的世界人口（Valenta et al. 2010）。在过敏性疾病中，嗜碱性粒细胞作为主要效应细胞可以对刺激作出应答，引起嗜碱性粒细胞表面高亲和力受体 FcεR I 发生桥联反应，释放三类炎症介质：血管活性胺类、脂质代谢产物和细胞因子，导致水肿和组织炎症反应，最终引起过敏反应的临床表现（Schroeder et al. 2001）。嗜碱性粒细胞释放致炎介质的过程中，其形态学结构发生变化，同时伴随着多种膜蛋白的表达变化。针对嗜碱性粒细胞在不同状态下膜分子的表达情况做一总结，希望可以为以后进行嗜碱性粒细胞的相关研究提供新的方向。

**1. 嗜碱性粒细胞的鉴定标志**

嗜碱性粒细胞在静息状态下膜表面表达多种分子（表 1-1-1），如 CD123、CCR3、FcεR I、CRTH2、CD200R3 等，然而目前仍不清楚哪些分子组合是鉴定嗜碱性粒细胞的最佳方案（表 1-1-2）。因此，如何通过这些分子正确而有效地鉴定嗜碱性粒细胞，仍是一个值得探究的问题。我们将在这一部分对常见嗜碱性粒细胞的鉴定标志做总结。

**表 1-1-1　鉴定嗜碱性粒细胞的常用标志及其特点**

| 标志 | 生物学性质 | 其他表达细胞 |
| --- | --- | --- |
| CD123 | IL-3 受体 | pDC、单核细胞、肥大细胞 |
| CCR3 | 嗜酸性粒细胞趋化因子受体 -3 | 嗜酸性粒细胞、T 细胞、肥大细胞 |
| FcεRI | IgE 受体 | APC、嗜酸性粒细胞、肥大细胞、血小板、平滑肌细胞 |
| CRTH2 | Th2 型细胞趋化因子受体 | 嗜酸性粒细胞、Th2 细胞 |
| CD200R3 | 活化型受体 | 肥大细胞 |

注：IL-3. 白介素 -3；pDC. 浆细胞样树突状细胞；APC. 抗原递呈细胞

**表 1-1-2　常见鉴定嗜碱性粒细胞组合方案的优缺点比较**

| 组合方案 | 优点 | 缺点 |
| --- | --- | --- |
| CRTH2$^+$/CD3$^-$/CD203c$^+$ | 细胞纯度高 | 三色标记 |
| CRTH2$^+$/CD3$^-$ | 细胞纯度高 | 双色标记 |
| CCR3$^+$/CD3$^-$ | 细胞纯度高 | 双色标记 |
| CD123$^+$/HLA-DR$^-$ | 细胞纯度高；激活后表达下调低 | 双色标记；激活后，荧光抗体不同，结果不同 |
| CD203c$^+$ | 单色标记 | 细胞遗漏率高；与自发荧光的细胞群有重叠 |
| CCR3$^+$ | 单色标记；细胞纯度高；激活后表达下调低 | 稳定性差 * |
| IgE$^+$ | 单色标记 | 细胞纯度较低；活化后表达下调 |

* 表示存在争议

（1）嗜碱性粒细胞表达的表面分子

A. CD123 与嗜碱性粒细胞

CD123 是 IL-3 受体的一个亚单位（IL-3 受体 α 链）（Korosec et al. 2011；Santos et al. 2016），在外周血中高表达于嗜碱性粒细胞、浆细胞样树突状细胞（pDC）表面，也表达于单核细胞（Carlson et al. 2006）。因此，CD123 不是嗜碱性粒细胞的特异性标志，然而联合使用抗人白细胞抗原 DR（HLA-DR）抗体，可从 CD123$^+$ HLA-DR$^-$ 目的细胞群中排除 HLA-DR$^+$ pDC 和单核细胞，获取高纯度的嗜碱性粒细胞。此外，也有学者报道 CD123/HLA-DR 在不同个体的嗜碱性粒细胞表面表达差异很大，不适合作为嗜碱性粒细胞的分选标志（Hausmann et al. 2011）。

B. CCR3 与嗜碱性粒细胞

CCR3 又称 CD193 或嗜酸性粒细胞趋化因子受体 -3，呈组成型、稳定表达于嗜碱性粒细胞表面（Hausmann et al. 2011）。外周血中平均每个嗜碱性粒细胞表面约表达 20 000 个 CCR3（Ducrest et al. 2005）。CCR3 也表达于嗜酸性粒细胞、肥大细胞、活化 Th2 细胞（Hausmann et al. 2011）和 Treg（Ahern et al. 2009）。抗 CCR3 抗体单染方案中，根据侧向散射角（SSC）高低分别将 CCR3$^+$ 细胞群分为嗜酸性粒细胞和嗜碱性粒细胞；其中可能受活化 Th2 细胞的污染，然而 Th2 细胞数量较少，通常检测不到。也有学者建议联合使用 CD3 以去除 Th2 细胞污染（Monneret 2010）。CCR3$^+$ HLA-DR$^-$ 方案可以获取和 CCR3$^+$ 方案同样高的嗜碱性粒细胞纯度（Monneret 2010）。此外，嗜碱性粒细胞表面 CCR3 和 CD123 表达水平相近且高于 IgE 表达水平，而 CCR3 表达变异较小，使得 CCR3 更适合作为嗜碱性粒细胞的鉴定标志（Hausmann et al. 2011）。然而，目前嗜碱性粒细胞表达 CCR3 的稳定性尚存在争议。

（2）鉴定嗜碱性粒细胞的其他表面标志

A. IgE 与嗜碱性粒细胞

抗 IgE 抗体是鉴定嗜碱性粒细胞的第一个标志，早期人们一直认为抗 IgE 抗体是鉴定嗜碱性粒细胞的有效工具。然而近年来的研究发现，IgE 表达水平不仅个体间差异很大（Hausmann et al. 2011），而且嗜碱性粒细胞表面 IgE 受体密度高度可变。此外，以抗 IgE 抗体进行设门，目的细胞群的组成变异很大、嗜碱性粒细胞的纯度较低。有研究报道，无论是过敏供体还是非过敏供体，目的细胞群中非嗜碱性粒细胞中位百分数超过 20%（Hausmann et al. 2011），单核细胞污染甚至高达 50%。由于嗜酸性粒细胞表面也表达与 IgE 结合的 FcεR Ⅰ，因此嗜酸性粒细胞可能也是潜在的污染细胞。通过上述资料可以得知，IgE 并不适合作为嗜碱性粒细胞的鉴定标志。

B. CRTH2 与嗜碱性粒细胞

CRTH2 即 Th2 型细胞趋化因子受体，表达于嗜碱性粒细胞、嗜酸性粒细胞和 Th2 细胞表面。根据侧向散射角（排除嗜酸性粒细胞）和第二标志 CD3⁻（排除 T 细胞）可以鉴定出嗜碱性粒细胞（Monneret 2008）。这一设门方法已在乳胶和尘螨过敏患者的研究中得到证实（Boumiza et al. 2005）。然而，目前尚缺少对这一设门方法的进一步研究。

C. CD200R3 与嗜碱性粒细胞

CD200R3 即 CD200 受体 -3，是一个二硫键连接而成的二聚体分子。研究发现，CD200R3 只表达于肥大细胞和嗜碱性粒细胞表面，体外 CD200R3 和抗体交联可以诱导肥大细胞脱颗粒，并产生 IL-4（Kojima et al. 2007）。因此，CD200R3 具有作为嗜碱性粒细胞鉴定标志的潜能。

此外，嗜碱性粒细胞表面还表达 CD18、CD21、CD26、CD31、CD32、CD33、CD40、CD43、CD44、CD54、CD62L 和 CD300c 等膜分子。然而，这些分子也都不是嗜碱性粒细胞的特异性标志，在这里不一一赘述。

## 2. 嗜碱性粒细胞活化后细胞膜表面高表达的分子

目前已知的活化嗜碱性粒细胞表达上调的表面标志（表 1-1-3 ～表 1-1-5）有 CD11b、CD11c、CD13、CD41、CD45、CD63、CD69、CD107a、CD154、CD164、CD200R、CD203c 和 CD300a。大部分研究都以 CD63 作为嗜碱性粒细胞的活化标志，部分使用 CD203c 作为嗜碱性粒细胞的活化标志，其他标志如 CD11b、CD13 和 CD164 等偶尔使用。我们将在这一部分对嗜碱性粒细胞的活化标志做总结。

表 1-1-3　嗜碱性粒细胞静息状态下表达、活化后高表达的细胞膜分子的种类和分布

| 胞膜分子 | 生物学性质 | 其他表达细胞 |
| --- | --- | --- |
| CD11b | 黏附蛋白 | 粒细胞、单核 /巨噬细胞、NK 细胞 |
| CD11c | 黏附蛋白 | 中性粒细胞、单核 / 巨噬细胞、B 细胞、树突状细胞 * |
| CD13 | 氨基肽酶 | 单核细胞、多能造血祖细胞、肥大细胞 |
| CD41 | 黏附蛋白 | 血小板 |

| 胞膜分子 | 生物学性质 | 其他表达细胞 |
|---|---|---|
| CD45 | 黏附蛋白 | 白细胞 |
| CD69 | 跨膜糖蛋白 | 白细胞 |
| CD154 | CD40L | $CD4^+$ T 细胞、肥大细胞 |
| CD164 | 唾液黏蛋白 | 造血干细胞、$CD4^+$ T 细胞、肿瘤细胞 |
| CD200R | 抑制性受体 | 白细胞、树突状细胞、巨噬细胞 |
| CD203c | 磷酸二酯酶 | $CD34^+$ 前体细胞、肥大细胞 |

\* 表示高表达

注：CD40L 表示 CD40 配体；CD200R 表示 CD200 受体

表 1-1-4　嗜碱性粒细胞静息状态下不表达、活化后高表达的细胞膜分子

| 分子 | 生物学性质 | 其他表达细胞 | 细胞状态 |
|---|---|---|---|
| CD63 | 溶酶体相关膜蛋白 | 中性粒细胞、嗜酸性粒细胞、T 细胞、DC、肥大细胞 | 脱颗粒 |
| CD107a | 溶酶体相关膜蛋白 | T 细胞 | 脱颗粒 |
| CD300a | 白细胞抗原 | 白细胞、吞噬细胞、肥大细胞、DC | 脱颗粒 |

表 1-1-5　嗜碱性粒细胞受激发后各膜分子表达上调的特点

| 分子 | 上调速度 | 达到峰值时间（min） | 上调强度 |
|---|---|---|---|
| CD11b/c | | 与 CD203c 相似 | |
| CD13 | | 与 CD203c 相似 | |
| CD45 | 迅速上调 | 15～20 | 较低 |
| CD63 | 迅速上调 | 20～30 | 较高 |
| CD107a | | 与 CD63 相似 | 适中 |
| CD164 | | 与 CD203c 相似 | |
| CD200R | 迅速上调 | — | 较低 |
| CD203c | 迅速上调 | 15～20 | 较高 |
| CD300a | 迅速上调 | 1～3 | 较低 |

注："—"表示无相关报道

（1）静息状态下嗜碱性粒细胞表面表达、活化后高表达的分子

A. CD11b、CD11c 与嗜碱性粒细胞

白细胞黏附糖蛋白表达于嗜碱性粒细胞表面，有三种异源二聚体结构，分别由不同 a 链（CD11a、CD11b 和 CD11c）中一个共同的 b2 链（CD18）构成，属于整合素超基因家族成员。研究发现，抗 IgE 抗体激活嗜碱性粒细胞后，CD11a 表达不变，而 CD11b 和 CD11c 呈剂量依赖性变化。同时研究暗示，这些黏附分子的表达变化并不需要细胞脱颗粒（Bochner and Sterbinsky 1991）。这一发现与 CD11b 和 CD203c 可能存在于相似小室的假设相符。目前，尽管人们对表达于中性粒细胞表面的 CD11b 进行了深入研究，但是尚缺少嗜碱性粒细胞表面 CD11b 表达变化的实验及其和嗜碱性粒细胞激发试验（BAT）方

案中的分子表达变化的比较实验。

B. CD13 与嗜碱性粒细胞

CD13 又称为氨基肽酶 n，也是嗜碱性粒细胞的活化标志。首个关于 CD13 的经典研究表明，CD13 表达上调与 CD203c 非常相似，即抗 IgE 抗体刺激嗜碱性粒细胞后其表达迅速、明显上调，研究证实，CD13 具有很高的敏感性和特异性，因此具有很高的诊断价值。然而对于过敏原诱导的 CD13 表达上调的特异性和敏感性仍需进一步研究。

C. CD41 与嗜碱性粒细胞

CD41 是 CD41/CD61（α II bβ3）异二聚体的 α 亚基，属于整合素超家族的成员。CD41 表达于血小板表面，对血小板的聚集发挥重要作用。最近的研究发现，CD41 还表达于小鼠嗜碱性粒细胞，可以作为鼠嗜碱性粒细胞的鉴定和活化标志。然而，目前尚无关于人嗜碱性粒细胞表达 CD41 的报道。因此，CD41 在人嗜碱性粒细胞中的表达情况尚需进一步研究。

D. CD45 与嗜碱性粒细胞

CD45 又称白细胞共同抗原（LCA），由一类结构相似、分子量较大的跨膜蛋白组成，属于蛋白酪氨酸磷酸酶家族成员。CD45 表达于所有白细胞，但在嗜碱性粒细胞表面表达密度相对较低（Loken et al. 1990）。研究发现，嗜碱性粒细胞受各种吸入性过敏原刺激后，CD45 及其异构体 CD45RO 表达迅速上调，且二者上调的方式一致（Gane et al. 1993）。嗜碱性粒细胞受 fMLP 和抗 IgE 抗体刺激后，CD45 平均荧光强度增加（Chirumbolo et al. 2008）。因此检测 CD45 表达水平可以用于评估嗜碱性粒细胞的状态。然而根据目前对 CD63 和 CD203c 的了解，嗜碱性粒细胞活化后 CD45 表达上调的水平相对较低（Chirumbolo et al. 2008）。

E. CD69 与嗜碱性粒细胞

CD69 是一种 II 型跨膜糖蛋白，属于 C 型凝集素受体家族的成员。CD69 最早发现于活化的淋巴细胞，后来发现其几乎表达于所有的细胞表面。研究发现，CD69 也是嗜碱性粒细胞活化的表面标志，尽管对其表达变化的研究不如 CD63 和 CD203c 广泛（Gober et al. 2007），但其表达上调已在叮咬过敏患者的激发试验中得到证实。然而也有研究发现，嗜碱性粒细胞受 fMLP 和抗 IgE 抗体刺激后，CD69 平均荧光强度不变（Chirumbolo et al. 2008）。因此，其诊断价值尚需进一步研究。

F. CD154 与嗜碱性粒细胞

CD154 又称 CD40L，属于 TNF 超家族的成员，CD154 可以和 APC 表达的 CD40 结合，促进细胞间的信息传递。CD154 主要表达于活化的 CD4⁺ T 细胞、肥大细胞。有报道称，活化的嗜碱性粒细胞表面 CD154 表达上调。

G. CD164 与嗜碱性粒细胞

CD164 又称内溶双体蛋白，是由同源二聚体分子构成的唾液黏蛋白，分子质量近似 160 kDa。CD164 是一种信号分子，调控造血干细胞和祖细胞的增殖、黏附及迁移。最近的研究发现，CD164 在癌症如卵巢癌和结肠癌的转移中发挥重要作用。生理状况下，CD164 表达于 CD34⁺ 细胞、少数（< 3%）CD3⁺ T 细胞；而塞扎里综合征患者 CD4⁺ CD26⁻ T 细胞高表达 CD164。Hennersdorf 于 2005 年首次提出 CD164 可以作为嗜碱性粒

细胞的活化标志，至少可能参与过敏性炎症的急性和慢性过程。在嗜碱性粒细胞的众多膜分子中，CD164 是"快效应分子"中的一个成员，在功能上与 CD13 和 CD203c 相关；与 CD203c 相比，其关键不同点是抗体识别的表位不同，嗜碱性粒细胞在静息和活化状态下 CD164 表达也不相同。尽管 CD164 的敏感性和特异性已在花粉过敏性疾病中得到了证实（Wolanczyk-Medrala et al. 2011），但是相对于胞外酶 CD203c 而言，目前对于CD164 在过敏中的作用机制还不是很清楚，其作为嗜碱性粒细胞活化标志的敏感性和特异性尚需进一步研究。

H. CD200R 与嗜碱性粒细胞

CD200R 又称 CD200R1，属于免疫球蛋白超家族的成员，表达于小鼠和人粒细胞、T 细胞、肥大细胞、单核细胞、巨噬细胞、DC、一小部分 NK 细胞和所有的嗜碱性粒细胞。用流式细胞仪技术检测发现，与循环血液中的其他白细胞相比，$CD123^+$ 细胞群表达CD200R 水平较高，可能暗示嗜碱性粒细胞是表达 CD200R 的主要细胞群。此外，在致敏小鼠模型中发现，嗜碱性粒细胞受刺激后 CD200R 表达上调。因此，CD200R 可以作为嗜碱性粒细胞活化的潜在标志。

I. CD203c 与嗜碱性粒细胞

CD203c 又称 II 型跨膜胞外酶 E-NPP3，即胞外核苷酸焦磷酸酶 / 磷酸二酯酶 -3。通过催化反应，CD203c 可以水解胞外核苷酸及其衍生物的焦磷酸酯键或磷酸二酯键：NTP→NMP+PPi（Nakanaga et al. 2010），抑制糖基转移酶的活性。CD203c 呈组成型表达且仅表达于嗜碱性粒细胞、肥大细胞和 $CD34^+$ 祖细胞表面。然而也有研究表明，静息状态下嗜碱性粒细胞表面 CD203c 表达较弱，以 CD203c 单色方案设门时选定的目的细胞群和自发荧光的细胞群有重叠；嗜碱性粒细胞的遗漏率高达 50%（Boumiza et al. 2005）。因此有学者推荐使用抗 $CRTH2^+$ $CD3^-$ $CD203c^+$ 抗体的三色标记方法，以获取较高而稳定的嗜碱性粒细胞纯度（Boumiza et al. 2005）。

嗜碱性粒细胞受过敏原和抗 IgE 刺激后，细胞表面 CD203c 表达迅速上调：5 min 内已超过 60%，15 ～ 20 min 达到峰值（Sturm et al. 2009）。此外，研究还发现过敏原刺激嗜碱性粒细胞脱颗粒和 CD63 表达需要胞外 $Ca^{2+}$；而在无钙条件下过敏原介导嗜碱性粒细胞活化也可上调 CD203c 表达，暗示 CD203c 表达上调可能与缓慢脱颗粒相关。

（2）静息状态下嗜碱性粒细胞表面不表达、脱颗粒时高表达的分子

A. CD63 与嗜碱性粒细胞

CD63 又称溶酶体相关膜蛋白 -3（gp53、LAMP-3），分子质量为 53 kDa，属于四跨膜蛋白超家族的一个成员。在嗜碱性粒细胞膜表面的众多分子中，CD63 是应用最广泛、敏感性最高的活化标志。然而作为一种溶酶体相关膜蛋白，CD63 不是嗜碱性粒细胞的特异性标志，其他细胞如中性粒细胞（Kinhult et al. 2002）、DC、T 细胞和肥大细胞（Mahmudi-Azer et al. 2002）也可上调 CD63 的表达。研究发现，嗜碱性粒细胞受激发5 min 后 CD63 表达开始上调，并且与组胺释放平行（Sainte-Laudy et al. 1998）。最近的研究表明，过敏反应性脱颗粒和缓慢脱颗粒都可引起组胺释放，而 CD63 表达上调只表示过敏反应性脱颗粒。

**B. CD107a 与嗜碱性粒细胞**

作为嗜碱性粒细胞活化标志，CD107a 仅在一项研究中被提到。静息状态下的嗜碱性粒细胞表面不表达 CD107a，抗 IgE 抗体刺激嗜碱性粒细胞 20 ～ 40 min，CD107a 表达明显上调。但是与 CD203c、CD164 和 CD13 相比，其表达上调强度适中。由于人们未对 CD107a 作为嗜碱性粒细胞活化标志进行进一步研究，因此其诊断价值也是一个值得讨论的问题。

**C. CD300a 与嗜碱性粒细胞**

CD300a 即白细胞抗原，人 CD300a 又称 IRp60 或 CMRF-35H，是 CD300 家族的一个成员。CD300a 广泛表达于髓系和淋巴系细胞，如所有 NK 细胞、T/B 细胞亚群。研究发现，通过 FcεRI 激活后，CD300a 于 1 ～ 3 min 移位至胞膜表面，体外抑制人和鼠肥大细胞（Karra et al. 2009）及嗜碱性粒细胞脱颗粒，暗示 CD300a 具有作为嗜碱性粒细胞活化标志的潜能。

近年来，人们虽对嗜碱性粒细胞表面分子的表达情况有了一定程度的认识，然而在嗜碱性粒细胞表达的众多蛋白分子中，如何正确、有效地运用这些标志鉴定嗜碱性粒细胞及确定其功能状态仍是一个有争议的话题。因此，对于嗜碱性粒细胞各膜分子在不同状态下的表达情况及在相同状态下各膜分子的表达情况的比较尚需要进一步研究。

**（六）嗜碱性粒细胞与疾病的关系**

**1. 过敏与哮喘**

嗜碱性粒细胞与肥大细胞一样，在过敏反应中属于效应细胞。其与抗原接触后，FcεR Ⅰ 交联，大量介质合成并释放［包括组胺、白三烯 C4（LTC4）、PAF、趋化因子、IL-4、IL-13、IL-6、TSLP、IL-25、TNF-α］，介质合成并释放募集多种免疫细胞，引起典型的临床症状。然而直至最近，有关嗜碱性粒细胞在哮喘疾病慢性阶段中的作用才被揭示。有研究发现，嗜碱性粒细胞可在不依赖于肥大细胞及 T 细胞的情况下，促进 IgE 介导的慢性过敏性炎症的发生发展（Mukai et al. 2005）。新近实验证实，哮喘病情恶化时，嗜碱性粒细胞不仅在肺中出现，而且呈激活状态，在病情缓解时恢复正常（Ono et al. 2010）。重症儿童过敏性哮喘患者的嗜碱性粒细胞对过敏原高度敏感（Konradsen et al. 2012）。急性儿童哮喘患者外周血单个核细胞（PBMC）中嗜碱性粒细胞水平与哮喘恶化有关（Leffler et al. 2018）。

**2. 过敏性皮炎**

由于嗜碱性粒细胞在循环血细胞中的比例很小（< 0.5%），且缺乏特异性的标记抗体或适当的动物模型（如嗜碱性粒细胞缺陷小鼠），迄今对其生物学特性仍缺乏深入的研究。近年来，已研发出能够特异性沉默小鼠体内嗜碱性粒细胞功能的单克隆抗体（Obata et al. 2007）。有趣的是，该抗体处理小鼠后并不削弱其过敏反应，但可抵抗 IgE 介导的慢性过敏性皮炎的发生。早期研究发现，此模型中肥大细胞对皮肤反应的早期及晚期阶段十分关键，但对迟发性 / 慢性阶段并非必要。然而近期结果显示，皮损中嗜碱性粒细胞的缺失可导致中性粒细胞及嗜酸性粒细胞浸润显著减少、疾病慢性阶段消失（Obata et al. 2007）。此外，也有研究表明，MMP-9 和 C 反应蛋白（CRP）的血浆水平与慢性荨麻疹的严重程度相关，而与组胺释放因子无关，暗示慢性荨麻疹可能与肥大细胞和嗜碱性粒细胞脱颗粒无关（Kaplan 2010）。同时，嗜碱性粒细胞还被认为是寄生虫感染时体内 IL-4 的早期重要来源，因此可能参与 Ⅱ 型免疫反应的发生发展（Min and Paul 2008）。此外，嗜碱性粒细胞可分泌多种瘙痒相关介质，如组胺、细胞因子和趋化因子（IL-13、IL-31 和 TSLP）、蛋白酶（组织蛋白酶 S）、前列腺素（PGE2、PGD2）、P 物质和 PAF 等，通过介导 Th2 细胞免疫应答与皮肤中其他细胞的相互作用参与瘙痒性皮肤疾病的发生和发展（Hashimoto et al. 2018）。

**3. 寄生虫感染**

近年来，应用一种存在于寄生虫及昆虫等生物的天然高分子物质甲壳素经鼻内给药，可引起小鼠巨噬细胞白三烯 B4（LTB4）依赖的嗜酸性粒细胞、嗜碱性粒细胞在肺部的迅速聚集（Reese et al. 2007），然而在抗原或有机生物如线虫的免疫应答中，甲壳素或蛋白酶介导嗜碱性粒细胞聚集的程度仍有待深入研究。靶向 Thy1 抗原，沉默钩虫模型中嗜碱性粒细胞的功能，可阻碍 IL-4 及 IL-13 缺陷 T 细胞机体中寄生虫从肠道的清除，提示嗜碱性粒细胞对肠道免疫初次应答的重要作用（Ohnmacht and Voehringer 2009）。有学者对 BALB/c 小鼠注射已照射的 L3 阶段幼虫用抗 CD200R3 抗体进行致敏。在未用其激发时发现小鼠机体中的免疫保护没有改变，但在接种已辐射的 L3 阶段幼虫前利用抗 CD200R3 抗体对其进行致敏激发后，小鼠机体中的免疫保护发生了改变，进一步证实了嗜碱性粒细胞对寄生虫感染所引起的免疫应答的重要性（Torrero et al. 2013）。因此对嗜碱性粒细胞的生物学研究不仅应阐明诱导其聚集所需的各种调控因子，还包括对不依赖于 IL-4 及 IL-13 的 Th2 效应细胞在嗜碱性粒细胞活化中的作用进行探讨。

**二、嗜酸性粒细胞**

嗜酸性粒细胞是由造血干细胞在骨髓内（包括 CD34$^+$ 细胞群）生成的。但是这个标记在成熟的嗜酸性粒细胞上不表达。CD34$^+$ 细胞在 IL-3 和（或）GM-CSF 及 IL-5 的调节下分化、成熟。外周血中，嗜酸性粒细胞占白细胞总数的 0.5% ～ 3%，在骨髓、血液和结缔组织中的分布数量比大约是 300：1：300，于骨髓成熟后储备停留 3 ～ 4 天便进入血液，6 ～ 10 h 后即离开血管进入结缔组织，在结缔组织中可生存 8 ～ 12 天。在生理状态下，大多数嗜酸性粒细胞定居于除食道以外的其他消化道的固有层。胃肠道的嗜酸性粒细胞占嗜酸性粒细胞总数的一大部分。此外其还定居于胸腺、脾、淋巴结、呼吸道、泌尿生殖道、乳腺和子宫等处。

嗜酸性粒细胞表达多种受体如黏附分子受体，免疫球蛋白受体 FcγR、FcεR Ⅰ 和 FcεR Ⅱ、Fcα 受体、补体受体、细胞因子和趋化因子受体、炎症介质受体等。已证明人类嗜酸性粒细胞能分泌很多高效能介质，其中包括贮存在嗜酸性粒细胞颗粒中的主要碱性蛋白（major basic protein，MBP）、嗜酸性粒细胞阳离子蛋白（eosinophil cationic protein，ECP）、嗜酸性粒细胞来源神经毒素（eosinophil-derived neurotoxin，EDN）、嗜酸性粒细胞过氧化物酶（eosinophil peroxidase，EPO）等；新形成的细胞膜脂类介质类二十烷酸（eicosanoid）和血小板活化因子（PAF），细胞因子 IL-1、GM-CSF、IL-2、IL-3、IL-4、IL-5、IL-6、IL-8、MIP-1 和 RANTES 等，多种酶如酸性磷酸酶、胶质酶、芳香硫化酶 B、组胺酶、磷脂酶 D、过氧化氢酶、非特异性酯酶等，维生素 $B_{12}$- 结合蛋白和黏多糖，以及嗜酸性粒细胞在受到刺激后产生呼吸爆发（respiratory burst）而释放过氧离子和过氧化氢。此外，嗜酸性粒细胞表达 Th2 类细胞因子 IL-33 及其受体 ST2，过敏原经气道激发轻度哮喘患者后，其血液和痰液中嗜酸性粒细胞表面 ST2 表达显著上调。试验结果显示，IL-33 体外刺激嗜酸性粒细胞可诱导细胞膜表面的 ST2 表达增加，提示 IL-33 和 ST2 阻断剂可能是治疗哮喘的新方法（Mitchell et al. 2018）。

在过去的 30 年里，嗜酸性粒细胞在人类健康和疾病中的作用备受关注（Rosenberg et al. 2013）。研究发现，嗜酸性粒细胞在包括哮喘在内的炎症性疾病中发挥重要作用（Aleman et al. 2016）。嗜酸性粒细胞在体内或体外移近炎症部位并暴露给嗜酸性粒细胞活化介质后，可引起嗜酸性粒细胞致敏，进而增强嗜酸性粒细胞效应功能，如趋化功能。炎症介质的进一步刺激或某些膜受体的功能紊乱可导致脱颗粒和新介质的合成及分泌，从而使嗜酸性粒细胞的细胞毒效应功能得到完整体现。嗜酸性粒细胞由静息状态经过致敏后进入分泌状态的全过程即称为嗜酸性粒细胞的激活。嗜酸性粒细胞不仅具有迅速释放贮存介质的能力，还具有自我调节介质释放的能力。这些介质具有多种潜在的生物效应，可能损伤气道上皮细胞，并可能刺激其他细胞，诱导连锁放大的炎症反应和过敏反应。

嗜酸性粒细胞可合成和分泌多种颗粒蛋白，主要包括对寄生虫、微生物和宿主细胞发挥毒性作用的阳离子蛋白如 ECP、MBP、EDN、EPO 和非阳离子蛋白夏科 - 雷登结晶蛋白 / 半乳凝素 -10（Charcot-Leyden crystal protein/galectin-10，CLC/Gal-10）等。其中嗜酸性粒细胞性炎症的特异性激活标志物有 ECP、MBP、EDN 及 EPO。在哮喘患者痰液、支气管肺泡灌洗液、血清及尿液中可发现上述标志物水平升高。在过敏性紫癜、过敏性皮炎、过敏性休克、药疹及食物过敏等过敏性疾病患者的血清中也可发现上述标志物水平升高，并与病情的轻重相关。评价这些标志物，有利于控制哮喘等过敏性疾病的症状并进行合理的治疗。

嗜酸性粒细胞凋亡是过敏性哮喘治疗的潜在靶点。嗜酸性粒细胞可产生 Th2 极化的细胞因子，嗜酸性粒细胞作为一种抗原递呈细胞，还可诱导 Th2 细胞活化、增殖及分泌 IL-4、IL-5 和 IL-13（Hogan et al. 2008；Akuthota et al. 2008）。此外，还有研究表明，嗜酸性粒细胞产生的 TGF-β 在气道重塑中发挥重要作用（Mcbrien and Menzies-Gow 2017），最近的临床研究表明，嗜酸性粒细胞在哮喘恶化中发挥重要作用（Wenzel 2009）。过敏患者体内的嗜酸性粒细胞在致炎因子如 IL-3、IL-5、IL-9、IL-33、GM-CSF、TSLP、脂肪细胞分泌的瘦素（leptin）、细菌 DNA 作用下凋亡延迟（Kankaanranta et al. 2000；Park and Bochner 2010；Tai et al. 1991；Hoppenot et al. 2015；Conus et al. 2005；Willebrand and Voehringer 2016；Ilmarinen et al. 2009），因此诱导嗜酸性粒细胞凋亡是过敏性哮喘治疗的潜在靶点。目前的研究发现糖皮质激素及其受体激动剂、β2- 受体激动剂、白三烯受体拮抗剂、白藜芦醇等药物可有效诱导嗜酸性粒细胞凋亡（Ilmarinen-Salo et al. 2012；Baiula et al. 2014；Kankaanranta et al. 2011；Montuschi and Peters-Golden 2010；Hu et al. 2016）。此外，IL-12 也可促进嗜酸性粒细胞的凋亡（Nutku et al. 2001）。

## 三、中性粒细胞

中性粒细胞迁移至炎症部位的前提是有中性粒细胞趋化因子的释放。IL-8 是一个强效的中性粒细胞趋化因子，能诱导中性粒细胞脱颗粒，增强其杀菌作用。另外，其他一些中性粒细胞趋化因子如白三烯 B4（LTB4）、IL-17、粒细胞 - 巨噬细胞集落刺激因子（GM-CSF）、肿瘤坏死因子（TNF）、肺脏因子（LK）等均可趋化中性粒细胞并使之活化，随后释放多种炎症介质，参与过敏反应的病理生理过程。中性粒细胞被激活后，释放多种生物活性物质如髓过氧化物酶（myeloperoxidase，MPO）、基质金属蛋白酶（matrix metalloproteinase，MMP）、弹性蛋白酶（elastase，EL）、酸性磷酸酶（acidic phosphatase，ACP）、吞噬素（phagocytin）、溶菌酶、β 葡糖苷酸酶、碱性磷酸酶、IL-1、IL-3、IL-6、IL-8、IL-12、TNF、IFN-γ、血小板活化因子（platelet activating factor，PAF）、乳铁蛋白（lactoferrin，LF）、氧自由基、粒细胞 - 巨噬细胞集落刺激因子（granulocyte-macrophage colony-stimulating factor，GM-CSF）、巨噬细胞炎症蛋白（macrophage inflammatory protein，MIP）（Monteseirin 2009）等，导致平滑肌收缩、黏膜水肿、血管通透性增高和气道重塑。此外，中性粒细胞还可释放抑癌蛋白 M（oncostatin M，OSM）。OSM 是 IL-6 家族的细胞因子，可诱导支气管壁平滑肌细胞和成纤维细胞增殖，并可刺激气道细胞产生血管内皮生长因子（vascular endothelial growth factor，VEGF），VEGF 可与 OSM 协同作用促进气道重塑（Simpson et al. 2009）。细胞因子与炎症细胞的增生、分化、迁移、趋化和活化有关，进而引起中性粒细胞性炎症，影响 T 细胞和 B 细胞的反应性。中性粒细胞的特异性激活标志物为中性粒细胞弹性蛋白酶（neutrophil elastase，NE）、中性粒细胞 MPO 及 LF 等（何韶衡和陈谱 2004）。

哮喘是由多种细胞和炎症介质参与的复杂的免疫病理过程构成的炎症性疾病。嗜酸性粒细胞曾一度被认为是哮喘和其他过敏性疾病的病理生理机制中最重要的细胞，但研究发现仅有一半以下的哮喘患者伴有气道嗜酸性粒细胞增多，而大多数非嗜酸性粒细胞增多型哮喘常伴有中性粒细胞增多（Douwes et al. 2002）。上述发现挑战了传统观点并使人们更加关注中性粒细胞在过敏性炎症中的作用。最早发现中性粒细胞参与哮喘是突发性致死性哮喘的尸检研究。新近研究发现，日本儿童哮喘患者中性粒细胞减少症的患病率低于日本成人患者患病率：中性粒细胞减少症患者不发生哮喘，而中性粒细胞减少症恢复后哮喘发作，提示中性粒细胞与哮喘的关系密切（Ray and Kolls 2017）。目前普遍认为哮喘患者气道确实存在中性粒细胞：急性恶化型哮喘、夜间型哮喘、某些长期持续性哮喘和一些严重的皮质类固醇依赖性哮喘患者中，气道中性粒细胞数量均有所增加。越来越多的证据显示，中性粒细胞发挥了积极的作用，甚至认为中性粒细胞是某些类型的哮喘中的主要细胞（Kamath et al. 2005）。中性粒细胞与过敏疾病的关系如下。

### （一）中性粒细胞与哮喘

中性粒细胞是非嗜酸性粒细胞型哮喘患者的主要炎症细胞，在哮喘的发病中有多重作用，中性粒细胞的激活与哮喘的严重程度相关。IL-8 是气道内的主要细胞因子，与嗜酸性粒细胞型哮喘患者相比，IL-8 表达上调（Baines et al. 2011）。中性粒细胞的数目及肺泡灌洗液中 IL-8 的浓度可用来区分轻度、中度、重度哮喘（Cheng and Palaniyar 2013）。哮喘患者的肺泡灌洗液、痰液及血清中检测到 MMP-9 的浓度增加，而中性粒细胞 MMP-9 的表达增强（Ventura et al. 2014）。

（二）中性粒细胞与慢性自发性荨麻疹

慢性自发性荨麻疹（CSU）作为另一种重要的过敏性疾病，是慢性荨麻疹的主要类型，无明确的外因（Fraser and Robertson 2013）。干扰素（interferon，IFN）-λ1 是固有免疫中一种重要的生物活性分子，研究发现 CSU 患者血浆 IFN-λ1 水平显著升高，IFN-λ1 还可呈剂量依赖性诱导淋巴细胞、巨噬细胞、中性粒细胞等炎症细胞募集至鼠腹腔，提示 IFN-λ1 极可能通过诱导炎症细胞募集参与 CSU 发病（Wang et al. 2016c）。

## 四、T 细胞

T 细胞由多能干细胞发育分化而来，始于骨髓，在胸腺中分化成熟，迁出胸腺后定居于周围淋巴器官。通过在分化过程中表达 T 细胞受体（TCR），T 细胞获得识别"自身"抗原和"异己"抗原的能力。在分化的早期相中，不成熟 T 细胞既表达 CD4 分子又表达 CD8 受体，为双阳性 T 细胞（Germain 2002）。在随后的分化过程中，$CD4^+T$ 细胞通过与 MHC Ⅱ型分子的相互作用而继续发育，而 $CD8^+T$ 细胞则是基于与 MHC Ⅰ型分子的相互作用而继续发育。$CD4^+T$ 细胞和 $CD8^+T$ 细胞在之后的整个生命周期中都将保持这种限制性。研究发现 Th-POK 和 Runx3 分别是 $CD4^+T$ 细胞与 $CD8^+$ T 细胞发育的中心转录因子。Th-POK 可拮抗 CD4 沉默子的活性以维持 CD4 的表达，并可抑制 CD8 增强子的活性以抑制 CD8 基因表达，而 Runx3 可通过激活 CD4 沉默子活性和 CD8 增强子活性以抑制 CD4 基因与激活 CD8 基因表达（Taniuchi 2016）。少量 T 细胞为 CD4 和 CD8 分子均不表达的细胞，称为双阴性 T 细胞。TCR 只能识别 10 ～ 12 个氨基酸的线性表位；TCR 对抗原的识别也具有 MHC 限制性，即 TCR 不仅要识别抗原递呈细胞（antigen presenting cell，APC）加工提呈的抗原肽，还需识别与抗原肽结合在一起的 MHC 分子（Hennecke and Wiley 2001）。

免疫微环境中细胞因子类型（尤其是 IL-12 和 IL-4）及其水平在初始 $CD4^+T$ 细胞的分化过程中起到至关重要的作用。Th2 细胞代表的是 $CD4^+$ 辅助 T 细胞的一种极化形式，其特点是产生 IL-4、IL-5、IL-13 和 IL-25，但不产生 IFN 和 TNF。其中 IL-4 可诱导幼稚 $CD4^+T$ 细胞高表达 STAT6 和 GATA3 并分化为 Th2 细胞（Zhang et al. 2014）。相反，辅助 T 细胞的另一种极化形式——Th1 细胞，其特点则是产生 IL-2、IFN 和 TNF，但不产生 IL-4 和 IL-5（Mosmann et al. 1986；Del Prete et al. 1991）。IL-12 和 IFN-γ 可诱导幼稚 $CD4^+T$ 细胞高表达 T-bet 与 STAT4 并分化为 Th1 细胞（Zhang et al. 2014）。通常来讲，Th1 极化的免疫反应对于大多数病原体导致的感染是相当有效的，尤其是对于胞内病原体，因为 Th1 类细胞因子能活化巨噬细胞，促进 B 细胞产生调理性抗体或补体结合反应。但当病原体不能被机体迅速清除时，Th1 细胞可能引发很强的慢性炎症反应，从而对机体产生损害。相反，Th2 细胞的主要功能是通过 IL-5 诱导嗜酸性粒细胞的分化与活化；通过 IL-4 或 IL-13 促进 B 细胞产生高滴度的 IgE 等抗体；通过 IL-4、IL-9 促进肥大细胞和嗜碱性粒细胞的生长；而且还可通过 IL-4、IL-13 来抑制巨噬细胞的功能和 Th1 细胞的发育。因此 Th2 细胞对过敏反应性疾病的发生、发展起到了至关重要的作用。

对不同抗原特异性 T 细胞克隆所产生的细胞因子的研究表明，与细菌抗原特异性 Th 细胞以 Th1/Th0 亚群占优势相反，过敏患者外周血淋巴细胞的绝大部分过敏原特异性 T 细胞克隆表达 Th0/Th2 亚群，产生大量 IL-4 和 IL-5，但不产生或产生少量 IFN-γ。用原位杂交和分子克隆技术显示，Th2 细胞聚集在不同的过敏性疾病的相应靶器官中。春季结膜炎（vernal conjunctivitis）患者结膜渗出物中的 T 细胞克隆中的大部分在丝裂原刺激下发育成 Th2 细胞；用原位杂交技术发现，过敏患者的后期反应的皮肤活检组织、支气管哮喘患者的支气管黏膜活检组织和支气管肺泡灌洗液（BALF）及过敏性鼻炎患者经过敏原激发试验后的鼻黏膜活检组织中均能检测到 Th2 类细胞因子的 mRNA，而不能检测到 Th1 类细胞因子的 mRNA；过敏性支气管哮喘患者的 BALF 中 IL-4 和 IL-5 水平增高，而非过敏性支气管哮喘患者的 BALF 中 IL-2 和 IL-5 为主要的细胞因子；花粉经气道刺激花粉症患者后其气道黏膜的 T 细胞克隆中 14% ～ 22% 的细胞对花粉过敏原有特异性，而它们中的大部分细胞表现出 Th2 亚群的特性；特应性皮炎患者受屋尘螨（*Dermatophagoides pteronyssinus*，Der p）接触性刺激后的完整皮肤中产生高比例的 Der p 特异性 Th2 亚群 T 细胞克隆。特应性皮炎（atopic dermatitis，AD）患者的受损皮肤及与过敏原接触后的皮肤中过敏原特异性 Th2 细胞比例增高。而对慢性特应性湿疹患者的活检标本的研究发现，80% 以上的 AD 患者 Th1 类细胞因子 IFN-γ 在 mRNA 水平和蛋白质水平表达上调。据此，有学者认为 AD 是多阶段疾病，在疾病早期主要表现为 Th2 细胞活化，而慢性期则以 Th1 反应为主。

CD30 是肿瘤坏死因子受体（tumor necrosis factor receptor，TNFR）超家族的成员，选择性地表达在 Th2 细胞（Del Prete et al. 1995）。因此，CD30 可作为 Th2 细胞的一种特异性标志，用以观察花粉症患者和非特应性对照组在花粉季节前后循环血液中的 Th2 细胞的比例。研究报道，非特应性患者或花粉症患者在花粉季节前的血液中无 $CD4^+ CD30^+$ T 细胞，而 6 位在花粉季节有过敏反应的花粉症患者中 4 位有 0.08% ～ 0.3% 的 $CD4^+ CD30^+$ T 细胞。利用抗 CD30 单克隆抗体分选患者循环血液中的 $CD4^+ CD30^+$ T 细胞和 $CD4^+ CD30^-$ T 细胞，并于含 IL-2 的培养基中扩增，经多年生黑麦草（*Lolium perenne*）I 型过敏原（Lol P I）刺激后检测 Th1 类细胞因子（IFN-γ 和 TNF-β）与 Th2 类细胞因子（IL-4 和 IL-5）的水平，结果显示，仅 $CD30^+$ T 细胞对 Lol P I 刺激出现增殖效应并分泌 IL-4 和 IL-5，而 $CD30^-$ T 细胞主要分泌 IFN-γ 和 TNF-β（Del Prete et al. 1995）。上述研究表明，花粉症患者自然接触花粉过敏原时外周血中表达对花粉过敏原起反应的 $CD4^+ CD30^+$ T 细胞，并可被诱导产生 Th2 类细胞因子。活化的 T 细胞和巨噬细胞表达 CD30 的配体（CD30L）。CD30L 在效应 $CD4^+$ T 细胞的增殖和活化中起重要作用，与 Th 细胞亚群无关。此外 CD30L 在过敏性鼻炎中起重要作用，CD30L/CD30 信号通路的抑制剂可作为过敏性鼻炎生物学治疗的靶点（Fuchiwaki et al. 2011）。

（一）Th2 类细胞因子与过敏性疾病

尽管 Th1 类与 Th2 类细胞因子在过敏性疾病的研究领域已经不再是研究的热点，但这两类细胞因子比例失衡在过敏反应的发生与发展中起到一定的作用，已经被人们广泛地接受。遗憾的是，研发的数十种针对 Th1 类与 Th2 类细胞因子的所谓"抗过敏疗法"在花费了数十亿美元后均无临床疗效。可能是因为细胞因子是细胞间的"信使"，同一类细胞在不同的生理或病理环境下，或者同一类细胞在不同的生长阶段都有可能通过某种细胞因子在细胞间传递不同的信息，所以通过调节某一种细胞因子的表达水平而要改变过敏性疾病的进程的可能性还是较小的。尽管如此，我们还是希望能够看到临床上有效的新疗法，包括细胞因子相关疗法。本节仅就近年来人们对 Th2 类细胞因子与哮喘的关系进行一次简述。

在 CD4$^+$ T 细胞各亚群中，Th2 细胞与过敏性疾病尤其是哮喘的发病关系最为密切，其产生的细胞因子（如 IL-4、IL-5、IL-9、IL-13）在过敏性气道炎症的发生发展中起到一定作用。基因敲除小鼠的研究发现，IL-4 缺失可使抗原诱导的过敏性气道炎症反应程度明显减轻，IL-4 中和抗体预处理后，可完全抑制该炎症反应。同时，IL-4 还可诱导高亲和力及低亲和力 Fcε 受体表达，并促使嗜酸性粒细胞发生跨血管内皮迁移，提示 IL-4 在哮喘发病中起关键作用。抗 IL-4 抗体可能成为治疗哮喘等过敏性疾病的新靶点（Schmidt-Weber 2012）。

IL-5 作为 Th2 细胞分泌的另一种细胞因子，由一个结合特异性受体亚基 IL-5Rα 的功能位点和一个结合信号亚单位 β 链的独立基序构成（Molfino et al. 2012）。除了能对分化的 B 细胞发挥作用，IL-5 还参与调控嗜酸性粒细胞的募集、活化、生长、分化和存活（Garcia et al. 2013）。因在嗜酸性粒细胞发育和功能方面起着至关重要的作用，近年来 IL-5 被确认为治疗哮喘的潜在的新靶点（Berair and Pavord 2013）。抗 IL-5 疗法具有生物活性，并且能显著降低血液和痰液中的嗜酸性粒细胞水平，延缓重症哮喘患者的症状恶化。大量的体外试验、动物模型和临床试验数据证实，IL-5（Garcia et al. 2013；Menzella et al. 2015；Fala 2016；Liu et al. 2016）和 IL-5R（FitzGerald et al. 2016）单克隆抗体治疗是治疗哮喘特别是重症哮喘的有效方法。

在哮喘的发病机制中，Th2 细胞主要通过产生 IL-13 而发挥作用（Rayees et al. 2014），IL-13 可以触发气道高反应性和黏液分泌（Wolterink and Hendriks 2013）。IL-4 和 IL-13 还可以破坏气道上皮的屏障作用，导致气道过敏性炎症的发生（Aravamudan et al. 2014）。虽然 IL-4 和 IL-13 都能诱导哮喘发作，但是 IL-13 的生理活性更高（Saatian et al. 2013）。由于哮喘机制和临床分型复杂，人们对 IL-13 靶向疗法治疗哮喘的认识仍存在争议（Ingram and Kraft 2012）。但人源化的抗 IL-13 单克隆抗体如 Tralokinumab 的临床前期、第Ⅰ和Ⅱ期临床试验均证实其对哮喘有显著疗效（Walsh et al. 2010），目前正在进行第Ⅲ期临床试验。1,25-(OH)$_2$D3 可降低 LPS 诱导的脐血 CD4$^+$ T 细胞表达 IL-13 和 IL-17，暗示生命早期摄入维生素 D 可能对机体免疫系统起保护作用，但具体机制不清楚（Zhong et al. 2013），可能与 1,25-(OH)$_2$D3 降低 VDR（受体）结合 Cyp11a1 启动子有关（Schedel et al. 2016）。IL-13 的产生受到 GATA3 的转录调控，抑制 GATA3 活性或阻滞 GATA3 表达可以减轻 IL-13 介导的哮喘患者的临床症状。因此 GATA3 可能是过敏性哮喘治疗的一个新靶点（Wolterink and Hendriks 2013；Rayees et al. 2014）。

在哮喘的发病机制中，除了上述 3 种经典的细胞因子，IL-9 和 GM-CSF 也发挥了重要作用（Wolterink and Hendriks 2013）。IL-9 是一种多效性细胞因子，可通过活化 STAT1、STAT3 和 STAT5 调控 T 细胞、B 细胞、肥大细胞及气道上皮细胞的功能。例如，IL-9 可以调控肥大细胞的分化和成熟，GM-CSF 可以活化 DC 和 Th2 细胞，调控嗜碱性粒细胞的成熟和存活及募集（Holgate and Polosa 2008）。在哮喘动物模型中，IL-9 可以调节气道炎症、黏液分泌和气道高反应性的发展，促进气道肥大细胞数目增多、活性增强而引起的气道纤维化（Oh et al. 2011）。应用人类气道平滑肌细胞的研究发现，IL-9 可使细胞产生配体趋化因子 11（CCL11），引起嗜酸性粒细胞募集，导致哮喘中的嗜酸性粒细胞炎症反应。然而新近 I 期临床研究结果显示，健康志愿者接受抗 IL-9 单克隆抗体处理后耐受性良好，目前抗 IL-9 单克隆抗体（mAb）药物 MEDI-528 II 期临床研究结果发现，其对中度和重度哮喘均有疗效（Oh et al. 2011；Parker et al. 2011）。

IL-33 是来源于 IL-1 家族的细胞因子，内皮细胞、上皮细胞、嗜碱性粒细胞和成纤维细胞均可表达 IL-33。IL-33 可诱导 IL-5 的合成和释放，促进嗜酸性粒细胞增殖；此外 IL-33 还可诱导 Th2 型免疫应答，促进过敏性哮喘患者的气道高反应性（Mitchell et al. 2018）。

我们在对 128 例哮喘、125 例过敏性鼻炎患者发作期的血浆进行检测时发现，血浆中 IL-4、IL-10、IL-12、IL-17、IFN-γ 水平很低，用敏感度达 1 ～ 2 pg/ml 的试剂盒也很难稳定地测量到。因此，仅仅依靠实验动物、细胞学甚至分子间的关系来推断某个分子在疾病中的作用与机体的实际情况还是有差别的。

### （二）Th17 细胞与过敏性疾病

Th 细胞家族的新成员——Th17 细胞，又称产生 IL-17 的 Th 细胞、炎症性 Th 细胞，其特征是能够产生特异性细胞因子 IL-17、IL-17F、IL-22、IL-26、CCL20 等。其中 IL-17 是 Th17 细胞产生的主要细胞因子，它可以刺激多种细胞产生炎症细胞因子（如 TNF-α、IL-1β、IL-6 等）和趋化因子（如 CXCL1、CXCL2、CXCL8、CXCL11 等），Th17 细胞也可通过诱导角质形成细胞释放干细胞因子促进肥大细胞增殖（Cho et al. 2017），进而参与过敏反应的发生与发展过程（图 1-1-7）（Marks 2006）。目前研究发现，Th17 细胞及其分泌的细胞因子参与多种免疫性疾病如哮喘、COPD、银屑病、风湿性关节炎及克罗恩病（节段性肠炎）等，其中 Th17 细胞、IL-17 与哮喘的关系近年研究较多（Halwani et al. 2013）。本节以现有的文献为依据，总结 Th17 细胞和 IL-17 参与过敏性疾病发病机制的研究进展。

#### 1. Th17 细胞与过敏性哮喘

新近研究发现，IL-17F 可能在哮喘的发病机制中起核心作用（Ota et al. 2014）。有关哮喘患者的研究显示，哮喘患者肺、痰液、支气管肺泡灌洗液（bronchoalveolar lavage fluid，BALF）中 IL-17 在 mRNA 水平和蛋白质水平表达增加，内源性 IL-17 与过敏原引起的气道高反应性有相关性，其刺激产生的多种细胞因子与气道重塑（Oboki et al. 2008；Kudo et al. 2012）有相关性；过敏性哮喘患者气道组织有 Th17 细胞浸润，激活的 Th17 细胞产生 IL-26、TNF-α、淋巴毒素（lymphotoxin）-β 和 IL-22，浸润组织中的 Th17 细胞分泌的 IL-17 和 IL-22 浓度（最高达 100 nmol/L）与 Th1 类和 Th2 类细胞因子的浓度呈负相

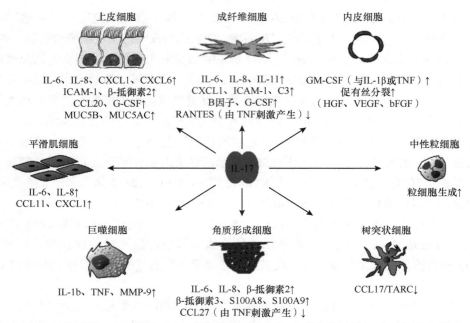

图 1-1-7　IL-17 可以促进（↑）、抑制（↓）多种细胞表达和（或）产生多种活性物质（彩图请扫封底二维码）

关（Pene et al. 2008）。基于哮喘患者 IL-17RB 和 IL-17F（Jin et al. 2011）基因多态性的研究（Jung et al. 2009）发现，IL-17RB 等位基因 +5661G ＞ A 和 IL-17F 基因多态 rs1889570 与哮喘的发生密切相关。但是检测哮喘患者血清和 PBMC 中 IL-17 水平的研究，一方面发现哮喘患者血清 IL-17 水平增高（Pukelsheim et al. 2010），另一方面发现，哮喘患者血清中干细胞因子（stem cell factor，SCF）和 IL-31 蛋白质水平、PBMC 中 SCF 和 IL-31 mRNA 水平而不是 IL-17 水平明显高于健康对照者（Lei et al. 2008），这使人们不得不慎重考虑 IL-17 水平能否作为哮喘的诊断参数。尽管有研究发现，过敏性哮喘患者外周血中出现产生 IL-17 和 IL-22 的 Th17 细胞（Wong et al. 2009；Zhao et al. 2010），Th17 细胞在轻中度哮喘中的作用仍不十分清楚。新近发现另外一类不仅能够产生 IL-17A、IL-21 和 IL-22，而且能够产生 Th2 类细胞因子 IL-4、IL-5 及 IL-13 的 Th17/Th2 细胞，在过敏性哮喘患者外周血中的数量增多（Cosmi et al. 2010），但其在哮喘发病机制中的作用仍待探究。

此外，对小鼠哮喘模型的研究结果显示，IL-23 和 Th17 细胞不仅诱导 Th17 细胞介导的中性粒细胞性炎症反应，而且上调 Th2 细胞介导的嗜酸性粒细胞性气道炎症反应（Wakashin et al. 2008）。气道高反应的易感性与髓样 DC（mDC）的优先摄取及产生 Th17 转向细胞因子（IL-6、IL-23）有关，向肺转移高剂量屋尘螨（HDM）刺激的骨髓源性 mDC，可明显增加肺 IL-17A 的产生，同时降低由过敏原刺激引起的气道高反应易感性（Lewkowich et al. 2008）。IL-25 与其受体 IL-17RB 结合引起小鼠气道高反应性，IL-17RB 高表达于 CD4⁺ 的 iNKT 细胞，而在活化的 T 细胞中不表达，在 iNKT 细胞缺陷鼠中由 IL-25 引起的气道高反应性明显受限，IL-17RB⁻ iNKT 细胞不具备而 IL-17RB⁺ iNKT 细胞则具备恢复 iNKT 细胞缺陷鼠气道高反应性和炎症反应的能力，这些实验结果提示

IL-17RB[+] iNKT 细胞或许有望成为过敏性哮喘治疗的新靶标（Stock et al. 2009）。活化 T 细胞核因子 2（NFATc2）在长寿记忆性 CD8[+] T 细胞中表达，控制肺 CD8[+] T 细胞 IL-2 和 IFN-γ 的产生，进而抑制过敏原激发诱导的气道 Th17 和 Th2 细胞反应，因此利用卵清蛋白刺激缺乏 NFATc2 的小鼠，其气道高反应性、气道重塑能力和血清 IgE 水平均增加（Karwot et al. 2008）。诱生型一氧化氮合酶在病毒加重哮喘过程中所起的关键作用有赖于 Th1 和 Th17 细胞反应（Shin et al. 2010）。落新妇酸在抑制由过敏原引起的气道高反应性、杯状细胞增生和嗜酸性粒细胞浸润的同时，抑制肺组织 IL-17 等细胞因子 mRNA 的表达（Yuk et al. 2011），普伐他汀是治疗高脂血症的常用药，最近发现其通过减少肺内 IL-17 生成和抗原递呈的能力抑制哮喘小鼠对过敏原的敏感性（Imamura et al. 2009）。另有研究发现 Th17 细胞并不是 IL-17 类细胞因子的唯一来源：CD11b[+] F4/80[+] 肺泡巨噬细胞、γδT 细胞、CD8[+] T 细胞、NK 细胞和肥大细胞均能产生大量的 IL-17A（Ferretti et al. 2003；Happel et al. 2003；Weaver et al. 2007；Cosmi et al. 2010；Mashiko et al. 2015）。哮喘小鼠气道 IL-17 主要来源于肺泡内的巨噬细胞而不是 Th17 细胞，气道内 IL-17 的表达可以被肥大细胞介质上调，但被 IL-10 下调（Song et al. 2008）。Herbert 等（2013）研究慢性轻度哮喘小鼠模型发现，Th17 的各种细胞因子（包括 IL-17A、IL-17F、IL-21 和 IL-22）的 mRNA 表达显著升高，但是经由 IL-17R 介导的信号转导对气道炎症的发展并无显著影响，而 IL-17A 则可能在轻度哮喘的气道杯状细胞的应答中发挥作用。

　　然而在重症哮喘患者中，IL-17 却可能发挥关键的作用。这类患者一般为非过敏性、不依赖 IgE，气道内以中性粒细胞而不是嗜酸性粒细胞浸润为主，目前激素等常规治疗无效。IL-17 是中性粒细胞浸润的主要介导因素，而且可能也是激素抵抗的原因。激素能够抑制 Th2 细胞分泌炎症因子，促进 Th2 细胞凋亡，但对 Th17 细胞却没有抑制作用（McKinley et al. 2008）。在 SCID 小鼠中回输 Th2 细胞诱导的过敏性哮喘对激素敏感，然而过继回输 Th17 细胞诱导了难治性哮喘。在哮喘患者肺泡灌洗液中还发现了一群同时分泌 IL-4 和 IL-17 的 Th2/Th17 细胞（Irvin et al. 2014），其同时表达 GATA3 和 RORγT，高表达激素抵抗蛋白丝裂原活化蛋白 / 细胞外调节蛋白激酶 1（mitogen-activated protein/extracellular regulated protein kinase 1，MEK1），抵抗激素诱导的凋亡。Th2/Th17 细胞比例与哮喘严重程度密切相关：重症哮喘以 Th2/Th17 细胞为主，过敏性哮喘以 Th2 细胞为主，而 Th2 和 Th2/Th17 细胞比例相当的患者则介于两者之间（Irvin et al. 2014）。此外，Th17 细胞也不是 IL-17 的唯一来源，在哮喘患者肺泡灌洗液中的 3 型固有淋巴细胞（innate lymphoid cell 3，ILC3）也能分泌大量 IL-17（Kim et al. 2014）。

　　另外，对哮喘发病机制相关的细胞研究发现，IL-17 促进人支气管成纤维细胞产生 IL-6、IL-8、IL-11、CXCL1/Groα（生长素调节蛋白 α）；促进人支气管上皮细胞产生 β-防御素（defensin）2、ICAM-1、IL-8、CXCL1、CCL20、粒细胞集落刺激因子（G-CSF）、MUC5B、MUC5AC；促进人气道平滑肌细胞产生 IL-6、IL-8。IL-17E 通过 IL-17 受体即 IL-17RB 产生 IL-4、IL-5、IL-13、嗜酸性粒细胞趋化因子（eotaxin），激活的 IL-17RB 可以通过 c-Jun 氨基端激酶（JNK）、p38 MAPK、NF-κB 途径放大过敏性炎症反应。有研究证明，IL-17F 可诱导支气管内皮细胞高表达 CCL20，其作用主要是通过 Raf1-MEK1/2-ERK1/2-MSK1/p90RSK-CREB 的信号转导通路实现的（Nozato et al. 2011）。IL-17RA 和

IL-17RC 都可与 IL-17A 及 IL-17F 结合，活化 MAPK、ERK、p38 和 JNK 而发挥生物学活性作用。IL-17A 介导人气道平滑肌细胞 CCL11 产生的关键在于 STAT3 激活（Saleh et al. 2009）。IL-17A 和 IL-17F 引起哮喘患者原代上皮细胞糖皮质激素受体 β 表达增强，而地塞米松仅抑制 IL-17 引起的正常人原代上皮细胞 IL-6 表达，对哮喘患者原代上皮细胞无抑制作用（Vazquez-Tello et al. 2010）。IL-1β 和 IL-17A 能促进分化良好的正常人原代支气管上皮细胞与人支气管上皮细胞系 HBE1 合成黏蛋白 5AC mRNA 及其蛋白质，有赖于 NF-κB 转录机制的参与（Fujisawa et al. 2009）。IL-17 能够增强支气管上皮细胞和嗜碱性粒细胞共培养产生的协同刺激 IL-6、CCL2 分泌的作用（Wong et al. 2010）。过敏患者外周血中 IL-17A 阳性细胞增多，IL-17A 阳性细胞促进 B 细胞合成 IgE 的机制是：IL-17A 促进 IκBα 迅速降解，使 NF-κB 迅速转移至 B 细胞核内，进而促进 ε 种系（germ line）激活诱导的胞苷脱氨酶和 IFN 调节因子 4 的转录（Milovanovic et al. 2010）。

　　此外，对哮喘个体的气道平滑肌细胞体外培养研究证明，Th17 细胞相关的一系列细胞因子如 IL-17A、IL-17F 和 IL-22 具有显著的促进气道平滑肌细胞变形、减少细胞凋亡的作用，IL-17A 与 IL-17F 主要通过 ERK1/2 MAPK 途径发挥作用，而 IL-22 则主要通过 ERK1/2 MAPK 与 NF-κB 两种途径发挥作用，最终形成哮喘气道重塑的细胞基础（Chang et al. 2012）。哮喘患者 PBMC 中 miR-323-3p 表达升高，而 IL-22 生成减少，提示 miR-323-3p 以负反馈方式调控 IL-22/17A[+] T 细胞 IL-22 的产生，可能影响哮喘患者的 T 细胞应答（Karner et al. 2016）。

**2. IL-17 与过敏性皮炎及其他过敏性疾病**

　　与过敏性皮炎相比，银屑病患者的皮肤内 Th1 和 Th17 细胞数显著增加，而 Th2 细胞数相对较少。过敏性皮炎患者的斑贴试验阳性活组织检查显示 Th17 细胞、孤儿核受体（RORC）及 Th17 相关细胞因子如 IL-17A、IL-17F 和 IL-23 均显著增加（Zhao et al. 2009）；高表达 IL-22、低表达 IL-17 的 CD4[+] 和 CD8[+] T 细胞也显著增加，且与过敏性皮炎的严重程度相关（Nograles et al. 2009）。研究还发现，特应性皮炎患者的外周血 Th17 细胞比例增加，且与疾病的严重程度相关，IL-17[+] 和 IFN-γ[+] 细胞间有显著相关性，IL-17 可促进角质细胞表达和分泌 IL-6、人 β-防御素 2（HBD-2）、IL-8、TNF-α、CXCL10、GM-CSF、ICAM-1、VEGF（Koga et al. 2008；Aerts et al. 2010；Pennino et al. 2010）。动物试验发现小鼠皮下注射卵白蛋白后可产生特应性皮炎患者类似的皮肤表现，同时伴有分泌 IL-17 的 T 细胞计数增加和 IL-17 血清水平增加，提示特应性皮炎 IL-17 水平增加是有选择性的（He et al. 2007）。痘苗病毒接种后，OVA 致敏的皮肤局部 IL-17 转录增加且有大量中性粒细胞浸润，抗 IL-17 治疗后，上述皮损面积减小，皮损数量减少，病毒数量减少（Oyoshi et al. 2009）。但是另外一些研究却发现，与银屑病相比，过敏性皮炎患者皮肤组织活检中的 IL-23、IL-17、IFN-γ 的基因表达显著减少（Guttman-Yassky et al. 2008；Griffiths et al. 2015）。用 *IL-17a* 和 *IL-17f* 基因敲除的小鼠进行研究时发现，IL-17 在皮肤超敏反应中仅起很小的作用（Ishigame et al. 2009）。

　　Th17 细胞和 IL-17 在其他过敏性疾病如过敏性鼻炎、过敏性结膜炎和食物过敏发病机制中的作用研究显示，过敏性鼻炎患者鼻黏膜有 FoxP3[+] IL-17[+] T 细胞聚集（Liu et al.

2011）；鼻腔液体中的 IL-17 水平增加（Klemens et al. 2007；Bajoriuniene et al. 2013）；过敏性鼻炎患者外周血中产生 IL-17 的 T 细胞（包括 CD4$^+$ 和 CD8$^+$ T 细胞）增加（Ciprandi et al. 2010；Bajoriuniene et al. 2013）；过敏性鼻炎患者外周血中嗜碱性粒细胞表达 IL-17RB，并且过敏原激发后嗜碱性粒细胞表达 IL-17RB 增强而抑制嗜碱性粒细胞凋亡、促进 IgE 介导的嗜碱性粒细胞脱颗粒（Wang et al. 2010a）；过敏原激发后，过敏性鼻炎患者痰中 IL-17 水平显著增高（Semik-Orzech et al. 2009）；血清 IL-17 水平与过敏性鼻炎患者临床症状、用药情况及嗜酸性粒细胞数量密切相关（Ciprandi et al. 2009）；过敏性鼻炎患者鼻腔灌洗液中 IL-17 水平明显增高，双链 RNA（dsRNA）能够促进人原代鼻上皮细胞分泌 IL-17F、IL-25、TSLP、CCL20 和 IL-8（Xu et al. 2010）。接受肌内注射可溶性 IL-17e 受体的过敏小鼠总 IgE 水平较对照组下降。另有研究发现，与健康对照组相比，过敏性鼻炎病变皮肤缺乏 Th17 细胞（Spazierer et al. 2009）。研究发现，在过敏性鼻炎患者中，针对 Th17 细胞的特异性免疫治疗可以显著抑制 Th17 介导的炎症反应，IL-17、IL-6、IL-23 表达水平降低而 IL-27 表达水平升高，Th2/Th1、Th17 细胞比例均降低，而 IL-10 分泌性 CD4$^+$T 细胞增多；抗 IL-17 抗体可抑制嗜酸性粒细胞和中性粒细胞浸润、降低 Th2 与 Th17 反应性、增强 Treg 反应性（Gu et al. 2017），这有可能为过敏性鼻炎的治疗提供新的靶点（Li et al. 2014）。虽然有人认为过敏性结膜炎患者炎症病灶有嗜酸性粒细胞和中性粒细胞浸润、IL-8 水平增高、肥大细胞激活；食物蛋白性小肠结肠炎患者明显的中性粒细胞浸润提示，IL-17 可能通过刺激 IL-8 的产生和肥大细胞的激活而促进中性粒细胞募集（Galatowicz et al. 2007）；但也有研究显示，内源性 IL-17 与过敏性结膜炎的发生没有关系（Fukushima et al. 2008）。此外也有研究报道称，花粉过敏的鼻炎 / 哮喘患者暴露在季节性的天然过敏原时 Th1 和 Th17 细胞均无应答（Schramm et al. 2016）。

　　总之，Th17 细胞和 IL-17 与过敏性疾病发病机制的关系的研究还有待于深入探讨，IL-17 或许有望成为过敏性疾病研究进展的一个新标志和治疗的一个新靶点。

### （三）调节性 T 细胞亚型及其在过敏性疾病中的作用

　　近年研究发现，获得性免疫反应受调节性 T 细胞（Treg）控制。由于过敏反应的基本病理生理改变源于免疫系统后天获得了对过敏原的高反应性，因此认为 Treg 可能在过敏性疾病发病机制中（尤其是致敏阶段）发挥了关键作用。然而，越来越多的证据显示，人体内存在很多类型的 Treg，且每类 Treg 在调节免疫反应过程中发挥的作用不同，这就使 Treg 在过敏反应中的作用变得复杂。因此有必要总结 Treg 分类及其在过敏性疾病发病机制中的作用。Treg 不仅参与皮炎和气道炎症类过敏性疾病的发生，而且通过抑制效应 T 细胞、抑制肥大细胞和嗜碱性粒细胞激活在过敏性疾病治疗中发挥重要作用。调节 Treg 功能可能成为预防和治疗过敏性疾病的新策略。

　　人们早就认识到，淋巴细胞通过指导未分化（幼稚）CD4$^+$ Th 细胞分化为 Th1、Th2、Th17 和 Treg 表型细胞，引导（或支配）过敏反应致敏阶段的发生。例如，局部环境存在 IL-12 时鼠 CD4$^+$ T 细胞则向表达 T 细胞特异性 T-box 转录因子（T-bet）的 Th1 方向分化；IL-4 促进表达 GATA3 的 Th2 分化；转化生长因子促进表达叉头蛋白3（FoxP3）的 Treg 分化；IL-6 和 TGF-β 促进表达 RORγt 的 Th17 分化。进一步研究证实，鼠 Th 细胞向 Th17 方向分化与向 Treg 方向分化是相互排斥的，IL-6 能促使 Treg 向 Th17 转换（Afzali et al. 2007；Oyoshi et al. 2009；Ciprandi et al. 2010；Chang et al. 2012）。研究证实，*FoxP3* 基因突变或促进 FoxP3 表达的 *STAT5b* 基因突变致 FoxP3 表达缺陷者易患过敏性疾病（Ray et al. 2010）。最近研究发现，Treg 和 Th1 细胞缺陷与过敏性炎症有关：患者患过敏性鼻炎且对橄榄花粉过敏（Sogut et al. 2012）。

　　Treg 可以分为 nTreg（Jutel et al. 2005）[包括 ICOS⁺ Treg（Ito et al. 2008）]、iTreg（Ray et al. 2010）、Tr1（Wu et al. 2007）、CD8⁺ Treg（Noble et al. 2006）和产 IL-17 型 FoxP3⁺ Treg（Voo et al. 2009）。这些细胞的共同特点是表达 FoxP3（Tr1 细胞除外），分泌抑制性细胞因子 IL-10 和（或）TGF-β（表 1-1-6）。

表 1-1-6　调节性 T 细胞分类及其特征

| 类别 | 特异性标记 | 分泌产物 | 作用 | 定位 |
|---|---|---|---|---|
| nTreg | CD4、CD25、FoxP3 | IL-10、TGF-β | 抑制 T 细胞增殖，抑制 DC，抑制效应 Th1、Th2 和 Th17 细胞；清除过敏原特异性 IgE，诱导 IgG4 分泌；抑制肥大细胞、嗜碱性粒细胞和嗜酸性粒细胞；与固有组织细胞相互作用并参与组织重塑 | 胸腺 |
| ICOS⁺ Treg | CD4、CD25、FoxP3、ICOS | IL-10、IL-17、IFN-γ | 抑制半抗原反应型 CD8⁺ T 细胞 | 由 nTreg 生成 |
| iTreg | CD4、FoxP3 | IL-10、TGF-β | 同 nTreg | 外周淋巴器官 |
| Tr1 | CD4、CD25 | IL-10 | 抑制效应 Th2 细胞迁移及其功能；抑制肥大细胞、嗜碱性粒细胞和嗜酸性粒细胞 | 产生于非 Treg 前体细胞，归巢到双肺和引流淋巴结 |
| CD8⁺ Treg | CD8、FoxP3、CD25（非扁桃体来源）、CD28 | IL-10、TNF-α、IFN-γ、GB | 阻断幼稚型或效应 T 细胞的活化；抑制 IgG/IgE 抗体反应、IL-4 表达和 CD4⁺ T 细胞增殖 | 产生于 OT-1 CD8 细胞和扁桃体 |
| 产 IL-17 型 FoxP3⁺ Treg | CD4、FoxP3、CCR6、RORGTF | IL-17 | 抑制 CD4⁺ 效应 T 细胞增殖 | 由外周血和淋巴组织中 CD4⁺ FoxP3⁺ CCR6⁻ Treg 分化而来 |

　　注：Treg. 调节性 T 细胞；nTreg. 天然型调节性 T 细胞；ICOS. 诱导共刺激因子；iTreg. 诱导型 / 适应型调节性 T 细胞；Tr1. 分泌 IL-10 的 1 型调节性 T 细胞；GB. 颗粒酶 B；RORGTF. RORγt 转录因子；DC. 树突状细胞

**1. Treg 分型**

　　迄今至少发现 5 种类型 Treg，它们来源于不同条件下的幼稚型 T 细胞，在过敏性疾病过程中发挥着重要的调节作用。

　　（1）nTreg

　　nTreg 是 CD4⁺ CD25⁺ FoxP3⁺ 细胞，能够分泌 IL-10 和 TGF-β，为 Treg 中最大的亚群之一。小鼠体内与此型 Treg 相关的细胞因子包括可溶性和膜结合型 TGF-β 与 IL-10。此类细胞的作用机制包括接触依赖（膜结合 TGF-β 阻断 T 细胞增殖）和接触非依赖（可溶性 IL-10 和 TGF-β）机制（Ostroukhova and Ray 2005）。自身抗原刺激胸腺产生这些细胞（Noble et al. 2006）。在抗原特异性免疫反应中，这些细胞发挥如下作用：抑制树突状细胞，促进效应 T 细胞产生；抑制效应 Th1、Th2 和 Th17 细胞的迁移及其功能；抑制抗原特异性 IgE 的产生、促进 IgG4 分泌；抑制肥大细胞、嗜碱性粒细胞和嗜酸性粒细胞功能；与固有组织细胞相互作用并参与组织重塑（Akdis and Akdis 2009）。

最近在新生儿胸腺内发现 $CD4^+CD25^+CD127^{low/-}FoxP3^+$ Treg。这些细胞能够以剂量依赖方式抑制同种异体刺激引起的 $CD4^+CD25^-$ T 细胞增殖。在非特应症儿童中，Treg 的这种逆转和抑制功能随着年龄而增长，并平行于胸腺总 FoxP3 mRNA 表达水平；与之相比，在特应症儿童中，Treg 成熟显著延迟；提示特应症儿童免疫调节功能障碍而易患过敏性疾病（Tulic et al. 2012）。另有研究报道 $CD4^+CD25^+$ T 细胞的 FoxP3 表达与 CD127 表达呈负相关，进而提示在识别和分离人 Treg 做功能分析时，可将细胞表面表达的 CD127 作为转录因子 FoxP3 的替代指标（Seddiki et al. 2006）。

$ICOS^+$ Treg 表达 IL-10、IL-17 和 γ 干扰素（interferon-γ，IFN-γ），因此有别于所有的其他类型 $FoxP3^+$ Treg。$ICOS^+$ Treg 源于 nTreg 增殖，而不是由同源抗体刺激获得性 Treg 产生的。在体内，2,4- 二硝基 - 氟苯致敏引起 $CD25^+FoxP3^+ICOS^+$ 亚型细胞表达高水平的 ICOS，并特异性、高效抑制半抗原 - 反应型 $CD8^+$ T 细胞（Vocanson et al. 2010）。

（2）iTreg

与 nTreg 不同，iTreg 产生于外周淋巴器官。外来抗原刺激外周淋巴器官幼稚型 $CD4^+$ T 细胞表达 FoxP3（Noble et al. 2006），这些细胞具有类似于 nTreg 的抑制功能（Kretschmer et al. 2005）。生命早期产生的 iTreg 具有显著地防止哮喘发生的意义（Ray et al. 2010）。另外，分泌 TGF-β 和 IL-10 的 Th3 细胞也属于此类 Treg（Peterson 2012）。目前的研究发现，糖原合成酶 3β 抑制剂可促进 iTreg 分化并抑制其功能（Xia et al. 2015），使幼稚的 $CD39^+$ T 细胞源的 iTreg 分化增强而其功能降低（Lu et al. 2015）。

（3）Tr1 细胞

具有抑制 Th 细胞效应、不表达 FoxP3 而分泌 IL-10 的 $CD4^+$ T 细胞为 Tr1 细胞（Ray et al. 2010；Chihara et al. 2016）。研究报道，OVA 致敏和激发的小鼠静脉注射免疫球蛋白可以诱导非 Treg 前体细胞产生 Tr1 细胞。这些诱导产生的 Tr1 细胞特定性向双肺和引流淋巴结归巢（Massoud et al. 2012）。这类细胞在变应原特异性免疫反应中的作用为：抑制效应 Th2 细胞的迁移及其功能；抑制肥大细胞、嗜碱性粒细胞及嗜酸性粒细胞的功能（Wu et al. 2007）。

（4）$CD8^+$ Treg

此类细胞表达 CD8，在有 IL-4 和 IL-12 存在的情况下由 OT-1 转基因鼠 CD8 细胞迅速产生，能够分泌 IL-10，具有独特的细胞表面表型，即同时表达激活细胞和幼稚细胞相关标记分子（Noble et al. 2006）。这类细胞易见于扁桃体，但很少见于外周血。体外可通过多克隆刺激诱导产生这类 $FoxP3^+CD8^+$ T 细胞，其显著表达 $CD25^{high}$ 和 $CD28^{high}$，能够分泌高水平 TNF-α、IFN-γ 和颗粒酶 B。类似地，扁桃体 $FoxP3^+CD8^+$ T 细胞也可产生 TNF-α 和 IFN-γ，但扁桃体 $FoxP3^+CD8^+$ T 细胞不表达 IL-17A，且大多为 $CD25^-$ 且表达低水平 CD127 和 CD69。这些 $FoxP3^+CD8^+$ T 细胞功能包括：通过 T 细胞 -T 细胞直接作用拮抗 T 细胞受体（T-cell-receptor，TCR）信号而阻断幼稚型或效应 T 细胞激活，抑制 IgG/IgE 抗体反应（Noble et al. 2006）、IL-4 表达和 CD4$^+$ T 细胞增殖（Siegmund et al. 2009）。

（5）产 IL-17 型 FoxP3$^+$Treg

研究报道，人外周血和淋巴组织（胸腺内不存在）存在一定数量的 CD4$^+$ FoxP3$^+$ T 细胞，这些细胞表达 CCR6，激活时分泌 IL-17。这些细胞共表达 FoxP3 和 RORγt 转录因子。CCR6$^+$ FoxP3$^+$ 的产 IL-17 型 Treg 能够强有力地抑制 CD4$^+$ 效应 T 细胞的增殖。人 CCR6$^+$ FoxP3$^+$ 的产 IL-17 型 Treg 是在 IL-1β、IL-2、IL-21、IL-23 和人血清存在环境下受 T 细胞受体刺激由 CD4$^+$ FoxP3$^+$ CCR6$^-$ Treg 分化而成（Voo et al. 2009）。然而，新近的研究显示，FoxP3$^+$ 的产 IL-17 型 Treg 是免疫细胞的一种新的转换类型：是由 Treg 向 Th17 转换的细胞，该转换型细胞的产生伴有 FoxP3$^+$ CD4$^+$ T 淋巴细胞抑制功能下降（Ueno et al. 2013）。

**2. Treg 信号转导及其作用机制**

（1）Treg 信号转导

以上 5 种 Treg 亚型的存在使 Treg 成为 T 细胞中最复杂的一类细胞。虽然我们确信，随着科学的进展，我们会发现更多类型的 Treg 具有更新的功能，但如果不深入探讨其细胞内信号转导通路和迁移途径，我们似乎很难理解为什么有这么多类型的 Treg 及其是如何产生的。图 1-1-8 总结了 Treg 信号转导途径及其分子机制。除了 FoxP3 介导的信号通路，信号转导及转录激活因子 4（signal transducer and activator of transcription 4，STAT4）

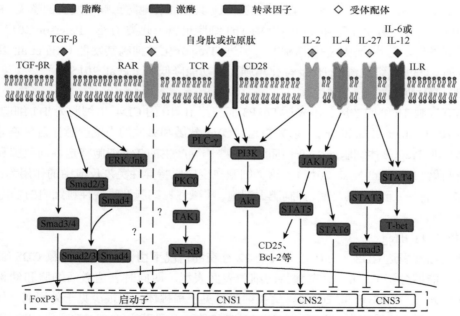

图 1-1-8　调节性 T 细胞信号通路（彩图请扫封底二维码）

TGF-β. 转化生长因子 β；TGF-βR. 转化生长因子 β 受体；RA. 维甲酸；RAR. 维甲酸受体；TCR. T 细胞受体；IL. 白介素；ILR. 白介素受体；Smad. Smad 蛋白家族；ERK. 胞外信号调节激酶；Jnk. Jun 氨基末端激酶；PLC-γ. 磷脂酶 Cγ；PKC. 蛋白激酶 C；TAK. 转化生长因子 β 活化激酶；NF-κB. 核因子 κB；PI3K. 磷脂酰肌醇 3 激酶；Akt. 蛋白激酶 B；JAK. Janus 酪氨酸激酶；STAT. 信号转导和转录激活因子；T-bet. T 细胞特异性 T-box 转录因子；Bcl-2. B 细胞淋巴瘤 2 蛋白；FoxP3. 叉头蛋白 3；CNS. 非编码序列

介导的信号转导通路对 IL-12 抑制的、TGF-β1 诱导的 iTreg 产生至关重要，其中 STAT4 的抑制作用亦可通过另一平行途径 T-bet 通路完成（O'Malley et al. 2009）。IL-4 通过激活 IL-4Rα-STAT6 通路使 FoxP3 表达下降而抑制 Treg 功能，从而促进过敏性炎症的发生发展（Wang et al. 2010b）。此外，Treg 表达的膜结合型 TGF-β 所介导的感染耐受，亦可被 IL-4 在幼稚型 CD4$^+$ T 辅助细胞内信号途径中竞争性抑制（Pillemer et al. 2009）。CD8$^+$ Treg 直接产生于 STAT4 和 STAT6 信号转导过程，而非依赖于 T 细胞受体（TCR）信号（Noble et al. 2006）。

（2）Treg 信号转导机制

炎症细胞的特征之一是向炎症部位迁移，Treg 也不例外。FoxP3$^+$ Treg 与 Th17 细胞都表达非淋巴组织转运受体如 CCR4、CCR5、CCR6、CXCR3 和 CXCR6，提示这些细胞向淋巴组织并在淋巴组织内迁移（Lim et al. 2008）。Treg 抑制大量靶细胞的机制可归纳为定靶 T 细胞（细胞因子抑制剂、IL-2 耗竭、颗粒酶 - 穿孔素介导效应淋巴细胞凋亡）和定靶抗原递呈细胞（抑制共刺激或抗原提呈）（Shevach 2009）。当然，Treg 在各类型炎症中的具体作用机制可能包括上述内容的部分、全部甚至其以外更多内容。

**3. Treg 对其他免疫细胞的作用**

了解 Treg 对其他免疫细胞（如效应 T 细胞、B 细胞、嗜酸性粒细胞和肥大细胞）的抑制作用有助于理解 Treg 调控获得性免疫的机制。为此我们在图 1-1-9 中总结了 Treg 对其他类型细胞的作用。

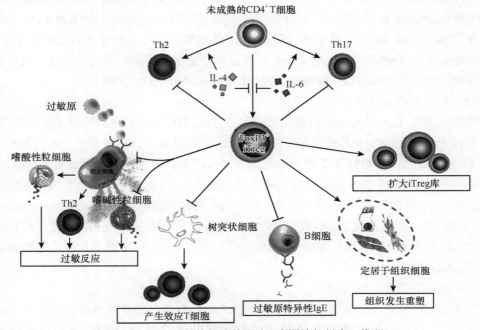

图 1-1-9　Treg 对其他细胞的影响（彩图请扫封底二维码）

（1）Treg 和肥大细胞

肥大细胞在速发型过敏反应中起关键作用，肥大细胞脱颗粒是过敏的标志性特征

（Amin 2012；He et al. 2012）。肥大细胞是过敏反应中经典的初级效应细胞，过敏性病理生理损伤和临床症状主要由肥大细胞启动。最近发现，小鼠固有 FoxP3$^+$ Treg 能够控制肥大细胞激活和 IgE 依赖的重症过敏症状（Kanjarawi et al. 2013），同时抑制肥大细胞释放 IL-6。Treg 抑制肥大细胞脱颗粒可能是通过 OX40/OX40 配体相互作用实现的，而其抑制 IL-6 释放的机制可能与 TGF-β 有关（Ganeshan and Bryce 2012）。体外研究显示，IL-4 与 TGF-β1 对肥大细胞的存活、迁移和 FcεR Ⅰ 的表达具有相互平衡的调节作用，即 IL-4（TGF-β1）能够抑制 TGF-β1（IL-4）的作用。这种平衡调节作用失衡即影响过敏性疾病进程，故其可能成为治疗的新靶点（Macey et al. 2010）。

（2）Treg 和 T 辅助细胞

激活的 T 细胞在其特有生长发育过程中具备了各自的分子、结构特征及功能。一般认为，T 辅助（Th）细胞可分化为分泌 IFN-γ 的 Th1 细胞，分泌 IL-4/IL-5 的 Th2 细胞和分泌 IL-17 的 Th17 细胞。Th1 细胞的主要功能是清除细胞内的病原体，Th2 细胞的功能则主要在于清除细胞外抗原，Th17 细胞与自身免疫性组织损伤密不可分。

表达 FoxP3 的 Treg 产生的 TGF-β1 为抑制 Th1 细胞分化、促进 Th17 细胞分化所必需（Li et al. 2007）。另外，NO 诱导产生的 Treg 能够抑制 Th17 但不能抑制 Th1 细胞分化及其细胞功能（Niedbala et al. 2013）。Treg 亦可抑制 IFN-γ 合成，但不能阻断 Th1 细胞分化（Sojka and Fowell 2011）。上述调节功能的差异可能源于各研究所采用的实验体系不同。已有报道称，Treg 通过抑制其他效应细胞（如 Th1、Th2 和 Th17 细胞）而抑制过敏的发生（Palomares et al. 2010）。特异性 nTreg 能够强有力地抑制幼稚型 CD4$^+$ T 细胞极化成 Th2 细胞（Girtsman et al. 2010），FoxP3$^+$ Treg 能够通过调节 IL-2 而促进体内 Th17 细胞生长发育（Chen et al. 2011）。IL-6 和 TGF-β 共同诱导幼稚型 T 细胞分化为致病性 Th17 细胞（Bettelli et al. 2006）。iTreg 和 nTreg 可通过不同通路发挥多种生物学活性，既可以是抑制细胞，也可转化为增强肺部炎症的效应细胞（Joetham et al. 2016）。

（3）Treg 和树突状细胞

树突状细胞（DC）是重要的抗原递呈细胞，它在过敏性炎症的致敏阶段发挥核心作用，亦是 Treg 所介导的抑制反应的主要靶细胞之一。研究显示，Treg 介导的 DC 功能抑制是通过 Treg 上表达的细胞毒性 T 淋巴细胞抗原 4（CTLA-4）与 DC 上表达的 CD80/CD86 的相互作用使 CD80/CD86 表达及共刺激下降实现的。iTreg 抑制 DC 功能的主要机制是基于 IL-10 对 MARCH1（E3 泛素连接酶）和 CD83 表达的影响实现的（Chattopadhyay and Shevach 2013）。产生耐受型 DC 对预防接触过敏性皮炎至关重要。激活的 IL-10$^+$ Treg 可诱导产生耐受型 CD11c$^+$ DC，进而产生半抗原特异性 CD8$^+$ Treg 而防止接触过敏反应的发生（Luckey et al. 2012）。

（4）Treg 和嗜酸性粒细胞

嗜酸性粒细胞是过敏反应的次级效应细胞之一。Treg 抑制嗜酸性粒细胞活性（Braga et al. 2011），小鼠支气管肺泡灌洗液中嗜酸性粒细胞数量与 FoxP3$^+$ 细胞数量成反比（Adel-Patient et al. 2011）。

### 4. Treg 在过敏性疾病中的作用

近来，人们越来越关注 nTreg 和 iTreg 在防止超敏免疫反应及过敏原致敏中所发挥的作用。早在 2006 年就发现，在非特应症的健康人群中，Treg 可以积极防止过敏原引起的 Th2 反应；而在过敏患者中上述平衡遭到破坏（Xystrakis et al. 2006）。外周 T 细胞对环境中的抗原耐受是不发生过敏反应的关键，过敏时 Th2 细胞异常激活是由于外周 T 细胞耐受机制受损，正常情况下这种耐受是由抗原特异性 T 细胞失活、Treg 和抑制性细胞因子（IL-10 与 TGF-β）介导的。因此，治疗过敏最具吸引力的措施首推变应原特异性免疫治疗（Ziora et al.），这种疗法能抑制 Th2 类细胞因子的产生、促进抗原特异性 T 细胞失活的发生、促进 Treg 和抑制性细胞因子的产生（Li and Boussiotis 2008）。最近发现扁桃体 pDC 具有刺激 CD4$^+$CD25$^+$CD127$^-$FoxP3$^+$ Treg 产生的功能，产生于幼稚型 T 细胞的这些 Treg 具有抑制功能，在舌扁桃体和腭扁桃体均检测到功能性过敏原特异性 Treg。由于舌扁桃体体积大且终生不变，因此成为口腔耐受过敏原的一线器官（Palomares et al. 2012）。为深入理解 Treg 在过敏中的作用，我们总结了 Treg 在各种过敏性疾病中的作用（表 1-1-7）。

**表 1-1-7　调节性 T 细胞在过敏性疾病中的作用**

| 疾病 | Treg 来源 | Treg 作用 |
|---|---|---|
| 过敏性皮炎 | 皮肤、次级淋巴器官 | Treg 缺失导致皮肤炎症显著加剧及血清 IgE 水平升高 |
| 过敏性鼻炎 | 扁桃体、血液 | 口腔耐受过敏原的一线器官；过敏性鼻炎患者 SIT 治疗 1 年后疗效佳，SIT 诱导产生的 Treg 和 Th1 反应持续 3 年以上 |
| 下呼吸道过敏性炎症 | 血液、支气管周围淋巴结 | 哮喘患者 FoxP3 表达减少、CD25$^{high}$ Treg 抑制功能缺陷，皮质类固醇及变应原特异性免疫治疗促进 Treg 产生 IL-10，而维生素 D$_3$ 和长效 β 受体激动剂治疗增强 Tr1 细胞功能。在气道过敏原激发小鼠中，肠线虫感染时其 Treg 数量增加，双肺聚集的高抑制性 Treg 可有效防止小鼠发生哮喘 |

注：SIT. 特异性免疫治疗

（1）Treg 与过敏性皮炎

鼠特应性皮炎模型研究发现，接触过敏原的皮区及相应淋巴器官 nTreg 数量增加，整个致敏过程中淋巴结 CD103$^+$ 效应 / 记忆 Treg 逐渐扩增。Treg 耗竭导致皮肤炎症（炎症细胞募集增多、Th2 类细胞因子表达及血清 IgE 水平升高）明显加重（Fyhrquist et al. 2012）。FoxP3$^+$/CD4$^+$ 细胞值向效应 T 细胞方向偏移并伴有银屑病皮区边缘和中心部位相关炎症，且 IL-17 增加与肥大细胞相关，仅偶与 T 细胞相关（Keijsers et al. 2013）。

（2）Treg 与过敏性鼻炎

有关过敏原诱发外周血单个核细胞（peripheral blood mononuclear cell，PBMC）Th2、Th1 和 Treg 免疫反应及其与（经 3 年特异性免疫治疗）过敏性鼻炎患者症状改善关系的研究显示，经 1 年的免疫治疗，效果好的患者 IL-4 表达和 IL-4/IFN-γ 值下降，诱导产生的 Treg 和 Th1 持续整个 3 年的 SIT 疗程（Nieminen et al. 2009）。

（3）Treg 与下呼吸道过敏性炎症

2007 年即有报道称，多种 Treg 参与调节过敏原诱发的 Th2 反应以维持免疫耐受。哮喘模型实验研究显示，Treg 对过敏原诱发的 Th2 反应、气道嗜酸性粒细胞增加、黏液分泌增加和气道高反应性均有抑制作用（Larche 2007）。长期气雾刺激即局部吸入耐受后，卵白蛋白诱导产生的炎症缓解，表现为 Treg 数量增加，肺门淋巴结和支气管肺泡灌洗液 T 淋巴细胞、B 淋巴细胞减少（Carson et al. 2008）。致敏阶段用主动免疫反应耗竭 Treg 则致小鼠过敏性气道炎症加重，提示 Treg 在致敏阶段通过维持耐受功能调节过敏原诱发的免疫反应（Baru et al. 2010）。过继输入高表达 TGF-β1 和 IL-10 的 Treg 可以完全阻断抗原引起的气道高反应性（Presser et al. 2008）。新近研究证实，哮喘患者 FoxP3 表达下降、$CD25^{high}$ Treg 的抑制功能缺陷。目前应用的皮质类固醇和变应原特异性免疫治疗能通过作用于 Treg 而提高 IL-10 的产生，而维生素 $D_3$ 和长效 β 受体激动剂的治疗则可增强 Tr1 细胞功能（Robinson 2009）。另外，Treg 特异性 E3 泛素连接酶缺失鼠表现为大范围多器官淋巴细胞浸润和严重的抗原诱导型肺部炎症，进而揭示 Treg 获得的 Th2 样特征与 FoxP3 功能和 Treg 稳定性无关（Jin et al. 2013）。上述研究结果提示，Treg 在过敏性气道炎症中发挥关键作用。IL-2 为外周 $FoxP3^+$ Treg 生长所必需（Ray et al. 2010）。体内试验表明，IL-2 和抗 IL-2 单克隆抗体形成的细胞因子抗体复合物可促进 Treg 扩增，进而减轻过敏原诱导的肺部炎症。IL-2 和抗 IL-2 治疗后，气道炎症和嗜酸性粒细胞增多受到抑制，黏液分泌、（胆碱刺激的）气道高反应性、肺实质炎症均明显减轻。IL-2 和抗 IL-2 的疗效有赖于 Treg 产生的 IL-10，因此认为内源性 Treg 疗法可能是治疗哮喘的有效方法（Wilson et al. 2008）。近期研究发现，转录因子 FoxP3/RorγT 的表达失衡与哮喘气道炎症密切相关。Th1/Th2 和 Treg/Th17 值的变化在哮喘免疫机制中起重要作用，可能是治疗哮喘的新靶点（Zhu et al. 2017）。

很久以来就观察到一些寄生虫感染与过敏性疾病的发生呈负相关。应用鼠肠道多形螺旋线虫（*Heligmosomoide polygyrus*）的过敏性气道疾病和特应性皮炎模型，所做的研究发现过敏小鼠同时感染肠道寄生线虫，嗜酸性粒细胞和淋巴细胞募集减少并伴有过敏原特异性 IgE 水平降低。气道激发小鼠在蠕虫感染时则表现出支气管周围淋巴结内 Treg 数量明显增加。过敏性皮炎小鼠在蠕虫感染时，湿疹皮区肥大细胞募集明显增加、Treg 明显缺失，且皮损区引流淋巴结的表现与此类似，提示胃肠道线虫感染可以明显地抑制黏膜相关过敏反应，但对皮肤过敏反应无效（Hartmann et al. 2009）。另外，致病性幽门螺杆菌（*Helicobacter pylori*）感染可以有效防止小鼠发生哮喘，其机制可能与妨碍浸润到肺部的 DC 成熟，以及促进高抑制性 Treg 聚集到肺部有关。由于全身性 Treg 缺失即丧失了对哮喘的保护作用，因此认为幽门螺杆菌的作用与 Treg 有关（Arnold et al. 2011）。小鼠哮喘模型研究显示，B 族大肠杆菌热变性内毒素（B subunit of *Escherichia coli* heat-labile enterotoxin，EtxB）治疗可以减轻支气管肺泡灌洗液中嗜酸性粒细胞增多，减少局部和全身的 OVA 特异性 IgE 与 IL-4 产生，减轻气道高反应性。EtxB 以剂量依赖方式引起肺部和全身 OVA 特异性 $CD4^+FoxP3^+$ T 细胞增加，提示 EtxB 对小鼠的上述作用是通过 iTreg 实现的（Donaldson et al. 2013）。

### 5. Treg 在抗过敏治疗中的作用

探讨 Treg 参与过敏性疾病治疗，有助于理解那些长期困扰人们的过敏疗法的机制。表 1-1-8 总结了 Treg 在抗过敏治疗中的作用。

**表 1-1-8　调节性 T 细胞在抗过敏治疗中的作用**

| 治疗方法 | Treg 作用 |
|---|---|
| SIT | 抑制 T 细胞对 T 细胞主要过敏原表位的反应。抗原特异性 Treg 自分泌 IL-10 和（或）TGF-β 以抑制过敏原特异性 IgE 产生，诱导过敏原特异性 IgG4 和 IgA 产生。肥大细胞和嗜碱性粒细胞释放组胺参与免疫调节，影响 Treg 功能。Der p 免疫治疗可增加 Treg 数量、提高 IL-10 水平。Der p 2 免疫治疗可刺激 IL-10$^+$ Treg 调节 PBMC 表达 NF-κB/p65 下降，以维持免疫耐受 |
| SLIT | 舌下治疗时过敏原提取物长时间滞留在黏膜层面，而被 DC 捕获，进而迁移到引流淋巴结提呈给 T 细胞而产生 iTreg。SLIT 治疗后过敏患者口腔肥大细胞、嗜碱性粒细胞和嗜酸性粒细胞等效应细胞缺乏。过敏特异性效应 T 细胞向 Tr1 亚型偏移是变应原特异性免疫治疗、糖皮质激素治疗和 β2 受体激动剂治疗成功的关键 |
| 细菌疗法 | 乳酸杆菌刺激 DC 促进 Treg 发育。这些 Treg 产生高水平的 IL-10 进而抑制其他 T 细胞增殖 |
| Treg 疗法 | 将 OVA 特异性 CD4$^+$ CD25$^+$ Treg 转输给 OVA 致敏小鼠，可降低过敏原刺激引起的气道高反应性、肺部嗜酸性粒细胞募集和 Th2 类细胞因子表达 |

注：SIT. 特异性免疫治疗；Der p. 屋尘螨；PBMC. 外周血单个核细胞；SLIT. 舌下免疫治疗；OVA. 卵白蛋白

（1）Treg 与特异性免疫治疗

抗原特异性呼吸耐受是由肺部产 IL-10 的 DC 介导产生 Treg 实现的。呼吸耐受的产生有赖于共刺激 CD86 和 ICOS-ICOSL 通路。尽管呼吸道黏膜接触病毒、内毒素等致病因子可以加重哮喘，微生物暴露亦促进黏膜耐受的产生，防止过敏性疾病的发生。黏膜免疫治疗已经用作过敏原刺激性免疫治疗的一个替代疗法（Macaubas et al. 2003）。变应原特异性免疫治疗是能够逆转过敏性疾病而获得对某一过敏原终生耐受的唯一疗法。Treg 通过抑制 T 细胞对 T 细胞主要过敏原抗原决定簇的反应妨碍过敏原致敏过程。此过程由抗原特异性 Treg 自分泌 IL-10 和（或）TGF-β 启动。这些 Treg 可抑制过敏原特异性 IgE 产生，促进过敏原特异性 IgG4 和 IgA 产生。另外，肥大细胞和嗜碱性粒细胞释放的组胺与特异性免疫治疗过程中的免疫调节密不可分，组胺可以通过组胺受体影响 Treg 及其细胞因子的产生（Jutel et al. 2005）。

舌下免疫治疗（sublingual immunotherapy，SLIT）是治疗呼吸系统过敏的安全、有效疗法。药物动力学研究显示，舌下途径给予过敏原提取物，不经由口腔黏膜直接吸收而是长时间滞留在黏膜层面，因此过敏原分子可以在此被 DC 捕获，进而迁移到引流淋巴结提呈给 T 细胞而产生 iTreg。上述机制至少可以解释 SLIT 的长效治疗机制。而季节性治疗等短期疗法可能与花粉季节所见到的肥大细胞下调所致对过敏原低反应性有关（Frati et al. 2007）。实际上，SLIT 可以造成过敏患者口腔黏膜肥大细胞、嗜碱性粒细胞和嗜酸性粒细胞等效应细胞缺失。过敏特异性效应 T 细胞向 Tr1 亚型偏移是变应原特异性免疫治疗、糖皮质激素治疗和 β2 受体激动剂治疗成功的关键。Tr1 产生 IL-10（Wu et al. 2007）和 TGF-β（Jutel and Akdis 2008）以抑制 Th2 细胞与过敏性炎症中的效应细胞（嗜酸性粒细胞、肥大细胞、嗜碱性粒细胞）。Treg 产生高水平 IL-10 和 TGF-β，进而抑制 IgE 的产生，同时促进 IgG4 和 IgA 产生增加（Jutel and Akdis 2008）。NF-κB 是过敏性炎症的调控枢纽。屋尘螨（*Dermatophagoides pteronyssinus*，Der p）免疫治疗使 FoxP3$^+$ CD4$^+$ Treg 数量增加，产生的 IL-10 增加，但细胞质 IL-IR 相关激酶 -1（IRAK-1）与核转移 NF-κB/p65 减少。免疫治疗时，屋尘螨 2（Der p 2）可刺激 IL-10$^+$ Treg 调节外周血单个核细胞表达 NF-κB/p65 下降，以维持免疫耐受（Tsai et al. 2010）。

（2）Treg 与其他过敏性疾病疗法

寄生虫感染虽不能防止过敏原致敏，但可限制 Th2 效应阶段炎症过程。Treg 可将过敏性炎症的抑制信号由寄生虫感染而未接触过敏原的动物转移给未感染寄生虫的致敏受体（Maizels 2005）。这可能是因为寄生虫感染使 Treg 活性增强，即抑制 Th1 和 Th2 效应细胞的活性增强（Wilson and Maizels 2006）。

用绿色荧光蛋白（green fluorescent protein，GFP）标记的 FoxP3 转入小鼠的研究显示，静脉注射免疫球蛋白（intravenous immunoglobulin，IVIg）可明显改善 OVA 诱导的气道高反应性：肺组织和相关淋巴组织 Treg 水平增加 4 ～ 6 倍。IVIg 后产生的 Treg 是由耐受性 DC 介导的。IVIg 刺激后 DC 表达 Notch 配体发生改变：Delta-4 水平增加、Jagged-1 水平下降，即反映出 Th2 极化减弱。体外 IVIg 后，DC 刺激 FoxP3$^-$CD4$^+$T 细胞分化为 Treg（Massoud et al. 2012）。目前普遍认为微生物能够刺激产生抑制性细胞因子 TGF-β 和 IL-10（Ray et al. 2010）。两种不同的乳酸杆菌——伊氏乳酸杆菌和干酪乳酸杆菌，均能通过结合 C 型凝固素即 DC 特异性细胞间黏附分子 3 捕获非整合素（DC-specific intercellular adhesion molecule 3-grabbing non-integrin，DC-SIGN）刺激单核细胞来源的免疫调节性 DC，从而促进 Treg 发育。这些 Treg 产生高水平的 IL-10 进而以 IL-10 依赖方式抑制其他 T 细胞增殖。益生菌亦被用于治疗特应性皮炎和克罗恩病（Crohn's disease）等多种炎症性疾病（Smits et al. 2005）。

将 OVA 特异性 CD4$^+$CD25$^+$ Treg 转输给 OVA 致敏小鼠，可降低过敏原刺激引起的气道高反应性、肺部嗜酸性粒细胞募集和 Th2 类细胞因子表达。Treg 转移后肺部 IL-10 表达增加，抗 IL-10 受体抗体的应用逆转上述调节作用，提示这种抑制作用有赖于 IL-10。活体实验证明，Treg 通过 IL-10 依赖机制抑制过敏原诱导的 Th2 细胞反应，但 Treg 本身分泌的 IL-10 并不是上述 Treg 抑制作用所必需的（Kearley et al. 2005）。

### 6. 生命早期 Treg 与过敏

生命早期产生的 iTreg 对防止发生哮喘意义重大。过敏原刺激效应细胞生成 IL-4、IL-6 等细胞因子，能够抑制幼稚型 CD4$^+$ T 细胞产生 FoxP3，进而妨碍 Treg 生成。然而，如果能产生 iTreg，则产生感染耐受过程有助于 iTreg 池扩增。生命早期免疫系统尚未完全成熟时是产生过敏原谱特异性 iTreg 的绝好时机，此时产生的 iTreg 将终生发挥调节哮喘的作用（Ray et al. 2010）。新近研究显示，梯牧草和桦树过敏的母亲患者对梯牧草与桦树提取物的反应表现为 IL-4 产生增加，但母体的过敏状态不影响母体脐带血单个核细胞增殖、T 细胞表型、FoxP3$^+$ Treg 和 B 细胞对过敏原的反应（Rindsjo et al. 2010）。研究认为胎儿接触过敏原是生命早期患过敏性疾病的危险因素，怀孕期间静脉血 nTreg 水平随着接触狗、猫及特应状态而变化（Wegienka et al. 2009）。

### 7. 结语

Treg 在过敏性疾病发病机制的致敏阶段发挥核心作用。Treg 通过调节其他类型的细胞功能调控机体的获得性免疫反应。根据现有资料，我们将 Treg 分为 5 类，即 nTreg（包括 ICOS$^+$ Treg）、iTreg、Tr1、CD8$^+$ Treg 和产 IL-17 型 Treg。这些细胞的共同特点是表达

FoxP3，分泌抑制性细胞因子IL-10和（或）TGF-β。但Treg的信号转导机制仍有待深入探究。

近来，人们越来越关注nTreg和iTreg在防止超敏免疫反应及过敏原致敏中所发挥的作用。由于清除Treg的作用可以增加敏感个体患过敏性疾病的机会，我们对Treg在各过敏性疾病中的作用加以总结。外周T细胞对环境抗原的耐受是避免过敏发生的关键所在。因此，SIT成为治疗过敏最具竞争力的疗法之一，该疗法能够降低Th2类细胞因子的产生，促进T细胞失活及Treg和抑制性细胞因子的产生。Treg亦参与寄生虫或细菌感染法治疗过敏等其他类型疾病的免疫治疗。

总之，在不同条件下，幼稚型T细胞至少可以分化成5种不同类型的Treg，但它们在过敏性疾病中的确切作用还不十分明确。目前普遍认为，Treg在过敏发生过程尤其是致敏阶段发挥关键作用。因此，定靶Treg可能成为预防和治疗过敏的新疗法。

### （四）Tfh细胞与免疫相关疾病

Tfh细胞通过辅助B细胞发育和产生抗体参与宿主保护与免疫介导的炎症性疾病。Tfh细胞在体内位于生发区中心，表面表达嗜酸性粒细胞趋化因子受体5（CXCR5）和细胞程序性死亡分子1（Crotty 2011）。例如，Tfh细胞可诱导B细胞产生HIV中和抗体（Locci et al. 2013；Yamamoto et al. 2015）。

Tfh细胞广泛参与免疫相关的炎症性疾病。Tfh细胞可通过分泌IFN-γ、IL-4和IL-17等种系特异性细胞因子（Crotty 2011），暗示Tfh细胞可能与免疫介导的炎症性疾病的关系密切。IgE在过敏和哮喘的病理生理中起关键作用，而Tfh细胞可辅助B细胞发育为产IgE的浆细胞。系统性红斑狼疮（SLE）的患者体内Tfh细胞可刺激B细胞产生抗体并使浸润肾脏的产生IL-17的T细胞的数量增加（Crispin et al. 2008；Doreau et al. 2009）。最近的研究发现，抗原递呈细胞表达的OX40L能控制Tfh细胞的活性和SLE的致病性（Jacquemin et al. 2015）。

## 五、B细胞

B淋巴细胞（简称B细胞）分化过程可分为两个阶段，即抗原非依赖期和抗原依赖期。在抗原非依赖期，B细胞分化与抗原刺激无关，主要在中枢免疫器官内进行。而抗原依赖期是指成熟B细胞受抗原刺激后，可继续分化为合成抗体和分泌抗体的浆细胞阶段，主要在周围免疫器官内进行。B细胞与其他血细胞一样，也是由骨髓内多能干细胞分化而来的。哺乳类动物B细胞在骨髓内的发育，可经过祖B细胞（pro-B cell）、前B细胞（pre-B cell）、不成熟B细胞（immature-B cell）及成熟B细胞（mature-B cell）几个阶段。其中前B细胞和不成熟B细胞的分化是抗原非依赖的。成熟B细胞可在周围淋巴器接受抗原刺激，在Th细胞及抗原递呈细胞的辅助下，在其产生的细胞因子作用下可使B细胞活化，增殖并分化为合成抗体和分泌抗体的浆细胞。此阶段B细胞可逐渐丢失一些膜分子如CD19、CD20和CD22等，并可发生Ig的类别转换，从产生IgM的B细胞转换为产生IgG、IgA或IgE的B细胞。

过敏反应是一种与遗传因素和环境因素有关的Ⅰ型超敏反应，以B细胞对某些抗原产生特异性 IgE 抗体的能力增强为特征，这些能够刺激 B 细胞产生 IgE 的抗原无处不在，并能在吸入、摄入或通过皮肤进入机体后激活免疫系统，因此被称作过敏原。IgE 在过敏反应中起重要作用的证据来源于流行病学和动物实验。IgE 抗体能与肥大细胞和嗜碱性粒细胞表面的高亲和力受体（FcεR Ⅰ）相结合，并且通过过敏原诱导的 IgE-FcεR Ⅰ 复合物交联触发血管活性物质、趋化因子和细胞因子的释放，这些物质的释放进一步导致过敏反应的发生。除了 IgE 产生型 B 细胞和与 IgE 结合的肥大细胞、嗜碱性粒细胞，嗜酸性粒细胞也可能参与过敏性疾病的发病过程，因为嗜酸性粒细胞常常聚集在过敏反应炎症部位，并且它们释放的产物参与诱发组织损伤。

调节性 B 细胞（Breg）是一类表达 FoxP3、分泌抑制性细胞因子 IL-10 和（或）TGF-β 的 B 细胞（Lundy et al. 2005）。产生 IL-10 的 B 细胞是最先发现的调节性 B 细胞，被命名为 B10 细胞，此类细胞表型特征为 $CD19^+ CD5^+ IgM^{high} IgD^{low} CD1d^{high}$ 细胞。近来发现产生 TGF-β 的 Breg 亚型即 Br3 细胞与食物过敏时的免疫耐受有关。变应原特异性免疫治疗患者、暴露于高剂量过敏原的养蜂人员等体内过敏原特异性 Breg 增多（Akdis and Akdis 2014，2015）。人 Br1 细胞可选择性上调浆细胞分泌 IgG4 抗体，提示 IgG4 是一种新的有免疫调控作用的抗体。另外，人体内发现表达 FoxP3 的 B 细胞可能为 Breg 即 $FoxP3^+$ Breg。Breg 功能与 Treg 类似（Noh and Lee 2011）。Breg 亚型亦与 Treg 亚型一致（Br1 细胞表达 IL-10，Br3 细胞表达 TGF-β），但 Br1 细胞是 Breg 优势亚型细胞。

Breg 早于 Treg 发挥促进 Treg 募集的作用，一旦 Treg 效应启动，Breg 即消失。因此认为 Breg 在自身免疫和过敏性疾病中发挥重要作用（Berthelot et al. 2013）。Breg 诱导产生的肺部 Treg 浸润似乎与 TGF-β 无关。由于在非 IgE 介导的食物过敏反应中 Br1 和 Br3 细胞增殖与凋亡会引起免疫耐受，因此认为 Br1 和 Br3 在其中发挥互相拮抗、互相调节的作用（Noh and Lee 2011）。慢性寄生虫感染与 Treg 和 Breg 等的调节性细胞网络有关，这些调节性 Treg 和 Breg 为由无害过敏原引起的过敏性免疫反应的下调所必需（Smits et al. 2010）。曼氏裂体吸虫感染致诱导 IL-10 的 $CD1d^{high}$ Breg 生成，这类 Breg 能够防止由卵白蛋白诱发的过敏性气道炎症发生。给致敏小鼠输入 Breg 能通过 Breg 对 Treg 的上述调节作用逆转由卵白蛋白诱发的气道炎症（Amu et al. 2010）。

## 六、树突状细胞

树突状细胞（dendritic cell，DC）是由美国免疫学家 Ralph Steinman 于 1973 年在小鼠脾脏中发现的，因其成熟后形成众多突起，类似神经元树突而得名。树突状细胞是目前所知的功能最强大的抗原递呈细胞，可摄取、加工抗原，激活初始 T 细胞，激发抗原特异性的免疫应答及免疫耐受，在固有免疫及获得性免疫之间起着重要的桥梁作用。

过敏性疾病的发生机制目前认为是 Th2 型免疫应答及 IgE 起到主要作用，然而 Th2 细胞的形成依旧需要 DC 的参与，由特定组织迁移到淋巴结的 DC，带着其来源组织的印记，在淋巴结中决定了 T 细胞免疫应答的方向。在过敏的激发阶段，树突状细胞可以通过摄取过敏原，促进 Th2 细胞局部聚集，参与过敏症状的持续进展。因此，树突状细胞与过敏性疾病密切相关，参与过敏反应的始动环节及发病环节，其在过敏性疾病中的研究应用日益受到人们的广泛关注。本部分以过敏性疾病中研究较多的哮喘为例，阐述 DC 在过敏性疾病中的分类、功能，以及其同上皮细胞之间的相互作用与其在临床中的应用。

### （一）树突状细胞在呼吸道过敏中的功能

**1. 树突状细胞亚群**

在上呼吸道和支气管黏膜上皮层、黏膜固有层，以及肺泡、肺间质等接触抗原的组织中分布着大量的 DC。小鼠呼吸道 DC 根据其分布、表型和功能差异大致可分为两类：传统树突状细胞（conventional dendritic cell，cDC）和浆细胞样树突状细胞（plasmacytoid dendritic cell，pDC）。前者高表达整合素 CD11c，后者表达 Siglec-H、Ly6C 和 B220，但低表达 CD11c。cDC 又可以进一步分为 CD103$^+$ cDC 和 CD11b$^+$ cDC。CD103 是一种在黏膜高表达的整合素，CD103$^+$ cDC 主要分布在呼吸道上皮层，在上皮之间伸出突触进入气道，能够直接接触气道中的抗原。这些细胞的发育依赖于转录因子 IRF8 和 BATF3，表达紧密连接相关蛋白，能够锚定在上皮细胞之间，因而，也称为上皮间树突状细胞，主要负责交叉提呈病毒抗原激活 CD8$^+$ T 细胞（GeurtsvanKessel et al. 2008；Desch et al. 2011）。CD11b$^+$ cDC 分布在气道黏膜下的固有层及肺实质中，发育依赖于转录因子 IRF4，主要递呈可溶性抗原激活 CD4$^+$ T 细胞，并能够分泌大量的炎症因子及趋化因子（Beaty et al. 2007；del Rio et al. 2007）。不同于 cDC，pDC 来源于 pDC 前体，活化后能够分泌大量的 I 型 IFN，主要在机体抗病毒过程中发挥作用，但其在呼吸道还能够通过诱导 Treg，形成免疫耐受（de Heer et al. 2004）。表 1-1-9 总结了小鼠肺中 DC 亚群及其功能。

**表 1-1-9　小鼠肺中 DC 亚群及其功能**

| DC 亚群 | 表面标记 | 定位 | 功能 |
|---|---|---|---|
| CD103$^+$ cDC | CD103$^+$CD11c$^+$<br>Langerin$^+$CD11b$^-$ | 气道上皮间 | 诱导耐受；<br>交叉提呈抗原激活 CD8$^+$ T |
| CD11b$^+$ cDC | CD11b$^+$CD11c$^+$<br>CD103$^-$ | 气道黏膜下及肺实质 | 激活 CD4$^+$T；<br>分泌炎症因子 |
| moDC | CD11b$^+$CD11c$^+$<br>CD64$^+$Ly6C$^+$MAR-1$^+$ | 气道黏膜下及肺实质 | 分泌炎症因子；<br>摄取抗原；<br>T 细胞再活化 |
| pDC | Siglec-H$^+$Ly6C$^+$B220$^+$ | 气道黏膜下及肺泡 | 分泌 I 型 IFN；诱导耐受 |

当机体暴露于病原体或者过敏原时，便进入炎症状态，一些树突状细胞会被募集到气道及肺实质，称为炎症树突状细胞（inflammatory DC，infDC）。这些树突状细胞来源于外周血单个核细胞，因而也称单核细胞来源的树突状细胞（monocyte derived DC，moDC）。moDC 表达 MHCII、CD11b、CD11c、F4/80，同 CD11b$^+$ cDC 非常相似，但 CD64 及 Ly6C 仅在 moDC 表达（Plantinga et al. 2013），可据此区分 moDC 和 CD11b$^+$ cDC。moDC 是肺中唯一表达 IgE 高亲和力受体 FcεRI 的树突状细胞，Ly6C$^+$ 单核细胞在肺中分化为 CD64 和 MAR-1（anti-FcεRI）双阳性的 moDC。也有学者认为在稳态情况

下肺中也有 moDC 的分布。

在人呼吸道中，树突状细胞大致分为三类（Demedts et al. 2005）：mDC1、mDC2 和 pDC。mDC1 表达 CD11c 和 BDCA1，mDC2 表达 CD11c 和 BDCA3，pDC 表达 BDCA2 和 CD123。mDC1 具有最强的活化 T 细胞的能力，mDC2 能力较弱，而 pDC 则不具备活化 T 细胞的能力（Demedts et al. 2006）。人的 moDC 表型也应当是介于单核细胞和 cDC 之间，且在炎症情况下聚集，携带抗原迁移到淋巴结。在类风湿患者关节液及肿瘤患者腹水中也发现了这类 moDC（Segura et al. 2013），但在哮喘患者气道及肺中是否存在这类细胞还未知。

此外，DC 经体外诱导可分化为一种具有负向调节免疫应答功能的 DC，即调节性 DC（DCreg）或免疫耐受性 DC。DCreg 的主要功能是诱导产生 $CD4^+$ $CD25^+$ Tr1 细胞和 $CD4^+$ $CD25^+$ Treg。DCreg 在某些感染性疾病和自身免疫性疾病的发生、发展中起重要作用，且其在感染介导的过敏抑制过程中的作用备受关注。DCreg 可通过多种机制诱导 T 细胞耐受，如 T 细胞损耗、T 细胞低反应性和 Treg 诱导。此外，DCreg 可能有抑制 Th2 型过敏反应的作用。DCreg 抑制 Th2 型过敏反应的机制因细菌成分不同而异。DCreg 表达 FasL，可通过 FasL-Fas 的相互作用诱导 Th2 细胞凋亡。DCreg 还可通过分泌免疫调节因子（如 IL-10、TGF-β）、酶（如 IDO）、共刺激表面分子等诱导过敏原特异性和过敏原非特异性 Treg 的生成。有报道称，DCreg 周围的微环境可影响 Treg 反应性，如 IL-10 等能够诱导 Treg 低反应性（Yang and Gao 2011）。此外，一些分子（如诱导性共刺激配体 ICOS-L、CD58、OX-2 等）对 Treg 反应性也有影响。DCreg 参与过敏性疾病是免疫学的重要发现之一。研究发现，感染能够诱导 DC 发育为 DC1 样细胞，诱发 Th1 型免疫应答，DC1 样细胞也可继续分化为 DCreg，直接抑制过敏性 Th2 反应。众所周知，低剂量的鞭毛蛋白能够诱发哮喘，但是卫生学曾提出微生物感染可能有抑制哮喘发生的作用。研究报道，OVA 致敏哮喘小鼠注射 OVA/FlaB 混合物后并未发现 Th1/Th2/Th17 反应，而发现了可改善哮喘症状的 DCreg 和 Treg（Shim et al. 2016）。HDM 致敏的小鼠哮喘模型注射 FlaB 后也有上述反应。因此，鞭毛蛋白可能会成为治疗过敏性哮喘的一种致耐受性佐剂。细菌组分可诱导机体生成 DCreg，增强 $CD4^+$ $CD25^+$ $FoxP3^+$ Treg 反应，抑制过敏反应（Liu et al. 2010）。然而，也有报道称感染诱发的 DCreg 并不能抑制过敏反应（Horvat et al. 2010）。上述报道的结论不同可能与暴露时间、微生物组分和感染类型等因素有关。

**2. DC 在 Th2 型免疫应答及过敏中的功能**

DC 在过敏应答中的功能主要通过过继回输和细胞剔除试验证实。荷载 OVA 的 DC 经气道回输小鼠后，也能使小鼠致敏，雾化吸入 OVA 能够激发气道 Th2 型炎症（以嗜酸性粒细胞浸润为主）、杯状细胞增生和气道高反应性（Lambrecht et al. 2000；Sung et al. 2001）。已经致敏的小鼠不需要雾化吸入过敏原，直接回输过敏原处理的脾脏来源的 DC 或者骨髓来源的 DC 也可以诱导哮喘样症状（Sung et al. 2001；van Rijt et al. 2005）。在 *CD11c-DTR* 转基因小鼠中，剔除肺中高表达 CD11c 的 DC 后，过敏原不能使小鼠致敏（Hammad et al. 2010）。在致敏小鼠哮喘诱发阶段，剔除 DC 后也不能成功激发哮喘症状（Lambrecht et al. 1998；van Rijt et al. 2005）。这些都足以说明，在哮喘的致敏阶段和诱发阶段，DC 都扮演着极其重要的角色，见图 1-1-10。

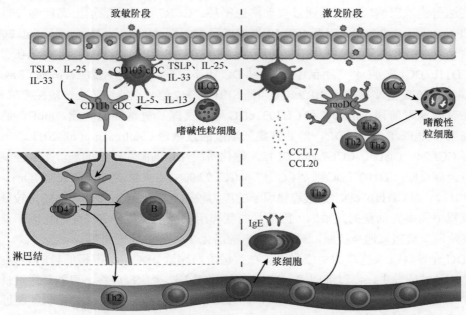

图 1-1-10　DC 及其亚群在哮喘致敏阶段和激发阶段的功能（彩图请扫封底二维码）

随后，对 DC 的不同亚群在过敏性哮喘中的功能进行了研究。CD11b$^+$ DC 和 CD103$^+$ DC 均能够摄取过敏原 OVA（Nakano et al. 2012），但 CD11b$^+$DC 摄取能力更强，而 CD103$^+$ DC 可能往淋巴结迁移的能力更强。体外 CD103$^+$ DC 可以诱导 Th2 型免疫应答，而 CD11b$^+$DC 主要诱导 Th1 型免疫应答，因而 CD103$^+$ DC 可能在过敏的发生中更加重要。然而更多的研究表明，屋尘螨（*Dermatophagoides pteronyssinus*）主要由 CD11b$^+$ cDC 摄取，过继回输后能够引发 Th2 型免疫应答而诱发哮喘（Plantinga et al. 2013；Williams et al. 2013），而 CD103$^+$ cDC 过继回输后则不能诱导 Th2 型免疫应答也不能诱发哮喘，其摄取过敏原的能力也远弱于 CD11b$^+$ cDC，可能与其主要负责激活抗病毒 CD8$^+$ T 细胞免疫应答功能相关。也有研究表明，CD103$^+$ cDC 介导吸入抗原的免疫耐受（Semmrich et al. 2012），可能是通过高表达视黄醛脱氢酶（retinal dehydrogenase 2，Aldh1a2）诱导特异性 Treg 产生（Khare et al. 2013）。Batf3$^{-/-}$ 小鼠缺失所有 CD103$^+$ cDC，不能诱导吸入抗原的免疫耐受。在 Flt31$^{-/-}$ 小鼠中所有 cDC 缺失，moDC 仍然能够诱导 Th2 型免疫应答，但需要大剂量 HDM，低剂量过敏原不能诱导过敏反应，表明其在过敏原致敏阶段的作用有限（Plantinga et al. 2013）。DC 在呼吸道及肺摄取抗原后必须迁移到引流淋巴结激活 Th2 型免疫应答才能诱导过敏炎症的发生，这种迁移在其摄取抗原后第 1 天即开始，在第 3 天达到高峰。CD11b$^+$ cDC 及 moDC 均能够在肺中摄取过敏原，而 CD11b$^+$ cDC 往淋巴结迁移的能力更强，moDC 仅在吸入大剂量过敏原的情况下才能够往淋巴结迁移。即使在大剂量过敏原情况下在引流淋巴结中仍然以 CD11b$^+$ cDC 为主，moDC 只占很小一部分（Plantinga et al. 2013）。DC 往淋巴结的迁移主要依赖其在摄取抗原后活化表达的 CCR7，在淋巴结组成型表达的 CCL19 和 CCL21 的趋化下，CCR7$^+$DC 往淋巴结迁移。在 CCR7$^{-/-}$

小鼠中，在淋巴结未能发现摄取过敏原的 DC，说明 DC 摄取过敏原后主要是通过主动迁移到达引流淋巴结，而不是通过被动淋巴循环。CCR7 组成型表达上调能够加重过敏症状（Fainaru et al. 2005），阻断 CCL19 也能减轻 Th2 型过敏反应（Hammad et al. 2002）。其他信号也可能参与了 DC 往淋巴结的迁移，如 CD47-SIRPα。SIRPα 主要表达在引流淋巴结 CD11b⁺DC，在 CD47⁻/⁻ 小鼠中，淋巴结 DC 迁移减少，Th2 型免疫应答减弱（Raymond et al. 2009）。在野生小鼠中用 SIRPα-Fc 阻断 SIRP-CD47 信号也能够防止过敏性哮喘发病。

在哮喘激发阶段，moDC 和 CD103⁺cDC 可能发挥了更重要的功能。moDC 是唯一表达高亲和力 FcεR Ⅰ 的 cDC，能够富集低浓度的过敏原（Sallmann et al. 2011）。moDC 高分泌 CCL24、CCL2、CCL7 和 CCL12，趋化嗜酸性粒细胞和单核细胞，主要控制哮喘的气道炎症反应；CD103⁺cDC 则是 CCL17 和 CCL22 的主要来源，趋化 Th2 细胞（Ortiz-Stern et al. 2011）；而 CD11b⁺cDC 分泌趋化因子的能力较弱。考虑到 moDC 迁移能力较弱，在致敏过程中需要大剂量的过敏原，因而推测其作用可能主要是分泌炎症趋化因子及在过敏诱发阶段负责摄取递呈抗原，对募集而来的活化 T 细胞进行再刺激。

pDC 介导对吸入抗原的免疫耐受。在致敏阶段剔除 pDC，使得极低量的 OVA 免疫就能够诱导过敏发生，而过继回输 pDC 则能够抑制 Th2 型免疫应答，可能是通过诱导抑制性 T 细胞发挥作用（de Heer et al. 2004）。在过敏诱发阶段，剔除 pDC 后仍然能够促进疾病发生，而过继回输 pDC 或者注射 Flt31 则能抑制疾病发生（Kool et al. 2009）。这种抑制作用依赖于 PD-1 和 PDL-1，但不依赖于 ICOS、IDO 或者 IFNα。然而人的体外研究表明（Huber et al. 2010），Ⅰ 型 IFN 能够通过抑制 GATA3 抑制 Th2 细胞分化，并且能够抑制已分化的 Th2 细胞分泌 IL-4、IL-5，这也可能是 pDC 抑制过敏的机制之一。在哮喘患者中，其 pDC 分泌 Ⅰ 型 IFN 的能力下降（Gill et al. 2010）。

### 3. 过敏原识别

过敏原的识别及摄取是抗原递呈及获得性免疫应答的第一步。DC 主要通过一系列模式识别受体（pattern recognition receptor，PRR）和 C 型凝集素（C-type lectin）等识别及摄取过敏原。过敏原加工处理后以 MHC 分子 - 抗原肽复合体的模式在膜上呈现，继而激活 T 细胞应答。表皮间的 DC 能够通过伸入气道的树突摄取抗原，而有些过敏原能够突破上皮的紧密连接蛋白，直接被基膜下及肺实质中的 DC 所识别（Salazar and Ghaemmaghami 2013）。

DC 识别抗原的 C 型凝集素主要包括甘露糖受体（mannose receptor，MR）和树突状细胞特异性细胞间黏附分子 -3 捕获非整合素（dendritic cell specific intercellular adhesion molecule-3 grabbing non-integrin，DC-SIGN）。MR 主要在巨噬细胞和 DC 表达，识别糖基化的抗原。在小鼠模型中，DC 通过 MR 识别过敏原如屋尘螨（HDM）、蟑螂（cockroach）、猫、狗、花生等，诱导 Th2 型免疫应答及过敏发生（Emara et al. 2011；Everts et al. 2012）。在人单核细胞来源的 DC 中，MR 是主要的摄取过敏原受体，而且 MR 阳性的 DC 偏向诱导 Th2 型免疫应答，而人为干扰了 MR 表达后 IDO 表达上调，促进免疫反应向 Th1 偏移（Royer et al. 2010）。DC-SIGN 特异性在 DC 表达，也可以识别多种过敏原，诱导 Th1 型免疫应答，而 DC-SIGN 缺失后的 DC 偏向诱导 Th2 反应，跟 MR 的功能正好相反，说明 DC 可能通过其表面识别过敏原的受体之间的区别，决定了其诱导过敏或者耐受。有研究证明，过敏原 HDM 成分 Der p 1 能够利用其酶活性降解 DC-SIGN（Huang et al. 2011），但对 MR 没有影响，可能是其诱导 Th2 型免疫应答及哮喘的机制之一。哮喘患者 DC 高表达 Th2 相关的 MR（Kayserova et al. 2012），低表达 Th1 相关的 DC-SIGN。

DC 表达的其他 PRR（如 TLR）也参与过敏原的识别，主要是 TLR4 和 TLR5。HDM 中的主要过敏蛋白屋尘螨（*Dermatophagoides pteronyssinus*，Der p）2 与 MD2 的同源性较高，能够通过模拟 MD2 激活 TLR4 信号转导（Trompette et al. 2009）。HDM 中混杂的细菌鞭毛蛋白（flagellin）能够激活 TLR5 促进 DC 活化（Wilson et al. 2012），可能发挥佐剂功能。moDC 表达的 FcεR I 可能也参与了过敏原的识别，尤其在致敏阶段，使得致敏患者能够富集低浓度的过敏原，降低气道炎症反应的阈值（Maurer et al. 1995；Sallmann et al. 2011）。

**4. 上皮细胞对 DC 的调控作用及其在 Th2 诱导中的功能**

虽然 DC 识别摄取抗原，对抗原加工后递呈给 T 细胞激发获得性免疫应答是过敏性疾病的关键，但是 DC 却不是最早接触大量过敏原的细胞。呼吸道紧密排列的上皮构成了抵御过敏原的第一道防线，并且在过敏中发出指示信号，决定免疫应答向 Th2 偏移。气道上皮细胞（airway epithelial cell，AEC）不仅通过紧密连接形成屏障，而且能够识别环境中的病原组分及过敏原，进而激活相应信号通路，并分泌各种炎症因子及危险信号分子，主要通过以下三种方式同 DC 发生相互作用：①过敏原激活 AEC 后可以破坏上皮细胞屏障作用，使得过敏原进入基膜下层，易于被 DC 识别摄取；② AEC 分泌炎症因子、趋化因子及危险信号，募集并激活其他免疫细胞，其中包括 DC、Th2 细胞、嗜酸性粒细胞、中性粒细胞等；③形成调控 Th1/Th2 的免疫微环境，控制免疫应答方向。

AEC 对过敏原的识别主要依赖于其表面表达的蛋白酶活化受体（proteinase activated receptor，PAR）、TLR 及 C 型凝集素。PAR 是一类 G 蛋白受体，包括 PAR1 ~ PAR4，其中 PAR2 主要在表皮、呼吸道及肠道黏膜上皮和血管内皮表达，参与组织损伤及免疫应答。PAR2 胞外段被蛋白酶切除后能够自我活化，激活下游信号通路，分泌各种炎症介质及趋化因子，降解紧密连接的闭合蛋白（occludin）及上皮钙黏素（E-cadherin）（King et al. 1998；Kauffman et al. 2000；Vinhas et al. 2011）。多种过敏原如尘螨、花粉、真菌等都可以破坏呼吸道上皮紧密连接，增加上皮通透性，并且刺激上皮分泌炎症因子，这些功能均依赖于过敏原中蛋白酶的活性（Herbert et al. 1995；Tai et al. 2006）。缺失 PAR2 的小鼠气道炎症减轻，嗜酸性粒细胞浸润减少，气道高反应性也明显减轻（Schmidlin et al. 2002）。

同 DC 一样，AEC 表达的 PRR 如 TLR 和 C 型凝集素也参与过敏原的识别，并能活化 AEC 细胞。上皮细胞表达的 TLR4 参与 Th2 型免疫应答和哮喘发病，缺失后不能成功建立哮喘模型（Hammad et al. 2009；Tan et al. 2010）。另外，HDM 诱导的 CCL20 表达不依赖于 PAR2 和 TLR4，而是通过树突状细胞 C 型植物凝集素（dendritic cell-associated C phytohemagglutinin 1，Dectin）受体识别屋尘螨中的 β- 聚糖（β-glycan），激活 Syk 信号，促进 Th2 型免疫应答（Nathan et al. 2009；Norimoto et al. 2014）。CCL20 在趋化 DC 前体

向肺脏聚集中发挥重要作用。

上皮细胞识别过敏原活化后分泌的细胞因子如胸腺基质淋巴生成素（TSLP）、IL-25、IL-33、GM-CSF 等，在形成 Th2 型免疫应答的免疫微环境中发挥关键性作用。TSLP 是 IL-7 细胞因子家族成员，主要由 AEC 分泌，通过结合 DC 表面 TSLPR 发挥作用。TSLP 可以促进 DC 表达共刺激分子 OX40L，继而与 T 细胞表面 OX40 结合，促进 IL-4 和 GATA3 表达，诱导初始 CD4$^+$ T 细胞向 Th2 细胞分化（Ito et al. 2005；So et al. 2006）。TSLP 还可以促进 DC 分泌 CCL17 和 CCL22，趋化 Th2 细胞；分泌 IL-8 和嗜酸性粒细胞趋化因子 -2，趋化中性粒细胞和嗜酸性粒细胞，在哮喘的诱发阶段起到重要作用（Gill 2012）。在哮喘患者上皮中 TSLP 表达上调，并且同 Th2 型免疫应答及哮喘严重程度呈正相关。IL-25 和 IL-33 也都可以促进 DC 诱导的 Th2 型免疫应答。此外，上皮细胞分泌的 TSLP、IL-25 和 IL-33 还可以间接通过促进 ILC2 及嗜碱性粒细胞活化，分泌 Th2 类细胞因子，进而促进嗜酸性粒细胞浸润及气道高反应性，进一步加重哮喘发病。GM-CSF 也是上皮细胞分泌的促进 Th2 型免疫应答的因子。GM-CSF 可以促进 DC 成熟，上调共刺激分子表达。过表达或者气道吸入 GM-CSF 可以诱导对 OVA 的 Th2 型免疫应答，以及嗜酸性粒细胞浸润（Stampfli et al. 1998）。所有这些上皮细胞分泌的细胞因子，最终使得 DC 倾向诱导 Th2 型免疫应答，最终诱导过敏的发生。在哮喘患者的全基因组关联分析（GWAS）中，同哮喘发病相关的单核苷酸多态性多发生在调控上皮细胞屏障的基因（如聚丝蛋白）和上皮细胞分泌的细胞因子及其受体（如 TSLP 和 ST2/IL-33R）（Moffatt et al. 2010），进一步说明了上皮细胞在过敏性哮喘中的关键性作用。

### （二）树突状细胞在其他过敏性疾病中的研究

#### 1. 变应性鼻炎

变应性鼻炎（allergic rhinitis）又称过敏性鼻炎，为上呼吸道过敏性疾病，在哮喘患者中大多合并过敏性鼻炎，约 70% 过敏性鼻炎儿童会发展为哮喘，因而认为哮喘可能是过敏性鼻炎向下呼吸道的进展（Shaaban et al. 2008）。鼻腔 DC 同样也存在于上皮层及固有层，上皮层内的 DC 的树突可以穿过上皮间紧密连接，直接在气腔中摄取抗原（Takano et al. 2005），也称为朗格汉斯（Langerhans）细胞。人鼻腔黏膜的 DC 大致可分为朗格汉斯细胞（CD1a$^+$ CD207$^+$）、mDC（CD1c$^+$ CD141$^+$）和 pDC（CD303$^+$ CD304$^+$），对其描述大多采用组织学染色方法。

鼻黏膜 DC 可以通过 PRR 识别病原体相关分子模式（PAMP）而被活化，如 TLR、NLR 等，上皮细胞分泌的 IL-33、IL-1α 和 TSLP 在 DC 活化中发挥重要作用（Kleinjan 2011），尤其是 TSLP。TSLP 主要来源于鼻黏膜上皮，在变应性鼻炎患者的鼻黏膜中 TSLP 表达高于正常人，并且 DC 主要存在于 TSLP$^+$ 上皮细胞附近（Kamekura et al. 2009），提示两者之间有紧密的相互作用。在这些炎症因子的共同作用下，DC 偏向于诱导 Th2 型免疫应答。TSLP、IL-25 和 IL-33 同样也可以作用于 ILC2，促进 Th2 类细胞因子的分泌，以及后续免疫应答向 Th2 方向偏移，参与变应性鼻炎发病（Fan et al. 2016）。FcεR I 和 FcγR 及补体受体也可以激活 DC，使得 DC 分化成熟，通过 CCR7 向淋巴结，在鼻腔中主要是咽淋巴环（Waldeyer 淋巴环）迁移。在鼻黏膜中滴入经 CFSE 染料标记的

DC 后，其能够在黏膜下的鼻相关淋巴组织（nasal-associated lymphoid tissue，NALT）及颈部锁骨上的淋巴结中找到，但不会进入肺或者纵膈淋巴结。

变应性鼻炎患者鼻黏膜上皮层中的朗格汉斯细胞数量明显高于正常组及单纯鼻息肉患者，经过敏原刺激后其数目进一步增加（Till et al. 2001）。扁桃体中 pDC 占 65%，表达 HLA-DR 和 CD40，但是低表达共刺激分子 OX40L、CD80、CD83、ICOSL、PDL1，能够诱导 FoxP3$^+$ Treg 生成（Palomares et al. 2012）。慢性鼻窦炎合并鼻息肉患者鼻黏膜以 mDC 为主，而无鼻息肉的慢性鼻窦炎患者鼻黏膜以 pDC 为主（Hartmann et al. 2006；Kirsche et al. 2010）。mDC 和 pDC 的比例可用来描述机体的免疫状态，在静息状态下正常人同过敏性鼻炎患者 mDC/pDC 相似，但在过敏原激发后正常人比值降低，而鼻炎患者的比值不发生变化，说明鼻炎患者的免疫耐受或者免疫抑制机制受损（Reinartz et al. 2011）。

**2. 特应性皮炎**

特应性皮炎（atopic dermatitis，AD）又称遗传过敏性皮炎，是一种由皮肤屏障破坏、免疫功能异常导致的复发性炎症性疾病，可分为急性期和慢性湿疹期。Th2 型免疫应答及 IgE 的产生在 AD 发病尤其是急性期中起到主要作用，在慢性期以 Th1 型免疫应答为主，而 DC 在诱导 T 细胞应答中发挥关键作用（Malajian and Guttman-Yassky 2015）。皮肤 DC 分别存在于表皮层和真皮层（Henri et al. 2010；Malissen et al. 2014）。表皮层 DC 又分为两种亚型：朗格汉斯细胞（Langerhans cell，LC）和炎性树突状上皮细胞（inflammatory dendritic epidermal cell，IDEC）。LC 主要分布在表皮基底层和棘细胞层，表达 EpCam，标志性结构是细胞内由 II 型跨膜 C 型凝集素（Langerin，CD207）蛋白构成的伯贝克颗粒（Birbeck granule）。IDEC 在炎症状态下被募集到表皮，由血中的前体细胞分化而来，表达甘露糖受体（mannose receptor，MR/CD206）。真皮层中的 DC 分为 Langerin$^+$ 和 Langerin$^-$ 两种。炎症状态下从外周血招募到真皮的 DC 称为炎性树突状真皮细胞（inflammatory dendritic dermal cell，IDDC）。生理状态下 pDC 很少，炎症时其因募集至炎症部位而数量增加。

特应性皮炎患者 DC 的一个重要特征是皮肤所有 DC 均表达 FcεR I，皮损部位表达丰度高于正常组织，并且在过敏原刺激后能够进一步升高。FcεR I 的高表达是 IL-4 和 IgE 共同作用的结果，IL-4 能诱导 FcεRI α 链表达，由于 γ 链表达极低，α 链只能停滞在内质网，不能表达在细胞膜上。高水平的 IgE 通过低亲和力 IgE 受体促进 γ 链的表达，继而结合 α 链后以 αγ2 的形式离开内质网，在高尔基体糖基化后成为成熟的 FcεR I（Novak et al. 2003）。

最近的研究发现，外周血 DC 前体细胞高表达 FcεRI，且其成熟和活化的标记不同。外周血 DC 前体细胞产生 AD 相关的趋化因子（CCL17/CCL18/CCL22）和成熟相关的趋化因子（CCL3/CCL4/CCL5），且 AD 患者水平高于健康人。即使无 AD 特异性葡萄球菌肠毒素 B 的刺激，CCL3/CCL4 和 CCL18 的水平也显著增加，而 CCL17 和 CCL22 的水平仅在葡萄球菌肠毒素 B 刺激后才显著升高。由此提示 AD 患者循环血液中的 DC 前体细胞不成熟且在无组织特异性刺激时也具有特应性特征，表明 DC 前体细胞的发育受皮肤和早期血液微环境的影响（Kapitany et al. 2017）。

在遗传因素或者环境因素导致皮肤屏障作用被破坏后，过敏原得以被 LC 识别摄取，同时 DC 被诱导成熟分化，随后迁移到局部淋巴结后诱导 Th2 型免疫应答和 IgE 抗体的产生，是 AD 发病的始动因素。DC 活化后诱导 Th1 偏移 /Th2 偏移很大程度上取决于其所处的微环境，角质细胞分泌的炎症因子在诱导 DC 向 Th2 偏移中起到重要作用，尤其是 TSLP，TSLP 的遗传多态性跟 AD 疾病发生密切相关。机械损伤或者炎症刺激都能诱导角质细胞分泌大量的 TSLP（Oyoshi et al. 2010；Novak 2012），继而上调 DC 表面 MHCⅡ分子及 CD86 表达，诱导 Th2 型免疫应答。其他细胞因子如 IL-25、IL-1α、IL-1β 及 ILC2 等也参与诱导 Th2 偏移。

在 AD 激发阶段，表达 FcεRⅠ的 LC 和 IDEC 在结合 IgE 后对过敏原的递呈能力大大增强，拥有极强的活化 T 细胞的能力（Novak and Bieber 2005）。在 AD 激发的早期，局部以 Th2 型炎症反应占优势，表现为 IL-4 水平升高、IgE 水平增加和肥大细胞脱颗粒。过敏原刺激可引起大量 IDEC 迅速向表皮迁移，同时 LC 数目减少（Kerschenlohr et al. 2003）。48 h 后随着 IDEC 的增多，IDEC 分泌大量的 IL-12 和 TNF，使得免疫应答由 Th2 向 Th1 转换，从而进入了 AD 的慢性期（Novak 2012）。AD 患者外周血 pDC 数量增多，但皮损部位却减少，加之 FcεRⅠ⁺pDC 活化后Ⅰ型 IFN 产生降低，导致 AD 患者对病毒易感性增加（Novak et al. 2004）。DC 可能通过 MyD88 参与维生素 $D_3$ 诱导的鼠 AD 发病（Li et al. 2017）；尘螨过敏原可通过 IFN 调节因子 4 依赖型真皮树突状细胞诱导皮肤致敏（Deckers et al. 2017）；IDEC 样细胞可能在维持 AD 患者的炎症反应中起重要作用，IDEC 样细胞可能通过 IL-10 对 AD 患者 T 细胞发挥调节作用（Dos Santos et al. 2017）。

**3. 食物过敏**

食物过敏是机体对食物的免疫耐受状态被打破而导致的，肠道口服耐受的机制包括 T 细胞失能、Treg 诱导等，然而肠道相关 DC 是介导口服耐受的关键细胞。肠道 DC 分为 cDC 及 pDC，位于肠道固有层、派氏结及肠系膜淋巴结。肠道 cDC 又可以分为 CD103⁺DC 和 CX3CR1⁺DC，前者由 DC 前体分化而来，受到 Flt31 调控，而后者由单核细胞分化而来，受 CCR2 及 GM-CSF 调控（Ko and Chang 2015）。CX3CR1⁺DC 伸出树突进入肠腔，摄取抗原能力强，但不往淋巴结迁移，因而不能激活初始 T 细胞，主要在局部负责递呈抗原给活化的 T 细胞；CD103⁺DC 在固有层中，摄取抗原能力较弱，但往淋巴结迁移的能力较强，能够激活初始 T 细胞（Schulz et al. 2009；Chinthrajah et al. 2016）。有报道显示，CX3CR1⁺DC 摄入抗原后虽然本身不能迁移到淋巴结，但可以将抗原传递给邻近的迁移 DC（Pabst and Mowat 2012；Chinthrajah et al. 2016）。

肠道 DC 通过伸入肠腔的树突或者微皱褶细胞（M 细胞）摄取抗原后，在派氏结或者肠系膜淋巴结递呈抗原给初始 T 细胞。口服耐受的诱导主要在肠道淋巴结，派氏结缺失并不能打破口服耐受，而阻断肠系膜淋巴结的淋巴回流则能够打破口服耐受（Worbs et al. 2006）。肠道黏膜中的 CD103⁺DC 是 Treg 诱导和口服耐受形成的主要 DC。CD103⁺DC 在肠道摄取抗原后通过表达 CCR7 迁移到淋巴结进而诱导 Treg，CCR7⁻ᐟ⁻ 小鼠也不能建立口服耐受，进一步说明 DC 及其往淋巴结的迁移在耐受建立中的重要作用。CD103⁺DC 表达视黄醛脱氢酶 2（retinal dehydrogenase 2），将维生素 A 转化为视黄酸（retinoic acid，

RA）。RA 和 TGF-β 可以促进初始 T 细胞分化为 Treg，并诱导整合素 α4β7 及 CCR9 表达，使之特异性定位到肠道（Cassani et al. 2011）。表达的 DC 表明 αvβ8 能够活化 TGF-β，在诱导 Treg 形成中非常重要。

食物过敏原目前发现的大致有 400 种，常见的包括牛奶、鸡蛋、花生、海鲜、小麦、坚果、大豆等，一种解释是这些蛋白质能够发挥类似佐剂的作用，破坏口服耐受，促进 DC 诱导 Th2 型免疫应答，从而导致了食物过敏。DC 不仅在口服耐受的建立中起关键作用，在食物过敏的发展中也起到关键作用。肠道 DC 可以通过 PRR、C 型凝集素识别摄取过敏原。将食物过敏小鼠的 DC 回输到正常小鼠，能够诱导过敏原特异性 IgE 产生，不需要变应原特异性免疫治疗（Chambers et al. 2004；Arques et al. 2008）。在小鼠食物过敏模型中常用霍乱毒素（cholera toxin，CT）联合过敏原口服免疫，CT 能够导致肠道黏膜 CD103$^+$DC 减少，而在肠系膜淋巴结中 CD103$^+$DC 增多，并上调表达 OX40L，说明 CT 可能诱导 CD103$^+$DC 往淋巴结迁移，并通过 OX40L 诱导 Th2 型免疫应答（Blazquez and Berin 2008；Smit et al. 2011）。CT 也可上调 TIM-4 在 DC 的表达，通过与 T 细胞表面的 TIM-1 结合，促进 Th2 分化和肠道过敏（Yang et al. 2007）。食物过敏患者肠道上皮高表达半乳凝素 9（galectin 9），其结合 DC 表面受体 TIM-3 后可以上调 TIM-4 的表达，可能在过敏状态维持中发挥作用。过敏小鼠的 DC 比正常 DC 更能耐受 CD4$^+$ T 细胞诱导的凋亡，在体外能够诱导 T 细胞分化为 Th2 细胞。

除了 DC 识别过敏原后直接诱导 Th2 应答，其他细胞与 DC 的相互作用也在促进 Th2 应答中发挥重要作用。肠道上皮细胞是最早接触过敏原的细胞，其分泌的 TSLP 可以作用于 DC，上调 DC 表达 OX40L，同时也促进嗜碱性粒细胞分泌 Th2 类型细胞因子，使免疫应答向 Th2 偏移（Blazquez and Berin 2008；Siracusa et al. 2011）。iNKT 细胞识别过敏原中的脂类抗原后，分泌 IL-4 和 IL-13，也能促进 Th2 型免疫应答。DC 可诱导食物过敏患儿记忆和活化的 T 细胞增殖（Scott-Taylor et al. 2017）。与一过性鸡蛋过敏患儿相比，持续性鸡蛋过敏患儿血液循环的单核细胞和 DC 在内毒素暴露前后均可释放高水平的促炎性细胞因子（Neeland et al. 2018）。

（三）树突状细胞在过敏性疾病治疗中的应用

目前临床上对于过敏性疾病的治疗方法主要包括激素、抗 IgE 及过敏原特异性治疗，这些治疗手段都能够对 DC 产生一定的作用，从而发挥其药效。吸入激素通过抑制 Th2 相关基因表达，促进嗜酸性粒细胞、肥大细胞凋亡，抑制 T 细胞归巢，减轻过敏症状（Georas 2004）。糖皮质激素还能减少哮喘患者气道 DC 浸润；在体外，其可以抑制 DC 成熟，降低炎症因子表达，抑制其诱导的 Th1 及 Th2 反应，同时还能通过活化糖皮质激素诱导的亮氨酸拉链（glucocorticoid induced leucine zipper，GILZ）表达，促进 Treg 增殖（Hamdi et al. 2007）。

奥马珠单抗（Omalizumab，anti-IgE）可以缓解哮喘发作，在重症哮喘中更有明确疗效（Schroeder et al. 2010）。其机制是通过阻断 IgE 结合 FcεRⅠ，而未结合 IgE 的 FcεRⅠ不稳定，很快被内化降解，从而下调免疫细胞（肥大细胞、嗜碱性粒细胞等）表面 FcεRⅠ表达。anti-IgE 也可以下调 DC 表面 FcεRⅠ 的表达，极大地降低 DC 摄取过敏原的能力,可能也参与抗过敏效应(Prussin et al. 2003)。肿瘤进展基因座 2(tumor progression locus 2,TPL-2)通过抑制 DC 合成 CL24 进而预防尘螨介导的严重的鼠过敏性气道炎症(Kannan et al. 2017)。

变应原特异性免疫治疗(allergen-specific immunotherapy,ASIT)是目前唯一可以永久解除过敏状态的手段,DC 更是其发挥效应的主要靶细胞。口腔黏膜 DC 处于耐受状态,即使在 LPS 刺激后也以分泌 IL-10、TGFβ 为主(Novak et al. 2011),DC 在黏膜摄取过敏原后迁移到淋巴结诱导特异性 Treg 形成,使得免疫应答由 Th2 向耐受偏移(Larche et al. 2006;Novak et al. 2011)。

此外,还可以靶向 DC 活化迁移的微环境,借此调控 DC 状态,改变其功能,如靶向上皮细胞分泌的促进 DC 诱导 Th2 分化的炎症因子 TSLP、IL-33、IL-25 及其受体。在小鼠哮喘模型中,TSLPR-Fc 蛋白能够降低 DC 表达 CD40、CD80、CD86 等共刺激分子,阻断 Th2 型免疫应答,减少嗜酸性粒细胞浸润(Zhang et al. 2011b)。TSLP 及 TSLPR 的抗体也有同样的效应,并可减轻气道重塑(Chen et al. 2013;Cheng et al. 2013)。阻断 IL-33 的受体 ST2(anti-ST2)同样也能降低气道炎症反应和气道高反应性。临床上 anti-TSLP 治疗能够降低哮喘患者第 1 秒用力呼气容积(first second forced expiratory volume in one second,FEV1),减少痰液及外周血嗜酸性粒细胞数目,降低气道炎症反应(Gauvreau et al. 2014)。

屋尘螨皮下免疫治疗可诱导 DC 而非嗜碱性粒细胞表面 FcεRI 的短暂表达,这一发现可能为将来研究 DC 的 IgE/FcεRI 信号在变应原特异性免疫治疗中的潜在耐受作用提供基础(Berings et al. 2018)。糖精和大豆焦油可通过抑制鼠 mDC 中 IL-4/STAT6 信号而对特应性皮炎发挥治疗作用(Takemura et al. 2018),此外,从芥菜叶制成的韩国发酵蔬菜中分离出来的乳酸菌魏氏菌 Wikim28 可能通过诱导鼠产生耐受性 DC 和 Treg 改善 AD 样皮损(Lim et al. 2017)。双歧杆菌可能通过耐受性 DC 诱导 Treg 分化和改变肠道微生物菌群而减轻虾原肌球蛋白诱导的食物过敏反应(Fu et al. 2017)。DCreg 免疫疗法可能通过刺激 FoxP3⁺ Treg 的产生而诱导食物耐受、治疗食物过敏(Dawicki et al. 2017)。总之,DC 因其强大的刺激和调节 T 细胞特性,已成为研发调节抗原特异性免疫应答相关疫苗的有力工具(Schulke 2018)。

## 七、单核 - 巨噬细胞

单核 - 巨噬细胞系统具有重要的生物学作用,在皮下组织广泛分布,以上皮黏膜下浓度最高。其不仅参与非特异性免疫防御,通过吞噬作用杀灭和清除病原体及异物,并介导炎症反应;而且在特异性免疫应答中作为抗原递呈细胞发挥关键作用,如免疫调节等。巨噬细胞通过其表面低亲和力 IgE 抗体与过敏原结合或通过非特异性作用,激活并释放血栓素 A2(TXA2)、LTB4、PAF、IL-1、IL-6、IL-8、TNF-α、巨噬细胞炎症蛋白 -1α(macrophage inflammatory protein-1α,MIP-1α)、活性氧自由基和溶酶体酶等。

巨噬细胞在某些细胞因子的作用下活化。其活化途径主要包括:① CD4⁺ Th1 细胞释放 IFN-γ 而活化巨噬细胞;②通过细胞表面 CD40 与 T 细胞表面 CD40L 的相互作用而活化;

③在小鼠中，巨噬细胞还可被 LPS、TNF 及 IL-1 所活化。活化的巨噬细胞内溶酶体形成增多，氧化代谢能力增加，杀伤靶细胞能力增强。而甘露糖受体可通过 miR1-511-3P 调节巨噬细胞极化和过敏性炎症反应（Zhou et al. 2018）

## 八、气道上皮细胞

气道上皮细胞作为首先接触吸入性物质包括呼吸道病毒和空气传播的过敏原及环境污染物的细胞，在呼吸道疾病特别是哮喘的炎症反应中起重要的调节作用。气道上皮细胞除了可以提供一个严密的屏障，借此避免有害物质的进入，还可通过它们的黏液纤毛作用和分泌一系列的介质在气道的防御机制中起重要作用。有证据指出气道上皮细胞是局部免疫系统的一个重要组成部分（Weitnauer et al. 2016）；气道上皮细胞具有吞噬功能，可吞噬不同微粒物质如表面活性剂、氧化铁喷雾剂、碳粒子、镍尘、石棉纤维和二氧化钛、柴油微粒及超细的粒子等；所有的气道上皮细胞均表达功能性的 MHC Ⅰ 类和 MHC Ⅱ 类抗原，故气道上皮细胞能担任非专职的抗原递呈细胞的功能；气道上皮细胞具有抗微生物作用，除了呼吸道上皮的屏障功能、黏液的分泌和黏膜纤毛的作用，上皮细胞产生抗微生物的物质增加，诱导包括感染在内的细胞信号网络的产生以募集吞噬细胞；气道分泌的 IgA 通过它们的低聚糖侧链结合细菌借此阻断细菌侵入上皮，而且提供阻断微生物、毒素和其他抗原的免疫屏障；气道上皮细胞本身也是炎症介质（细胞因子、脂类和肽类物质及具有嗜酸性粒细胞趋化活性的趋化因子等）合成的来源；气道上皮细胞通过抗炎介质的释放、可溶性受体的释放及促炎介质的功能失活实现抗炎作用（Comhair et al. 2001）。

哮喘患者的支气管上皮结构被破坏，柱状细胞与它们的基底层相分离，且 CD44[+] 和 EGFR[+] 上皮细胞数增多，反映了上皮细胞的修复活动增加。上皮细胞从基底细胞中脱落，与嗜酸性粒细胞颗粒蛋白、TNF-α、蛋白酶和氧自由基的释放有关。气道壁的重塑或重构在哮喘的慢性进程中可能起重要作用，因为使用皮质类固醇激素在对抗气道高反应性的疗效上不完全理想。在 1～11 岁的哮喘患儿的支气管活检组织切片检查研究中发现，上皮基底膜的胶原增厚，提示哮喘患者气道上皮结构紊乱是哮喘过程中气道重塑造成的。

### （一）细胞因子、炎症介质分泌功能的新认识

许多研究证实气道上皮细胞可分泌一些细胞因子，如 IL-25、IL-33、TSLP 等，其在哮喘的发病机制中起重要作用。上述细胞因子被称为上皮衍生的报警蛋白（epithelial alarmins），在机体损伤过程中可激活和增强固有免疫与适应性免疫系统，促进体内平衡恢复。此外，它们也可激活和募集固有淋巴细胞到肺部，使之成为潜在的治疗靶标（Lloyd and Saglani 2015）。研究发现，TSLP 单克隆抗体可抑制 TSLP 与其受体结合，减轻过敏性哮喘的气道炎症反应，并降低过敏原诱导的气道反应（Mitchell and O'Byrne 2016）。

IL-25 来源广泛，来源于体内多种细胞如 T 细胞、嗜酸性粒细胞、肥大细胞及肺结构细胞如内皮细胞和气道上皮细胞（Corrigan et al. 2011a）。IL-25 在气道重塑和血管再生中有重要作用。此外，IL-25 还可在体外促进内皮细胞增生和微血管生长（Corrigan et al. 2011b）。

IL-33 是 IL-1 家族成员（Schmitz et al. 2005），在包括哮喘在内的过敏性疾病中起着重要作用，可诱发鼠急性、慢性气道过敏性疾病（Iijima et al. 2014）。一些炎症细胞如巨噬细胞、树突状细胞、肥大细胞和单核细胞均可分泌 IL-33，而分泌量低于上皮细胞的 1/10（Chang et al. 2011；Hardman et al. 2013）。IL-33 的生物学作用复杂，炎症蛋白如中性粒细胞弹性蛋白酶和组织蛋白酶可增强其活性，而活性氧则抑制其活性（Lefrancais et al. 2012）。IL-33 在胞外基质中通过 MyD88 或者 NF-κB 途径诱导机体产生多种细胞因子和趋化因子（Kamijo et al. 2013）。此外，IL-33 诱导造血细胞释放 Th2 类细胞因子，如 IL-4、IL-5 和 IL-13（Yagami et al. 2010）。IL-33 在过敏患者中的主要作用可能是激活 ILC2 产生 IL-5 和 IL-13，进而激活 Th2 细胞（Smith et al. 2016）。

TSLP 是 IL-2 家族的成员，主要表达在上皮细胞表面，是导致哮喘的一种危险因素（Lee et al. 2015a）。与 IL-25、IL-33 一样，过敏原的蛋白酶和生物学成分尤其是环境中的真菌也可调节 TSLP 的释放（Kouzaki et al. 2009）。上皮细胞与上皮角质细胞是 TSLP 的主要来源，其他一些结构细胞如气道平滑肌细胞、成纤维细胞、肥大细胞和树突状细胞也产生 TSLP（Ying et al. 2008）。机械损伤、促炎细胞因子（TNF-α、IL-1α、IL-4 和 IL-5）与蛋白酶（胰蛋白酶和木瓜蛋白酶）也可引起气道上皮细胞产生及释放 TSLP（Oyoshi et al. 2010）。TSLP 可激活 mDC 和参与 Th2 型免疫应答（王文璐等 2011）。

### （二）上皮细胞 -ILC2 相互作用及其在哮喘中的放大作用

固有淋巴细胞是一群具有典型的淋巴细胞形态，但不表达抗原受体的固有免疫细胞，有着共同的前体细胞，并且按照细胞因子分泌分为三个亚群（Artis and Spits 2015）：分泌 IFN-γ 的 ILC1，分泌 IL-4、IL-5、IL-13 的 ILC2，分泌 IL-17、IL-22 的 ILC3，分别对应 Th1、Th2 和 Th17 细胞。ILC2 细胞最早在 2001 年报道（Fort et al. 2001），当时发现 IL-25 可以在一群 MHC II$^+$CD11c$^-$ 的非 B 细胞非 T 细胞中诱导 IL-5 和 IL-13 表达，并引起肺部嗜酸性粒细胞炎症（Hurst et al. 2002）。2010 年，三篇里程碑式论文证实了这群细胞存在于呼吸道、消化道及皮肤，并将其命名为 ILC2（Moro et al. 2010；Neill et al. 2010；Price et al. 2010）。ILC2 表达 CD45、CD44、CD69、c-kit 和 Thy1.2，能够对上皮细胞分泌的 IL-25、IL-33 及 TSLP 应答并分泌 Th2 类细胞因子（Lund et al. 2013），提示其在过敏性疾病中发挥重要作用。随后在人消化道及呼吸道中也发现了这群细胞，为 CD161$^+$CRTH2$^+$。ILC2 起源于共同淋巴样祖细胞（common lymphoid progenitor，CLP），而不同于 DC 及巨噬细胞来源于共同髓样祖细胞（common myeloid progenitor，CMP），其分化依赖于转录因子 Gata3 及 Notch 和 IL-7R 信号（Klose and Artis 2016）。

ILC2 在哮喘中的作用首先是在 Rag$^{-/-}$ 小鼠中发现（Chang et al. 2011），流感病毒在 T 细胞、B 细胞缺失后仍然能够诱导哮喘样的气道高反应性，然而剔除了 ILC2 则不能建立。在 T 细胞应答缺失的小鼠中，ILC2 的功能可能被夸大，在免疫系统正常的机体中 ILC2 对哮喘的贡献也可能不亚于 Th2 细胞。在 OVA 和 HDM 诱导的哮喘模型中，有一半以上的 Th2 类细胞因子是由 ILC2 分泌的（Klein et al. 2012；Van Dyken et al. 2014）；缺失了 ILC2 的小鼠哮喘模型中呼吸道炎症减轻，提示 ILC2 参与了哮喘的发病。在气道吸入 IL-25 或者 IL-33 时都能促进 ILC2 活化增殖，分泌大量的 IL-5 和 IL-13，促进嗜酸性粒细胞浸润（Barlow et al. 2012；Bartemes et al. 2012）。这些结果都提示，无论 Th2 细胞是否存在，ILC2 都在哮喘发病中发挥重要功能。在哮喘患者痰液和气道中也发现 ILC2 增多，在过敏原的刺激下可以分泌 IL-5 和 IL-13（Allakhverdi et al. 2009；Smith et al. 2016）。

ILC2 对哮喘发病的作用可能通过以下几种机制（van Rijt et al. 2016），首先 ILC2 在上皮细胞分泌的炎症因子 IL-25、IL-33 及 TSLP 的作用下可以被活化，分泌 IL-4、IL-5 及 IL-13，同 Th2 细胞分泌的因子共同作用，促进嗜酸性粒细胞浸润、杯状细胞增生、气道反应性升高。ILC2 分泌的细胞因子可以直接诱导哮喘症状，IL-4 和 IL-13 还可以诱导最初的 T 细胞向 Th2 细胞分化。此外，ILC2 表达 MHC Ⅱ类分子和共刺激分子，提示其也可以作为抗原递呈细胞，直接参与哮喘的致敏和激发过程（Lambrecht and Hammad 2015）。

## 九、成纤维细胞

成纤维细胞（fibroblast）处于功能静止状态时，称为纤维细胞（fibrocyte）。TNF-α 刺激成纤维细胞分泌的基膜聚糖可诱导纤维细胞分化（Pilling et al. 2015）。成纤维细胞体积较小，呈长梭形，细胞核小，着色深，细胞质内粗面内质网少、高尔基复合体不发达，常通过基质糖蛋白的介导附着在胶原纤维上。虽然成纤维细胞是已分化的细胞，但也能分裂增生，并具有可塑性，其形态、生化和功能等特性均能为适应微循环的需要而改变。成纤维细胞还具有趋化性，其趋化因子是淋巴因子、补体、纤连蛋白（fibronectin，FN）及其片段、血小板来源的生长因子（platelet-derived growth factor，PDGF）、转化生长因子（transforming growth factor，TGF）、白三烯、CCL2 等（Singh et al. 2014）。在趋化因子（如淋巴因子、补体等）的诱导下，成纤维细胞能缓慢地向一定方向移动。在一定条件下，如创伤修复、结缔组织再生时，纤维细胞又能再转变为肌性成纤维细胞。肌性成纤维细胞是表达平滑肌肌动蛋白等成分的一种特殊类型的成纤维细胞，既能合成纤维，又具收缩能力。肌性成纤维细胞存在于多种正常组织中，如肺组织，参与血管紧张素的调节。成纤维细胞与肌性成纤维细胞也存在于支气管黏膜下，在哮喘患者中增加，并与上皮下基底膜厚度有关；循环成纤维细胞亚型与哮喘严重程度相关（Shipe et al. 2016）。成纤维细胞（肌性成纤维细胞）在哮喘气道胶原进行性沉积过程中起关键作用。骨髓来源的成纤维细胞可能参与哮喘气道的纤维重塑。气道重塑是慢性过敏性炎症介质和细胞因子共同作用的结果，气道重塑一旦形成即产生哮喘治疗的耐药性。因此早期针对气道重塑进展的治疗很有必要（Yamauchi and Inoue 2007）。慢性阻塞性肺疾病的恶化过程中血液成纤维细胞数量增加且和死亡率及低肺功能相关。CXCL12/CXCR4 轴参与成纤维细胞的募集（Dupin et al. 2016）。慢性阻塞性肺疾病患者血液髓系抑制性细胞样纤维细胞［blood myeloid-derived suppressor cell（MDSC）-like fibrocyte］数量增加并通过小气道依赖机制维持肺功能（Wright et al. 2016）。类风湿性关节炎患者可见循环成纤维细胞数量增加，成纤维细胞的活化增强与 CD4+ T 细胞的数量增加直接相关，并且循环成纤维细胞和活化的 T 细胞均可促进疾病的发生（Galligan et al. 2016）。

　　鼠反复暴露于屋尘螨过敏原后，其肺内 TSLP 和 TGF-β1 水平显著升高，且支气管肺泡灌洗液中纤维细胞数量增加。阻断 TSLP 可显著降低 TGF-β1 产生，减少纤维细胞数量，防止气道和血管结构改变。由此提示 TSLP 可能通过促进慢性过敏原暴露后的肺循环成纤维细胞募集而在气道重塑中发挥作用。靶向 TSLP 和纤维细胞相互作用疗法可能是治疗慢性过敏性哮喘的方法之一（Chen et al. 2017）。

## 十、血管内皮细胞

　　血管内皮细胞（vascular endothelial cell）简称内皮细胞，衬覆于整个循环系统管腔内壁，与基底膜共同构成血管内皮（以下简称内皮），内皮成为分隔血液与内皮下组织的血管屏障。基底膜主要由胶原组成，具有支持和维持内皮细胞结构完整性的作用。正常的内皮细胞具有屏障作用、调节血管张力、参与炎症反应等多种功能，内皮细胞功能异常与许多疾病的发生、发展有密切关系（详见《基础过敏反应学》）。

　　内皮细胞上的黏附分子主要有选择素家族、整合素家族和免疫球蛋白超家族。选择素家族包括 P- 选择素和 E- 选择素，介导部分 T 细胞和内皮细胞黏附，尤其是与淋巴结高内皮细胞小静脉（HEV）的黏附。白细胞整合素（如 LFA-1、VLA-4）能够识别、结合内皮细胞上的相应受体，并将其信号转导至细胞内。细胞间黏附分子 -1（intercellular adhesion molecule 1，ICAM-1）、血管细胞黏附分子 -1（vascular cell adhesion molecule 1，VCAM-1）、血小板内皮细胞黏附分子（platelet endothelial cell adhesion molecule，PECAM-1）等免疫球蛋白超家族黏附分子在白细胞的激活与内皮细胞的黏附等方面起重要作用。

（张慧云　何韶衡　曾晓宁　湛萌萌　汪　嬰　王志云　臧艳艳　崔夫波　袁磊磊

刘艳梅　谷芳秋　赵　卓）

# 第五节　参与过敏性疾病发病机制的重要分子

## 一、过敏原

　　过敏原（也称变应原）是可导致 IgE 介导的免疫反应、速发型超敏反应的抗原。它们可以是蛋白质，也可以是以半抗原形式结合到宿主蛋白质上的糖或低分子量有机成分。环境中的过敏原种类繁多。其共同特点是具有过敏原性，即具有过敏性。常见过敏原包括花粉、真菌、尘螨，蟑螂等昆虫及动物皮毛，工作场所的过敏原、食物过敏原和乳胶过敏原等。

### （一）花粉过敏原

　　自然界开花植物种类繁多，并不是所有的植物花粉都能引起过敏反应。引起花粉症的花粉主要是风媒花植物的花粉。风媒花植物的花粉具有许多共同的特点。它们的花粉颗粒具有方便风传播的特性，花粉一般都很小、干燥并且表面比较光滑。引起花粉症流行的植物花粉一般应该具备以下几个条件：①必须是风媒花的花粉，属气传花粉；②花粉产量大；③花粉轻，易飘散远方；④该植物在当地广泛和大量生长；⑤花粉的播散期较长，可持续1个月以上。

（二）致敏花粉分布的地区性及季节性

由于受气候、土壤、生物、地形及当地栽培情况等因素的影响，不同地区的主要致敏植物也不相同。在美国和加拿大，花粉污染源以豚草最为重要；在英国、捷克、丹麦、法国、意大利、西班牙和瑞士，以禾本科植物为主；在南非、巴勒斯坦、澳大利亚、新西兰和日本，除禾本科植物外，树木类植物也很重要。在我国，由于多数地区（如北京、新疆、山西、山东、武汉、沈阳、广州、宁夏等）的主要致敏花粉均为蒿属植物花粉，因此我国的花粉污染源植物以蒿属植物最为重要。但在不同地区，除蒿属植物外，亦各有侧重。处于中国中部的武汉地区，自20世纪50年代初至今，悬铃木属植物一直是该地区主要的绿化树种，导致该属植物花粉成为该地区春季的主要致敏花粉。中国西北部的兰州地区，早春以杨、柳、核桃花粉为主，晚春以松、杨、槐花粉为主，夏秋则以蒿属植物花粉为主（陈琳等，2001）。在华东地区，蓖麻、悬铃木等为较重要的花粉污染源植物；华南地区，苋属植物和木麻黄、苦楝、藜、桑等植物显得较为重要；在西南地区，以贵阳市为例，蒿属、藜属、禾本科植物及悬铃木，因其花粉含量大、致敏性较强，成为贵阳市主要的花粉污染源植物。

随着季节的变化，光照、温度、湿度等条件亦随之变化，从而使致敏花粉的分布出现明显的季节性变化。树木类植物主要在春季开花授粉，因而这类植物成为春季主要的致敏原植物；在夏季，牧草和其他禾本科植物花粉占据致敏花粉的主导地位；而秋季，则以杂草类（如蒿属）植物花粉为主。在主要的花粉季节，花粉计数的峰值典型的是4～8周。不同地区的花粉浓度曲线图和时间峰图不同，主要由当地的气候、花粉的种类及天气情况决定。在中国各地区，花粉颗粒全年均有，多数形成两个高峰季节，一为春季，从3月下旬开始至5月中下旬结束；另一高峰季节为夏秋，即7～10月。

（三）常见致敏花粉

植物致敏花粉可分为三类，分别为树木花粉（tree pollen）、牧草花粉（forage grass pollen）和杂草花粉（weed pollen）。树木花粉高峰主要出现在春季和夏季，牧草花粉主要出现在春季和夏季，而杂草花粉主要出现在夏末。

（四）致敏性真菌过敏原

虽然一些真菌过敏原中是真菌菌丝和孢子都有的，但有些真菌孢子过敏原在真菌菌丝提取物中未必有。目前还不清楚真菌过敏患者最初是对真菌孢子还是菌丝的过敏原过敏。很多真菌过敏原为胞内蛋白质，也有些是分泌蛋白质或胞壁蛋白质。在临床上真菌最主要的气传过敏原来自曲霉、青霉、芽枝孢霉和交链孢霉等真菌。这些真菌种类的主要过敏原［与呼吸道疾病或变应性支气管肺曲霉病（ABPA）有关］包括 Alt a 1 和 Alt a 2，Asp f 1、Asp f 2 与 Asp f 4，Cla h 1 等。

## （五）主要气传致敏性真菌孢子的分布及影响因素

真菌分布广泛，真菌孢子是户外空气中数量最多的气传微粒。它们的体积虽然比花粉小得多，但在空气中的总体积却几乎与花粉相等。正常人在日常生活中，每天约与100种不同的真菌接触。真菌孢子的季节性消长不及花粉明显，多数气传致敏性真菌实际上都是全年存在（叶世泰等，1992）。气传孢子在冬季和春季少见，而在夏季充足。在各种真菌中，交链孢霉属的真菌是世界各地最常见的室外真菌之一，主要存在于干燥温暖的气候环境里，但在不同国家变化很大。其气传孢子和菌丝体片段主要在春季、夏季及秋季四处飘散，其中尤以秋季树叶和其他生物材料开始降解时最多。室内空气中，曲霉菌与青霉属真菌在秋季及冬季含量较高。

我国地处温带，是有利真菌滋生繁殖的地区。根据近年来全国各地的空气中真菌种类和数量的调查显示，我国大气中孢子常年飘散、品种繁多、数量很大。其中4～10月是空气中孢子飘散的高峰期。空气中常见的气传致敏性真菌有交链孢霉属（*Alternaria*）、芽枝孢霉属（*Cladosporium*）、曲霉属（*Aspergillus*）、青霉属（*Penicillium*）、镰刀菌属（*Fusarium*）、柄锈菌属（*Uredinales*）、黑粉菌属（*Ustilago*）、蠕孢菌属（*Helmithosporium*）和酵母属（*Saccharomyces*）等属的真菌。不同地区由于植被、气候和地理因素的不同，空气中常见的真菌种类、分布和消长也有所不同。

## （六）尘螨过敏原

螨类属于节肢动物门（Arthropoda）、蛛形纲（Arachnida）。现在已知的尘螨有34种，其中与人类过敏性疾病关系密切的主要是屋尘螨（*Dermatophagoides pteronyssinus*）、粉尘螨（*Dermatophagoides farinae*）、埋内欧尘螨（*Euroglyphus maynei*）和仓储螨（storage mite）等。粉尘螨又叫粉食皮螨，在下脚面粉、仓库尘屑和家禽饲料中均可有大量生长，并以此为食，是主要的致敏性螨种。屋尘螨又称为欧洲尘螨，是欧亚大陆上最具优势的致敏性螨种。埋内欧尘螨常在温带地区被发现。在热带气候下，仓储螨和其他麦食螨科的螨一样，可能是住宅中最普遍的螨，如热带无爪螨（*Blomia tropicalis*）、害嗜鳞螨、腐蚀酪螨等。

尘螨过敏原的来源：与螨排泄物有关的过敏原是来源于螨消化道的酶类。与蜕皮过程有关的过敏原（包括酶），是与螨从一个生存阶段转为另一个生存阶段时的发育过程相关的酶类。有些过敏原可能是螨在进食期间在食物残渣上留下的唾液组分。螨死亡后，体液中的可溶性蛋白质在躯体分解时可能被释放出来。总之尘螨中上述来源的蛋白质均可成为过敏原。

诱导人IgE反应的最主要的尘螨是屋尘螨和粉尘螨。尘螨过敏患者的特异性IgE对屋尘螨和粉尘螨都起反应，具有明显的交叉反应性。通过SDS聚丙烯酰胺凝胶电泳（SDS-PAGE）/免疫印迹法发现，屋尘螨提取液含有32种IgE结合成分。人们对屋尘螨与粉尘螨的主要过敏原进行了广泛的生化、分子和免疫学定性，其中几种过敏原有酶活性。

迄今为止，至少有15种尘螨过敏原已经被定性并且其cDNA已被克隆，其中主要过敏原的分子质量在14～60 kDa。根据其生物化学组成、序列同源性和分子质量，尘螨过敏原可分成特异性的群组。一种已定性过敏原的命名方法是其所在属的前三个字母、种名的首字母和一个指明过敏原分离顺序的数字或其在同源性和分子量上与其他已经定性的过敏原相匹配的数字。

最主要的尘螨过敏原是Ⅰ型、Ⅱ型、Ⅲ型和Ⅳ型螨虫过敏原。Ⅰ型螨虫过敏原是分子质量为 25 kDa 的不耐热的糖蛋白，包括 Der p 1、Der f 1 和 Der m 1；Ⅰ型螨虫过敏原与组织蛋白酶 B/H（cathepsin B/H）、木瓜蛋白酶（papain）和猕猴桃碱（actinidine）的序列同源性为 30%；酶活性功能分析发现，Ⅰ型螨虫过敏原属于半胱氨酸蛋白酶家族的成员；具有＞ 80% 的 IgE 结合活性。Ⅱ型螨虫过敏原是分子质量为 14 kDa 的附睾分泌蛋白，包括 Der p 2 和 Der f 2，与溶菌酶有很多共性，可与脂质结合，具有＞ 80% 的 IgE结合活性。Ⅲ型螨虫过敏原包括 Der p 3 和 Der f 3，与胰蛋白酶类似。Ⅳ型螨虫过敏原是分子质量为 56 ～ 60 kDa 的淀粉酶，与哺乳动物的 α- 淀粉酶序列高度同源。

屋尘螨是潜在的过敏原，10% ～ 30% 的世界人口患有屋尘螨过敏性疾病。

**1. 屋尘螨过敏原**

1）Der p 1：生物化学名称为半胱氨酸蛋白酶（cysteine protease），分子质量为 25 kDa，目前已发现 23 个变异体。皮试结果显示，11 位螨虫过敏患者的血清 IgE 均呈 Der p 1 阳性反应；其是一种主要的屋尘螨过敏原。Der p 1 是耐热糖蛋白，主要存在于螨虫粪便中，与 Der f 1 的序列同源性为 81%。

2）Der p 2：属于附睾分泌蛋白家族（NPC2 family）的成员，分子质量为 14 kDa，目前已发现 14 个变异体。放射变应原吸附试验（RAST）结果显示，＞ 71% 螨虫过敏患者的血清 IgE 和 Der p 2 呈阳性反应，其是一种主要的屋尘螨过敏原。Der p 2 主要存在于螨虫粪便中，与 Der f 2 的序列同源性为 88%。

3）Der p 3：生物化学名称为胰蛋白酶（trypsin），分子质量为 25 kDa。RAST 结果显示，97% 螨虫过敏患者的血清 IgE 和 Der p 3 呈阳性反应；其是一种主要的屋尘螨过敏原。Der p 3 与 Der f 3 的序列同源性为 83%。

4）Der p 4：生物化学名称为 α- 淀粉酶（α-amylase）抑制剂，分子质量为 56 ～ 63 kDa。免疫印迹法（immunoblot）结果显示，Der p 4 与成人和儿童螨虫过敏患者血清 IgE 的结合率分别为 46% 和 25%。Der p 4 与 Eur m 4 的序列同源性为 90%。

5）Der p 5：生物化学名称为谷胱甘肽 S- 转移酶。分子质量为 14 kDa。放射免疫测定（RIA）结果显示，32% 螨虫过敏患者的血清有抗 rDer p 5 的抗体；免疫印迹法结果显示，55% 螨虫过敏患者的血清可识别 rDer p 5。Der p 5 与 Der f 5 的序列同源性为 79%。

6）Der p 6：生物化学名称为糜蛋白酶（chymotrypsin），分子质量为 25 kDa。RAST 结果显示，41% 的螨虫过敏患者血清中检测到抗 Der p 6 的 IgE抗体；65% 的螨虫过敏患者血清和 Der p 6 呈阳性反应。

7）Der p 7：分子质量为 26kDa、30kDa 和 31 kDa。皮下试验结果显示，53% 的螨虫过敏的儿童患者对 rDer p 7 呈阳性反应；37% 的螨虫过敏的儿童患者血清 IgE 和 rDer p 7 呈阳性反应；RIA 结果显示，46% 的螨虫过敏患者血清可识别 rDer p 7。

8）Der p 8：生物化学名称为谷胱甘肽 S- 转移酶（glutathione S-transferase），分子质

量为 25 kDa。免疫印迹法结果显示，40% 的螨虫过敏患者血清可识别 rDer p 8。

9）Der p 9：生物化学名称为溶胶原的丝氨酸蛋白酶（collagenolytic serine protease），分子质量为 24 kDa。RAST 结果显示，92% 的螨虫过敏患者血清 IgE 和纯化的 Der p 9 呈阳性反应。

10）Der p 10：生物化学名称为原肌球蛋白（tropomyosin），分子质量为 33 kDa。5.6% 的螨虫过敏患者血清 IgE 和 rDer p 10 呈阳性反应。

11）Der p 11：生物化学名称为副肌球蛋白（paramyosin），分子质量为 98 kDa。免疫印迹法结果显示，41.7% ~ 66.7% 的过敏患者血清 IgE 和纯化的 rDer p 11 呈阳性反应，而患有湿疹的非过敏患者和正常人群的阳性率分别为 18.8% 和 8%。

12）Der p 13：生物化学名称为胞质脂肪酸结合蛋白（cytosolic fatty acid binding protein），分子质量为 14.8 kDa。ImmunoCAP 过敏原检测系统结果显示，224 位患有鼻炎或哮喘的尘螨过敏的泰国患者诊断结果 ≥ Ⅲ 级；而酶联免疫吸附试验（ELISA）结果显示，< 7% 的患者血清 IgE 和 rDer p 13 呈阳性反应。

13）Der p 14：为脂质运载蛋白（apolipoprotein）家族成员，分子质量为 177 kDa。研究表明，Der p 14 可诱导 IgE 高反应性和 T 细胞活化。

14）Der p 15：生物化学名称为几丁质酶样蛋白（chitinase-like protein），分子质量分别为 98 kDa 和 109 kDa。研究表明，Der p 15 与过敏患者血清 IgE 结合活性较高（70%）。其与 Der f 15 序列同源性为 90%。

15）Der p 18：生物化学名称为几丁质结合蛋白（chitin-binding protein），分子质量为 60 kDa。研究表明，Der p 18 与过敏患者血清 IgE 结合活性较高（63%）。Der p 18 与 Der f 18 序列同源性为 88%，主要位于消化道，而粪便含量较少。

16）Der p 20：生物化学名称为精氨酸激酶（arginine kinase），分子质量为 52 kDa。研究表明，Der p 20 与过敏患者血清 IgE 结合活性较低。

17）Der p 21：分子质量为 17 kDa。过敏患者血清学实验结果显示，rDer p 21 有高 IgE 结合活性；嗜碱性粒细胞激发试验结果显示，rDer p 21 有高过敏原活性。Der p 21 与 Der p 5 的序列同源性高，主要存在于粪便中。

18）Der p 23：生物化学名称为围食膜因子样蛋白结构域（peritrophin-like protein domain），分子质量为 14 kDa。过敏患者血清学实验结果显示，rDer p 23 有高 IgE 结合活性，可与 74% 螨虫过敏患者的血清 IgE 呈阳性反应，与 Der p 1 和 Der p 2 相近；嗜碱性粒细胞激发试验结果显示，因嗜碱性粒细胞 CD203c 表达上调而有高过敏原活性。其主要存在于粪便中。

19）Der p 24：生物化学名称为泛醌细胞色素 c 还原酶结合蛋白（biquinol-cytochrome creductase binding protein），分子质量为 13 kDa。免疫印迹法体外 IgE 结合试验结果显示，5 位螨虫过敏患者血清 IgE 均呈阳性反应；ELISA 结果显示，83% 螨虫过敏患者的血清 IgE 呈阳性反应；皮试结果显示，5/10 位螨虫过敏患者的血清 IgE 呈阳性反应。其主要存在于粪便中。

**2. 粉尘螨过敏原**

1）Der f 1：生物化学名称为半胱氨酸蛋白酶（cysteine protease），分子质量为 27 kDa。皮试结果显示，77% 螨虫过敏患者均呈 Der f 1 阳性反应；其是一种主要的粉尘螨过敏原；RAST 结果显示，87% 螨虫过敏患者和 Der f 1 呈阳性反应。Der f 1 是耐热糖蛋白，主要存在于螨虫粪便中，与 Der p 1 的序列同源性为 81%。

2）Der f 2：属于附睾分泌蛋白家族（NPC2 family）的成员，分子质量为 15 kDa。RIA 结果显示，95% 螨虫过敏患者血清 IgE 和纯化的 Der f 2 呈阳性反应；RAST 结果显示，90% 螨虫过敏患者血清 IgE 和纯化的 Der f 2 呈阳性反应；其是一种主要的屋尘螨过敏原；16 位受试者中，Der f 2 均可诱导血嗜碱性粒细胞组胺释放。Der f 2 主要存在于螨虫粪便中，与 Der p 2 的序列同源性为 88%。

3）Der f 3：生物化学名称为胰蛋白酶（trypsin），分子质量为 29 kDa。RIA 结果显示，16% 的螨虫过敏患者血清 IgE 和 Der f 3 呈阳性反应。Der f 3 与 Der p 3 的序列同源性为 83%。

4）Der f 4：生物化学名称为 α- 淀粉酶（α-amylase）抑制剂，分子质量为 57.9 kDa。ELISA 结果显示，40.74% 的螨虫过敏的儿童患者血清 IgE 和 Der f 4 呈阳性反应。

5）Der f 6：生物化学名称为糜蛋白酶（chymotrypsin），分子质量为 25 kDa。RAST 结果显示，41% 的螨虫过敏患者血清有抗 Der f 6 的抗体。

6）Der f 7：生物化学名称为谷胱甘肽 S- 转移酶，分子质量为 30 ～ 31 kDa。RIA 结果显示，46% 的螨虫过敏患者血清 IgE 和 rDer f 7 呈阳性反应。

7）Der f 8：生物化学名称为谷胱甘肽 S- 转移酶（glutathione S-transferase），分子质量为 32 kDa。其与 Der p 8 的序列同源性为 86%。

8）Der f 10：生物化学名称为原肌球蛋白（tropomyosin），分子质量为 37 kDa。斑点（dot spot）试验结果显示，80.6% 的螨虫过敏患者血清 IgE 和纯化 Der f 10 呈阳性反应；其与 Der f 1（90.3%）和 Der f 2（74.2%）相近。

9）Der f 11：生物化学名称为副肌球蛋白（paramyosin），分子质量为 98 kDa。免疫斑点（immunodot）试验结果显示，75% ～ 77.6% 的皮肤点刺螨虫阳性过敏患者血清 IgE 和 rDer f 11 呈阳性反应，87.5% 的皮肤点刺螨虫阳性过敏患者血清 IgE 和纯化的 Der f 11 呈阳性反应。Der f 11 和无脊椎动物的副肌球蛋白的同源性＞ 50%。

10）Der f 13：生物化学名称为胞质脂肪酸结合蛋白（fatty acid binding protein），分子质量为 15 kDa。

11）Der f 14：为脂质运载蛋白（apolipoprotein）家族成员，分子质量为 177 kDa。ELISA 结果显示，84.2% 的螨虫过敏患者血清 IgE 和从久置粗体物中纯化的 Der f 14 呈阳性反应，65.8% 的螨虫过敏患者血清 IgE 和从新鲜粗提物中纯化的 Der f 14 呈阳性反应；Der f 14 可体外诱导 66.7% 的患者的嗜碱性粒细胞释放组胺。

12）Der f 15：生物化学名称为几丁质酶（chitinase），分子质量为 98 ～ 109 kDa。皮内试验（intradermal skin test，IDST）结果显示，所有粉尘螨致敏狗血清 IgE 和 Der f 15 均呈阳性反应；螨虫患者血清 IgE 与 Der f 15 的结合率为 70%。

13）Der f 16：生物化学名称为凝溶胶蛋白 / 绒毛蛋白（gelsolin/villin），分子质量为 55 kDa，是首个被发现的凝溶胶蛋白家族成员的过敏原。ELISA 结果表明，螨虫患者血清 IgE 与 Der f 16 的结合率为 47%。

14）Der f 17：生物化学名称为钙结合蛋白（calcium binding protein），分子质量为 53 kDa。研究表明，Der f 17 与螨虫过敏患者血清 IgE 的结合率为 35%。

15）Der f 18：生物化学名称为几丁质结合蛋白（chitin-binding protein），分子质量为 60 kDa。ELISA 结果显示，Der f 18 与粉尘螨过敏患者血清 IgE 的结合率为 54%。此外，Der f 18 与粉尘螨致敏狗血清 IgE 的结合率为 57% ～ 77%。

16）Der f 20：生物化学名称为精氨酸激酶（arginine kinase），分子质量为 40 kDa。皮肤点刺试验（skin prick test，SPT）结果表明，50% 的受试者对 rDer f 20 呈阳性反应；免疫印迹法试验结果显示，4 位受试者血清 IgE 与 rDer f 20 呈阳性反应，与 ELISA 结果一致。

17）Der f 21：分子质量为 14 kDa。血清学实验结果显示，28.9% 的尘螨过敏的儿童患者血清 IgE 和 rDer f 21 呈阳性反应；SPT 结果显示，42% 的尘螨过敏患者对 rDer f 21 呈阳性反应。此外，免疫抑制试验结果显示，rDer f 21 和 rDer f 5 有交叉反应性。其主要存在于螨虫粪便中。

18）Der f 22：分子质量为 17 kDa。

19）Der f 24：生物化学名称为双喹啉细胞色素 c 还原酶结合蛋白（biquinol-cytochrome c reductase binding protein），分子质量为 13 kDa。

20）Der f 25：生物化学名称为磷酸丙糖异构酶（triosephosphate isomerase），分子质量为 34 kDa。其对尘螨过敏患者的免疫印迹法和皮肤点刺试验阳性率分别为 75.6% 和 60%；其为粉尘螨的主要过敏原（Li et al. 2014）。

21）Der f 26：生物化学名称为碱性肌球蛋白轻链（myosin alkali light chain），分子质量为 18 kDa。

22）Der f 27：生物化学名称为丝氨酸蛋白酶抑制剂（serpin），分子质量为 110 kDa。在 19 例 DM-SPT 阳性患者中，Der f 27 SPT阳性率为 42.1%。rDer f 27 致敏的过敏性哮喘小鼠气道高反应性、血清特异性 IgE 和脾细胞培养上清液中白细胞介素 -4 水平均显著增加（Lin et al. 2015）。

23）Der f 28：生物化学名称为热激蛋白（heat shock protein），分子质量为 110 kDa。ELISA 结果显示，过敏患者 rDer f 28 的血清 IgE 反应性明显高于健康人血清（$P < 0.01$），26 例过敏性疾病患者中有 3 例 rDer f 28 呈阳性反应，占 11.5%（Lin et al. 2015）。PMID：26623108。

24）Der f 29：生物化学名称为前纤维蛋白（肌动蛋白抑制蛋白），分子质量为 14.3 kDa。41 份粉尘螨过敏患者血清，Der f 29 与其中的 35 份呈阳性反应，阳性反应率为 85.4%，ELISA 检测发现，Der f 29 阳性组在 450 nm 处的吸收值是阴性对照组的 4.6 倍。临床皮试显示，对于 10 位尘螨过敏患者，Der f 29 与其中 7 位血清的皮试呈阳性反应，阳性反应率为 70%；在嗜碱性粒细胞活化实验中，Der f 29 作用于尘螨过敏患者外周血嗜碱性粒细胞所诱导的 CD63 和 CCR3 双阳性细胞的百分率约是阴性对照组的 7.1 倍。

25）Der f 30：生物化学名称为铁蛋白（ferritin），分子质量为 15 kDa。41 份尘螨过敏患者血清，Der f 30 与其中的 26 份呈阳性反应，阳性反应率为 63.4%，ELISA 检测发现，Der f 30 阳性组在 450 nm 处的吸收值是阴性对照组的 5.1 倍。对于 10 位尘螨过敏患者，Der f 30 与其中 6 位血清的皮试呈阳性反应，阳性反应率为 60%。Der f 30 作用于尘螨过敏患者外周血嗜碱性粒细胞所诱导的 CD63 和 CCR3 双阳性细胞的百分率约是阴性对照组的 5.9 倍。

26）Der f 31：生物化学名称为丝切蛋白（cofilin），分子质量为 15 kDa。临床皮试阳性率达 32%（曾露，2017）。

27）Der f 32：生物化学名称为分泌型无机焦磷酸酶（secreted inorganic pyrophosphatase），分子质量为 35 kDa。临床皮试表明，42 位尘螨过敏患者中有 6 例对重组 Der f 32 过敏，阳性率为 14.3%。蛋白质印迹法结果显示，重组蛋白 Der f 32 能与皮试阳性患者血清 IgE 抗体特异性结合（江贝等，2019）。

28）Der f 33：生物化学名称为 α- 微管蛋白（α-tubulin），分子质量为 52 kDa。Der f 33 可与螨类变态反应患者血清反应，皮肤点刺试验阳性率为 23.5%（Teng et al. 2018）。PMID: 29561952。

29）Der f 34：生物化学名称为烯胺 / 亚胺脱氨酶（enamine/imine deaminase），分子质量为 16 kDa。40 例患者血清 IgE 与其结合阳性率 62.5%，与 Der f 2 相当（77.5%）。我们用 19 例 HDM 过敏患者的血浆做试验，ELISA 结果显示，Der f 34 与尘螨过敏患者血清 IgE 结合率为 68%（ElRamlawy et al. 2016）。PMID: 27539850。

30）Der f 35：分子质量为 14.4 kDa，其可能是与 Der f 2 有交叉反应性的另一种主要的粉尘螨过敏原。天然 Der f 35 与 HDM 过敏患者血清 IgE 的结合率为 77.5%，高于 rDer f 35 与 HDM 过敏患者血清 IgE 的结合率 51.4%（Fujimura et al. 2017）。PMID: 28439905。

（七）螫刺昆虫过敏原

通常可导致人类过敏反应的群居性膜翅目昆虫包括蜜蜂总科（如蜜蜂）、胡蜂总科（小黄蜂、胡蜂和马蜂）及蚁总科（如蚂蚁）。螫刺性膜翅目昆虫毒液组成、生物化学以及药理学特点，总的来说都是生物活性胺、多肽以及酶活性蛋白质构成的复杂混合物。生物活性胺（如组胺和儿茶酚胺）通过扩张血管及增加血管通透性引起局部水肿及触发疼痛。所有已知的毒液过敏原都是含有 100 ～ 400 个氨基酸残基的分子质量为 10 ～ 50 kDa 的蛋白质。

（八）动物过敏原

动物过敏原是这些过敏性疾病的常见病因。虽然"动物过敏原（animal allergen）"名称中隐含的"动物"这个概念在中文的含义非常宽广，但其实这些动物仅仅是一些与人密切接触的哺乳动物，它们主要包括家庭环境或工作场所中常见的猫、狗、小鼠、大鼠、马、牛、豚鼠、兔、猪等，以及其他可能的宠物或野生类的啮齿动物。动物过敏原则源自这些哺乳动物的分泌物或排泄物，包括尿、唾液、皮屑、毛发等。由于动物过敏原常见于室内环境，国外研究也常常将其包括在室内过敏原（indoor allergen）的范畴。

　　动物过敏原可以附着在地毯、衣物、沙发、泥土上面，人们经吸入或皮肤接触而产生过敏反应，如哮喘、皮疹等。动物过敏原的另一主要传播途径则是附着在灰尘颗粒上，通过空气而扩散和传播，当被吸入鼻腔、喉部、气管、支气管或肺时，通过它们内表面的黏膜吸收而产生过敏反应，最典型的如过敏性哮喘。这样，未直接接触致敏动物的人群也容易产生过敏反应。附着动物过敏原的传播颗粒往往取决于环境空气成分与污染状况，而传播颗粒的尺寸、数量或浓度，颗粒的有效暴露面积及表面结构会在一定程度上影响动物过敏原与 IgE 抗体的结合能力。空气中含有过敏原的颗粒如果直径小于 0.1 μm，则其过敏性达到最高。另外，相对于粗糙颗粒，精细颗粒和超精细颗粒是更有效的辅助剂。并且有证据证实颗粒的物理核心和吸附的化学物质可增强过敏相关的免疫反应。

　　在动物过敏原的提取物中存在着大量的蛋白质，但只有很少数的蛋白质是动物过敏原。动物过敏原的分子质量多为 10 ～ 70 kDa，少数几种过敏原（如猫的免疫球蛋白）的分子质量甚至超过 150 kDa。过敏原往往具有多种生物学功能，类似酶、酶抑制剂、脂质运载蛋白（lipocalin）和结构蛋白等，但许多动物过敏原，如狗、小鼠、大鼠、豚鼠、牛、马及兔的部分过敏原，从分子级别上看均属于脂质运载蛋白家族。几类动物中几乎所有的血清白蛋白都为过敏原，它们的分子质量主要集中在 65 ～ 69 kDa，生物学功能相似，并且存在着交叉活性。据研究，猫的血清白蛋白（Fel d 2）与人、牛、马、猪、羊的血清白蛋白存在高度的同源性，并且与大鼠、人、羊、猪的血清白蛋白的氨基酸残基数目基本一样，这也是它们成为交叉过敏原的因素之一。

**1. 猫过敏原**

　　猫（*Felis domesticus*）作为宠物在家庭中广泛饲养，是室内重要的过敏原之一，可在过敏人群中诱发鼻结膜炎，是诱发哮喘的主要危险因素之一，成人对猫过敏的患病率为 5% ～ 10%。猫尿液、唾液、皮屑、毛发和血清中都存在过敏原，目前已鉴定出 8 种猫过敏原。

　　1）Fel d 1：分泌球蛋白（secretoglobin）家族的成员，为 2 个异源二聚体构成的四聚体结构蛋白。80% 以上的猫过敏患者血清 IgE 和 Fel d 1 呈阳性反应，其是一种主要的猫过敏原。SDS-PAGE 结果显示，其分子质量分别为 14 kDa（Ch1）和 4 kDa（Ch2）。聚合酶链反应（PCR）结果显示，Ch1 和 Ch2 在猫唾液腺和皮肤中均有表达，Ch1 与兔子宫珠蛋白（uteroglobin）同源。Fel d 1 分子具有高度的耐热性，纯化的 Fel d 1 蛋白在 100℃下加热 30 min，其抗原性仅降低 28%，加热至 56℃或 100℃时，其免疫原性只有轻微地降低。研究报道，Fel d 1 可通过脂蛋白配体促进 TLR 活化（Herre et al. 2013）。

　　2）Fel d 2：血清白蛋白，分子质量为 69 kDa。免疫印迹法结果显示，14% ～ 23% 的猫过敏患者血清 IgE 和 Fel d 2 呈阳性反应，其是一种次要的猫过敏原。成熟的猫血清白蛋白含有 584 个氨基酸残基。猫血清白蛋白与人、猪、牛、马、羊和大鼠的血清白蛋白氨基酸序列的同源性分别为 82%、80%、78%、78%、78% 和 75%。

　　3）Fel d 3：半胱氨酸蛋白酶抑制剂（cystatin）家族的成员，分子质量为 11 kDa。RAST 结果显示，10% 的猫过敏患者血清 IgE 和 Fel d 3 呈阳性反应，其是一种次要的猫过敏原。

4）Fel d 4：脂质运载蛋白（lipocalin）家族的成员，分子质量为 22 kDa。尽管其效价较低，但 62.96% 的猫过敏患者的血清含抗 Fel d 4 的特异性 IgE 抗体。研究发现，虽然 Fel d 4 和 Can f 2 的同源性仅为 22%，然而二者具有明显的交叉反应性（Madhurantakam et al. 2010）。

5）Fel d 5：分子量为 400 kDa 的 IgA。

6）Fel d 6：分子量为 800 ～ 1000 kDa 的 IgM。

7）Fel d 7：脂质运载蛋白（lipocalin）家族的成员，是分子质量为 150 kDa 的冯·埃布纳腺蛋白（von Ebner gland protein）。研究发现，46.4% 的猫过敏患者血清 IgE 和 rFel d 7 呈阳性反应，其是一种次要的猫过敏。其与 Can f 1 的序列同源性为 63%，与 Can f 1 有交叉反应性（Apostolovic et al. 2016）。

8）Fel d 8：分子质量为 24 kDa 的凝黄素样蛋白（latherin-like protein），与 Equ c 4/Equ c 5 的序列具有同源性。研究报道，19.3% 的猫过敏患者血清 IgE 和 rFel d 8 呈阳性反应，其是一种次要的猫过敏原（Apostolovic et al. 2016）。

**2. 狗过敏原**

狗（*Canis familiaris*）是室内重要的过敏原之一，可在致敏人群中诱发鼻结膜炎、湿疹和哮喘，全球成人中对狗过敏的患病率为 5% ～ 10%。狗的皮屑、唾液、血清、毛发等均存在过敏原，而狗的尿液和粪便则不是过敏原的主要来源，目前已经分离和鉴定出 7 种狗过敏原（www.allergen.org）。

1）Can f 1：脂质运载蛋白（lipocalin）超家族的成员，分子质量为 23～ 25 kDa，是一种唾液脂质运载蛋白。RAST 结果显示，> 75% 的狗过敏患者血清 IgE 和 Can f 1 呈阳性反应，其是一种主要的狗过敏原。Can f 1 由舌上皮组织产生，在唾液、毛发和皮屑中的含量较高，但不存在于血浆中。

2）Can f 2：脂质运载蛋白（lipocalin）超家族的成员，分子质量为 27 kDa，是一种次要的狗过敏原。其由舌腺和腮腺分泌。

3）Can f 3：血清白蛋白，分子质量为 69 kDa。免疫印迹法结果显示，35% 的狗过敏患者血清 IgE 和 Can f 3 呈阳性反应，其是一种次要的狗过敏原。Can f 3 与其他动物如猫、小鼠、大鼠和鸡的纯化的血清白蛋白存在交叉反应性。

4）Can f 4：脂质运载蛋白（lipocalin）超家族的成员，分子质量为 18 kDa。ImmunoCAP 结果显示，37% 的狗过敏患者血清 IgE 和 Can f 4 呈阳性反应，其是一种次要的狗过敏原。

5）Can f 5：生物化学名称为精氨酸酯酶、前列腺激肽释放酶，分子质量为 28 kDa。ImmunoCAP 结果显示，76% 的狗过敏患者血清 IgE 和 Can f 5 呈阳性反应，其是一种主要的狗过敏原。

6）Can f 6：脂质运载蛋白（lipocalin）超家族的成员，SDS-PAGE 显示其分子质量为 27 kDa 和 29 kDa。研究发现，38% 的狗过敏患者的血清含抗 Can f 6 的特异性 IgE 抗体。Can f 6 与 Fel d 4（猫）和 Equ c 1（马）高度同源。ELISA 结果显示，Can f 6 与 Fel d 4 和 Equ c 1 有交叉反应性（Nilsson et al. 2012）。

7）Can f 7：生物化学名称为附睾分泌蛋白 E1（epididymal secretory protein E1，CE1）、

C2 型尼曼 - 皮克蛋白（Niemann Pick type C2 protein，NPC2），分子质量为 16 kDa。10% ～ 20% 的狗过敏患者血清 IgE 和 Can f 7 呈阳性反应，其是一种次要的狗过敏原。Can f 7 与哺乳动物 NPC2 的同源性为 70%，并与屋尘螨过敏原 Der p 2 有交叉反应性（Khurana et al. 2016）。

啮齿动物如小鼠、大鼠和豚鼠广泛用于实验室，实验动物过敏症是一种常见的职业病，影响着 10% ～ 30% 的饲养人员。

**3. 小鼠过敏原**

越来越多的证据表明，小鼠（*Mus musculus*）过敏原是城乡儿童和成人过敏性鼻炎、结膜炎及哮喘的主要病因之一。此外，频繁接触小鼠是实验动物相关的工作人员发生哮喘的高危因素。目前已鉴定出 1 种小鼠过敏原，如下所示。

Mus m 1：脂质运载蛋白家族成员，分子质量为 17 kDa。Mus m 1 由肝脏合成，在小鼠皮毛提取物和血清中含量较低，尿液中的含量是血清的 10 倍，故又称尿前白蛋白。交叉放射免疫电泳（crossed radioimmunoelectrophoresis，XRIE）结果显示，100% 的小鼠过敏患者血清 IgE 和 Mus m 1 呈阳性反应，其是一种主要的小鼠过敏原。

**4. 大鼠过敏原**

接触实验动物是职业过敏的潜在危害因素，了解大鼠（*Rattus norvegicus*）过敏原可为过敏性疾病的诊断和治疗提供方向，目前已鉴定出 1 种大鼠过敏原。

Rat n 1：生物化学名称为 α-2u-球蛋白（alpha-2u-globulin），属于脂质运载蛋白家族的成员，分子质量为 18.7 kDa。Rat n 1 是成年雄鼠尿液中含量最高的蛋白质。免疫印迹法结果显示，93% 的大鼠过敏患者血清 IgE 和 Rat n 1 呈阳性反应，其是一种主要的大鼠过敏原。

**5. 豚鼠过敏原**

近年来的研究发现，豚鼠（*Cavia porcellus*）是家庭和工作环境的过敏原之一，参与过敏性鼻炎、过敏性哮喘和过敏性湿疹的病机。豚鼠过敏原主要分布在毛发、皮肤、唾液、尿液、皮屑等部位，但集中在毛皮上，尿可能也是豚鼠过敏原的主要来源。目前已鉴定出 5 种豚鼠过敏原。

1）Cav p 1：脂质运载蛋白家族的成员，分子质量为 20 kDa。豚鼠尿液和未清洗的毛发提取物中含有 Cav p 1。免疫印迹法结果显示，70% 的豚鼠过敏患者血清 IgE 和毛发提取物中的 Cav p 1 呈阳性反应，其是一种主要的豚鼠过敏原。

2）Cav p 2：脂质运载蛋白家族的成员，分子质量为 17 kDa。豚鼠毛发和哈德腺均表达 Cav p 2。Cav p 2 与 Bos d 2 序列同源性为 69%，与 Cav p 1 有交叉反应性。免疫印迹法结果显示，豚鼠过敏患者的血清 IgE 和毛发提取物中的 Cav p 2 均呈阳性反应，其是一种主要的豚鼠过敏原。

3）Cav p 3：脂质运载蛋白家族的成员，分子质量为 18 kDa。豚鼠颌下腺表达 Cav p 3。免疫印迹法和 ELISA 结果显示，＞ 50% 的豚鼠过敏患者的血清 IgE 和 rCav p 3 呈阳性反应，其是一种主要的豚鼠过敏原。

4）Cav p 4：血清白蛋白，分子质量为 66 kDa。ELISA 结果显示，52.6% 的豚鼠过敏患者的血清 IgE 和 nCav p 4 呈阳性反应，其是一种主要的豚鼠过敏原。

5）Cav p 6：脂质运载蛋白家族的成员，分子质量为 18 kDa。

**6. 牛过敏原**

哺乳动物是家庭和工作场所的重要的气传与食物过敏原，因动物的种类不同，过敏原可通过皮屑、毛发、唾液、泪腺分泌液、乳汁和尿液传播。全球有 2% ～ 7.5% 的儿童对牛奶蛋白过敏，约 80% 的 3 ～ 4 岁患儿发展为免疫耐受。

1）Bos d 2：脂质运载蛋白家族的成员，分子质量为 18 kDa。免疫印迹法结果显示，> 90% 的牛（*Bos taurus domesticus*）过敏患者的血清 IgE 和 Bos d 2 呈阳性反应，其是一种主要的牛过敏原。仅皮肤组织可以合成 Bos d 2。

2）Bos d 3：生物化学名称为 S100 钙结合蛋白 A7（S100 calcium-binding protein A7），分子质量为 11 kDa。免疫印迹法结果显示，牛过敏患者的血清 IgE 可与 Bos d 3 呈阳性反应。Bos d 3 表达于牛皮肤细胞。

3）Bos d 4：生物化学名称为 α- 乳白蛋白，分子质量为 14.2 kDa，是一种食物过敏原。交叉放射免疫电泳（CRIE）和 ELISA 结果显示，> 90% 的牛奶过敏患者的血清 IgE 和 Bos d 4 呈阳性反应，其是一种主要的牛奶过敏原。

4）Bos d 5：生物化学名称为 β- 乳白蛋白，分子质量为 18.3 kDa，是一种食物过敏原。CRIE 和 ELISA 结果显示，> 90% 的牛奶过敏患者的血清 IgE 和 Bos d 5 呈阳性反应，其是一种主要的牛奶过敏原。

5）Bos d 6：生物化学名称为血清白蛋白，分子质量为 67 kDa，是一种食物过敏原。CRIE 结果显示，> 90% 的牛奶过敏患者的血清 IgE 和 Bos d 6 呈阳性反应，其是一种主要的牛奶过敏原。

6）Bos d 7：生物化学名称为免疫球蛋白，分子质量为 160 kDa，是一种食物过敏原。免疫印迹法结果显示，83% 的牛肉过敏患者的血清 IgE 和 Bos d 7 呈阳性反应，其是一种主要的牛过敏原。

7）Bos d 9：生物化学名称为 αS1- 酪蛋白（αS1-casein），分子质量约为 25 kDa，是一种食物过敏原。ELISA 结果显示，> 98% 的牛奶过敏患者的血清 IgE 和 Bos d 9 呈阳性反应，其是一种主要的牛奶过敏原。

8）Bos d 10：生物化学名称为 αS2- 酪蛋白（αS2-casein），分子质量约为 26 kDa，是一种食物过敏原。ELISA 结果显示，> 94% 的牛奶过敏患者的血清 IgE 和 Bos d 10 呈阳性反应，其是一种主要的牛奶过敏原。

9）Bos d 11：生物化学名称为 β- 酪蛋白（β-casein），分子质量约为 25 kDa，是一种食物过敏原。ELISA 结果显示，> 94% 的牛奶过敏患者的血清 IgE 和 Bos d 11 呈阳性反应，其是一种主要的牛奶过敏原。

10）Bos d 12：生物化学名称为 κ- 酪蛋白（kappa-casein），分子质量约为 22 kDa，是一种食物过敏原。ELISA 结果显示，> 94% 的牛奶过敏患者的血清 IgE 和 Bos d 12 呈阳性反应，其是一种主要的牛奶过敏原。

#### 7. 马过敏原

马（*Equus caballus*）是重要的哺乳动物过敏原之一，可诱发致敏人群发生过敏反应，个体可通过骑马或者接触骑行服暴露于马过敏原。目前已经鉴定出 4 种马过敏原，其分子量为 10 ～ 75 kDa。

1）Equ c 1：脂质运载蛋白家族的成员，分子质量为 21.5 kDa。免疫印迹法结果显示，＞ 90% 的马过敏患者的血清 IgE 和 Equ c 1 呈阳性反应，其是一种主要的马过敏原。马的肝脏、毛发、舌下腺、唾液腺和皮屑均表达 Equ c 1。

2）Equ c 2：脂质运载蛋白家族的成员，分子质量为 18.5 kDa。免疫印迹法结果显示，33.3% 的马过敏患者的血清 IgE 和 Equ c 2 呈阳性反应，其是一种次要的马过敏原。马的皮肤组织表达 Equ c 2。

3）Equ c 3：血清白蛋白，分子质量为 67 kDa。免疫印迹法结果显示，50% 的牛过敏患者的血清 IgE 和 Equ c 3 呈阳性反应，其是一种主要的马过敏原。

4）Equ c 4：凝黄素样蛋白家族的成员，分子质量为 19 kDa。ELISA 结果显示，77% 的马过敏患者的血清 IgE 和 Equ c 4 呈阳性反应；免疫印迹法结果显示，马过敏患者的血清 IgE 和 Equ c 4 呈阳性反应，其是一种主要的马过敏原。Equ c 4 是汗液和唾液中的一种表面活性蛋白，马汗腺和唾液腺均可合成 Equ c 4。

#### 8. 兔过敏原

在过去的几十年里，兔（*Oryctolagus cuniculus*）作为宠物和实验动物，在家庭和实验室中广泛养殖。兔的毛发、唾液、泪液和尿液中均含有过敏原。

1）Ory c 1：脂质运载蛋白家族的成员，分子质量为 17 ～ 18 kDa。ELISA 结果显示，兔过敏患者的血清 IgE 均和 Ory c 1 呈阳性反应，其是一种主要的兔过敏原。

2）Ory c 3：生物化学名称为亲脂蛋白，属于分泌球蛋白家族的成员，分子质量为 19 ～ 21 kDa（糖基化的异源二聚体复合物）。ELISA 结果显示，77.1% 的兔过敏患者的血清 IgE 均和 Ory c 3 呈阳性反应，其是一种主要的兔过敏原（Liccardi et al. 2014）。PMID：24369805。

3）Ory c 4：脂质运载蛋白家族的成员，分子质量为 24 kDa。

#### 9. 猪过敏原

Sus s 1：生物化学名称为血清白蛋白，分子质量为 60 kDa。研究结果发现，3% 猫过敏患者的血清 IgE 和 Sus s 1 呈阳性反应；23% 猫重度过敏患者的血清 IgE 和 Sus s 1 呈阳性反应；3 位猪 - 猫过敏综合征患者的血清 IgE 均和 Sus s 1 呈阳性反应，其是一种主要的猪过敏原。

此外，猪（*Sus scrofa*）唾液中发现性别特异性的脂质运载蛋白（SAL），由 168 个氨基酸残基组成，其氨基酸序列与马过敏原 Equ c 1、小鼠尿蛋白 MUP 及大鼠 Rat n 1B 具有 57% ～ 64% 的同源性（Loebel et al. 2000）。

#### 10. 鸡过敏原

鸡（*Gallus gallus domesticus*）过敏原中鸡蛋过敏在儿童早期较常见，全球约 2.5% 的儿童对鸡蛋过敏，仅次于牛奶而成为儿童第二大食物过敏原。鸡蛋过敏患者可以出现瘙痒、过敏性皮炎、支气管哮喘、呕吐、鼻炎、结膜炎、喉头水肿和慢性湿疹甚至超敏反应。目前对鸡蛋过敏的患者尚无特定的治疗方案。

1）Gal d 1：生物化学名称为卵类黏蛋白（ovomucoid），分子质量为 28 kDa。放射过敏原吸附试验（radioallergosorbent test，RAST）结果显示，97% 鸡蛋清过敏患者的血清 IgE 和纯化的 Gal d 1 呈阳性反应，其是一种主要的鸡蛋过敏原。鸡蛋清表达 Gal d 1。

2）Gal d 2：生物化学名称为卵白蛋白（ovalbumin），分子质量为 44 kDa。RAST 结果显示，鸡蛋清过敏患者的血清 IgE 均和 Gal d 2 呈阳性反应，其是一种主要的鸡蛋过敏原。鸡蛋清表达 Gal d 2。

3）Gal d 3：生物化学名称为卵转铁蛋白（ovotransferrin），分子质量为 78 kDa。RAST 结果显示，93.9% 的鸡蛋清过敏患者的血清 IgE 和 Gal d 3 呈阳性反应，其是一种主要的鸡蛋过敏原。鸡蛋清表达 Gal d 3。

4）Gal d 4：生物化学名称为溶菌酶 C（lysozyme C），分子质量为 14 kDa。RAST 结果显示，67% 的鸡蛋清过敏患者的血清 IgE 和纯化的 Gal d 4 呈阳性反应，其是一种主要的鸡蛋过敏原。鸡蛋清表达 Gal d 4。

5）Gal d 5：生物化学名称为血清白蛋白（serum albumin），分子质量为 69 kDa。RAST 结果显示，67% 的鸡蛋清过敏患者的血清 IgE 和纯化的 Gal d 5 呈阳性反应，其是一种主要的鸡蛋过敏原。鸡蛋黄表达 Gal d 5。

6）Gal d 6：生物化学名称为卵黄糖蛋白（yolk glycoprotein，YGP42），分子质量为 35 kDa，鸡蛋黄表达 Gal d 6。18% 的鸡蛋过敏患者的血清 IgE 和纯化的 Gal d 6 呈阳性反应（Amo et al. 2010）。PMID: 20509661。

7）Gal d 7：生物化学名称为肌球蛋白轻链 1f（myosin light chain 1f），分子质量为 22 kDa。ELISA 结果显示，> 50% 的鸡肉过敏患者的血清 IgE 和 rGal d 7 呈阳性反应，其是一种主要的鸡过敏原。鸡肉表达 Gal d 7。

8）Gal d 8：生物化学名称为 α- 小清蛋白（α-parvalbumin），分子质量为 11.8 kDa。体外 IgE 结合试验的结果显示，> 60% 的鸡肉过敏患者的血清 IgE 和 Gal d 8 呈阳性反应，其是一种主要的鸡过敏原。鸡肉表达 Gal d 8。

9）Gal d 9：生物化学名称为烯醇酶（enolase），分子质量为 11.8 kDa。皮试（skin test，ST）结果显示，80% 的鸡肉过敏患者和 nGal d 9 呈阳性反应，其是一种主要的鸡过敏原。鸡肉表达 Gal d 9。

10）Gal d 10：生物化学名称为醛缩酶（aldolase），分子质量为 11.8 kDa。ELISA 结果显示，> 80% 的鸡肉过敏患者的血清 IgE 和 nGal d 10 呈阳性反应，其是一种主要的鸡过敏原。鸡肉表达 Gal d 10。

（九）工作场所的过敏原

职业性过敏疾病是指由暴露在工作环境中的过敏原导致的过敏性疾病，过敏原在发病机理中起重要作用。职业性过敏疾病已经严重威胁到广大从业人员的身心健康，并使相当一部分人失去了从业资格。职业场所中最常见的过敏原是面粉、农业相关过敏原、纺织品、粉尘、天然橡胶、二异氰酸酯等。遗传性过敏症是与 IgE 抗体相关的职业性哮喘的一个重要的影响因素。在一些职业中，吸烟亦是职业性哮喘的一个影响因素。

**1. 甲壳类动物过敏原**

工人暴露于甲壳纲动物的过敏原中会导致职业性哮喘和鼻结膜炎的发生。海鲜中的过敏原是高分子量蛋白质，在加热过程中过敏原可以以气雾状或颗粒状进入到冷凝水中，工人和渔民在煮海鲜或加工海鲜时会受其影响。皮试及免疫学方法的研究结果都说明，其症状与特异性 IgE 相关。职业性哮喘在小虾肉作为饲料的水产业及干水蚤的鱼食店的工人中亦有发生。

**2. 木料**

国外早有对非洲斑马木料和非洲枫树木料诱发过敏反应并使机体产生特异性 IgE 抗体的报道。暴露于西方红杉木粉尘中导致的职业性哮喘是太平洋西北部地区最常见的木料过敏反应，4% ～ 14% 的暴露人群受其影响。西方红杉木不同于其他木料，它的木料中含有高浓度的化学物质，其中大侧柏酸（分子质量 440 Da）是引起红杉木哮喘的主要化学物质。大侧柏酸引起哮喘的致病机理目前还不清楚。它能与人的血清白蛋白结合，但只有约 20% 的患者做放射过敏原吸附试验（RAST）的结果呈阳性。

**3. 酶过敏原**

酶是高敏感的蛋白质，主要在制药业及食品工业中使用。它们来自微生物、动物和植物中，可以导致由 IgE 介导的哮喘和鼻炎的发生。枯草芽孢杆菌的去垢酶是常见的微生物酶过敏原，并被广泛用于生产洗衣粉的制造厂中；动、植物中许多酶过敏原会导致职业性哮喘的发生，其中包括胃蛋白酶、木瓜素酶、菠萝蛋白酶等。

**4. 低分子量化学试剂半抗原**

导致职业性肺部疾病的低分子量（LMW）化学试剂主要包括酸酐、金属盐、异氰酸酯、胺类等。在过去化工尤其是塑料工业快速发展的 30 年中，患有呼吸道疾病的工人的数量在不断攀升，出现了大范围严重的临床症状。化学试剂半抗原能与呼吸道上固有的宿主蛋白结合形成一种完全的抗原。化学试剂与载体蛋白结合后可以导致蛋白质结构的改变，这样宿主抗体对新抗原决定簇（NAD）就可以进行选择性应答。这种化学试剂 - 载体蛋白复合物能在实验室中制备并用于免疫诊断，在检测特异性 IgE 的方法中尤其实用。人血清白蛋白（HSA）是制备这种复合物最常用的载体蛋白。对所有这种复合物的化学特征的要求是确定它们是否以化学键连接及算出每分子载体蛋白结合化学试剂的比例。化学试剂结合的量过多或过少都有可能产生假阴或假阳的结果，理想状态下蛋白质结合化学试剂的比例是 1∶（10 ～ 20）。

**5. 酸酐半抗原**

酸酐是用于生产醇酸树脂和环氧树脂的一类活性很高的化学物质。醇酸树脂是生产油漆、清漆和塑料的基础，而环氧树脂广泛用于附着剂、铸造、衣料和封密剂。这些酸酐半抗原影响健康的主要问题是呼吸道、呼吸道黏膜和皮肤刺激性过敏。吸入偏苯三酸酐（TMA）后导致的大多数职业哮喘都会介导 IgE 的产生，所以在这种病例中可以发现 IgE 抗体与偏苯三酸酐（TMA）- 蛋白质复合物发生的反应。形成偏苯三酸酯（TM）修饰的蛋白质后 TM-HSA（人血清白蛋白）的抗体活性最高，TM-IgA 其次，而 TM-HLA（人白细胞抗原）最低，在呼吸道分泌液中发现对应的相对量的这些蛋白质。

### 6. 金属盐半抗原

暴露于金属烟雾，除导致过敏反应以外，还可以导致支气管炎、肺气肿、金属烟雾病和由金属引起的肺尘症等。由金属复合物导致的大多数职业性哮喘是由金属氧化物、硫化物、卤化物或者金属的其他盐类引起的。其中，金属盐类容易被吸收并作为金属离子被运输至肺部组织。造成哮喘的金属盐有三类：①过渡金属，如铬和镍；②贵金属，如铂和钯；③硬金属，如钴。不同金属引起的职业性哮喘的流行情况各不相同，铬和锌一般极少，镍和钴也不太常见，但在铂工业中职业性哮喘能达到 35% 的发生率。

### 7. 异氰酸酯半抗原

由于异氰酸酯含有高活性的—N＝C＝O 基团，可以与多种有机分子发生反应，因此，在工业上被广泛应用。目前异氰酸酯在工业化国家已成为导致职业性哮喘的主要原因。甲苯二异氰酸酯（TDI）在室温下是一种高度挥发的液体，通常使用的是 2,4 和 2,6 两种异构体的混合物（80：20）。二苯基甲烷二异氰酸酯（MDI）一般呈固态晶体状，蒸气压比 TDI 低。六亚甲基二异氰酸酯（HDI）是第三种常用的二异氰酸酯，和 TDI 一样具有较高的挥发性。异氰酸酯的职业性暴露主要是由于室温下吸入气态的 TDI 或 HDI，以及加热条件下可吸入 MDI。非挥发性异氰酸酯的暴露来自喷射过程产生的气雾剂。异氰酸酯导致的过敏性疾病中常见的是哮喘、鼻炎、黏膜炎、肺部慢性障碍疾病和皮肤病。过敏性齿槽炎及单一的系统症状（如发烧）偶有发生。

### 8. 胺类半抗原

有许多关于胺类导致的职业性哮喘的报道。与其他许多低分子量化学试剂一样，胺类导致哮喘发生的病理作用机制仍在争论之中。在一些研究中发现有快速皮肤反应，但这只是在对抗肠虫药物对二氮己环过敏的情况下才有特异性 IgE 抗体的存在。据 Hagmar 和 Welinder（1986）报道，72 个暴露的工人中有 5 个有对二氮己环 -HSA 复合物的特异性 IgE 抗体。乙二胺能导致哮喘、皮肤反应的发生，在国内已引起了广泛的关注。

### 9. 松香酸

松香是从松树中提取的一种树脂，主要成分是松香酸，作为防腐蚀的一种溶剂广泛用于电子工业中。在 1982 年，Burge 总结了他对暴露于松香中的焊接工人的研究，结果表明，职业性过敏症状与树脂或松香酸暴露的水平和支气管激发性反应呈阳性的水平相关。

### 10. 甲醛

甲醛在医院、设备制造及建筑物绝缘体中有广泛的应用。在高浓度时，甲醛可以产生刺激性效果，但甲醛导致哮喘发生的危险性比较小。用于制作绝缘泡沫的脲甲醛被发现会导致哮喘的发生。特异性 IgE 抗体检测甲醛 -HSA 复合物的结果和它们与过敏症状的关系，现在研究得还不是很清楚。目前，在我国的职业性哮喘诊断标准中尚未将甲醛列入致敏物，但甲醛导致哮喘发生已被许多研究及实验证实，并曾报道过与甲醛相关的职业性哮喘 6 例（姜锋杰等 2004）。

**11. 其他低分子量半抗原**

一些药物已表明会导致哮喘发生，而且通过特异性支气管激发试验得以证明。例如，7-氨基头孢烷酸作为一种头孢菌素类抗生素的重要中间体，可以导致职业性哮喘的发生（胡秀春等 2002）。

*（十）食品过敏原*

食品过敏原是指那些能够诱导机体产生 IgE 并与之结合，使抗体进一步诱导肥大细胞和嗜碱性粒细胞释放介质，从而引起速发型过敏反应的食品成分。从广义上讲食品过敏原包括食入性食品过敏原、气源性食品过敏原和接触性食品过敏原。这些食品过敏原大多数为蛋白质。

食品过敏原在到达胃肠道系统时必须保持免疫活性才能发挥其致敏作用。因此，这些蛋白质多数都具有耐热、耐酸、耐蛋白酶水解和耐消化的特性。一般热处理能使蛋白质变性，减少 IgE 结合的构象表位，但许多过敏食品如花生、虾、牛奶、鱼类等都具有一定的耐热性，也有一些食品过敏原是非常不稳定的，对热变性敏感，新鲜水果和许多蔬菜中的过敏原就是这样的。食品过敏原通常对酸有一定的耐受性。用与胃酸浓度一致的酸处理食品过敏原，结果发现对其几乎没影响。而且对热不稳定的新鲜水果过敏原对酸也有明显的耐受性。大多数食品过敏原都耐蛋白酶分解或水解。热处理可使蛋白质变性，使其失去构象表位，而酶或酸对蛋白质的分解可以同时破坏过敏原蛋白的构象表位和线性表位。对水解和酶解的耐受能力主要受实验中所使用的酶的性质或水解的条件、水解产物免疫原性的评估系统及所评定食品过敏原性质的影响。一些食品过敏原对蛋白酶解和消化都显得较为敏感，如新鲜水果过敏原。

根据目前的研究来看，过敏原必须在嗜碱性粒细胞或肥大细胞表面与 IgE 分子结合后才能使之脱颗粒，这样对过敏原分子的大小和空间结构就有一定的限制。这些过敏原必须含有至少两个 IgE 结合位点才能引发介质释放。但一些单抗原过敏原可以逐步结合转化形成单抗原过敏原的多聚体从而诱发过敏反应。

大多数食品过敏原的分子质量在 10 ~ 70 kDa。较小的分子能够作为半抗原，但低于 10 kDa 的分子就超出了产生免疫反应的最低分子质量要求，产生免疫反应的最大分子质量要求是由黏膜对大分子的吸附极限所决定的。一般来说，大多数食品过敏原与其他种类的过敏原会有某些共同的特性，如多为等电点偏酸性的糖蛋白等。

引起过敏的食品多种多样，但是有 90% 以上的过敏是由以下 8 类食品引起的：牛奶、鸡蛋、鱼、甲壳类水产动物、花生、大豆、坚果和小麦。在不同的地区，对不同年龄阶段的人群及不同的时期，这 8 类食品的侧重点会有不同，但总体上世界卫生组织（WHO）将这 8 类食品定为常见主要过敏食品（详见《食物过敏系列问答》一书）。但是近年来的一些新问题值得关注。

**1. 转基因食品过敏原**

转基因食品即基因修饰食品（genetically modified food，GMF）是指利用基因工程技术改变基因组构成的动物、植物和微生物生产的食品与食品添加剂。转基因过程的每一个环节都有可能对转基因食品的安全性产生影响，造成预想不到的后果，如食品毒性、食品过敏性、抗生素抗性、营养问题等。

**2. 引入新过敏原**

过敏原蛋白是有生物活性的，而这些生物活性恰恰又是转基因作物所需要的。许多在生物技术中应用的具有潜在抗细菌或抗真菌能力的蛋白质都是过敏原。例如，液体转移蛋白（LTP）是一类小分子蛋白（90 ~ 93 个氨基酸），存在于种子和一些作物的组织中。已经从萝卜和洋葱等一系列作物的种子与不同组织中分离纯化出一些抗真菌 LTP，其中一部分即为蔷薇科水果如苹果和桃子的主要过敏原。病理相关（PR）蛋白是由植物在受到微生物病原体和化学物质特别是水杨酸的刺激后合成的。PR 蛋白是多种不同生物活性蛋白的混合物，具有广谱抗病原体功能，但 PR 蛋白也与很多植物源性食品过敏原相关，如栗子和鳄梨中的内壳多糖酶，苹果、樱桃、芹菜和胡萝卜中的 Bet v 1 相关过敏原及最近研究的甜瓜过敏原 Cuc m 3。

（十一）乳胶过敏原

天然橡胶乳胶中含有 200 种以上不同的蛋白质或多肽，其中只有约 1/4 为过敏原。WHO/ 国际免疫学会联合会抗原命名委员会已列出在分子水平确定的 13 种天然橡胶乳胶（natural rubber latex，NRL）抗原。现在这些抗原的绝大多数已被克隆，并利用重组 DNA 技术进行了体外制备。Hev b 1、Hev b 3、Hev b 5 和 Hev b 6 抗原的 B 细胞与 T 细胞线性表位分析已有报道。橡胶蛋白（Hev b 6.02）的三维结构已经确定。目前已经确认 Hev b 2、Hev b 5、Hev b 6.01 和 Hev b 13 是成人乳胶过敏的主要过敏原，而 Hev b 1 和 Hev b 3 是先天性脊柱裂患者乳胶过敏的主要过敏原（详见《基础过敏反应学》）。

## 二、炎症介质

（一）脂类

**1. 白三烯**

（1）LT 的合成

白三烯（leukotriene，LT）是由花生四烯酸（arachidonic acid，AA）经 5- 脂加氧酶（5-lipoxygenase，5-LO）代谢生成的一组脂类介质，包括 LTB4 和半胱氨酰白三烯（cysteinyl leukotriene，CysLT）两大类。花生四烯酸（AA）是细胞膜磷脂双分子层中的一种正常成分，各种刺激包括受体激活及抗原抗体反应等可激活磷脂酶，磷脂释放分解 AA，后者由 5-LO 催化形成不稳定的中间产物 LTA4，LTA4 一方面在 LTA4 水解酶作用下生成 LTB4，另一方面在 LTC4 合成酶催化下形成 LTC4。20 世纪 30 年代，Kellaway 和 Feldberg 发现了一种能导致豚鼠气管平滑肌痉挛收缩的物质，称之为慢反应物质（slow reacting substance，

SRS），70 年代才确认 SRS-A 实际上是几种 LT 的混合物。近年来随着对 LT 研究的日趋深入，人们发现 LT 与多种疾病包括哮喘、变应性鼻炎、特应性皮炎等过敏性疾病的发病和转归密切相关。最新研究发现，肥胖症与 5-LO 途径的 LT 表达增加相关，并且在肥胖哮喘患者中观察到 LT 高表达（Yadav and Srivastava 2015）。

LTC4 被特异性跨膜转移蛋白转移到细胞外，再被 γ- 谷氨酰转肽酶和半胱氨酰甘氨酸二肽酶分别代谢为 LTD4、LTE4，最后 LTE4 以原形或代谢中间体形式从尿中排出。由此可见，在 LT 合成过程中，LT 合成的前体物质为 LTA4，各类 LT 生成的量取决于合成途径中控制每一步的酶的分布情况；LTB4 主要由中性粒细胞产生；而 LTC4、LTD4、LTE4 均有一个硫醚键连接的肽，被合称为半胱氨酰白三烯（CysLT），它们主要来源于肥大细胞、巨噬细胞和嗜酸性粒细胞。研究显示 Th17 细胞高表达白三烯 B4 受体 1（LTB4R1）和半胱氨酰白三烯受体 1（CysLTR1），可在 LTB4、LTD4 的引导下迁移，并可被 LTB4R1 或 CysLTR1 的特异性抑制剂阻断（Lee et al. 2015b）。

（2）LT 的代谢

LTB4 通过羟基化、C20 羧化及 β- 氧化来灭活。而 CysLT 可以在细胞外过氧化物酶的作用下形成各自的硫氧化物，或与 LTB4 相似，通过 ω- 基化、羧化及外周小体 β- 氧化作用来降解，LTE4 还可发生 N- 乙酰化，是人尿中的主要代谢产物，因此可通过测定尿中 LTE4 水平来监测体内 LT 的产生情况。

（3）LT 受体

LT 通过与受体结合发挥作用。LTB4 可特异性地与 LTB4 受体结合，LTB4 受体为 7 次穿膜、含 352 个氨基酸的 G 蛋白耦联受体。其编码基因位于 14 号染色体，约 5 kbp 大小，含三个外显子。LTB4 受体在 LTB4 诱导白细胞活化的过程中具有重要作用。阻塞性睡眠呼吸暂停患儿的扁桃体中有大量 LT 受体，LT 受体拮抗剂可通过竞争性地结合 LT1 受体，改善上述患儿的症状（Kar et al. 2016）。

能与 CysLT 结合的受体有两种：CysLT1 和 CysLT2。CysLT 受体同样是 7 次穿膜的 G 蛋白耦联受体。研究表明，豚鼠气道中有 CysLT1、CysLT2 两种受体，而人气道仅存在 CysLT1 受体，CysLT1 受体编码基因位于 Xq132q21 染色体上，是一个含 337 个氨基酸的多肽，它与支气管哮喘等过敏性疾病的发生发展关系密切。最新研究发现，CysLT 受体拮抗剂通过调节表观细胞因子表达，抑制共刺激分子表达并抑制启动 Th1/Th2 应答的能力，从而调控人 mDC 的功能。CysLT 受体拮抗剂对 DC 的调控作用可能是治疗哮喘的重要机制（Kuo et al. 2016）。

（4）LT 引起呼吸道炎症反应

哮喘是一种慢性呼吸道炎症性疾病，有多种炎症细胞、炎症介质和细胞因子的参与。研究表明，LTB4 可刺激超氧阴离子分泌及白细胞释放颗粒，影响 B 淋巴细胞低亲和力 IgE 受体的表达，同时，LTB4 又是目前已知最强的中性粒细胞催化因子之一，LTB4 能促使炎症细胞渗出及迁移，接触 LTB4 后，多核白细胞迅速聚集，稍后便出现嗜酸性粒细胞从血管进入组织间隙并聚集到病变部位。因此，LTB4 是促炎性细胞在气道聚集的主要介质。而 CysLT 则凭借其强大的中性粒细胞和嗜酸性粒细胞趋化作用，产生毒性蛋白，引起上皮细胞坏死，坏死脱落的上皮细胞形成活栓，部分或完全堵塞管腔，导致肺气肿、肺不张、呼吸道阻力增加及通气、灌注血流比例失调，增加呼吸道炎症反应，进一步导致哮喘的加重。

（5）LT 引起气道平滑肌收缩

CysLT 是强有力的气道平滑肌致痉剂，健康人和哮喘患者吸入 CysLT 后均可诱发支气管收缩，但哮喘患者比健康人吸入 CysLT 后的反应要强烈得多。CysLT 的作用强度依次为 LTD4 > LTC4 > LTE4 > N- 乙酰 LTE4。在人气管离体实验中，LTD4 的支气管收缩作用是组胺的 1000 ～ 5000 倍，吸入 LTD4 或 LTE4 4～ 6 min 即可引起呼吸道痉挛，而 LTC4 要先转化为 LTD4 后方可起作用，因此，吸入 LTC4 要延迟 10 ～ 20 min 才出现呼吸道反应。比较而言，LTE4 的作用只有 LTC4 及 LTD4 的 1%，但它作用范围广、持续时间长，特别是对周围呼吸道作用明显。哮喘患者的肺组织表达 CysLT2 受体，激活 CysLT2 受体可以诱导某些哮喘患者的支气管收缩（Sekioka et al. 2015）。

（6）LT 使血管通透性增加

LT 可增大血管内皮细胞间隙，增加血管通透性，引起血浆蛋白从毛细血管后微动脉渗出，从而引起黏膜水肿。LTC4、LTD4 和 LTE4 均可引起水平依赖性血浆渗出，其作用强度是组胺的 1000 倍，范围涉及从气管到最外周细支气管的几乎整个呼吸道。

（7）LT 使呼吸道黏液分泌增加

哮喘的病理特点之一是呼吸道黏液分泌增多，这是引起呼吸道阻塞的一个重要因素，栓子是黏膜下腺体分泌的黏液与富含嗜酸性粒细胞及中性粒细胞的炎性渗出液的混合物，哮喘严重发作时可以形成黏液栓塞。组胺、PG、凝血环氧乙烷及 PAF 等许多介质参与了这一过程，而 CysLT 是所研究的促进黏液分泌因素中最活跃的一个。脂肪组织释放的炎症脂肪因子可能通过诱导 CysLT 的分泌参与肥胖性哮喘的过程（Coffey et al. 2015）。CysLT 能引起呼吸道黏液高分泌，缓和而持久地减慢呼吸道纤毛的摆动频率，从而加重呼吸道梗阻甚至导致黏液栓的形成。CysLT 也可诱导嗜酸性粒细胞募集至哮喘患者的气道组织（Noguchi et al. 2016）。

（8）LT 与气道重塑

气道重塑是呼吸道炎症反复损伤与修复的结果，是造成哮喘患者不可逆性呼吸道阻塞及肺功能损害，从而导致难治性哮喘的主要病理基础。研究表明，CysLT 具有强大的促进呼吸道上皮细胞、血管内皮细胞、成纤维细胞等增殖的作用，参与哮喘气道重塑的发生与发展，LT 的促增殖作用可能与促血小板衍生生长因子、内皮素等的释放有关，内皮素是呼吸道收缩及重塑的重要介质，是迄今为止已知的最强大的支气管平滑肌收缩剂，LTC4 能上调呼吸道上皮细胞和呼吸道平滑肌细胞内皮素 -1（ET-1）mRNA 的表达，因而在哮喘气道重塑的发生过程中发挥作用。此外，脂肪酸结合蛋白 5（fatty acid binding protein 5，FABP5）可能通过诱导 VEGF 生成促进 CysLT 的表达，进而参与哮喘患者的气道重塑（Suojalehto et al. 2015）。

**2. 前列腺素类**

早在 20 世纪 30 年代，人们就发现精液内含有调节子宫收缩的物质，并推测该物质来源于前列腺，因此将其命名为前列腺素（prostaglandin，PG）。现已发现，PG 是广泛存在于动物和人体的局部激素，在一系列的生理、病理过程中发挥着重要的作用。

（1）PG 的生物学特性

1）PG 的分类：PG 是前列腺烷酸（prostanoic acid）的衍生物，是含一个环戊烷及两个脂肪酸侧链的二十碳脂肪酸，分子质量为 300 ~ 400 Da。PG 种类繁多且具有多种不同的功能。目前已知的天然 PG，根据环外双键的数目分为 PG1、PG2 和 PG3 三类，又根据环上取代基和双键位置的不同而分为 A、B、C、D、E、F、G、H、I 等 9 型，其中在 C-9 有酮基、在 C-11 有羟基的称为 PGE，在这两处都有羟基的称为 PGF。α 指 C-9 上羟基的构型。所有 PG 在 C-13 及 C-14 间有一个反式双链，在 C-15 处有一个羟基。右下角的小数字表示侧链中双链的数目，如 PGF2。

2）PG 的合成：细胞膜磷脂在磷脂酶（主要是磷脂酶 A2，phospholipase A2，PLA2）的作用下释放花生四烯酸（arachidonic acid，AA），AA 随后通过环氧合酶途径，生成各种 PG。而血小板细胞质内的致密颗粒可释放 $Ca^{2+}$ 进而激活 PLA2（Banerjee et al. 2016）。环氧合酶（cyclooxygenase，COX）又称前列腺素 H 合成酶（prostaglandin H synthetase，PGHS），它主要位于内质网和细胞核膜上。在 COX 作用下，AA 首先生成 PG 中间产物 PGG2、PGH2。随后 PGH2 经不同下游酶作用生成各种经典型 PG，如在异构酶作用下生成 PGE2、PGD2；在还原酶作用下生成 PGF2a。除合成经典型 PG 外，PGH2 可分别在血栓素合成酶、前列环素合成酶作用下生成血栓素 A2（TXA2）和 PGI2。TXA2 和 PGI2 是活性更强、生物功能更复杂的 PG。由此可见，PLA2 和 COX 是 PG 合成的关键酶。

3）PG 的代谢：PG 的代谢是通过 15- 羟基前列腺脱氢酶（15-hydroxyprostaglandin dehydrigenase，PGDH）使其结构中第 15 位的羟基首先发生氧化，其次第 13、14 位的双键发生氧化，再次发生一系列 β- 氧化反应，最后被逐步降解，转化为无活性的代谢产物。PG 的分解代谢很迅速，在其生成的局部组织中，常常是降解和酶解同时发生。例如，TXA2 的半衰期仅 30 s，其他 PG 也不超过 5 min。PG 若不能在作用位点局部被快速清除，将随循环进入其他有受体存在的靶组织，引起多种生理功能紊乱。人工合成的前列腺素类化合物，作用时间长于天然产物，因此在临床上可作药用。除了 PGI2，其他 PG 最终都从肺循环中被清除。

4）PG 的作用机制：很多组织的细胞膜上都有 PG 受体，不同类型的 PG 与不同的受体结合，从而发挥不同的作用。PG 的作用机制因细胞种类不同而异。在许多组织，PG 是通过与 G 蛋白耦联的细胞表面受体或核受体结合，激活腺苷酸环化酶增加 cAMP 的生成而发挥效应的。此外，PG 也可通过调节细胞内 $Ca^{2+}$ 浓度发挥作用，如在改变平滑肌张力的机制方面，目前认为除刺激 cAMP 生成之外，还依赖钙的存在。

（2）PG 与支气管哮喘

PG 种类多，功能复杂，不同种类的 PG 作用可能完全相反，不同组织、不同器官及在不同的生理和病理情况下，对同一 PG 的反应也不同。肺内的各种细胞均可产生 PG。PG 中的 PGE2、PGD2、PGF2、TXA2 与哮喘发病关系密切，以上 PG 的吸入可致迟发型哮喘反应的发生。

PGD2 和 PGF2 是较强的支气管收缩因子，尤其是 PGD2 被认为是哮喘发作时肥大细胞活化的标记。PGD2 在肺内主要来源于肥大细胞，它的受体是前列腺素 D 受体 1（DP1）

与 DP2。PGD2 可诱导气道平滑肌收缩，其效应比组胺强 30 倍。同时 PGD2 还是白细胞激活因子和致炎因子，它使气道微血管收缩、渗出增多和炎症细胞浸润。哮喘患者在过敏原激发前吸入 PGE2 可增强过敏原诱导的气道高反应性和炎症反应（Kulinski et al. 2016）。PGE2 主要通过前列腺素 E 受体 1（EP1）和 EP2 发挥基础调节作用，而 TXA2 和 PGD2 可通过激活 TP 受体增强抗原诱导的介质释放（Safholm et al. 2013）。

TXA2 在哮喘发生时的作用表现在：①收缩气管平滑肌：实验证明 TXA2 及其类似物 U-46619 可引起大气管平滑肌收缩，哮喘患者或正常人吸入 U-46619 后会诱发气管痉挛，而哮喘患者更敏感，其收缩支气管活性是组胺或乙酰胆碱的 50～100 倍。② TXA2 能促进人气管平滑肌细胞和血管平滑肌细胞增生肥大，从而使气管壁变厚。通过平滑肌收缩和气管壁增厚两种途径，TXA2 参与哮喘患者气道狭窄的过程。③支气管高反应性（bronchial hyperreactivity，BHR）：哮喘患者吸入 U-46619 后对组胺的敏感性增加；TXA2 可能通过 IgE 机制参与抗原诱导的气道阻塞、收缩及介质释放和气道炎症细胞浸润（Banerjee et al. 2016）。而在吸入 TXA2 受体拮抗剂 AA-2414 后，肺功能和气道高反应性可明显缓解。这些研究结果均提示，TXA2 在哮喘发生时起重要作用。

**3. 血小板活化因子**

1972 年，Benveniste 等首先报道了经 IgE 致敏的兔嗜碱性粒细胞能释放一种可溶性的磷脂类物质，它能引起不依赖于 AA 代谢产物和腺苷二磷酸（ADP）释放的血小板聚集反应，故称之为血小板活化因子（platelet-activating factor，PAF）。研究表明，PAF 的作用远不止活化血小板，它是目前发现的作用最强的脂质介质，广泛存在于人体各种组织中，在包括哮喘在内的许多疾病的发病机制中有着重要作用。

（1）PAF 的生物学特性

1）PAF 的来源：PAF 不储存于细胞内，在生理状态下以前体形式广泛定位于肥大细胞、血小板、中性粒细胞、单核细胞、巨噬细胞、内皮细胞、成纤维细胞等的细胞膜上。此外，心肌细胞也可产生和释放 PAF（Palgan and Bartuzi 2015）；另外，IgG 介导的嗜碱性粒细胞活化后也可分泌 PAF（Gill et al. 2015）。当这些细胞被内毒素、凝血酶、钙离子载体、细胞因子等刺激原刺激时，很快发生反应，合成并释放 PAF，PAF 合成量的多少与上述刺激因子的浓度和刺激持续时间有关。

2）PAF 的合成：PAF 是一种对 PLA2 敏感、与 AA 代谢密切相关的脂质递质，分子质量为 1.1 kDa。PAF 属非对称性 D- 甘油衍生物，是一种 1 位以醚链连接长碳链，2 位连接乙酰基，3 位连接磷酸胆碱的甘油酯，化学名为：1- 氧 - 烷基 -2- 乙酰基 -SN- 甘油 -3- 磷酸胆碱。研究发现，PAF 甘油骨架 SN-1 位上存在不同的烷基团和双键结构，如 16：0、17：0 和 18：1 等。PAF 的合成有两条酶促途径：①在 PLA2 和乙酰辅酶 A 作用下生成 PAF，这是一种可逆性的病理过程，称再修饰（remodeling）途径。②从烷基甘油磷酸开始，经乙酰转移酶、磷酸胆碱转移酶等作用，最终合成 PAF，这是生理条件下产生 PAF 的主要途径，称为新生（de novo）途径。

3）PAF 的代谢：PAF 在体内存留时间极短，其分解是通过 PAF 乙酰基水解酶（PAF acetylhydrolases，PAF-AH）的催化完成的。PAF-AH 使 PAF 失活降解为溶解性 PAF

（Lyso-PAF），这是一种虽无生物活性但有细胞毒性的物质，大多数细胞可将 Lyso-PAF 很快代谢并将其排出细胞，其中多烯酸酰基转移酶可将 Lyso-PAF 转化成膜成分。PAF-AH 在两条合成途径中都是关键的降解酶。在很多生理、病理情况下，PAF 活性与 PAF 水平高度相关，PAF-AH 高活性与成人哮喘患者低发病有关（Gill et al. 2015）。因此，PAF-AH 对防止 PAF 引起的疾病起重要的调节作用。

4）PAF 受体：PAF 受体（PAFR）存在于血小板、粒细胞、T 淋巴细胞和 B 淋巴细胞、肺、脑、肾等多种组织。人 PAFR 基因位于第 1 对染色体上，具有 342 个氨基酸，分子质量为 39 kDa，是 G 蛋白耦联受体家族中的一员，由细胞外区、跨膜区、胞质结构区组成，其跨膜区是由与其他受体相似的 7 个疏水段组成，但其中第二个疏水段的几个氨基酸高度保守，人多种细胞中 PAFR 的 cDNA 编码序列相同。PAFR 可以在各种细胞类型的细胞膜和核膜上表达，特别是白细胞、血小板、内皮细胞、神经元细胞和小神经胶质细胞（Toscano et al. 2016）。各种细胞表面的 PAFR 数量及结合力有很大差异，其表达调控受许多因素影响，如氧化应激反应能够激活 PAFR，内毒素对 PAFR 有上调作用，蛋白激酶 C（PKC）激活剂对 PAFR 表达有反馈调节作用，各种细胞因子如 IL-2、IL-3、IL-4、IL-5、粒细胞 - 巨噬细胞集落刺激因子（granulocyte-macrophage colony-stimulating factor，GM-CSF）、INF-α，甚至 PAF 本身均对 PAFR 有不同程度的影响。

5）PAF 的作用机制：PAF 主要通过与细胞膜表面 PAFR 结合而发挥效应，其细胞内信息传递主要由 G 蛋白介导，PAF 通过与 G 蛋白耦联产生两个细胞内信使，即甘油二酯（DG）和三磷酸肌醇（IP3），前者激活 PKC，使其对 $Ca^{2+}$ 和磷脂亲和力增加，进而刺激蛋白质底物磷酸化，引起特定效应；后者使 $Ca^{2+}$ 从细胞内钙池中释放，引起 $Ca^{2+}$ 释放浓度升高，$Ca^{2+}$ 与细胞内钙调蛋白（CaM）结合后，激活蛋白激酶，促进蛋白质磷酸化，从而发挥 PAF 的生物学效应。

其他一些因素也参与了 PAF 介导的生物学反应机制，$Zn^{2+}$ 能抑制由 PAF 诱导的血小板聚集（但 $Zn^{2+}$ 对凝血酶诱导的血小板聚集却没有影响），故认为 $Zn^{2+}$ 以某种方式和 PAFR 位点相互作用；丝氨酸蛋白酶能抑制 PAF 诱导的血小板聚集和分泌效应，邻位的巯基基团也参与了 PAF 诱导的血小板聚集作用。PAF 也可通过 TNF、TNF 相关凋亡诱导配体（TRAIL）、NF-κB 等因子介导和调节细胞凋亡及 NK 细胞的杀肿瘤效应。此外，也有研究发现 PAF 也可通过 ERK1/2 途径激活 PAFR 从而促进癌细胞生长、侵袭和转移（Ji et al. 2016）。阻断中性粒细胞 PAFR 可减少中性粒细胞的死亡和弹性蛋白酶的释放（Lv et al. 2017）。

6）PAF 的生理、病理作用：PAF 的生理作用包括以下几个方面。①可使血小板发生变形、聚集和释放反应，是迄今发现的最有效的血小板激活剂；②激活中性粒细胞，使中性粒细胞聚集，释放氧自由基等物质；③作用于血管内皮细胞，使微血管壁通透性大大增加，其作用比组胺大 1000 ～ 10 000 倍；④使支气管平滑肌产生急性收缩反应并使其反应性增加；⑤ PAF 还可通过很多炎症介质，如胺类 [ 组胺、5- 羟色胺（5-HT）、儿茶酚胺等 ]、花生四烯酸类代谢产物及其他活化的体液和细胞产物（氧自由基、溶菌酶、细胞因子等）发挥作用；⑥ PAF 是学习、记忆和神经炎症过程中的神经毒性炎性磷脂信号分子。最近有研究结果提供了一个概念框架即无论 PAF 为何种细胞起源，PAF 都可调节正常突触和病理突触的活动（Hammond et al. 2016）。因此，尽管 PAF 在体内的半衰期仅约 30 s，但作用却可维持几天甚至几周。

（2）PAF 介导的细胞反应

PAF 介导的细胞反应包括：细胞的聚集、脱颗粒、形状改变及凋亡；动员细胞内 $Ca^{2+}$ 向细胞外转运、促进跨膜钙通道开放；呼吸爆发与超氧化物的产生；蛋白质磷酸化、花生四烯酸的转换；激活蛋白激酶 C、磷酸肌醇的转换；糖原的分解；调节 IL、TNF、TIMP-1、MMP-1 的产生等。PAF 与银屑病、胃肠溃疡及坏死、血小板减少、内毒素性休克、肝硬化、艾滋病、急性胰腺炎、心血管与肾脏疾病等密切相关。在过敏性疾病中，PAF 可引起过敏症状，参与药物性过敏反应及过敏性鼻炎和荨麻疹等变态反应性疾病过程；PAF 还可引发支气管痉挛，刺激嗜酸性粒细胞及其他炎症细胞的聚集，是支气管哮喘发作的重要介质。最新研究表明，PAF 可增加皮肤毛细血管的通透性，并抑制皮肤风团的发展和炎症反应（Palgan and Bartuzi 2015）。健康饮食模式和适量摄入膳食抗氧化剂与血清 PAF 和 PAF 合成酶水平呈负相关，提示饮食对 PAF 水平有潜在影响（Detopoulou et al. 2015）。

（二）多肽类

**1. 内皮素**

1988 年，日本学者 Yanagisawa 在培养猪主动脉内皮细胞时分离出 1 种多肽，并将其命名为内皮素（endothelin，ET）。ET 是目前已知的最强的缩血管物质之一，经过多年的研究，人们对 ET 的生物学特性、功能、作用机制有了较全面的认识，同时发现 ET 参与多种疾病的发生发展，是疾病治疗的重要靶点。

（1）ET 的合成

ET 家族有 3 种同分异构体，分别为 ET-1、ET-2 和 ET-3。人的 ET-1、ET-2、ET-3 基因分别定位于第 6（6p21 ～ 6p24）、第 1（1p34）和第 20（2q1312 ～ 2q1313）号染色体上，其核苷酸序列的同源性为 77% ～ 82%。ET-1 基因的最初产物是一个含有约 212 个氨基酸的前体内皮素原（prepro-ET-1 peptide），它由福林蛋白样酶（furin-like enzyme）剪切成约含 38 个氨基酸的大内皮素 -1（big ET-1），再经内皮素转化酶（ECE）从 21 位色氨酸与 22 位缬氨酸之间切断，形成有 21 个氨基酸、分子质量为 2467 Da 的成熟的 ET-1。3 种 ET 的氨基酸结构略有不同，但其生物学作用无本质差别，其中 ET-1 作用最强，ET-3 作用最弱。

（2）ET 的分泌

除血管内皮细胞（EC）外，多种细胞如血管平滑肌细胞、支气管上皮细胞、肺泡巨噬细胞、多形核白细胞和成纤维细胞等都可分泌 ET。分泌出的 ET 一般不储存于细胞中，而是进入血液成为人体血浆的正常组分，在健康状态下，ET-1 血浆浓度很低（0.3 ～ 3 ng/L），该浓度不足以引起血管收缩。众多理化因素包括低血流切应力、缺氧、氧自由基、血管紧张素 Ⅱ（Ang Ⅱ）等通过与 ET-1 基因上一些特殊调控位点结合刺激其表达；相反，高血流切应力、NO、心房利钠肽、前列环素（PGI2）等则抑制其表达。

（3）ET 的代谢

ET 主要在肺脏、肾脏、肝脏和心脏等器官被清除，其中肺脏在 ET 的清除中发挥主要作用。研究表明，血浆中的 ET-1 在第一次通过肺循环时即被清除 90%，此过程是通过 ETB 受体完成的。离体大鼠心脏给予选择性 ETA 受体拮抗剂 PD155080 后，血浆和心脏 ET-1 水平没有影响，而给予选择性 ETB 受体拮抗剂 BQ788 后却明显升高，其中组织 ET-1 浓度升高超过 20 倍，这可能是因为阻断了 ETB 受体后，打破了 ET-1 产生和清除之间的动态平衡，导致 ET-1 浓度显著升高。

（4）ET 受体

ET 是亲水性的，不能透过细胞膜，需要与特异性的 ET 受体结合才能发挥多种生物学功能。在哺乳动物体内，ET 受体（ETR）几乎遍布除脂肪、结缔组织、软骨、红细胞等以外的所有组织细胞，研究表明，ETR 属于 G 蛋白耦联受体超家族，至少有 3 种类型：ETAR、ETBR 及 ETCR，其中 ETAR 根据对选择性拮抗剂敏感性的不同分为 ETA1R（对 BQ-123 的拮抗作用敏感）和 ETA2R（对 BQ-123 的拮抗作用不敏感）两种；而 ETBR 则根据所在部位不同分为 ETB1R（位于内皮细胞上）和 ETB2R（位于血管平滑肌细胞上）。哺乳动物体内只有 ETA 和 ETB 两种受体，两者具有大量同源序列，ETAR 约占总数的 80% 以上，它们产生不同的、有时甚至相反的作用。在 ETBR 中，分布于内皮细胞上的 ETB1R 可通过刺激 NO 和前列环素的释放使血管舒张，分布于主动脉、肺动脉和冠状动脉等血管平滑肌细胞上的 ETB2R 可直接介导血管收缩。ETC 受体存在于非洲爪蟾皮肤黑色素细胞中，选择性地与 ET-3 结合。配体结合试验显示，ET-1、ET-2、ET-3 与 ETBR 的亲和力相同，而与 ETAR 的亲和力顺序为 ET-1 $\geqslant$ ET-2 $\geqslant$ ET-3。

（5）ET 的作用机制

ET 与受体结合后激活以下 4 种不同的细胞内信号传递系统：①激活与 G 蛋白相耦联的磷脂酶 C（PLC），生成甘油二酯（DG）和三磷酸肌醇（IP3），继而生成四磷酸肌醇（IP4）。IP3 促进细胞内肌浆网释放 $Ca^{2+}$，而 IP4 则开放细胞膜钙离子通道，促使细胞外钙离子内流，最终使细胞内 $Ca^{2+}$ 浓度大幅度升高。$Ca^{2+}$ 与钙调素结合后，活化肌反应蛋白轻链激酶等，引起 $Ca^{2+}$ 介导的平滑肌收缩。②ET 通过其受体，活化 DG 激活蛋白激酶 C（PKC），改变离子通道的通透性，激活电压依赖性钙通道和磷脂酶 A（PLA），促使细胞外钙离子内流，调节花生四烯酸的代谢、环核苷酸的合成与释放。③促进 $Na^+/H^+$ 交换，使细胞内 pH 升高，升高的 pH 可增加 $Na^+$ 的摄取，推动 $Ca^{2+}$ 的内流和肌丝蛋白对 $Ca^{2+}$ 的敏感性，从而在 $Ca^{2+}$ 浓度不变的情况下增加细胞的收缩性。④激活丝裂原激活蛋白激酶（MAPK）信号转导通路：该家族酶激活的机制相似，都通过磷酸化的三级酶促级联反应（MAPKKK→MAPKK/MKK→MAPK）发挥作用。ET 与 ETA 受体结合，激活原癌基因（C-Ras），活化的 C-Ras 通过 C-Raf 激酶，使 MAPK 激活物（如 MAPK 的酶）磷酸化而活化，磷酸化的 MAPK 激活物进一步激活 MAPK，如 ERK1/2、JNK、p-38MAPK，刺激不同细胞的 C-Jun 和 C-fos 基因表达。

（6）ET 与支气管哮喘

现已证明，肺的内皮细胞、平滑肌细胞、气道上皮细胞、黏膜细胞、巨噬细胞、多形核中性粒细胞和成纤维细胞均能分泌 ET，此外，ET 还能以自分泌形式刺激自身的表达。在支气管哮喘发生、发展过程中，ET 激活受体，使血管及支气管平滑肌细胞收缩，刺激呼吸道细胞分泌各种炎症介质，促使呼吸道平滑肌细胞增殖，减少呼吸道上皮细胞的繁殖和迁移，导致呼吸道重塑，因此，ET 是导致哮喘发作的一种重要致病因子，血浆

ET 含量与病情严重程度密切相关，检测 ET 水平对判断喘息性疾病的病情、严重程度和防治都有一定的指导意义。

（7）ET 与过敏性紫癜

研究表明，过敏性紫癜患儿急性期血浆 ET 水平显著升高，并与患儿病情的严重程度成正比，病情愈重，这种升高愈明显，尤其是肾炎型紫癜患者，其 ET 值增高更为明显。ET 在肾脏以自分泌和旁分泌形式起作用，不但具有强烈缩血管效应，而且是重要的促炎性介质，参与血管内皮细胞的损伤和血栓形成及肾小球系膜细胞（或所有细胞）的有丝分裂过程。而随着病情的恢复及血管炎症的减轻，血浆 ET 水平逐渐下降。以上研究表明，ET 参与并促进了过敏性紫癜的发病过程，在过敏性紫癜的发生发展中发挥一定作用。

（8）ET 与特应性皮炎

ET-1 可以增强哺乳动物组胺依赖的瘙痒，免疫组化试验证实在特应性皮炎模型小鼠及特应性皮炎患者中 ET-1 和 IL-25 表达上调。人表皮细胞体外试验研究发现，IL-25 能以浓度和时间依赖性方式上调 ET1 mRNA 与蛋白质的表达。ERK1/2 或者 JNK 抑制剂可抑制 IL-25 诱导的 ET-1 的表达。ET-1 可与 IL-25 相互作用，并诱导 IL-25 表达上调。而内皮素 A 受体阻断剂、ERK1/2 抑制剂和 p38 抑制剂可抑制 ET-1 诱导的 IL-25 表达增强，提示阻断特应性皮炎表皮 ET-1 和 IL-25 的相互作用可以作为抑制瘙痒的潜在靶点（Aktar et al. 2015）。

**2. 肝素**

1916 年，Mclean 在研究凝血机制时从狗的肝脏中发现了一种酸性黏多糖硫酸酯类物质，并将其命名为肝素。1939 年 Brinkhous 等证明了肝素具有抗凝血活性，大量的研究证实，肝素除有抗凝血、抗血栓作用外，还具有抗炎、免疫调节、调节多肽生长因子、抑制细胞增殖、抗肿瘤转移等多种生物学功能和作用。

（1）肝素的生物学特性

1）肝素的结构：肝素属于结构上不均一、聚合程度高度分散的一种硫酸化多糖链混合物，分子质量在 3 ～ 30 kDa，平均为 15 kDa。肝素的基本结构是带有硫酸基团和乙酰化基团的四糖体，结构中含糖醛酸残基和葡萄糖胺残基。葡萄糖胺的 C-1 和糖醛酸的 C-4 之间有 1,4 连接键，C-3 硫酸化是肝素结合抗凝血酶所必需的。葡萄糖胺残基的硫酸化大部分在 C-6，少部分在 C-3，含有 N- 乙酰化的艾杜糖醛酸的硫酸化大部分在 C-2，但只占少数残基。

2）肝素的合成与代谢：肝素在哺乳动物体内分布很广，在心脏、肝脏、肺脏、肠黏膜、十二指肠、血管壁中均存在。肝素最早得自肝脏，但以肺脏含量最丰富。它在体内由肥大细胞分泌，各组织中肝素的含量与肥大细胞数目有关，肥大细胞内的颗粒含有肝素或肝素前体，当物理或化学刺激使肥大细胞脱颗粒时，肝素被释放出来，肝素在体内多以糖蛋白复合物的形式存在。这种复合物没有抗凝血活性，但在去除蛋白质后，抗凝活性逐渐表现出来。在体内，肝素被肝脏产生的肝素酶灭活而从尿中排泄出来。

3）肝素类制剂：肝素类药物用于临床已有 70 余年的历史，第一代为未分级肝素，即普通肝素或标准肝素；第二代为低分子肝素，其中依诺肝素具有抗炎作用（Shastri et al.

2015）；第三代制剂包括正在开发的制剂如修饰肝素、肝素衍生物、口服肝素、合成肝素、肝素戊糖、磺达肝癸钠等。其中低分子肝素是 20 世纪 80 年代在研究肝素分子构效时发展起来的一类新型生化药物，是以不同工艺将肝素分级或降解而形成的低分子量的组分或片段，具有标准肝素的基本结构，但平均分子量只有肝素的 1/3 ～ 1/2。与普通肝素相比，低分子量肝素具有分子小、易吸收、生物利用度高、半衰期长、量效关系明确等特点。除具有抗凝血、抗血栓作用外，低分子量肝素还具有抗炎、抗补体、改善毛细血管血流紊乱状态、保护内皮细胞功能、重建机体免疫系统内稳态等生物作用，因而在临床中得到了广泛的应用。

（2）肝素与支气管哮喘

与其他介质不同，肝素类物质能够抑制哮喘的发生发展，因此具有哮喘治疗效应。肝素具有聚阴离子特性和结构可变性，通过离子结合力与体内带正电荷的蛋白质、细胞因子或寡糖配体结合，发挥其抗炎和抑制气道高反应性的作用。其机制主要涉及以下几个方面。

1）肝素抑制白介素（IL）的分泌：Th2 细胞与哮喘的发生密切相关，它产生的细胞因子 IL-4、IL-5、IL-8 和 IL-13 在诱导 B 细胞产生 IgE，促使嗜酸性粒细胞释放炎症介质和趋化炎症细胞在气道黏膜聚集、浸润及诱导支气管平滑肌痉挛过程中起着关键性作用。研究发现，低分子量肝素对 Th2 细胞分泌 IL-4 和 IL-5 有抑制作用，且该抑制作用与肝素的寡糖结构有关。

2）肝素抑制白细胞向炎症部位的迁移：在炎症发生过程中，白细胞与内皮细胞黏附并向炎症部位聚集是发病的一个重要环节。L- 选择素、P- 选择素、E- 选择素通过介导白细胞沿毛细血管后微静脉滚动，使白细胞发生迁移。肝素可与选择素竞争性结合，阻止白细胞的迁移，从而抑制炎症的初始过程，而这种抑制作用与肝素的硫酸化程度有关。

3）肝素抑制肥大细胞脱颗粒：肝素能阻断内质网上的 1,4,5- 三磷酸肌醇分子（IP3）与其受体结合，抑制细胞内 $Ca^{2+}$ 的释放，从而阻断使肥大细胞脱颗粒的信号转导。有研究证实，这一过程是因为肝素结构中带有负电荷的 N- 硫酸己糖胺残基，它与 IP3 分子结构相似，可竞争性地与 IP3 受体结合，从而干扰肥大细胞中刺激物与分泌物的结合。

4）肝素降低气道高反应性：肝素分子上的硫酸基团能通过阻断 IP3 与其受体结合，抑制 IgE 介导的肥大细胞释放组胺，从而减弱抗原诱导的支气管狭窄。研究证明，内源性细胞尤其是嗜酸性粒细胞分泌的聚阳离子会导致抗原诱导的 NO 缺乏和气道高反应性，肝素作为一种聚阴离子，能够通过与聚阳离子的结合作用而减弱气道的高反应性。

**3. P 物质**

1931 年，Euler 和 Gaddum 从马的脑与肠中发现了一种能使血压降低并致血管痉挛的物质，命名为 P 物质（substance P，SP）。但直到 1970 年，Leemanps 等才从牛的下丘脑中分离出 SP。1972 年，Tregear 成功地用化学方法合成了 SP。1973 年，Power 利用放射免疫测定（RIA）建立了 SP 的检测方法，从此对 SP 的研究有了飞速的发展。大量研究表明，SP 参与了多种过敏性疾病的病理生理过程，且与炎症程度呈正相关。

（1）SP 的生物学特性

1）SP 的合成：SP 是速激肽家族中的一员，由 *TAC1* 基因编码，其序列高度保守，鼠、兔、人均有表达，在哺乳动物体内有 *PPT-I*、*PPT-II* 两种基因编码的速激肽，*PPT-I* 基因可以通过选择性剪接表达 4 种 mRNA 形式，其中 α-mRNA、δ-mRNA 编码 SP。SP 在细胞核糖体内以大蛋白形式合成，通过酶修饰，转变成有活性的十一肽（Arg-Pro-Lys-Pro-Gln-Gln-Phe-Phe-Gly-Leu-Met-NH$_2$）释放到周围组织中，其分子质量为 1134 Da。其正电荷定位在 N 端，然而 C 端包含疏水性残基，两个分开的部分使 SP 成为一种两性多肽。这种两性属性使其可以直接和脂质双分子层发生作用。同其他神经递质一样，SP 通过钙离子刺激依赖机制从感觉神经末梢释放出来。

2）SP 的分布：一般认为，胆碱能副交感神经及肾上腺能交感神经支配机体感觉的传入及各种功能活动的控制与调节。但近年来的研究发现，还有第三类神经即非肾上腺能非胆碱能（non adrenergic non cholinergic，NANC）神经的存在，此类神经多为无髓鞘 C 类传入纤维，当该神经受到强烈刺激后，主要释放以 SP 为代表的神经肽，末梢去极化产生的神经冲动不仅顺向（向心性）传导，还可通过轴突反射逆向传导，使神经末梢释放 SP、降钙素基因相关肽（calcitonin gene-related peptide，CGRP）和神经激肽 A（neurokinin A，NKA）等神经肽，造成血管扩张、蛋白质渗出，引起各种效应。实验证实，人脑中 SP 含量最丰富的部位是黑质和蓝斑。人类呼吸道组织如气道上皮、黏膜下腺及气道平滑肌中均存在大量分泌 SP 的 NANC 神经纤维，在支气管中大多数 SP 阳性纤维起源于迷走神经，而在肺部，SP 阳性纤维起源于迷走神经与胸部的脊神经。此外，人真皮乳头和表皮、脾脏、胸腺、消化系统、泌尿系统及一些免疫细胞中也有 SP 神经纤维的分布。SP 可以由许多种类的细胞表达，包括神经元、星形胶质细胞、小神经胶质细胞、上皮细胞、内皮细胞。免疫细胞包括 T 淋巴细胞、巨噬细胞、树突状细胞、嗜碱性粒细胞也表达很高水平的 SP。SP 也可以分布在一些干细胞和祖细胞如免疫调节干细胞（MSC）中。SP 在多种细胞的表达说明其参广泛与机体的生理和病理生理过程。

3）SP 的储存与降解：SP 释放前储存于突触小体内的囊泡中，神经冲动传来时引起离子通道开放，外钙内流，促使囊泡与前膜（上一个神经元轴突末端突触小体的膜）融合而释放出 SP。小的初级感觉神经元含 SP，在初级传入神经元中，SP 的释放可被阿片肽和去甲肾上腺素的分泌调节，而高钾可引起培养的初级感觉神经元 Ca$^{2+}$ 依赖性 SP 释放。SP 在与后膜（下一个神经元胞体膜或树突膜）SP 受体结合发挥作用后，被神经元或胶质细胞上的内肽酶 EP-24.11 酶切失活，在外周组织，SP 则被血管紧张素转化酶（ACE）酶切降解。SP 在血浆中很稳定，但是在组织中半衰期较短。报道称 SP 的半衰期在组织和血液中为几秒钟到十几分钟不等，然而在提取的血浆中 SP 可以稳定在十几个小时。

4）SP 的受体：NK 受体分为三个典型亚型，称为 NK1R、NK2R 和 NK3R，通常共表达于相同细胞。其中 NK1R 定位于脂筏，是一种 G 蛋白耦联受体，与 SP 有较高的亲和力。NK1R 有不同亲和力的两种亚型：高亲和力受体 NK1R-F（407 个氨基酸残基长度的全长式）和低亲和力受体 NK1R-T（31 个氨基酸残基长度的截断式）。全长式的 NK1R-F 在人大脑中呈优势表达，而截断式 NK1R-T 广泛表达于中枢神经系统和外周组织。SP 激活 NK1R 依赖于局部微环境和血浆成分。比如，当胆固醇缺乏时 NK1R 介导的信号无生物学功能。NK1R 亚型表达于神经元、上皮细胞、内皮细胞、平滑肌细胞及成纤维细胞。此外一些免疫细胞如 T 淋巴细胞、B 淋巴细胞、自然杀伤细胞、树突状细胞、单核 - 巨噬细胞系统、小胶质细胞、星形胶质细胞、嗜碱性粒细胞和肥大细胞也表达 NK1R。然而为何细胞表达三种不同亲和力的 NKR，及其对细胞的作用尚需进一步研究。

5）SP 的病理生理学：SP 发挥着广泛的病理和病理生理作用。最熟知的主要是由 SP-NK1R 介导的伤害性感受和神经源性炎症。然而 NK1R 在非神经细胞的广泛表达提示其还可促进平滑肌细胞、滑膜细胞生长；通过调节 MMP 和 MMP 组织抑制剂的活性来调节细胞外基质的完整性；通过控制 NO 的释放调节血管发生和血管舒张；并且调节骨新陈代谢。目前发现 SP 还参与骨髓纤维化、肿瘤增殖和炎症过程。神经性源炎症对类风湿性关节炎具有重要作用，SP 在类风湿性关节炎患者滑膜液中有显著的增加。炎症性肠病患者结直肠细胞的 SP 和 NK1R 水平的增加与疾病进程相关。炎症性肠病患者急性期 SP 可增强肠黏膜表面炎症反应。此外，SP 还可诱导炎症性肠病患者肠系膜前脂肪细胞分泌 IL-17A（Mashaghi et al. 2016）。

（2）SP 与过敏性疾病

SP 起源于神经组织，是一种神经肽，但研究发现，SP 涉及炎症反应的许多方面：① SP 作为平滑肌细胞、成纤维细胞、内皮细胞和滑膜细胞的分裂素，可促进细胞增殖；② SP 可促使淋巴细胞增殖、免疫球蛋白产生；③ SP 促使淋巴细胞、巨噬细胞、单核细胞和肥大细胞释放细胞因子；④ SP 可以诱导细胞因子、氧自由基、花生四烯酸衍生物和组胺释放，引起组织损伤、白细胞聚集，放大炎症效应；⑤ SP 也参与炎症的消除过程。因此，SP 与许多过敏性疾病的发生、发展密切相关。

1）SP 与支气管哮喘：哮喘患者对 SP 有高敏感性，在重型哮喘患者中，SP 免疫活性神经纤维在黏膜下明显增多。研究表明，SP 通过节后类胆碱能神经和肥大细胞的激活可直接或间接引起气道收缩，其致敏和致气管收缩效应受遗传因素影响。哮喘发生时，SP 还可引起呼吸道黏液分泌增加、乙酰胆碱神经传递加快、血管扩张、血浆外渗等表现。此外，SP 还能促使气道肥大细胞释放组胺，但在哮喘患者中由于 SP 诱导支气管收缩时没有产生特异性 $H_1$ 抗体，表明组胺并不发挥主要作用。

2）SP 与皮肤过敏性疾病：皮肤过敏是发生率较高的过敏反应，当过敏原刺激皮肤引发过敏反应时，首先出现速发相反应，继而表现为迟发相反应。肥大细胞是皮肤速发型过敏反应的主要效应细胞，皮损区中肥大细胞数目增加和脱颗粒现象增多是过敏性皮炎的重要特征。研究表明，皮损区 SP 神经纤维密度增加，SP 的免疫反应较正常细胞明显增高，皮肤中的 SP 能导致肥大细胞脱颗粒释放介质，引起组胺快速释放，直接介导肥大细胞引起的一系列免疫炎症反应，SP 促肥大细胞的释放呈时间和剂量依赖性。因此，SP 参与了皮肤过敏性疾病的病理生理过程，其水平与皮肤炎症反应程度呈正相关，在皮肤的变态反应中具有重要的作用。我们的研究发现，慢性自发性荨麻疹（CSU）血浆 SP 水平较正常人升高，嗜碱性粒细胞胞内 SP 和 NK1R 的表达增加，并且 SP 诱导嗜碱性粒细胞脱颗粒和募集，提示 SP 可能是一种强有力的促炎介质，通过与嗜碱性粒细胞作用参与慢性自发性荨麻疹的发病机制。SP 的抑制剂和 NK1R 的阻断剂对 CSU 有治疗作用（Zheng et al. 2016）。

3）SP 与过敏性鼻炎：研究发现，SP 能使过敏性鼻炎患者鼻阻力显著增加，其作用是乙酰甲胆碱的 500 倍；SP 能使鼻部血管通透性增加、血浆外漏，引起过敏性鼻炎患者鼻腔灌洗液中白蛋白含量增加；SP 可使过敏性鼻炎患者鼻腔灌洗液中的嗜酸性粒细胞（Eos）明显增加，并增强趋化因子对 Eos 的趋化活性，Eos 的黏膜下浸润是过敏性鼻炎的病理特征之一，它们之间的相互作用可形成恶性循环，加重炎症反应；此外，SP 对许多炎症介质存在调控作用，从而参与敏性鼻炎患者炎症的免疫调节。

4）SP 与过敏性休克：过敏性休克是最严重的过敏性疾病。过敏性休克发病过程中，肥大细胞通过释放组胺、IL-1、IL-3、IL-4、IL-6、GM-CSF 等调节因子参与 IgE 介导的过敏反应，同时促使其周围神经元释放 SP，SP 可通过 NK1R、NK2R 的直接作用引起胃肠、呼吸道平滑肌收缩，也可以通过乙酰胆碱间接引起血管通透性增加，使血浆蛋白渗出，促进肠、肺、鼻黏膜的黏液分泌增加，气道黏膜渗出性水肿而导致通气障碍。研究发现，过敏性休克动物模型中，在迷走神经背侧运动核微量注射 SP 拮抗剂或 NK1R 拮抗剂可以抑制胃的活动，导致胃部放松，应用 NK1R 拮抗剂可以明显减轻呕吐。这提示 SP 参与了过敏性休克尤其是胃肠、呼吸道症状的发生发展。

（三）NO 等氧自由基

1980 年，Furchgott 等发现血管内皮细胞可产生并释放一种舒血管的活性物质，并将它命名为内皮细胞衍化松弛因子（EDRF）；1987 年，Palmer 定量证明 EDRF 就是 NO；1991 年，一氧化氮合酶（nitric oxide synthase，NOS）克隆成功；1992 年，NO 被《科学》选为当年的“明星分子”；1998 年，美国 3 位药理学家因对 NO 研究的贡献获得当年的诺贝尔生理学或医学奖。大量研究证实，作为迄今发现的体内最小、最轻、最简单的信息传递分子，NO 是一种活性很强的生物介质，它除具有扩张血管、降低血压、松弛平滑肌、酶活性调节、免疫调节及抗氧化损伤等生物活性外，还涉及包括过敏、心血管、消化、神经等方面多种疾病的发生、发展过程。

（1）NO 的理化特性

NO 是一种小分子、结构简单的气体分子，难溶于水，易通过细胞膜扩散。其分子中有一未配对电子，具有自由基结构，所以极不稳定，容易与氧自由基、超氧自由基结合失去生物活性；而在酸性条件或在 SOD 存在时，可增加其化学稳定性。

（2）NO 的生物合成

在体内，NO 由一氧化氮合酶（NOS）以左旋精氨酸（L-Arg）、分子氧（$O_2$）和还原型烟酰胺腺嘌呤二核苷酸磷酸（NADPH）为底物，以黄素腺嘌呤二核苷酸（FAD）、黄素单核苷酸（FMN）、血红素、四氢叶酸（BH4）及钙调蛋白（CaM）为辅基催化合成。目前已证实存在 L-Arg-NO 通路的组织和细胞有：血管内皮细胞、血管平滑肌细胞、血小板细胞、巨噬细胞、中性粒细胞、脑细胞、肝巨噬细胞、非交感非胆碱能神经细胞和肿瘤细胞等。

NOS 是 NO 生物合成的关键限速酶，人体内有三种不同形式的 NOS：内皮型 NOS（endothelial NOS，eNOS），负责血管内皮细胞中正常 NO 的产生；神经型 NOS（neuronal NOS，nNOS），是分布于神经系统的特殊形式的 eNOS，nNOS 呈组成型表达，可催化 L-精氨酸和水氧化为 NO，在宿主防御微生物过程中发挥活性；诱导型 NOS（inducible

NOS，iNOS），主要分布于巨噬细胞和内皮细胞，它在免疫应答时才被激活。在正常生理状态下，eNOS 和 nNOS 在组织内持续、低水平表达，这种表达是钙离子依赖性的，而当内皮细胞受到某些化学递质或机械刺激时，eNOS 和 nNOS 表达上调，加快 NO 的合成和释放。与 eNOS 和 nNOS 不同，iNOS 的表达不依赖钙离子，而只有当体内出现致炎因子或内毒素，或机体处于低氧甚至休克状态时，iNOS 才大量表达，合成大量 NO。

NO 除通过以上 NOS 途径产生外，非酶学途径亦可产生 NO。例如，血管扩张剂硝酸甘油、硝普钠与体内半胱氨酸及谷胱甘肽结合，产生一种不稳定的 S- 亚硝基硫醇，后者可自行分解释放 NO。

NO 在组织中的半衰期一般小于 1 min，但在组织外或有氧条件下半衰期可延长至 4 min 左右。合成的 NO 在体内很快被氧化成硝酸盐或亚硝酸盐，产生的 $NO_3^-$ 或 $NO_2^-$ 最终由肾脏排出，因此可用铜离子活化镉还原法、荧光法、放射免疫法等方法通过检测其代谢产物 $NO_2^-$ 和 $NO_3^-$ 的量来测定 NO 的生成情况。

（3）NO 合成的生物调节

多种物质可对 NO 的 L-Arg-NO 生成过程进行调节。①底物的调节：在反应中，L-Arg 可不断得到补充，因此不是反应的主要限速物质。但 L-Arg 类似物如 N(G)- 硝基左旋精氨酸甲酯（L-NAME）、N(G)- 单甲基左旋精氨酸（L-NMMA）等，可竞争性抑制 NO 的生成，对 iNOS 及结构型 NOS（cNOS）均有抑制作用。②产物的调节：生成的 NO 可反馈抑制 NO 的产生，但 NO 半衰期短，不可能大量生成，因此此抑制作用可以忽略。但 NO 也能直接抑制 NOS，从而影响 NO 的产生。③ NOS 的调节：在体内，NOS 是 NO 合成的主要限速物质。cNOS 的活性主要涉及与钙离子水平升高有关的因素；而 iNOS 的活性则须经脂多糖（LPS）、细胞因子及肿瘤细胞等诱导数小时才产生，进而影响 NO 的产量。通过干预 NOS 活性可调控酶促 NO 的生物合成，为疾病治疗提供新的方法。例如，糖皮质激素可选择性抑制 iNOS 活性，但对 cNOS 活性无明显影响；分子氧对不同组织中的 NOS 有不同作用，阴茎神经中 NOS 在血氧分压低时活性降低，生成 NO 减少，而心肌细胞缺氧时却产生更多的 NO。

（4）NO 的生理作用

NO 是寿命相对较短的自由基，多细胞生物中的不同细胞均可释放 NO。作为一种重要的生物信使分子或效应分子，NO 在生命过程中发挥着重要的生理作用。它不仅参与血液循环，神经传导，细胞发生、分化、生长与死亡，机体物质与能量代谢，泌尿和肝脏解毒及内分泌调节等多种生理过程，还具有松弛血管平滑肌、抑制血小板黏附、抑制白细胞黏附、影响细胞毒性和免疫调节等作用。许多病理生理过程如病毒、细菌及肿瘤细胞等的杀伤，高血压、偏头痛、糖尿病、局部缺血和动脉粥样硬化等都与 NO 在人体内的释放及生理调节失常有关。

1）NO 对循环系统的作用：eNOS 催化合成 NO，通过 cGMP 介导的内皮依赖性血管舒张作用，调节血管张力，从而有效地调节组织血流、增加冠脉灌注、降低心脏前后负荷（Zhang 2016）。因此，NO 对维持微循环灌注具有十分重要的作用。而血流波动和血管壁剪切力的变化是调节 NO 释放的始发刺激信号，也是血管网控制血流通过的一个重要机制。这一机制对维持外周血管阻力的相对平衡起着至关重要的作用。另外，NO 能清除细胞内的氧自由基，发挥细胞保护作用，并通过抑制血管平滑肌细胞增殖、抑制血小板聚集、抑制黏附分子和内皮素的表达等途径来维持血管的稳态平衡。

2）NO 抑制血小板的黏附和聚集：NO 能抑制血小板在胶原纤维、内皮细胞基层及单层内皮细胞的黏附和聚集，此作用主要是通过 cGMP 依赖机制完成的。这一作用可被超氧化物歧化酶（superoxide dismutase，SOD）及细胞色素 c 加强，被 $Fe^{2+}$ 和其他氧化还原产物所抑制。P 选择素是血小板表面的一种细胞黏附分子，NO 可以降低血小板表面 P 选择素的表达，抑制血小板黏附和聚集。此外，NO 还能抑制血友病因子（vW 因子）与血小板表面的血小板膜糖蛋白（GP）Ⅱ b/Ⅲ a 的相互作用，进而抑制活化的血小板与纤维蛋白原的结合，最终抑制血小板聚集。

3）NO 间接参与体内糖代谢：胰岛素是具有降血糖作用的激素，它通过磷脂酰肌醇 3 激酶途径，既能直接促进骨骼肌对血液中葡萄糖的摄取和利用，又能促进血管内皮中 eNOS 表达继而合成 NO。NO 能使骨骼肌的血管舒张，增加骨骼肌的血流量，间接促进骨骼肌对葡萄糖的摄取和利用。

4）NO 对消化道的调节：NOS 广泛分布于胃肠道组织中，同时肠肌间神经丛还存在着以 NO 递质为主的非肾上腺素能非胆碱能（non adrenergic and non cholinergic，NANC）神经系统。NANC 神经兴奋时伴随 NO 或携带 NO 信息物质的释放，可使肠道平滑肌松弛。NO 参与消化道的运动调节是多途径的，作用机制繁复。NO 可通过激活鸟苷酸环化酶（GC）参与肠道平滑肌的舒张运动，通过增加 A 受体并减少 B 受体来调节肠道的动力学改变，而且还介导了血管活性肠肽（VIP）在肠道的作用过程。

5）NO 对免疫系统的作用：NO 通过影响白细胞的游走和聚集，间接调控炎症反应。含异构化 Asp7 的 β 淀粉样蛋白 / 肽引起细胞毒性作用的决定因素是 NO 水平，NO 水平降低与细胞毒性增加有关（Barykin et al. 2016）。巨噬细胞可以产生大量 NO，利用其细胞毒效应，参与人体的非特异性免疫反应。另外，NO 作为信号分子，能够影响线粒体超极化，进而调控 T 淋巴细胞的活化和凋亡。气道可内源性释放 NO，并且测量呼出气体中 NO 的分数浓度（FeNO）是一种非侵入性检测儿童嗜酸性粒细胞气道炎症的替代技术。FeNO 受多种因素影响，但是 FeNO 升高是临床诊断过敏性哮喘和过敏性鼻炎的重要指标（Kim et al. 2016）。NO 主要依赖 cGMP/ 磷酸酶通路发挥免疫调节作用（Bingisser and Holt 2001）。

6）NO 在神经系统中的作用：在外周神经系统中，NOS 广泛分布于 NANC 神经；而在中枢神经系统中，NOS 在小脑的浓度最高，在延髓活性最低。NO 由神经元细胞合成，神经胶质细胞不能合成 NO。NO 是脑细胞内和细胞间的一种信使，参与精神分裂症的发病机制，因此过量的 NO 产生可能有助于病理诊断（Pitsikas 2016）。作为一种慢突触递质，NO 在兴奋性氨基酸的短期作用中及有关大脑发育、学习和记忆的长期作用中可能都发挥了重要作用。在外周神经系统中，NO 既可导致血管扩张又可调节递质的释放量，通过 NO 依赖机制可调节呼吸系统、消化系统和泌尿生殖系统的血管扩张。

（5）NO 的作用机制

目前认为，在大多数组织中，NO 与细胞质内的鸟苷酸环化酶（sGC）的亚铁血红素中的 $Fe^{2+}$ 结合，生成 NO- 亚铁血红素，NO- 亚铁血红素与该酶的卟啉部位结合导致构型改变从而激活 sGC，引起细胞内 cGMP 大量增加，cGMP 进而激活 cGMP 依赖的蛋白激酶（protein kinase），引起相关蛋白质磷酸化，最终使细胞内钙离子水平降低，肌球蛋白轻链去磷酸化，发挥多种生物学作用。上述反应中，环核苷磷酸二酯酶（cyclic nucleotide phosphodiesterase）能水解合成的 cGMP，维持细胞内 GTP 和 cGMP 的代谢平衡。这种 L-Arg→NO→cGMP 通路在体内多种组织和细胞中广泛存在，代表一种信息传递和细胞功能调节的新型信号转导机制。除了以上途径，NO 还可通过扩散直接进入靶细胞，与细胞内的特殊靶分子相互作用，进而激活一系列生理和生化过程。

### （四）组胺

组胺（histamine）是肥大细胞和嗜碱性粒细胞高尔基体内的组氨酸，经组氨酸脱羧酶作用，脱羧基后形成的一种胺类物质，多巴脱羧酶也在其中起一定的作用。肥大细胞颗粒中，组胺以与肝素氨基葡萄糖苷侧链的酸性残基和蛋白酶结合的形式储存。人肺及皮肤组织中，肥大细胞中的组胺含量相似，每个细胞 2 ~ 5 pg，即组织中的组胺量为每克组织 10 ~ 12 μg。随着肥大细胞的激活，组胺通过与细胞外环境交换钠离子而快速从颗粒基质中解离。释放至细胞外的组胺诱发的效应包括支气管平滑肌收缩、黏液分泌增加和血管通透性增加等。绝大部分组胺通过两条途径被迅速代谢，通过尿液排出体外。仅 2% ~ 3% 的组胺可不被代谢而继续起效。组胺的主要代谢途径（50% ~ 80%）是经组胺 -$N$-转甲基酶（histamine-$N$-methyltransferase，HMT）代谢为 $N$- 甲基 - 组胺，后者可被单胺氧化酶代谢为尿中的主要代谢产物：$N$- 甲基咪唑乙酸。此外，组胺还可被二胺氧化酶代谢为咪唑乙酸，继而从尿中排泄。研究发现，HMT 在组胺代谢中的作用比二胺氧化酶更为重要，因为 HMT 阻断剂（如 SKF91488）在体内、体外均可以增加组胺对支气管的收缩作用，而二胺氧化酶阻断剂则无此效应。HMT 在气道上皮细胞中有表达，可能与气道肥大细胞所释放的组胺的局部代谢密切相关。

组胺通过与靶细胞表面的组胺受体结合而发挥作用，已经明确的组胺受体有 4 种：$H_1$ 受体已从牛、鼠、豚鼠和人类组织中获得克隆，其介导的组胺作用大部分与哮喘有关；$H_2$ 受体已从狗和人类组织中获得克隆，该受体虽在气道中表达，但其与哮喘的临床相关性尚不清楚；$H_3$ 受体是 Lovenberg 等于 1999 年在小鼠体内获得克隆，根据细胞内第三环的长度不同（分别为 136 个、104 个、88 个氨基酸）至少分为 $H_{3A}$、$H_{3B}$、$H_{3C}$ 三个异构体；$H_4$ 受体是 Oda 等在 2000 年首次报道，其基因与 $H_3$ 受体有相似的内显子和外显子结构，与组胺以高亲和力结合，能部分 $H_3$ 受体配体结合，主要分布在肠、脾及胸腺组织和 T 细胞、中性粒细胞、嗜酸性粒细胞等免疫活性细胞中。在人肥大细胞中，$H_4$ 受体介导 LTC、细胞因子和趋化因子的释放（Jemima et al. 2014）。SP 通过其受体 NK1R 可诱导 CSU 患者的嗜碱性粒细胞释放组胺（Zheng et al. 2016）。$H_4$ 受体影响 TSLP 的分泌，阻断 $H_4$ 受体可抑制 TSLP 分泌，进而发挥抗炎和抗瘙痒疗效（Schaper et al. 2016）。

组胺对气道的作用主要表现在以下几个方面。

**1. 气道平滑肌**

组胺可通过诱导气道平滑肌内磷脂酰肌醇（PI）水解，增加气道平滑肌内 IP3 浓度而使支气管收缩。因其主要是通过 $H_1$ 受体起作用，故理论上 $H_1$ 受体拮抗剂在气道疾病中应有一定的治疗效果。然而经临床试验证实，新型非镇静型 $H_1$ 受体拮抗剂即使在大剂量水平下，也仅对过敏性皮炎有临床效果，而对哮喘无效。但最近有新的研究发现，白三烯和组胺参与人支气管收缩反应，提示抗组胺药在治疗过敏性哮喘中可能是抗白三烯药的有用辅剂，但其有效组合应该进行大规模的临床研究（Benko et al. 2015）。一些新型的抗组胺药，如西替利嗪（cetirizine）和氮䓬司汀（azelastine），虽然显示对哮喘有一定的治疗作用，但这些作用均与 $H_1$ 受体无关。尽管 $H_1$ 受体拮抗剂本身在支气管哮喘中不起作用，但是当其与 $H_4$ 受体拮抗剂组合时可能具有效果（Panula et al. 2015）。$H_2$ 受体介导的支气管收缩作用仅在猫、鼠、兔、羊和马等动物实验中得到证实。$H_3$ 受体激动剂在体内、体外对支气管均无作用，提示 $H_3$ 受体在气道平滑肌上无功能性表达。通过抑制 $H_4$ 受体活化，产生更大量的 Th1 细胞以诱导细胞因子 IL-12，可能将 T 细胞偏移从 Th2 表型转移到 Th1 表型，最终不利于过敏的发生，但在体内的证据还需要进一步的发现（Neumann 2016）。

**2. 血管**

组胺增加血管通透性主要通过 NO 依赖性血管扩张，随后血流量增加，也可能部分由 PKC/ROCK/NO 依赖性内皮屏障破坏导致（Ashina et al. 2015）。组胺可通过 $H_1$ 受体引起人皮肤血管的扩张反应，而人支气管内的血管在组胺低浓度时扩张，高浓度时则收缩。该作用可被美吡拉敏（pyriliamine）阻断，提示 $H_1$ 受体参与该反应。在羊和狗中，组胺可通过 $H_2$ 受体增加气道中血管内的血液流速。而在人类中，组胺的这个作用是通过 $H_1$ 受体还是 $H_2$ 受体尚不能肯定。组胺还可使血浆从支气管血液循环中的毛细血管后微静脉渗出，该作用可被 $H_1$ 受体阻断剂抑制。

**3. 黏液分泌**

组胺可刺激人气道内黏液糖蛋白分泌，该作用与 $H_2$ 受体相关。但与其他促黏液分泌剂相比，组胺的促黏液分泌作用很弱。对于啮齿动物，组胺可通过 $H_2$ 受体直接激活气道内的杯状细胞，而对人类是否有此作用则不确定。最近组胺可诱导分泌型 IgA 和乳铁蛋白分泌增加，该作用可被 $H_1$ 受体拮抗剂阻断，提示 $H_1$ 受体参与该过程。大鼠和人结膜细胞表达 4 种组胺受体，且可诱导结膜杯状细胞分泌黏液，组胺受体的阻断剂可防治因眼过敏而导致的黏液分泌过多（Hayashi et al. 2012）。

**4. 神经**

许多研究表明，组胺导致的支气管收缩，部分是通过迷走神经发挥作用。但在人类中，组胺是否通过胆碱能神经反射而导致支气管收缩则不是十分清楚。有些研究显示，抗胆碱能药物可明显减少组胺引起的支气管收缩反应，但也有报道称无任何作用。组胺可通过 $H_1$ 受体引起豚鼠某些神经肽的释放，如 P 物质、降钙素基因相关肽（calcitonin-gene related peptide，CGRP）等。$H_1$ 受体也可参与调控交感神经活动（Murakami et al. 2015）。近年来关于 $H_3$ 受体在神经系统中的作用的研究较多，结果提示该受体在神经系统中发挥自分泌抑制作用。在气道中，肥大细胞与神经活动关系密切。发生哮喘时，当肥大细胞处于基础分泌状态，低浓度组胺可作用于胆碱能神经中枢和末梢的 $H_3$ 受体，抑制神经传导而阻断支气管收缩反应；但如果肥大细胞受到抗原激发而脱颗粒，释放大量组胺，$H_3$ 受体则受到抑制，气道平滑肌和内皮细胞上的 $H_1$ 受体被激活，导致支气管收缩反应。组胺和在中枢神经系统中 HR 亚型的相互作用与小鼠过敏性气道反应的严重性相关（Miyasaka et al. 2016）。

**5. 炎症细胞**

组胺可作用于多种炎症细胞和免疫细胞而诱导细胞因子与炎症介质的释放，如组胺诱导气道上皮细胞释放 IL-16；通过增加细胞内钙离子浓度而激活嗜酸性粒细胞；$H_4$ 受体可增强 OVA 诱导的过敏性哮喘小鼠的嗜酸性粒细胞炎症反应（Hartwig et al. 2015）；通过 $H_1$ 受体激活人肺泡巨噬细胞释放 β- 葡萄糖酸酶；通过 $H_2$ 受体刺激抑制性 T 淋巴细胞；通过 $H_2$ 受体和 $H_3$ 受体抑制啮齿动物肥大细胞释放 TNF-α，但人肥大细胞是否表达 $H_3$ 受体则不详。也有证据显示，组胺可通过 $H_2$ 受体抑制 IgE 介导的人嗜碱性粒细胞分泌组胺，$H_3$ 受体可能也参与该过程。$H_4$ 受体可强效抑制人中性粒细胞黏附依赖性脱颗粒，表明 $H_4$ 受体可能有抗炎作用（Dib et al. 2014）。$H_1$ 受体拮抗剂对哮喘的治疗效果令人失望，推测组胺的作用可能被其他介质模拟。对于哮喘的治疗，新型抗组胺药物显示了一定疗效，表明组胺可能具有比现有认识的更为重要的作用。在动物模型试验中，$H_4$ 受体拮抗剂有治疗哮喘、皮炎、关节炎、疼痛、瘙痒和结肠炎的作用（Mogilski et al. 2016）。也有报道称，激活 $H_4$ 受体可缓解疼痛（Sanna et al. 2015），体内给予 $H_4$ 受体拮抗剂相关的药物可能影响嗜酸性粒细胞功能（Thurmond 2015）。

## 三、蛋白酶

### （一）类胰蛋白酶

类胰蛋白酶是存在于肥大细胞（mast cell，MC）分泌颗粒中的一种中性蛋白酶，它是 1959 年 Benditt 通过组织酶染色法发现的，因其活性类似胰蛋白酶，故命名为类胰蛋白酶。

**1. 类胰蛋白酶的生物学特性**

（1）类胰蛋白酶的结构

类胰蛋白酶与胰蛋白酶相似，属丝氨酸蛋白酶家族。类胰蛋白酶基因位点在染色体 16p13.3，人类胰蛋白酶具有高度多态性，迄今有 9 种类胰蛋白酶 [α1、α2、β1a、β1b、β2、β3、γ1、γ2、跨膜类胰蛋白酶（TMT）] 已完成测序。成熟的 α2 和 β2 类胰蛋白酶同源性达 90%，主要区别在于 α 类胰蛋白酶的 3 位和 215 位氨基酸分别为谷氨酸与天冬氨酸，而 β 类胰蛋白酶则分别为精氨酸和甘氨酸，其结构的不同决定了它们生物活性的差异。而 γ/TMT 类胰蛋白酶与 α/β 的同源性只有 50%，并包含一个 C 端疏水区，其他类胰蛋白酶无此特征。

α 类胰蛋白酶以单体形式存在；而 β 类胰蛋白酶是由 4 个亚基组成的四聚体，需与肝素糖蛋白结合才能保持其稳定性，否则会迅速解聚成亚基而失去活性。4 个亚基并非紧密绞合在一起，而是呈放射状分布于平面矩形的 4 个角上，每个亚基均有共同的抗原性，并各有一个活性中心，所有的活性部位都朝向四聚体的中央小孔。β 类胰蛋白酶的生物学活性依赖于四聚体结构的完整性，这种立体构型既能防止内源性抑制剂（如 α- 抗糜蛋白酶、α- 抗胰蛋白酶）与其结合，又能使其底物具有特异性，只有大小合适且有弹性的底物才能与其结合。γ 类胰蛋白酶与 β 类胰蛋白酶结构类似，但多一个 C 端疏水尾从晶体后面延伸出来，使活性位点能面向膜的表面。

（2）类胰蛋白酶的来源

类胰蛋白酶由肥大细胞分泌，约占整个肥大细胞总蛋白量的 25%，以活化形式同组胺、肝素和其他的产物一起储存在颗粒中，体液中类胰蛋白酶水平升高被视为肥大细胞激活和肥大细胞介导疾病的标志。α2 类胰蛋白酶以无活性酶原形式存在，并由静止的肥大细胞自发分泌到细胞外，因而其在外周血中的含量与肥大细胞数量相关。健康人及系统性肥大细胞增多症患者血清中的类胰蛋白酶主要为 α2 类胰蛋白酶，不成熟的单体 β 类胰蛋白酶通过组成型表达并由未受刺激的 MC 释放，也成为每个个体的类胰蛋白酶血清基础水平的一部分（Vitte 2015）。相比之下，α1 类胰蛋白酶的产生和成熟不断受到阻碍，因 α1 类胰蛋白酶基因受到各种突变，导致缺乏转录、酶原激活、催化性质甚至整个基因被删除。遗传学确实影响类胰蛋白酶的血清基础水平（Sverrild et al. 2013；Lyons et al. 2014）。

β2 类胰蛋白酶以活性状态贮存于肥大细胞中，当发生全身过敏反应时，随肥大细胞脱颗粒释放入血液中。健康个体之间血清类胰蛋白酶水平无性别及年龄差异，同一个体血清类胰蛋白酶水平基本稳定。类胰蛋白酶释放后，它的免疫活性维持时间较某些蛋白酶长，血浆半衰期达 $1.5 \sim 2.5$ h。MC 活化后，分泌颗粒（SG）内容物释放到细胞外空间只需几分钟。组胺水平可能在过敏性症状出现后 $5 \sim 10$ min 达到峰值，但是早期测量类胰蛋白酶的水平通常低于 $12\ \mu g/L$，而被误认为是"正常"，甚至"阴性"（Vitte 2015）。

**2. 类胰蛋白酶的作用机制**

（1）蛋白酶活化受体 2（PAR2）途径

蛋白酶活化受体（proteinase-activated receptor，PAR）是一种 G 蛋白耦联受体，有 PAR-1、PAR-2、PAR-3 和 PAR-4 四种亚型，人类的 PAR-1 和 PAR-2 仅有 35% 的同源性，但它们的基因都位于染色体 5q13 区。类胰蛋白酶可裂解并活化 PAR-2，该受体广泛表达于肺组织的各种细胞（如上皮细胞、ASM 细胞、成纤维细胞、血管平滑肌细胞、内皮细胞），这种分布的广泛性是它参与人体多种生理和病理生理过程的基础。PAR-2 被胰蛋白酶和类胰蛋白酶活化后发挥作用。其细胞外的氨基端和第二个环的氨基酸排列顺序被认为对受体的活化十分重要。其机制为：类胰蛋白酶与 PAR-2 结合后，PAR-2 细胞外 N 端域裂解后暴露出一个新的氨基末端，它作为连接配体活化受体。从第一个跨膜片段起，N2 端域活化裂解部位距细胞膜的距离足以与类胰蛋白酶四聚体内活性部位相互接触，激活 PAR-2，引起多种病理生理效应。

（2）类胰蛋白酶的生物效应

类胰蛋白酶具有多种生物活性，主要表现在以下几个方面：①它可作为上皮细胞、平滑肌细胞和成纤维细胞的生长因子，促进细胞增生，在炎症状态下，它可通过 PAR-2 促进成纤维细胞合成 Ⅰ 型胶原，刺激伤口愈合和纤维化组织修复，诱导气道平滑肌细胞增殖。②类胰蛋白酶可以刺激内皮细胞释放 IL-1、IL-6、干细胞因子和 TNF-α 等炎症介质（Ribatti and Ranieri 2015），刺激粒细胞趋化因子 IL-8 释放，上调上皮细胞表面细胞间黏附分子 -1（ICAM-1）的表达，对于上皮细胞的修复及炎症细胞向肥大细胞激活部位迁徙有重要意义。类胰蛋白酶和 PAR-2 激动剂可诱导 IL-18 大量释放，IL-18 和类胰蛋白酶之间的相互作用可能参与哮喘患者体内的肥大细胞募集（Wang et al. 2016a）。③它可裂解一些细胞外底物如血管活性肠肽、降钙素基因相关肽、纤维连接蛋白和激肽，刺激邻近肥大细胞释放介质，从而起到炎症放大效应。除此之外，类胰蛋白酶诱导肥大细胞积累取决于其酶活性、PAR-2 的活化及 ICAM-1 和 LFA-1 之间的相互作用。此外，体外肥大细胞跨内皮迁移的实验表明，类胰蛋白酶是一种化学吸引剂。总之，肥大细胞产生的类胰蛋白酶诱导肥大细胞募集所呈现的是一个新的自身放大机制（Liu et al. 2016）；以上种种生物活性，表明类胰蛋白酶与肥大细胞相关的过敏反应有密切关系。

### （二）基质金属蛋白酶

基质金属蛋白酶（MMP）是自然界进化过程中高度保守的一组锌离子（$Zn^{2+}$）依赖性蛋白水解酶，属于锌肽酶超家族，是细胞外基质（extracellular matrix，ECM）降解的主要介质。自 1962 年 MMP 家族的第一种胶原酶发现以来，一系列成员被相继发现，迄今已达 20 余种。它们是不同基因的产物，细胞来源也有差异。在正常生理状态下，组织中 MMP 表达极少，而在炎症因子、激素、生长因子刺激下和细胞转化过程中其表达量增加。

在生理状态下，MMP 通常低表达。尽管它们呈低表达，但研究发现 MMP 涉及许多细胞过程，从胚胎发育到细胞凋亡。MMP 的活性在 3 个不同阶段受到控制：①转录；②酶原活化；③金属蛋白酶组织抑制物（TIMP）对其活性形式的抑制。它们可以共同降解 ECM 和基底膜的任何组分，并且它们的活性过高与许多病理学相关。在过去 30 年的各种研究中已经发现，每种 MMP 具有特定的激活、作用和抑制模式。MMP 药物特异性靶向个体治疗可以显著改善大多数患者的健康状况，并极大地减轻他们的负担。

多数 MMP 由 4 个结构域组成，包括催化结构域、铰链区、N 端前结构域和 C 端血红素结合蛋白样结构域。大多数 MMP 由多种结缔组织和炎症细胞以酶原的形式产生，随后被其他蛋白水解酶活化，或较低频率地发生自动活化（Mittal et al. 2016）。

MMP-1（也称为间质胶原酶或胶原酶 -1）是降解胶原和明胶并激活 MMP-9 的蛋白酶。在大多数正常细胞中，MMP-1 的生理水平非常低。然而，在炎症或自身免疫性疾病中 MMP-1 的表达可以通过多种刺激（如促炎性细胞因子、IL-1 和 TNF）上调（Nam et al. 2011）。MMP-9（也称为明胶酶 -B）是分泌蛋白。巨噬细胞、粒细胞、T 细胞、树突状细胞、上皮细胞、成纤维细胞、角质形成细胞和成骨细胞等均可分泌 MMP-9。促炎细胞因子 IL-1β 可通过激活 p38 MAPK 信号通路强烈诱导 HEI-OC1 细胞表达 MMP-9（Nam and Kwon 2014）。抑制 MMP-9 的活性可减少 IL-4、IL-5 和 IL-13 的分泌（Shin et al. 2013；Shin et al. 2014）。由于 MMP-9 参与降解细胞外基质，许多研究人员认为 MMP-9 是气道重塑的一个标志，抑制 MMP-9 的活性是控制哮喘气道炎症发展的一个重要治疗策略（Hong et al. 2015）。

上述 MMP 的生物效应表明基质金属蛋白酶与过敏反应关系密切。

## 四、细胞因子

细胞因子（cytokine）是指由免疫细胞和某些基质细胞分泌的，介导及调节免疫与炎症反应的小分子多肽。根据细胞因子的来源及作用的靶细胞不同其可分为淋巴因子（lymphokine）和单核因子（monokine）等。根据细胞因子的主要功能不同其可分为白细胞介素（interleukin，IL）、集落刺激因子（colony stimulating factor，CSF）、干扰素（interferon，IFN）、肿瘤坏死因子（tumor necrosis factor，TNF）、转化生长因子-β家族（transforming growth factor-β family，TGF-β family）、趋化因子家族（chemokine family）及其他细胞因子，如各种生长因子、白血病抑制因子、抑瘤素等（金伯泉 2001）。

多数细胞因子以单体形式存在，少数细胞因子如 IL-5、IL-12、M-CSF 和 TGF-β 等以双体形式发挥生物学作用。细胞因子通常以旁分泌（paracrine）或自分泌（autocrine）形式作用于附近细胞或产生细胞因子的细胞本身，某些细胞因子也可以通过内分泌（endocrine）的形式作用于远处细胞。细胞因子具有高效能作用，一般在 pmol/L（$10^{-12}$ mol/L）水平即有明显的生物学作用。

一种细胞因子可由许多种不同的细胞在不同条件下产生；细胞因子还有多重的调节作用，细胞因子不同的调节作用与其本身浓度、作用靶细胞的类型及同时存在的其他细胞因子种类有关；因每种细胞因子的来源、作用靶位及免疫状态不同，其功能可能完全不同，如 IL-4、IL-6、IL-10 和 TGF-β 具有促炎与抗炎两种潜能，哪一种活性起作用依赖于免疫细胞的出现和它对细胞因子的免疫应答状态，如 TGF-β 在活化 T 细胞、B 细胞的初期起关键作用，而随后又终止这免疫反应，转基因小鼠常用于鉴定细胞因子的具体作用，但 TGF-β 基因敲除小鼠和 TGF-β 过表达小鼠都会引起自身免疫炎症性疾病；有时动物种属不一，相同的细胞因子的生物学作用可有较大的差异；细胞因子还有重叠的免疫调节作用，如 IL-2、IL-4、IL-9 和 IL-12 都能维持与促进 T 细胞增殖，IL-6 能上调肥大细胞表面 TLR4 的表达并刺激肥大细胞释放 IL-4（朱晓敏等 2013）。细胞因子以网络形式发挥作用：①一种细胞因子诱导或抑制另一种细胞因子的产生，如 IL-1 和 TGF-β 分别促进、抑制 T 细胞 IL-2 的产生；②调节同一种细胞因子受体的表达，如高剂量 IL-2 可诱导 NK 细胞表达高亲和力 IL-2 受体；③诱导或抑制其他细胞因子受体的表达，如 TGF-β 可降低 T 细胞 IL-2 受体的数量，而 IL-6 和 IFN-γ 可促进 T 细胞 IL-2 受体的表达。细胞因子与激素、神经肽、神经递质共同组成细胞间信号分子系统。细胞因子种类繁多，所组成的网络极为复杂，仅仅按细胞因子的来源或生物活性来精确地进行分类和讨论几乎是不可能的。

（一）参与调节过敏反应的细胞因子

**1. 对 IgE 的调节**

（1）IL-4

白细胞介素-4（interleukin-4，IL-4）主要由活化的 T 细胞、单核细胞、肥大细胞和嗜碱性粒细胞分泌。IL-4 在调节 T 细胞、B 细胞的分化、活化，促进以 Th2 细胞为特征的免疫应答的过程中发挥重要作用。IL-4 在过敏原刺激诱导的过敏性炎症反应中能活化 B 细胞，它通过减少对 B 细胞有抑制作用的受体的表达及消除 CD22 FcγRⅡ介导的抑制

B 细胞的作用，起到对 B 细胞受体（BCR）的去抑制作用而活化 B 细胞，介导体液免疫应答的产生。IL-4 偏向于促使 IgE、IgG4（人）、IgG1（鼠）的抗体类别转化，对 IgG 向 IgE 转型有强促进作用。IL-4 还通过促进 Th2 细胞的活化来抑制 Th1 细胞亚群，而 Th1 细胞既能产生 IFN-γ、TNF-β、淋巴毒素，又能抑制 Th2 细胞诱导的 IgE 效应。IL-4 促进细胞毒性 T 细胞 2（Tc2）的活化，促进嗜酸性粒细胞浸润，促进主要组织相容性复合体（MHC）分子的表达而增强免疫应答反应，并且促进介导炎症的血管细胞黏附分子 -1（VCAM-1）、P 选择素等多种黏附分子的表达。IL-4 能显著上调 CD4$^+$T 细胞表面的 CXC 趋化因子受体表达从而介导炎症反应的发生，该过程可能通过 cAMP 或 cGMP 信号转导途径介导。在 IL-4 导致的疾病中，可通过其影响基因表达的若干环节以降低 IL-4 的水平或是抑制其生物活性发挥的各种途径，来寻找、设计合理有效的药物和治疗方法，经抑制 IL-4 效应来达到抗炎、抗过敏的目的。

（2）IL-13

白细胞介素 -13（interleukin-13，IL-13）主要由活化 T 细胞、肥大细胞产生，在小鼠中 IL-13 由 Th2 亚群产生。IL-13 与 IL-4 在生物功能方面有许多共性，包括抑制单核细胞释放炎症介质、诱导巨噬细胞树突样变、促进单核细胞表面表达 CD23 及刺激 B 细胞合成免疫球蛋白，同时 IL-13 的生物功能也具有自身的特点：①趋化单核细胞，延长单核细胞在体外的存活时间，抑制 LPS 诱导的单核细胞、巨噬细胞中 IL-1、IL-6、IL-8 和 TNF-α 等炎症因子产生。②协同抗 IgM 活化 B 细胞的增殖，诱导和上调 B 细胞中 MHCⅡ类抗原、CD23 及 CD72 的表达，诱导 B 细胞产生 IgM、IgG 和 IgE。③诱导大颗粒淋巴细胞（LGL）产生 IFN-γ，并可与 IL-2 协同刺激 LGL 产生 IFN-γ，因而在诱导淋巴因子激活的杀伤细胞（LAK）活性及 Th1 型细胞免疫中可能有重要作用。

（3）IL-9

白细胞介素 -9（interleukin-9，IL-9）由活化的 T 细胞（主要是 CD4$^+$T 细胞）、PBMC 和肥大细胞产生。与其他的细胞因子不同，小鼠中 IL-9 可作用于人的细胞，而人的 IL-9 却对小鼠细胞无刺激活性。IL-9 的生物学作用包括：①维持 T 细胞生长，IL-9 为一种自分泌生长因子，因此又称为 T 细胞生长因子 - Ⅲ（TCGF- Ⅲ）；② IL-9 对于 IL-4 诱导外周血淋巴细胞（PBL）中正常 B 细胞 IgG、IgE 和 IgM 的产生有促进作用；③小鼠 IL-9 协同 IL-3 或 IL-4 刺激骨髓来源的肥大细胞的增殖，并诱导其产生 IL-6。

（4）IL-25

白细胞介素 -25（interleukin-25，IL-25）主要由小鼠骨髓基质细胞产生。IL-25 具有促进细胞增殖和免疫调节的功能。IL-25 的受体是小鼠胸腺公共抗原 1（thymic shared antigen-1，TSA-1）。IL-25 与 TSA-1 之间的结合能促进 CD3$^+$ 和 CD19$^+$ 细胞的增殖；抗 TSA-1 的抗体能抑制它们的结合，从而抑制 IL-25 的促增殖能力。在小鼠的腹腔内注入纯化的 IL-25，小鼠出现 Th2 型炎症反应，血清中的免疫球蛋白 IgA、IgE 和 IgG1 水平明显升高。IL-25 能在小鼠不同器官中特异性地诱导 Th2 细胞相关因子的表达，如 IL-13（在脾、胃、小肠、肾、肺和直肠中）、IL-4（在脾中）、IL-5（在脾、胃、小肠中）。

**2. 对嗜酸性粒细胞的作用**

（1）IL-5

人白细胞介素 -5（interleukin-5，IL-5）主要由活化的 T 细胞、肥大细胞产生，在小鼠中则由 Th2 亚群细胞产生。与其他 IL 相比，IL-5 的生物学活性作用谱相对较窄。IL-5 对 B 细胞和嗜酸性粒细胞增殖、分化有重要调节作用。小鼠的 IL-5 促进被抗原刺激的 B 细胞分化为抗体合成细胞，主要作用于进入细胞增殖后期的 B 细胞，并增加活化 B 细胞 IL-2R 的表达，IL-5 的这种刺激作用与人 IL-6 的功能相似，人 IL-5 只作用于 B 细胞被刺激后很窄的时相内；IL-4 有协同 IL-5 促进 IgA 合成的作用，IL-5 对 IgM 的分泌也有促进作用；IL-5 还能趋化人嗜酸性粒细胞，延长成熟嗜酸性粒细胞的存活时间。

（2）C-C 趋化因子

C-C 趋化因子见本章第二节。

**3. 对肥大细胞的作用**

IL-3 主要作用于肥大细胞分化的早期，而在晚期 SCF 的作用更为重要。IL-6 协助 SCF 促肥大细胞的分化，IL-4 有能提高 IL-3 和 SCF 的作用，而 M-CSF、GM-CSF、IFN-γ 则有抑制作用。正是由于这些细胞因子对肥大细胞分化的调节作用使肥大细胞的数量维持相对稳定（鲍一笑 1998）。细胞因子能影响肥大细胞的增殖，如 IL-3、IL-4、IL-10 和 SCF 均能刺激肥大细胞增殖。TGF-β 则能抑制 IL-3、IL-4 依赖的结缔组织型肥大细胞的增殖。肥大细胞的存活也依赖细胞因子的作用。IL-3 依赖的小鼠肥大细胞在去除 IL-3 后就发生凋亡，此时加入 SCF 可以避免凋亡的发生。神经生长因子能明显地延长大鼠腹膜肥大细胞的存活时间，但并不影响细胞的增殖。

IL-3 能广泛地促进未成熟的肥大细胞形成颗粒。对 SCF 受体（c-kit）阳性的肥大细胞，如果同时加入 SCF，则 SCF 和 IL-3 产生协同作用，使肥大细胞形成更多的颗粒。高浓度的 SCF 能直接刺激肺肥大细胞释放介质，而低浓度 SCF 能显著提高 anti-IgE 刺激肥大细胞的脱颗粒作用。MCP-1 能刺激大鼠腹膜肥大细胞释放 5-HT 和组胺。重组人 SCF 注射于皮肤，局部可出现风团，肥大细胞数量增加，电镜检测分析发现大部分肥大细胞显示出脱颗粒形态学改变。IL-2 是肥大细胞脱颗粒的抑制因子，它能以浓度依赖方式抑制组胺的释放。IL-2 抑制肥大细胞脱颗粒的同时诱导脂皮素-Ⅰ的合成，提示脂皮素-Ⅰ可能在 IL-2 抑制组胺释放方面发挥一定的作用。

炎症局部肥大细胞的数量增加，肥大细胞数量的增加与其向局部的迁移有关。TGF-β 能趋化培养状态下的小鼠肥大细胞，使细胞发生迁移，TGF-β 也能趋化新分离的大鼠腹腔肥大细胞。SCF 不仅是人肥大细胞的生长和分化因子，而且也是趋化因子，SCF 能以剂量依赖方式趋化人肥大细胞系 HMC-1 细胞和脐带血衍生的肥大细胞。RANTES 也能趋化人肥大细胞。

（二）其他细胞因子和 LRG1

（1）IFN-λ

IFN-λ（Ⅲ 型 IFN）是新发现的分子，有 IFN-λ1（IL-29）、IFN-λ2（IL-28A）和

IFN-λ3（IL-28B）三种亚型，属于人类 II 型细胞因子的超家族。IFN-λ 有 IFNLR1 和 IL10R2 两种膜受体。IFN-λ 与 I 型 IFN 有共同特性：抗病毒活性、抗增殖活性和体内抗肿瘤作用，也参与免疫调节活动如调节 Th1/Th2 反应、树突状细胞功能和 Treg 增殖（He et al. 2010）。

1）IL-28A：人类 IFN-λ2（IL-28A）是一种相对较新的细胞因子，其基因组结构类似于 IL-10 家族的基因组结构，然而与 IL-10 相比，其蛋白质结构更接近于 I 型 IFN。目前的研究发现 IL-28A 在先天免疫中起重要作用，如抗病毒活性，但效力比其他 IFN 弱，并具有潜在的抗肿瘤作用。此外，IFN-λ2 还可有效缓解 T 细胞介导的自身免疫性疾病，完全抑制并显著逆转胶原蛋白酶诱导的关节炎的恶化，减少释放促炎介质 IL-17 的 Th17 和 γδT 细胞数量，并抑制表达 IL-β 的中性粒细胞募集。然而，IL-28A 似乎不能诱导脐带血 $CD4^+$ T 细胞增殖分化为 Tr1 细胞。$CD8^+$ T 细胞和嗜酸性粒细胞可能是过敏性气道疾病中 IL-28A 的潜在来源（Shim et al. 2016）。

2）IL-29：IL-29 是最近发现的 IFN-λ 家族的新成员，主要由成熟的树突状细胞和巨噬细胞分泌。研究显示 IL-29 与 I 型 IFN 的抗病毒活性相似（Kelm et al. 2016）。IL-29 不可诱导肥大细胞活化，但可选择性地诱导肥大细胞分泌某些细胞因子（He et al. 2010）。

（2）IL-31

IL-31 是 IL-6 细胞因子家族的成员，研究发现 IL-31 通过与 T 细胞、肥大细胞、嗜酸性粒细胞和上皮细胞相互作用参与皮肤、气道、肺及肠内皮紧密接触的组织中的先天免疫应答与获得性免疫应答。发生瘙痒性疾病如特应性皮炎、过敏性疾病和炎症性肠病时 IL-31 表达增加（Cornelissen et al. 2012）。

（3）IL-33

IL-33 是 IL-1 细胞因子家族的成员，是 T1/ST2 的配体，可诱导 Th2 型免疫应答。IL-33 通过诱导 IL-5 的合成与释放参与多种过敏性疾病的发生和发展。

（4）IL-35

IL-35 主要由 NK 细胞和活化的 T 细胞分泌，IL-35 可抑制效应 T 细胞增殖，促进 IL-10 分泌和 Treg 增殖。IL-35 表达水平降低可能与儿童哮喘发病有关（Ma et al. 2014）。

（5）TSLP

TSLP 是一种 IL-7 样细胞因子，最早发现于小鼠胸腺基质细胞 Z210R.1 培养基上清液中，TSLP 可促进 B 前体细胞的生长、胸腺细胞增殖。小鼠 TSLP（mTSLP）属于造血干细胞因子家族，由 4 个螺旋束组成，含有 7 个半胱氨酸残基和 3 个潜在的 N- 糖基化位点。人 TSLP 和 mTSLP 仅有 43% 的氨基酸序列同源性。TSLP 主要来源于屏障表面非造血细胞如成纤维细胞、上皮细胞、基质或基质样细胞、角质细胞、胸腺和肠道上皮结构。皮肤、气道及眼组织表皮、上皮和黏膜下层表达的 TSLP 在过敏性疾病发病机制中发挥关键作用。此外，肥大细胞、嗜碱性粒细胞和 DC 也可分泌 TSLP；头颈鳞癌细胞（HNSCC）高表达 TSLP（Guillot-Delost et al. 2016）。TSLP 可作用于 mDC、肥大细胞、NKT 细胞、单核细胞、嗜酸性粒细胞和 T 细胞发挥天然免疫应答。TSLP 可上调人 mDC 表达 MHC II、CD54、CD80、CD86 和树突状细胞溶酶体相关膜糖蛋白（DC-lamp）（王文璐 等 2011）。

（6）LRG1

富亮氨酸 α2 糖蛋白 1（LRG1）是一种含有 23% 碳水化合物的 50 kDa 的糖蛋白，由 312 个氨基酸构成，其中 66 个是亮氨酸。二级结构预测表明，LRG1 可能是一种膜相关蛋白或膜衍生蛋白。LRG1 属于富含亮氨酸的蛋白家族成员，通常参与细胞黏附、生长、DNA 修复、重组、转录和 RNA 加工。LRG1 在造血过程中高表达，尤其是在中性粒细胞诱导分化中高表达。LRG1 还可通过结合辅助受体内皮因子促进血管形成并激活 TGF-β。癌症患者血清中 LRG1 水平增高。而过敏原刺激后，LRG1 在血浆和白细胞中的水平通常下降（Hao et al. 2016）。

## 五、补体

补体系统包括 22 种血浆蛋白和一些与血浆蛋白关系密切的膜蛋白，这些膜蛋白或为血浆系统激活肽的受体，或参与补体系统激活的调节。当接触细菌和其他微生物、组织破坏产物及抗原 - 抗体复合物后，补体系统被激活，通过一系列酶反应最终激活第三补体成分（C3）和第五补体成分（C5）。补体系统可以被两种途径所激活，即经典途径和替代途径，这取决于激活 C3 和 C5 的是哪种酶。C3 被激活后生成的活化 C3（C3b）与微生物或者其他激活剂结合后，促进它们被中性粒细胞和巨噬细胞所吞噬与杀灭，还可通过免疫黏附过程促进细菌和免疫复合物向吞噬细胞转运与呈递，参与适应性免疫（Verschoor et al. 2016）。C5 被激活后生成的活化 C5（C5b），与 C6、C7、C8 和 C9 组成膜攻击复合物（membrane attack complex，MAC）来溶解细胞。补体激活过程中产生的很多物质能参与多种病理生理活动，如过敏毒素 C4a、C3a 和 C5a，它们分别是由 C4、C3、C5 的 α-链的 N 端衍生出来的，具有促进炎症的作用；C3b 和 iC3b（I 因子切割的无活性 C3b）参与中性粒细胞激活；MAC 在低于致死量浓度时会激活炎症细胞释放炎症介质。共价结合的 C4b 和 C3b 对于微生物的吞噬、在溶液中保持抗原 - 抗体复合物或溶解非可溶性抗原 - 抗体复合物均有重要的作用。除了上述溶解细胞、促进炎症和具有调理素的活性，补体 C3a、C5a、C3dg/C3d 和 C3e 还具有免疫调节活性。

C4a、C3a 和 C5a 是过敏毒素，其中 C4a 的作用最弱，而 C5a 的作用最强。过敏毒素可以引起肥大细胞脱颗粒从而释放组胺和其他颗粒成分，增加血管通透性、平滑肌收缩，调控细胞和组织的活化状态（Verschoor et al. 2016）。过敏毒素由一个灭活剂（羧基肽酶 N）来调节，灭活剂以活性形式存在于循环中，并在过敏毒素形成的几秒钟内移除其羧基末端的精氨酸，从而使 C3a 变成 C3a-deArg 而失去过敏毒素的活性。结合和交叉连接研究已经鉴定出过敏毒素 C3a、C4a 和 C5a 的受体，它们似乎全是分子质量大约为 90 kDa 的蛋白质。C5a 受体最近被克隆出并鉴定为视紫红质超基因家族的成员之一。甲酰基肽受体和 β- 肾上腺素能受体也属于此家族。C5a 和 C5adesArg 可以吸引某些细胞进入炎症区域。C5a 具有过敏毒素和化学趋化活性；C3a 和 C4a 无化学趋化活性。C5a 需要维生素 D 结合蛋白作为辅酶来发挥其活性。C5a 和 C5adesArg 调节单核细胞与中性粒细胞的活性。C5a 可以促进细胞黏附、产生活性氧和过氧化物、粒细胞脱颗粒并释放细胞内的酶及可启动细胞的其他代谢过程。在这方面，这些过敏毒素与低浓度的 C5b-9 复合物有相似的活性。

## 六、蛋白酶活化受体及其相关介质在过敏性炎症中的作用

蛋白酶活化受体（proteinase activated receptor，PAR）是 G 蛋白耦联受体（G protein coupled receptor，GPCR）家族的四个新成员（PAR-1 ～ PAR-4）。丝氨酸蛋白酶能够水解 PAR 的细胞外氨基酸残基使之暴露出系锁配体与 PAR 的胞外袢，结合并激活 PAR 引起一系列信号级联反应，因此 PAR 的激活酶称为 PAR 的激动剂。由于炎症过程中产生的多种酶类可以激活 PAR，因此 PAR 在炎症反应过程中发挥重要的调节作用，如血浆渗出、炎症细胞浸润及组织损伤与修复等（Ossovskaya and Bunnett 2004）。激活 PAR 的丝氨酸蛋白酶来源于循环系统（如凝血因子）、炎症细胞（肥大细胞和中性粒细胞蛋白酶）及其他多种途径（如上皮细胞、神经元、细菌及霉菌）。目前，模拟或干扰 PAR 激活酶的混合物成为备受关注的治疗靶点：PAR 的选择性激动剂可促进愈合与修复及参与保护作用，而蛋白酶抑制剂及 PAR 拮抗剂具有减轻炎症和疼痛的作用。

近年 PAR 在过敏的基本病理改变即过敏性炎症中的作用成为热点（Landis 2007；Ma and Dorling 2012；Asaduzzaman et al. 2018）。由于丝氨酸蛋白酶积极参与炎症过程的发现由来已久，过去 2 个世纪以来关于 PAR 的研究层出不穷，因此有必要就 PAR 在过敏性疾病中的作用加以总结，以便更好地理解丝氨酸蛋白酶作为 PAR 的激动剂和或抑制剂在过敏性炎症中发挥的作用。

### （一）PAR 分类及分子结构

自从 Shaun Coughlin's 团队首次发现 PAR-1（Vu et al. 1991）以来，陆续在人和鼠体内发现 PAR 家族的 4 个成员 PAR-1、PAR-2、PAR-3、PAR-4（Coughlin 2000），PAR 的分布遍及各种组织细胞（Lee and Hamilton 2012）。PAR 结构、激活机制及信号转导（Ossovskaya and Bunnett 2004；Lee and Hamilton 2012）可以简要概括如下：人 PAR-1、PAR-2、PAR-3 的基因位于 5（q13）号染色体上，人 PAR-4 基因位于 19（p12）号染色体。虽然位置有差异，但基因结构的高度相似性决定了其结构和功能的保守性（Kahn et al. 1998；Xu et al. 1998）。人和鼠的 4 个 PAR 均有两个外显子，一个编码信号肽，一个编码整个功能性受体蛋白（Kahn et al. 1998）。人 PAR-1 蛋白由 425 个氨基酸残基和典型 GPCR 的 7 个亲水区组成，序列氨基端包含一个凝血酶的酶切位点，LDPR$^{41}$↓S$^{42}$FLLRN（↓指示酶切位点）（Vu et al. 1991）。PAR-2 蛋白由 395 个氨基酸残基组成，同样具有 GPCR 的特征性结构，与 PAR-1 具有 30% 的同源性。PAR-2 胞外 46 个氨基酸残基含有一个胰蛋白酶酶切位点 SKGR$^{34}$↓S$^{35}$SLIGKV（Nystedt et al. 1994）。PAR-2 是 PAR 家族功能特性最强的成员，也是唯一一个不被凝血酶酶切的 PAR，PAR-2 可以被胰蛋白酶（Nystedt et al. 1994）、类胰蛋白酶（Molino et al. 1997）、凝血因子Ⅶ和活化的 X 因子（Xa）（Camerer et al. 2000）、膜型丝氨酸蛋白酶 1（membrane type serine protease 1，MT-SP1）（Takeuchi et al. 2000）、壳多糖酶（Hong et al. 2008）及Ⅱ型膜结合丝氨酸蛋白酶 TMPRSS2（Wilson et al. 2005）水解。PAR-3 与 PAR-1 和 PAR-2 具有 28% 的同源性，PAR-3 的激活方式与

PAR-1 类似：胞外氨基端有凝血酶酶切位点 LPIK$^{38}$↓T$^{39}$FRGAP（Ishihara et al. 1997）。值得注意的是，凝血酶切割 PAR-3 不引起信号级联反应，PAR-3 仅作为 PAR-4 的辅助因子参与 PAR-4 的激活（Nakanishi-Matsui et al. 2000）。人 PAR-4 与其他 PAR 的同源性达 33%，为 385 个氨基酸组成的蛋白质，胞外氨基酸残基酶切位点 PAPR$^{47}$↓G$^{48}$ YPGQV 能够被凝血酶和胰蛋白酶水解（Kahn et al. 1998）。

尽管 PAR 与其他 GPCR 结构类似，但 PAR 特殊的激活方式使其与其他 GPCR 区别开来。蛋白酶裂解和激活 PAR 的基本机制类似：在胞外氨基酸残基特殊结构区，蛋白酶裂解受体后暴露出新的氨基酸残基即"系锁配体"——隐藏的 N 端区域，进而系锁配体与胞外第二袢保守区结合而激活受体。与系锁配体序列对应的合成肽能够不依赖 N 端蛋白裂解功能直接激活 PAR 的现象进一步证实了 PAR 的特异性自我激活模式，同时为 PAR 激活的研究提供有用的实验工具（Faruqi et al. 2000）（图 1-1-11）。上述合成肽包括 PAR-1 的激动剂 SFLLR-NH$_2$ 和 TFLLR-NH$_2$，PAR-2 的激动剂 SLIGKV-NH$_2$ 与 tc-LIGRLO-NH$_2$，PAR-3 的激动剂 TFRGAP-NH$_2$ 及 PRA-4 的激动剂 GYPGQV-NH$_2$。PAR 激活引起多种细胞信号转导途径的激活，如细胞形态、分泌、整合、激活、代谢、转录及细胞动力学方面的改变。PAR 属"一次性"受体即蛋白裂解激活过程是不可逆的，裂解后的受体在溶酶体内降解（Cottrell et al. 2002）。

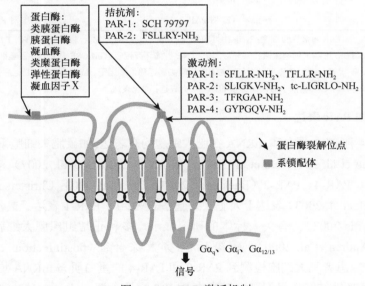

图 1-1-11　PAR 激活机制

### （二）PAR 在炎症细胞中的表达

由于炎症细胞在炎症的发病机制中发挥核心作用，这里首先探讨各种 PAR 在各种炎症细胞中的表达及表达程度。如表 1-1-10 所示，4 种 PAR 在肥大细胞、嗜酸性粒细胞、中性粒细胞、单核细胞、巨噬细胞、T 细胞、B 细胞和树突状细胞（dendritic cell，DC）有表达。

**表 1-1-10　蛋白酶活化受体（PAR）在炎症细胞的表达**

| 细胞类型 | PAR 的表达 | | | | PAR 表达的调节因素 | |
|---|---|---|---|---|---|---|
| | PAR-1 | PAR-2 | PAR-3 | PAR-4 | 上调 | 下调 |
| MC | + | + | + | + | RANTES 对 PAR-1；TNF-α 对 PAR-2 和 PAR-4；IL-12 对 PAR-4；GM-CSF 对 PAR-4；AC 过敏原 rPer a1.01 对 PAR-1、PAR-2、PAR-4 | IL-29 对 PAR-1；IL-12 对 PAR-2 |
| Eos | + | + | + | – | na | na |
| Neu | + | + | – | – | na | 辛伐他汀和普伐他汀对 PAR-2；GC 对 PAR-2 |
| Mon | + | + | + | + | IFN-γ 对 PAR-1；凝血酶对 PAR-1；APS 对 PAR-2 | na |
| Mac | + | + | + | + | LPS 对 PAR-1、PAR-2、PAR-3、PAR-4；膳食 FA 对 PAR-2；MMIF 对 PAR-2；GM-CSF 对 PAR-1、PAR-2、PAR-3；吸烟对 PAR-1 | IL-4 对 PAR-1、PAR-2、PAR-3 |
| TC | + | + | na | + | HIV 对 PAR-1 | na |
| BC | + | + | na | – | na | na |
| DC | + | + | + | na | GC 对 PAR-2 | LPS 对 PAR-1、PAR-3 |

注：MC. 肥大细胞；Eos. 嗜酸性粒细胞；Neu. 中性粒细胞；Mon. 单核细胞；Mac. 巨噬细胞；TC. T 细胞；BC. B 细胞；DC. 树突状细胞；RANTES. 正常 T 细胞激活性低分泌因子；TNF. 肿瘤坏死因子；GM-CSF. 粒细胞 - 巨噬细胞集落刺激因子；IL. 白细胞介素；IFN. 干扰素；APS. 抗磷脂综合征；MMIF. 巨噬细胞迁移抑制因子；LPS. 脂多糖；FA. 脂肪酸；HIV. 人类免疫缺陷病毒；AC. 美洲大蠊；GC. 德国小蠊；na. 未见报道；+. 有表达；–. 无表达

**1. 肥大细胞 PAR 表达**

研究证实 4 种 PAR 蛋白和 mRNA 在肥大细胞均有表达，如鼠肥大细胞系 P815（Zhang et al. 2007；Qiao et al. 2009；He et al. 2011）和 MC/9（Zhang et al. 2007）表达 PAR-1、PAR-2、PAR-3、PAR-4。PAR-2（Baek et al. 2003；Kim et al. 2003；Christerson et al. 2009）和 PAR-4（Baek et al. 2003）表达于人肥大细胞系 HMC-1，PAR-1 表达于鼠骨髓培养的肥大细胞（Vliagoftis 2002）。有关人标本的研究显示，多种正常组织肥大细胞表达 PAR-1 和 PAR-2（D'Andrea et al. 2000）；感染后肠易激综合征（postinfectious irritable bowel syndrome，PIIBS）患者肥大细胞检测到 PAR-2 和 PAR-4 的蛋白质与 mRNA 均有表达（Han et al. 2012）。溃疡性结肠炎组织肥大细胞中 PAR-2 表达上调（Kim et al. 2003）；克罗恩病标本黏膜肥大细胞中 PAR-2 表达增强（Christerson et al. 2009）。

细胞因子可以调节 PAR 表达：白细胞介素（IL）-12 下调 PAR-2 表达（Zhang et al. 2007），IL-29 降低 PAR-1 在 P815 肥大细胞中的表达（Zhang et al. 2013）。粒细胞 - 巨噬细胞集落刺激因子（GM-CSF）增强 PAR-4 表达（Zhang et al. 2009），肿瘤坏死因子（TNF）上调 PAR-2、PAR-4 表达（Zhang et al. 2010），RANTES 增加 PAR-1 在 P815 肥大细胞中的表达（Zhang et al. 2011a）。TNF 也可增加 PAR-2 在 HMC-1 肥大细胞中的表达（Christerson et al. 2009），IL-12 上调 PAR-4 在 MC/9 肥大细胞中的表达（Zhang et al. 2007）。此外，

IL-12（Zhang et al. 2007）、TNF（Zhang et al. 2010）、RANTES（Zhang et al. 2011b）、IL-29（Zhang et al. 2013）可以增加类胰蛋白酶诱导的 PAR-2 表达，TNF 上调类胰蛋白酶诱导 PAR-3、PAR-4 在 P815 肥大细胞中的表达（Zhang et al. 2010）。研究还发现 RANTES 可增强类胰蛋白酶诱导 PAR-1、PAR-2、PAR-4 的表达（Zhang et al. 2011b）。

**2. 嗜碱性粒细胞 PAR 表达**

PAR 在嗜碱性粒细胞中表达的信息不多。但一项研究显示，纯化人类嗜碱性粒细胞不表达 PAR（Falcone et al. 2005），有关类胰蛋白酶能而 PAR-2 激动剂不能引起嗜碱性粒细胞释放组胺的报道（Zhu et al. 2005），提示嗜碱性粒细胞可能不表达 PAR。

**3. 嗜酸性粒细胞 PAR 表达**

已经观察到嗜酸性粒细胞表达 PAR-1（Bolton et al. 2003）和 PAR-2（Miike et al. 2001；Bolton et al. 2003；Dinh et al. 2006）。PAR-2 似乎是能够调节嗜酸性粒细胞功能的主要 PAR（Bolton et al. 2003）。据报道，与对照组相比，季节性过敏性鼻炎患者的鼻黏膜中（SAR）总嗜酸性粒细胞的数量和嗜酸性粒细胞中 PAR-2 的表达水平都显著升高（Dinh et al. 2006）。

**4. 中性粒细胞 PAR 表达**

人外周血中性粒细胞表达 PAR-1 和 PAR-2 蛋白，但不表达 PAR-3 和 PAR-4 蛋白（Wang and He 2006）。小鼠肺中性粒细胞表达 PAR-2（Lutfi et al. 2012）。

**5. 单核细胞 PAR 表达**

人单核细胞在 mRNA 和蛋白质水平均表达 PAR-1（Naldini et al. 2000；Colognato et al. 2003；Veiga et al. 2011）、PAR-2（Johansson et al. 2005；Uehara et al. 2007；Macey et al. 2009）、PAR-3（Lopez-Pedrera et al. 2010）和 PAR-4（Nieuwenhuizen et al. 2013）。γIFN（IFN-γ）诱导分化的单核细胞中 PAR-1 表达增加（Naldini et al. 2000）。静息状态的单核细胞接触活化的内皮细胞则单核细胞表面 PAR-2 表达上调（Macey et al. 2009）。

**6. 巨噬细胞 PAR 表达**

研究显示人巨噬细胞表达 PAR-1、PAR-2 和 PAR-3（Roche et al. 2003；Kim et al. 2012）。Wistar 大鼠气道巨噬细胞表达 PAR-1、PAR-2、PAR-3 和 PAR-4（Jesmin et al. 2007）。膳食脂肪酸（软脂酸、硬脂酸和肉豆蔻）上调人巨噬细胞 PAR-2 的表达（Lim et al. 2013），IL-4 作用后巨噬细胞 PAR-1、PAR-2 和 PAR-3 表达下调（Colognato et al. 2003）。巨噬细胞集落刺激因子（M-CSF）或 GM-CSF 诱导人单核细胞分化的巨噬细胞表达 PAR-1、PAR-2、PAR-3 增强（Colognato et al. 2003）。与健康对照组（HC）相比，吸烟者气道巨噬细胞 PAR-1 蛋白着色加深。

**7. T 细胞和 B 细胞 PAR 表达**

研究表明，外周血记忆性 CD4[+] 和 CD8[+] 效应 T 细胞表达 PAR-1（Hurley et al. 2013），jurkat T 细胞表达 PAR-2（Belibasakis et al. 2010）。正常 B 细胞表达 PAR-1 和 PAR-2（Kalashnyk et al. 2013）。

**8. 树突状细胞 PAR 表达**

据报道，单核细胞来源的树突细胞（MoDC）不表达 PAR（Yanagita et al. 2007；Li et al. 2008）。然而，脂多糖（LPS）能够（而 TNF-γ 或 CD40 配体不能）刺激 DC 成熟而表达 PAR-1 和 PAR-3（不表达 PAR-2 或 PAR-4）（Li et al. 2008）。IL-4 明显下调 MoDC 的 PAR-1、PAR-2 和 PAR-3 蛋白及 mRNA 表达（Colognato et al. 2003）。外周血单个核细胞（PBMC）分离的浆细胞样 DC（pDC）和髓样 DC（mDC）表达 PAR-1（Yanagita et al. 2007）与 PAR-2（Lewkowich et al. 2011）。德国小蠊（GC）排泄物刺激后，mDC 的 PAR-2 表达上调（Lewkowich et al. 2011）。

**（三）PAR 在结构细胞的表达**

人们早就认识到，结构细胞能够分泌促炎介质和细胞因子，并通过这些炎症介质和细胞因子积极参与炎症的发病机制。而且，炎症反应中的组织重塑过程很大程度上取决于结构细胞和蛋白酶。因此，这里总结 PAR 在上皮细胞、内皮细胞、成纤维细胞、平滑肌细胞和角质细胞的表达（表 1-1-11）。

**表 1-1-11　蛋白酶活化受体（PAR）在结构细胞的表达**

| 细胞类型 | PAR 的表达 | | | | PAR 的调节 | |
|---|---|---|---|---|---|---|
| | PAR-1 | PAR-2 | PAR-3 | PAR-4 | 上调 | 下调 |
| EpC | + | + | + | + | NE 对 PAR-2；LPS 对 PAR-1、PAR-2、PAR-3、PAR-4 | na |
| EnC | + | + | + | + | LPS 对 PAR-1、PAR-2、PAR-3、PAR-4；HCMV 对 PAR-1、PAR-3、PAR-4；MMIF 对 PAR-1、PAR-2；TNF-α、IL-1α、LPS 对 PAR-2 | 佛波酯对 PAR-2；切应力对 PAR-1 |
| Fibro | + | + | + | na | 恶性肿瘤对 PAR-1、PAR-2；bFGF 对 PAR-2 | PGE2 对 PAR-2 |
| SMC | + | + | + | + | na | PGI2/PGE2 对 PAR-1、PAR-3、PAR-4 |
| Kerat | + | + | + | na | na | na |

注：EpC. 上皮细胞；EnC. 内皮细胞；Fibro. 成纤维细胞；SMC. 平滑肌细胞；Kerat. 角质细胞；NE. 中性粒细胞弹性蛋白酶；LPS. 脂多糖；HCMV. 人巨细胞病毒；MMIF. 巨噬细胞迁移抑制因子；TNF. 肿瘤坏死因子；IL. 白细胞介素；bFGF. 碱性成纤维细胞生长因子；PG. 前列腺素；na. 未见报道；+. 有表达

**1. 上皮细胞 PAR 表达**

RT-PCR 和免疫细胞化学方法证实，A459 和 BEAS-2B 上皮细胞系与人原代支气管上皮细胞系（HBEC）均表达 PAR-1、PAR-2、PAR-3 和 PAR-4（Asokananthan et al. 2002）。HBEC-16HBE14 细胞内源性表达 PAR-1 和 PAR-2（Page et al. 2003）。尽管 Wistar 大鼠肺泡上皮细胞表达 PAR-1、PAR-2、PAR-3 和 PAR-4，但小鼠上皮细胞仅见 PAR-2 显著表达（Shea-Donohue et al. 2010）。

**2. 内皮细胞 PAR 表达**

大量研究表明，内皮细胞高表达 PAR-2（Nguyen et al. 2001；Jesmin et al. 2007；Pan et al. 2008）。用 TNF-α、IL-1α 和细菌性脂多糖以剂量依赖的方式刺激体外培养的人脐静脉内皮细胞（HUVEC）则 PAR-2 表达增强（Nystedt et al. 1996）。研究发现，巨噬细胞迁移抑制因子（MMIF）可以提高人内皮细胞表达 PAR-1 和 PAR-2 的 mRNA（Shimizu et al. 2004），而佛波酯和切应力可以降低 PAR-1 和 PAR-2 表达。在人内皮细胞内，PAR-1 和 β- 抑制蛋白形成结构复合物（Soh and Trejo 2011）。此外，人巨细胞病毒（HCMV）可诱导人脐静脉内皮细胞表达 PAR-1 蛋白和 PAR-3 蛋白而不表达 PAR-4 蛋白（Popovic et al. 2010）。人们认定 PAR-3 为第二个凝血酶受体，则其在内皮细胞和血小板的少量表达提示，在这些成熟细胞中通过 α- 凝血酶活化 PAR-3 与生理应答关系不大（Schmidt et al. 1998）。

**3. 成纤维细胞 PAR 表达**

人原代支气管成纤维细胞（HPBF）表达 PAR-1、PAR-2 和 PAR-3，不表达 PAR-4。PAR-1 和 PAR-2 的 RNA 干扰，能显著抑制牙龈素诱导的肝细胞生长因子的分泌（Uehara et al. 2005；Ramachandran et al. 2006）。同样，正常和纤维化的人肺成纤维细胞均表达 PAR-1、PAR-2 与 PAR-3。PAR-1 和 PAR-3 表达水平在正常与纤维化的成纤维细胞之间无明显差异，而 PAR-2 在纤维化的成纤维细胞的表达水平却高出正常的成纤维细胞 4 倍（Sokolova et al. 2005）；此外，有报道称，碱性成纤维细胞因子（bFGF）对体外培养的类风湿性关节炎（RA）滑膜成纤维细胞功能性 PAR-2 表达有重要调节作用（Abe et al. 2006）。据报道，前列腺素 E2 通过与前列腺素类受体 EP2 结合及随后升高的 cAMP，可下调 mRNA 和 PAR-1 蛋白在人肺成纤维细胞的表达（Sokolova et al. 2008），而由 TNF-α 促使的 PAR-2 上调可以调节成肌纤维细胞增殖（Christerson et al. 2009）。

**4. 平滑肌细胞 PAR 表达**

人类气道平滑肌细胞表达 PAR-1 蛋白和 PAR-2 蛋白（Chambers et al. 2003；Tran and Stewart 2003）。PAR-1、PAR-3 和 PAR-4 能够介导凝血酶诱导的细胞增殖、迁移、基质合成及炎症介质与促生长介质在人血管平滑肌细胞中的生成（Schror et al. 2010）。

**5. 角质细胞 PAR 表达**

研究发现，TERT-2 细胞组成型表达高水平的 PAR-1 和 PAR-2，及低水平的 PAR-3（Giacaman et al. 2009），而人角质细胞表达 PAR-2（Camerer et al. 2000），且 MMIF 可使 PAR-1、PAR-2 的 mRNA 表达上调（Enomoto et al. 2011）。

（四）PAR 的信号转导通路

如图 1-1-12（图 1-1-12.1 ～ 图 1-1-12.3）所示，根据 PAR 表达细胞所表达 PAR 的亚型和表型，PAR 家族可以激活胞内多种信号通路。和其他 GPCR 一样，PAR 通过多种 G 蛋白传递信号：PAR-1（Holinstat et al. 2006）和 PAR-2（Hasdemir et al. 2009）通过 $G\alpha_q$、$G\alpha_i$、$G\alpha_{12/13}$ 和 $G\beta_g$ 传递信号；PAR-4 通过 $G\alpha_q$ 和 $G\alpha_{12/13}$（Holinstat et al. 2006）传递信号；PAR-3 经由 PAR-1 通过受体二聚化传递信号。PAR-1 和 PAR-3 异源二聚体可以改

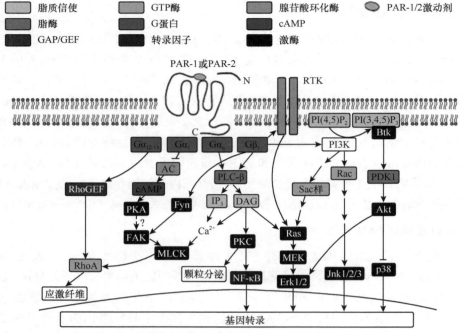

图 1-1-12.1　PAR-1、PAR-2 信号转导途径（彩图请扫封底二维码）

RhoGEF. Rho 鸟苷酸交换因子

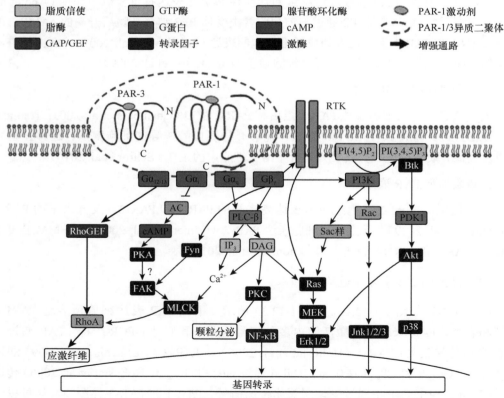

图 1-1-12.2　PAR-1、PAR-3 信号转导途径（彩图请扫封底二维码）

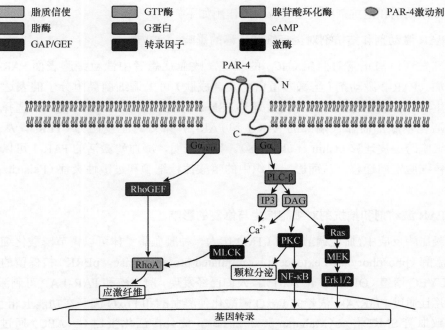

图 1-1-12.3 PAR-4 信号转导途径（彩图请扫封底二维码）

变 PAR-1/Gα$_{13}$ 结合构象，增强 Gα$_{13}$ 传递信号。PAR-1 和 PAR-3 异源二聚化似乎并不影响 PAR-1/Gα$_q$ 的选择性（McLaughlin et al. 2007）。此外，PAR-2 可以通过与 b 抑制蛋白介导信号有关的非 G- 蛋白机制传递信号（DeFea et al. 2000）。尤其在 HMC-1 细胞系中，人们发现姜黄素可以抑制 PAR-2 和 PAR-4 介导的人肥大细胞活化，通过阻滞胞外信号调节激酶（ERK）通路而非抑制胰蛋白酶的活性可以达到这一效应（Christerson et al. 2009）。PAR2 还参与 TGF-β1 诱导的 ERK 激活（Ungefroren et al. 2017）。此外凝血酶可以通过活化 G（i）蛋白、磷脂酰肌醇 3 激酶（PI3K）、蛋白激酶 C 及丝裂原激活蛋白激酶（MAPK）通路，介导 PAR-1 介导的肥大细胞黏附（Vliagoftis 2002）。

通过 MAPK 级联反应，蛋白酶介导的 PAR-1 和 PAR-2 活化经由不同通路传递信号。此外，PI3K/Akt 可以抑制由 PAR-1 和 PAR-2 活化诱导所产生的细胞因子，以维持人口腔上皮细胞固有免疫应答处于平衡状态（Rohani et al. 2010）。CUX1 同源序列蛋白是 PAR-2 下游的效应分子。用胰蛋白酶或 PAR-2 激活肽（AP）处理上皮细胞和成纤维细胞可以迅速增强 CUX1 DNA 结合活性。然而用凝血酶或 PAR-1 AP 处理上皮细胞和成纤维细胞并未检测到上述效应，因此对 PAR-2 来说，CUX1 活化是特异性的。这些结果表明一个模型即通过活化 PAR-2 可以触发信号级联反应，最终引起 p110 CUX1 DNA 靶基因的结合和转录激活（Wilson et al. 2009）。通过联合活化 PLC-依赖、非典型 PKC 亚型和 Ras-非依赖受体，级联激活下游 Raf/MEK/ERK1/2 MAPK 通路，凝血酶可以诱导视网膜色素上皮（RPE）细胞增殖（Palma-Nicolas et al. 2008）。

（五）PAR 激动剂和拮抗剂在炎症反应中的作用

由于 PAR 表达于各种类型的细胞中，其作用必定通过其激动剂和拮抗剂来激发或抑制。PAR 激动剂和拮抗剂在炎症反应中的作用如下。

### 1. PAR 激动剂和拮抗剂对炎症细胞迁移的影响

研究发现，与正常对照组（HC）的相比，败血症患者中性粒细胞表面 PAR-2 表达显著增加。PAR-2 激动剂（丝氨酸蛋白酶及合成肽）可上调细胞黏附分子的表达和细胞因子的生成，抑制中性粒细胞跨内皮迁移（Shpacovitch et al. 2007）。另外，选择性激动剂可以活化基底部而非顶端部的 PAR-1 和 PAR-2，降低跨上皮阻力（TER），从而促进中性粒细胞跨上皮迁移（Chin et al. 2008）。研究表明，凝血酶激活的 PAR-1 可以促进人嗜酸性粒细胞定向迁移，从而影响组织中的嗜酸性粒细胞和过敏性炎症（Feistritzer et al. 2004）。

### 2. PAR 激动剂和拮抗剂对细胞增生与修复的影响

在凝血酶反应中，血栓调节蛋白（TM）作为一种凝血酶受体可以调节磷酸化细胞外调节蛋白激酶（phosphorylated extoacellular regulated protein kinase，pERK）核保留的持续时间和 HUVEC 增殖（Olivot et al. 2001）。人们已经发现，凝血酶和 PAR-1 AP 可刺激 HPBF 增殖，并且通过 PI3K/Akt 依赖的 FoxO 磷酸化使凝血酶和 FoxO 因子在功能上相互作用，从而导致血管 SMC 增殖（Mahajan et al. 2012）。此外，活化蛋白 C（APC）通过 PAR-1 和 PAR-2 途径激活 Akt，促进细胞增殖（Julovi et al. 2011）。对于培养时受到机械损伤的 16HBE14O$^-$ 上皮细胞层，PAR-1 AP 和 PAR-2 AP 可提高其修复的速度，并刺激纤维蛋白临时基质的形成以支持修复过程。凝血级联反应过程中，表达于局部的丝氨酸蛋白酶可以激活 PAR-1 和 PAR-2，以促进纤维蛋白的形成和支气管上皮的修复（Ewen et al. 2010）。

### 3. PAR 激动剂和拮抗剂对介质与细胞因子释放的影响

研究发现，凝血酶、类胰蛋白酶、弹性蛋白酶和胰蛋白酶及 PAR-1 AP、PAR-2 AP 与 PAR-4 AP 能够诱导 A549 细胞释放 IL-8（Wang et al. 2006a）和 MCP-1（Wang et al. 2007a）。这表明，凝血酶和胰蛋白酶的作用可能是通过 PAR-1 与 PAR-4 实现的，而细胞对类胰蛋白酶、胰蛋白酶和弹性蛋白酶的反应可能是通过 PAR-2 完成的。凝血酶、胰蛋白酶、类胰蛋白酶、弹性蛋白酶、SFLLR-NH$_2$ 和 GYPGQV-NH$_2$ 也刺激单核细胞释放 IL-6（Li et al. 2006）。与 PAR-1、PAR-2 和 PAR-4 的未酶切 N 端对应的 AP，诱导 A549、BEAS-2B 和 HBEC 释放 IL-6 与 IL-8 的能力顺序是 PAR-2 ＞ PAR-4 ＞ PAR-1。PAR-1、PAR-2 与 PAR-4 AP 也能使 A549 和 HBEC 释放 PGE2（Asokananthan et al. 2002）。此外，凝血酶、胰蛋白酶、类胰蛋白酶、SFLLR-NH$_2$ 和 SLIGKV-NH$_2$ 也能够引发 T 细胞释放 IL-6（Li and He 2006）。

（1）PAR-1 激动剂

凝血酶能够以 PAR-1 依赖性方式促进外周血单个核细胞增殖及释放 IL-1β 和 IL-6 细胞因子（Nieuwenhuizen et al. 2013）。凝血酶还可以通过激活 PAR-1，诱导人原代皮肤成纤维细胞（HPDF）释放 IL-8（Wang et al. 2006a）和基质金属蛋白酶（MMP）-9（Wang et al. 2007b）。同样，凝血酶和 PAR-1 AP 能显著刺激培养的人气道上皮细胞（HAEC）分泌血管内皮生长因子（VEGF）（Shimizu et al. 2011），以及刺激腹腔巨噬细胞释放 MMP-12

（Raza et al. 2000）。最新研究表明，MMP-1 依赖 PAR-1 的激活，可引起内皮细胞 NF-κB 通路（p65/RelA）活化（Mazor et al. 2013）（表 1-1-12）。

**表 1-1-12　PAR 激动剂对细胞释放介质和细胞因子的影响**

| 激动剂 | 靶细胞 | 效应细胞因子 |
| --- | --- | --- |
| **PAR-1** | | |
| 凝血酶 | PBMC；A549；Mon；TC；HPDF；CHAEC；EnC | IL-1β；IL-6；IL-8；MCP-1；MMP-9；MMP-12；VCAM-1；VEGF |
| 胰蛋白酶 | A549；Mon；TC | IL-8；MCP-1；IL-6 |
| SFLLR-NH$_2$ | A549；Mon；HBEC；TC；CHAEC | IL-8；MCP-1；IL-6；PGE2；VEGF；MMP-12 |
| **PAR-2** | | |
| 类胰蛋白酶 | A549；Neu；Mon；TC；Astr | IL-8；MCP-1；IL-6；LF；TNF-α；ROS |
| 胰蛋白酶 | A549；Mon；HPBF；Eos；MC；HUVEC | IL-8；MCP-1；IL-6；G-CSF；VCAM-1；cys-LT；ROS；tryptase |
| 弹性蛋白酶 | A549；AEC；Mon | IL-8；MCP-1；IL-6；MUC5AC |
| GCE | MH-S；RAW264.7 | TNF-α |
| WCE | PHKC | IL-8；GM-CSF |
| SLIGKV-NH$_2$ | A549；HPBF；HBEC；TC；HTEC；Kerat；Neu；Eos；MC；BEAS-2B，Calu-3 | IL-8；MCP-1；PGE2；IL-6；G-CSF；VCAM-1；GM-CSF；TNF-α；MMP-1；MMP-10；TSLP；LF；cys-LT；ROS；SOD；His |
| tc-LIGRLO-NH$_2$ | Neu；MC | IL-8；LF；His |
| **PAR-3** | | |
| 凝血酶 | A549；Mon；EnC | IL-8；MCP-1；IL-6；ICAM-1；VCAM-1 |
| **PAR-4** | | |
| 凝血酶 | A549；Mon | IL-8；MCP-1；IL-6 |
| GYPGQV-NH$_2$ | A549；Mon；HBEC | IL-8；MCP-1；IL-6；PGE2 |

注：PBMC. 外周血单个核细胞；A549. A549 上皮细胞；Mon. 单核细胞；TC. T 细胞；HPDF. 人原代皮肤成纤维细胞；CHAEC. 体外培养的人呼吸道上皮细胞；EnC. 内皮细胞；HBEC. 人气管上皮细胞；Neu. 中性粒细胞；Astr. 星形胶质细胞；HPBF. 人原代支气管成纤维细胞；Eos. 嗜酸性粒细胞；MC. 肥大细胞；HUVEC. 人脐静脉内皮细胞；AEC. 气道上皮细胞；MH-S. 肺泡巨噬细胞系；RAW264.7. 腹腔巨噬细胞系；PHKC. 人原代角质细胞；HTEC. 肾小管上皮细胞；Kerat. 角质细胞；BEAS-2B. 人呼吸道上皮细胞系 BEAS-2B；Calu-3. 人呼吸道上皮细胞系 Calu-3；IL. 白细胞介素；MCP-1. 单核细胞趋化蛋白-1；MMP. 基质金属蛋白酶；VCAM-1. 血管细胞黏附分子-1；VEGF. 血管内皮生长因子；LF. 乳铁蛋白；TNF-α. 肿瘤坏死因子 α；ROS. 活性氧自由基；G-CSF. 粒细胞集落刺激因子；cys-LT. 半胱氨酰白三烯；MUC5AC. 黏蛋白 5AC；GM-CSF. 粒细胞-巨噬细胞集落刺激因子；SOD. 超氧化物歧化酶；His. 组胺；ICAM-1. 细胞间黏附分子-1；tryptase. 类胰蛋白酶；PGE2. 前列腺素 E2；TSLP. 胸腺基质淋巴细胞生成素

（2）PAR-2 激动剂

在肺泡巨噬细胞系（MH-S 细胞系）和腹腔巨噬细胞系（RAW2647 细胞系），德国小蠊（GC）提取物可以激活 PAR-2，而产生 TNF-α。GC 提取物还可以通过 PAR-2 通路增强肺泡巨噬细胞产生 TNF-α（Kim et al. 2012）。胰蛋白酶和 SLIGKV-NH$_2$ 能够促进血管细胞表达黏附分子-1，支气管成纤维细胞释放 IL-8 和粒细胞集落刺激因子（G-CSF），这表明 PAR-2 有促进中性粒细胞性气道炎症的重要作用（Ramachandran et al. 2006）。研究发现，中性粒细胞弹性蛋白酶能够增加 PAR-2 表达和 MUC5AC 释放（Zhou et al. 2013），PAR-2 也可能参与气道炎症过程。而用 SLIGKV-NH$_2$ 处理上皮细胞游离面或基底面，可诱导 GM-CSF、ICAM-1、TNF-α、MMP-1 和 MMP-10 的分泌（Vesey et al. 2013），PAR-2 激动剂还可激发小鼠皮肤产生 TSLP（Moniaga et al. 2013）。由于这些介质和细胞因子是炎症的重要推动者，因此，PAR-2 应该是炎症的一个关键因素。此外，有报道称，螨源性丝氨酸蛋白酶活性物可通过激活 PAR-2 而活化角质细胞导致特应性皮炎（AD）的发生（Kato et al. 2009）。变应原诱发、PAR-2/ 表皮生长因子受体（EGFR）介导的信号也可能会降低上皮抵抗力，促进胞间连接解体（Heijink et al. 2010），进而增强上皮炎症过程。

　　研究表明，类胰蛋白酶、胰蛋白酶、SLIGKV-NH$_2$ 和 tc-LIGRLO-NH$_2$ 可诱导外周血中性粒细胞分泌 IL-8 与乳铁蛋白，而凝血酶、弹性蛋白酶和 SFLLR-NH$_2$ 不能产生这一效应（Wang and He 2006），提示类胰蛋白酶和胰蛋白酶有可能通过激活 PAR-2 而发挥作用。对小鼠研究显示，抗磷脂（APL）抗体促进中性粒细胞表达 PAR-2，以及中性粒细胞活化（Girardi 2009）。针对蛋白酶 3（PR3）的抗中性粒细胞胞质抗体，以 PAR-3 和 PAR-2 依赖方式激活人单核 THP-1 细胞（Uehara et al. 2007）。

　　人类嗜酸性粒细胞表达 PAR-1 和 PAR-2，其中 PAR-2 是调节嗜酸性粒细胞功能的主要 PAR。已检测到胰蛋白酶和 PAR-2 AP 可以触发嗜酸性粒细胞形态变化，使其释放半胱氨酰白三烯，且以嗜酸性粒细胞生成活性氧为特征（Bolton et al. 2003）。一项关于 PAR-2 特异性肽配体有效诱导超氧化物生成和脱颗粒的研究，支持上述结论（Miike et al. 2001）。据悉，SLIGKV-NH$_2$ 和 tc-LIGRLO-NH$_2$ 可引起皮肤肥大细胞释放组胺，胰蛋白酶可诱导扁桃体肥大细胞以钟形曲线方式释放类胰蛋白酶（He et al. 2005）。PAR-2 激活肽抑制剂（苯丙氨酸 - 丝氨酸 - 亮氨酸 - 亮氨酸 - 精氨酸 - 酪氨酸 -NH$_2$，FSLLRY-NH$_2$）可以抑制胰蛋白酶诱导的 HUVEC 细胞释放 IL-8，这表明胰蛋白酶对 HUVEC 的作用极有可能是通过活化 PAR-2 实现的（Niu et al. 2008）。近来有报道称，PAR-3 与 PAR-1 协同作用于内皮细胞，介导凝血酶对细胞因子生成和 VCAM-1 表达的效应，但血管内皮细胞 ICAM-1 表达需要 PAR-3，而无需 PAR-1（Kalashnyk et al. 2013）。研究发现，链格孢霉属衍生的天冬氨酸蛋白酶可以通过 PAR-2 诱导气道上皮细胞产生 GM-CSF、IL-6 和 IL-8，以及钙离子应答（Matsuwaki et al. 2012），链格孢霉属衍生的天冬氨酸蛋白酶还可裂解 PAR-2、激活嗜酸性粒细胞使之脱颗粒（Matsuwaki et al. 2009），这些发现为 PAR 在气道过敏性疾病发展与恶化中的活化增加一个新的机制。最近我们发现，类胰蛋白酶通过 PAR-2-MAPK 或 PAR-2-PI3K/Akt 信号通路，诱导星形胶质细胞释放 IL-6 和 TNF-α，表明 PAR-2 是积极参与星形胶质细胞的功能调节的新分子（Zeng et al. 2013）。

　　（3）PAR拮抗剂

　　PAR-1 强效杂环肽模拟物拮抗剂 RWJ-56110（Andrade-Gordon et al. 1999）和 RWJ-58259（Maryanoff et al. 2003），是强效选择性 PAR-1 拮抗剂，它们可以和 PAR-1 结合、干扰钙离子动员和细胞功能（血小板聚集与细胞增殖），但不影响 PAR-2、PAR-3 或 PAR-4 的功能。亲和纯化的抗 PAR-1-IgY 抗体和抗 PAR-4-IgY 抗体及特异性 PAR-1 拮抗剂 BMS200261 都可显著抑制 PAR-1 与 PAR-4 的激活肽（Ofosu et al. 2008）。PAR-4 细胞穿透性 pepducin 拮抗剂（P4pal-10），以剂量依赖方式降低内毒素血症的严重程度，并维持小鼠的肝、肾、肺功能，提示抑制中性粒细胞 PAR-4 信号对全身炎症和弥散性血管内凝血（DIC）起保护作用（Slofstra et al. 2007）。荧光测定 GB88 结果显示，这种新的化合物可拮抗 PAR-2 诱导人单核细胞衍生的巨噬细胞胞内 $Ca^{2+}$ 释放，与新型小分子 PAR-2 拮抗剂 N1-3- 甲基丁酰基 -N4-6- 氨基己酰基 - 哌嗪（ENMD-1068）相比，其效应高 1000 多倍。PAR-2 激动剂 2- 呋喃甲酰基 tc-LIGRLO-$NH_2$ 或肥大细胞 β- 类胰蛋白酶可诱导 Wistar 大鼠急性足水肿，GB88 在不抑制类胰蛋白酶蛋白水解活性的情况下，同样可以抑制这一现象的发生（Lohman et al. 2012；Suen et al. 2012）（表 1-1-13）。

表 1-1-13　PAR 的拮抗剂对细胞释放介质和细胞因子的影响

| 拮抗剂 | 靶细胞 | 细胞反应 |
| --- | --- | --- |
| PAR-1 | | |
| SCH79797 | HUVEC；HDF；MC | 阻止凝血酶诱导 CX3CL1；抑制纤溶酶诱导的 IL-8、PGE；抑制胰蛋白酶和类胰蛋白酶诱导的 IL-4 释放 |
| BMS200261 | PL | 抑制凝血酶对 PAR-1 的活化作用 |
| RWJ-56110；RWJ-58259 | HSC；HVC；PL | 减少肝脏 I 型胶原蛋白和肝脏钙离子动员；降低细胞功能（血小板聚集、细胞增殖） |
| PAR-2 | | |
| FSLLRY-$NH_2$ | HUVEC；Astr；MC | 抑制胰蛋白酶诱导的 IL-8 释放；减少 IL-6 和 TNF-α 的分泌；抑制胰蛋白酶和类胰蛋白酶诱导的 IL-4 释放；抑制类胰蛋白酶诱导的 IL-13 释放 |
| ENMD-1068 | Eos | 取消类胰蛋白酶诱导的嗜酸性粒细胞募集 |
| GB88 | HTEC；HT29；A549；Panc-1；MKN1；MKN45；MDA-MB231；HUVEC；Mac；MC | 限制 PAR-2 激动剂诱导的 GM-CSF、IL-6、IL-8 和 TNF-α 的增加；减少巨噬细胞浸润和肥大细胞脱颗粒；抑制由胰蛋白酶或合成肽和非肽类激动剂诱导的 PAR-2 激活，及其活化后的 $Ca^{2+}$ 释放 |
| PAR-4 | | |
| pepducin P4pal-10 | Neu | 减少由中性粒细胞表达的 PAR-4 介导的中性粒细胞迁移 |

注：HUVEC. 人脐静脉内皮细胞；HDF. 人牙髓成纤维细胞样细胞；MC. 肥大细胞；IL. 白细胞介素；PGE. 前列腺素 E；PL. 血小板；HSC. 肝星状细胞；HVC. 人血管细胞；Astr. 星形胶质细胞；TNF-α. 肿瘤坏死因子 α；Eos. 嗜酸性粒细胞；HTEC. 肾小管上皮细胞；HT29. 人结肠腺癌细胞系 HT29；A549. A549 上皮细胞；Panc-1. 胰腺上皮癌细胞系 Panc-1；MKN1. 人胃癌细胞系 MKN1；MKN45. 人胃癌细胞系 MKN45；MDA-MB231. 乳腺癌细胞系 MDA-MB231；Mac. 巨噬细胞；GM-CSF. 粒细胞 - 巨噬细胞集落刺激因子；Neu. 中性粒细胞

## （六）PAR 在过敏性疾病中的作用

越来越多的证据表明，PAR 和过敏性炎症密切相关，然而 PAR 和过敏性疾病的具体关系还不清楚。我们将在这一部分对 PAR 在过敏性疾病中的已知作用做总结（表 1-1-14）。

表 1-1-14　PAR 在过敏性疾病中的作用

| 疾病 | 参与的 PAR | 细胞或分子的反应 |
|---|---|---|
| 鼻炎 | PAR-1 | CHAEC 分泌 VEGF |
| | PAR-2 | 应答腺体的分泌率和数量增加；气道黏膜液体分泌过多；人 NEC 中 Cx26 产物的抑制作用；NEC 中 IL-6 与 IL-8 产物增多；速激肽介导的神经源性炎症 |
| 哮喘 | PAR-1 | 支气管炎症加重；TGF-β1 的表达促进气道重塑；对 AHR 易感 |
| | PAR-2 | 人气道收缩；支气管平滑肌细胞增殖和迁移；阴离子分泌增加；嗜酸性粒细胞浸润，AHR，提高 OVA 致敏的 IgE 水平，BALF 中嗜酸性粒细胞聚集，支气管肺泡中蛋白质渗漏，增加 BALF 中过敏毒素 C3a 和 C5a 的水平；增加 IL-6 的表达，引起哮喘性支气管 SMC 的增殖；增加 TNF-α 引起的 MMP-9 的表达；HAEC 产生 Ca²⁺；Th2 和 Th17 细胞因子释放，血清 IgE 水平升高及细胞浸润；CCL20 和 GM-CSF 形成，mDC 细胞群募集和（或）分化增多；β- 肾上腺素受体敏感性降低；增加 HMC-1 肥大细胞系的趋化活性；咳嗽加剧；几丁质酶介导的 Ca²⁺ 增加；由 COX-2 介导的炎症抑制 PGE2 的产生及气道嗜酸性粒细胞增多症的发展和过敏小鼠气道高反应性；抑制支气管收缩、气道高反应性 |
| 皮肤病 | PAR-2 | TSLP 和 TNF-α 的形成；调节皮肤中 Ca²⁺ 水平；使小鼠产生瘙痒反应；耳朵水肿和炎症细胞浸润 |
| 结肠炎 | PAR-2 | 参与肠道黏膜炎症；损伤上皮屏障；躯体和内脏痛觉异常；松弛结肠平滑肌；细胞骨架收缩伴随紧密连接处渗透性的改变；肠道高敏性 |
| | PAR-4 | 结肠纵向平滑肌收缩；镇痛；增加细胞间的渗透性和髓过氧化物酶活性；结肠低敏感性 |

注：VEGF. 血管内皮生长因子；CHAEC. 体外培养的人呼吸道上皮细胞；Cx. 连接蛋白；NEC. 鼻黏膜上皮细胞；TGF. 转化生长因子；AHR. 气道高反应性；SMC. 平滑肌细胞；BALF. 支气管肺泡灌洗液；TNF. 肿瘤坏死因子；HAEC. 人呼吸道上皮细胞系；GM-CSF. 粒细胞 - 巨噬细胞集落刺激因子；mDC. 髓样树突状细胞；CCL20. 趋化因子 C-C 基序配体 20；PGE2. 前列腺素 E2

**1. PAR-1 在过敏性疾病中的作用**

（1）PAR-1 与过敏性鼻炎

据报道慢性鼻窦炎患者鼻腔分泌液中凝血酶含量增加，凝血酶和 PAR-1 AP 可以刺激培养的 HAEC 分泌 VEGF（Shimizu et al. 2011），表明凝血酶可以通过刺激气道上皮细胞生成 VEGF 以促进鼻息肉的形成。

（2）PAR-1 与哮喘

杂合 PAR-1 小鼠的过敏性炎症反应较轻，但是 PAR-1 激动剂可以加重过敏性炎症反应。和对照组小鼠相比，PAR-1 激动剂处理的 Th2 细胞过继小鼠气道的过敏性炎症反应较严重。低浓度凝血酶抑制 DC 中细胞因子的成熟和分泌，而高浓度的凝血酶则可促进 DC 中细胞因子的成熟和分泌（Miyake et al. 2013）。凝血酶诱导 TGF-β1 表达，以促进 OVA 致敏大鼠气道重塑，使 PAR-1 表达上调（Zhu et al. 2013）。此外，OVA 致敏鼠的研究发现，重组蟑螂主要变应原 rPer a 1 和 rPer a 7 可诱导单核细胞表达 PAR-1，PAR-1 可诱导单核细胞释放 TNF-α（Ge et al. 2016）。*EGFR* 基因和 *PAR-1* 基因在功能上具有相关性，在 *EGFR/PAR-1* 单体型基因簇中发现了整合效应，提示上述整合效应与气道高反应性（AHR）有关（Yoshikawa and Kanazawa 2012）。

**2. PAR-2 在过敏性疾病中的作用**

（1）PAR-2 与过敏性鼻炎（AR）

和正常鼻黏膜组织相比，AR 患者鼻黏膜 PAR-2 mRNA 表达水平和 PAR-2 免疫反应性明显上调（Lee et al. 2007），提示 PAR-2 可能与过敏性鼻炎炎症有关。研究发现，与对照组相比，屋尘螨可以诱导 AR 患者腺体数量增加和腺体分泌的速度加快。由于 PAR-2 高表达于鼻黏膜，因此 PAR-2 激活肽在鼻黏膜中引起上述类似反应，并且 ENMD-1068 可以抑制 HDM 和 PAR-2 诱导的上述反应；目前已证实 PAR-2 参与 AR（Cho et al. 2012）。此外，HDM 可以诱导 PAR-2 活化和猪气道黏膜液体分泌，表明 PAR-2 对气道黏膜黏液纤毛清除和液体分泌亢进发挥作用（Cho et al. 2010）。研究发现，HDM 致敏 AR 患者连接蛋白 26 活性的抑制与 PAR-2 介导的信号通路有关，并且可能参与 AR 的起始和维持（Zheng et al. 2012）。用 HDM 主要过敏原 Der p 1 刺激原代培养的鼻黏膜上皮细胞（NEC），可增加 IL-6 和 IL-8 生成，也可能会导致 AR 发生。Der p 1 诱导的 IL-6 和 IL-8 生成与 PAR/PI3K/NF-κB 信号通路有关（Shi et al. 2010）。

此外，PAR-2 在鼻黏膜（如嗜酸性粒细胞和上皮细胞等不同细胞类型中）大量出现，表明 PAR-2 可能是季节性 AR 的病因（Dinh et al. 2006）。三叉神经支配的鼻黏膜共表达 PAR-2 和速激肽，表明胰蛋白酶和肥大细胞类胰蛋白酶可激活速激肽能神经细胞 PAR-2，而后在过敏性和非过敏性鼻炎中可能触发速激肽介导的神经源性炎症（Dinh et al. 2005）。也有报道称，AR 患者单核细胞中 PAR-2 的表达上升（Ge et al. 2016）。PAR-2 可通过上调 BC2L12 的表达而抑制 AR 患者 B 细胞合成 IL-10（Xue et al. 2017）

（2）PAR-2 与哮喘

在正常人群和哮喘患者中，上皮细胞的 PAR-1 和 PAR-3 着色更集中于细胞顶部，而 PAR-2 和 PAR-4 着色散布整个细胞，PAR-2 和 PAR-4 更深。与正常上皮组织相比，哮喘患者上皮 PAR-2 着色强度增加（Knight et al. 2001），此外，过敏性哮喘患者单核细胞中 PAR-2 的表达上升，类胰蛋白酶以 PAR-2 依赖性诱导 TNF-α 释放；OVA 致敏鼠的研究发现重组蟑螂主要变应原 rPer a 1 和 rPer a 7 可诱导单核细胞表达 PAR-2，PAR-2 可诱导单核细胞释放 TNF-α（Ge et al. 2016），表明 PAR-2 可能参与哮喘发病机制。研究发现，活化 PAR-2 可诱导人气道收缩，增强组胺引起的收缩效应，因此可能导致哮喘发生（Chambers et al. 2001）。几丁质酶 -3 样 1 蛋白（YKL-40）通过 PAR-2 依赖机制促进支气管平滑肌细胞（SMC）的增殖和迁移（Bara et al. 2012）。小鼠气道基底部 PAR-2 活化后，可以通过钙离子激活氯离子通道引起阴离子分泌增加，这一现象在过敏动物中显得尤为明显（Rievaj et al. 2012）。和野生型动物相比，PAR-2 缺乏小鼠嗜酸性粒细胞浸润减少了73%，而 PAR-2 高表达小鼠嗜酸性粒细胞浸润增加了 88%。同样，吸入乙酰胆碱后，在 PAR-2 缺乏小鼠中其引发的气道高反应性减少了 38%，而在 PAR-2 高表达小鼠中增加了52%。PAR-2 缺失也可以降低 OVA 致敏患者的 IgE 水平。这些结果表明，PAR-2 有助于免疫功能的发育和气道过敏性炎症的发展（Schmidlin et al. 2002）。

HDM 刺激野生型（Wt）小鼠后中，其肺组织及支气管肺泡灌洗液（BALF）中嗜酸性粒细胞大量聚集。而 PAR-2 敲除（KO）小鼠中，上述现象显著减轻。研究还发现，PAR-2

KO 小鼠肺组织病理损伤减轻，支气管肺泡中蛋白质渗漏减少，同时伴有 BALF 中过敏毒素 C3a 和 C5a 水平降低（de Boer et al. 2014）。HDM 通过激活丝氨酸蛋白酶，在小鼠肺感觉神经元中通过 PAR-2 磷脂酶 C- 蛋白激酶 C 胞内信号级联反应，增强辣椒素引发的瞬时性钙增高（Gu and Lee 2012）。HDM 提取物亦可上调钙网织（CRT）蛋白，活化 PAR-2，增加 IL-6 表达及诱导哮喘患者支气管平滑肌细胞（SMC）的增殖（Miglino et al. 2011）。

GC 排泄物含有活性丝氨酸蛋白酶，可通过 PAR-2、ERK 和 AP-1 相关机制增强 TNF-α 诱导的 MMP-9 表达（Page et al. 2006）。GC 提取物对 HAEC 有直接作用，尤其是通过激活 PAR-2 产生 $Ca^{2+}$（i）浓度改变（Hong et al. 2004）。与 GC 排泄物致敏 Wt 小鼠相比，PAR-2 缺陷小鼠 AHR 显著降低，Th2 和 Th17 细胞因子释放减少，血清 IgE 水平降低和细胞通透性降低（Page et al. 2010）。交链孢霉属蛋白酶通过 PAR-2 诱导体外人气道上皮 $Ca^{2+}$（i）迅速增加和体内细胞募集，对早期过敏性哮喘的发展起到关键作用（Boitano et al. 2011）。过敏原衍生的蛋白酶通过激活 PAR-2 诱导气道产生趋化因子 C- C 配体 20（CCL20）和 GM-CSF，增强肺组织 mDC 群募集和分化，很有可能在气道过敏性应答起始发挥了重要作用（Day et al. 2012）。

类胰蛋白酶和 SLIGKV-NH$_2$ 作用于气道平滑肌，通过激活 PAR-2 导致同源 b- 肾上腺素脱敏（Kobayashi et al. 2008）的研究发现为哮喘增添了新内容。用肥大细胞主要产物类胰蛋白酶处理人 SMC 后，其上清对 HMC-1 肥大细胞系的趋化性增加。这一效应依赖类胰蛋白酶的一个有效的催化位点，且由一种 PAR-2 肽段激动剂诱导产生，表明类胰蛋白酶通过激活 PAR-2 而发挥作用（Berger et al. 2003）。此外，通过致敏初级感觉神经元中辣椒素受体（TRPV1）激活 PAR-2，可能使某些气道炎症性疾病如哮喘和慢性阻塞性肺疾病（COPD）咳嗽症状加重（Gatti et al. 2006）。用激动剂反复刺激 PAR-2 脱敏或 siRNA-介导 PAR-2 敲除，结果显示甲壳质酶介导 $Ca^{2+}$（i）是通过活化 PAR-2 实现的。研究发现，甲壳质酶可以切割 PAR-2 酶切位点、促进 IL-8 生成，这表明外源性甲壳质酶是人气道上皮细胞 PAR-2 的强有力的蛋白水解激活剂（Hong et al. 2008）。相反，研究发现在致敏小鼠中，SLIGRL-NH$_2$ 通过环氧合酶（COX-2）介导抗炎介质前列腺素 E2（PGE2）生成，以抑制气道嗜酸性粒细胞增多和高反应性的发展。在致敏小鼠中，SLIGRL-NH$_2$ 也表现出扩张支气管的效应。这些研究支持 PAR-2 在致敏小鼠气道中主要发挥支气管保护作用（De Campo and Henry 2005）。研究还发现，用 PAR-2 AP 预处理致敏兔可抑制气道高反应性和支气管收缩及调控过敏原激发所诱导的免疫应答（D'Agostino et al. 2007）。

（3）PAR-2 与过敏性皮肤病

某些蛋白酶可以通过激活皮肤 PAR 将信号传递给细胞。最近研究表明，丝氨酸蛋白酶和 PAR-2 在 AD 患者受损皮肤中异常表达与活化。表达上调的蛋白酶可以激活 PAR-2，产生细胞因子和趋化因子参与炎症反应与免疫反应、痒感及持续表皮屏障受损而易于过敏原渗入。此外，PAR-2 是一种重要的感受器，可以感知外源性危险分子，如来自各种过敏原的外源性蛋白酶，并在 AD 病机中发挥重要作用（Lee et al. 2010）。皮肤屏障功能受损，过敏原和微生物就容易入侵并产生危险信号，激活 PAR-2，触发促炎性 Th2 类细胞因子 TSLP 和 TNF-α 的生成（Hovnanian 2013）。研究还发现，具有蛋白酶活性的过敏原通过激活 PAR-2 及随后的 $Ca^{2+}$ 调节，影响皮肤上皮通透性屏障的稳态（Jeong et al. 2008）。在 ICR 小鼠中，PAR-2 可能与被动皮肤过敏诱导的搔抓行为有关（Zhu et al. 2009）。裸鼠皮内注射组胺和 $SLIGRL-NH_2$ 可诱导搔抓反应，然而蛋白酶相关瘙痒及过敏相关瘙痒不同于组胺诱导的瘙痒（Nakano et al. 2008）。据报道，PAR-2 可能在Ⅳ型过敏性皮炎中也发挥关键作用（Kawagoe et al. 2002）。

（4）PAR-2 与过敏性结肠炎

研究发现在炎症性肠病（IBD）患者肠腔和结肠组织中，丝氨酸蛋白酶激活的 PAR-2 水平增加。活化的 PAR-2 和促炎细胞因子可损伤上皮屏障，利于肠腔对入侵病原体的摄取，维持 IBD 炎症反应（Moussa et al. 2012）。与对照组受试对象相比，对肠易激综合征（IBS）患者结肠活组织检查发现，胰蛋白酶和类胰蛋白酶表达与释放增加。IBS 患者活检组织释放的蛋白酶通过激活 PAR-2 向感觉神经元发出信号。IBS 患者结肠活检上清可引起小鼠躯体和内脏感觉与痛觉过敏。PAR-2 缺乏小鼠无痛觉效应，表明通过激活 PAR-2，IBS 患者活检组织释放的蛋白酶可以直接刺激感觉神经元，引起过敏症状（Cenac et al. 2007）。在结肠炎大鼠实验模型中，PAR-2 介导的结肠平滑肌舒张受抑制，可能是 IBD 大鼠胃肠动力紊乱的机制（Sato et al. 2006）。

上皮细胞的 PAR-2 激活后，通过触发肌球蛋白轻链磷酸化，随后改变紧密连接的通透性，直接影响细胞骨架收缩（Bueno and Fioramonti 2008）。地塞米松处理可以改善 PAR-2 激动剂诱导的内脏敏感性增高，然而并不能阻滞 PAR-2 激动剂诱导的大鼠结肠通透性增加（Roka et al. 2007）。研究表明，克罗恩病回肠炎患者回肠黏膜肥大细胞 PAR-2 上调，可能与克罗恩病回肠炎患者肠黏膜持续性炎症有关（Christerson et al. 2009）。

据报道，在结肠细胞中，GB88 是一个强有力的 PAR-2 拮抗剂。大鼠口服 GB88 可以抑制 $SLIGRL-NH_2$ 诱导的结肠炎症反应，显著减轻水肿、减少黏蛋白，使 PAR-2 受体内化和引起肥大细胞增多。用 GB88 治疗三氮苯亚磺酸长期诱导的结肠炎大鼠，可以减轻大鼠症状，降低其死亡率，减轻病理改变（如肠梗阻、溃疡、肠壁增厚和髓过氧化酶释放），与临床使用的药物如水杨酸柳氮磺胺吡啶相比，其疗效更好，这表明 PAR-2 拮抗剂有治疗结肠炎症性疾病的潜能（Lohman et al. 2012）。

**3. PAR-4 在过敏性疾病中的作用**

有关 PAR-4 与过敏性结肠炎的研究显示，PAR-4 功能性表达于大鼠结肠，PAR-4 激活诱导纵行平滑肌收缩，与河豚毒素敏感性乙酰胆碱和速激肽（可能由感觉神经释放）的释放有关（Mule et al. 2004）。PAR-4 激动剂可以调节结肠的伤害感受，抑制结肠高反应性和初级传入神经对致痛介质的反应。内源性 PAR-4 激活可调节内脏疼痛反应。上述结果表明，PAR-4 是一种先前未知的内脏伤害感受调节蛋白（Auge et al. 2009）。PAR-4 活化与反馈环路有内在联系，这一环路可以降低炎症性肠病患者对结直肠扩张的痛觉过敏反应（Annahazi et al. 2012）。溃疡性结肠炎（UC）患者的粪便上清液、组织蛋白酶 G（Cat-G）和 PAR-4 激动剂可以增强细胞旁通透性与髓过氧物酶的活性（Dabek et al. 2011）。UC 患者粪便上清液触发的结肠细胞胞间通透性增加，可被特异性 Cat-G 抑制剂（SCGI）（77%）和 pepducin P4pal-10（PAR-4 拮抗剂）（85%）抑制（Dabek et al. 2009）。UC 患者粪便上清液也可以降低结肠扩张的敏感性，PAR-4 AP 或 Cat-G 具有类似效应。阻断 PAR-4 或 Cat-G 的抑制作用可致结肠高反应性（Annahazi et al. 2009）。

### （七）小结：PAR 激动剂与抑制剂在过敏性炎症中的潜在作用

PAR 的激动剂与抑制剂在过敏性炎症中的潜在作用总结见图 1-1-13（图 1-1-13.1、图 1-1-13.2）。作为 GPCR（G 蛋白耦联受体）家族的独特成员，PAR 尽管广泛表达于各种炎症细胞中，但其每个家族成员似乎选择性表达于不同的细胞。例如，在不同的条件下，肥大细胞表达 PAR-1、PAR-2、PAR-3 与 PAR-4，但嗜酸性粒细胞与中性粒细胞似乎只表达 PAR-1 和 PAR-2。PAR 不同亚型也选择性表达于不同的结构性细胞，如上皮细胞、平滑肌细胞和成纤维细胞。

PAR 激动剂（包括蛋白酶）可以调节中性粒细胞迁移，激发人脐静脉内皮细胞（HUVEC）、人原代支气管成纤维细胞（HPBF）、血管平滑肌细胞和角质细胞的增殖及促进小鼠伤口愈合、纤维蛋白形成与支气管上皮修复；可以引起炎症细胞释放细胞因子和炎症介质。除此之外，PAR 激动剂还可以诱发血管渗漏的增加和支气管平滑肌收缩的加强。

另外，选择性的 PAR-1 抑制剂阻碍血小板聚集和细胞增殖，然而，一种 PAR-4 抑制剂可以减少全身炎症和局部中性粒细胞炎症的免疫应答。新的 PAR-2 抑制剂 GB88 能够抑制由 PAR-2 激动剂或者肥大细胞 β- 类胰蛋白酶引起的急性足水肿。

在 AR 患者中，PAR-2 高表达于鼻黏膜，PAR-2 激活肽可以促进腺体数量增加和腺

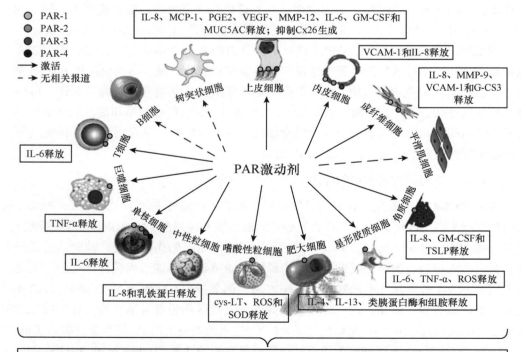

图 1-1-13.1　PAR 激动剂在过敏性炎症中的作用（彩图请扫封底二维码）

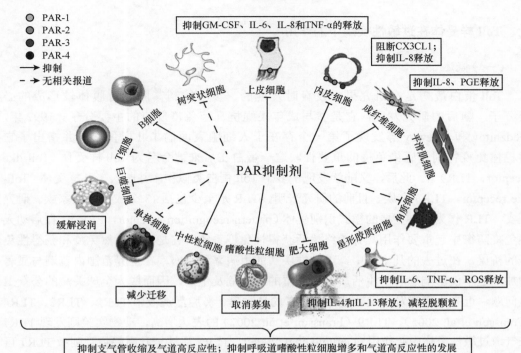

图 1-1-13.2 PAR 抑制剂在过敏性炎症中的作用（彩图请扫封底二维码）

体分泌的速度加快。HDM 和 PAR-2 激活肽引起的反应可被 ENMD-1068 抑制；PAR-2 在 AR 中的作用已经得到证实。哮喘患者上皮 PAR-2 染色增强，PAR-2 活化能够引起人呼吸道收缩及加重由组胺引起的收缩，基于此，PAR-2 的活化可能在哮喘中起作用。有研究显示，丝氨酸蛋白酶和 PAR-2 在 AD 患者的皮肤病变处异常表达与活化，IBD 患者的肠腔和结肠组织中 PAR-2 水平增加，PAR-2 对克罗恩病回肠炎患者的回肠黏膜肥大细胞起正性调节作用，提示 PAR-2 很可能参与了上述疾病的病理过程。更重要的是，GB88 对急性结肠炎的抑制作用显示出 PAR-2 抑制剂在炎症性疾病治疗中的前景。

总之，PAR 尤其是 PAR-2 的高表达和活化，与炎症状况紧密相关，提示 PAR 这一相对新兴的受体家族很可能推动了炎症过程并促进了过敏性疾病的发生。然而，由于缺乏有效的临床抗 PAR 药物和多医院参与的临床研究，PAR 在过敏性疾病中起关键作用的观点仍未得到证实。

（八）展望

未来需要进行以下工作以进一步明确 PAR 在过敏性疾病中的作用：①研究 PAR 在不同细胞中选择性表达的原因；②研究不同类型过敏原对 PAR 的表达和功能的影响；③进一步研究各种炎症介质对 PAR 的表达和功能的影响，以及 PAR 对各种炎症介质释放的影响；④用更多更好的、设计合理的临床方式来研究过敏性疾病与 PAR 的关系；⑤研发有效的治疗过敏性疾病的临床药物。

### 七、Toll 样受体在过敏性疾病中的作用

（一）概述

Toll 蛋白最初是在研究果蝇发育时发现的、参与控制其胚胎背腹体轴形成的必要分子。随后的研究发现，它是参与成年果蝇抗真菌免疫反应的主要分子。1997 年，Medzhitov 和 Janeway 等发现了第一个存在于人细胞表面的 Toll 样蛋白，并指出了它对机体免疫特别是感染免疫的重要性，这一蛋白在后来被命名为 Toll 样受体（Toll-like receptor，TLR）4。此后，又陆续发现了多个 Toll 蛋白类似物，并归入 Toll 样受体（Toll-like receptor，TLR）家族。目前的研究表明，TLR 是至少包括 13 个成员的大家族。研究证实，TLR 作为一种主要的模式识别受体（pattern-recognition receptor，PRR），在启动天然免疫防御中起重要作用，并最终激活获得性免疫系统，它是沟通天然免疫和获得性免疫的桥梁。在过去的几十年中，过敏性疾病的患病率和患病率在世界范围内普遍与显著增加，这不仅影响患者的生活质量，严重的甚至危及生命，因而成为全球关注的公众卫生问题。近来，研究发现过敏性鼻炎患者的鼻黏膜、鼻腔灌洗液中 TLR2、TLR3、TLR4（Fransson et al. 2005）、TLR9（Fransson et al. 2007）的表达增高，动物实验则发现 TLR7 在气道过敏性炎症中起作用（Gerhold et al. 2006），TLR7 活性呈升高趋势且刺激 TLR7 可以迅速放松气道平滑肌、扩张气道，并抑制气道 Th2 和炎症反应（Marshall et al. 2003）。由此提示这一类在天然免疫中起重要作用的病原体模式识别受体很可能参与过敏性炎症的发生和发展过程。大概是受所谓"卫生学说"即儿童时期多暴露于细菌或病毒类病原体中可以诱导机体产生 Th1 型优势的免疫能力，因此抑制了以 Th2 类细胞因子分泌为主的过敏性炎症反应的影响，在此领域里的多数研究都集中在各种 TLR 的配体对过敏性炎症的抑制作用上。一些病原微生物如金黄色葡萄球菌和呼吸道合胞病毒能够导致过敏性疾病的发生和发展，同时也是 TLR 途径强有力的催化剂（Adner et al. 2013）。由于 TLR 是目前已知的最有可能将病原体与过敏反应相关细胞联系起来的受体，因此研究 TLR 在过敏反应发生过程中的作用是至关重要的。作为过敏性炎症中有代表意义的疾病，哮喘的发生和发展与 TLR 间应当存在一定的联系。最近 Simpson 等（2007）发现，成人哮喘患者痰液中中性粒细胞 TLR2、TLR4 的表达增强；Reynolds 等（2007）发现，给小白鼠口服乳酸杆菌能通过 TLR9 减少气道过敏性炎症的发生，这些均支持哮喘与 TLR 之间存在一定联系的观点。更加引起我们关注的是脂多糖（LPS）通过 TLR4 与过敏原在诱导小白鼠气道过敏性炎症中起协同作用（Jung et al. 2006）的报道，而这种协同作用可能与肥大细胞的功能有关（Nigo et al. 2006）。由于临床上常见上呼吸道感染后哮喘发作或病情加重，因此我们认为 TLR 在哮喘尤其是在内源性哮喘发病机制中的作用更可能是促进其发生和发展。

TLR 作为一种主要的模式识别受体，能够识别广泛表达于细菌、病毒、真菌、寄生虫等病原体中的高度保守的分子结构——病原体相关分子模式（pathogen-associated molecular pattern，PAMP）（He et al. 2015；Takeda and Akira 2015）（表 1-1-15）。

表 1-1-15　哺乳动物所表达的 TLR 的配体

| TLR | 外源性配体 | 内源性配体 |
| --- | --- | --- |
| TLR1 | 三酰脂肽 | na |
| TLR2 | PGN、LPS、LTA、Pam3Cys、酵母多糖、阿拉伯甘露聚糖、脂蛋白、血凝素、结构化病毒蛋白、GPI 锚定蛋白、抗菌肽、孔蛋白、β-聚糖 | HSP60、HSP70、Gp96、HMGB1、透明质酸 |
| TLR3 | 双链 DNA、poly（I∶C）、内生性 mRNA、双链 RNA、单链 RNA 病毒、双链 RNA 病毒、呼吸道合胞病毒、鼠巨细胞病毒 | na |
| TLR4 | LPS、PGN、呼吸道合胞病毒 F 蛋白、β-抗菌肽、紫杉醇、小鼠乳腺瘤病毒包膜蛋白、糖肌醇磷脂、包膜糖蛋白、肺炎球菌溶血素、融合蛋白、甘露聚糖、内生性的氧化磷脂 | HSP60、HSP70、RP105、透明质酸、纤维连接蛋白、硫酸酐磷脂、饱和脂肪酸、纤维蛋白原、表面蛋白 A |
| TLR5 | 鞭毛蛋白 | na |
| TLR6 | PGN、LTA、二酰脂肽、分枝杆菌脂蛋白 | na |
| TLR7 | 单链 RNA（病毒）、咪喹莫特、瑞喹莫德、罗唑利宾 | na |
| TLR8 | 单链 RNA（病毒）、咪喹莫特、瑞喹莫德 | 单链 RNA（人） |
| TLR9 | CpG-ODN、双链 DNA（病毒）、ISS、疟原虫色素 | na |
| TLR10 | na | na |
| TLR11 | 尿道病原菌、抗原、肌动蛋白、致肾盂肾炎大肠埃希菌、抑制蛋白样分子、鞭毛蛋白 | na |
| TLR12 | 抑制蛋白 | na |
| TLR13 | 细菌 23S rRNA | na |

注：PGN. 肽聚糖；ISS. 免疫刺激性序列

## （二）TLR 与过敏性疾病

### 1. TLR1、TLR2 和 TLR6 与过敏性疾病

TLR2 的配体较 TLR4 的广泛，包括脂蛋白、脂多肽、脂壁酸（LTA）、脂阿拉伯甘露聚糖（LAM）及酵母多糖等。TLR2 在模式识别时和 TLR6 或 TLR1 形成异二聚体，TLR1 与 TLR6 可以协同 TLR2 对不同的 PMAP 分子进行组合识别，如对 LAM、脂蛋白和细菌 DNA 的菌体成分进行模式识别，进而激活细胞内的信号转导，产生细胞因子，从而使 TLR2 的识别更广泛。TLR1 和 TLR6 的多态性与过敏性皮炎有关，TLR2 家族基因多态性在过敏性皮炎中起到了重要的作用（Gimalova et al. 2014）。有研究认为，TLR2 mRNA 的表达水平与过敏性疾病的发展呈负相关，并且 *TLR2* 基因的多态性与过敏性疾病的易感性和严重性密切相关（Bauer et al. 2007）。粉尘螨提取物诱导 TLR1 和 TLR6 的活化，可以促进 IL-25 与 IL-33 的释放，进而诱导机体发生 Th2 型免疫应答（Jang et al. 2017）；TLR2 可通过磷脂酰肌醇 3 激酶 / 蛋白激酶 B（PI3K/Akt）信号通路调节自噬和小鼠过敏性气道炎症（Jiang et al. 2017）。TLR2 和 TLR4 刺激可分别诱导感染肺炎衣原体的哮喘患者 IgE 与 IL-12 的合成（Smith-Norowitz et al. 2017）。

**2. TLR3 与过敏性疾病**

TLR3 能够特异性识别病毒复制的中间产物——双链 RNA（dsRNA），从而激活 NF-κB 和 IFN-β 前体，在抗原刺激下产生 I 型干扰素（IFNI），因此认为 TLR3 在病毒免疫中起重要作用。从小鼠模型中获取的数据提示，在各种炎症反应中 TLR3 防护病毒侵袭的作用是多因子的（Perales-Linares and Navas-Martin 2013）。有研究证实，TLR3 具有调控鼻病毒对人支气管细胞感染的能力，这说明了 TLR3 在宿主抵抗活病毒中发挥重要的作用（Botos et al. 2009）。我们的研究发现人 A549 和 NCI-H292 细胞系持续表达 TLR1 ～ TLR10 mRNA，组胺可通过其 $H_1$ 受体选择性地上调 TLR3 mRNA 和蛋白质的表达，并通过 NF-κB 诱导 IL-8 的分泌。这些结果提示，组胺通过增加气道 TLR3 的表达水平来提高气道对病毒感染的易感性（Hou et al. 2006）。此外，哮喘小鼠可通过 TLR3/TIR 信号通路调节气道炎症和气道重塑（Yang et al. 2017），TLR3 KO 小鼠不发生慢性接触性超敏反应，提示 TLR3 可能参与 AD 的发病机制（Yasuike et al. 2017）。

**3. TLR4 与过敏性疾病**

LPS 可以激活 TLR4 触发天然免疫应答，抑制小鼠哮喘模型速发相和迟发相过敏反应的发生。LPS 也可以抑制 IgE 介导的肥大细胞依赖性皮肤过敏、肺内炎症、气道嗜酸性粒细胞募集、黏液分泌增多及气道高反应性（Nigo et al. 2006）。这种对哮喘样反应的抑制作用在 IL-12$^{-/-}$ 或 IFN-γ$^{-/-}$ 小鼠中也持续存在，说明该反应并非由 Th1 型转变引起的。在 TLR4 或一氧化氮合酶 -2 缺陷小鼠中 LPS 对哮喘样反应的类似抑制作用减弱，提示 LPS 是通过 TLR4 信号转导途径激活一氧化氮合酶 -2 而抑制过敏症状的。在病毒（如鼻病毒和呼吸道合胞病毒）感染的情况下，TLR4 和 CD14 识别病毒蛋白，启动天然免疫应答可能加重哮喘的发作。流行病学研究发现，TLR4 的信号通路与过敏性疾病的发生与发展密切相关（Takahashi et al. 2007）。过敏患儿家中灰尘的内毒素水平要远低于非过敏患儿家庭，提示内毒素可以防止过敏性疾病的发生。与其相一致的是，内毒素的暴露水平与过敏性疾病的患病率呈负相关，并且 TLR4 的辅助受体 CD14 的多态性影响过敏性疾病的发病和严重程度（Bauer et al. 2007）。最近的研究发现，屋尘螨过敏原诱导的小鼠哮喘模型中，TLR4 在其早期相和晚期相炎症反应中的作用不同（Ishii et al. 2018）；TLR4 配体 LPS 诱导产生的 IL-10 可抑制肥大细胞表达 FcεRI，并诱导 IgE 介导的过敏小鼠发生脱敏（Wang et al. 2017b）；HMGB1/TLR4/NF-κB 信号通路可能参与了湿疹的发病过程（Wang et al. 2017c）。

**4. TLR5 与过敏性疾病**

TLR5 主要识别革兰氏阴性菌的鞭毛蛋白，鞭毛蛋白是可溶性免疫刺激和致炎因子，在低浓度时即能通过鞭毛蛋白 -TLR5-NF-κB 轴激活吞噬细胞、单核细胞、血管内皮细胞、肠和肺黏膜上皮细胞等而释放促炎细胞因子，如 TNF-α、巨噬细胞炎症蛋白 -1α（MIP-1α）、IL-6、IL-12p40、IL-10、NO 等。机体胃肠道、呼吸道感染革兰氏阴性菌后，细菌鞭毛蛋白与 LPS 一样，也能引起相应器官严重的炎症应答。因此，干扰鞭毛蛋白 -TLR5 信号通路可能是抗细菌感染的新的治疗策略。我国已有鞭毛蛋白制剂应用于临床，它们可调节机体免疫应答、打破免疫耐受，从而促进病原的清除。Lun 等（2009）发现 TLR5 在哮喘患者中的表达显著降低，TLR5 激活剂作用于外周血单个核细胞释放的 TNF-α、IL-10、IL-1β 水平比正常人低。Prescott 等（2008）比较了过敏的母亲和新生儿对 Toll 样受体激活剂反应的异同，发现母亲过敏与 TLR2、TLR3、TLR4 激活后释放的 IL-12 和 IFN-γ 相关，而新生儿过敏则与 TLR2、TLR4、TLR5 激活后释放的 TNF-α、IL-6 相关，提示 TLR5 与新生儿过敏密切相关。

### 5. TLR7/8 与过敏性疾病

TLR7/8 能够识别流感病毒、水疱性口炎病毒、新城疫病毒（NDV）等病毒的单链 RNA。DC 亚型——浆细胞样 DC（pDC）通过 TLR7 识别以上病毒的 RNA，并分泌大量的 IFN-α，从而参与病毒免疫。TLR7 和 TLR8 的激动剂 R-848 具有强烈诱导 Th1 类细胞因子释放的能力，有研究认为 R-848 可以使 Th2 型优势的气道免疫异常发生逆转（Nouri-Aria 2008）。R-848 可以抑制由过敏原引起的气道炎症和高反应性，可能对过敏性疾病的免疫治疗有潜在的价值。

### 6. TLR9 与过敏性疾病

目前认为 TLR9 可以作为过敏性疾病免疫治疗的新靶点。小鼠用 CpG 免疫后，其气道的免疫应答更倾向于 Th1 型，甚至可以使 Th2 型优势的气道免疫异常发生逆转。另有报道 CpG 结合短豚草乳剂的治疗效应明显强于单用 CpG，进而提出 TLR 可以作为疫苗佐剂或 DNA 疫苗用于抗感染及肿瘤的免疫治疗（Senti et al. 2009）。目前的研究初步证实，注射 TLR9 兴奋剂可能有助于持续性哮喘的控制（Beeh et al. 2013）。国外已对目前对人免疫刺激活性最强的 CpG-ODN 7909 进行了多项临床试验，证实它是一种高效低毒的新型免疫治疗剂和佐剂，对过敏性疾病患者有治疗作用。目前国内对其的研究尚处于体外试验和动物实验阶段。CpG-ODN 的骨架、侧翼序列、末端修饰、CpG 基序的数量和位置、二级结构等均能影响其免疫刺激活性。CpG-ODN 具有相当广阔的应用前景。因此，用 CpG-ODN 激活 TLR9 信号通路可能是多种疾病新的预防与治疗策略；而且通过联合使用免疫原性增强剂或减弱其反应原性的制剂的免疫治疗可能比一般治疗更安全、有效。最近的研究证实，TLR9 激动剂可用于治疗过敏性疾病（Farrokhi et al. 2017）。

### （三）TLR 与肥大细胞

#### 1. 肥大细胞上 TLR 的表达

人原代培养的肥大细胞表达 TLR1、TLR2、TLR3、TLR4、TLR5、TLR7、TLR9（Marshall et al. 2003）。鼠肥大细胞系（MCP5/L）表达 TLR1、TLR2、TLR4、TLR5、TLR8（Applequist et al. 2002）。在对小鼠原代培养的肥大细胞研究中发现，皮肤来源的原代肥大细胞（FSMC）中 TLR1、TLR2、TLR3、TLR4、TLR6、TLR7、TLR9 的表达强于骨髓来源的肥大细胞（BMMC），进一步研究发现 TLR3、TLR7、TLR9 的激活剂能刺激 FSMC 释放细胞因子如 TNF-α、IL-6 和趋化因子（如 MIP-2、MIP-1α、RANTES），但不能刺激 BMMC 释放上述因子；TLR2 和 TLR9 的激活剂可以刺激上述两种肥大细胞释放 IL-13，说明不同来源的肥大细胞上 TLR 的表达和功能存在差异（Matsushima et al. 2004）。TLR 的激活剂能通过直接或间接作用诱导肥大细胞释放细胞因子和炎症介质，参与过敏性疾病的炎症过程（图 1-1-14）（Marshall et al. 2003）。而 LTC4 可下调人肥大细胞系 LAD2 表达 TLR1、TLR2、TLR4、TLR5、TLR6 和 TLR7，LTD4 可下调人肥大细胞系 LAD2 表达 TLR1 ～ TLR7（Karpov et al. 2018）。

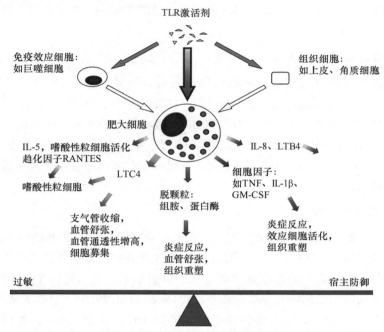

图 1-1-14　TLR 参与过敏性疾病的炎症过程（彩图请扫封底二维码）

### 2. 肥大细胞 TLR 的激活效应

（1）TLR2 与肥大细胞

TLR2 的激活剂 PGN 可以激活人肥大细胞上的 TLR2，从而增加 IL-4、IL-5 的分泌，调节肥大细胞对革兰氏阳性菌感染的防御反应，这在加重过敏反应方面有重要意义（McCurdy et al. 2003）。肥大细胞释放的组胺可以通过上调血管内皮细胞上 TLR2 和 TLR4 的表达，增强内皮细胞对革兰氏阳性菌和阴性菌的反应（Talreja et al. 2004）。此外，针对 TLR2 激活剂作用后促炎因子 IL-1β 分泌和肥大细胞脱颗粒情况，目前存在争议。有人发现 PGN 刺激 1 h 后可以通过上调细胞内 $Ca^{2+}$ 水平引起肥大细胞脱颗粒（Supajatura et al. 2002），但是另一些研究小组使用 PGN 或 P3C 刺激 20 min 没有发现肥大细胞脱颗粒的现象（Qiao et al. 2006），这种差异可能是由刺激时间不同引起的（Fehrenbach et al. 2007）。

（2）TLR3 与肥大细胞

TLR3 的激活剂 poly（I∶C）可以激活并调节肥大细胞上 TLR3 的功能。FSMC 上 TLR3 激活后释放促炎因子如 TNF-α、IL-6 和趋化因子（如 MIP-2、MIP-1α、RANTES），但无脱颗粒现象。另有研究发现 poly（I∶C）通过 TLR3 刺激促使 BMMC 释放 MIP-1β、REANTES，并调节 *IFN-β*、*IP10* 和 *ISG15* 基因表达。同时发现，TLR3 激活后上调

MHC Ⅱ、CD80、CD28 和补体受体（CD21/35）的表达，并趋化 CD8⁺ T 细胞（Orinska et al. 2005），表明肥大细胞在获得性免疫中起重要作用，并通过与 TLR 的联系调控天然免疫和获得性免疫。研究发现 GM-CSF 可以上调鼠肥大细胞 TLR3、TLR7 的表达，并释放 Th2 类细胞因子 IL-6 和 IL-13（Yang et al. 2009）。

（3）TLR4 与肥大细胞

肥大细胞发挥最佳的防御病原效果需要依赖 TLR4 的功能，并通过释放促炎因子，尤其是 TNF-α 来介导。研究显示，LPS 可以促进 TLR4 的表达及 TNF-α 的生成，但不引起肥大细胞脱颗粒。对于 HMC-1，LPS 剂量为 1 ng/ml 时，该表现不明显，剂量为 10 ng/ml 时，HMC-1 上 TLR4 的表达增加开始于 LPS 刺激后 2 h，且直到随后的 8 h、24 h，表达一直增加；LTA 也可以促进 HMC-1 上 TLR4 的表达，剂量为 1 μg/L、3 μg/L 及 30 μg/L 均会有此表现，且 TLR4 的表达增加持续到刺激后 24 h，但剂量为 3 μg/L 及 30 μg/L 时的 TLR4 表达明显高于 1 μg/L；但是，PGN 不会增加 HMC-1 上 TLR4 的表达。对于 LAD，在 mRNA 及蛋白质水平，LPS 均可以引起 TLR4 的表达增加，与 LPS 结合蛋白（LBP）共同作用后，该表现更明显、更持久；而 LTA 未表现出 TLR4 表达增加（Kubo et al. 2007）。LPS 通过 TLR4 刺激鼠肥大细胞产生一些与病原菌防御反应有关的促炎性细胞因子如 IL-1β、TNF-α、IL-6、IL-13，而不伴有肥大细胞脱颗粒和 IL-4、IL-5 这两个 Th2 类细胞因子的分泌增加（Yoshikawa and Tasaka 2003），这说明感染时 TLR 的激活对加重过敏反应有作用。LPS 刺激与 IgE 的作用相结合，使 Th2 类细胞因子 IL-5、IL-10 和 IL-13 的分泌增加（Okayama 2005），而这些细胞因子的表达又与 MAPK 信号通路有关。LPS 刺激后肥大细胞分泌细胞因子的差异，可能与 LPS 的来源、纯度或者刺激的方式和时间有关。用低剂量 LPS 短时间刺激肥大细胞，主要释放促炎因子（IL-1β、IL-6）（Matsushima et al. 2004），而选用强 LPS 刺激（高剂量、长时间）时发现肥大细胞释放 Th2 类细胞因子（Nigo et al. 2006），这可能与 TLR4 激活后启动不同的信号通路有关。在最近的一项关于小鼠肥大细胞对 TLR2 和 TLR4 激活剂产生应答的研究中，发现 PGN 和 LPS 均可诱导肥大细胞以非脱颗粒的形式产生细胞因子。同时，LPS 和 PGN 也可诱导基质金属蛋白酶 -9 的表达，这种蛋白酶在细胞的募集和血管生成过程中都有重要作用。在某些情况下 LPS 和过敏原同时出现可以引起过敏性炎症（Ikeda et al. 2003；Radzyukevich et al. 2018）。这些研究提示，肥大细胞对 LPS 的应答是细菌感染时过敏性疾病加重的一个重要机制。我们的研究发现，IL-12 可以通过 MAPK 和 PI3K/Akt 途径上调肥大细胞上 TLR4 的表达与 IL-13 的释放，但是 IL-12 对 TLR2 的调控只通过 PI3K/Akt 途径。Th1 类细胞因子 IL-12 可以调控肥大细胞 Th2 类细胞因子 IL-13 的分泌，进一步揭示了在 Th1 类和 Th2 类细胞因子间存在着相互影响的机制。

（4）TLR7 与肥大细胞

反复感染肺炎病毒（PVM）后，TLR7 可以抑制肥大细胞的增殖与 IgE 的生成。缺乏 TLR7 时，PVM 3 次连续感染机体后，每一次都可以导致血清 IgE 浓度的增加并伴随接近平滑肌层的气道黏膜中肥大细胞数目的明显增多（Kaiko et al. 2013）。

（5）TLR9 与肥大细胞

TLR9 可以介导 CpG-ODN 刺激肥大细胞分泌细胞因子 TNF-α、IL-6、MIP-1α、MIP-2、

RANTES 和 IL-13，从而诱导并参与肥大细胞对细菌和病毒的免疫反应（Matsushima et al. 2004）。

**3. 肥大细胞 TLR 的信号转导通路**

目前研究最清楚的是 LPS 激活肥大细胞上 TLR4 的转导通路（Qiao et al. 2006）。TLR4 介导的 LPS 的识别引起细胞信号转导的级联反应，这个级联反应的启动需要 TLR4 与接头蛋白 MyD88 相互作用，而激活 IL-1R 相关激酶（IRAK）家族成员，引起 IRAK 磷酸化，磷酸化 IRAK 然后激活 TNF-α 受体相关因子 6（TRAF6）。通过 TRAF6 使有丝分裂原激活蛋白激酶，进而导致抑制性 κB（IκB）N 端两个丝氨酸位点发生磷酸化和降解，NF-IκB（p50/p65）二聚体被释放后进入细胞核中，激活靶基因转录，如 TNF-α、IL-1β、IL-6、IL-8 等的基因。TRAF6 同时激活氨基末端激酶，诱导上述炎症因子基因的转录。MyD88 依赖通路是所有 TLR 共用的，是包括细胞因子产物在内的一系列核心反应。研究发现，除了 MyD88 依赖通路的核心反应，尚有依赖于微生物产物的性质而诱导的另一种信号通路（Kawai and Akira 2010）。基因敲除小鼠的实验研究显示，TLR3 和 TLR4 能够诱导某些不依赖于 MyD88 的信号通路（Takeda and Akira 2005）。最近，研究发现两个新的 TIR：含接头蛋白的 TIR 域（TIRAP）和含诱导 IFN-β 接头蛋白的 TIR 域（TRIF）。TIRAP 在 TLR1、TLR2、TLR4、TLR6 下游起作用，但不参与其他 TLR 信号。TRIF 似乎作用于 TLR3 或 TLR4 的下游，通过 IFN 调节因子 3（IRF3）诱导 IFN-β 表达，IRF3 是一种负责诱导 *IFN* 基因的关键性转录因子（Rodriguez et al. 2003；Ermertcan et al. 2011）。TRAF3 在 TRIF 依赖通路中是一个重要因子，尽管 TRAF3 促进 IRF3 活化及 IFN-β 转录，但其抑制 MyD88 依赖通路（Kawai and Akira 2010）。作为信号转导的激活分子，TLR4 以同源二聚体形式发挥其功能，而 TLR1 和 TLR2 形成异源二聚体来识别细菌脂蛋白。TLR 异源二聚体的形成和信号转导中连接不同的衔接分子而导致的不同信号转导机制表明，先天性免疫系统具有对各种类微生物产生特异、有效反应的能力。

**4. Toll 样受体在肥大细胞介导的哮喘中的作用**

不同的 TLR 激活剂选择性地激活肥大细胞后，可产生不同的细胞因子和趋化因子，这说明肥大细胞在宿主防御中具有多重功能。由于肥大细胞是一种长期定居在组织中的细胞，因此 TLR 介导的细胞激活作用对局部细胞因子环境，特别是黏膜表面的防御功能发挥重要作用，进而影响慢性感染及对正常菌群的反应等病理生理过程。TLR 在很大程度上可反映肥大细胞的应答特性；反之，TLR 的表达情况也取决于所处的细胞因子环境。

过敏性哮喘的主要特点是支气管平滑肌和分泌腺组织的高度反应性，在哮喘炎症中肥大细胞处于活化状态，是速发相哮喘反应的主要效应细胞，并启动迟发相哮喘反应，从而触发 I 型超敏反应的早期炎症反应。实验证实，哮喘时肥大细胞积聚在支气管和肺泡组织；气道腔内肥大细胞增多；支气管肺泡灌洗液中类胰蛋白酶、组胺和腺苷增多，腺苷可增加肥大细胞固有介质的免疫学释放。近期的一些研究提示，肥大细胞在哮喘中的作用与 TLR 有一定的联系。有研究发现，LPS 通过 TLR4 可激活天然免疫应答，从而抑制哮喘模型小鼠的速发相和迟发相变态反应（Supajatura et al. 2001）。LPS 可抑制 IgE 介导和肥大细胞依赖的被动皮肤过敏反应、肺内炎症、气道嗜酸性粒细胞募集、黏液分泌增多及气道高反应性。

呼吸道感染在哮喘发作中的地位越来越被人们所重视，85% 的儿童哮喘及 44% 的成人哮喘由上呼吸道感染诱发。上呼吸道感染可使哮喘症状明显加重，细菌、病毒或其产物可直接或间接激活肥大细胞，激活的肥大细胞既能释放介质作为宿主防御的效应细胞，又能成为细菌、病毒聚集和逃避免疫的地方。肥大细胞在 IFN-γ 刺激下，TLR4 的表达明显增加，释放大量白三烯和促炎性细胞因子，在某种程度上模拟了急性病毒感染的状况。因此，肥大细胞在被"武装"之后，可对更多的 TLR 激活剂，甚至是正常菌群产生应答。因此进一步研究 TLR3 对双链 RNA 的介导作用及 TLR2 和 TLR4 对病毒蛋白的识别作用，都是非常有意义的工作。此外，真菌通过 TLR 激活先天性免疫应答，诱导髓分化因子 88（MyD88）的释放，活化下游 AP-1 和 NF-κB，随后激活炎症性 IL-1 家族成员进而诱导过敏反应（Kritas et al. 2018）。

总之，肥大细胞上 TLR（Jin et al. 2016；Palaska et al. 2016）的发现为病原微生物直接激活肥大细胞提供了分子基础，从而使呼吸道感染能够诱发内源性哮喘，并能使外源性哮喘加重的机制得到了良好的解释。肥大细胞上 TLR 和 PAR 的发现已经打破了过敏性炎症必需由 IgE 介导的传统观念，从而至少部分解释了临床上一些有明显过敏症状的患者的血清 IgE 水平不高的现象，为人类最终掌握过敏性疾病的发病机制提供了新的思路。

## 八、其他需要关注的新认识

### （一）微生物感染诱发的过敏反应和类过敏反应

霉菌如链格孢霉能诱发机体的过敏反应（Vailes et al. 2001），而另外一些成分如 TLR4/2 的配体肽聚糖（peptidoglycan，PGN）能通过激活肥大细胞诱发小白鼠哮喘的发生和加重（McCurdy et al. 2003；Schroder and Maurer 2007），使机体出现非 IgE 介导的类过敏反应，此可能是内源性哮喘等疾病的病理基础之一。

### （二）IgG 依赖性肥大细胞 / 嗜碱性粒细胞激活

2004 年，Woolhiser 等发现 IgG 通过诱导 FcγR I 的聚合激活肥大细胞，如果该现象得到进一步证实，那么过敏反应的概念就又需要修正了。

### （三）CD63 与肥大细胞 / 嗜碱性粒细胞激活

早在 1991 年 Knol 等就发现 CD63 与嗜碱性粒细胞激活有关，并指出 CD63 可以作为嗜碱性粒细胞激活的标志物。然而作为一种溶酶体相关膜蛋白（lysosomal-associated membrane protein，LAMP），CD63 不是嗜碱性粒细胞的特异性标志，其他细胞如中性粒细胞、DC、T 细胞和肥大细胞也可上调 CD63 的表达。最近的研究表明，过敏反应性脱颗粒和缓慢脱颗粒都可引起组胺释放，而 CD63 表达上调只表示过敏反应性脱颗粒（MacGlashan 2010）。直到 2010 年 Schäfer 发现，CD63 作为肥大细胞颗粒来源分子，是肥大细胞重复脱颗粒的调节物，结合抗 CD63 抗体能抑制 IgE 依赖性过敏反应（Kraft et al. 2005），该发现使人们更深入地了解了 CD63 与嗜碱性粒细胞激活的关系。作为诊断过敏性疾病的标志物，CD63 在食物过敏患者（Ciepiela et al. 2010；Chiang et al. 2012；Chinuki et al. 2012；Cucu et al. 2012；Glaumann et al. 2012；Javaloyes et al. 2012；Patil and Shreffler 2012；Carroccio et al. 2013；Glaumann et al. 2013；Santos et al. 2014；Brandstrom et al. 2015）、花粉 - 食物过敏患者（Erdmann et al. 2003；Ebo et al. 2005）、抗生素过敏患者中的临床意义已经被证实。

（四）CD203c 与肥大细胞 / 嗜碱性粒细胞激活

近年来，CD203 家族的核苷酸焦磷酸酶 / 磷酸二酯酶（nucleotide pyrophosphatase/phosphodiesterase，NPP）（Ivanenkov et al. 2005）仅选择性表达在血液嗜碱性粒细胞（Stefan et al. 2005）和肥大细胞（De Week et al. 2008）中而引起人们的关注。由于其表达变化与肥大细胞、嗜碱性粒细胞的激活状态呈正相关，且比 CD63 更具细胞特异性，因此有望成为过敏原诱导的肥大细胞、嗜碱性粒细胞激活的标志物。

**1. 嗜碱性粒细胞 CD203c 的表达变化及与过敏性疾病的关系**

早在 2001 年即有文献报道，用过敏原或抗 IgE 刺激黄蜂或蜜蜂蜂毒致敏患者血液中的嗜碱性粒细胞，则 90.9% 的患者嗜碱性粒细胞 CD203c 表达上调，对 IgE 受体交联刺激不表现为 CD203c 表达上调的致敏患者也不表现出组胺释放和 CD63 表达上调（Platz et al. 2001），嗜碱性粒细胞激发试验诊断昆虫毒液过敏时检测 CD63 和 CD203c 表达均可靠，但对蜜蜂和黄蜂过敏患者而言，CD203c 灵敏度稍高（Eberlein-Konig et al. 2006）。后来陆续有研究显示，CD203c 嗜碱性粒细胞激发试验可用于 IgE 介导和非 IgE 介导的过敏反应的体外诊断，过敏原激发过敏患者外周血嗜碱性粒细胞则其嗜碱性粒细胞 CD203c 表达上调，如猫过敏患者嗜碱性粒细胞激发试验中 CD203c 表达上调（Ocmant et al. 2007），且试验结果与 CD63 嗜碱性粒细胞激发试验结果同样可靠，全身过敏患者无论是否在接受毒液免疫治疗，其嗜碱性粒细胞激发试验中 CD63 和 CD203c 表达明显上调（Gober et al. 2007）。CD63 或 CD203c 嗜碱性粒细胞激发试验也用于慢性荨麻疹的诊断（Boguniewicz 2008；Ye et al. 2014）。新近研究发现，高稀释度和低稀释度的组胺可抑制抗 IgE 激发的嗜碱性粒细胞 CD203c 表达上调（Chirumbolo et al. 2009）及组胺释放（Sainte-Laudy and Belon 2009）；稍微提高缓冲液的渗透压可提高 CD203c 嗜碱性粒细胞激发试验效果（Wolanczyk-Medrala et al. 2009）；猕猴桃过敏患者皮肤点刺试验阳性且嗜碱性粒细胞激发试验中 CD63/CD203c 明显上调（Popovic et al. 2010）；与特应症和非特应症对照比较，牛肉过敏患者嗜碱性粒细胞激发试验中 CD203c 表达明显上调（Kim et al. 2010），CD203c 嗜碱性粒细胞激发试验可用于诊断食物过敏如儿童小麦过敏（Tokuda et al. 2009；Chinuki et al. 2012）、儿童牛奶过敏（Ciepiela et al. 2010）、鸡蛋过敏及花生过敏（Ocmant et al. 2009；Sato et al. 2010），并可用于监测奥马珠单抗对坚果过敏患者的治疗效果（Gernez et al. 2011）。此外，CD203c 是诊断柏树花粉过敏性鼻炎患者的可靠指标（Imoto et al. 2015）。

一些研究结果提示，CD203c 也可用于监测患者过敏状态，哮喘恶化伴有嗜碱性粒细胞 CD203c 表达上调，哮喘缓解时嗜碱性粒细胞 CD203c 表达明显下降，提示可用嗜碱性粒细胞 CD203c 表达水平检测患者哮喘状态（Ono et al. 2010）；单纯蚊子过敏患者局部皮肤水疱液浸润细胞主要为 $CD203c^+$ 的嗜碱性粒细胞和肥大细胞，而慢性活动性人疱疹病毒（巴尔病毒，EB 病毒）感染患者蚊子叮咬局部皮肤水疱液的 $CD56^+$ 细胞比例增高，且蚊子提取液激发其外周血嗜碱性粒细胞的试验结果为阳性（Wada et al. 2009）。

有关抗过敏治疗方面的研究显示 CD203c 可能是有效的抗过敏治疗效果的监测指标：坚果过敏患者嗜碱性粒细胞 CD203c 基线水平（未激发）增高，体外坚果过敏原激发可迅速显著提高 CD203c 的表达，抗 IgE 单克隆抗体 Omalizumab 治疗可明显降低嗜碱性粒细胞 CD203c 的基线表达水平和激发表达水平（Gernez et al. 2011）；黄蜂蜂毒过敏患者进行皮下特异性免疫治疗三周后，嗜碱性粒细胞激发试验 CD63/CD203c 表达明显减弱（Mikkelsen et al. 2010），接受免疫治疗的日本雪松花粉过敏患者在治疗后 CD203c 表达下降（Fujisawa et al. 2009）。

当然也有研究认为 CD63/CD203c 嗜碱性粒细胞激发试验不适合诊断患者阿司匹林过敏和由阿司匹林诱发加重的呼吸系统疾病（Bavbek et al. 2009；Celik et al. 2009）。而最近的研究表明 CD203c 可用于临床监测卡铂重症过敏患者脱敏的疗效（Iwamoto et al. 2016）。

**2. 肥大细胞 CD203c 的表达变化与过敏**

肥大细胞 CD203c 的研究起步较晚，有限的研究结果显示人脐带血来源的 $CD34^+$ 造血干细胞培养的肥大细胞（Schernthaner et al. 2005）和人胃肠道肥大细胞（Krauth et al. 2009）均表达 CD63 与 CD203c 等分子，肥大细胞增多症患者的肥大细胞表面 CD63 或 CD203c 表达上调（Hauswirth et al. 2006；Valent et al. 2010），故其可作为诊断标志物。抗肿瘤药物 Midostaurin 能够抑制 IgE 介导的、培养的人脐带血来源的肥大细胞和人血液嗜碱性粒细胞的介质释放，也能抑制培养的人脐带血来源的肥大细胞上 IgE 依赖的 CD63 上调，但却不能抑制人血液嗜碱性粒细胞上 IgE 依赖的 CD63 或 CD203c 表达上调（Krauth et al. 2009）。IgE 交联上调人肥大细胞增多症患者肥大细胞 CD203c 的表达，而对 kit- 配体干细胞因子表达无影响（Hauswirth et al. 2008）。一氧化碳释放分子 -3（carbon monoxide-releasing molecule，CORM-3）强大的抗炎作用与下调多形核粒细胞（polymorphonuclear granulocyte，PMN）自由基爆发、上调 PMN 和内皮细胞黏附分子表达及促进肥大细胞组胺释放和肥大细胞激活分子 CD203c 表达有关（Masini et al. 2008）。

此外，炎症反应时胞外三磷酸腺苷（adenosine 5′-triphosphate，ATP）释放（Idzko et al. 2014），并通过嘌呤受体 P2X7 激活肥大细胞（Junger 2011；Kurashima et al. 2012）。包括肥大细胞和嗜碱性粒细胞在内的多种细胞活化后均可释放 ATP（Junger 2011；Wang et al. 2013a；Cekic and Linden 2016）。最近的研究发现，胞外 ATP 可以自分泌的方式调节肥大细胞和嗜碱性粒细胞的活性：活化的嗜碱性粒细胞和肥大细胞分泌 ATP，CD203c 迅速表达于嗜碱性粒细胞和肥大细胞上，然后水解 ATP 以抑制 ATP 依赖的慢性过敏性炎症反应的发生（Tsai et al. 2015）。

**（五）小分子过敏原诱发的过敏反应或类过敏反应**

随着城市化和现代化的日益发展，越来越多的小分子物质已经成为人们生活中的常见接触物，因此诱发过敏反应或类过敏反应的机会已经越来越多，应当引起临床医生的足够重视。当临床医生向患者解释不清楚为何出现明显的临床症状而无特异性 IgE 水平显著增高时，其过敏原很可能就是某种小分子物质。

（何韶衡　张慧云　湛萌萌　胡雅琳　张泽南　王　玲　杨蕊铭　王　维　张晓文<br>冯会权　刘晓畅）

# 第六节　过敏原疫苗及脱敏疗法的机制

## 一、过敏原疫苗及其优缺点

### （一）过敏原疫苗的定义

变应原特异性免疫治疗（allergen-specific immunotherapy，ASIT）是通过修饰过敏原特异性反应使其能够耐受更高剂量的过敏原并阻止过敏性疾病发展的治疗方法，是治疗过敏性疾病的唯一对因治疗方法。1911 年，Noon 和 Freeman 发现给花粉症患者注射豚草花粉提取液后可成功改善患者症状。WHO 在 1998 年颁布的一项指导性文件指出，脱敏治疗是可能影响过敏性疾病自然进程的唯一治疗方法，可合理使用，并将过敏原提取液改名为过敏原疫苗，以强调其预防作用。变应原特异性免疫治疗主要通过皮下注射逐渐增加剂量的特异性过敏原提取液，达到最佳剂量并维持该剂量治疗一段时间（一般为 3～5 年），以达到对特异性过敏原过敏患者症状减轻或消失的目的。目前临床上使用的标准化过敏原疫苗，是生物效价和主要过敏原蛋白含量标准化且在一定保存期内保持稳定的疫苗（Bousquet et al.1998；Zimmer et al. 2016）。

尽管目前变应原特异性免疫治疗的机制还没有完全清楚，目前的报道多集中于减少过敏原特异性 IgE 和 T 细胞活性的策略。动物重组过敏原和合成多肽产品的应用有助于系统地阐述新的过敏原疫苗的作用机制，并能够增加动物毛皮过敏原的有效性（van Hage and Pauli 2014）。

### （二）过敏原疫苗的标准化

成功的变应原特异性免疫治疗依赖于高质量的过敏原疫苗，也就是标准化的过敏原疫苗。过敏原疫苗的标准化指通过各种过敏原的提取、分离纯化技术，使每批过敏原疫苗产品都含有相关过敏原成分，且主要过敏原含量和相应效价之间有明确的比例关系，不同批次的过敏原成分要一致。目前临床最常用的过敏原疫苗如花粉、霉菌、尘螨和昆虫过敏原等都已标准化或即将被标准化。然而目前使用的标准化过敏原的生产商之间在成分甚至主要过敏原方面差异很大，导致了报道的变应原特异性免疫治疗有效性方面的差异。而且来源于蜂毒、桦树花粉、猫毛及草花粉的提取物在变应原特异性免疫治疗中的副作用也差异很大。严重者还会对过敏原提取物中存在的其他过敏原产生新的过敏反应（Traidl-Hoffmann et al. 2005；Esch 2006；Valenta et al. 2016）。变应原特异性免疫治疗周期很长，持续至少 3 年，也阻碍了它的应用。

**1. 重组过敏原疫苗**

基于标准化过敏原疫苗的缺点，随着大量物种的过敏原被鉴定出来，它们的基因也被克隆出来，使得运用 DNA 重组技术得到过敏原蛋白成为可能。这些重组过敏原中的一部分与天然过敏原在结构和功能上的差异很小，而且能达到质量、产量、纯度的稳定，是目前过敏原疫苗研制方面的热点领域，已经有两类重组过敏原疫苗用于临床试验（Valenta and Niederberger 2007），第一种是使用和天然过敏原同样剂量的重组过敏原进行特异性免疫治疗，在临床试验上已经取得了令人鼓舞的结果（Jutel et al. 2005；Valenta et al. 2016）。尽管这些重组过敏原还有可能导致和标准化过敏原一样的副作用，然而在制药工业上其显然比标准化过敏原疫苗在批次质量稳定上优势很大。第二种是运用重组技术，通过基因操作进行过敏原改造，以减少其致敏性，增加其免疫原性，从而更大程度地减少其副作用，增强其疫苗活性。利用定点突变技术将重组过敏原进行点突变，主要通过两种方法降低改造后的过敏原 IgE 的结合能力（Bhalla 2003）。第一种方法是通过过敏原 IgE 结合表位之外的氨基酸位点点突变导致过敏原三维空间结构的改变，造成过敏原上不连续性 IgE 表位的结构异常，或者通过体外突变破坏半胱氨酸残基，从而破坏二硫键的结合能力。利用定点突变技术去除半胱氨酸残基的重组过敏原已被证实可被用于变应原特异性免疫治疗。这种修饰的过敏原由于不具备二硫键，因此缺乏正常的 III 级和 IV 级结构，IgE 结合能力下降为原来的 1/100，但它们保持了 T 细胞表位和免疫原性，可刺激 T 细胞诱导免疫偏离，目前正在进行过敏原突变体疫苗治疗过敏症的临床有效性研究。第二种方法是在 IgE 结合表位区域内进行点突变或者去除几个氨基酸，破坏抗原 - 抗体结合，从而达到抑制 IgE 识别过敏原的能力。它只是改变 IgE 识别位点的结构，而不影响过敏原的三级结构，从而将过敏原转化为低致敏性过敏原蛋白。新近一种模块化抗原转运（modular antigen translocation，MAT）新技术已经应用于 Fel d 1 上以提高免疫原性和进行 SIT 治疗。这种技术是通过在过敏原上连接上一个缩短了的不变的肽链和转录肽的反式激活因子，然后转化成胞质蛋白，作用于 MHC II 途径。研究表明 Fel d 1 的 MAT 融合能够提高鼠体内的保护性抗体和 Th1 型反应，同时能够减少人体的嗜碱性粒细胞脱颗粒（Martinez-Gomez et al. 2009；van Hage and Pauli 2014）。

**2. 基于表位的过敏原疫苗**

近年多种过敏原的 T 细胞表位（epitope）被鉴定出来。过敏原 T 细胞表位通常为 10 ～ 15 个氨基酸残基长度，缺乏结合过敏原特异性 IgE 的能力及触发肥大细胞脱颗粒的能力，它们引起速发型过敏反应的危险很小，但是可以影响抗原特异性 T 细胞，即使在缺乏共刺激分子的情况下，也可活化过敏原特异性 CD4$^+$T 细胞，诱导 T 细胞功能性失活或克隆无能。T 细胞表位多肽主要用于诱导过敏原特异性 T 细胞的免疫耐受或者克隆无能，可直接用作可溶性免疫多肽，诱导相应天然过敏原的 T 细胞耐受（Ali and Larche 2005）。动物实验显示，皮下和口服给予 T 细胞表位多肽均可诱导针对野生型过敏原的 T 细胞免疫耐受。目前过敏原表位多肽疫苗只是在猫（Oldfield et al. 2002；Campbell et al. 2009；Couroux et al. 2015）和蜂毒（Muller et al. 1998）过敏方面进行了临床试验。猫过敏原 T 细胞表位多肽疫苗免疫治疗人体试验初步结果显示，包含猫主要过敏原 Fel d 1 免疫表位的过敏原多肽疫苗可减轻猫过敏患者对过敏原激发的免疫反应。此外，注射猫多肽抗原脱敏治疗中，发现鼻腔和眼部症状明显改善，治疗 9 个月后无需进一步治疗（Patel et al. 2013）。除了直接用过敏原 T 细胞表位多肽作为过敏原疫苗，近年来通过基因重组技术将多个过敏原表位连接起来形成表位融合蛋白，并在动物实验方面取得了很好的效果（Karamloo et al. 2005）。

### 3. 修饰的过敏原疫苗

过敏原修饰的目的是减少其致敏性的同时尽可能保存其免疫原性，以提高变应原特异性免疫治疗疗效、减少严重副反应的发生。最初研究人员着重于研究用经过乙醛处理的、形成聚合物的过敏原。过敏原聚合物可诱导免疫偏离 / 免疫调节，促使分泌 IL-4 的过敏原特异性 Th2 细胞转化为过敏原特异性 Th1 细胞，并减少过敏原特异性 IgE 的产生。或者将过敏原与聚乙二醇（PEG）耦联，生成类过敏原以保持其免疫原性并减少其致敏性。细菌 DNA 含有相对高频率的去甲基化 CpG 二核苷酸，而在脊椎动物的 DNA 中则含有频率低得多的甲基化 CpG 二核苷酸。CpG DNA 是体内 Toll 样受体的激活剂，可以激活树突状细胞和巨噬细胞，增强共刺激分子的表达并产生多种细胞因子，包括 IL-12、IL-18、IFN-α。当自然杀伤细胞被 CpG 基序激活后，可以产生 IFN-γ，后者可以进一步增强 Th1 型免疫应答。Amb a 1 蛋白与含有 CpG 的 DNA 形成的耦联物，可诱导 Th2 型免疫应答向 Th1 型转化，表现为 IFN-γ、CXCL9、CXCL10 表达上调，同时 IL-5、CCL17 表达下调。而单独应用 Amb a 1 蛋白则可诱导 Th2 型免疫应答（Simons et al. 2004）。另外一种来源于明尼苏达沙门氏菌（*Salmonella minnesota*）的细胞壁成分——脂多糖也可以用来修饰过敏原。它可以直接作用于 TLR4。它已经用于临床治疗花粉过敏性鼻炎患者的 pollinex®Quattro 疫苗中（Patel and Salapatek 2006）。

### 4. 过敏原 DNA 疫苗

过敏原 DNA 疫苗是指将过敏原 DNA 分子整合到特定载体中，直接导入动物体内，通过动物自身的转录翻译系统合成过敏原蛋白，从而诱导宿主产生对该过敏原的免疫应答，是目前过敏原疫苗研究方面比较关注的领域。其确切机制还不是非常清楚。一般认为皮下注射含有过敏原分子的质粒，转染到树突状细胞后，在细胞中翻译成过敏原蛋白分子，通过内源蛋白处理和提呈途径，降解成多肽片断，与 MHC Ⅰ类分子形成复合物被提呈到树突状细胞表面，与 CD8+ T 细胞相互作用，诱导 CD8+ T 细胞免疫应答。也可以通过 MHC Ⅱ途径处理和提呈过敏原，与 CD4+ T 细胞相互作用，诱导 CTL 细胞应答（Chua et al. 2009；Scheiblhofer et al. 2018）。Hsu 等（1996）首次报道了肌内注射含有 Der p 5 过敏原 DNA 的质粒能诱导该过敏原特异性 IgG 抗体的产生。后来在其他螨虫过敏原和花粉过敏原 DNA 疫苗方面也取得了较好的成果（Peng et al. 2002；Wolfowicz et al. 2003；Yang et al. 2003；Tan et al. 2006）。最近的一项研究表明，用甘油二酯激酶 α（DGKα）DNA 疫苗免疫后能降低血清中卵清蛋白（OVA）特异的 IgE 和 IL-13 水平，增加 BALF 中 IFN-γ 水平。目前的研究结果证明了 DGKα DNA 疫苗为基因方法治疗哮喘提供了一种潜在的可行性（Wang et al. 2013b）。

## 二、脱敏疗法的机制

长期以来，人们面对过敏性疾病时，往往除了被动忍受或是依靠药物缓解症状，并无其他更好的办法，直至脱敏疗法（desensitization immunotherapy）的出现。2006 年 10 月，世界卫生组织（WHO）原标准化抗原组组长、国际脱敏中心质量监督委员会（IQAP）时任委员长 Henning Lowenstein 教授和时任世界变态反应组织（WAO）委员会成员及研究委员会主席 Stephen Durham 教授造访中国，与国内专家就过敏性疾病的防治和脱敏疗法的应用等话题进行了深入交流。标准化脱敏治疗作为 WHO 推荐的最值得期待的唯一对因治疗方法，受到与会专家的推崇。针对过敏性疾病患者，WHO 等专业机构提出"正确诊断和避免接触过敏原、良好的患者教育、适当的对症治疗、变应原特异性免疫治疗（脱敏治疗或减敏治疗）"四位一体的综合治疗方案，其中，脱敏治疗作为唯一能够改变过敏性疾病自然进程的方法而备受瞩目。

脱敏疗法又称为变应原特异性免疫治疗（allergen-specific immunotherapy，ASIT），至今已有 100 年的历史，是指在确定过敏性疾病患者的过敏原后，将该过敏原制成抗原疫苗并配制成各种不同浓度的制剂，经注射或舌下给药途径与患者反复接触，剂量由小到大，浓度由低到高，逐渐诱导患者耐受该过敏原而不产生过敏反应（袁菲 2008）。早在 1911 年，英国 Noon 和 Freeman 就尝试应用 ASIT 治疗花粉症和过敏性鼻炎并获得成功，之后该疗法广泛应用于包括哮喘在内的过敏性疾病的治疗。然而半个多世纪以来，由于其临床疗效及安全性一直存在两种不同的观点，ASIT 曾一度受到冷落。近年来，随着大量基础研究和临床研究的进一步深入，ASIT 的有效性及安全性得到重新评价，其在过敏性疾病治疗中的地位也重新得到肯定。作为最直接的对因治疗方法，ASIT 主要用于过敏性哮喘、过敏性鼻炎、过敏性皮肤病、花粉症和蜂毒过敏等 I 型超敏反应性疾病的防治。

### （一）ASIT 的机制

尽管 ASIT 的应用已有一个世纪之久，但其具体机制迄今尚未阐明。一直以来，抗原特异性 CD4[+] T 淋巴细胞被认为在过敏性疾病的诱导与维持中是最为关键的因素，其在过敏性疾病治疗中的作用至今仍受到广泛关注。20 年前，免疫偏移现象如 Th2 型向 Th1 型的转换，被认为是 ASIT 所引起的最重要的变化。然而新近，抗原特异性 Treg 的诱导（能够产生 IL-10）则被认为是导致外周 T 细胞耐受的主要原因。最新研究结果显示，过敏性疾病治疗中可能相继出现以下 3 种主要机制，即在治疗早期的脱敏现象（desensitization），治疗数周后出现的 IgG4 对 IgE 阻断和治疗数周后出现的调节性 T 细胞（Tregs1）的产生（Akdis 2012；Soyer et al. 2013）。以下将围绕 ASIT 相关的 T 细胞免疫机制进行重点阐述。

#### 1. 对 Th1/Th2 细胞平衡的调节

（1）过敏性疾病中 T 细胞的变化

IgE 介导的 I 型过敏反应需要一系列分子和细胞的参与。抗原递呈细胞（antigen presenting cell，APC）对抗原进行摄取、加工后，将小肽片断（即 T 细胞表位）递呈给 T 淋巴细胞，与细胞表面主要组织相容性复合体（major histocompatibility complex，MHC）

Ⅱ类分子结合。进而，抗原肽-MHC 复合物被辅助性 CD4⁺T 细胞识别，引起细胞增殖、细胞因子分泌。在过敏患者体内，大部分过敏原特异性 T 细胞是能够合成 IL-4、IL-13（两者可刺激 B 细胞产生 IgE 抗体）及 IL-5 的 CD4⁺Th2 细胞（IFN-γ 的生成量极少）。研究发现，过敏原特异性 Th2 细胞存在于过敏性鼻炎患者的外周血和鼻黏膜、特应性皮炎患者的皮损部位及哮喘患者的支气管肺泡灌洗液（BALF）中，提示 Th2 细胞在 Ⅰ 型过敏反应中具有重要地位（Bohle 2008）。与 Th2 细胞不同的是，Th1 细胞可分泌大量 IFN-γ（能够有效对抗 IL-4 作用），其他抗原特异性 T 细胞如 Th0 细胞则可同时分泌 IL-4 及 IFN-γ。尽管如此，"Th1/Th2 转换"的经典模式仍是我们理解过敏性疾病免疫机制的重要学说。

　　不久前，人们发现体内还存在能够抑制免疫应答效应的 CD4⁺ T 细胞，即 Treg。大量研究证实，Treg 能够保护机体免受过敏性疾病的侵扰。ASIT 中，APC 触发 Treg 与 IL-10⁺ Tr1 反应，Treg 及调节性细胞因子通过几种不同的途径对过敏原的过敏反应进行调控。其中 IL-10 及 TGF-β 抑制了 IgE 的生成，而 IL-10 则诱导 IgG4 的产生，两者可直接抑制效应细胞（如肥大细胞、嗜碱性粒细胞及嗜酸性粒细胞）引起的过敏性炎症反应。Treg 通过抑制 Th2 细胞产生 IL-3、IL-4、IL-5 及 IL-9，对 Th2 细胞归巢及肥大细胞、嗜碱性粒细胞、嗜酸性粒细胞、黏液细胞的活力、分化及存活产生影响（Josefowicz et al. 2012）（图 1-1-15）。新近，另一种 CD4⁺ T 细胞亚群——Th17 被证实与过敏性疾病的发生、发展相关（Reiner 2007），其可能参与了自身免疫过程。需要指出的是，长期以来，过敏学研究领域中"Th1/Th2 转换"的经典模式占据支配地位，该模式导致了著名的"卫生假说"的产生。该假说提出，生活环境的"卫生化"及医疗条件的改善使得感染减少，儿童尤其是婴幼儿接触微生物的机会减少，机体免疫系统 Th1 与 Th2 的比例失去平衡（Garn and Renz 2007），终致过敏性疾病的患病率逐年上升。然而，就近来 T 细胞免疫学研究领域

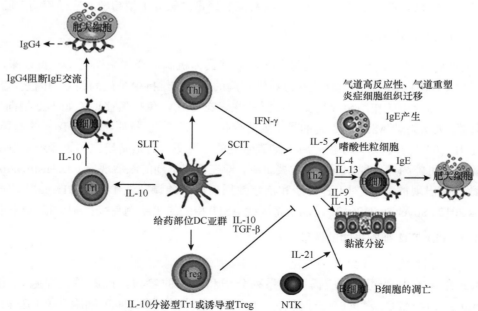

图 1-1-15　ASIT 的机制（Akkoc et al. 2011）（彩图请扫封底二维码）
皮下及舌下变应原特异性免疫治疗最先影响局部的抗原递呈细胞，即给药于引流淋巴结部位的树突状细胞

的最新进展来看，"Th1/Th2 转换"模式仍需进一步完善，新发现的多种 CD4+ T 细胞亚群有待被整合入 T 细胞应答的"全景图"中。

（2）ASIT 中的 T 细胞应答

1）皮下变应原特异性免疫治疗（subcutaneous allergen-specific immunotherapy，SCIT）：多数研究结果显示，SCIT 治疗后，T 细胞增殖受到抑制。该现象可能是外周过敏原特异性 T 细胞出现免疫耐受所致，临床上表现为机体 T 细胞介导的反应减弱。实际上，由疾病引起的抗原特异性 Th2 型应答向 Th1 型反应的转变主要由 IFN-γ 生成的增加或 IL-4 分泌的减少所致，这种免疫偏移现象往往被认为是 ASIT 治疗的主要机制（Ryan et al. 2016）。20 世纪 90 年代末，人们发现虫毒过敏患者接受 ASIT 治疗可诱导 IL-10 的产生。后来，该现象在由吸入性过敏原引起的过敏反应中亦得到证实。除此之外，人们还发现 IL-10 对于外周 T 细胞特异性无应答（无能反应）的诱导至关重要。因此，Treg 上调目前被认为是 SCIT 中最为关键的机制（Antunez et al. 2008）。最近研究报道，在采用脱敏疗法的患者中，免疫系统的负调控 B 细胞（Breg）明显上调（van de Veen et al. 2013，2017）。Breg 也具有分泌 IL-10 的特征，因此它可能与 Treg 共同参与免疫耐受的过程。

2）舌下变应原特异性免疫治疗（sublingual allergen-specific immunotherapy，SLIT）：SCIT 连续、反复的皮下注射给患者带来的不便及可能存在的潜在副作用，使人们不断尝试寻找一种更安全、有效、简捷的途径。舌下含服疫苗时，口腔黏膜下大量的朗格汉斯细胞通过捕捉极微量（$1.0 \times 10^{-12}$ mmol/L）的过敏原，调节免疫应答，抑制 B 细胞 IgE 合成，达到阻止或减轻过敏反应发生的目的。大量证据表明，口腔黏膜作为免疫特免位点，由于此处细胞具有固有的抗炎特性，一般对共生菌种及食物蛋白产生耐受，不易发生剧烈的急性过敏及炎症反应（Novak et al. 2008）。由于 SLIT 具有低危险性和低强迫性，且与皮下注射等效、在早期即达到高剂量，因此 SLIT 近年来已取代传统的 SCIT（Passalacqua et al. 2007b），成为某些过敏性疾病如哮喘、过敏性鼻炎的主要治疗方法。新近研究表明，SLIT 可导致成年患者外周血单个核细胞抗原诱导的细胞增殖减少（Kinaciyan et al. 2007），患者接受 SLIT 治疗后 IL-10 及 IFN-γ 生成增加，这些结果均表明舌下给药过程中也可能出现免疫偏移现象及 Treg 水平的上调。

3）ASIT 早期、晚期 T 细胞应答：研究显示，患者接受 SLIT 治疗 4 周后，外周可有 Treg 出现（Bohle et al. 2007）。SCIT 治疗后 70 天内，Treg 数量增加（Mamessier et al. 2006）。对奶制品耐受的儿童饮用牛奶后仅需 7 天即可引起 Treg 水平的迅速上调。一系列结果均表明，Treg 的诱导是 ASIT 早期阶段的重要事件。

然而，SLIT 治疗一年后，外周 Treg 数量减少，FoxP3 及 IL-10 mRNA 水平降低（Bohle et al. 2007；Jutel et al. 2016），提示 SLIT 后期 Treg 不再参与抑制抗原特异性 T 细胞的增殖，此时，将出现其他更为特异的 T 细胞耐受形式（图 1-1-16）（Bohle 2008）。多数结果显示，过敏原诱导的、利于 Th1 类细胞因子合成的免疫偏移现象在治疗的一年后发生。

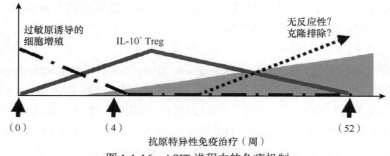

图 1-1-16　ASIT 进程中的免疫机制

早期，外周出现可产生 IL-10 的 Treg，抑制过敏原诱导的细胞增殖及细胞因子的产生。继而，随着时间的推移 Treg 消失，继而出现其他机制，如克隆排除或过敏原特异性 T 细胞无反应性，这是过敏原特异性外周免疫耐受长期抑制的主要机制。与此同时，在治疗期间剩余的过敏原特异性 T 细胞向 Th0/Th1 表型转移（免疫偏移）。

**2. 对抗原特异性 IgE、IgG 的影响**

直至最近，ASIT 产生的疗效才被确认与 Ig 水平的改变有关。ASIT 中，过敏原特异性 IgE 血清浓度一开始上升，随后逐渐下降，并持续数月。这可能是由 ASIT 引起 IL-4 分泌减少，从而抑制 B 细胞合成 IgE。研究发现，ASIT 可使粒细胞表面膜结合型 IgE 水平降低、高亲和力 IgG 受体水平相应增加，但 3 年后过敏原特异性 IgE 仍能保持较低水平（Mansson et al. 2010）。ASIT 还可引起过敏原特异性 IgG 抗体水平的增加，特别是 IgG4 水平的升高，其机制可能与诱导 B 细胞产生的 IgE 向 IgG 抗体类型的转换有关（Mobs et al. 2012，Groh et al. 2016）。由于 IgG 能够竞争性地阻断过敏原与肥大细胞表面 IgE 的结合，从而避免肥大细胞的激活和炎症介质的释放，因此可抑制过敏反应的发生，即所谓的"阻断抗体"学说。

然而，ASIT 所致 IgG 水平增加的周期与程度及临床疗效产生的时间和强度的分离，使得该机制尚有待进一步证实（Stock et al. 2007）。

**3. 对免疫效应细胞的影响**

ASIT 对免疫效应细胞的影响即治疗早期的脱敏现象（desensitization），ASIT 可以抑制炎症细胞的聚集、活化和介质释放。研究表明，ASIT 在治疗的初期甚至数小时内，可以引起局部肥大细胞、嗜碱性粒细胞、嗜酸性粒细胞数目的减少，提高肥大细胞、嗜碱性粒细胞活化的阈值，抑制 IgE 介导的组胺释放（Akdis 2009）。最近在对蜜蜂过敏疾病的免疫疗法的研究中发现，嗜碱性粒细胞 IgE 受体的表达减少与症状减轻呈正相关（Celesnik et al. 2012）。此外，随着临床症状的改善，其周围嗜碱性粒细胞和肥大细胞的组胺释放能力与对过敏原的敏感性均下降，即所谓的"细胞脱敏"现象（Novak et al. 2012）。该"细胞脱敏"现象及体内组胺释放因子水平的高低与临床症状、特异性支气管激发试验的速发相和迟发相反应均有良好的相关性（Ferstl et al. 2012），推测 ASIT 对炎症细胞的影响亦可能继发于对 Th1/Th2 细胞平衡的调节。

### （二）ASIT 的安全性

由于 ASIT 过程中可能出现严重的副作用,应用该方法治疗过敏性疾病（尤其是哮喘）受到一定限制。美国实践指南的资料显示,ASIT 发生全身性副反应的概率从 < 1%（ASIT）至 > 36%（快速诱导 ASIT）不等。一个包括 628 位患者的实验结果表明,7% 的病例在常规 ASIT 治疗 6 h 内出现了全身反应。有研究发现,脱敏治疗中有 40 例患者发生死亡,进行皮试时出现 6 例患者死亡。尽管 ASIT 治疗引起死亡的情况并不常见,但还是有可能出现严重的全身反应。正因为这个原因,目前 ASIT 的应用还较为局限,降低 ASIT 治疗中副反应风险的新策略的提出迫在眉睫（Stock et al. 2007；Valenta et al. 2016）。20 年前,临床应用 SLIT 方法以提高 ASIT 的安全性、避免副作用的发生,迄今已有 40 余项随机对照试验及市场调查结果。多项证据表明该方法具有良好的安全性,最常见的副作用为轻度口渴及口唇肿胀,伴有一定的胃肠不适,而全身性副作用（哮喘、荨麻疹、血管性水肿）少见（Passalacqua et al. 2007a）。世界变态反应组织（World Allergy Organization，WAO）在脱敏疗法的有效性、安全性及使用纲领上做定期的更新（Canonica et al. 2014；Ciprandi and Silvestri 2014）,无疑对 ASIT 的使用具有积极和建设性的推动作用。

（何韶衡 张慧云）

## 第七节 过敏性疾病的辅助诊断及临床意义

### 一、过敏性疾病的临床辅助诊断的新策略

2011 年,基于我们提出的"过敏性疾病是一组由肥大细胞／嗜碱性粒细胞介导的疾病"的定义,我们在国内外率先提出了过敏性疾病新实验诊断程序,为过敏性疾病的临床辅助诊断提供了新的策略（He et al. 2013）（图 1-1-17）。

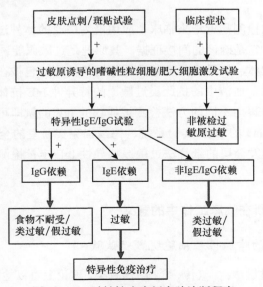

图 1-1-17 过敏性疾病新实验诊断程序

## 二、临床上诊断过敏性疾病的标志物

以过敏原诱导的嗜碱性粒细胞激发试验（cellular allergen stimulation test，CAST）为基础的过敏性疾病体外诊断系统早已被国内外的专家公认为过敏性疾病体外诊断的重要标准，理论上是确诊的直接证据。但是数十年来人们因为无法准确地检测出嗜碱性粒细胞脱颗粒的状态，使这项能最直接地在体外判断机体是否处于过敏状态的临床试验无法开展。在这数十年中，人们曾经尝试过用活检组织（或血液涂片）结合组织化学染色的方法，在显微镜下根据阳染的肥大细胞／嗜碱性粒细胞形态来判断是否脱颗粒；尝试过过敏原诱发肥大细胞／嗜碱性粒细胞脱颗粒，然后将上清液回收，加到离体平滑肌上观察其收缩反应的方法，来判断这是否为这类细胞脱颗粒的方法。但是由于这些方法掺杂了太多的主观因素而很难在临床上得到应用。目前为止，人们所公认的肥大细胞／嗜碱性粒细胞脱颗粒的特异性标志物仅有组胺。1990 年，Andersson 等发现了一种能特异结合组胺的玻璃纤维，并于 20 年后发明了 HR501 组胺检测系统和基于组胺分泌量变化的过敏原诱发嗜碱性粒细胞脱颗粒的试验系统，使人们能准确鉴定某一特定的分子（包括过敏原）是否具有诱发嗜碱性粒细胞脱颗粒的能力。这使有很高的诊断价值并能为特异性免疫治疗（脱敏治疗）提供重要依据的体外试验得以有效开展，加速了过敏性疾病的临床和实验室发展。

近年来，肥大细胞／嗜碱性粒细胞上 CD63、CD203c 的表达变化与过敏反应相关的报道正逐渐引起人们的关注，其可能成为继组胺、类胰蛋白酶、类糜蛋白酶、肥大细胞羧基肽酶之后发现的又一类肥大细胞脱颗粒的特异性标志物；继组胺后发现的又一类嗜碱性粒细胞脱颗粒的特异性标志物，但是其作为临床上诊断过敏性疾病的标志物还有待于进一步证实。

## 三、血清特异性 IgE

血清特异性 IgE 的检测是近年来临床上应用最为广泛的体外过敏反应辅助诊断的方法，并具有应用价值，它是确诊的间接证据。其原理是过敏原能诱导 B 细胞产生抗此类过敏原的特异性 IgE 抗体，如果将此类过敏原作为待检测物包被在一种固相物质上，那么将患者的血清加入时，血清中的抗此类过敏原的特异性 IgE 抗体就会因为能识别这一过敏原而被捕获，然后再用不同的方法检测被捕获的 IgE 的量即可。其典型的代表为瑞典法玛西亚公司（Phadia）的 CAP 实验系统、德国福克实验室的全自动定量过敏原特异性 IgE 检测仪、德国拜发公司的纸片法过敏原特异性 IgE 定量检测系统和一些半定量或定性的检测法。

## 四、过敏性疾病的诊断在临床工作中的意义

（一）过敏原诱导的嗜碱性粒细胞脱颗粒试验

1）能够检测各类过敏原：如气传、食物、药物类，理论上可以检测全部小分子过敏原，

对职业过敏和环境过敏尤为重要。这使医生能有信心地告诉患者是否是过敏，以及是由什么物质诱发的过敏症状和体征。

2）与传统的特异性 IgE 检测、特异性 IgG 检测（有待进一步证实）相结合，可以明确地告诉患者他的过敏反应是否为 IgE 或 IgG 依赖性。如果两者都不是，那么患者的过敏症状和体征很可能是由该敏感物质直接激活嗜碱性粒细胞和肥大细胞引起的"类过敏反应"，而不是真正意义上的过敏反应。

3）患者血清中 IgE，甚至特异性 IgE 升高只能代表体内的一种状态，并不代表患者一定对该物质产生过敏反应，即特异性 IgE 升高与过敏反应间没有必然的联系，如某些蠕虫感染时总 IgE 和抗蠕虫某一特定蛋白的特异性 IgE 均可升高，而被感染者无过敏的临床表现。而嗜碱性粒细胞脱颗粒试验结合特异性 IgE 检测能够使医生更有信心地告诉患者他的特异性 IgE 升高、过敏症状和体征应当是由该物质引起的。

4）理论上，嗜碱性粒细胞脱颗粒试验结合特异性 IgE 检测能够使医生更有根据地为患者进行脱敏治疗，也为今后的特异性脱敏治疗提供了重要依据。

（二）血清特异性 IgE 的检测

1）血清特异性 IgE 的检测是近年来临床上应用最为广泛的体外过敏反应辅助诊断的方法，根据目前对过敏反应的定义（IgE 介导的超敏反应），此项检测有重要的临床意义。

2）缺点是对小分子过敏原诱发的过敏反应几乎无检测意义，对食物过敏的检出率较低。

3）IgE 介导的超敏反应仅是人为的定义，如果能最后证实某些特异性 IgG 也能直接介导肥大细胞 / 嗜碱性粒细胞脱颗粒，那么人们对这个定义又要重新认识了。

（三）皮肤斑贴试验

该试验是查找小分子过敏原最可靠、最简便易行的方法，其本质也是一种激发试验，在皮肤科学中的应用迄今已有 100 多年的历史。在透皮技术已经相当发达的今天，其应用范围应当远远超出对皮肤科接触性皮炎的辅助诊断，完全有可能开发成为无创的皮肤"点刺"试验方法，具有广泛的应用前景。

（何韶衡 张慧云）

# 第八节 卫生学说与过敏性疾病和其他学说

流行病学研究结果显示，过去 50 年全球过敏性疾病在儿童中患病率呈上升趋势，这种快速上升趋势在大城市地区尤为明显，结果表明现代的环境和（或）生活方式的改变与全球过敏性疾病患病率增高的趋势有关。这种与疾病发病趋势相关的环境和（或）生活方式的影响即为卫生学说（hygiene hypothesis）的主要内容，早年接触自然界中的微生物可能促进早期免疫系统的成熟进而防止过敏性疾病的发生，因此都市生活方式下成长的孩子相对缺乏这些自然微生物的刺激，其婴儿期的免疫系统接受的刺激不足，则易发生生命早期免疫反应模式变异进而在儿童期发生过敏性疾病。

过敏性疾病和哮喘的卫生学说认为，大自然对过敏性疾病的发生是有免疫力的，这种免疫力是通过呼吸道、消化道及皮肤在生命早期即接触微生物（Liu 2002；Liu and Leung 2006；Ege 2017）来实现的。有效的抗微生物免疫反应——产 IFN-γ 的 T 细胞即 Th1 细胞的生成，可以防止过敏原致敏免疫反应及 Th2 型反应和过敏的发生，因而可以防止随处可见的、无害的环境中的接触因素成为过敏原。通过抗病毒机制抑制呼吸道病毒在呼吸道上皮增殖和沿呼吸道传播，Th1 型免疫反应可以提高宿主的防御功能。气道损伤和炎症过程中的 Th1 型免疫反应亦可抑制哮喘病理改变的异常修复过程，如 IFN-γ 抑制黏液腺和平滑肌增生、抑制纤维化修复过程、抑制肥大细胞激活。然而，健康的免疫反应也需要抗炎反应过程。微生物也可激起调节性免疫反应（产 IL-10 的 Treg）（Kearley et al.2008；Lynch 2016）以抑制免疫活化和炎症过程，防止这些反应造成进一步组织损伤。

目前，卫生学说的研究概括出一大类影响微生物暴露和过敏性疾病发生的环境微生物及其相关的载体与各种生活方式特征：细菌、寄生虫、病毒、致病性和亚临床感染；微生物组成成分如细菌内毒素、其他 Toll 样受体（Toll-like receptor，TLR）的配体和其他的微生物相关的分子模式（Kaisho and Akira 2006；He et al. 2015）；胃肠道定居物如乳酸杆菌、类菌体和寄生虫；微生物丛如大量的非感染性微生物丛，腐生的 G⁺ 细菌如放线菌、分枝杆菌、乳酸杆菌（von Hertzen and Haahtela 2006）；可以降低微生物负荷的因素如抗生素、免疫接种、各种公共和个人卫生措施、避免接触富含微生物的粉尘等。

迄今，卫生学说的核心内容可以概括为微生物是双刃剑，即接触微生物既可以是健康的又可以是有害的。决定微生物暴露后结果是健康或疾病的多种因素包括：微生物或其组成成分的差异；疾病亚型的差异；时间方面的差异如早年或疾病发生前接触微生物与特异性疾病发作后接触微生物的差异；剂量和剂型方面的差异；遗传因素的差异及反应性方面的差异；接触途径的差异（如吸入、食入和皮肤接触）。尽管这些影响因素复杂多变，相关的基础和临床研究者已经就这些影响因素及其相互作用进行了探讨。

细菌的内毒素是最早被卫生学说研究者关注的目标，内毒素是构成 G⁻ 细菌外层细胞壁的主要成分——脂多糖（lipopolysaccharide，LPS）（Liu 2002；Bae et al. 2017），LPS 主要的免疫刺激成分是其保守的脂质 A（lipid A）成分，借助 CD14 等协同蛋白，脂质 A 可以被 TLR4 特异性识别。研究证实棉花携带内毒素可导致棉纤维吸入性肺炎即棉纺工哮喘（Schilling 1956；Rylander et al. 1985；Castellan et al. 1987）。从此，内毒素被认为是其他多种职业或工作环境中引起哮喘的慢性接触物（Reed and Milton 2001）。家居环境中的内毒素也被认为是呼吸道的毒性接触物，新近的流行病学研究发现，家庭粉尘中内毒素水平高与哮喘患病率呈正相关（Thorne et al. 2005；Tavernier et al. 2006）。与以上结果不尽相同的是，另有研究发现家庭粉尘中的内毒素水平与过敏原敏感性和早年特异性皮炎发病呈负相关（Gereda et al. 2000；Gehring et al. 2001，2002；Phipatanakul et al. 2004；Perzanowski et al. 2006）。无独有偶，接触内毒素引起婴幼儿易发喘鸣（Gehring et al. 2001；Park et al. 2001；Perzanowski et al. 2006；Kristono et al. 2019），但接触内毒素可以使儿童期晚期喘鸣发生减少（Litonjua et al. 2002）。特别是在较小的年龄暴露于环境内毒素，对青少年哮喘发病有保护作用（Shamsollahi et al. 2019）。尽管这些研究结果大多来自于大城市居住地，特殊亚居群的研究结果也证实了上述关系（Perzanowski et al. 2006）。一个大型的针对学龄儿童的横向研究结果显示，居住在农场或非农场的欧洲乡村儿童接触内毒素的机会增加，内毒素水平与过敏原敏感性、花粉症和特异性喘鸣呈负相关，内毒素与非特异性喘鸣呈正相关，此研究结果提示高水平内毒素环境下儿童可能表现另一种哮喘亚型——内毒素敏感型哮喘（Braun-Fahrlander et al. 2002）。

据此我们能够得出内毒素与过敏性疾病有关的一致性结论，并明确剂量、相关过敏性疾病（特异性皮炎、花粉症与婴幼儿喘鸣、职业性或内毒素敏感性哮喘）、接触时间（刚出生时与儿童期晚期或成年期，疾病发作前与喘息发作后）是内毒素引起健康或有害后果的决定因素。另外，这些参数如剂量、接触时间及疾病状态亚型并不能完全阐明内毒素接触与健康或疾病发作关系的差异性。随着内毒素受体 TLR4 的发现，其他 TLR 及其配体也陆续被鉴定出来。例如，微生物 DNA 是由 TLR9 识别的，这种识别与非微生物（人类、动物）DNA 的识别是完全不同的；细菌细胞壁成分（而不是内毒素）是由 TLR2 识别的。细菌 DNA 和 TLR2 配体似乎可以改变与内毒素相关的免疫调节作用，但不是内毒素的水平（Roy et al. 2003；van Strien et al. 2004）。这些配体亦与细胞反应和免疫反应相互作用，并可以改变内毒素引起的细胞反应和免疫反应。例如，微生物 DNA 可像内毒素那样激活和刺激细胞，但当与内毒素共同作用时，粉尘中的微生物 DNA 能够增强抗炎性、免疫调节性 Th1 类细胞因子的释放，使免疫反应偏移而远离过敏和炎症反应（Roy et al. 2003）。正常个体剂量反应的实验显示一小部分个体对内毒素高敏（Kline et al. 1999），即与前述职业性和乡村农场环境下内毒素敏感性哮喘结果一致；另有一小部分个体对吸入内毒素无反应，这些个体中的大多数都有 *TLR4* 基因的显性功能缺失性突变（Arbour et al. 2000），这种突变可保护个体在相应工作环境和家庭环境下远离由接触高水平内毒素所介导的疾病。

另一项令人鼓舞的研究发现，CD14 为一种可溶性膜结合型蛋白，可以帮助 TLR4 识别内毒素。*CD14* 基因在启动子区 -260 处的多态性可以改变 CD14 的表达，即该处"T"和"C"等位基因与 CD14 高表达、Th2 型过敏反应减弱和特异性标志物减少有关（Baldini et al. 1999；Koppelman et al. 2001）。来自人新生儿抗原递呈细胞的可溶性蛋白 CD14 和 CD83 可被共生细菌诱导而表达上调，并通过抑制 IL-13 的产生进而抑制过敏原诱导的人新生儿 Th2 细胞分化（Lundell et al. 2007）。英国的一项纵向研究表明，由早期内毒素接触引起的过敏原敏感性降低和特异性皮炎患病率降低与 *CD14* 基因型有关：只有低应答"CC" *CD14* 等位基因型儿童才过敏原敏感性降低，特异性皮炎患病率降低；而婴幼儿期非特异性喘鸣的患病率增高并伴有上皮内毒素水平增高（Simpson et al. 2006）。一横向研究显示，高应答"TT" *CD14* 等位基因型成人哮喘患病率明显降低；这种基因型的人如果接触低水平的家居粉尘内毒素则患哮喘的风险降低，但如果接触高水平的内毒素则患病风险增加（Zambelli-Weiner et al. 2005）。

Cliff Shunsheng Han 于 2015 年提出了特定卫生假说（specific hygiene hypothesis，SHH）（Han 2016）和能力竞争理论（capacity competition theory，CCT），丰富和完善了上述公认的一般卫生假说（general hygiene hypothesis，GHH）。下面以花粉症患病率增加为例进行解说。SHH 认为现代社会口腔卫生的不断改善是花粉症和其他一些过敏性疾病患病率增加的主要原因。CCT 提出口腔感染减少的结果之一是诱导机体发生过敏。CCT 认为慢性口腔感染下口腔中细菌抗原的浓度高于花粉。优势细菌抗原刺激口、鼻及其附近的淋巴结，抑制免疫系统接触过敏原并抑制产生抗过敏原的 B 细胞克隆。用现代的医疗手段治疗口腔感染可有效降低细菌抗原的浓度，进而产生更多的抗过敏原的 B 细胞克隆。SHH 与 GHH 的不同点主要体现在以下 4 个方面：① SHH 指定现代的医疗手段治疗口腔感染是花粉症患病率升高的原因；② SHH 提示如果证实其正确，就可以采取相应的措施预防过敏性疾病的发生；③ CCT 提示局部免疫系统在过敏的发生和发展中起重要作用；④与急性感染相比，慢性持续性感染对过敏的预防效果较好。此外，最近对移民的研究发现，成人后期生活环境的改变也可诱导过敏性疾病的发生。部分移民并无过敏相关家族史，仅 16% 的过敏患者在移民前有临床症状（Burastero et al. 2011，Lombardi et al. 2011）；自亚洲、非洲、南美和西欧移民至美国的一项研究显示，从移民至出现过敏症状的时间是（5.3±3.1）年（最短 0.5 年，最长 7 年），美国境外的移民中儿童过敏性疾病的患病率较低，而在美国定居 10 年后患病率升高（Silverberg et al. 2013）。

　　总之，越来越多的高质量研究证据表明，卫生学说与过敏性疾病关系的研究已经远远超出理论方面的进展，其中不乏旨在探讨因果关系的规模不等的横向和纵向临床流行病学方面的研究。接触微生物与疾病发生之间的关系不是简单的单向关系而是多维关系，内毒素研究方面的证据是最原始、最具代表性的例子。但是，尽管目前的证据逐渐充分，还远远没有达到毋庸置疑的程度。例如，卫生学说领域的大多数研究都是针对儿童进行的早期纵向调查，因为卫生学说认为接触微生物产生的保护机体免受遭过敏性疾病的困扰开始于生命早期。然而，这也同时意味着我们对卫生学说理论与儿童晚期和成人期（Goldberg and Confino-Cohen 2007）关系的认识很有限。即使卫生学说是对的，它也仅仅是过敏性疾病病因学的一个方面。卫生学说期望预防性环境和生活方式的干预能够改善过敏性疾病对机体的影响。

　　也有研究显示，生命早期感染和气道微生物群的组成可显著影响哮喘发病与其随后的恶化（Teo et al. 2015），进而对卫生假说提出质疑（Webley and Aldridge 2015）。目前的观点认为"老朋友机制假说"（old friend mechanism）可以取代上述"卫生假说"。该假说指出微生物暴露并非是暴露于引起机体感染的病原微生物，而是暴露于源自个体生活的自然环境、周围其他个体和动物中的大部分非致病性微生物。一旦我们接触了不适当的微生物，免疫调控的功能就会失常，因此免疫系统不仅攻击有害微生物，也会攻击无害的花粉和食物过敏原，进而引起过敏性疾病的发生。此外，饮食质量和多样化、母乳喂养等也参与过敏性疾病的发生。

（张慧云　何韶衡）

# 参 考 文 献

鲍一笑 . 1998. 细胞因子对肥大细胞分化、增殖及功能的调节作用 . 上海免疫学杂志 , (3): 186-188.

陈琳，贾战生，林永信，等 . 2001. 血清 IgE 水平检测及变应原皮试诊断 I 型变态反应病的意义 . 第四军医大学学报 , 22(4): 344-346.

陈萍 . 2000. 哮喘免疫治疗研讨会纪要 . 中华结核和呼吸杂志 , (10): 8-9.

陈强 . 2004. 支气管哮喘与呼吸道重塑 . 实用儿科临床杂志 , 19(10): 819-821.

何韶衡 , 陈谱 . 2004. 变态反应性疾病外周血嗜碱性粒细胞及中性粒细胞特异性激活标志物研究进展 . 广东医学 , 25(5): 602-604.

胡秀春 , 吴正享 , 刘兰英 . 2002. 7- 氨基头孢烷酸职业哮喘 8 例临床分析 . 职业与健康 , 18(10): 32-33.

江贝 , 肖小军 , 欧阳春艳 , 等 . 2019. 粉尘螨过敏原 Der f 32 的克隆、表达、免疫学鉴定及其对树突状细胞的调节作用研究 . 中国寄生虫学与寄生虫病杂志 , 37(3): 279-285.

金伯泉 . 2001. 细胞和分子免疫学 . 2 版 . 北京 : 科学出版社 : 131-227.

全国儿科哮喘协作组 , 中国疾病预防控制中心环境与健康相关产品安全所 . 2013. 第三次中国城市儿童哮喘流行病学调查 . 中华儿科杂志 , 51(10): 729-736.

全国儿童哮喘防治协作组 . 2003. 中国城区儿童哮喘患病率调查 . 中华儿科杂志 , (2): 123-127.

王文璐 , 李红岩 , 汪凤凤 , 等 . 2011. TSLP 基因多态性与支气管哮喘遗传易感性的关系 . 中华哮喘杂志 ( 电子版 ), (3): 192-196.

叶世泰 , 乔秉善 , 路英杰 . 1992. 中国致敏空气真菌学 . 北京 : 人民卫生出版社 .

袁菲 . 2008. 脱敏治疗的进展 . 中国临床医生 , (12): 18-20.

曾露 . 2017. 尘螨过敏原 Der f 31 诱发过敏性哮喘的机制研究 . 深圳大学硕士学位论文 .

朱晓敏 , 杨海伟 , 魏继福 , 等 . 2013. IL-6 对肥大细胞 Toll 样受体 4 表达及细胞因子释放的调节 . 江苏医药 , (22): 2665-2667.

Abe K., Aslam A., Walls A. F., et al. 2006. Up-regulation of protease-activated receptor-2 by bFGF in cultured human synovial fibroblasts. Life Sci, 79(9): 898-904.

Adel-Patient K., Wavrin S., Bernard H., et al. 2011. Oral tolerance and Treg cells are induced in BALB/c mice after gavage with bovine beta-lactoglobulin. Allergy, 66(10): 1312-1321.

Adner M., Starkhammar M., Georen S. K., et al. 2013. Toll-like receptor (TLR) 7 decreases and TLR9 increases the airway responses in mice with established allergic inflammation. Eur J Pharmacol, 718(1-3): 544-551.

Aerts N. E., De Knop K. J., Leysen J., et al. 2010. Increased IL-17 production by peripheral T helper cells after tumour necrosis factor blockade in rheumatoid arthritis is accompanied by inhibition of migration-associated chemokine receptor expression. Rheumatology (Oxford), 49(12): 2264-2272.

Afzali B., Lombardi G., Lechler R. I., et al. 2007. The role of T helper 17 (Th17) and regulatory T cells (Treg) in human organ transplantation and autoimmune disease. Clin Exp Immunol, 148(1): 32-46.

Ahern D., Lloyd C. M., Robinson D. S. 2009. Chemokine responsiveness of CD4$^+$ CD25$^+$ regulatory and CD4$^+$ CD25$^-$ T cells from atopic and nonatopic donors. Allergy, 64(8): 1121-1129.

Akata K., Yatera K., Wang K. Y., et al. 2016. Decreased bronchial eosinophilic inflammation and mucus hypersecretion in asthmatic mice lacking all nitric oxide synthase isoforms. Lung, 194(1): 121-124.

Akdis C. A. 2012. Therapies for allergic inflammation: refining strategies to induce tolerance. Nat Med, 18(5): 736-749.

Akdis C. A., Akdis M. 2009. Mechanisms and treatment of allergic disease in the big picture of regulatory T cells. J Allergy Clin Immunol, 123(4): 735-746, quiz 747-748.

Akdis C. A., Akdis M. 2015. Advances in allergen immunotherapy: aiming for complete tolerance to allergens. Sci Transl Med, 7(280): 280, 286.

Akdis M. 2009. Immune tolerance in allergy. Curr Opin Immunol, 21(6): 700-707.

Akdis M., Akdis C. A. 2014. Mechanisms of allergen-specific immunotherapy: multiple suppressor factors at work in immune tolerance to allergens. J Allergy Clin Immunol, 133(3): 621-631.

Akkoc T., Akdis M., Akdis C. A. 2011. Update in the mechanisms of allergen-specific immunotherapy. Allergy Asthma Immunol Res, 3(1): 11-20.

Aktar M. K., Kido-Nakahara M., Appel T., et al. 2008. Toll-like receptor 4 ligation enforces tolerogenic properties of oral mucosal Langerhans cells. J Allergy Clin Immunol, 121(2): 368-374.e1.

Aktar M. K., Kido-Nakahara M., Furue M., et al. 2015. Mutual upregulation of endothelin-1 and IL-25 in atopic dermatitis. Allergy, 70(7): 846-854.

Akuthota P., Wang H. B., Spencer L. A., et al. 2008. Immunoregulatory roles of eosinophils: a new look at a familiar cell. Clin Exp Allergy, 38(8): 1254-1263.

Aleman F., Lim H. F., Nair P. 2016. Eosinophilic endotype of asthma. Immunol Allergy Clin North Am, 36(3): 559-568.

Ali F. R., Larche M. 2005. Peptide-based immunotherapy: a novel strategy for allergic disease. Expert Rev Vaccines, 4(6): 881-889.

Allakhverdi Z., Comeau M. R., Smith D. E., et al. 2009. CD34+ hemopoietic progenitor cells are potent effectors of allergic inflammation. J Allergy Clin Immunol, 123(2): 472-478.

Allakhverdi Z., Smith D. E., Comeau M. R., et al. 2007. Cutting edge: the ST2 ligand IL-33 potently activates and drives maturation of human mast cells. J Immunol, 179(4): 2051-2054.

Amin K. 2012. The role of mast cells in allergic inflammation. Respir Med, 106(1): 9-14.

Amo A., Rodriguez-Perez R., Blanco J., et al. 2010. Gal d 6 is the second allergen characterized from egg yolk. J Agric Food Chem, 58(12): 7453-7457.

Amrani Y., Chen H., Panettieri Jr. R. A. 2000. Activation of tumor necrosis factor receptor 1 in airway smooth muscle: a potential pathway that modulates bronchial hyper-responsiveness in asthma? Respir Res, 1(1): 49-53.

Amu S., Saunders S. P., Kronenberg M., et al. 2010. Regulatory B cells prevent and reverse allergic airway inflammation via FoxP3-positive T regulatory cells in a murine model. J Allergy Clin Immunol, 125(5): 1114-1124, e8.

Andrade-Gordon P., Maryanoff B. E., Derian C. K., et al. 1999. Design synthesis, and biological characterization of a peptide-mimetic antagonist for a tethered-ligand receptor. Proc Natl Acad Sci U S A, 96(22): 12257-12262.

Annahazi A., Dabek M., Gecse K., et al. 2012. Proteinase-activated receptor-4 evoked colorectal analgesia in mice: an endogenously activated feed-back loop in visceral inflammatory pain. Neurogastroenterol Motil, 24(1): 76-85, e13.

Annahazi A., Gecse K., Dabek M., et al. 2009. Fecal proteases from diarrheic-IBS and ulcerative colitis patients exert opposite effect on visceral sensitivity in mice. Pain, 144(1-2): 209-217.

Anselmino L. M., Perussia B., Thomas L. L. 1989. Human basophils selectively express the Fc gamma RII (CDw32) subtype of IgG receptor. J Allergy Clin Immunol, 84(6 Pt, 1): 907-914.

Antunez C., Mayorga C., Corzo J. L., et al. 2008. Two year follow-up of immunological response in mite-allergic children treated with sublingual immunotherapy. Comparison with subcutaneous administration. Pediatr Allergy Immunol, 19(3): 210-218.

Apostolovic D., Sanchez-Vidaurre S., Waden K., et al. 2016. The cat lipocalin Fel d 7 and its cross-reactivity with the dog lipocalin Can f 1. Allergy, 71(10): 1490-1495.

Applequist S. E., Wallin R. P., Ljunggren H. G. 2002. Variable expression of Toll-like receptor in murine innate and adaptive immune cell lines. Int Immunol, 14(9): 1065-1074.

Aravamudan B., Kiel A., Freeman M., et al. 2014. Cigarette smoke-induced mitochondrial fragmentation and dysfunction in human airway smooth muscle. Am J Physiol Lung Cell Mol Physiol, 306(9): L840-L854.

Arbour N. C., Lorenz E., Schutte B. C., et al. 2000. TLR4 mutations are associated with endotoxin hyporesponsiveness in humans. Nat Genet, 25(2): 187-191.

Arebro J., Tengroth L., Razavi R., et al. 2016. Antigen-presenting epithelial cells can play a pivotal role in airway allergy. J Allergy Clin Immunol, 137(3): 957-960, e957.

Arnold I. C., Dehzad N., Reuter S., et al. 2011. Helicobacter pylori infection prevents allergic asthma in mouse models through the induction of regulatory T cells. J Clin Invest, 121(8): 3088-3093.

Arques J. L., Regoli M., Bertelli E., et al. 2008. Persistence of apoptosis-resistant T cell-activating dendritic cells promotes T helper type-2 response and IgE antibody production. Mol Immunol, 45(8): 2177-2186.

Artis D., Spits H. 2015. The biology of innate lymphoid cells. Nature, 517(7534): 293-301.

Asaduzzaman M., Davidson C., Nahirney D., et al. 2018. Proteinase-activated receptor-2 blockade inhibits changes seen in a chronic murine asthma model. Allergy, 73(2): 416.

Asher M. I., Montefort S., Bjorksten B., et al. 2006. Worldwide time trends in the prevalence of symptoms of asthma, allergic rhinoconjunctivitis, and eczema in childhood: ISAAC phases one and three repeat multicountry cross-sectional surveys. Lancet, 368(9537): 733-743.

Ashina K., Tsubosaka Y., Nakamura T., et al. 2015. Histamine induces vascular hyperpermeability by increasing blood flow and endothelial barrier disruption in vivo. PLoS One, 10(7): e0132367.

Asokananthan N., Graham P. T., Fink J., et al. 2002. Activation of protease-activated receptor (PAR)-1, PAR-2, and PAR-4 stimulates IL-6, IL-8, and prostaglandin E2 release from human respiratory epithelial cells. J Immunol, 168(7): 3577-3585.

Auge C., Balz-Hara D., Steinhoff M., et al. 2009. Protease-activated receptor-4 (PAR4): a role as inhibitor of visceral pain and hypersensitivity. Neurogastroenterol Motil, 21(11): 1189-e107.

Baba Y., Nishida K., Fujii Y., et al. 2008. Essential function for the calcium sensor STIM1 in mast cell activation and anaphylactic responses. Nat Immunol, 9(1): 81-88.

Bae J. S., Kim J. H., Kim E. H., et al. 2017. The role of IL-17 in a lipopolysaccharide-induced rhinitis model. Allergy Asthma Immunol Res, 9(2): 169-176.

Baek O. S., Kang O. H., Choi Y. A., et al. 2003. Curcumin inhibits protease-activated receptor-2 and -4-mediated mast cell activation. Clin Chim Acta, 338(1-2): 135-141.

Baines K. J., Simpson J. L., Wood L. G., et al. 2011. Systemic upregulation of neutrophil alpha-defensins and serine proteases in neutrophilic asthma. Thorax, 66(11): 942-947.

Baiula M., Bedini A., Baldi J., et al. 2014. Mapracorat a selective glucocorticoid receptor agonist, causes apoptosis of eosinophils infiltrating the conjunctiva in late-phase experimental ocular allergy. Drug Des Devel Ther, 8: 745-757.

Bajoriuniene I., Malakauskas K., Lavinskiene S., et al. 2013. Th17 response to *Dermatophagoides pteronyssinus* is related to late-phase airway and systemic inflammation in allergic asthma. Int Immunopharmacol, 17(4): 1020-1027.

Baldini M., Lohman I. C., Halonen M., et al. 1999. A Polymorphism in the 5' flanking region of the CD14 gene is associated with circulating soluble CD14 levels and with total serum immunoglobulin E. Am J Respir Cell Mol Biol, 20(5): 976-983.

Banerjee D., Mazumder S., Kumar S. A. 2016. Involvement of Nitric Oxide on Calcium Mobilization and Arachidonic Acid Pathway Activation during Platelet Aggregation with different aggregating agonists. Int J Biomed Sci, 12(1): 25-35.

Bansal G., Xie Z., Rao S., et al. 2008. Suppression of immunoglobulin E-mediated allergic responses by regulator of G protein signaling 13. Nat Immunol, 9(1): 73-80.

Bara I., Ozier A., Girodet P. O., et al. 2012. Role of YKL-40 in bronchial smooth muscle remodeling in asthma. Am J Respir Crit Care Med, 185(7): 715-722.

Barlow J. L., Bellosi A., Hardman C. S., et al. 2012. Innate IL-13-producing nuocytes arise during allergic lung inflammation and contribute to airways hyperreactivity. J Allergy Clin Immunol, 129(1): 191-198, e191-e194.

Barnes P. J. 2011. Pathophysiology of allergic inflammation. Immunol Rev, 242(1): 31-50.

Bartel S., Carraro G., Alessandrini F., et al. 2018. miR-142-3p is associated with aberrant WNT signaling during airway remodeling in asthma. Am J Physiol Lung Cell Mol Physiol, 315(2): L328-L333.

Bartemes K. R., Iijima K., Kobayashi T., et al. 2012. IL-33-responsive lineage- CD25+ CD44(hi) lymphoid cells mediate innate type 2 immunity and allergic inflammation in the lungs. J Immunol, 188(3): 1503-1513.

Baru A. M., Hartl A., Lahl K., et al. 2010. Selective depletion of Foxp3+ Treg during sensitization phase aggravates experimental allergic airway inflammation. Eur J Immunol, 40(8): 2259-2266.

Barykin E. P., Petrushanko I. Y., Burnysheva K. M., et al. 2016. Isomerization of Asp7 increases the toxic effects of amyloid beta and its phosphorylated form in SH-SY5Y neuroblastoma cells. Mol Biol (Mosk), 50(5): 863-869.

Bauer S., Hangel D., Yu P. 2007. Immunobiology of toll-like receptors in allergic disease. Immunobiology, 212(6): 521-533.

Bavbek S., Ikinciogullari A., Dursun A. B., et al. 2009. Upregulation of CD63 or CD203c alone or in combination is not sensitive in the diagnosis of nonsteroidal anti-inflammatory drug intolerance. Int Arch Allergy Immunol, 150(3): 261-270.

Beaty S. R., Rose C. E. Jr., Sung S. S. 2007. Diverse and potent chemokine production by lung CD11b$^{high}$ dendritic cells in homeostasis and in allergic lung inflammation. J Immunol, 178(3): 1882-1895.

Becker M., Reuter S., Friedrich P., et al. 2011. Genetic variation determines mast cell functions in experimental asthma. J Immunol, 186(12): 7225-7231.

Beeh K. M., Kanniess F., Wagner F., et al. 2013. The novel TLR-9 agonist QbG10 shows clinical efficacy in persistent allergic asthma. J Allergy Clin Immunol, 131(3): 866-874.

Belibasakis G. N., Bostanci N., Reddi D. 2010. Regulation of protease-activated receptor-2 expression in gingival fibroblasts and Jurkat T cells by *Porphyromonas gingivalis*. Cell Biol Int, 34(3): 287-292.

Benhamou M., Blank U. 2010. Stimulus-secretion coupling by high-affinity IgE receptor: new developments. FEBS Lett, 584(24): 4941-4948.

Benko R., Molnar T. F., Szombati V., et al. 2015. Combined inhibition of histamine H1 receptors and leukotrienes reduces compound, 48/80-induced contraction of the human bronchus *in vitro*. Pharmacology, 96(5-6): 253-255.

Bentley J. K., Deng H., Linn M. J., et al. 2009. Airway smooth muscle hyperplasia and hypertrophy correlate with glycogen synthase kinase-3(beta) phosphorylation in a mouse model of asthma. Am J Physiol Lung Cell Mol Physiol, 296(2): L176-L184.

Berair R., Pavord I. D. 2013. Rationale and clinical results of inhibiting interleukin-5 for the treatment of severe asthma. Curr Allergy Asthma Rep, 13(5): 469-476.

Berger P., Girodet P. O., Begueret H., et al. 2003. Tryptase-stimulated human airway smooth muscle cells induce cytokine synthesis and mast cell chemotaxis. FASEB J, 17(14): 2139-2141.

Berings M., Gevaert P., De Ruyck N., et al. 2018. FcεRI expression and IgE binding by dendritic cells and basophils in allergic rhinitis and upon allergen immunotherapy. Clin Exp Allergy, 48(8): 970-980.

Bernardini R., Novembre E., Lombardi E., et al. 2001. Pseudoallergies. Pediatr Med Chir, 23(1): 9-16.

Berthelot J. M., Jamin C., Amrouche K., et al. 2013. Regulatory B cells play a key role in immune system balance. Joint Bone Spine, 80(1): 18-22.

Bettelli E., Carrier Y., Gao W., et al. 2006. Reciprocal developmental pathways for the generation of pathogenic effector TH17 and regulatory T cells. Nature, 441(7090): 235-238.

Beubler E., Fischer R., Untersteiner G., et al. 2016. Influence of the surfactant tyloxapol on mucociliary clearance in human respiratory cystic fibrosis cells. Pharmacology, 98(1-2): 1-3.

Bhalla P. L. 2003. Genetic engineering of pollen allergens for hayfever immunotherapy. Expert Rev Vaccines, 2(1): 75-84.

Bingisser R. M., Holt P. G. 2001. Immunomodulating mechanisms in the lower respiratory tract: nitric oxide mediated interactions between alveolar macrophages, epithelial cells, and T-cells. Swiss Med Wkly, 131(13-14): 171-179.

Black J. L., Roth M., Lee J., et al. 2001. Mechanisms of airway remodeling. Airway smooth muscle. Am J Respir Crit Care Med, 164(10 Pt, 2): S63-S66.

Blazquez A. B., Berin M. C. 2008. Gastrointestinal dendritic cells promote Th2 skewing via OX40L. J Immunol, 180(7): 4441-4450.

Bochner B. S., Sterbinsky S. A. 1991. Altered surface expression of CD11 and Leu, 8 during human basophil degranulation. J Immunol, 146(7): 2367-2373.

Boguniewicz M. 2008. The autoimmune nature of chronic urticaria. Allergy Asthma Proc, 29(5): 433-438.

Bohle B. 2008. T cell responses during allergen-specific immunotherapy of Type I allergy. Front Biosci, 13: 6079-6085.

Bohle B., Kinaciyan T., Gerstmayr M., et al. 2007. Sublingual immunotherapy induces IL-10-producing T regulatory cells, allergen-specific T-cell tolerance, and immune deviation. J Allergy Clin Immunol, 120(3): 707-713.

Boitano S., Flynn A. N., Sherwood C. L., et al. 2011. Alternaria alternata serine proteases induce lung inflammation and airway epithelial cell activation via PAR2. Am J Physiol Lung Cell Mol Physiol, 300(4): L605-L614.

Bolton S. J., McNulty C. A., Thomas R. J., et al. 2003. Expression of and functional responses to protease-activated receptors on human eosinophils. J Leukoc Biol, 74(1): 60-68.

Boniface S., Magnan A. 2003. Pathophysiology of the IgE-dependent reaction in respiratory allergy. Rev Pneumol Clin, 59(2 Pt, 1): 77-83.

Bonini S., Lambiase A., Bonini S., et al. 1999. Nerve growth factor: an important molecule in allergic inflammation and tissue remodelling. Int Arch Allergy Immunol, 118(2-4): 159-162.

Botos I., Liu L., Wang Y., et al. 2009. The toll-like receptor 3: dsRNA signaling complex. Biochim Biophys Acta, 1789(9-10): 667-674.

Boumiza R., Debard A. L., Monneret G. 2005. The basophil activation test by flow cytometry: recent developments in clinical studies, standardization and emerging perspectives. Clin Mol Allergy, 3: 9.

Bousquet J., Jeffery P. K., Busse W. W., et al. 2000. Asthma. from bronchoconstriction to airways inflammation and remodeling. Am J Respir Crit Care Med, 161(5): 1720-1745.

Bousquet J., Lockey R., Malling H. J. 1998. Allergen immunotherapy: therapeutic vaccines for allergic diseases. A WHO position paper. J Allergy Clin Immunol, 102(4 Pt, 1): 558-562.

Braga M., Quecchia C., Cavallucci E., et al. 2011. T regulatory cells in allergy. Int J Immunopathol Pharmacol, 24(1 Suppl): 55s-64s.

Brandstrom J., Nopp A., Johansson S. G., et al. 2015. Basophil allergen threshold sensitivity and component-resolved diagnostics improve hazelnut allergy diagnosis. Clin Exp Allergy, 45(9): 1412-1418.

Braun-Fahrlander C., Riedler J., Herz U., et al. 2002. Environmental exposure to endotoxin and its relation to asthma in school-age children. N Engl J Med, 347(12): 869-877.

Brown J. M., Wilson T. M., Metcalfe D. D. 2008. The mast cell and allergic diseases: role in pathogenesis and implications for therapy. Clin Exp Allergy, 38(1): 4-18.

Brusasco V., Crimi E., Barisione G., et al. 1999. Airway responsiveness to methacholine: effects of deep inhalations and airway inflammation. J Appl Physiol(1985), 87(2): 567-573.

Brzezinska-Blaszczyk E., Misiak-Tloczek A. 2007. The regulation of mast cell migration. Part, 2: mast cell chemoattractants. Postepy Hig Med Dosw (Online), 61: 493-499.

Bueno L., Fioramonti J. 2008. Protease-activated receptor 2 and gut permeability: a review. Neurogastroenterol Motil, 20(6): 580-587.

Burastero S. E., Masciulli A., Villa A. M. 2011. Early onset of allergic rhinitis and asthma in recent extra-European immigrants to Milan Italy: the perspective of a non-governmental organisation. Allergol Immunopathol (Madr), 39(4): 232-239.

Burns G. P., Gibson G. J. 1998. Airway hyperresponsiveness in asthma. Not just a problem of smooth muscle relaxation with inspiration. Am J Respir Crit Care Med, 158(1): 203-206.

Byrne S. N., Limon-Flores A. Y., Ullrich S. E. 2008. Mast cell migration from the skin to the draining lymph nodes upon ultraviolet irradiation represents a key step in the induction of immune suppression. J Immunol, 180(7): 4648-4655.

Cady C. T., Powell M. S., Harbeck R. J., et al. 2010. IgG antibodies produced during subcutaneous allergen immunotherapy mediate inhibition of basophil activation via a mechanism involving both FcgammaRIIA and FcgammaRIIB. Immunol Lett, 130(1-2): 57-65.

Camerer E., Huang W., Coughlin S. R. 2000. Tissue factor- and factor X-dependent activation of protease-activated receptor 2 by factor VIIa. Proc Natl Acad Sci U S A, 97(10): 5255-5260.

Campbell J. D., Buckland K. F., McMillan S. J., et al. 2009. Peptide immunotherapy in allergic asthma generates IL-10-dependent immunological tolerance associated with linked epitope suppression. J Exp Med, 206(7): 1535-1547.

Canonica G. W., Cox L., Pawankar R., et al. 2014. Sublingual immunotherapy: World Allergy Organization position paper 2013 update. World Allergy Organ J, 7(1): 6.

Carlson J. A., Perlmutter A., Tobin E., et al. 2006. Adverse antibiotic-induced eruptions associated with epstein barrvirus infection and showing Kikuchi-Fujimoto disease-like histology. Am J Dermatopathol, 28(21): 48-55.

Carroccio A., Brusca I., Mansueto P., et al. 2013. A comparison between two different in vitro basophil activation tests for gluten- and cow's milk protein sensitivity in irritable bowel syndrome (IBS)-like patients. Clin Chem Lab Med, 51(6): 1257-1263.

Carson W. F., Guernsey L. A., Singh A., et al. 2008. Accumulation of regulatory T cells in local draining lymph nodes of the lung correlates with spontaneous resolution of chronic asthma in a murine model. Int Arch Allergy Immunol, 145(3): 231-243.

Cassani B., Villablanca E. J., Quintana F. J., et al. 2011. Gut-tropic T cells that express integrin alpha4beta7 and CCR9 are required for induction of oral immune tolerance in mice. Gastroenterology, 141(6): 2109-2118.

Castellan R. M., Olenchock S. A., Kinsley K. B., et al. 1987. Inhaled endotoxin and decreased spirometric values. An exposure-response relation for cotton dust. N Engl J Med, 317(10): 605-610.

Castelnuovo P., Tajana G., Terranova P., et al. 2016. From modeling to remodeling of upper airways: centrality of hyaluronan (hyaluronic acid). Int J Immunopathol Pharmacol, 29(2): 160-167.

Cataldo D. D., Bettiol J., Noel A., et al. 2002. Matrix metalloproteinase-9, but not tissue inhibitor of matrix metalloproteinase-1, increases in the sputum from allergic asthmatic patients after allergen challenge. Chest, 122(5): 1553-1559.

Cekic C., Linden J. 2016. Purinergic regulation of the immune system. Nat Rev Immunol, 16(3): 177-192.

Celesnik N., Vesel T., Rijavec M., et al. 2012. Short-term venom immunotherapy induces desensitization of FcepsilonRI-mediated basophil response. Allergy, 67(12): 1594-1600.

Celik G. E., Schroeder J. T., Hamilton R. G., et al. 2009. Effect of in vitro aspirin stimulation on basophils in patients with aspirin-exacerbated respiratory disease. Clin Exp Allergy, 39(10): 1522-1531.

Cenac N., Andrews C. N., Holzhausen M., et al. 2007. Role for protease activity in visceral pain in irritable bowel syndrome. J Clin Invest, 117(3): 636-647.

Chacon-Salinas R., Limon-Flores A. Y., Chavez-Blanco A. D., et al. 2011. Mast cell-derived IL-10 suppresses germinal center formation by affecting T follicular helper cell function. J Immunol, 186(1): 25-31.

Chai O. H., Han E. H., Lee H. K., et al 2011. Mast cells play a key role in Th2 cytokine-dependent asthma model through production of adhesion molecules by liberation of TNF-alpha. Exp Mol Med, 43(1): 35-43.

Chambers L. S., Black J. L., Ge Q., et al. 2003. PAR-2 activation, PGE2, and COX-2 in human asthmatic and nonasthmatic airway smooth muscle cells. Am J Physiol Lung Cell Mol Physiol, 285(3): L619- L627.

Chambers L. S., Black J. L., Poronnik P., et al. 2001. Functional effects of protease-activated receptor-2 stimulation on human airway smooth muscle. Am J Physiol Lung Cell Mol Physiol, 281(6): L1369- L1378.

Chambers S. J., Bertelli E., Winterbone M. S., et al. 2004. Adoptive transfer of dendritic cells from allergic mice induces specific immunoglobulin E antibody in naive recipients in absence of antigen challenge without altering the T helper 1/T helper 2 balance. Immunology, 112(1): 72-79.

Chang Y., Al-Alwan L., Risse P. A., et al. 2012. Th17-associated cytokines promote human airway smooth muscle cell proliferation. FASEB J, 26(12): 5152-5160.

Chang Y. J., Kim H. Y., Albacker L. A., et al. 2011. Innate lymphoid cells mediate influenza-induced airway hyper-reactivity independently of adaptive immunity. Nat Immunol, 12(7): 631-638.

Chattopadhyay G., Shevach E. M. 2013. Antigen-specific induced T regulatory cells impair dendritic cell function via an IL-10/ MARCH1-dependent mechanism. J Immunol, 191(12): 5875-5884.

Chen J., Miller M., Unno H., et al. 2018. Orosomucoid-like 3 (ORMDL3) upregulates airway smooth muscle proliferation, contraction, and $Ca^{2+}$ oscillations in asthma. J Allergy Clin Immunol, 142(1): 207-218, e6.

Chen K., Cerutti A. 2010. New insights into the enigma of immunoglobulin D. Immunol Rev, 237(1): 160-179.

Chen K., Cerutti A. 2011. The function and regulation of immunoglobulin D. Curr Opin Immunol, 23(3): 345-352.

Chen K., Xu W., Wilson M., et al. 2009. Immunoglobulin D enhances immune surveillance by activating antimicrobial, proinflammatory and B cell-stimulating programs in basophils. Nat Immunol, 10(8): 889-898.

Chen M., Huang L., Zhang W., et al. 2016. MiR-23b controls TGF-beta1 induced airway smooth muscle cell proliferation via TGFbetaR2/p-Smad3 signals. Mol Immunol, 70: 84-93.

Chen Y. L., Chiang B. L. 2016. Targeting TSLP with shRNA alleviates airway inflammation and decreases epithelial CCL17 in a murine model of asthma. Mol Ther Nucleic Acids, 5: e316.

Chen Y., Haines C. J., Gutcher I., et al. 2011. Foxp3[+] regulatory T cells promote T helper 17 cell development *in vivo* through regulation of interleukin-2. Immunity, 34(3): 409-421.

Chen Z. G., Meng P., Li H. T., et al. 2017. Thymic stromal lymphopoietin contribution to the recruitment of circulating fibrocytes to the lung in a mouse model of chronic allergic asthma. J Asthma, 55(9): 975-983.

Chen Z. G., Zhang T. T., Li H. T., et al. 2013. Neutralization of TSLP inhibits airway remodeling in a murine model of allergic asthma induced by chronic exposure to house dust mite. PLoS One, 8(1): e51268.

Cheng D. T., Ma C., Niewoehner J., et al. 2013. Thymic stromal lymphopoietin receptor blockade reduces allergic inflammation in a cynomolgus monkey model of asthma. J Allergy Clin Immunol, 132(2): 455-462.

Cheng O. Z., Palaniyar N. 2013. NET balancing: a problem in inflammatory lung diseases. Front Immunol, 4: 1.

Chesne J., Braza F., Mahay G., et al. 2014. IL-17 in severe asthma. Where do we stand? Am J Respir Crit Care Med, 190(10): 1094- 1101.

Chiang W. C., Huang C. H., Llanora G. V., et al. 2012. Anaphylaxis to cow's milk formula containing short-chain galacto- oligosaccharide. J Allergy Clin Immunol, 130(6): 1361-1367.

Chihara N., Madi A., Karwacz K., et al. 2016. Differentiation and characterization of Tr1 cells. Curr Protoc Immunol, 113: 3.27.1- 23.27.10.

Chin A. C., Lee W. Y., Nusrat A., et al. 2008. Neutrophil-mediated activation of epithelial protease-activated receptors-1 and -2 regulates barrier function and transepithelial migration. J Immunol, 181(8): 5702-5710.

Chinthrajah R. S., Hernandez J. D., Boyd S. D., et al. 2016. Molecular and cellular mechanisms of food allergy and food tolerance. J Allergy Clin Immunol, 137(4): 984-997.

Chinuki Y., Kaneko S., Dekio I., et al. 2012. CD203c expression-based basophil activation test for diagnosis of wheat-dependent exercise-induced anaphylaxis. J Allergy Clin Immunol, 129(5): 1404-1406.

Chirumbolo S., Brizzi M., Ortolani R., et al. 2009. Inhibition of CD203c membrane up-regulation in human basophils by high dilutions of histamine: a controlled replication study. Inflamm Res, 58(11): 755-764.

Chirumbolo S., Vella A., Ortolani R., et al. 2008. Differential response of human basophil activation markers: a multi-parameter flow cytometry approach. Clin Mol Allergy, 6: 12.

Cho H. J., Choi J. Y., Yang Y. M., et al. 2010. House dust mite extract activates apical Cl. (-) channels through protease-activated receptor 2 in human airway epithelia. J Cell Biochem, 109(6): 1254-1263.

Cho H. J., Lee H. J., Kim S. C., et al. 2012. Protease-activated receptor 2-dependent fluid secretion from airway submucosal glands by house dust mite extract. J Allergy Clin Immunol, 129(2): 529-535, e521-e525.

Cho K. A., Park M., Kim Y. H., et al. 2017. Th17 cell-mediated immune responses promote mast cell proliferation by triggering stem cell factor in keratinocytes. Biochem Biophys Res Commun, 487(4): 856-861.

Christerson U., Keita A. V., Soderholm J. D., et al. 2009. Potential role of protease-activated receptor-2-stimulated activation of cytosolic phospholipase A(2) in intestinal myofibroblast proliferation: implications for stricture formation in Crohn's disease. J Crohns Colitis, 3(1): 15-24.

Chua K. Y., Kuo I. C., Huang C. H. 2009. DNA vaccines for the prevention and treatment of allergy. Curr Opin Allergy Clin Immunol, 9(1): 50-54.

Chylek L. A., Holowka D. A., Baird B. A., et al. 2014. An interaction library for the FcepsilonRI signaling network. Front Immunol, 5: 172.

Ciepiela O., Zwiazek J., Zawadzka-Krajewska A., et al. 2010. Basophil activation test based on the expression of CD203c in the diagnostics of cow milk allergy in children. Eur J Med Res, 15 Suppl, 2: 21-26.

Ciprandi G., De Amici M., Negrini S., et al. 2009. TGF-beta and IL-17 serum levels and specific immunotherapy. Int Immunopharmacol, 9(10): 1247-1249.

Ciprandi G., Filaci G., Fenoglio D. 2010. Th17 cells and allergic rhinitis: is there clinical relevance? Otolaryngol Head Neck Surg, 143(4): 604-605.

Ciprandi G., Silvestri M. 2014. Serum specific IgE: a biomarker of response to allergen immunotherapy. J Investig Allergol Clin Immunol, 24(1): 35-39.

Coffey M. J., Torretti B., Mancuso P. 2015. Adipokines and cysteinyl leukotrienes in the pathogenesis of asthma. J Allergy (Cairo), 2015: 157919.

Colognato R., Slupsky J. R., Jendrach M., et al. 2003. Differential expression and regulation of protease-activated receptors in human peripheral monocytes and monocyte-derived antigen-presenting cells. Blood, 102(7): 2645-2652.

Comhair S. A., Bhathena P. R., Farver C., et al. 2001. Extracellular glutathione peroxidase induction in asthmatic lungs: evidence for redox regulation of expression in human airway epithelial cells. FASEB J, 15(1): 70-78.

Conti P., Caraffa A., Ronconi G., et al. 2018. Impact of mast cells in mucosal immunity of intestinal inflammation: inhibitory effect of IL-37. Eur J Pharmacol, 818: 294-299.

Conti P., Carinci F., Lessiani G., et al. 2017. Potential therapeutic use of IL-37: a key suppressor of innate immunity and allergic immune responses mediated by mast cells. Immunol Res, 65(5): 982-986.

Conus S., Bruno A., Simon H. U. 2005. Leptin is an eosinophil survival factor. J Allergy Clin Immunol, 116(6): 1228-1234.

Cornelissen C., Luscher-Firzlaff J., Baron M., et al. 2012. Signaling by IL-31 and functional consequences. Eur J Cell Biol, 91(6-7): 552-566.

Corrigan C. J., Wang W., Meng Q., et al. 2011a. Allergen-induced expression of IL-25 and IL-25 receptor in atopic asthmatic airways and late-phase cutaneous responses. J Allergy Clin Immunol, 128(1): 116-124.

Corrigan C. J., Wang W., Meng Q., et al. 2011b. T-helper cell type 2 (Th2) memory T cell-potentiating cytokine IL-25 has the potential to promote angiogenesis in asthma. Proc Natl Acad Sci U S A, 108(4): 1579-1584.

Cosmi L., Maggi L., Santarlasci V., et al. 2010. Identification of a novel subset of human circulating memory CD4[+] T cells that produce both IL-17A and IL-4. J Allergy Clin Immunol, 125(1): 222-230, e221-e224.

Cottrell G. S., Coelho A. M., Bunnett N. W. 2002. Protease-activated receptors: the role of cell-surface proteolysis in signalling. Essays Biochem, 38: 169-183.

Coughlin S. R. 2000. Thrombin signalling and protease-activated receptors. Nature, 407(6801): 258-264.

Couroux P., Patel D., Armstrong K., et al. 2015. Fel d 1-derived synthetic peptide immuno-regulatory epitopes show a long-term treatment effect in cat allergic subjects. Clin Exp Allergy, 45(5): 974-981.

Crispin J. C., Oukka M., Bayliss G., et al. 2008. Expanded double negative T cells in patients with systemic lupus erythematosus produce IL-17 and infiltrate the kidneys. J Immunol, 181(12): 8761-8766.

Crotty S. 2011. Follicular helper CD4 T cells (TFH). Annu Rev Immunol, 29: 621-663.

Cucu T., De Meulenaer B., Bridts C., et al. 2012. Impact of thermal processing and the Maillard reaction on the basophil activation of hazelnut allergic patients. Food Chem Toxicol, 50(5): 1722-1728.

D'Agostino B., Roviezzo F., De Palma R., et al. 2007. Activation of protease-activated receptor-2 reduces airways inflammation in experimental allergic asthma. Clin Exp Allergy, 37(10): 1436-1443.

D'Antoni M. L., Torregiani C., Ferraro P., et al. 2008. Effects of decorin and biglycan on human airway smooth muscle cell proliferation and apoptosis. Am J Physiol Lung Cell Mol Physiol, 294(4): L764-L771.

D'Andrea M. R., Rogahn C. J., Andrade-Gordon P. 2000. Localization of protease-activated receptors-1 and -2 in human mast cells: indications for an amplified mast cell degranulation cascade. Biotech Histochem, 75(2): 85-90.

Dabek M., Ferrier L., Annahazi A., et al. 2011. Intracolonic infusion of fecal supernatants from ulcerative colitis patients triggers altered permeability and inflammation in mice: role of cathepsin G and protease-activated receptor-4. Inflamm Bowel Dis, 17(6): 1409-1414.

Dabek M., Ferrier L., Roka R., et al. 2009. Luminal cathepsin g and protease-activated receptor 4: a duet involved in alterations of the colonic epithelial barrier in ulcerative colitis. Am J Pathol, 175(1): 207-214.

Davies E. R., Kelly J. F., Howarth P. H., et al. 2016. Soluble ADAM33 initiates airway remodeling to promote susceptibility for allergic asthma in early life. JCI Insight, 1(11): e87632.

Dawicki W., Li C., Town J., et al. 2017. Therapeutic reversal of food allergen sensitivity by mature retinoic acid-differentiated dendritic cell induction of LAG3[+]CD49b[-]Foxp3[-] regulatory T cells. J Allergy Clin Immunol, 139(5): 1608-1620, e1603.

Day S. B., Ledford J. R., Zhou P., et al. 2012. German cockroach proteases and protease-activated receptor-2 regulate chemokine production and dendritic cell recruitment. J Innate Immun, 4(1): 100-110.

de Boer J. D., van't Veer C., Stroo I., et al. 2014. Protease-activated receptor-2 deficient mice have reduced house dust mite-evoked allergic lung inflammation. Innate Immun, 20(6): 618-625.

De Campo B. A., Henry P. J. 2005. Stimulation of protease-activated receptor-2 inhibits airway eosinophilia, hyperresponsiveness and bronchoconstriction in a murine model of allergic inflammation. Br J Pharmacol, 144(8): 1100-1108.

de Heer H. J., Hammad H., Soullie T., et al. 2004. Essential role of lung plasmacytoid dendritic cells in preventing asthmatic reactions to harmless inhaled antigen. J Exp Med, 200(1): 89-98.

De Week A. L., Sanz M. L., Gamboa P. M., et al. 2008. Diagnostic tests based on human basophils: more potentials and perspectives than pitfalls. II. Technical issues. J Investig Allergol Clin Immunol, 18(3): 143-155.

Deckers J., Sichien D., Plantinga M., et al. 2017. Epicutaneous sensitization to house dust mite allergen requires interferon regulatory factor 4-dependent dermal dendritic cells. J Allergy Clin Immunol, 140(5): 1364-1377, e1362.

DeFea K. A., Zalevsky J., Thoma M. S., et al. 2000. β-arrestin-dependent endocytosis of proteinase-activated receptor 2 is required for intracellular targeting of activated ERK1/2. J Cell Biol, 148(6): 1267-1281.

Dejana E., Bazzoni G., Lampugnani M. G. 1999. Vascular endothelial (VE)-cadherin: only an intercellular glue? Exp Cell Res, 252(1): 13-19.

Del Donno M., Bittesnich D., Chetta A., et al. 2000. The effect of inflammation on mucociliary clearance in asthma: an overview. Chest, 118(4): 1142-1149.

Del Prete G. F., De Carli M., Mastromauro C., et al. 1991. Purified protein derivative of Mycobacterium tuberculosis and excretory-secretory antigen(s) of Toxocara canis expand in vitro human T cells with stable and opposite (type 1 T helper or type 2 T helper) profile of cytokine production. J Clin Invest, 88(1): 346-350.

Del Prete G., De Carli M., Almerigogna F., et al. 1995. Preferential expression of CD30 by human CD4$^+$ T cells producing Th2-type cytokines. FASEB J, 9(1): 81-86.

del Rio M. L., Rodriguez-Barbosa J. I., Kremmer E., et al. 2007. CD103$^-$ and CD103$^+$ bronchial lymph node dendritic cells are specialized in presenting and cross-presenting innocuous antigen to CD4$^+$ and CD8$^+$ T cells. J Immunol, 178(11): 6861-6866.

Demedts I. K., Bracke K. R., Maes T., et al. 2006. Different roles for human lung dendritic cell subsets in pulmonary immune defense mechanisms. Am J Respir Cell Mol Biol, 35(3): 387-393.

Demedts I. K., Brusselle G. G., Vermaelen K. Y., et al. 2005. Identification and characterization of human pulmonary dendritic cells. Am J Respir Cell Mol Biol, 32(3): 177-184.

Denzel A., Maus U. A., Rodriguez G. M., et al. 2008. Basophils enhance immunological memory responses. Nat Immunol, 9(7): 733-742.

Desch A. N., Randolph G. J., Murphy K., et al. 2011. CD103$^+$ pulmonary dendritic cells preferentially acquire and present apoptotic cell-associated antigen. J Exp Med, 208(9): 1789-1797.

Detopoulou P., Fragopoulou E., Nomikos T., et al. 2015. The relation of diet with PAF and its metabolic enzymes in healthy volunteers. Eur J Nutr, 54(1): 25-34.

Di Capite J. L., Bates G. J., Parekh A. B. 2011. Mast cell CRAC channel as a novel therapeutic target in allergy. Curr Opin Allergy Clin Immunol, 11(1): 33-38.

Di C., Lin X., Zhang Y., et al. 2015. Basophil-associated OX40 ligand participates in the initiation of Th2 responses during airway inflammation. J Biol Chem, 290(20): 12523-12536.

Di Girolamo N., Indoh I., Jackson N., et al. 2006. Human mast cell-derived gelatinase B (matrix metalloproteinase-9) is regulated by inflammatory cytokines: role in cell migration. J Immunol, 177(4): 2638-2650.

Dib K., Perecko T., Jenei V., et al. 2014. The histamine H$_4$ receptor is a potent inhibitor of adhesion-dependent degranulation in human neutrophils. J Leukoc Biol, 96(3): 411-418.

Dinh Q. T., Cryer A., Dinh S., et al. 2005. Protease-activated receptor 2 expression in trigeminal neurons innervating the rat nasal mucosa. Neuropeptides, 39(5): 461-466.

Dinh Q. T., Cryer A., Trevisani M., et al. 2006. Gene and protein expression of protease-activated receptor 2 in structural and inflammatory cells in the nasal mucosa in seasonal allergic rhinitis. Clin Exp Allergy, 36(8): 1039-1048.

Dombrowicz D., Flamand V., Miyajima I., et al. 1997. Absence of Fc epsilonRI alpha chain results in upregulation of Fc gammaRIII-dependent mast cell degranulation and anaphylaxis. Evidence of competition between Fc epsilonRI and Fc gammaRIII for limiting amounts of FcR beta and gamma chains. J Clin Invest, 99(5): 915-925.

Donaldson D. S., Apostolaki M., Bone H. K., et al. 2013. The *Escherichia coli* heat-labile enterotoxin B subunit protects from allergic airway disease development by inducing CD4$^+$ regulatory T cells. Mucosal Immunol, 6(3): 535-546.

Doreau A., Belot A., Bastid J., et al. 2009. Interleukin, 17 acts in synergy with B cell-activating factor to influence B cell biology and the pathophysiology of systemic lupus erythematosus. Nat Immunol, 10(7): 778-785.

Dos Santos V. G., Orfali R. L., de Oliveira T. T., et al. 2017. Evidence of regulatory myeloid dendritic cells and circulating inflammatory epidermal dendritic cells-like modulated by Toll-like receptors 2 and 7/8 in adults with atopic dermatitis. Int J Dermatol, 56(6): 630-635.

Douwes J., Gibson P., Pekkanen J., et al. 2002. Non-eosinophilic asthma: importance and possible mechanisms. Thorax, 57(7): 643-648.

Ducrest S., Meier F., Tschopp C., et al. 2005. Flowcytometric analysis of basophil counts in human blood and inaccuracy of hematology analyzers. Allergy, 60(11): 1446-1450.

Dudeck J., Ghouse S. M., Lehmann C. H., et al. 2015. Mast-cell-derived TNF amplifies CD8$^+$ dendritic cell functionality and CD8$^+$ T cell priming. Cell Rep, 13(2): 399-411.

Dulin N. O., Fernandes D. J., Dowell M., et al. 2003. What evidence implicates airway smooth muscle in the cause of BHR? Clin Rev Allergy Immunol, 24(1): 73-84.

Dupin I., Allard B., Ozier A., et al. 2016. Blood fibrocytes are recruited during acute exacerbations of chronic obstructive pulmonary disease through a CXCR4-dependent pathway. J Allergy Clin Immunol, 137(4): 1036-1042, e1031-e1037.

Dupont L. L., Glynos C., Bracke K. R., et al. 2014. Role of the nitric oxide-soluble guanylyl cyclase pathway in obstructive airway diseases. Pulm Pharmacol Ther, 29(1): 1-6.

Eberlein-Konig B., Varga R., Mempel M., et al. 2006. Comparison of basophil activation tests using CD63 or CD203c expression in patients with insect venom allergy. Allergy, 61(9): 1084-1085.

Ebo D. G., Hagendorens M. M., Bridts C. H., et al. 2005. Flow cytometric analysis of *in vitro* activated basophils, specific IgE and skin tests in the diagnosis of pollen-associated food allergy. Cytometry B Clin Cytom, 64(1): 28-33.

Ege M. J. 2017. The hygiene hypothesis in the age of the microbiome. Ann Am Thorac Soc, 14(Supplement_5): S348-S353.

ElRamlawy K. G., Fujimura T., Baba K., et al. 2016. Der f 34, a novel major house dust mite allergen belonging to a highly conserved Rid/YjgF/YER057c/UK114 family of imine deaminases. J Biol Chem, 291(41): 21607-21615.

Emara M., Royer P. J., Abbas Z., et al. 2011. Recognition of the major cat allergen Fel d 1 through the cysteine-rich domain of the mannose receptor determines its allergenicity. J Biol Chem, 286(15): 13033-13040.

Enomoto A., Yoshihisa Y., Yamakoshi T., et al. 2011. UV-B radiation induces macrophage migration inhibitory factor-mediated melanogenesis through activation of protease-activated receptor-2 and stem cell factor in keratinocytes. Am J Pathol, 178(2): 679-687.

Erdmann S. M., Heussen N., Moll-Slodowy S., et al. 2003. CD63 expression on basophils as a tool for the diagnosis of pollen-associated food allergy: sensitivity and specificity. Clin Exp Allergy, 33(5): 607-614.

Ermertcan A. T., Ozturk F., Gunduz K. 2011. Toll-like receptors and skin. J Eur Acad Dermatol Venereol, 25(9): 997-1006.

Esch R. E. 2006. Evaluation of allergen vaccine potency. Curr Allergy Asthma Rep, 6(5): 402-406.

Everts B., Hussaarts L., Driessen N. N., et al. 2012. Schistosome-derived omega-1 drives Th2 polarization by suppressing protein synthesis following internalization by the mannose receptor. J Exp Med, 209(10): 1753-1767, S1751.

Ewen D., Clarke S. L., Smith J. R., et al. 2010. The role of protease-activated receptors PAR-1 and PAR-2 in the repair of 16HBE 14o(-) epithelial cell monolayers *in vitro*. Clin Exp Allergy, 40(3): 435-449.

Fahy J. V. 2001. Remodeling of the airway epithelium in asthma. Am J Respir Crit Care Med, 164(10 Pt, 2): S46-S51.

Fainaru O., Shseyov D., Hantisteanu S., et al. 2005. Accelerated chemokine receptor 7-mediated dendritic cell migration in Runx3 knockout mice and the spontaneous development of asthma-like disease. Proc Natl Acad Sci U S A, 102(30): 10598-10603.

Fala L. 2016. Nucala (Mepolizumab): first IL-5 antagonist monoclonal antibody FDA approved for maintenance treatment of patients with severe asthma. Am Health Drug Benefits, 9(Spec Feature): 106-110.

Falcone F. H., Morroll S., Gibbs B. F. 2005. Lack of protease activated receptor (PAR) expression in purified human basophils. Inflamm Res, 54 Suppl, 1: S13-S14.

Fan D., Wang X., Wang M., et al. 2016. Allergen-dependent differences in ILC2s frequencies in patients with allergic rhinitis. Allergy Asthma Immunol Res, 8(3): 216-222.

Farrokhi S., Abbasirad N., Movahed A., et al. 2017. TLR9-based immunotherapy for the treatment of allergic diseases. Immunotherapy, 9(4): 339-346.

Faruqi T. R., Weiss E. J., Shapiro M. J., et al. 2000. Structure-function analysis of protease-activated receptor 4 tethered ligand peptides. Determinants of specificity and utility in assays of receptor function. J Biol Chem, 275(26): 19728-19734.

Fehrenbach K., Port F., Grochowy G., et al. 2007. Stimulation of mast cells via FcvarepsilonR1 and TLR2: the type of ligand determines the outcome. Mol Immunol, 44(8): 2087-2094.

Feistritzer C., Mosheimer B. A., Kaneider N. C., et al. 2004. Thrombin affects eosinophil migration via protease-activated receptor-1. Int Arch Allergy Immunol, 135(1): 12-16.

Ferretti S., Bonneau O., Dubois G. R., et al. 2003. IL-17, produced by lymphocytes and neutrophils, is necessary for lipopolysaccharide-induced airway neutrophilia: IL-15 as a possible trigger. J Immunol, 170(4): 2106-2112.

Ferstl R., Akdis C. A., O'Mahony L. 2012. Histamine regulation of innate and adaptive immunity. Front Biosci (Landmark Ed), 17: 40-53.

Fischer A., Folkerts G., Geppetti P., et al. 2002. Mediators of asthma: nitric oxide. Pulm Pharmacol Ther, 15(2): 73-81.

FitzGerald J. M., Bleecker E. R., Nair P., et al. 2016. Benralizumab, an anti-interleukin-5 receptor alpha monoclonal antibody, as add-on treatment for patients with severe, uncontrolled, eosinophilic asthma (CALIMA): a randomised, double-blind, placebo-controlled phase 3 trial. Lancet, 388(10056): 2128-2141.

Foltin V., Schrott-Fischer A., Zilinek V., et al. 2016. Irradiation as a hazard for mucociliary clearance. Neuro Endocrinol Lett, 37(3): 217-225.

Forsythe P., Inman M. D., Bienenstock J. 2007. Oral treatment with live *Lactobacillus reuteri* inhibits the allergic airway response in mice. Am J Respir Crit Care Med, 175(6): 561-569.

Fort M. M., Cheung J., Yen D., et al. 2001. IL-25 induces IL-4, IL-5, and IL-13 and Th2-associated pathologies *in vivo*. Immunity, 15(6): 985-995.

Fransson M., Adner M., Erjefalt J., et al. 2005. Up-regulation of Toll-like receptors 2, 3 and 4 in allergic rhinitis. Respir Res, 6: 100.

Fransson M., Benson M., Erjefalt J. S., et al. 2007. Expression of Toll-like receptor 9 in nose, peripheral blood and bone marrow during symptomatic allergic rhinitis. Respir Res, 8: 17.

Fraser K., Robertson L. 2013. Chronic urticaria and autoimmunity. Skin Therapy Lett, 18(7): 5-9.

Frati F., Moingeon P., Marcucci F., et al. 2007. Mucosal immunization application to allergic disease: sublingual immunotherapy. Allergy Asthma Proc, 28(1): 35-39.

Fredberg U., Bolvig L., Pfeiffer-Jensen M., et al. 2004. Ultrasonography as a tool for diagnosis, guidance of local steroid injection and, together with pressure algometry, monitoring of the treatment of athletes with chronic jumper's knee and Achilles tendinitis: a randomized, double-blind, placebo-controlled study. Acta Rheumatologica Scandinavica, 33(2): 94-101.

Freeman M. R., Sathish V., Manlove L., et al. 2017. Brain-derived neurotrophic factor and airway fibrosis in asthma. Am J Physiol Lung Cell Mol Physiol, 313(2): L360-L370.

Freire A. P., Ramos D., Leite M. R., et al. 2016. Influence of time and frequency of passive smoking exposure on mucociliary clearance and the autonomic nervous system. Respir Care, 61(4): 453-461.

Freund V., Frossard N. 2004. Expression of nerve growth factor in the airways and its possible role in asthma. Prog Brain Res, 146: 335-346.

Freund-Michel V., Frossard N. 2008. The nerve growth factor and its receptors in airway inflammatory diseases. Pharmacol Ther, 117(1): 52-76.

Freyer A. M., Johnson S. R., Hall I. P. 2001. Effects of growth factors and extracellular matrix on survival of human airway smooth muscle cells. Am J Respir Cell Mol Biol, 25(5): 569-576.

Fritzsching B., Hagner M., Dai L., et al. 2017. Impaired mucus clearance exacerbates allergen-induced type 2 airway inflammation in juvenile mice. J Allergy Clin Immunol, 140(1): 190-203, e195.

Fu J., Zheng M., Zhang X., et al. 2017. Fibulin-5 promotes airway smooth muscle cell proliferation and migration via modulating Hippo-YAP/TAZ pathway. Biochem Biophys Res Commun, 493(2): 985-991.

Fu L., Song J., Wang C., et al. 2017. *Bifidobacterium infantis* potentially alleviates shrimp tropomyosin-induced allergy by tolerogenic dendritic cell-dependent induction of regulatory T cells and alterations in gut microbiota. Front Immunol, 8: 1536.

Fuchiwaki T., Sun X., Fujimura K., et al. 2011. The central role of CD30L/CD30 interactions in allergic rhinitis pathogenesis in mice. Eur J Immunol, 41(10): 2947-2954.

Fuchs B., Sjoberg L., Moller Westerberg C., et al. 2012. Mast cell engraftment of the peripheral lung enhances airway hyperresponsiveness in a mouse asthma model. Am J Physiol Lung Cell Mol Physiol, 303(12): L1027-L1036.

Fujimura T., Aki T., Isobe T., et al. 2017. Der f 35: an MD-2-like house dust mite allergen that cross-reacts with Der f 2 and Pso o 2. Allergy, 72(11): 1728-1736.

Fujisawa T., Nagao M., Hiraguchi Y., et al. 2009. Biomarkers for allergen immunotherapy in cedar pollinosis. Allergol Int, 58(2): 163-170.

Fujisawa T., Velichko S., Thai P., et al. 2009. Regulation of airway MUC5AC expression by IL-1beta and IL-17A; the NF-kappaB paradigm. J Immunol, 183(10): 6236-6243.

Fukushima A., Sumi T., Ishida W., et al. 2008. Endogenous IL-17 does not play a significant role in the development of experimental murine allergic conjunctivitis. Int Arch Allergy Immunol, 147(3): 206-212.

Fyhrquist N., Lehtimaki S., Lahl K., et al. 2012. Foxp3[+] cells control Th2 responses in a murine model of atopic dermatitis. J Invest Dermatol, 132(6): 1672-1680.

Galatowicz G., Ajayi Y., Stern M. E., et al. 2007. Ocular anti-allergic compounds selectively inhibit human mast cell cytokines *in vitro* and conjunctival cell infiltration *in vivo*. Clin Exp Allergy, 37(11): 1648-1656.

Galli S. J., Grimbaldeston M., Tsai M. 2008a. Immunomodulatory mast cells: negative, as well as positive, regulators of immunity. Nat Rev Immunol, 8(6): 478-486.

Galli S. J., Tsai M., Piliponsky A. M. 2008b. The development of allergic inflammation. Nature, 454(7203): 445-454.

Galligan C. L., Keystone E. C., Fish E. N. 2016. Fibrocyte and T cell interactions promote disease pathogenesis in rheumatoid arthritis. J Autoimmun, 69: 38-50.

Gane P., Pecquet C., Lambin P., et al. 1993. Flow cytometric evaluation of human basophils. Cytometry, 14(3): 344-348.

Ganeshan K., Bryce P. J. 2012. Regulatory T cells enhance mast cell production of IL-6 via surface-bound TGF-beta. J Immunol, 188(2): 594-603.

Garcia G., Taille C., Laveneziana P., et al. 2013. Anti-interleukin-5 therapy in severe asthma. Eur Respir Rev, 22(129): 251-257.

Garn H., Renz H. 2007. Epidemiological and immunological evidence for the hygiene hypothesis. Immunobiology, 212(6): 441-452.

Gatti R., Andre E., Amadesi S., et al. 2006. Protease-activated receptor-2 activation exaggerates TRPV1-mediated cough in guinea pigs. J Appl Physiol(1985), 101(2): 506-511.

Gauvreau G. M., O'Byrne P. M., Boulet L. P., et al. 2014. Effects of an anti-TSLP antibody on allergen-induced asthmatic responses. N Engl J Med, 370(22): 2102-2110.

Ge S., Li T., Yao Q., et al. 2016. Expression of proteinase-activated receptor (PAR)-2 in monocytes from allergic patients and potential molecular mechanism. Cell Biol Toxicol, 32(6): 529-542.

Gehring U., Bischof W., Fahlbusch B., et al. 2002. House dust endotoxin and allergic sensitization in children. Am J Respir Crit Care Med, 166(7): 939-944.

Gehring U., Bolte G., Borte M., et al. 2001. Exposure to endotoxin decreases the risk of atopic eczema in infancy: a cohort study. J Allergy Clin Immunol, 108(5): 847-854.

Georas S. N. 2004. Inhaled glucocorticoids, lymphocytes, and dendritic cells in asthma and obstructive lung diseases. Proc Am Thorac Soc, 1(3): 215-221.

Gereda J. E., Leung D. Y., Thatayatikom A., et al. 2000. Relation between house-dust endotoxin exposure, type 1 T-cell development, and allergen sensitisation in infants at high risk of asthma. Lancet, 355(9216): 1680-1683.

Gerhold K., Avagyan A., Seib C., et al. 2006. Prenatal initiation of endotoxin airway exposure prevents subsequent allergen-induced sensitization and airway inflammation in mice. J Allergy Clin Immunol, 118(3): 666-673.

Germain R. N. 2002. T-cell development and the CD4-CD8 lineage decision. Nat Rev Immunol, 2(5): 309-322.

Gernez Y., Tirouvanziam R., Yu G., et al. 2011. Basophil CD203c levels are increased at baseline and can be used to monitor omalizumab treatment in subjects with nut allergy. Int Arch Allergy Immunol, 154(4): 318-327.

Gerthoffer W. T., Schaafsma D., Sharma P., et al. 2012. Motility survival, and proliferation. Compr Physiol, 2(1): 255-281.

GeurtsvanKessel C. H., Willart M. A., van Rijt L. S., et al. 2008. Clearance of influenza virus from the lung depends on migratory langerin+CD11b- but not plasmacytoid dendritic cells. J Exp Med, 205(7): 1621-1634.

Giacaman R. A., Asrani A. C., Ross K. F., et al. 2009. Cleavage of protease-activated receptors on an immortalized oral epithelial cell line by *Porphyromonas gingivalis* gingipains. Microbiology, 155(Pt, 10): 3238-3246.

Gibbs B. F., Plath K. E., Wolff H. H., et al. 2002. Regulation of mediator secretion in human basophils by p38 mitogen-activated protein kinase: phosphorylation is sensitive to the effects of phosphatidylinositol 3-kinase inhibitors and calcium mobilization. J Leukoc Biol, 72(2): 391-400.

Gilfillan A. M., Tkaczyk C. 2006. Integrated signalling pathways for mast-cell activation. Nat Rev Immunol, 6(3): 218-230.

Gill M. A. 2012. The role of dendritic cells in asthma. J Allergy Clin Immunol, 129(4): 889-901.

Gill M. A., Bajwa G., George T. A., et al. 2010. Counterregulation between the FcepsilonRI pathway and antiviral responses in human plasmacytoid dendritic cells. J Immunol, 184(11): 5999-6006.

Gill P., Jindal N. L., Jagdis A., et al. 2015. Platelets in the immune response: revisiting platelet-activating factor in anaphylaxis. J Allergy Clin Immunol, 135(6): 1424-1432.

Gimalova G. F., Karunas A. S., Fedorova I., et al. 2014. Association of polymorphisms in toll-like receptor genes with atopic dermatitis in the Republic of Bashkortostan. Mol Biol (Mosk), 48(2): 265-276.

Girardi G. 2009. Pravastatin prevents miscarriages in antiphospholipid antibody-treated mice. J Reprod Immunol, 82(2): 126-131.

Girtsman T., Jaffar Z., Ferrini M., et al. 2010. Natural Foxp3+ regulatory T cells inhibit Th2 polarization but are biased toward suppression of Th17-driven lung inflammation. J Leukoc Biol, 88(3): 537-546.

Glaumann S., Nopp A., Johansson S. G., et al. 2012. Basophil allergen threshold sensitivity, CD-sens, IgE-sensitization and DBPCFC in peanut-sensitized children. Allergy, 67(2): 242-247.

Glaumann S., Nopp A., Johansson S. G., et al. 2013. Oral peanut challenge identifies an allergy but the peanut allergen threshold sensitivity is not reproducible. PLoS One, 8(1): e53465.

Gloudemans A. K., Lambrecht B. N., Smits H. H. 2013. Potential of immunoglobulin A to prevent allergic asthma. Clin Dev Immunol, 2013: 542091.

Gober L. M., Eckman J. A., Sterba P. M., et al. 2007. Expression of activation markers on basophils in a controlled model of anaphylaxis. J Allergy Clin Immunol, 119(5): 1181-1188.

Goldberg A., Confino-Cohen R. 2007. Effectiveness of maintenance bee venom immunotherapy administered at 6-month intervals. Ann Allergy Asthma Immunol, 99(4): 352-357.

Gorski P. 2002. Global Initiative for Asthma, 2002—what concerns occupational medicine. Int J Occup Med Environ Health, 15(3): 207-208.

Greaves M. W., O'Donnell B. F. 1998. Not all chronic urticaria is "idiopathic"! Exp Dermatol, 7(1): 11-13.

Griffiths C. E., Reich K., Lebwohl M., et al. 2015. Comparison of ixekizumab with etanercept or placebo in moderate-to-severe psoriasis (UNCOVER-2 and UNCOVER-3): results from two phase 3 randomised trials. Lancet, 386(9993): 541-551.

Grimbaldeston M. A., Nakae S., Kalesnikoff J., et al. 2007. Mast cell-derived interleukin 10 limits skin pathology in contact dermatitis and chronic irradiation with ultraviolet B. Nat Immunol, 8(10): 1095-1104.

Groh N., von Loetzen C. S., Subbarayal B., et al. 2016. IgE and allergen-specific immunotherapy-induced IgG$_4$ recognize similar epitopes of Bet v 1, the major allergen of birch pollen. Clin Exp Allergy, 47(5): 693-703.

Gu Q., Lee L. Y. 2012. House dust mite potentiates capsaicin-evoked $Ca^{2+}$ transients in mouse pulmonary sensory neurons via activation of protease-activated receptor-2. Exp Physiol, 97(4): 534-543.

Gu Z. W., Wang Y. X., Cao Z. W. 2017. Neutralization of interleukin-17 suppresses allergic rhinitis symptoms by downregulating Th2 and Th17 responses and upregulating the Treg response. Oncotarget, 8(14): 22361-22369.

Guillot-Delost M., Guillere L., Berger F., et al. 2016. Ligand-receptor dissociated expression explains high TSLP without prognostic impact in human primary head and neck squamous cell carcinoma. Oncoimmunology, 5(7): e1179414.

Guttman-Yassky E., Lowes M. A., Fuentes-Duculan J., et al. 2008. Low expression of the IL-23/Th17 pathway in atopic dermatitis compared to psoriasis. J Immunol, 181(10): 7420-7427.

Ha E. V., Rogers D. F. 2016. Novel therapies to inhibit mucus synthesis and secretion in airway hypersecretory diseases. Pharmacology, 97(1-2): 84-100.

Hagmar L., Welinder H. 1986. Prevalence of specific IgE antibodies against piperazine in employees of a chemical plant. International Archives of Allergy & Applied Immunology, 81(1): 12-16.

Hallstrand T. S., Henderson Jr. W. R. 2010. An update on the role of leukotrienes in asthma. Curr Opin Allergy Clin Immunol, 10(1): 60-66.

Halwani R., Al-Muhsen S., Hamid Q. 2013. T helper 17 cells in airway diseases: from laboratory bench to bedside. Chest, 143(2): 494-501.

Hamdi H., Godot V., Maillot M. C., et al. 2007. Induction of antigen-specific regulatory T lymphocytes by human dendritic cells expressing the glucocorticoid-induced leucine zipper. Blood, 110(1): 211-219.

Hammad H., Chieppa M., Perros F., et al. 2009. House dust mite allergen induces asthma via Toll-like receptor 4 triggering of airway structural cells. Nat Med, 15(4): 410-416.

Hammad H., Lambrecht B. N., Pochard P., et al. 2002. Monocyte-derived dendritic cells induce a house dust mite-specific Th2 allergic inflammation in the lung of humanized SCID mice: involvement of CCR7. J Immunol, 169(3): 1524-1534.

Hammad H., Plantinga M., Deswarte K., et al. 2010. Inflammatory dendritic cells—not basophils—are necessary and sufficient for induction of Th2 immunity to inhaled house dust mite allergen. J Exp Med, 207(10): 2097-2111.

Hammond J. W., Lu S. M., Gelbard H. A. 2016. Corrigendum: platelet activating factor enhances synaptic vesicle exocytosis via PKC, elevated intracellular calcium and modulation of synapsin, 1 dynamics and phosphorylation. Front Cell Neurosci, 9: 505.

Han C. S. 2016. A specific hygiene hypothesis. Med Hypotheses, 93: 146-149.

Han W., Wang Z., Lu X., et al. 2012. Protease activated receptor 4 status of mast cells in post infectious irritable bowel syndrome. Neurogastroenterol Motil, 24(2): 113-119, e182.

Hao L., Xie H., Zhang B., et al. 2016. LRG1 downregulation in allergic airway disorders and its expression in peripheral blood and tissue cells. J Transl Med, 14(1): 202.

Happel K. I., Zheng M., Young E., et al. 2003. Cutting edge: roles of Toll-like receptor 4 and IL-23 in IL-17 expression in response to Klebsiella pneumoniae infection. J Immunol, 170(9): 4432-4436.

Hardman C. S., Panova V., McKenzie A. N. 2013. IL-33 citrine reporter mice reveal the temporal and spatial expression of IL-33 during allergic lung inflammation. Eur J Immunol, 43(2): 488-498.

Hartmann E., Graefe H., Hopert A., et al. 2006. Analysis of plasmacytoid and myeloid dendritic cells in nasal epithelium. Clin Vaccine Immunol, 13(11): 1278-1286.

Hartmann S., Schnoeller C., Dahten A., et al. 2009. Gastrointestinal nematode infection interferes with experimental allergic airway inflammation but not atopic dermatitis. Clin Exp Allergy, 39(10): 1585-1596.

Hartwig C., Munder A., Glage S., et al. 2015. The histamine $H_4$-receptor ($H_4R$) regulates eosinophilic inflammation in ovalbumin-induced experimental allergic asthma in mice. Eur J Immunol, 45(4): 1129-1140.

Hasdemir B., Murphy J. E., Cottrell G. S., et al. 2009. Endosomal deubiquitinating enzymes control ubiquitination and down-regulation of protease-activated receptor 2. J Biol Chem, 284(41): 28453-28466.

Hashimoto T., Rosen J. D., Sanders K. M., et al. 2018. Possible roles of basophils in chronic itch. Exp Dermatol, 28(12): 1373-1379.

Hausmann O. V., Gentinetta T., Fux M., et al. 2011. Robust expression of CCR3 as a single basophil selection marker in flow cytometry. Allergy, 66(1): 85-91.

Hauswirth A. W., Escribano L., Prados A., et al. 2008. CD203c is overexpressed on neoplastic mast cells in systemic mastocytosis and is upregulated upon IgE receptor cross-linking. Int J Immunopathol Pharmacol, 21(4): 797-806.

Hauswirth A. W., Florian S., Schernthaner G. H., et al. 2006. Expression of cell surface antigens on mast cells: mast cell phenotyping. Methods Mol Biol, 315: 77-90.

Hayashi D., Li D., Hayash C., et al. 2012. Role of histamine and its receptor subtypes in stimulation of conjunctival goblet cell secretion. Invest Ophthalmol Vis Sci, 53(6): 2993-3003.

He R., Oyoshi M. K., Jin H., et al. 2007. Epicutaneous antigen exposure induces a Th17 response that drives airway inflammation after inhalation challenge. Proc Natl Acad Sci U S A, 104(40): 15817-15822.

He S., Gaca M. D., Walls A. F. 1998. A role for tryptase in the activation of human mast cells: modulation of histamine release by tryptase and inhibitors of tryptase. J Pharmacol Exp Ther, 286(1): 289-297.

He S. H., Xie H., Fu Y. L. 2005. Activation of human tonsil and skin mast cells by agonists of proteinase activated receptor-2. Acta Pharmacol Sin, 26(5): 568-574.

He S. H., Zhang H. Y., Zeng X. N., et al. 2013. Mast cells and basophils are essential for allergies: mechanisms of allergic inflammation and a proposed procedure for diagnosis. Acta Pharmacol Sin, 34(10): 1270-1283.

He S., Mao X., Sun H., et al. 2015. Potential therapeutic targets in the process of nucleic acid recognition: opportunities and challenges. Trends Pharmacol Sci, 36(1): 51-64.

He S., Zhang H., Chen H., et al. 2010. Expression and release of IL-29 by mast cells and modulation of mast cell behavior by IL-29. Allergy, 65(10): 1234-1241.

He S., Zhang H., Zeng X., et al. 2012. Self-amplification mechanisms of mast cell activation: a new look in allergy. Curr Mol Med, 12(10): 1329-1339.

He S., Zhang Z., Zhang H., et al. 2011. Analysis of properties and proinflammatory functions of cockroach allergens Per a 1.01s. Scand J Immunol, 74(3): 288-295.

Heijink I. H., van Oosterhout A., Kapus A. 2010. Epidermal growth factor receptor signalling contributes to house dust mite-induced epithelial barrier dysfunction. Eur Respir J, 36(5): 1016-1026.

Hennecke J., Wiley D. C. 2001. T cell receptor-MHC interactions up close. Cell, 104(1): 1-4.

Henri S., Guilliams M., Poulin L. F., et al. 2010. Disentangling the complexity of the skin dendritic cell network. Immunol Cell Biol, 88(4): 366-375.

Henricks P. A., Nijkamp F. P. 2001. Reactive oxygen species as mediators in asthma. Pulm Pharmacol Ther, 14(6): 409-420.

Herbert C. A., King C. M., Ring P. C., et al. 1995. Augmentation of permeability in the bronchial epithelium by the house dust mite allergen Der p 1. Am J Respir Cell Mol Biol, 12(4): 369-378.

Herbert C., Shadie A. M., Kumar R. K. 2013. Interleukin-17 signalling in a murine model of mild chronic asthma. Int Arch Allergy Immunol, 162(3): 253-262.

Herre J., Gronlund H., Brooks H., et al. 2013. Allergens as immunomodulatory proteins: the cat dander protein Fel d 1 enhances TLR activation by lipid ligands. J Immunol, 191(4): 1529-1535.

Hirst S. J., Martin J. G., Bonacci J. V., et al. 2004. Proliferative aspects of airway smooth muscle. J Allergy Clin Immunol, 114(2 Suppl): S2-S17.

Ho L. H., Ohno T., Oboki K., et al. 2007. IL-33 induces IL-13 production by mouse mast cells independently of IgE-FcepsilonRI signals. J Leukoc Biol, 82(6): 1481-1490.

Ho M. H., Wong W. H., Chang C. 2014. Clinical spectrum of food allergies: a comprehensive review. Clin Rev Allergy Immunol, 46(3): 225-240.

Hofstra C. L., Desai P. J., Thurmond R. L., et al. 2003. Histamine $H_4$ receptor mediates chemotaxis and calcium mobilization of mast cells. J Pharmacol Exp Ther, 305(3): 1212-1221.

Hogan S. P., Rosenberg H. F., Moqbel R., et al. 2008. Eosinophils: biological properties and role in health and disease. Clin Exp Allergy, 38(5): 709-750.

Holgate S. T., Holloway J., Wilson S., et al. 2004. Epithelial-mesenchymal communication in the pathogenesis of chronic asthma. Proc Am Thorac Soc, 1(2): 93-98.

Holgate S. T., Polosa R. 2008. Treatment strategies for allergy and asthma. Nat Rev Immunol, 8(3): 218-230.

Holinstat M., Voss B., Bilodeau M. L., et al. 2006. PAR4, but not PAR1, signals human platelet aggregation via $Ca^{2+}$ mobilization and synergistic P2Y12 receptor activation. J Biol Chem, 281(36): 26665-26674.

Hollins F., Kaur D., Yang W., et al. 2008. Human airway smooth muscle promotes human lung mast cell survival, proliferation, and constitutive activation: cooperative roles for CADM1, stem cell factor, and IL-6. J Immunol, 181(4): 2772-2780.

Hong H., Kitaura J., Xiao W., et al. 2007. The Src family kinase Hck regulates mast cell activation by suppressing an inhibitory Src family kinase Lyn. Blood, 110(7): 2511-2519.

Hong J. H., Hong J. Y., Park B., et al. 2008. Chitinase activates protease-activated receptor-2 in human airway epithelial cells. Am J Respir Cell Mol Biol, 39(5): 530-535.

Hong J. H., Lee S. I., Kim K. E., et al. 2004. German cockroach extract activates protease-activated receptor 2 in human airway epithelial cells. J Allergy Clin Immunol, 113(2): 315-319.

Hong J. M., Kwon O. K., Shin I. S., et al. 2015. Anti-inflammatory activities of *Physalis alkekengi* var. *franchetii* extract through the inhibition of MMP-9 and AP-1 activation. Immunobiology, 220(1): 1-9.

Hoppenot D., Malakauskas K., Lavinskiene S., et al. 2015. Peripheral blood Th9 cells and eosinophil apoptosis in asthma patients. Medicina (Kaunas), 51(1): 10-17.

Horvat J. C., Starkey M. R., Kim R. Y., et al. 2010. Early-life chlamydial lung infection enhances allergic airways disease through age-dependent differences in immunopathology. J Allergy Clin Immunol, 125(3): 617-625, 625.e1-625.e6.

Hou Y. F., Zhou Y. C., Zheng X. X., et al. 2006. Modulation of expression and function of Toll-like receptor 3 in A549 and H292 cells by histamine. Mol Immunol, 43(12): 1982-1992.

Hovnanian A. 2013. Netherton syndrome: skin inflammation and allergy by loss of protease inhibition. Cell Tissue Res, 351(2): 289-300.

Hsu C. H., Chua K. Y., Tao M. H., et al. 1996. Inhibition of specific IgE response *in vivo* by allergen-gene transfer. Int Immunol, 8(9): 1405-1411.

Hu G., Vogel S. M., Schwartz D. E., et al. 2008. Intercellular adhesion molecule-1-dependent neutrophil adhesion to endothelial cells induces caveolae-mediated pulmonary vascular hyperpermeability. Circ Res, 102(12): e120-e131.

Hu X., Wang J., Xia Y., et al. 2016. Resveratrol induces cell cycle arrest and apoptosis in human eosinophils from asthmatic individuals. Mol Med Rep, 14(6): 5231-5236.

Huang H. J., Lin Y. L., Liu C. F., et al. 2011. Mite allergen decreases DC-SIGN expression and modulates human dendritic cell differentiation and function in allergic asthma. Mucosal Immunol, 4(5): 519-527.

Huber J. P., Ramos H. J., Gill M. A., et al. 2010. Cutting edge: type I IFN reverses human Th2 commitment and stability by suppressing GATA3. J Immunol, 185(2): 813-817.

Hurley A., Smith M., Karpova T., et al. 2013. Enhanced effector function of CD8+ T cells from healthy controls and HIV-infected patients occurs through thrombin activation of protease-activated receptor 1. J Infect Dis, 207(4): 638-650.

Hurst S. D., Muchamuel T., Gorman D. M., et al. 2002. New IL-17 family members promote Th1 or Th2 responses in the lung: *in vivo* function of the novel cytokine IL-25. J Immunol, 169(1): 443-453.

Idee J. M., Pines E., Prigent P., et al. 2005. Allergy-like reactions to iodinated contrast agents. A critical analysis. Fundam Clin Pharmacol, 19(3): 263-281.

Idzko M., Ferrari D., Eltzschig H. K. 2014. Nucleotide signalling during inflammation. Nature, 509(7500): 310-317.

Iijima K., Kobayashi T., Hara K., et al. 2014. IL-33 and thymic stromal lymphopoietin mediate immune pathology in response to chronic airborne allergen exposure. J Immunol, 193(4): 1549-1559.

Iikura M., Suto H., Kajiwara N., et al. 2007. IL-33 can promote survival, adhesion and cytokine production in human mast cells. Lab Invest, 87(10): 971-978.

Ijpma G., Panariti A., Lauzon A. M., et al. 2017. Directional preference of airway smooth muscle mass increase in human asthmatic airways. Am J Physiol Lung Cell Mol Physiol, 312(6): L845-L854.

Ikeda R. K., Miller M., Nayar J., et al. 2003. Accumulation of peribronchial mast cells in a mouse model of ovalbumin allergen induced chronic airway inflammation: modulation by immunostimulatory DNA sequences. J Immunol, 171(9): 4860-4867.

Ilmarinen P., Hasala H., Sareila O., et al. 2009. Bacterial DNA delays human eosinophil apoptosis. Pulm Pharmacol Ther, 22(3): 167-176.

Ilmarinen-Salo P., Moilanen E., Kinnula V. L., et al. 2012. Nitric oxide-induced eosinophil apoptosis is dependent on mitochondrial permeability transition (mPT), JNK and oxidative stress: apoptosis is preceded but not mediated by early mPT-dependent JNK activation. Respir Res, 13: 73.

Imamura M., Okunishi K., Ohtsu H., et al. 2009. Pravastatin attenuates allergic airway inflammation by suppressing antigen sensitisation, interleukin 17 production and antigen presentation in the lung. Thorax, 64(1): 44-49.

Imoto Y., Takabayashi T., Sakashita M., et al. 2015. Peripheral basophil reactivity, CD203c expression by Cryj1 stimulation, is useful for diagnosing seasonal allergic rhinitis by Japanese cedar pollen. Immun Inflamm Dis, 3(3): 300-308.

Ingram J. L., Kraft M. 2012. IL-13 in asthma and allergic disease: asthma phenotypes and targeted therapies. J Allergy Clin Immunol, 130(4): 829-842.

Ingram J. L., Slade D., Church T. D., et al. 2016. Role of matrix metalloproteinases-1 and -2 in interleukin-13-suppressed elastin in airway fibroblasts in asthma. Am J Respir Cell Mol Biol, 54(1): 41-50.

Irvin C., Zafar I., Good J., et al. 2014. Increased frequency of dual-positive TH2/TH17 cells in bronchoalveolar lavage fluid characterizes a population of patients with severe asthma. J Allergy Clin Immunol, 134(5): 1175-1186, e1177.

Ishigame H., Kakuta S., Nagai T., et al. 2009. Differential roles of interleukin-17A and -17F in host defense against mucoepithelial bacterial infection and allergic responses. Immunity, 30(1): 108-119.

Ishihara H., Connolly A. J., Zeng D., et al. 1997. Protease-activated receptor 3 is a second thrombin receptor in humans. Nature, 386(6624): 502-506.

Ishii T., Niikura Y., Kurata K., et al. 2018. Time-dependent distinct roles of Toll-like receptor 4 in a house dust mite-induced asthma mouse model. Scand J Immunol, 87(3): e12641.

Ito T., Hanabuchi S., Wang Y. H., et al. 2008. Two functional subsets of FOXP3+ regulatory T cells in human thymus and periphery. Immunity, 28(6): 870-880.

Ito T., Wang Y. H., Duramad O., et al. 2005. TSLP-activated dendritic cells induce an inflammatory T helper type 2 cell response through OX40 ligand. J Exp Med, 202(9): 1213-1223.

Ivanenkov V. V., Meller J., Kirley T. L. 2005. Characterization of disulfide bonds in human nucleoside triphosphate diphosphohydrolase 3 (NTPDase3): implications for NTPDase structural modeling. Biochemistry, 44(25): 8998-9012.

Iwamoto T., Sugimoto H., Tabata T., et al. 2016. Clinical utility of basophil CD203c as a biomarker for predicting the timing of hypersensitivity reaction in carboplatin rechallenge: three case reports. Clin Ther, 38(6): 1537-1541.

Jackson A. C., Murphy M. M., Rassulo J., et al. 2004. Deep breath reversal and exponential return of methacholine-induced obstruction in asthmatic and nonasthmatic subjects. J Appl Physiol(1985), 96(1): 137-142.

Jacoby D. B., Fryer A. D., Kaufman E. H., et al. 2012. The therapeutic potential of Toll-like receptor7 stimulation in asthma. Drug Targets, 11(6): 484-491.

Jacquemin C., Schmitt N., Contin-Bordes C., et al. 2015. OX40 ligand contributes to human lupus pathogenesis by promoting T follicular helper response. Immunity, 42(6): 1159-1170.

Jang Y. H., Choi J. K., Jin M., et al. 2017. House dust mite increases pro-Th2 cytokines IL-25 and IL-33 via the activation of TLR1/6 signaling. J Invest Dermatol, 137(11): 2354-2361.

Javaloyes G., Goikoetxea M. J., Garcia Nunez I., et al. 2012. Performance of different *in vitro* techniques in the molecular diagnosis of peanut allergy. J Investig Allergol Clin Immunol, 22(7): 508-513.

Jemima E. A., Prema A., Thangam E. B. 2014. Functional characterization of histamine $H_4$ receptor on human mast cells. Mol Immunol, 62(1): 19-28.

Jeong S. K., Kim H. J., Youm J. K., et al. 2008. Mite and cockroach allergens activate protease-activated receptor 2 and delay epidermal permeability barrier recovery. J Invest Dermatol, 128(8): 1930-1939.

Jesmin S., Gando S., Zaedi S., et al. 2007. Differential expression, time course and distribution of four PARs in rats with endotoxin-induced acute lung injury. Inflammation, 30(1-2): 14-27.

Ji W., Chen J., Mi Y., et al. 2016. Platelet-activating factor receptor activation promotes prostate cancer cell growth, invasion and metastasis via ERK1/2 pathway. Int J Oncol, 49(1): 181-188.

Jiang X., Fang L., Wu H., et al. 2017. TLR2 regulates allergic airway inflammation and autophagy through PI3K/Akt signaling pathway. Inflammation, 40(4): 1382-1392.

Jin E. H., Choi E. Y., Yang J. Y., et al. 2011. Significant association between IL-17F promoter region polymorphism and susceptibility to asthma in a Korean population. Int Arch Allergy Immunol, 155(2): 106-110.

Jin H. S., Park Y., Elly C., et al. 2013. Itch expression by Treg cells controls Th2 inflammatory responses. J Clin Invest, 123(11): 4923-4934.

Jin M., Yu B., Zhang W., et al. 2016. Toll-like receptor 2-mediated MAPKs and NF-kappaB activation requires the GNAO1-dependent pathway in human mast cells. Integr Biol(Camb), 8(9): 968-975.

Joetham A., Schedel M., O'Connor B. P., et al. 2016. Inducible and naturally occurring regulatory T cells enhance lung allergic responses through divergent transcriptional pathways. J Allergy Clin Immunol, 139(4): 1331-1342.

Johansson U., Lawson C., Dabare M., et al. 2005. Human peripheral blood monocytes express protease receptor-2 and respond to receptor activation by production of IL-6, IL-8, and IL-1β. J Leukoc Biol, 78(4): 967-975.

Joo N. S., Jeong J. H., Cho H. J., et al. 2016. Marked increases in mucociliary clearance produced by synergistic secretory agonists or inhibition of the epithelial sodium channel. Sci Rep, 6: 36806.

Josefowicz S. Z., Lu L. F., Rudensky A. Y. 2012. Regulatory T cells: mechanisms of differentiation and function. Annu Rev Immunol, 30: 531-564.

Joskova M., Sutovska M., Durdik P., et al. 2016. The role of ion channels to regulate airway ciliary beat frequency during allergic inflammation. Adv Exp Med Biol, 921: 27-35.

Julovi S. M., Xue M., Dervish S., et al. 2011. Protease activated receptor-2 mediates activated protein C-induced cutaneous wound healing via inhibition of p38. Am J Pathol, 179(5): 2233-2242.

Jung J. S., Park B. L., Cheong H. S., et al. 2009. Association of IL-17RB gene polymorphism with asthma. Chest, 135(5): 1173-1180.

Jung Y. W., Schoeb T. R., Weaver C. T., et al. 2006. Antigen and lipopolysaccharide play synergistic roles in the effector phase of airway inflammation in mice. Am J Pathol, 168(5): 1425-1434.

Junger W. G. 2011. Immune cell regulation by autocrine purinergic signalling. Nat Rev Immunol, 11(3): 201-212.

Jutel M., Agache I., Bonini S., et al. 2016. International consensus on allergen immunotherapy II: mechanisms standardization, and pharmacoeconomics. J Allergy Clin Immunol, 137(2): 358-368.

Jutel M., Akdis C. A. 2008. T-cell regulatory mechanisms in specific immunotherapy. Chem Immunol Allergy, 94: 158-177.

Jutel M., Akdis M., Blaser K., et al. 2005. Are regulatory T cells the target of venom immunotherapy? Curr Opin Allergy Clin Immunol, 5(4): 365-369.

Jutel M., Jaeger L., Suck R., et al. 2005. Allergen-specific immunotherapy with recombinant grass pollen allergens. J Allergy Clin Immunol, 116(3): 608-613.

Kahn M. L., Hammes S. R., Botka C., et al. 1998. Gene and locus structure and chromosomal localization of the protease-activated receptor gene family. J Biol Chem, 273(36): 23290-23296.

Kahn M. L., Zheng Y. W., Huang W., et al. 1998. A dual thrombin receptor system for platelet activation. Nature, 394(6694): 690-694.

Kaieda S., Wang J. X., Shnayder R., et al. 2012. Interleukin-33 primes mast cells for activation by IgG immune complexes. PLoS One, 7(10): e47252.

Kaiko G. E., Loh Z., Spann K., et al. 2013. Toll-like receptor 7 gene deficiency and early-life pneumovirus infection interact to predispose toward the development of asthma-like pathology in mice. J Allergy Clin Immunol, 131(5): 1331-1339, e1310.

Kaisho T., Akira S. 2006. Toll-like receptor function and signaling. J Allergy Clin Immunol, 117(5): 979-987, quiz 988.

Kajiwara N., Sasaki T., Bradding P., et al. 2010. Activation of human mast cells through the platelet-activating factor receptor. J Allergy Clin Immunol, 125(5): 1137-1145, e1136.

Kalashnyk O., Petrova Y., Lykhmus O., et al. 2013. Expression function and cooperating partners of protease-activated receptor type 3 in vascular endothelial cells and B lymphocytes studied with specific monoclonal antibody. Mol Immunol, 54(3-4): 319-326.

Kalesnikoff J., Galli S. J. 2008. New developments in mast cell biology. Nat Immunol, 9(11): 1215-1223.

Kalesnikoff J., Rios E. J., Chen C. C., et al. 2007. Roles of RabGEF1/Rabex-5 domains in regulating Fc epsilon RI surface expression and Fc epsilon RI-dependent responses in mast cells. Blood, 109(12): 5308-5317.

Kamath A. V., Pavord I. D., Ruparelia P. R., et al. 2005. Is the neutrophil the key effector cell in severe asthma? Thorax, 60(7): 529-530.

Kambayashi T., Baranski J. D., Baker R. G., et al. 2008. Indirect involvement of allergen-captured mast cells in antigen presentation. Blood, 111(3): 1489-1496.

Kambayashi T., Koretzky G. A. 2007. Proximal signaling events in Fc epsilon RI-mediated mast cell activation. J Allergy Clin Immunol, 119(3): 544-552, quiz 553-544.

Kamekura R., Kojima T., Koizumi J., et al. 2009. Thymic stromal lymphopoietin enhances tight-junction barrier function of human nasal epithelial cells. Cell Tissue Res, 338(2): 283-293.

Kamijo S., Takeda H., Tokura T., et al. 2013. IL-33-mediated innate response and adaptive immune cells contribute to maximum responses of protease allergen-induced allergic airway inflammation. J Immunol, 190(9): 4489-4499.

Kaneko I., Suzuki K., Matsuo K., et al. 2009. Cysteinyl leukotrienes enhance the degranulation of bone marrow-derived mast cells through the autocrine mechanism. Tohoku J Exp Med, 217(3): 185-191.

Kanjarawi R., Dy M., Bardel E., et al. 2013. Regulatory CD4+Foxp3+ T cells control the severity of anaphylaxis. PLoS One, 8(7): e69183.

Kankaanranta H., Lindsay M. A., Giembycz M. A., et al. 2000. Delayed eosinophil apoptosis in asthma. J Allergy Clin Immunol, 106(1 Pt, 1): 77-83.

Kankaanranta H., Parkkonen J., Ilmarinen-Salo P., et al. 2011. Salbutamol delays human eosinophil apoptosis via a cAMP-dependent mechanism. Pulm Pharmacol Ther, 24(4): 394-400.

Kannan Y., Li Y., Coomes S. M., et al. 2017. Tumor progression locus 2 reduces severe allergic airway inflammation by inhibiting Ccl24 production in dendritic cells. J Allergy Clin Immunol, 139(2): 655-666, e657.

Kapitany A., Beke G., Nagy G., et al. 2017. CD1c+ blood dendritic cells in atopic dermatitis are premature and can produce disease-specific chemokines. Acta Derm Venereol, 97(3): 325-331.

Kaplan A. 2010. Inflammation in chronic urticaria is not limited to the consequences of mast cell (or basophil) degranulation. Clin Exp Allergy, 40(6): 834-835.

Kaplan A. P., Greaves M. 2009. Pathogenesis of chronic urticaria. Clin Exp Allergy, 39(6): 777-787.

Kar M., Altintoprak N., Muluk N. B., et al. 2016. Antileukotrienes in adenotonsillar hypertrophy: a review of the literature. Eur Arch Otorhinolaryngol, 273(12): 4111-4117.

Karamloo F., Schmid-Grendelmeier P., Kussebi F., et al. 2005. Prevention of allergy by a recombinant multi-allergen vaccine with reduced IgE binding and preserved T cell epitopes. Eur J Immunol, 35(11): 3268-3276.

Karner J., Wawrzyniak M., Tankov S., et al. 2016. Increased microRNA-323-3p in IL-22/IL-17-producing T cells and asthma: a role in the regulation of the TGF-beta pathway and IL-22 production. Allergy, 72(1): 55-65.

Karpov V., Ilarraza R., Catalli A., et al. 2018. Cysteinyl leukotrienes C4 and D4 downregulate human mast cell expression of toll-like receptors 1 through 7. J Biol Regul Homeost Agents, 32(2): 233-239.

Karra L., Berent-Maoz B., Ben-Zimra M., et al. 2009. Are we ready to downregulate mast cells? Curr Opin Immunol, 21(6): 708-714.

Karwot R., Maxeiner J. H., Schmitt S., et al. 2008. Protective role of nuclear factor of activated T cells 2 in CD8[+] long-lived memory T cells in an allergy model. J Allergy Clin Immunol, 121(4): 992-999, e996.

Kato T., Takai T., Fujimura T., et al. 2009. Mite serine protease activates protease-activated receptor-2 and induces cytokine release in human keratinocytes. Allergy, 64(9): 1366-1374.

Kauffman H. F., Tomee J. F., van de Riet M. A., et al. 2000. Protease-dependent activation of epithelial cells by fungal allergens leads to morphologic changes and cytokine production. J Allergy Clin Immunol, 105(6 Pt, 1): 1185-1193.

Kaur D., Hollins F., Saunders R., et al. 2010. Airway smooth muscle proliferation and survival is not modulated by mast cells. Clin Exp Allergy, 40(2): 279-288.

Kawagoe J., Takizawa T., Matsumoto J., et al. 2002. Effect of protease-activated receptor-2 deficiency on allergic dermatitis in the mouse ear. Jpn J Pharmacol, 88(1): 77-84.

Kawai T., Akira S. 2010. The role of pattern-recognition receptors in innate immunity: update on Toll-like receptors. Nat Immunol, 11(5): 373-384.

Kay A. B. 2001. Allergy and allergic diseases. First of two parts. N Engl J Med, 344(1): 30-37.

Kayserova J., Zentsova-Jaresova I., Budinsky V., et al. 2012. Selective increase in blood dendritic cell antigen-3-positive dendritic cells in bronchoalveolar lavage fluid in allergic patients. Scand J Immunol, 75(3): 305-313.

Kearley J., Barker J. E., Robinson D. S., et al. 2005. Resolution of airway inflammation and hyperreactivity after *in vivo* transfer of CD4[+]CD25[+] regulatory T cells is interleukin 10 dependent. J Exp Med, 202(11): 1539-1547.

Kearley J., Robinson D. S., Lloyd C. M. 2008. CD4[+]CD25[+] regulatory T cells reverse established allergic airway inflammation and prevent airway remodeling. J Allergy Clin Immunol, 122(3): 617-624, e616.

Keijsers R. R., van der Velden H. M., van Erp P. E., et al. 2013. Balance of Treg vs. T-helper cells in the transition from symptomless to lesional psoriatic skin. Br J Dermatol, 168(6): 1294-1302.

Kelm N. E., Zhu Z., Ding V. A., et al. 2016. The role of IL-29 in immunity and cancer. Crit Rev Oncol Hematol, 106: 91-98.

Kerschenlohr K., Decard S., Przybilla B., et al. 2003. Atopy patch test reactions show a rapid influx of inflammatory dendritic epidermal cells in patients with extrinsic atopic dermatitis and patients with intrinsic atopic dermatitis. J Allergy Clin Immunol, 111(4): 869-874.

Khare A., Krishnamoorthy N., Oriss T. B., et al. 2013. Cutting edge: inhaled antigen upregulates retinaldehyde dehydrogenase in lung CD103[+] but not plasmacytoid dendritic cells to induce Foxp3 de novo in CD4[+] T cells and promote airway tolerance. J Immunol, 191(1): 25-29.

Khurana T., Newman-Lindsay S., Young P. R., et al. 2016. The NPC2 protein: a novel dog allergen. Ann Allergy Asthma Immunol, 116(5): 440-446, e442.

Kim D. H., Kim S. W., Kim S. W., et al. 2017. Interleukin-37 relieves allergic inflammation in a house dust mite allergic rhinitis murine model. Iran J Allergy Asthma Immunol, 16(5): 404-417.

Kim H. B., Eckel S. P., Kim J. H., et al. 2016. Exhaled NO: determinants and clinical application in children with allergic airway disease. Allergy Asthma Immunol Res, 8(1): 12-21.

Kim H. Y., Lee H. J., Chang Y. J., et al. 2014. Interleukin-17-producing innate lymphoid cells and the NLRP3 inflammasome facilitate obesity-associated airway hyperreactivity. Nat Med, 20(1): 54-61.

Kim J. A., Choi S. C., Yun K. J., et al. 2003. Expression of protease-activated receptor 2 in ulcerative colitis. Inflamm Bowel Dis, 9(4): 224-229.

Kim J. H., An S., Kim J. E., et al. 2010. Beef-induced anaphylaxis confirmed by the basophil activation test. Allergy Asthma Immunol Res, 2(3): 206-208.

Kim J. Y., Sohn J. H., Choi J. M., et al. 2012. Alveolar macrophages play a key role in cockroach-induced allergic inflammation via TNF-alpha pathway. PLoS One, 7(10): e47971.

Kim S., Karasuyama H., Lopez A. F., et al. 2013. IL-4 derived from non-T cells induces basophil- and IL-3-independent Th2 immune responses. Immune Netw, 13(6): 249-256.

Kim Y. S., Ko H. M., Kang N. I., et al. 2007. Mast cells play a key role in the development of late airway hyperresponsiveness through TNF-alpha in a murine model of asthma. Eur J Immunol, 37(4): 1107-1115.

Kinaciyan T., Jahn-Schmid B., Radakovics A., et al. 2007. Successful sublingual immunotherapy with birch pollen has limited effects on concomitant food allergy to apple and the immune response to the Bet v 1 homolog Mal d 1. J Allergy Clin Immunol, 119(4): 937-943.

King C., Brennan S., Thompson P. J., et al. 1998. Dust mite proteolytic allergens induce cytokine release from cultured airway epithelium. J Immunol, 161(7): 3645-3651.

Kinhult J., Egesten A., Uddman R., et al. 2002. PACAP enhances the expression of CD11b, CD66b and CD63 in human neutrophils. Peptides, 23(10): 1735-1739.

Kirsche H., Niederfuhr A., Deutschle T., et al. 2010. Ratio of myeloid and plasmacytoid dendritic cells and TH2 skew in CRS with nasal polyps. Allergy, 65(1): 24-31.

Kirstein F., Nieuwenhuizen N. E., Jayakumar J., et al. 2016. Role of IL-4 receptor alpha-positive CD4$^+$ T cells in chronic airway hyperresponsiveness. J Allergy Clin Immunol, 137(6): 1852-1862, e1859.

Kleinjan A. 2011. The crucial role of dendritic cells in rhinitis. Curr Opin Allergy Clin Immunol, 11(1): 12-17.

Klemens C., Rasp G., Jund F., et al. 2007. Mediators and cytokines in allergic and viral-triggered rhinitis. Allergy Asthma Proc, 28(4): 434-441.

Kline J. N., Cowden J. D., Hunninghake G. W., et al. 1999. Variable airway responsiveness to inhaled lipopolysaccharide. Am J Respir Crit Care Med, 160(1): 297-303.

Klose C. S., Artis D. 2016. Innate lymphoid cells as regulators of immunity, inflammation and tissue homeostasis. Nat Immunol, 17(7): 765-774.

Knight D. A., Lim S., Scaffidi A. K., et al. 2001. Protease-activated receptors in human airways: upregulation of PAR-2 in respiratory epithelium from patients with asthma. J Allergy Clin Immunol, 108(5): 797-803.

Knol E. F., Mul F. P., Jansen H., et al. 1991. Monitoring human basophil activation via CD63 monoclonal antibody 435. J Allergy Clin Immunol, 88(3 Pt, 1): 328-338.

Ko H. J., Chang S. Y. 2015. Regulation of intestinal immune system by dendritic cells. Immune Netw, 15(1): 1-8.

Kobayashi M., Kume H., Oguma T., et al. 2008. Mast cell tryptase causes homologous desensitization of beta-adrenoceptors by Ca$^{2+}$ sensitization in tracheal smooth muscle. Clin Exp Allergy, 38(1): 135-144.

Koga C., Kabashima K., Shiraishi N., et al. 2008. Possible pathogenic role of Th17 cells for atopic dermatitis. J Invest Dermatol, 128(11): 2625-2630.

Kojima T., Obata K., Mukai K., et al. 2007. Mast cells and basophils are selectively activated *in vitro* and *in vivo* through CD200R3 in an IgE-independent manner. J Immunol, 179(10): 7093-7100.

Konradsen J. R., Nordlund B., Nilsson O. B., et al. 2012. High basophil allergen sensitivity (CD-sens) is associated with severe allergic asthma in children. Pediatr Allergy Immunol, 23(4): 376-384.

Kool M., van Nimwegen M., Willart M. A., et al. 2009. An anti-inflammatory role for plasmacytoid dendritic cells in allergic airway inflammation. J Immunol, 183(2): 1074-1082.

Koppelman G. H., Reijmerink N. E., Colin S. O., et al. 2001. Association of a promoter polymorphism of the CD14 gene and atopy. Am J Respir Crit Care Med, 163(4): 965-969.

Korosec P., Mavsar N., Bajrovic N., et al. 2011. Basophil responsiveness and clinical picture of acetylsalicylic acid intolerance. Int Arch Allergy Immunol, 155(3): 257-262.

Kouzaki H., O'Grady S. M., Lawrence C. B., et al. 2009. Proteases induce production of thymic stromal lymphopoietin by airway epithelial cells through protease-activated receptor-2. J Immunol, 183(2): 1427-1434.

Kraft S., Fleming T., Billingsley J. M., et al. 2005. Anti-CD63 antibodies suppress IgE-dependent allergic reactions *in vitro* and *in vivo*. J Exp Med, 201(3): 385-396.

Kraft S., Kinet J. P. 2007. New developments in FcepsilonRI regulation, function and inhibition. Nat Rev Immunol, 7(5): 365-378.

Krauth M. T., Mirkina I., Herrmann H., et al. 2009. Midostaurin (PKC412) inhibits immunoglobulin E-dependent activation and mediator release in human blood basophils and mast cells. Clin Exp Allergy, 39(11): 1711-1720.

Kretschmer K., Apostolou I., Hawiger D., et al. 2005. Inducing and expanding regulatory T cell populations by foreign antigen. Nat

Immunol, 6(12): 1219-1227.

Kristono G. A., Shorter C., Pierse N., et al. 2019. Endotoxin cat, and house dust mite allergens in electrostatic cloths and bedroom dust. J Occup Environ Hyg, 16(1): 89-96.

Kritas S. K., Gallenga C. E., Ovidio C D., et al. 2018. Impact of mold on mast cell-cytokine immune response. J Biol Regul Homeost Agents, 32(4): 763-768.

Kubo Y., Fukuishi N., Yoshioka M., et al. 2007. Bacterial components regulate the expression of Toll-like receptor 4 on human mast cells. Inflamm Res, 56(2): 70-75.

Kudo M., Melton A. C., Chen C., et al. 2012. IL-17A produced by alphabeta T cells drives airway hyper-responsiveness in mice and enhances mouse and human airway smooth muscle contraction. Nat Med, 18(4): 547-554.

Kuehni C. E., Strippoli M. P., Low N., et al. 2007. Asthma in young south Asian women living in the United Kingdom: the importance of early life. Clin Exp Allergy, 37(1): 47-53.

Kulinski J. M., Munoz-Cano R., Olivera A. 2016. Sphingosine-1-phosphate and other lipid mediators generated by mast cells as critical players in allergy and mast cell function. Eur J Pharmacol, 778: 56-67.

Kuo C. H., Yang S. N., Kuo H. F., et al. 2016. Cysteinyl leukotriene receptor antagonist epigenetically modulates cytokine expression and maturation of human myeloid dendritic cells. Pulm Pharmacol Ther, 39: 28-37.

Kurashima Y., Amiya T., Nochi T., et al. 2012. Extracellular ATP mediates mast cell-dependent intestinal inflammation through P2X7 purinoceptors. Nat Commun, 3: 1034.

Kushnir-Sukhov N. M., Gilfillan A. M., Coleman J. W., et al. 2006. 5-hydroxytryptamine induces mast cell adhesion and migration. J Immunol, 177(9): 6422-6432.

Lai T., Tian B., Cao C., et al. 2018. HDAC2 suppresses IL17A-mediated airway remodeling in human and experimental modeling of COPD. Chest, 153(4): 863-875.

Lambrecht B. N., De Veerman M., Coyle A. J., et al. 2000. Myeloid dendritic cells induce Th2 responses to inhaled antigen, leading to eosinophilic airway inflammation. J Clin Invest, 106(4): 551-559.

Lambrecht B. N., Hammad H. 2015. The immunology of asthma. Nat Immunol, 16(1): 45-56.

Lambrecht B. N., Hammad H. 2017. The immunology of the allergy epidemic and the hygiene hypothesis. Nat Immunol, 18(10): 1076-1083.

Lambrecht B. N., Salomon B., Klatzmann D., et al. 1998. Dendritic cells are required for the development of chronic eosinophilic airway inflammation in response to inhaled antigen in sensitized mice. J Immunol, 160(8): 4090-4097.

Landis R. C. 2007. Protease activated receptors: clinical relevance to hemostasis and inflammation. Hematol Oncol Clin North Am, 21(1): 103-113.

Laporte J. D., Moore P. E., Panettieri R. A., et al. 1998. Prostanoids mediate IL-1beta-induced beta-adrenergic hyporesponsiveness in human airway smooth muscle cells. Am J Physiol, 275(3 Pt, 1): L491-L501.

Larche M. 2007. Regulatory T cells in allergy and asthma. Chest, 132(3): 1007-1014.

Larche M., Akdis C. A., Valenta R. 2006. Immunological mechanisms of allergen-specific immunotherapy. Nat Rev Immunol, 6(10): 761-771.

Lee H. M., Kim H. Y., Kang H. J., et al. 2007. Up-regulation of protease-activated receptor 2 in allergic rhinitis. Ann Otol Rhinol Laryngol, 116(7): 554-558.

Lee H., Hamilton J. R. 2012. Physiology pharmacology, and therapeutic potential of protease-activated receptors in vascular disease. Pharmacol Ther, 134(2): 246-259.

Lee J. H., Kim J. W., Kim D. K., et al. 2011. The Src family kinase Fgr is critical for activation of mast cells and IgE-mediated anaphylaxis in mice. J Immunol, 187(4): 1807-1815.

Lee M. W., Odegaard J. I., Mukundan L., et al. 2015a. Activated type 2 innate lymphoid cells regulate beige fat biogenesis. Cell, 160(1-2): 74-87.

Lee S. E., Jeong S. K., Lee S. H. 2010. Protease and protease-activated receptor-2 signaling in the pathogenesis of atopic dermatitis. Yonsei Med J, 51(6): 808-822.

Lee W., Su K. H., Lee G. R. 2015b. Leukotrienes induce the migration of Th17 cells. Immunol Cell Biol, 93(5): 472-479.

Leffler J., Jones A. C., Hollams E. M., et al. 2018. Basophil levels in PBMC population during childhood acute wheeze/asthma are associated with future exacerbations. J Allergy Clin Immunol, 142(5): 1639-1641.

Lefrancais E., Roga S., Gautier V., et al. 2012. IL-33 is processed into mature bioactive forms by neutrophil elastase and cathepsin G. Proc Natl Acad Sci U S A, 109(5): 1673-1678.

Lei Y., Gregory J. A., Nilsson G. P., et al. 2013. Insights into mast cell functions in asthma using mouse models. Pulm Pharmacol Ther, 26(5): 532-539.

Lei Z., Liu G., Huang Q., et al. 2008. SCF and IL-31 rather than IL-17 and BAFF are potential indicators in patients with allergic asthma. Allergy, 63(3): 327-332.

Lennox A. T., Coburn S. L., Leech J. A., et al. 2018. ATP12A promotes mucus dysfunction during Type, 2 airway inflammation. Sci Rep, 8(1): 2109.

Lewkowich I. P., Day S. B., Ledford J. R., et al. 2011. Protease-activated receptor 2 activation of myeloid dendritic cells regulates allergic airway inflammation. Respir Res, 12: 122.

Lewkowich I. P., Lajoie S., Clarket J. R., et al. 2008. Allergen uptake, activation, and IL-23 production by pulmonary myeloid DCs drives airway hyperresponsiveness in asthma-susceptible mice. PLoS One, 3(12): e3879.

Li C. W., Lu H. G., Chen D. H., et al. 2014. *In vivo* and *in vitro* studies of Th17 response to specific immunotherapy in house dust mite-induced allergic rhinitis patients. PLoS One, 9(3): e91950.

Li C., Maillet I., Mackowiak C., et al. 2017. Experimental atopic dermatitis depends on IL-33R signaling via MyD88 in dendritic cells. Cell Death Dis, 8(4): e2735.

Li L. H., Lu B., Wu H. K., et al. 2015. Apigenin inhibits TGF-beta1-induced proliferation and migration of airway smooth muscle cells. Int J Clin Exp Pathol, 8(10): 12557-12563.

Li L., Boussiotis V. A. 2008. Control and regulation of peripheral tolerance in allergic inflammatory disease: therapeutic consequences. Chem Immunol Allergy, 94: 178-188.

Li M. O., Wan Y. Y., Flavell R. A. 2007. T cell-produced transforming growth factor-beta1 controls T cell tolerance and regulates Th1- and Th17-cell differentiation. Immunity, 26(5): 579-591.

Li T., He S. 2006. Induction of IL-6 release from human T cells by PAR-1 and PAR-2 agonists. Immunol Cell Biol, 84(5): 461-466.

Li T., Wang H., He S. 2006. Induction of interleukin-6 release from monocytes by serine proteinases and its potential mechanisms. Scand J Immunol, 64(1): 10-16.

Li X., Syrovets T., Paskas S., et al. 2008. Mature dendritic cells express functional thrombin receptors triggering chemotaxis and CCL18/pulmonary and activation-regulated chemokine induction. J Immunol, 181(2): 1215-1223.

Li X., Yang H. W., Chen H., et al. 2014. In silico prediction of T and B cell epitopes of Der f 25 in dermatophagoides farinae. Int J Genomics, 2014: 483905.

Liao Y., Erxleben C., Yildirim E., et al. 2007. Orai proteins interact with TRPC channels and confer responsiveness to store depletion. Proc Natl Acad Sci U S A, 104(11): 4682-4687.

Liao Z., Xiao H. T., Zhang Y., et al. 2015. IL-1beta: a key modulator in asthmatic airway smooth muscle hyper-reactivity. Expert Rev Respir Med, 9(4): 429-436.

Liccardi G., Salzillo A., Russo M., et al. 2014. Major rabbit allergen Ory c 3: what could be its possible role as a sensitizing agent in real life? J Allergy Clin Immunol, 133(1): 283-284.

Lim H. W., Lee J., Hillsamer P., et al. 2008. Human Th17 cells share major trafficking receptors with both polarized effector T cells and FOXP3+ regulatory T cells. J Immunol, 180(1): 122-129.

Lim J., Iyer A., Liu L., et al. 2013. Diet-induced obesity, adipose inflammation, and metabolic dysfunction correlating with PAR2 expression are attenuated by PAR2 antagonism. FASEB J, 27(12): 4757-4767.

Lim S. K., Kwon M. S., Lee J., et al. 2017. Weissella cibaria WIKIM28 ameliorates atopic dermatitis-like skin lesions by inducing tolerogenic dendritic cells and regulatory T cells in BALB/c mice. Sci Rep, 7: 40040.

Lin J., Li M., Liu Y., et al. 2015. Expression, purification and characterization of Der f 27, a new allergen from dermatophagoides farinae. Am J Transl Res, 7(7): 1260-1270.

Lin J. L., Wang Y. Y., Xiao X. J., et al. 2015. Characterization of a new subtype of allergen in dermatophagoides farinae-Der f 28. J Thorac Dis, 7(10): 1842-1849.

Lin K. C., Huang D. Y., Huang D. W., et al. 2016. Inhibition of AMPK through Lyn-Syk-Akt enhances FcepsilonRI signal pathways for allergic response. J Mol Med (Berl), 94(2): 183-194.

Litonjua A. A., Milton D. K., Celedon J. C., et al. 2002. A longitudinal analysis of wheezing in young children: the independent effects of early life exposure to house dust endotoxin, allergens, and pets. J Allergy Clin Immunol, 110(5): 736-742.

Liu A. H. 2002. Endotoxin exposure in allergy and asthma: reconciling a paradox. J Allergy Clin Immunol, 109(3): 379-392.

Liu A. H., Anderson W. C., Dutmer C. M., et al. 2016. Advances in asthma 2015: across the lifespan. J Allergy Clin Immunol, 138(2): 397-404.

Liu A. H., Leung D. Y. 2006. Renaissance of the hygiene hypothesis. J Allergy Clin Immunol, 117(5): 1063-1066.

Liu P., Li J., Yang X., et al. 2010. Helminth infection inhibits airway allergic reaction and dendritic cells are involved in the modulation process. Parasite Immunol, 32(1): 57-66.

Liu T., Song C. H., Liu A. M., et al. 2011. Forkhead box P3+ T cells express interleukin-17 in nasal mucosa of patients with both allergic rhinitis and polyposis. Clin Exp Immunol, 163(1): 59-64.

Liu X., Wang J., Zhang H., et al. 2016. Induction of mast cell accumulation by tryptase via a protease activated receptor-2 and ICAM-1 dependent mechanism. Mediators Inflamm, 2016: 6431574.

Liu Y. J., Soumelis V., Watanabe N., et al. 2007. TSLP: an epithelial cell cytokine that regulates T cell differentiation by conditioning dendritic cell maturation. Annu Rev Immunol, 25: 193-219.

Lloyd C. M., Saglani S. 2015. Epithelial cytokines and pulmonary allergic inflammation. Curr Opin Immunol, 34: 52-58.

Locci M., Havenar-Daughton C., Landais E., et al. 2013. Human circulating PD-1$^+$CXCR3-CXCR5$^+$ memory Tfh cells are highly functional and correlate with broadly neutralizing HIV antibody responses. Immunity, 39(4): 758-769.

Loebel D., Scaloni A., Paolini S., et al. 2000. Cloning post-translational modifications, heterologous expression and ligand-binding of boar salivary lipocalin. Biochem J, 350 Pt 2(2): 369-379.

Lohman R. J., Cotterell A. J., Suen J., et al. 2012. Antagonism of protease-activated receptor 2 protects against experimental colitis. J Pharmacol Exp Ther, 340(2): 256-265.

Loken M. R., Brosnan J. M., Bach B. A., et al. 1990. Establishing optimal lymphocyte gates for immunophenotyping by flow cytometry. Cytometry, 11(4): 453-459.

Lombardi C., Canonica G. W., Passalacqua G., et al. 2011. The possible influence of the environment on respiratory allergy: a survey on immigrants to Italy. Ann Allergy Asthma Immunol, 106(5): 407-411.

Longoria J. A., Fujiwara M., Guerra C., et al. 2016. Teflon injection into the trachea causes predictable fibroblastic response and collagen deposition: a pilot study. J Bronchology Interv Pulmonol, 23(4): 283-287.

Lopez-Pedrera C., Aguirre M. A., Buendia P., et al. 2010. Differential expression of protease-activated receptors in monocytes from patients with primary antiphospholipid syndrome. Arthritis Rheum, 62(3): 869-877.

Lu Y., Wang X., Gu J., et al. 2015. iTreg induced from CD39$^+$ naive T cells demonstrate enhanced proliferate and suppressive ability. Int Immunopharmacol, 28(2): 925-930.

Luckey U., Schmidt T., Pfender N., et al. 2012. Crosstalk of regulatory T cells and tolerogenic dendritic cells prevents contact allergy in subjects with low zone tolerance. J Allergy Clin Immunol, 130(3): 781-797, e711.

Lun S. W., Wong C. K., Ko F. W., et al. 2009. Expression and functional analysis of Toll-like receptors of peripheral blood cells in asthmatic patients: implication for immunopathological mechanism in asthma. J Clin Immunol, 29(3): 330-342.

Lund S., Walford H. H., Doherty T. A. 2013. Type, 2 innate lymphoid cells in allergic disease. Curr Immunol Rev, 9(4): 214-221.

Lundell A. C., Andersson K., Josefsson E., et al. 2007. Soluble CD14 and CD83 from human neonatal antigen-presenting cells are inducible by commensal bacteria and suppress allergen-induced human neonatal Th2 differentiation. Infect Immun, 75(8): 4097-4104.

Lundy S. K., Berlin A. A., Martens T. F., et al. 2005. Deficiency of regulatory B cells increases allergic airway inflammation. Inflamm Res, 54(12): 514-521.

Lutfi R., Lewkowich I. P., Zhou P., et al. 2012. The role of protease-activated receptor-2 on pulmonary neutrophils in the innate immune response to cockroach allergen. J Inflamm (Lond), 9(1): 32.

Lv X. X., Liu S. S., Li K., et al. 2017. Cigarette smoke promotes COPD by activating platelet-activating factor receptor and inducing neutrophil autophagic death in mice. Oncotarget, 8(43): 74720-74735.

Lynch S. V. 2016. Gut microbiota and allergic disease. New insights. Ann Am Thorac Soc, 13 Suppl, 1: S51-S54.

Lyons J. J., Sun G., Ston K. D., et al. 2014. Mendelian inheritance of elevated serum tryptase associated with atopy and connective tissue abnormalities. J Allergy Clin Immunol, 133(5): 1471-1474.

Ma L., Dorling A. 2012. The roles of thrombin and protease-activated receptors in inflammation. Semin Immunopathol, 34(1): 63-72.

Ma X., Cheng Z., Kong H., et al. 2002. Changes in biophysical and biochemical properties of single bronchial smooth muscle cells from asthmatic subjects. Am J Physiol Lung Cell Mol Physiol, 283(6): L1181-L1189.

Ma Y., Huang W., Liu C., et al. 2016. Immunization against TGF-beta1 reduces collagen deposition but increases sustained inflammation in a murine asthma model. Hum Vaccin Immunother, 12(7): 1876-1885.

Ma Y., Liu X., Wei Z., et al. 2014. The expression of a novel anti-inflammatory cytokine IL-35 and its possible significance in childhood asthma. Immunol Lett, 162(1 Pt A): 11-17.

Macaubas C., DeKruyff R. H., Umetsu D. T. 2003. Respiratory tolerance in the protection against asthma. Curr Drug Targets Inflamm Allergy, 2(2): 175-186.

Macey M. G., Wolf S. I., Wheeler-Jones C. P., et al. 2009. Expression of blood coagulation factors on monocytes after exposure to TNF-treated endothelium in a novel whole blood model of arterial flow. J Immunol Methods, 350(1-2): 133-141.

Macey M. R., Sturgill J. L., Morales J. K., et al. 2010. IL-4 and TGF-beta 1 counterbalance one another while regulating mast cell homeostasis. J Immunol, 184(9): 4688-4695.

MacGlashan D. Jr. 2010. Expression of CD203c and CD63 in human basophils: relationship to differential regulation of piecemeal and anaphylactic degranulation processes. Clin Exp Allergy, 40(9): 1365-1377.

Madhurantakam C., Nilsson O. B., Uchtenhagen H., et al. 2010. Crystal structure of the dog lipocalin allergen Can f 2: implications for cross-reactivity to the cat allergen Fel d 4. J Mol Biol, 401(1): 68-83.

Mahajan S. G., Fender A. C., Meyer-Kirchrath J., et al. 2012. A novel function of FoxO transcription factors in thrombin-stimulated vascular smooth muscle cell proliferation. Thromb Haemost, 108(1): 148-158.

Mahmudi-Azer S., Downey G. P., Moqbel R. 2002. Translocation of the tetraspanin CD63 in association with human eosinophil mediator release. Blood, 99(11): 4039-4047.

Maizels R. M. 2005. Infections and allergy - helminths, hygiene and host immune regulation. Curr Opin Immunol, 17(6): 656-661.

Makinde T., Murphy R. F., Agrawal D. K. 2006. Immunomodulatory role of vascular endothelial growth factor and angiopoietin-1 in airway remodeling. Curr Mol Med, 6(8): 831-841.

Malajian D., Guttman-Yassky E. 2015. New pathogenic and therapeutic paradigms in atopic dermatitis. Cytokine, 73(2): 311-318.

Malbec O., Daeron M. 2007. The mast cell IgG receptors and their roles in tissue inflammation. Immunol Rev, 217: 206-221.

Malissen B., Tamoutounour S., Henri S. 2014. The origins and functions of dendritic cells and macrophages in the skin. Nat Rev Immunol, 14(6): 417-428.

Mamessier E., Birnbaum J., Dupuy P., et al. 2006. Ultra-rush venom immunotherapy induces differential T cell activation and regulatory patterns according to the severity of allergy. Clin Exp Allergy, 36(6): 704-713.

Mansson A., Bachar O., Adner M., et al. 2010. Leukocyte phenotype changes induced by specific immunotherapy in patients with birch allergy. J Investig Allergol Clin Immunol, 20(6): 476-483.

Marks G. B. 2006. Environmental factors and gene-environment interactions in the aetiology of asthma. Clin Exp Pharmacol Physiol, 33(3): 285-289.

Martinez-Gomez J. M., Johansen P., Rose H., et al. 2009. Targeting the MHC class II pathway of antigen presentation enhances immunogenicity and safety of allergen immunotherapy. Allergy, 64(1): 172-178.

Maryanoff B. E., Zhang H. C., Andrade-Gordon P., et al. 2003. Discovery of potent peptide-mimetic antagonists for the human thrombin receptor, protease-activated receptor-1 (PAR-1). Curr Med Chem Cardiovasc Hematol Agents, 1(1): 13-36.

Mashaghi A., Marmalidou A., Tehrani M., et al. 2016. Neuropeptide substance P and the immune response. Cell Mol Life Sci, 73(22): 4249-4264.

Mashiko S., Bouguermouh S., Rubio M., et al. 2015. Human mast cells are major IL-22 producers in patients with psoriasis and atopic dermatitis. J Allergy Clin Immunol, 136(2): 351-359, e351.

Masini E., Vannacci A., Failli P., et al. 2008. A carbon monoxide-releasing molecule (CORM-3) abrogates polymorphonuclear granulocyte-induced activation of endothelial cells and mast cells. FASEB J, 22(9): 3380-3388.

Massoud A. H., Guay J., Shalaby K. H., et al. 2012. Intravenous immunoglobulin attenuates airway inflammation through induction of forkhead box protein 3-positive regulatory T cells. J Allergy Clin Immunol, 129(6): 1656-1665, e1653.

Matsushima H., Yamada N., Matsue H., et al. 2004. TLR3-, TLR7-, and TLR9-mediated production of proinflammatory cytokines and chemokines from murine connective tissue type skin-derived mast cells but not from bone marrow-derived mast cells. J Immunol, 173(1): 531-541.

Matsuwaki Y., Wada K., White T. A., et al. 2009. Recognition of fungal protease activities induces cellular activation and eosinophil-derived neurotoxin release in human eosinophils. J Immunol, 183(10): 6708-6716.

Matsuwaki Y., Wada K., White T., et al. 2012. Alternaria fungus induces the production of GM-CSF, interleukin-6 and interleukin-8 and calcium signaling in human airway epithelium through protease-activated receptor 2. Int Arch Allergy Immunol, 158 Suppl, 1: 19-29.

Maurer D., Ebner C., Reininger B., et al. 1995. The high affinity IgE receptor (Fc epsilon RI) mediates IgE-dependent allergen presentation. J Immunol, 154(12): 6285-6290.

May R. D., Monk P. D., Cohen E. S., et al. 2012. Preclinical development of CAT-354, an IL-13 neutralizing antibody, for the treatment of severe uncontrolled asthma. Br J Pharmacol, 166(1): 177-193.

Mazor R., Alsaigh T., Shaked H., et al. 2013. Matrix metalloproteinase-1-mediated up-regulation of vascular endothelial growth factor-2 in endothelial cells. J Biol Chem, 288(1): 598-607.

Mcbrien C. N., Menzies-Gow A. 2017. The biology of eosinophils and their role in asthma. Front Med, 4(5): 93.

McCurdy J. D., Olynych T. J., Maher L. H., et al. 2003. Cutting edge: distinct Toll-like receptor 2 activators selectively induce different classes of mediator production from human mast cells. J Immunol, 170(4): 1625-1629.

McKinley L., Alcorn J. F., Peterson A., et al. 2008. TH17 cells mediate steroid-resistant airway inflammation and airway hyperresponsiveness in mice. J Immunol, 181(6): 4089-4097.

McLachlan J. B., Shelburne C. P., Hart J. P., et al. 2008. Mast cell activators: a new class of highly effective vaccine adjuvants. Nat Med, 14(5): 536-541.

McLaughlin J. N., Patterson M. M., Malik A. B. 2007. Protease-activated receptor-3 (PAR3) regulates PAR1 signaling by receptor dimerization. Proc Natl Acad Sci U S A, 104(13): 5662-5667.

Mehal J. M., Holman R. C., Steiner C. A., et al. 2014. Epidemiology of asthma hospitalizations among American Indian and Alaska native people and the general United States population. Chest, 146(3): 624-632.

Melendez A. J., Harnett M. M., Pushparaj P. N., et al. 2007. Inhibition of Fc epsilon RI-mediated mast cell responses by ES-62, a product of parasitic filarial nematodes. Nat Med, 13(11): 1375-1381.

Melicoff E., Sansores-Garcia L., Gomez A., et al. 2009. Synaptotagmin-2 controls regulated exocytosis but not other secretory responses of mast cells. J Biol Chem, 284(29): 19445-19451.

Menzella F., Lusuardi M., Galeone C., et al. 2015. Profile of anti-IL-5 mAb mepolizumab in the treatment of severe refractory asthma and hypereosinophilic diseases. J Asthma Allergy, 8: 105-114.

Merluzzi S., Betto E., Ceccaroni A. A., et al. 2015. Mast cells, basophils and B cell connection network. Mol Immunol, 63(1): 94-103.

Miglino N., Roth M., Tamm M., et al. 2011. House dust mite extract downregulates C/EBPalpha in asthmatic bronchial smooth muscle cells. Eur Respir J, 38(1): 50-58.

Miike S., McWilliam A. S., Kita H. 2001. Trypsin induces activation and inflammatory mediator release from human eosinophils through protease-activated receptor-2. J Immunol, 167(11): 6615-6622.

Mikkelsen S., Bibby B. M., Dolberg M. K., et al. 2010. Basophil sensitivity through CD63 or CD203c is a functional measure for specific immunotherapy. Clin Mol Allergy, 8(1): 2.

Milovanovic M., Drozdenko G., Weise C., et al. 2010. Interleukin-17A promotes IgE production in human B cells. J Invest Dermatol, 130(11): 2621-2628.

Min B., Paul W. E. 2008. Basophils and type 2 immunity. Curr Opin Hematol, 15(1): 59-63.

Miranda S. M. N., Wilhelm T., Huber M., et al. 2016. Differential Lyn-dependence of the SHIP1-deficient mast cell phenotype. Cell Commun Signal, 14(1): 12.

Mitchell P. D., O'Byrne P. M. 2016. Biologics and the lung: TSLP and other epithelial cell-derived cytokines in asthma. Pharmacol Ther, 169: 104-112.

Mitchell P. D., Salter B. M., Oliveria J. P., et al. 2018. IL-33 and its receptor ST2 after inhaled allergen challenge in allergic asthmatics. Int Arch Allergy Immunol, 176(2): 133-142.

Mittal R., Patel A. P., Debs L. H., et al. 2016. Intricate functions of matrix metalloproteinases in physiological and pathological conditions. J Cell Physiol, 231(12): 2599-2621.

Miyajima I., Dombrowicz D., Martin T. R., et al. 1997. Systemic anaphylaxis in the mouse can be mediated largely through IgG1 and Fc gammaRIII. Assessment of the cardiopulmonary changes, mast cell degranulation, and death associated with active or IgE- or IgG1-dependent passive anaphylaxis. J Clin Invest, 99(5): 901-914.

Miyake Y., D'Alessandro-Gabazza C. N., Takagi T., et al. 2013. Dose-dependent differential effects of thrombin in allergic bronchial asthma. J Thromb Haemost, 11(10): 1903-1915.

Miyasaka T., Okuyama-Dobashi K., Masuda C., et al. 2016. The involvement of central nervous system histamine receptors in psychological stress-induced exacerbation of allergic airway inflammation in mice. Allergol Int, 65 Suppl: S38-S44.

Mobs C., Ipsen H., Mayer L., et al. 2012. Birch pollen immunotherapy results in long-term loss of Bet v 1-specific TH2 responses, transient TR1 activation, and synthesis of IgE-blocking antibodies. J Allergy Clin Immunol, 130(5): 1108-1116, e1106.

Moffatt M. F., Gut I. G., Demenais F., et al. 2010. A large-scale, consortium-based genomewide association study of asthma. N Engl J Med, 363(13): 1211-1221.

Mogilski S., Kubacka M., Lazewska D., et al. 2017. Aryl-1, 3, 5-triazine ligands of histamine $H_4$ receptor attenuate inflammatory and nociceptive response to carrageen, zymosan and lipopolysaccharide. Inflamm Res, 66(1): 79-95.

Molfino N. A., Gossage D., Kolbeck R., et al. 2012. Molecular and clinical rationale for therapeutic targeting of interleukin-5 and its receptor. Clin Exp Allergy, 42(5): 712-737.

Molino M., Barnathan E. S., Numerof R., et al. 1997. Interactions of mast cell tryptase with thrombin receptors and PAR-2. J Biol Chem, 272(7): 4043-4049.

Moniaga C. S., Jeong S. K., Egawa G., et al. 2013. Protease activity enhances production of thymic stromal lymphopoietin and basophil accumulation in flaky tail mice. Am J Pathol, 182(3): 841-851.

Monneret G. 2008. Is this time for CRTH2/DP2 in a flow cytometric basophil activation test? Clin Exp Allergy, 38(7): 1239-1240.

Monneret G. 2010. CCR3 for basophil activation test: a necessary but insufficient step. Clin Exp Allergy, 40(6): 953.

Monteseirin J. 2009. Neutrophils and asthma. J Investig Allergol Clin Immunol, 19(5): 340-354.

Montuschi P., Peters-Golden M. L. 2010. Leukotriene modifiers for asthma treatment. Clin Exp Allergy, 40(12): 1732-1741.

Moraes T. J., Sears M. R., Subbarao P. 2018. Epidemiology of asthma and influence of ethnicity. Semin Respir Crit Care Med, 39(1): 3-11.

Moro K., Yamada T., Tanabe M., et al. 2010. Innate production of Th2 cytokines by adipose tissue-associated c-Kit$^+$Sca-1$^+$ lymphoid cells. Nature, 463(7280): 540-544.

Mosmann T. R., Cherwinski H., Bond M. W., et al. 1986. Two types of murine helper T cell clone. I. Definition according to profiles of lymphokine activities and secreted proteins. J Immunol, 136(7): 2348-2357.

Moulin D., Donze O., Talabot-Ayer D., et al. 2007. Interleukin (IL)-33 induces the release of pro-inflammatory mediators by mast cells. Cytokine, 40(3): 216-225.

Moussa L., Bezirard V., Salvador-Cartier C., et al. 2012. A low dose of fermented soy germ alleviates gut barrier injury, hyperalgesia and faecal protease activity in a rat model of inflammatory bowel disease. PLoS One, 7(11): e49547.

Movassagh H., Tatari N., Shan L., et al. 2016. Human airway smooth muscle cell proliferation from asthmatics is negatively regulated by semaphorin3A. Oncotarget, 7(49): 80238-80251.

Mukai K., Matsuoka K., Taya C., et al. 2005. Basophils play a critical role in the development of IgE-mediated chronic allergic inflammation independently of T cells and mast cells. Immunity, 23(2): 191-202.

Mule F., Pizzuti R., Capparelli A., et al. 2004. Evidence for the presence of functional protease activated receptor 4 (PAR4) in the rat colon. Gut, 53(2): 229-234.

Muller U., Akdis C. A., Fricker M., et al. 1998. Successful immunotherapy with T-cell epitope peptides of bee venom phospholipase A2 induces specific T-cell anergy in patients allergic to bee venom. J Allergy Clin Immunol, 101(6 Pt, 1): 747-754.

Murakami M., Yoshikawa T., Nakamura T., et al. 2015. Involvement of the histamine H1 receptor in the regulation of sympathetic nerve activity. Biochem Biophys Res Commun, 458(3): 584-589.

Nagasaka A., Matsue H., Matsushima H., et al. 2008. Osteopontin is produced by mast cells and affects IgE-mediated degranulation and migration of mast cells. Eur J Immunol, 38(2): 489-499.

Nakae S., Ho L. H., Yu M., et al. 2007a. Mast cell-derived TNF contributes to airway hyperreactivity, inflammation, and TH2 cytokine production in an asthma model in mice. J Allergy Clin Immunol, 120(1): 48-55.

Nakae S., Lunderius C., Ho L. H., et al. 2007b. TNF can contribute to multiple features of ovalbumin-induced allergic inflammation of the airways in mice. J Allergy Clin Immunol, 119(3): 680-686.

Nakae S., Suto H., Berry G. J., et al. 2007c. Mast cell-derived TNF can promote Th17 cell-dependent neutrophil recruitment in ovalbumin-challenged OTII mice. Blood, 109(9): 3640-3648.

Nakae S., Suto H., Iikura M., et al. 2006. Mast cells enhance T cell activation: importance of mast cell costimulatory molecules and secreted TNF. J Immunol, 176(4): 2238-2248.

Nakanaga K., Hama K., Aoki J. 2010. Autotaxin—an LPA producing enzyme with diverse functions. J Biochem, 148(1): 13-24.

Nakanishi-Matsui M., Zheng Y. W., Sulciner D. J., et al. 2000. PAR3 is a cofactor for PAR4 activation by thrombin. Nature, 404(6778): 609-613.

Nakano H., Free M. E., Whitehead G. S., et al. 2012. Pulmonary CD103$^+$ dendritic cells prime Th2 responses to inhaled allergens. Mucosal Immunol, 5(1): 53-65.

Nakano M., Ito K., Yuno T., et al. 2017. UDP/P2Y6 receptor signaling regulates IgE-dependent degranulation in human basophils. Allergol Int, 66(4): 574-580.

Nakano T., Andoh T., Tayama M., et al. 2008. Effects of topical application of tacrolimus on acute itch-associated responses in mice. Biol Pharm Bull, 31(4): 752-754.

Naldini A., Carney D. H., Pucci A., et al. 2000. Thrombin regulates the expression of proangiogenic cytokines via proteolytic activation of protease-activated receptor-1. Gen Pharmacol, 35(5): 255-259.

Nam S. I., Kwon T. K. 2014. Dexamethasone inhibits interleukin-1beta-induced matrix metalloproteinase-9 expression in cochlear cells. Clin Exp Otorhinolaryngol, 7(3): 175-180.

Nam S. I., Yu G. I., Kim H. J., et al. 2011. A polymorphism at -1607 2G in the matrix metalloproteinase-1 (MMP-1) increased risk of sudden deafness in Korean population but not at -519A/G in MMP-1. Laryngoscope, 121(1): 171-175.

Nathan A. T., Peterson E. A., Chakir J., et al. 2009. Innate immune responses of airway epithelium to house dust mite are mediated through beta-glucan-dependent pathways. J Allergy Clin Immunol, 123(3): 612-618.

Neeland M. R., Koplin J. J., Dang T. D., et al. 2018. Early life innate immune signatures of persistent food allergy. J Allergy Clin Immunol, 142(3): 857-864.

Neill D. R., Wong S. H., Bellosi A., et al. 2010. Nuocytes represent a new innate effector leukocyte that mediates type-2 immunity. Nature, 464(7293): 1367-1370.

Neumann D. 2016. Role of the histamine $H_4$-receptor in bronchial asthma. Handb Exp Pharmacol, 241: 347-359.

Nguyen K. T., Eskin S. G., Patterson C., et al. 2001. Shear stress reduces protease activated receptor-1 expression in human endothelial cells. Ann Biomed Eng, 29(2): 145-152.

Niedbala W., Besnard A. G., Jiang H. R., et al. 2013. Nitric oxide-induced regulatory T cells inhibit Th17 but not Th1 cell differentiation and function. J Immunol, 191(1): 164-170.

Nieminen K., Laaksonen K., Savolainen J. 2009. Three-year follow-up study of allergen-induced in vitro cytokine and signalling lymphocytic activation molecule mRNA responses in peripheral blood mononuclear cells of allergic rhinitis patients undergoing specific immunotherapy. Int Arch Allergy Immunol, 150(4): 370-376.

Nieuwenhuizen L., Falkenburg W. J., Schutgens R. E., et al. 2013. Stimulation of naive monocytes and PBMCs with coagulation proteases results in thrombin-mediated and PAR-1-dependent cytokine release and cell proliferation in PBMCs only. Scand J Immunol, 77(5): 339-349.

Nigo Y. I., Yamashita M., Hirahara K., et al. 2006. Regulation of allergic airway inflammation through Toll-like receptor 4-mediated modification of mast cell function. Proc Natl Acad Sci U S A, 103(7): 2286-2291.

Nilsson O. B., Binnmyr J., Zoltowska A., et al. 2012. Characterization of the dog lipocalin allergen Can f 6: the role in cross-reactivity with cat and horse. Allergy, 67(6): 751-757.

Niu Q. X., Chen H. Q., Chen Z. Y., et al. 2008. Induction of inflammatory cytokine release from human umbilical vein endothelial cells by agonists of proteinase-activated receptor-2. Clin Exp Pharmacol Physiol, 35(1): 89-96.

Noble A., Giorgini A., Leggat J. A. 2006. Cytokine-induced IL-10-secreting CD8 T cells represent a phenotypically distinct suppressor T-cell lineage. Blood, 107(11): 4475-4483.

Nograles K. E., Zaba L. C., Sheme A., et al. 2009. IL-22-producing "T22" T cells account for upregulated IL-22 in atopic dermatitis despite reduced IL-17-producing TH17 T cells. J Allergy Clin Immunol, 123(6): 1244-1252, e1242.

Noguchi T., Nakagome K., Kobayashi T., et al. 2016. Effect of LTRA on IP-10-induced eosinophil adhesion to ICAM-1. Allergol Int, 65 Suppl: S62-S64.

Noh G., Lee J. H. 2011. Regulatory B cells and allergic diseases. Allergy Asthma Immunol Res, 3(3): 168-177.

None. 2016. Are we too clean? Reframing the hygiene hypothesis and its implications for allergies, infectious diseases and our lifestyles. Perspect Public Health, 136(4): 194.

Norimoto A., Hirose K., Iwata A., et al. 2014. Dectin-2 promotes house dust mite-induced T helper type 2 and type 17 cell differentiation and allergic airway inflammation in mice. Am J Respir Cell Mol Biol, 51(2): 201-209.

Norman M. U., Hwang J., Hulliger S., et al. 2008. Mast cells regulate the magnitude and the cytokine microenvironment of the contact hypersensitivity response. Am J Pathol, 172(6): 1638-1649.

Nouri-Aria K. T. 2008. Recent progress in allergen immunotherapy. Iran J Immunol, 5(1): 1-24.

Novak N. 2012. An update on the role of human dendritic cells in patients with atopic dermatitis. J Allergy Clin Immunol, 129(4): 879-886.

Novak N., Allam J. P., Hagemann T., et al. 2004. Characterization of FcepsilonRI-bearing CD123 blood dendritic cell antigen-2 plasmacytoid dendritic cells in atopic dermatitis. J Allergy Clin Immunol, 114(2): 364-370.

Novak N., Bieber T. 2005. The role of dendritic cell subtypes in the pathophysiology of atopic dermatitis. J Am Acad Dermatol, 53(2 Suppl, 2): S171-S176.

Novak N., Bieber T., Allam J. P. 2011. Immunological mechanisms of sublingual allergen-specific immunotherapy. Allergy, 66(6): 733-739.

Novak N., Bieber T., Hoffmann M., et al. 2012. Efficacy and safety of subcutaneous allergen-specific immunotherapy with depigmented polymerized mite extract in atopic dermatitis. J Allergy Clin Immunol, 130(4): 925-931, e924.

Novak N., Haberstok J., Bieber T., et al. 2008. The immune privilege of the oral mucosa. Trends Mol Med, 14(5): 191-198.

Novak N., Tepel C., Koch S., et al. 2003. Evidence for a differential expression of the FcepsilonRIgamma chain in dendritic cells of atopic and nonatopic donors. J Clin Invest, 111(7): 1047-1056.

Nozato K., Fujita J., Kawaguchi M., et al. 2011. IL-17F induces CCL20 in bronchial epithelial cells. J Allergy (Cairo), 2011: 587204.

Nutku E., Zhuang Q., Soussi-Gounni A., et al. 2001. Functional expression of IL-12 receptor by human eosinophils: IL-12 promotes eosinophil apoptosis. J Immunol, 167(2): 1039-1046.

Nystedt S., Emilsson K., Wahlestedt C., et al. 1994. Molecular cloning of a potential proteinase activated receptor. Proc Natl Acad Sci U S A, 91(20): 9208-9212.

Nystedt S., Ramakrishnan V., Sundelin J. 1996. The proteinase-activated receptor 2 is induced by inflammatory mediators in human endothelial cells. Comparison with the thrombin receptor. J Biol Chem, 271(25): 14910-14915.

O'Byrne P. M., Inman M. D. 2003. Airway hyperresponsiveness. Chest, 123(3 Suppl): 411S-416S.

O'Malley J. T., Sehra S., Thieu V. T., et al. 2009. Signal transducer and activator of transcription 4 limits the development of adaptive regulatory T cells. Immunology, 127(4): 587-595.

Obata K., Mukai K., Tsujimura Y., et al. 2007. Basophils are essential initiators of a novel type of chronic allergic inflammation. Blood, 110(3): 913-920.

Oboki K., Ohno T., Saito H., et al. 2008. Th17 and allergy. Allergol Int, 57(2): 121-134.

Ocmant A., Mulier S., Hanssens L., et al. 2009. Basophil activation tests for the diagnosis of food allergy in children. Clin Exp Allergy, 39(8): 1234-1245.

Ocmant A., Peignois Y., Mulier S., et al. 2007. Flow cytometry for basophil activation markers: the measurement of CD203c up-regulation is as reliable as CD63 expression in the diagnosis of cat allergy. J Immunol Methods, 320(1-2): 40-48.

Ofosu F. A., Dewar L., Craven S. J., et al. 2008. Coordinate activation of human platelet protease-activated receptor-1 and -4 in response to subnanomolar alpha-thrombin. J Biol Chem, 283(40): 26886-26893.

Oh C. K., Raible D., Geba G. P., et al. 2011. Biology of the interleukin-9 pathway and its therapeutic potential for the treatment of asthma. Inflamm Allergy Drug Targets, 10(3): 180-186.

Oh K., Shen T., Le Gros G., et al. 2007. Induction of Th2 type immunity in a mouse system reveals a novel immunoregulatory role of basophils. Blood, 109(7): 2921-2927.

Ohnmacht C., Voehringer D. 2009. Basophil effector function and homeostasis during helminth infection. Blood, 113(12): 2816-2825.

Okayama Y. 2005. Mast cell-derived cytokine expression induced via Fc receptors and Toll-like receptors. Chem Immunol Allergy, 87: 101-110.

Okayama Y., Kagaya S., Yuki K., et al. 2007. Roles of the transmembrane domain and the cytoplasmic domain of Fc epsilon RI alpha in immunoglobulin E-mediated up-regulation of surface Fc epsilon RI expression. Clin Exp Allergy, 37(3): 451-458.

Okayama Y., Kirshenbaum A. S., Metcalfe D. D. 2000. Expression of a functional high-affinity IgG receptor, Fc gamma RI, on human mast cells: up-regulation by IFN-gamma. J Immunol, 164(8): 4332-4339.

Oldfield W. L., Larche M., Kay A. B. 2002. Effect of T-cell peptides derived from Fel d 1 on allergic reactions and cytokine production in patients sensitive to cats: a randomised controlled trial. Lancet, 360(9326): 47-53.

Olivot J. M., Estebanell E., Lafay M., et al. 2001. Thrombomodulin prolongs thrombin-induced extracellular signal-regulated kinase phosphorylation and nuclear retention in endothelial cells. Circ Res, 88(7): 681-687.

Ono E., Taniguchi M., Higashi N., et al. 2010. CD203c expression on human basophils is associated with asthma exacerbation. J Allergy Clin Immunol, 125(2): 483-489, e483.

Orinska Z., Bulanova E., Budagian V., et al. 2005. TLR3-induced activation of mast cells modulates CD8[+] T-cell recruitment. Blood, 106(3): 978-987.

Ortiz-Stern A., Kanda A., Mionnet C., et al. 2011. Langerin[+] dendritic cells are responsible for LPS-induced reactivation of allergen-specific Th2 responses in postasthmatic mice. Mucosal Immunol, 4(3): 343-353.

Ossovskaya V. S., Bunnett N. W. 2004. Protease-activated receptors: contribution to physiology and disease. Physiol Rev, 84(2): 579-621.

Ostroukhova M., Ray A. 2005. CD25[+] T cells and regulation of allergen-induced responses. Curr Allergy Asthma Rep, 5(1): 35-41.

Ota K., Kawaguchi M., Matsukura S., et al. 2014. Potential involvement of IL-17F in asthma. J Immunol Res, 2014: 602846.

Oyoshi M. K., Elkhal A., Kumar L., et al. 2009. Vaccinia virus inoculation in sites of allergic skin inflammation elicits a vigorous cutaneous IL-17 response. Proc Natl Acad Sci U S A, 106(35): 14954-14959.

Oyoshi M. K., Larson R. P., Ziegle S. F., et al. 2010. Mechanical injury polarizes skin dendritic cells to elicit a T(H)2 response by inducing cutaneous thymic stromal lymphopoietin expression. J Allergy Clin Immunol, 126(5): 976-984, 984. e971-e975.

Pabst O., Mowat A. M. 2012. Oral tolerance to food protein. Mucosal Immunol, 5(3): 232-239.

Page K., Hughes V. S., Bennett G. W., et al. 2006. German cockroach proteases regulate matrix metalloproteinase-9 in human bronchial epithelial cells. Allergy, 61(8): 988-995.

Page K., Ledford J. R., Zhou P., et al. 2010. Mucosal sensitization to German cockroach involves protease-activated receptor-2. Respir Res, 11: 62.

Page K., Strunk V. S., Hershenson M. B. 2003. Cockroach proteases increase IL-8 expression in human bronchial epithelial cells via activation of protease-activated receptor (PAR)-2 and extracellular-signal-regulated kinase. J Allergy Clin Immunol, 112(6): 1112-1118.

Palaska I., Gagari E., Theoharides T. C. 2016. The effects of P. gingivalis and E. coli LPS on the expression of proinflammatory mediators in human mast cells and their relevance to periodontal disease. J Biol Regul Homeost Agents, 30(3): 655-664.

Palgan K., Bartuzi Z. 2015. Platelet activating factor in allergies. Int J Immunopathol Pharmacol, 28(4): 584-589.

Palma-Nicolas J. P., Lopez E., Lopez-Colome A. M. 2008. PKC isoenzymes differentially modulate the effect of thrombin on MAPK-dependent RPE proliferation. Biosci Rep, 28(6): 307-317.

Palomares O., Ruckert B., Jartti T., et al. 2012. Induction and maintenance of allergen-specific FOXP3[+] Treg cells in human tonsils as potential first-line organs of oral tolerance. J Allergy Clin Immunol, 129(2): 510-520, 520.e1-e9.

Palomares O., Yaman G., Azkur A. K., et al. 2010. Role of Treg in immune regulation of allergic diseases. Eur J Immunol, 40(5): 1232-1240.

Pan S. L., Tao K. Y., Guh J. H., et al. 2008. The p38 mitogen-activated protein kinase pathway plays a critical role in PAR2-induced endothelial IL-8 production and leukocyte adhesion. Shock, 30(5): 496-502.

Panula P., Chazot P. L., Cowart M., et al. 2015. International Union of Basic and Clinical Pharmacology. XCVIII. Histamine receptors. Pharmacol Rev, 67(3): 601-655.

Parameswaran K., Willems-Widyastuti A., Alagappan V. K., et al. 2006. Role of extracellular matrix and its regulators in human airway smooth muscle biology. Cell Biochem Biophys, 44(1): 139-146.

Park J. H., Gold D. R., Spiegelman D. L., et al. 2001. House dust endotoxin and wheeze in the first year of life. Am J Respir Crit Care Med, 163(2): 322-328.

Park Y. M., Bochner B. S. 2010. Eosinophil survival and apoptosis in health and disease. Allergy Asthma Immunol Res, 2(2): 87-101.

Parker J. M., Oh C. K., LaForce C., et al. 2011. Safety profile and clinical activity of multiple subcutaneous doses of MEDI-528, a humanized anti-interleukin-9 monoclonal antibody, in two randomized phase 2a studies in subjects with asthma. BMC Pulm Med, 11: 14.

Passalacqua G., Durham S. R., Global A., et al. 2007a. Allergic rhinitis and its impact on asthma update: allergen immunotherapy. J Allergy Clin Immunol, 119(4): 881-891.

Passalacqua G., Guerra L., Compalati E., et al. 2007b. The safety of allergen specific sublingual immunotherapy. Curr Drug Saf, 2(2): 117-123.

Patel D., Couroux P., Hickey P., et al. 2013. Fel d 1-derived peptide antigen desensitization shows a persistent treatment effect 1 year after the start of dosing: a randomized, placebo-controlled study. J Allergy Clin Immunol, 131(1): 103-109, e101-e107.

Patel P., Salapatek A. M. 2006. Pollinex Quattro: a novel and well-tolerated, ultra short-course allergy vaccine. Expert Rev Vaccines, 5(5): 617-629.

Patil S. U., Shreffler W. G. 2012. Immunology in the Clinic Review Series; focus on allergies: basophils as biomarkers for assessing immune modulation. Clin Exp Immunol, 167(1): 59-66.

Pawankar R., Bunnag C., Khaltaev N., et al. 2012. Allergic rhinitis and its impact on asthma in Asia Pacific and the ARIA update, 2008. World Allergy Organ J, 5(Suppl, 3): S212-S217.

Pene J., Chevalier S., Preisser L., et al. 2008. Chronically inflamed human tissues are infiltrated by highly differentiated Th17 lymphocytes. J Immunol, 180(11): 7423-7430.

Peng H. J., Su S. N., Chang Z. N., et al. 2002. Induction of specific Th1 responses and suppression of IgE antibody formation by vaccination with plasmid DNA encoding Der f 11. Vaccine, 20(13-14): 1761-1768.

Pennino D., Eyerich K., Scarponi C., et al. 2010. IL-17 amplifies human contact hypersensitivity by licensing hapten nonspecific Th1 cells to kill autologous keratinocytes. J Immunol, 184(9): 4880-4888.

Perales-Linares R., Navas-Martin S. 2013. Toll-like receptor 3 in viral pathogenesis: friend or foe? Immunology, 140(2): 153-167.

Perzanowski M. S., Miller R. L., Thorne P. S., et al. 2006. Endotoxin in inner-city homes: associations with wheeze and eczema in early childhood. J Allergy Clin Immunol, 117(5): 1082-1089.

Peterson R. A. 2012. Regulatory T-cells: diverse phenotypes integral to immune homeostasis and suppression. Toxicol Pathol, 40(2): 186-204.

Phipatanakul W., Celedon J. C., Raby B. A., et al. 2004. Endotoxin exposure and eczema in the first year of life. Pediatrics, 114(1): 13-18.

Piegeler T., Dull R. O., Hu G., et al. 2014. Ropivacaine attenuates endotoxin plus hyperinflation-mediated acute lung injury via inhibition of early-onset Src-dependent signaling. BMC Anesthesiol, 14: 57.

Piliponsky A. M., Chen C. C., Nishimura T., et al. 2008. Neurotensin increases mortality and mast cells reduce neurotensin levels in a mouse model of sepsis. Nat Med, 14(4): 392-398.

Pillemer B. B., Qi Z., Melgert B., et al. 2009. STAT6 activation confers upon T helper cells resistance to suppression by regulatory T cells. J Immunol, 183(1): 155-163.

Pilling D., Vakil V., Cox N., et al. 2015. TNF-alpha-stimulated fibroblasts secrete lumican to promote fibrocyte differentiation. Proc Natl Acad Sci U S A, 112(38): 11929-11934.

Pitsikas N. 2016. The role of nitric oxide synthase inhibitors in schizophrenia. Curr Med Chem, 23(24): 2692-2705.

Plantinga M., Guilliams M., Vanheerswynghels M., et al. 2013. Conventional and monocyte-derived CD11b(+) dendritic cells initiate and maintain T helper 2 cell-mediated immunity to house dust mite allergen. Immunity, 38(2): 322-335.

Platz I. J., Binder M., Marxer A., et al. 2001. Hymenoptera-venom-induced upregulation of the basophil activation marker ecto-nucleotide pyrophosphatase/phosphodiesterase 3 in sensitized individuals. Int Arch Allergy Immunol, 126(4): 335-342.

Poderycki M., Tomimori Y., Ando T., et al. 2010. A minor catalytic activity of Src family kinases is sufficient for maximal activation of mast cells via the high-affinity IgE receptor. J Immunol, 184(1): 84-93.

Popovic M. M., Milovanovic M., Burazer L., et al. 2010. Cysteine proteinase inhibitor Act d 4 is a functional allergen contributing to the clinical symptoms of kiwifruit allergy. Mol Nutr Food Res, 54(3): 373-380.

Popovic M., Paskas S., Zivkovic M., et al. 2010. Human cytomegalovirus increases HUVEC sensitivity to thrombin and modulates expression of thrombin receptors. J Thromb Thrombolysis, 30(2): 164-171.

Prabhala P., Ammit A. J. 2015. Tristetraprolin and its role in regulation of airway inflammation. Mol Pharmacol, 87(4): 629-638.

Prakash Y. S. 2013. Airway smooth muscle in airway reactivity and remodeling: what have we learned? Am J Physiol Lung Cell Mol Physiol, 305(12): L912-L933.

Prescott S. L., Noakes P., Chow B. W., et al. 2008. Presymptomatic differences in Toll-like receptor function in infants who have allergy. J Allergy Clin Immunol, 122(2): 391-399, 399. e391-e395.

Presser K., Schwinge D., Wegmann M., et al. 2008. Coexpression of TGF-beta1 and IL-10 enables regulatory T cells to completely suppress airway hyperreactivity. J Immunol, 181(11): 7751-7758.

Price A. E., Liang H. E., Sullivan B. M., et al. 2010. Systemically dispersed innate IL-13-expressing cells in type 2 immunity. Proc Natl Acad Sci U S A, 107(25): 11489-11494.

Prussin C., Griffith D. T., Boesel K. M., et al. 2003. Omalizumab treatment downregulates dendritic cell FcepsilonRI expression. J Allergy Clin Immunol, 112(6): 1147-1154.

Pukelsheim K., Stoeger T., Kutschke D., et al. 2010. Cytokine profiles in asthma families depend on age and phenotype. PLoS One, 5(12): e14299.

Puri N., Roche P. A. 2008. Mast cells possess distinct secretory granule subsets whose exocytosis is regulated by different SNARE isoforms. Proc Natl Acad Sci U S A, 105(7): 2580-2585.

Qaseem A. S., Singh I., Pathan A. A., et al. 2017. A recombinant fragment of human surfactant protein D suppresses basophil activation and T-helper type, 2 and B-cell responses in grass pollen-induced allergic inflammation. Am J Respir Crit Care Med, 196(12): 1526-1534.

Qiao H., Andrade M. V., Lisboa F. A., et al. 2006. FcepsilonR1 and toll-like receptors mediate synergistic signals to markedly augment production of inflammatory cytokines in murine mast cells. Blood, 107(2): 610-618.

Qiao L., Zhang H., Wu S., et al. 2009. Downregulation of protease activated receptor expression and cytokine production in P815 cells by RNA interference. BMC Cell Biol, 10: 62.

Radzyukevich Y. V., Kosyakova N. I., Prokhorenko I. R. 2018. Synergistic effect of *Dermatophagoides pteronyssinus* allergen and *Escherichia coli* lipopolysaccharide on human blood cells. PLoS One, 13(11): e0207311.

Ramachandran R., Morice A. H., Compton S. J. 2006. Proteinase-activated receptor 2 agonists upregulate granulocyte colony-stimulating factor, IL-8, and VCAM-1 expression in human bronchial fibroblasts. Am J Respir Cell Mol Biol, 35(1): 133-141.

Rauter I., Krauth M. T., Westritschnig K., et al. 2008. Mast cell-derived proteases control allergic inflammation through cleavage of IgE. J Allergy Clin Immunol, 121(1): 197-202.

Ray A., Khare A., Krishnamoorthy N., et al. 2010. Regulatory T cells in many flavors control asthma. Mucosal Immunol, 3(3): 216-229.

Ray A., Kolls J. K. 2017. Neutrophilic inflammation in asthma and association with disease severity. Trends Immunol, 38(12): 942-954.

Rayees S., Malik F., Bukhari S. I., et al. 2014. Linking GATA-3 and interleukin-13: implications in asthma. Inflamm Res, 63(4): 255-265.

Raymond M., Rubio M., Fortin G., et al. 2009. Selective control of SIRP-alpha-positive airway dendritic cell trafficking through CD47 is critical for the development of T(H)2-mediated allergic inflammation. J Allergy Clin Immunol, 124(6): 1333-1342, e1331.

Raza S. L., Nehring L. C., Shapiro S. D., et al. 2000. Proteinase-activated receptor-1 regulation of macrophage elastase (MMP-12) secretion by serine proteinases. J Biol Chem, 275(52): 41243-41250.

Reed C. E., Milton D. K. 2001. Endotoxin-stimulated innate immunity: a contributing factor for asthma. J Allergy Clin Immunol,

108(2): 157-166.

Reese T. A., Liang H. E., Tager A. M., et al. 2007. Chitin induces accumulation in tissue of innate immune cells associated with allergy. Nature, 447(7140): 92-96.

Reinartz S. M., van Tongeren J., van Egmond D., et al. 2011. Dendritic cells in nasal mucosa of subjects with different allergic sensitizations. J Allergy Clin Immunol, 128(4): 887-890.

Reiner S. L. 2007. Development in motion: helper T cells at work. Cell, 129(1): 33-36.

Renz H. 2001. The role of neurotrophins in bronchial asthma. Eur J Pharmacol, 429(1-3): 231-237.

Restrepo R. D. 2007. Inhaled adrenergics and anticholinergics in obstructive lung disease: do they enhance mucociliary clearance? Respir Care, 52(9): 1159-1173.

Reuter S., Heinz A., Sieren M., et al. 2008. Mast cell-derived tumour necrosis factor is essential for allergic airway disease. Eur Respir J, 31(4): 773-782.

Reuter S., Stassen M., Taube C. 2010. Mast cells in allergic asthma and beyond. Yonsei Med J, 51(6): 797-807.

Reynolds A. M., Holmes M. D., Scicchitano R. 2000. Cytokines enhance airway smooth muscle contractility in response to acetylcholine and neurokinin A. Respirology, 5(2): 153-160.

Ribatti D., Ranieri G. 2015. Tryptase a novel angiogenic factor stored in mast cell granules. Exp Cell Res, 332(2): 157-162.

Rievaj J., Davidson C., Nadeem A., et al. 2012. Allergic sensitization enhances anion current responsiveness of murine trachea to PAR-2 activation. Pflugers Arch, 463(3): 497-509.

Riffo-Vasquez Y., Spina D. 2002. Role of cytokines and chemokines in bronchial hyperresponsiveness and airway inflammation. Pharmacol Ther, 94(3): 185-211.

Rindsjo E., Joerink M., Johansson C., et al. 2010. Maternal allergic disease does not affect the phenotype of T and B cells or the immune response to allergens in neonates. Allergy, 65(7): 822-830.

Ring J., Behrendt H., de Weck A. 2010. History and classification of anaphylaxis. Chem Immunol Allergy, 95: 1-11.

Ring J., Brockow K., Behrendt H. 2004. History and classification of anaphylaxis. Novartis Found Symp, 257: 6-16.

Rivera J., Gilfillan A. M. 2006. Molecular regulation of mast cell activation. J Allergy Clin Immunol, 117(6): 1214-1225, quiz 1226.

Rivera J., Olivera A. 2007. Src family kinases and lipid mediators in control of allergic inflammation. Immunol Rev, 217: 255-268.

Rizo J., Rosenmund C. 2008. Synaptic vesicle fusion. Nat Struct Mol Biol, 15(7): 665-674.

Robinson D. S. 2009. Regulatory T cells and asthma. Clin Exp Allergy, 39(9): 1314-1323.

Roche N., Stirling R. G., Lim S., et al. 2003. Effect of acute and chronic inflammatory stimuli on expression of protease-activated receptors 1 and 2 in alveolar macrophages. J Allergy Clin Immunol, 111(2): 367-373.

Rodriguez D., Keller A. C., Faquim-Mauro E. L., et al. 2003. Bacterial lipopolysaccharide signaling through Toll-like receptor 4 suppresses asthma-like responses via nitric oxide synthase 2 activity. J Immunol, 171(2): 1001-1008.

Roger P., Gascard J. P., Bara J., et al. 2000. ATP induced MUC5AC release from human airways in vitro. Mediators Inflamm, 9(6): 277-284.

Rohani M. G., DiJulio D. H., An J. Y., et al. 2010. PAR1- and PAR2-induced innate immune markers are negatively regulated by PI3K/Akt signaling pathway in oral keratinocytes. BMC Immunol, 11: 53.

Roka R., Ait-Belgnaoui A., Salvador-Cartier C., et al. 2007. Dexamethasone prevents visceral hyperalgesia but not colonic permeability increase induced by luminal protease-activated receptor-2 agonist in rats. Gut, 56(8): 1072-1078.

Rokicki W., Rokicki M., Wojtacha J., et al. 2016. The role and importance of club cells (Clara cells) in the pathogenesis of some respiratory diseases. Kardiochir Torakochirurgia Pol, 13(1): 26-30.

Rosenberg H. F., Dyer K. D., Foster P. S. 2013. Eosinophils: changing perspectives in health and disease. Nat Rev Immunol, 13(1): 9-22.

Rosethorne E. M., Charlton S. J. 2018. Airway remodeling disease: primary human structural cells and phenotypic and pathway assays to identify targets with potential to prevent or reverse remodeling. J Exp Pharmacol, 10: 75-85.

Roy S. R., Schiltz A. M., Marotta A., et al. 2003. Bacterial DNA in house and farm barn dust. J Allergy Clin Immunol, 112(3): 571-578.

Royce S. G., Patel K. P., Samuel C. S. 2014. Characterization of a novel model incorporating airway epithelial damage and related fibrosis to the pathogenesis of asthma. Lab Invest, 94(12): 1326-1339.

Royer P. J., Emara M., Yang C., et al. 2010. The mannose receptor mediates the uptake of diverse native allergens by dendritic cells and determines allergen-induced T cell polarization through modulation of IDO activity. J Immunol, 185(3): 1522-1531.

Ryan J. F., Hovde R., Glanville J., et al. 2016. Successful immunotherapy induces previously unidentified allergen-specific CD4$^+$ T-cell subsets. Proc Natl Acad Sci U S A, 113(9): E1286-E1295.

Rydnert F., Lundberg K., Greiff L., et al. 2014. Circulating CD1c(+) DCs are superior at activating Th2 responses upon Phl p stimulation compared with basophils and pDCs. Immunol Cell Biol, 92(6): 557-560.

Rylander R., Haglind P., Lundholm M. 1985. Endotoxin in cotton dust and respiratory function decrement among cotton workers in an experimental cardroom. Am Rev Respir Dis, 131(2): 209-213.

Saatian B., Rezaee F., Desando S., et al. 2013. Interleukin-4 and interleukin-13 cause barrier dysfunction in human airway epithelial cells. Tissue Barriers, 1(2): e24333.

Safholm J., Dahlen S. E., Adner M. 2013. Antagonising EP1 and EP2 receptors reveal that the TP receptor mediates a component of antigen-induced contraction of the guinea pig trachea. Eur J Pharmacol, 718(1-3): 277-282.

Sagi-Eisenberg R. 2007. The mast cell: where endocytosis and regulated exocytosis meet. Immunol Rev, 217: 292-303.

Sainte-Laudy J., Belon P. 2009. Inhibition of basophil activation by histamine: a sensitive and reproducible model for the study of the biological activity of high dilutions. Homeopathy, 98(4): 186-197.

Sainte-Laudy J., Sabbah A., Vallon C., et al. 1998. Analysis of anti-IgE and allergen induced human basophil activation by flow cytometry. Comparison with histamine release. Inflamm Res, 47(10): 401-408.

Salazar F., Ghaemmaghami A. M. 2013. Allergen recognition by innate immune cells: critical role of dendritic and epithelial cells. Front Immunol, 4: 356.

Saleh A., Shan L., Halayko A. J., et al. 2009. Critical role for STAT3 in IL-17A-mediated CCL11 expression in human airway smooth muscle cells. J Immunol, 182(6): 3357-3365.

Sallmann E., Reininger B., Brandt S., et al. 2011. High-affinity IgE receptors on dendritic cells exacerbate Th2-dependent inflammation. J Immunol, 187(1): 164-171.

Salter B., Pray C., Radford K., et al. 2017. Regulation of human airway smooth muscle cell migration and relevance to asthma. Respir Res, 18(1): 156.

Sanderson M. P., Wex E., Kono T., et al. 2010. Syk and Lyn mediate distinct Syk phosphorylation events in FcvarepsilonRI-signal transduction: implications for regulation of IgE-mediated degranulation. Mol Immunol, 48(1-3): 171-178.

Sanna M. D., Stark H., Lucarini L., et al. 2015. Histamine H$_4$ receptor activation alleviates neuropathic pain through differential regulation of ERK, JNK, and P38 MAPK phosphorylation. Pain, 156(12): 2492-2504.

Santos A. F., Becares N., Stephens A., et al. 2016. The expression of CD123 can decrease with basophil activation: implications for the gating strategy of the basophil activation test. Clin Transl Allergy, 6: 11.

Santos A. F., Douiri A., Becares N., et al. 2014. Basophil activation test discriminates between allergy and tolerance in peanut-sensitized children. J Allergy Clin Immunol, 134(3): 645-652.

Sato K., Ninomiya H., Ohkura S., et al. 2006. Impairment of PAR-2-mediated relaxation system in colonic smooth muscle after intestinal inflammation. Br J Pharmacol, 148(2): 200-207.

Sato S., Tachimoto H., Shukuya A., et al. 2010. Basophil activation marker CD203c is useful in the diagnosis of hen's egg and cow's milk allergies in children. Int Arch Allergy Immunol, 152 Suppl, 1: 54-61.

Saxon A., Kepley C., Zhang K. 2008. Accentuate the negative, eliminate the positive: engineering allergy therapeutics to block allergic reactivity through negative signaling. J Allergy Clin Immunol, 121(2): 320-325.

Schafer T., Starkl P., Allard C., et al. 2010. A granular variant of CD63 is a regulator of repeated human mast cell degranulation. Allergy, 65(10): 1242-1255.

Schaper K., Rossbach K., Kother B., et al. 2016. Stimulation of the histamine 4 receptor upregulates thymic stromal lymphopoietin (TSLP) in human and murine keratinocytes. Pharmacol Res, 113(Pt A): 209-215.

Schedel M., Jia Y., Michel S., et al. 2016. 1, 25D3 prevents CD8(+)Tc2 skewing and asthma development through VDR binding changes to the Cyp11a1 promoter. Nat Commun, 7: 10213.

Scheiblhofer S., Thalhamer J., Weiss R. 2018. DNA and mRNA vaccination against allergies. Pediatr Allergy Immunol, 29(7): 679-688.

Schernthaner G. H., Hauswirth A. W., Baghestanian M., et al. 2005. Detection of differentiation- and activation-linked cell surface antigens on cultured mast cell progenitors. Allergy, 60(10): 1248-1255.

Schilling R. S. 1956. Byssinosis in cotton and other textile workers. Lancet, 271(6938): 319-324.

Schmidlin F., Amadesi S., Dabbagh K., et al. 2002. Protease-activated receptor 2 mediates eosinophil infiltration and hyperreactivity in allergic inflammation of the airway. J Immunol, 169(9): 5315-5321.

Schmidt V. A., Nierman W. C., Maglott D. R., et al. 1998. The human proteinase-activated receptor-3 (PAR-3) gene. Identification within a Par gene cluster and characterization in vascular endothelial cells and platelets. J Biol Chem, 273(24): 15061-15068.

Schmidt-Weber C. B. 2012. Anti-IL-4 as a new strategy in allergy. Chem Immunol Allergy, 96: 120-125.

Schmitz J., Owyang A., Oldham E., et al. 2005. IL-33, an interleukin-1-like cytokine that signals via the IL-1 receptor-related protein ST2 and induces T helper type 2-associated cytokines. Immunity, 23(5): 479-490.

Schneider E., Thieblemont N., De Moraes M. L., et al. 2010. Basophils: new players in the cytokine network. Eur Cytokine Netw, 21(3): 142-153.

Schneider L. A., Schlenner S. M., Feyerabend T. B., et al. 2007. Molecular mechanism of mast cell mediated innate defense against endothelin and snake venom sarafotoxin. J Exp Med, 204(11): 2629-2639.

Schramm A., Jasiewicz-Honkisz B., Osmenda G., et al. 2016. Th17 responses are not altered by natural exposure to seasonal allergens in pollen-sensitive patients. Allergy Asthma Clin Immunol, 12: 55.

Schroder N. W., Maurer M. 2007. The role of innate immunity in asthma: leads and lessons from mouse models. Allergy, 62(6): 579-590.

Schroeder J. T., Bieneman A. P., Chichester K. L., et al. 2010. Decreases in human dendritic cell-dependent T(H)2-like responses after acute *in vivo* IgE neutralization. J Allergy Clin Immunol, 125(4): 896-901, e896.

Schroeder J. T., MacGlashan Jr. D. W., Lichtenstein L. M. 2001. Human basophils: mediator release and cytokine production. Adv Immunol, 77: 93-122.

Schror K., Bretschneider E., Fischer K., et al. 2010. Thrombin receptors in vascular smooth muscle cells - function and regulation by vasodilatory prostaglandins. Thromb Haemost, 103(5): 884-890.

Schulke S. 2018. Induction of interleukin-10 producing dendritic cells as a tool to suppress allergen-specific T helper, 2 responses. Front Immunol, 9: 455.

Schulz O., Jaensson E., Persson E. K., et al. 2009. Intestinal CD103+, but not CX3CR1+, antigen sampling cells migrate in lymph and serve classical dendritic cell functions. J Exp Med, 206(13): 3101-3114.

Schuurman J., Perdok G. J., Mueller G. A., et al. 1998. Complementation of Der p 2-induced histamine release from human basophils sensitized with monoclonal IgE: not only by IgE, but also by IgG antibodies directed to a nonoverlapping epitope of Der p 2. J Allergy Clin Immunol, 101(3): 404-409.

Scott-Taylor T. H., Axinia S. C., Strobel S. 2017. Lymphoproliferative responses to dendritic cell presentation of sensitizing allergens in atopic children with multiple allergies. Ann Allergy Asthma Immunol, 119(3): 274-283.

Seddiki N., Santner-Nanan B., Martinson J., et al. 2006. Expression of interleukin (IL)-2 and IL-7 receptors discriminates between human regulatory and activated T cells. J Exp Med, 203(7): 1693-1700.

Segura E., Touzot M., Bohineust A., et al. 2013. Human inflammatory dendritic cells induce Th17 cell differentiation. Immunity, 38(2): 336-348.

Sekioka T., Kadode M., Fujii M., et al. 2015. Expression of CysLT2 receptors in asthma lung, and their possible role in bronchoconstriction. Allergol Int, 64(4): 351-358.

Semik-Orzech A., Barczyk A., Wiaderkiewicz R., et al. 2009. Interleukin, 17 and RANTES levels in induced sputum of patients with allergic rhinitis after a single nasal allergen challenge. Ann Allergy Asthma Immunol, 103(5): 418-424.

Semmrich M., Plantinga M., Svensson-Frej M., et al. 2012. Directed antigen targeting *in vivo* identifies a role for CD103+ dendritic cells in both tolerogenic and immunogenic T-cell responses. Mucosal Immunol, 5(2): 150-160.

Senti G., Johansen P., Haug S., et al. 2009. Use of A-type CpG oligodeoxynucleotides as an adjuvant in allergen-specific immunotherapy in humans: a phase I/IIa clinical trial. Clin Exp Allergy, 39(4): 562-570.

Shaaban R., Zureik M., Soussan D., et al. 2008. Rhinitis and onset of asthma: a longitudinal population-based study. Lancet, 372(9643): 1049-1057.

Shaffer T. H., Wolfson M. R., Panitch H. B. 2004. Airway structure, function and development in health and disease. Paediatr Anaesth, 14(1): 3-14.

Shamsollahi H. R., Ghoochani M., Jaafari J., et al. 2019. Environmental exposure to endotoxin and its health outcomes: a systematic review. Ecotoxicol Environ Saf, 174: 236-244.

Shastri M. D., Stewart N., Horne J., et al. 2015. Non-anticoagulant fractions of enoxaparin suppress inflammatory cytokine release from peripheral blood mononuclear cells of allergic asthmatic individuals. PLoS One, 10(6): e0128803.

Shea-Donohue T., Notari L., Stiltz J., et al. 2010. Role of enteric nerves in immune-mediated changes in protease-activated receptor 2 effects on gut function. Neurogastroenterol Motil, 22(10): e1138-e1291.

Sheen C. H., Schleimer R. P., Kulka M. 2007. Codeine induces human mast cell chemokine and cytokine production: involvement of G-protein activation. Allergy, 62(5): 532-538.

Shevach E. M. 2009. Mechanisms of foxp3$^+$ T regulatory cell-mediated suppression. Immunity, 30(5): 636-645.

Shi J., Luo Q., Chen F., et al. 2010. Induction of IL-6 and IL-8 by house dust mite allergen Der p 1 in cultured human nasal epithelial cells is associated with PAR/PI3K/NFkappaB signaling. ORL J Otorhinolaryngol Relat Spec, 72(5): 256-265.

Shim J. U., Lee S. E., Hwang W., et al. 2016. Flagellin suppresses experimental asthma by generating regulatory dendritic cells and T cells. J Allergy Clin Immunol, 137(2): 426-435.

Shimizu S., Gabazza E. C., Ogawa T., et al. 2011. Role of thrombin in chronic rhinosinusitis-associated tissue remodeling. Am J Rhinol Allergy, 25(1): 7-11.

Shimizu T., Niizeki H., Takeuchi O., et al. 2004. Induction of macrophage migration inhibitory factor precedes the onset of acute tonsillitis. Mediators Inflamm, 13(4): 293-295.

Shin I. S., Lee M. Y., Cho E. S., et al. 2014. Effects of maternal exposure to di(2-ethylhexyl)phthalate (DEHP) during pregnancy on susceptibility to neonatal asthma. Toxicol Appl Pharmacol, 274(3): 402-407.

Shin I. S., Shin N. R., Jeon C. M., et al. 2013. Inhibitory effects of Pycnogenol ® (French maritime pine bark extract) on airway inflammation in ovalbumin-induced allergic asthma. Food Chem Toxicol, 62: 681-686.

Shin K., Watts G. F., Oettgen H. C., et al. 2008. Mouse mast cell tryptase mMCP-6 is a critical link between adaptive and innate immunity in the chronic phase of *Trichinella spiralis* infection. J Immunol, 180(7): 4885-4891.

Shin T. S., Lee B. J., Tae Y. M., et al. 2010. Role of inducible nitric oxide synthase on the development of virus-associated asthma exacerbation which is dependent on Th1 and Th17 cell responses. Exp Mol Med, 42(10): 721-730.

Shipe R., Burdick M. D., Strieter B. A., et al. 2016. Number, activation, and differentiation of circulating fibrocytes correlate with asthma severity. J Allergy Clin Immunol, 137(3): 750-757, e753.

Shpacovitch V. M., Seeliger S., Huber-Lang M., et al. 2007. Agonists of proteinase-activated receptor-2 affect transendothelial migration and apoptosis of human neutrophils. Exp Dermatol, 16(10): 799-806.

Sicherer S. H., Leung D. Y. 2013. Advances in allergic skin disease, anaphylaxis, and hypersensitivity reactions to foods, drugs, and insects in 2012. J Allergy Clin Immunol, 131(1): 55-66.

Siegmund K., Ruckert B., Ouaked N., et al. 2009. Unique phenotype of human tonsillar and *in vitro*-induced FOXP3$^+$CD8$^+$ T cells. J Immunol, 182(4): 2124-2130.

Silverberg J. I., Simpson E. L., Durkin H. G., et al. 2013. Prevalence of allergic disease in foreign-born American children. JAMA Pediatr, 167(6): 554-560.

Simons F. E., Shikishima Y., Van Nest G., et al. 2004. Selective immune redirection in humans with ragweed allergy by injecting Amb a 1 linked to immunostimulatory DNA. J Allergy Clin Immunol, 113(6): 1144-1151.

Simpson A., John S. L., Jury F., et al. 2006. Endotoxin exposure, CD14, and allergic disease: an interaction between genes and the environment. Am J Respir Crit Care Med, 174(4): 386-392.

Simpson J. L., Baines K. J., Boyle M. J., et al. 2009. Oncostatin M (OSM) is increased in asthma with incompletely reversible airflow obstruction. Exp Lung Res, 35(9): 781-794.

Simpson J. L., Grissell T. V., Douwes J., et al. 2007. Innate immune activation in neutrophilic asthma and bronchiectasis. Thorax, 62(3): 211-218.

Singh S. R., Sutcliffe A., Kaur D., et al. 2014. CCL2 release by airway smooth muscle is increased in asthma and promotes fibrocyte migration. Allergy, 69(9): 1189-1197.

Siracusa M. C., Saenz S. A., Hill D. A., et al. 2011. TSLP promotes interleukin-3-independent basophil haematopoiesis and type 2 inflammation. Nature, 477(7363): 229-233.

Slofstra S. H., Bijlsma M. F., Groot A. P., et al. 2007. Protease-activated receptor-4 inhibition protects from multiorgan failure in a murine model of systemic inflammation. Blood, 110(9): 3176-3182.

Smit J. J., Bol-Schoenmakers M., Hassing I., et al. 2011. The role of intestinal dendritic cells subsets in the establishment of food allergy. Clin Exp Allergy, 41(6): 890-898.

Smith S. G., Chen R., Kjarsgaard M., et al. 2016. Increased numbers of activated group 2 innate lymphoid cells in the airways of patients with severe asthma and persistent airway eosinophilia. J Allergy Clin Immunol, 137(1): 75-86, e78.

Smith-Norowitz T. A., Perlman J., Norowitz Y. M., et al. 2017. Chlamydia pneumoniae induces interleukin-12 responses in peripheral blood mononuclear cells in asthma and the role of toll like receptor 2 versus 4: a pilot study. Ir J Med Sci, 186(2): 511-517.

Smits H. H., Engering A., van der Kleij D., et al. 2005. Selective probiotic bacteria induce IL-10-producing regulatory T cells *in vitro* by modulating dendritic cell function through dendritic cell-specific intercellular adhesion molecule 3-grabbing nonintegrin. J Allergy Clin Immunol, 115(6): 1260-1267.

Smits H. H., Everts B., Hartgers F. C., et al. 2010. Chronic helminth infections protect against allergic diseases by active regulatory processes. Curr Allergy Asthma Rep, 10(1): 3-12.

So T., Song J., Sugie K., et al. 2006. Signals from OX40 regulate nuclear factor of activated T cells c1 and T cell helper 2 lineage commitment. Proc Natl Acad Sci U S A, 103(10): 3740-3745.

Sogut A., Yilmaz O., Kirmaz C., et al. 2012. Regulatory-T, T-helper 1, and T-helper 2 cell differentiation in nasal mucosa of allergic rhinitis with olive pollen sensitivity. Int Arch Allergy Immunol, 157(4): 349-353.

Soh U. J., Trejo J. 2011. Activated protein C promotes protease-activated receptor-1 cytoprotective signaling through beta-arrestin and dishevelled-2 scaffolds. Proc Natl Acad Sci U S A, 108(50): E1372-E1380.

Sojka D. K., Fowell D. J. 2011. Regulatory T cells inhibit acute IFN-gamma synthesis without blocking T-helper cell type 1 (Th1) differentiation via a compartmentalized requirement for IL-10. Proc Natl Acad Sci U S A, 108(45): 18336-18341.

Sokol C. L., Barton G. M., Farr A. G., et al. 2008. A mechanism for the initiation of allergen-induced T helper type 2 responses. Nat Immunol, 9(3): 310-318.

Sokolova E., Grishina Z., Buhling F., et al. 2005. Protease-activated receptor-1 in human lung fibroblasts mediates a negative feedback downregulation via prostaglandin E2. Am J Physiol Lung Cell Mol Physiol, 288(5): L793-L802.

Sokolova E., Hartig R., Reiser G. 2008. Downregulation of protease-activated receptor-1 in human lung fibroblasts is specifically mediated by the prostaglandin E receptor EP2 through cAMP elevation and protein kinase A. FEBS J, 275(14): 3669-3679.

Song C., Luo L., Lei Z., et al. 2008. IL-17-producing alveolar macrophages mediate allergic lung inflammation related to asthma. J Immunol, 181(9): 6117-6124.

Song P., Crimi E., Milanese M., et al. 1998. Anti-inflammatory agents and allergen-induced beta2-receptor dysfunction in isolated human bronchi. Am J Respir Crit Care Med, 158(6): 1809-1814.

Song P., Milanese M., Crimi E., et al. 2000. G(s) protein dysfunction in allergen-challenged human isolated passively sensitized bronchi. Am J Physiol Lung Cell Mol Physiol, 279(2): L209-L215.

Soyer O. U., Akdis M., Ring J., et al. 2013. Mechanisms of peripheral tolerance to allergens. Allergy, 68(2): 161-170.

Spazierer D., Skvara H., Dawid M., et al. 2009. T helper 2 biased de novo immune response to Keyhole Limpet Hemocyanin in humans. Clin Exp Allergy, 39(7): 999-1008.

Spindler V., Schlegel N., Waschke J. 2010. Role of GTPases in control of microvascular permeability. Cardiovasc Res, 87(2): 243-253.

Stampfli M. R., Wiley R. E., Neigh G. S., et al. 1998. GM-CSF transgene expression in the airway allows aerosolized ovalbumin to induce allergic sensitization in mice. J Clin Invest, 102(9): 1704-1714.

Stefan C., Jansen S., Bollen M. 2005. NPP-type ectophosphodiesterases: unity in diversity. Trends Biochem Sci, 30(10): 542-550.

Stock P., Lombardi V., Kohlrautz V., et al. 2009. Induction of airway hyperreactivity by IL-25 is dependent on a subset of invariant NKT cells expressing IL-17RB. J Immunol, 182(8): 5116-5122.

Stock P., Rolinck-Werninghaus C., Wahn U., et al. 2007. The role of anti-IgE therapy in combination with allergen specific immunotherapy for seasonal allergic rhinitis. BioDrugs, 21(6): 403-410.

Sturm G. J., Kranzelbinder B., Sturm E. M., et al. 2009. The basophil activation test in the diagnosis of allergy: technical issues and critical factors. Allergy, 64(9): 1319-1326.

Sturrock A., Huecksteadt T. P., Norman K., et al. 2007. Nox4 mediates TGF-beta1-induced retinoblastoma protein phosphorylation, proliferation, and hypertrophy in human airway smooth muscle cells. Am J Physiol Lung Cell Mol Physiol, 292(6): L1543-L1555.

Sudhof T. C., Rothman J. E. 2009. Membrane fusion: grappling with SNARE and SM proteins. Science, 323(5913): 474-477.

Suen J. Y., Barry G. D., Lohman R. J., et al. 2012. Modulating human proteinase activated receptor 2 with a novel antagonist (GB88) and agonist (GB110). Br J Pharmacol, 165(5): 1413-1423.

Sukkar M. B., Hughes J. M., Armour C. L., et al. 2001. Tumour necrosis factor-alpha potentiates contraction of human bronchus *in vitro*. Respirology, 6(3): 199-203.

Sun Q., Liu L., Mandal J., et al. 2016. PDGF-BB induces PRMT1 expression through ERK1/2 dependent STAT1 activation and regulates remodeling in primary human lung fibroblasts. Cell Signal, 28(4): 307-315.

Sung S., Rose C. E., Fu S. M. 2001. Intratracheal priming with ovalbumin- and ovalbumin 323-339 peptide-pulsed dendritic cells induces airway hyperresponsiveness, lung eosinophilia, goblet cell hyperplasia, and inflammation. J Immunol, 166(2): 1261-1271.

Suojalehto H., Kinaret P., Kilpelainen M., et al. 2015. Level of fatty acid binding protein, 5 (FABP5) is increased in sputum of allergic asthmatics and links to airway remodeling and inflammation. PLoS One, 10(5): e0127003.

Supajatura V., Ushio H., Nakao A., et al. 2001. Protective roles of mast cells against enterobacterial infection are mediated by Toll-like receptor 4. J Immunol, 167(4): 2250-2256.

Supajatura V., Ushio H., Nakao A., et al. 2002. Differential responses of mast cell Toll-like receptors 2 and 4 in allergy and innate immunity. J Clin Invest, 109(10): 1351-1359.

Suurmond J., Stoop J. N., Rivellese F., et al. 2014. Activation of human basophils by combined toll-like receptor- and FcepsilonRI-triggering can promote Th2 skewing of naive T helper cells. Eur J Immunol, 44(2): 386-396.

Sverrild A., van der Sluis S., Kyvik K. O., et al. 2013. Genetic factors account for most of the variation in serum tryptase—a twin study. Ann Allergy Asthma Immunol, 111(4): 286-289.

Szebeni J. 2001. Complement activation-related pseudoallergy caused by liposomes, micellar carriers of intravenous drugs, and radiocontrast agents. Crit Rev Ther Drug Carrier Syst, 18(6): 567-606.

Tai H. Y., Tam M. F., Chou H., et al. 2006. Pen ch 13 allergen induces secretion of mediators and degradation of occludin protein of human lung epithelial cells. Allergy, 61(3): 382-388.

Tai P. C., Sun L., Spry C. J. 1991. Effects of IL-5, granulocyte/macrophage colony-stimulating factor (GM-CSF) and IL-3 on the survival of human blood eosinophils *in vitro*. Clin Exp Immunol, 85(2): 312-316.

Takahashi K., Shibata T., Akashi-Takamura S., et al. 2007. A protein associated with Toll-like receptor (TLR) 4 (PRAT4A) is required for TLR-dependent immune responses. J Exp Med, 204(12): 2963-2976.

Takai T., Li M., Sylvestre D., et al. 1994. FcR gamma chain deletion results in pleiotrophic effector cell defects. Cell, 76(3): 519-529.

Takano K., Kojima T., Go M., et al. 2005. HLA-DR- and CD11c-positive dendritic cells penetrate beyond well-developed epithelial tight junctions in human nasal mucosa of allergic rhinitis. J Histochem Cytochem, 53(5): 611-619.

Takeda K., Akira S. 2005. Toll-like receptors in innate immunity. Int Immunol, 17(1): 1-14.

Takeda K., Akira S. 2015. Toll-like receptors. Curr Protoc Immunol, 109: 14.12.1-10.

Takemura M., Nakahara T., Hashimoto-Hachiya A., et al. 2018. Glyteer soybean tar impairs IL-4/Stat6 signaling in murine bone marrow-derived dendritic cells: the basis of its therapeutic effect on atopic dermatitis. Int J Mol Sci, 19(4): 1169.

Takeuchi T., Harris J. L., Huang W., et al. 2000. Cellular localization of membrane-type serine protease 1 and identification of protease-activated receptor-2 and single-chain urokinase-type plasminogen activator as substrates. J Biol Chem, 275(34): 26333-26342.

Takeyama K., Jung B., Shim J. J., et al. 2001. Activation of epidermal growth factor receptors is responsible for mucin synthesis induced by cigarette smoke. Am J Physiol Lung Cell Mol Physiol, 280(1): L165-L172.

Takezawa K., Ogawa T., Shimizu S., et al. 2016. Epidermal growth factor receptor inhibitor AG1478 inhibits mucus hypersecretion in airway epithelium. Am J Rhinol Allergy, 30(1): 1-6.

Talreja J., Kabir M. H., Filla M. B., et al. 2004. Histamine induces Toll-like receptor 2 and 4 expression in endothelial cells and enhances sensitivity to Gram-positive and Gram-negative bacterial cell wall components. Immunology, 113(2): 224-233.

Tam S. W., Demissie S., Thomas D., et al. 2004. A bispecific antibody against human IgE and human FcgammaRII that inhibits antigen-induced histamine release by human mast cells and basophils. Allergy, 59(7): 772-780.

Tan A. M., Chen H. C., Pochard P., et al. 2010. TLR4 signaling in stromal cells is critical for the initiation of allergic Th2 responses to inhaled antigen. J Immunol, 184(7): 3535-3544.

Tan L. K., Huang C. H., Kuo I. C., et al. 2006. Intramuscular immunization with DNA construct containing Der p 2 and signal peptide sequences primed strong IgE production. Vaccine, 24(29-30): 5762-5771.

Tang D. D. 2015. Critical role of actin-associated proteins in smooth muscle contraction, cell proliferation, airway hyperresponsiveness and airway remodeling. Respir Res, 16: 134.

Taniuchi I. 2016. Views on helper/cytotoxic lineage choice from a bottom-up approach. Immunol Rev, 271(1): 98-113.

Tavernier G., Fletcher G., Gee I., et al. 2006. IPEADAM study: indoor endotoxin exposure, family status, and some housing characteristics in English children. J Allergy Clin Immunol, 117(3): 656-662.

Tedeschi A., Barcella M., Bo G. A., et al. 2003. Onset of allergy and asthma symptoms in extra-European immigrants to Milan Italy: possible role of environmental factors. Clin Exp Allergy, 33(4): 449-454.

Teng F., Sun J., Yu L., et al. 2018. Homology modeling and epitope prediction of Der f 33. Braz J Med Biol Res, 51(5): e6213.

Teo S. M., Mok D., Pham K., et al. 2015. The infant nasopharyngeal microbiome impacts severity of lower respiratory infection and risk of asthma development. Cell Host Microbe, 17(5): 704-715.

Thakurdas S. M., Melicoff E., Sansores-Garcia L., et al. 2007. The mast cell-restricted tryptase mMCP-6 has a critical immunoprotective role in bacterial infections. J Biol Chem, 282(29): 20809-20815.

Thangam E. B., Venkatesha R. T., Zaidi A. K., et al. 2005. Airway smooth muscle cells enhance C3a-induced mast cell degranulation following cell-cell contact. FASEB J, 19(7): 798-800.

Thio M., Groot K. T., Fischer M. J., et al. 2012. Antigen binding characteristics of immunoglobulin free light chains: crosslinking by antigen is essential to induce allergic inflammation. PLoS One, 7(7): e40986.

Thorne P. S., Kulhankova K., Yin M., et al. 2005. Endotoxin exposure is a risk factor for asthma: the national survey of endotoxin in United States housing. Am J Respir Crit Care Med, 172(11): 1371-1377.

Thurmond R. L. 2015. The histamine $H_4$ receptor: from orphan to the clinic. Front Pharmacol, 6: 65.

Till S. J., Jacobson M. R., O'Brien F., et al. 2001. Recruitment of CD1a[+] Langerhans cells to the nasal mucosa in seasonal allergic rhinitis and effects of topical corticosteroid therapy. Allergy, 56(2): 126-131.

Tilley A. E., Walters M. S., Shaykhiev R., et al. 2015. Cilia dysfunction in lung disease. Annu Rev Physiol, 77: 379-406.

Tiwari N., Wang C. C., Brochetta C., et al. 2008. VAMP-8 segregates mast cell-preformed mediator exocytosis from cytokine trafficking pathways. Blood, 111(7): 3665-3674.

Tokuda R., Nagao M., Hiraguchi Y., et al. 2009. Antigen-induced expression of CD203c on basophils predicts IgE-mediated wheat allergy. Allergol Int, 58(2): 193-199.

Torrero M. N., Morris C. P., Mitre B. K., et al. 2013. Basophils help establish protective immunity induced by irradiated larval vaccination for filariasis. Vaccine, 31(36): 3675-3682.

Toscano E. C., Silva B. C., Victoria E. C., et al. 2016. Platelet-activating factor receptor (PAFR) plays a crucial role in experimental global cerebral ischemia and reperfusion. Brain Res Bull, 124: 55-61.

Traidl-Hoffmann C., Mariani V., Hochrein H., et al. 2005. Pollen-associated phytoprostanes inhibit dendritic cell interleukin-12 production and augment T helper type 2 cell polarization. J Exp Med, 201(4): 627-636.

Tran T., Stewart A. G. 2003. Protease-activated receptor (PAR)-independent growth and pro-inflammatory actions of thrombin on human cultured airway smooth muscle. Br J Pharmacol, 138(5): 865-875.

Trompette A., Divanovic S., Visintin A., et al. 2009. Allergenicity resulting from functional mimicry of a Toll-like receptor complex protein. Nature, 457(7229): 585-588.

Tsai S. H., Kinoshita M., Kusu T., et al. 2015. The ectoenzyme E-NPP3 negatively regulates ATP-dependent chronic allergic responses by basophils and mast cells. Immunity, 42(2): 279-293.

Tsai Y. G., Chiou Y. L., Chien J. W., et al. 2010. Induction of IL-10[+] CD4[+] CD25[+] regulatory T cells with decreased NF-kappaB expression during immunotherapy. Pediatr Allergy Immunol, 21(1 Pt, 2): e166-e173.

Tsukagoshi H., Ishioka T., Noda M., et al. 2013. Molecular epidemiology of respiratory viruses in virus-induced asthma. Front Microbiol, 4: 278.

Tulic M. K., Andrews D., Crook M. L., et al. 2012. Changes in thymic regulatory T-cell maturation from birth to puberty: differences in atopic children. J Allergy Clin Immunol, 129(1): 199-206, e191-e194.

Uehara A., Iwashiro A., Sato T., et al. 2007. Antibodies to proteinase 3 prime human monocytic cells via protease-activated receptor-2 and NF-kappaB for Toll-like receptor- and NOD-dependent activation. Mol Immunol, 44(14): 3552-3562.

Uehara A., Muramoto K., Imamura T., et al. 2005. Arginine-specific gingipains from *Porphyromonas gingivalis* stimulate production of hepatocyte growth factor (scatter factor) through protease-activated receptors in human gingival fibroblasts in culture. J Immunol, 175(9): 6076-6084.

Ueno A., Jijon H., R. Chan Ford K., et al. 2013. Increased prevalence of circulating novel IL-17 secreting Foxp3 expressing CD4$^+$ T cells and defective suppressive function of circulating Foxp3$^+$ regulatory cells support plasticity between Th17 and regulatory T cells in inflammatory bowel disease patients. Inflamm Bowel Dis, 19(12): 2522-2534.

Ungefroren H., Witte D., Fiedler C., et al. 2017. The role of PAR2 in TGF-β1-induced ERK activation and cell motility. International Journal of Molecular Sciences, 18(12): 2776.

Vailes L., Sridhara S., Cromwell O., et al. 2001. Quantitation of the major fungal allergens, Alt a 1 and Asp f 1, in commercial allergenic products. J Allergy Clin Immunol, 107(4): 641-646.

Valent P., Cerny-Reiterer S., Herrmann H., et al. 2010. Phenotypic heterogeneity, novel diagnostic markers, and target expression profiles in normal and neoplastic human mast cells. Best Pract Res Clin Haematol, 23(3): 369-378.

Valenta R., Campana R., Focke-Tejkl M., et al. 2016. Vaccine development for allergen-specific immunotherapy based on recombinant allergens and synthetic allergen peptides: lessons from the past and novel mechanisms of action for the future. J Allergy Clin Immunol, 137(2): 351-357.

Valenta R., Ferreira F., Focke-Tejkl M., et al. 2010. From allergen genes to allergy vaccines. Annu Rev Immunol, 28: 211-241.

Valenta R., Niederberger V. 2007. Recombinant allergens for immunotherapy. J Allergy Clin Immunol, 119(4): 826-830.

van de Veen W., Stanic B., Yaman G., et al. 2013. IgG$_4$ production is confined to human IL-10-producing regulatory B cells that suppress antigen-specific immune responses. J Allergy Clin Immunol, 131(4): 1204-1212.

van de Veen W., Wirz O. F., Globinska A., et al. 2017. Novel mechanisms in immune tolerance to allergens during natural allergen exposure and allergen-specific immunotherapy. Curr Opin Immunol, 48: 74-81.

Van Dyken S. J., Mohapatra A., Nussbaum J. C., et al. 2014. Chitin activates parallel immune modules that direct distinct inflammatory responses via innate lymphoid type 2 and gammadelta T cells. Immunity, 40(3): 414-424.

van Hage M., Pauli G. 2014. New vaccines for mammalian allergy using molecular approaches. Front Immunol, 5: 81.

van Panhuys N., Tang S. C., Prout M., et al. 2008. *In vivo* studies fail to reveal a role for IL-4 or STAT6 signaling in Th2 lymphocyte differentiation. Proc Natl Acad Sci U S A, 105(34): 12423-12428.

van Rijt L. S., Jung S., Kleinjan A., et al. 2005. *In vivo* depletion of lung CD11c$^+$ dendritic cells during allergen challenge abrogates the characteristic features of asthma. J Exp Med, 201(6): 981-991.

van Rijt L., von Richthofen H., van Ree R. 2016. Type, 2 innate lymphoid cells: at the cross-roads in allergic asthma. Semin Immunopathol, 38(4): 483-496.

van Strien R. T., Engel R., Holst O., et al. 2004. Microbial exposure of rural school children, as assessed by levels of N-acetyl-muramic acid in mattress dust, and its association with respiratory health. J Allergy Clin Immunol, 113(5): 860-867.

Vazquez-Tello A., Semlali A., Chakir J., et al. 2010. Induction of glucocorticoid receptor-beta expression in epithelial cells of asthmatic airways by T-helper type 17 cytokines. Clin Exp Allergy, 40(9): 1312-1322.

Veiga C. S., Carneiro-Lobo T. C., Coelho C. J., et al. 2011. Increased expression of protease-activated receptor 1 (PAR-1) in human leukemias. Blood Cells Mol Dis, 46(3): 230-234.

Ventura I., Vega A., Chacon P., et al. 2014. Neutrophils from allergic asthmatic patients produce and release metalloproteinase-9 upon direct exposure to allergens. Allergy, 69(7): 898-905.

Verschoor A., Karsten C. M., Broadley S. P., et al. 2016. Old dogs-new tricks: immunoregulatory properties of C3 and C5 cleavage fragments. Immunol Rev, 274(1): 112-126.

Vesey D. A., Suen J. Y., Seow V., et al. 2013. PAR2-induced inflammatory responses in human kidney tubular epithelial cells. Am J

Physiol Renal Physiol, 304(6): F737-F750.

Vig M., DeHaven W. I., Bird G. S., et al. 2008. Defective mast cell effector functions in mice lacking the CRACM1 pore subunit of store-operated calcium release-activated calcium channels. Nat Immunol, 9(1): 89-96.

Vinhas R., Cortes L., Cardoso I., et al. 2011. Pollen proteases compromise the airway epithelial barrier through degradation of transmembrane adhesion proteins and lung bioactive peptides. Allergy, 66(8): 1088-1098.

Vitte J. 2015. Human mast cell tryptase in biology and medicine. Mol Immunol, 63(1): 18-24.

Vliagoftis H. 2002. Thrombin induces mast cell adhesion to fibronectin: evidence for involvement of protease-activated receptor-1. J Immunol, 169(8): 4551-4558.

Vocanson M., Rozieres A., Hennino A., et al. 2010. Inducible costimulator (ICOS) is a marker for highly suppressive antigen-specific T cells sharing features of TH17/TH1 and regulatory T cells. J Allergy Clin Immunol, 126(2): 280-289, 289.e1-e7.

von Hertzen L., Haahtela T. 2006. Disconnection of man and the soil: reason for the asthma and atopy epidemic? J Allergy Clin Immunol, 117(2): 334-344.

Voo K. S., Wang Y. H., Santori F. R., et al. 2009. Identification of IL-17-producing FOXP3[+] regulatory T cells in humans. Proc Natl Acad Sci U S A, 106(12): 4793-4798.

Vu T. K., Hung D. T., Wheaton V. I., et al. 1991. Molecular cloning of a functional thrombin receptor reveals a novel proteolytic mechanism of receptor activation. Cell, 64(6): 1057-1068.

Wada T., Yokoyama T., Nakagawa H., et al. 2009. Flow cytometric analysis of skin blister fluid induced by mosquito bites in a patient with chronic active Epstein-Barr virus infection. Int J Hematol, 90(5): 611-615.

Wakashin H., Hirose K., Maezawa Y., et al. 2008. IL-23 and Th17 cells enhance Th2-cell-mediated eosinophilic airway inflammation in mice. Am J Respir Crit Care Med, 178(10): 1023-1032.

Walsh G. M. 2010. Tralokinumab an anti-IL-13 mAb for the potential treatment of asthma and COPD. Curr Opin Investig Drugs, 11(11): 1305-1312.

Wang H., He S. 2006. Induction of lactoferrin and IL-8 release from human neutrophils by tryptic enzymes via proteinase activated receptor-2. Cell Biol Int, 30(9): 688-697.

Wang H., Mobini R., Fang Y., et al. 2010a. Allergen challenge of peripheral blood mononuclear cells from patients with seasonal allergic rhinitis increases IL-17RB, which regulates basophil apoptosis and degranulation. Clin Exp Allergy, 40(8): 1194-1202.

Wang H., Wang H. S., Liu Z. P. 2011. Agents that induce pseudo-allergic reaction. Drug Discov Ther, 5(5): 211-219.

Wang H., Yi T., Zheng Y., et al. 2007a. Induction of monocyte chemoattractant protein-1 release from A549 cells by agonists of protease-activated receptor-1 and -2. Eur J Cell Biol, 86(4): 233-242.

Wang H., Zheng Y., He S. 2006a. Induction of release and up-regulated gene expression of interleukin (IL)-8 in A549 cells by serine proteinases. BMC Cell Biol, 7: 22.

Wang J., Chen H., Cao P., et al. 2016b. Inflammatory cytokines induce caveolin－1/β－catenin signalling in rat nucleus pulposus cell apoptosis through the p38 MAPK pathway. Cell Proliferation, 49(3): 362-372.

Wang J., Zhang H., Zheng W., et al. 2016a. Correlation of IL-18 with tryptase in atopic asthma and induction of mast cell accumulation by IL-18. Mediators Inflamm, 2016: 4743176.

Wang L., Luo J., Fu Y., et al. 2006b. Induction of interleukin-8 secretion and activation of ERK1/2, p38 MAPK signaling pathways by thrombin in dermal fibroblasts. Int J Biochem Cell Biol, 38(9): 1571-1583.

Wang L., Luo J., He S. 2007b. Induction of MMP-9 release from human dermal fibroblasts by thrombin: involvement of JAK/STAT3 signaling pathway in MMP-9 release. BMC Cell Biol, 8: 14.

Wang L., Sikora J., Hu L., et al. 2013a. ATP release from mast cells by physical stimulation: a putative early step in activation of acupuncture points. Evid Based Complement Alternat Med, 2013: 350949.

Wang N., McKell M., Dang A., et al. 2017a. Lipopolysaccharide suppresses IgE-mast cell-mediated reactions. Clin Exp Allergy, 47(12): 1574-1585.

Wang Q., Zhao D. Y., Xu H., et al. 2015. Down-regulation of microRNA-223 promotes degranulation via the PI3K/Akt pathway by targeting IGF-1R in mast cells. PLoS One, 10(4): e0123575.

Wang S. F., Gao X. Q., Xu Y. N., et al. 2016. Elevated plasma level of interferon-lambda1 in chronic spontaneous urticaria: upregulated expression in CD8(+) and epithelial cells and induction of inflammatory cell accumulation. Mediators Inflamm,

2016: 5032051.

Wang X., Yang X., Li Y., et al. 2017b. Lyn kinase represses mucus hypersecretion by regulating IL-13-induced endoplasmic reticulum stress in asthma. EBioMedicine, 15: 137-149.

Wang Y., Souabni A., Flavell R. A., et al. 2010b. An intrinsic mechanism predisposes Foxp3-expressing regulatory T cells to Th2 conversion *in vivo*. J Immunol, 185(10): 5983-5992.

Wang Y., Weng H., Song J. F., et al. 2017c. Activation of the HMGB1-TLR4-NFkappaB pathway may occur in patients with atopic eczema. Mol Med Rep, 16(3): 2714-2720.

Wang Y., Zhang Q., Ma Q., et al. 2013b. DGKalpha DNA vaccine relieves airway allergic inflammation in asthma model possibly via induction of T cell anergy. Int J Clin Exp Pathol, 6(11): 2404-2411.

Weaver C. T., Hatton R. D., Mangan P. R., et al. 2007. IL-17 family cytokines and the expanding diversity of effector T cell lineages. Annu Rev Immunol, 25: 821-852.

Webley W. C., Aldridge K. L. 2015. Infectious asthma triggers: time to revise the hygiene hypothesis? Trends Microbiol, 23(7): 389-391.

Wegienka G., Havstad S., Zoratti E. M., et al. 2009. Regulatory T cells in prenatal blood samples: variability with pet exposure and sensitization. J Reprod Immunol, 81(1): 74-81.

Weitnauer M., Mijosek V., Dalpke A. H. 2016. Control of local immunity by airway epithelial cells. Mucosal Immunol, 9(2): 287-298.

Wenzel S. E. 2009. Eosinophils in asthma——closing the loop or opening the door? N Engl J Med, 360(10): 1026-1028.

Widdicombe J. H., Wine J. J. 2015. Airway gland structure and function. Physiol Rev, 95(4): 1241-1319.

Willebrand R., Voehringer D. 2016. IL-33-induced cytokine secretion and survival of mouse eosinophils is promoted by autocrine GM-CSF. PLoS One, 11(9): e0163751.

Williams A. S., Eynott P. R., Leung S. Y., et al. 2009. Role of cathepsin S in ozone-induced airway hyperresponsiveness and inflammation. Pulm Pharmacol Ther, 22(1): 27-32.

Williams J. W., Tjota M. Y., Clay B. S., et al. 2013. Transcription factor IRF4 drives dendritic cells to promote Th2 differentiation. Nat Commun, 4: 2990.

Wilson B. J., Harada R., LeDuy L., et al. 2009. CUX1 transcription factor is a downstream effector of the proteinase-activated receptor 2 (PAR2). J Biol Chem, 284(1): 36-45.

Wilson M. S., Maizels R. M. 2006. Regulatory T cells induced by parasites and the modulation of allergic responses. Chem Immunol Allergy, 90: 176-195.

Wilson M. S., Pesce J. T., Ramalingam T. R., et al. 2008. Suppression of murine allergic airway disease by IL-2: anti-IL-2 monoclonal antibody-induced regulatory T cells. J Immunol, 181(10): 6942-6954.

Wilson R. H., Maruoka S., Whitehead G. S., et al. 2012. The Toll-like receptor 5 ligand flagellin promotes asthma by priming allergic responses to indoor allergens. Nat Med, 18(11): 1705-1710.

Wilson S., Greer B., Hooper J., et al. 2005. The membrane-anchored serine protease, TMPRSS2, activates PAR-2 in prostate cancer cells. Biochem J, 388(Pt, 3): 967-972.

Wolanczyk-Medrala A., Barg W., Gogolewski G., et al. 2009. Influence of hyperosmotic conditions on basophil CD203c upregulation in patients with food-dependent exercise-induced anaphylaxis. Ann Agric Environ Med, 16(2): 301-304.

Wolanczyk-Medrala A., Barg W., Medrala W. 2011. CD164 as a basophil activation marker. Curr Pharm Des, 17(34): 3786-3796.

Wolfowicz C. B., HuangFu T., Chua K. Y. 2003. Expression and immunogenicity of the major house dust mite allergen Der p 1 following DNA immunization. Vaccine, 21(11-12): 1195-1204.

Wolterink R. G. K, Hendriks R. W. 2013. Type, 2 innate lymphocytes in allergic airway inflammation. Curr Allergy Asthma Rep, 13(3): 271-280.

Wolterink R. G. K, Kleinjan A., van Nimwegen M., et al. 2012. Pulmonary innate lymphoid cells are major producers of IL-5 and IL-13 in murine models of allergic asthma. Eur J Immunol, 42(5): 1106-1116.

Wong C. K., Cao J., Yin Y. B., et al. Lam. 2010. Interleukin-17A activation on bronchial epithelium and basophils: a novel inflammatory mechanism. Eur Respir J, 35(4): 883-893.

Wong C. K., Lun S. W., Ko F. W., et al. 2009. Activation of peripheral Th17 lymphocytes in patients with asthma. Immunol Invest, 38(7): 652-664.

Wong D., Ogle C. W. 1995. Chronic parenterally administered nicotine and stress- or ethanol-induced gastric mucosal damage in rats. Eur J Pharmacol, 292(2): 157-162.

Woodman L., Siddiqui S., Cruse G., et al. 2008. Mast cells promote airway smooth muscle cell differentiation via autocrine up-regulation of TGF-beta 1. J Immunol, 181(7): 5001-5007.

Woodruff P. G., Fahy J. V. 2002. Airway remodeling in asthma. Semin Respir Crit Care Med, 23(4): 361-367.

Woolhiser M. R., Brockow K., Metcalfe D. D. 2004. Activation of human mast cells by aggregated IgG through FcgammaRI: additive effects of C3a. Clin Immunol, 110(2): 172-180.

Worbs T., Bode U., Yan S., et al. 2006. Oral tolerance originates in the intestinal immune system and relies on antigen carriage by dendritic cells. J Exp Med, 203(3): 519-527.

Wright A. K., Newby C., Hartley R. A., et al. 2016. MDSC-like fibrocytes are increased and associated with preserved lung function in COPD. Allergy, 72(4): 645-655.

Wright B. L., Kulis M., Orgel K. A., et al. 2016. Component-resolved analysis of IgA, IgE, and IgG$_4$ during egg OIT identifies markers associated with sustained unresponsiveness. Allergy, 71(11): 1552-1560.

Wu K., Bi Y., Sun K., et al. 2007. IL-10-producing type 1 regulatory T cells and allergy. Cell Mol Immunol, 4(4): 269-275.

Wu Y., Fu H., Yang H., et al. 2014. Smooth muscle progenitor cells involved in the development of airway remodeling in a murine model of asthma. Asian Pac J Allergy Immunol, 32(3): 203-210.

Xia Y., Zhuo H., Lu Y., et al. 2015. Glycogen synthase kinase 3beta inhibition promotes human iTreg differentiation and suppressive function. Immunol Res, 62(1): 60-70.

Xiao W., Kashiwakura J., Hong H., et al. 2011. Phospholipase C-beta3 regulates FcvarepsilonRI-mediated mast cell activation by recruiting the protein phosphatase SHP-1. Immunity, 34(6): 893-904.

Xie H., He S., Chen P. 2003. Selectively enhanced sensitivity of bronchoalveolar lavage fluid (BALF) mast cells to IgE dependent stimulation in mild asthmatics. Asian Pac J Allergy Immunol, 21(2): 83-88.

Xu D., Jiang H. R., Kewin P., et al. 2008. IL-33 exacerbates antigen-induced arthritis by activating mast cells. Proc Natl Acad Sci U S A, 105(31): 10913-10918.

Xu G., Zhang L., Wang D. Y., et al. 2010. Opposing roles of IL-17A and IL-25 in the regulation of TSLP production in human nasal epithelial cells. Allergy, 65(5): 581-589.

Xu W. F., Andersen H., Whitmore T. E., et al. 1998. Cloning and characterization of human protease-activated receptor 4. Proc Natl Acad Sci U S A, 95(12): 6642-6646.

Xue J. M., Yang L. T., Yang G., et al. 2017. Protease-activated receptor-2 suppresses interleukin (IL)-10 expression in B cells via upregulating Bcl2L12 in patients with allergic rhinitis. Allergy, 72(11): 1704-1712.

Xystrakis E., Boswell S. E., Hawrylowicz C. M. 2006. T regulatory cells and the control of allergic disease. Expert Opin Biol Ther, 6(2): 121-133.

Yadav U. C., Srivastava S. K. 2015. Cysteinyl leukotrienes (CysLTs): role in obesity-induced asthma. Curr Mol Med, 15(7): 598-605.

Yagami A., Orihara K., Morita H., et al. 2010. IL-33 mediates inflammatory responses in human lung tissue cells. J Immunol, 185(10): 5743-5750.

Yamamoto T., Lynch R. M., Gautam R., et al. 2015. Quality and quantity of TFH cells are critical for broad antibody development in SHIVAD8 infection. Sci Transl Med, 7(298): 298ra120.

Yamauchi K., Inoue H. 2007. Airway remodeling in asthma and irreversible airflow limitation-ECM deposition in airway and possible therapy for remodeling. Allergol Int, 56(4): 321-329.

Yan S., Chen L., Zhao Q., et al. 2018. Developmental endothelial locus-1 (Del-1) antagonizes Interleukin-17-mediated allergic asthma. Immunol Cell Biol, 96(5): 526-535.

Yanagita M., Kobayashi R., Kashiwagi Y., et al. 2007. Thrombin regulates the function of human blood dendritic cells. Biochem Biophys Res Commun, 364(2): 318-324.

Yang H., Wei J., Zhang H., et al. 2009. Upregulation of Toll-like receptor (TLR) expression and release of cytokines from P815 mast cells by GM-CSF. BMC Cell Biol, 10: 37.

Yang L., Cheong N., Wang D. Y., et al. 2003. Generation of monoclonal antibodies against Blo t 3 using DNA immunization with *in vivo* electroporation. Clin Exp Allergy, 33(5): 663-668.

Yang M., Wang H. Y., Chen J. C., et al. 2017. Regulation of airway inflammation and remodeling in asthmatic mice by TLR3/TRIF signal pathway. Mol Immunol, 85: 265-272.

Yang P. C., Xing Z., Berin C. M., et al. 2007. TIM-4 expressed by mucosal dendritic cells plays a critical role in food antigen-specific Th2 differentiation and intestinal allergy. Gastroenterology, 133(5): 1522-1533.

Yang T., Xie Z., Li H., et al. 2016. Protein tyrosine phosphatase 1B (PTP1B) is dispensable for IgE-mediated cutaneous reaction in vivo. Cell Immunol, 306-307: 9-16.

Yang X., Gao X. 2011. Role of dendritic cells: a step forward for the hygiene hypothesis. Cell Mol Immunol, 8(1): 12-18.

Yang Z., Yan W. X., Cai H., et al. 2007. S100A12 provokes mast cell activation: a potential amplification pathway in asthma and innate immunity. J Allergy Clin Immunol, 119(1): 106-114.

Yasuike R., Tamagawa-Mineoka R., Ueta M., et al. 2017. The role of Toll-like receptor 3 in chronic contact hypersensitivity induced by repeated elicitation. J Dermatol Sci, 88(2): 184-191.

Ye Y. M., Yang E. M., Yoo H. S., et al. 2014. Increased level of basophil CD203c expression predicts severe chronic urticaria. J Korean Med Sci, 29(1): 43-47.

Ying S., O'Connor B., Ratoff J., et al. 2008. Expression and cellular provenance of thymic stromal lymphopoietin and chemokines in patients with severe asthma and chronic obstructive pulmonary disease. J Immunol, 181(4): 2790-2798.

Yoshikawa H., Tasaka K. 2003. Caspase-dependent and -independent apoptosis of mast cells induced by withdrawal of IL-3 is prevented by Toll-like receptor 4-mediated lipopolysaccharide stimulation. Eur J Immunol, 33(8): 2149-2159.

Yoshikawa T., Kanazawa H. 2012. Integrated effect of EGFR and PAR-1 signaling crosstalk on airway hyperresponsiveness. Int J Mol Med, 30(1): 41-48.

Yoshimoto T. 2018. The hunt for the source of primary interleukin-4: how we discovered that natural killer T cells and basophils determine T helper type, 2 cell differentiation in vivo. Front Immunol, 9: 716.

Yuan J. P., Zeng W., Huang G. N., et al. 2007. STIM1 heteromultimerizes TRPC channels to determine their function as store-operated channels. Nat Cell Biol, 9(6): 636-645.

Yuk J. E., Lee M. Y., Kwon O. K., et al. 2011. Effects of astilbic acid on airway hyperresponsiveness and inflammation in a mouse model of allergic asthma. Int Immunopharmacol, 11(2): 266-273.

Zambelli-Weiner A., Ehrlich E., Stockton M. L., et al. 2005. Evaluation of the CD14/-260 polymorphism and house dust endotoxin exposure in the Barbados Asthma Genetics Study. J Allergy Clin Immunol, 115(6): 1203-1209.

Zeng X., Zhang S., Xu L., et al. 2013. Activation of protease-activated receptor 2-mediated signaling by mast cell tryptase modulates cytokine production in primary cultured astrocytes. Mediators Inflamm, 2013: 140812.

Zhang F., Huang G., Hu B., et al. 2011a. A soluble thymic stromal lymphopoietin (TSLP) antagonist, TSLPR-immunoglobulin, reduces the severity of allergic disease by regulating pulmonary dendritic cells. Clin Exp Immunol, 164(2): 256-264.

Zhang H., Wang J., Wang L., et al. 2018. Induction of mast cell accumulation by chymase via an enzymatic activity- and intercellular adhesion molecule-1-dependent mechanism. Br J Pharmacol, 175(4): 678-692.

Zhang H., Yang H., He S. 2010. TNF increases expression of IL-4 and PARs in mast cells. Cell Physiol Biochem, 26(3): 327-336.

Zhang H., Yang H., Ma W., et al. 2011b. Induction of IL-13 production and upregulated expression of protease activated receptor-1 by RANTES in a mast cell line. Cytokine, 53(2): 231-238.

Zhang H., Yang H., Ma W., et al. 2013. Modulation of PAR expression and tryptic enzyme induced IL-4 production in mast cells by IL-29. Cytokine, 61(2): 469-477.

Zhang H., Yang H., Zhang L., et al. 2009. Induction of IL-4 release and upregulated expression of protease activated receptors by GM-CSF in P815 cells. Cytokine, 48(3): 196-202.

Zhang H., Yang X., Yang H., et al. 2007. Modulation of mast cell proteinase-activated receptor expression and IL-4 release by IL-12. Immunol Cell Biol, 85(7): 558-566.

Zhang X. Y., Tang X. Y., Ma L. J., et al. 2017. Schisandrin B down-regulated lncRNA BCYRN1 expression of airway smooth muscle cells by improving miR-150 expression to inhibit the proliferation and migration of ASMC in asthmatic rats. Cell Prolif, 50(6): e12382.

Zhang Y. H. 2016. Neuronal nitric oxide synthase in hypertension—an update. Clin Hypertens, 22: 20.

Zhang Y., Zhang Y., Gu W., et al. 2014. TH1/TH2 cell differentiation and molecular signals. Adv Exp Med Biol, 841: 15-44.

Zhao Y., Balato A., Fishelevich R., et al. 2009. Th17/Tc17 infiltration and associated cytokine gene expression in elicitation phase of allergic contact dermatitis. Br J Dermatol, 161(6): 1301-1306.

Zhao Y., Yang J., Gao Y. D., et al. 2010. Th17 immunity in patients with allergic asthma. Int Arch Allergy Immunol, 151(4): 297-307.

Zheng J., Liu W., Fan Y., et al. 2012. Suppression of connexin 26 is related to protease-activated receptor 2-mediated pathway in patients with allergic rhinitis. Am J Rhinol Allergy, 26(1): e5-e9.

Zheng W., Wang J., Zhu W., et al. 2016. Upregulated expression of substance P in basophils of the patients with chronic spontaneous urticaria: induction of histamine release and basophil accumulation by substance P. Cell Biol Toxicol, 32(3): 217-228.

Zhong H., Zhou X. J., Hong J. G. 2013. 1, 25-(OH)$_2$D3 inhibits lipopolysaccharide-induced expression of interleukin-13 and interleukin-17 in cord blood CD4$^+$ T cells. Zhongguo Dang Dai Er Ke Za Zhi, 15(9): 763-766.

Zhou J., Perelman J. M., Kolosov V. P., et al. 2013. Neutrophil elastase induces MUC5AC secretion via protease-activated receptor 2. Mol Cell Biochem, 377(1-2): 75-85.

Zhou L., Hershenson M. B. 2003. Mitogenic signaling pathways in airway smooth muscle. Respir Physiol Neurobiol, 137(2-3): 295-308.

Zhou Y., Do D. C., Ishmael F. T., et al. 2018. Mannose receptor modulates macrophage polarization and allergic inflammation through miR-511-3p. J Allergy Clin Immunol, 141(1): 350-364, e358.

Zhu J., Liu X., Wang W., et al. 2017. Altered expression of regulatory T and Th17 cells in murine bronchial asthma. Exp Ther Med, 14(1): 714-722.

Zhu W., Bi M., Liu Y., et al. 2013. Thrombin promotes airway remodeling via protease-activated receptor-1 and transforming growth factor-beta1 in ovalbumin-allergic rats. Inhal Toxicol, 25(10): 577-586.

Zhu W., He S. H., Lin Z. X., et al. 2005. Histamine release properties of human basophils in response to various stimuli. Xi Bao Yu Fen Zi Mian Yi Xue Za Zhi, 21(4): 519-521.

Zhu Y., Peng C., Xu J. G., et al. 2009. Participation of proteinase-activated receptor-2 in passive cutaneous anaphylaxis-induced scratching behavior and the inhibitory effect of tacrolimus. Biol Pharm Bull, 32(7): 1173-1176.

Zimmer J., Vieths S., Kaul S. 2016. Standardization and regulation of allergen products in the European Union. Current Allergy & Asthma Reports, 16(3): 21.

Ziora D., Sitek P., Machura E., et al. 2012. Bronchial asthma in obesity—a distinct phenotype of asthma? Pneumonol Alergol Pol, 80(5): 454-462.

Zoltowska A. M., Lei Y., Fuchs B., et al. 2016. The interleukin-33 receptor ST2 is important for the development of peripheral airway hyperresponsiveness and inflammation in a house dust mite mouse model of asthma. Clin Exp Allergy, 46(3): 479-490.

Zoltowska N. A. M., Lei Y., Adner M., et al. 2018. Mast cell-dependent IL-33/ST2 signaling is protective against the development of airway hyperresponsiveness in a house dust mite mouse model of asthma. Am J Physiol Lung Cell Mol Physiol, 314(3): L484-L492.

Zosky G. R., Sly P. D. 2007. Animal models of asthma. Clin Exp Allergy, 37(7): 973-988.

Zuo J., Lei M., Wen M., et al. 2017. Overexpression of ATP5b promotes cell proliferation in asthma. Mol Med Rep, 16(5): 6946-6952.

# 第二章　过敏性疾病的基本临床表现

过敏性疾病是一个全球性问题，其患病率在逐年增加，大概影响 10% ～ 30% 的世界人口（Ring et al. 2012），甚至 WHO 过敏白皮书 2011 ～ 2012 年中写道：全球过敏性疾病的患病率逐年上升，有 30% ～ 40% 的世界人口受到一种或多种过敏性疾病的影响。中国疾病预防控制中心妇幼保健中心于 2014 ～ 2015 年组织实施了"城市婴幼儿过敏流行病学调查项目"，项目的现场调查在全国 33 个城市开展，共调查了 0 ～ 24 月龄婴幼儿 11 950 例。统计结果显示，参与调查的婴幼儿家长中有 40.9% 报告孩子曾发生过或正在发生过敏性症状；0 ～ 24 月龄婴幼儿各类型过敏性疾病的患病率为 12.3%，以皮疹瘙痒、眼鼻症状和胃肠道症状为主（王硕等 2016）。

过敏性疾病在从新生儿到老年人的各个年龄阶段都可能发生，往往具有明显的遗传倾向。父母有过敏史是与婴幼儿过敏的发生关联性最强的危险因素。父母双方均无过敏史，婴幼儿发生过敏的比例为 37%；父母双方均有过敏史，婴幼儿发生过敏的比例会升高至 65%（王硕等 2016）。本章从以不同途径接触过敏原的人们出现的基本临床表现进行讨论。但要特别提出注意的是，任何途径引发的过敏均可为全身反应，如呼吸道吸入过敏原也可出现胃肠道症状，要全面考量。

## 第一节　吸入过敏原导致的基本临床表现

吸入过敏原主要为吸入气传过敏原，如花粉、真菌、动物毛发和尿液与螨虫等。其中花粉是气传过敏原的主要来源，导致了 10% ～ 20% 的变应性疾病的发生。花粉主要可分为禾草花粉、杂草花粉、树花粉三大类。吸入过敏原在吸入的不同部位使患者出现不同的症状。

### 一、上呼吸道：鼻部

患者吸入过敏原在鼻部主要表现为过敏性鼻炎：阵发性喷嚏、清水样鼻涕、鼻塞和鼻痒。部分患者伴有嗅觉减退。其中喷嚏：每天数次阵发性发作，每次多于 3 个，多在晨起或者夜晚或接触过敏原后立刻发作。清涕：大量清水样鼻涕，有时可不自觉从鼻孔滴下。鼻塞：间歇或持续，单侧或双侧，轻重程度不一。鼻痒：大多数患者鼻内发痒，花粉症患者可伴眼痒、耳痒和咽痒（Scadding et al. 2017）。

### 二、下呼吸道：气管、支气管和肺

患者吸入过敏原在下呼吸道主要表现为过敏性哮喘：反复发作的喘息、气急、胸闷或咳嗽等症状，常在夜间和（或）凌晨发作，多数患者可自行缓解或经治疗缓解（中华医学会呼吸病学分会哮喘学组 2020）。

### 三、上 - 下气道炎症性疾病

上 - 下气道炎症性疾病多与遗传因素有关，同时需要关注过敏因素，因为过敏因素在很多疾病中占重要作用。

过敏因素主要包括：①以上气道为主的疾病：如变应性鼻炎（allergic rhiniti，AR）、非变应性鼻炎（nonallergic rhinitis，NAR）、慢性鼻炎 - 鼻窦炎（chronic rhiniti-sinusiti，CRS）、上气道咳嗽综合征（UACS）、鼻息肉病、腺样体肥大等；②以下气道为主的疾病：如支气管哮喘（简称哮喘）、支气管扩张（简称支扩）、慢性阻塞性肺疾病（简称慢阻肺）、慢性咳嗽、弥漫性泛细支气管炎（diffuse panbronchioliti，DPB）；③同时受累：如阿司匹林哮喘（AIA）、不动纤毛综合征、鼻窦支气管综合征（sinobronchial syndrome，SBS）、变应性支气管肺曲霉病（allergic bronchopulmonary aspergillosis，ABPA）、囊性纤维化、坏死性肉芽肿性血管炎、变应性肉芽肿性血管炎（Churg-Strauss vasculitis，CSS）、复发性多软骨炎等（中华医学会呼吸病学分会哮喘学组2017）。

## 第二节　口服过敏原导致的基本临床表现

### 一、口服过敏原主要包括食物和药物

从理论上讲，任何食物都有引起过敏反应的可能。常见的易导致过敏反应的食物有花生、坚果、海鲜、蘑菇、牛奶、水果等。一些花粉过敏的患者也可以同时对水果和蔬菜发生过敏反应，特别是桦树和禾草花粉。药物过敏最常见于青霉素类、磺胺类等抗生素，以及柳氮磺胺吡啶、卡马西平等。

### 二、食物过敏反应引起的症状

食物过敏反应受致敏食物的种类、烹调方式、机体免疫状态等多种因素影响而有不同的临床表现，基本可分为以下两类。

1）速发型反应（急性反应），多数病例在进食 30 min 内出现症状，主要表现为血管性神经性水肿、呕吐、腹痛、腹泻、胃肠道出血，或消化道以外的症状，如荨麻疹、湿疹、哮喘、鼻炎等，严重者可伴有全身过敏症状；1 ～ 2 h 消退。患者及其家人常能认识到症状与食物有关，诊断较容易。

2）迟发型反应或全身性反应，多在进食数小时至数天后发生，多表现为慢性呕吐、腹胀、持续性腹泻、吸收不良、低蛋白血症伴或不伴水肿、消化道出血、咯血等，过敏症状多样、隐蔽不易察觉，不易诊断。

### 三、药物过敏反应引起的症状

药物过敏反应主要为药疹，又称药物性皮炎。药物通过注射、口服、吸入等途径进入人体后引起各种各样的皮肤反应。根据其潜伏期、发生发展情况、皮疹表现及转归等，至少可分为10多个亚型，如固定性红斑、猩红热样红斑、麻疹样红斑、荨麻疹样红斑、多形红斑、结节红斑、玫瑰糠疹样红斑、紫癜形红斑及大疱性表皮坏死松解型红斑等，它们具有下列一些共同点。

1）潜伏期，一般为4～20天，平均7～8天，如已被致敏，再次使用同样药物，常在24 h内，平均7～8 h即可发病，最短者仅数分钟，迟者亦不超过72 h。

2）多数起病突然，可先有畏寒、不适、发热等前驱症状。

3）皮疹发生发展，除固定性红斑外，常呈泛发性和对称性分布。

4）常伴轻重不一的全身性反应，轻者可不明显，重者可头痛、寒战、高热等。

# 第三节　注入过敏原导致的基本临床表现

### 一、注入过敏原的定义

注入过敏原指通过注射途径接触过敏原，大多是通过昆虫蜇咬引起，也可由注射性药物引起。主要的能引起过敏反应的昆虫有蜜蜂、马蜂、蚂蚁、蚊子，其中蜜蜂的蜂毒是该类过敏原中最重要的一种，但引起过敏性休克的情况并不多见。引起注入过敏反应的药物主要包括血液制品、血清、疫苗、造影剂和抗生素等。与速发型过敏反应有关的代表性药物有抗生素和麻醉剂，较小的剂量即可诱发过敏反应。过敏性休克通常与注射性用药有关。

### 二、过敏性休克的主要临床表现

过敏性休克的表现与程度，依机体反应性、抗原进入量及途径等而有很大差别。通常其都是突然发生且很剧烈，若不及时处理，常可危及生命。

1）过敏原接触史：于休克前用药，尤其是药物注射史，以及其他过敏原接触史，包括食物、吸入物、接触物、昆虫蜇刺等。

2）过敏的前驱症状：包括皮肤潮红或一过性皮肤苍白、畏寒、周身皮痒或手掌发痒，皮肤及黏膜麻感，多数为口唇及四肢麻感，继之出现各种皮疹，多数为大风团状，重者见大片皮下血管神经性水肿或全身皮肤水肿，此外，鼻和咽喉黏膜亦可发生水肿，而出现喷嚏、流清水样鼻涕、音哑、呼吸困难等，也可腹部不适、恶心、呕吐等。

3）全身组织器官广泛充血、水肿、渗出的症状：呼吸困难、气促、胸闷、发绀甚至窒息。

4）循环衰竭的症状：面色苍白、四肢厥冷、脉搏细弱、血压下降等，甚至因脑缺氧出现脑水肿而致意识丧失、昏迷、抽搐。

# 第四节　接触性过敏原导致的基本临床表现

## 一、接触性过敏原

接触性过敏原通过直接接触致使人过敏，主要包括紫外线、化妆品、洗发水、洗洁精、染发剂、肥皂、化纤用品、塑料、金属饰品（手表、项链、戒指、耳环）等。

## 二、主要临床表现：接触性皮炎

接触性皮炎指皮肤或黏膜单次或多次接触过敏原后，在接触部位甚至以外的部位发生的炎症反应。其表现一般无特异性，由于接触物、接触方式及个体反应不同，发生皮炎的形态、范围及严重程度也不相同。

轻症时局部呈红斑，淡红至鲜红色，稍有水肿，或有针尖大丘疹密集；重症时红斑肿胀明显，在此基础上有多数丘疹、水疱，炎症剧烈时可以发生大疱。水疱破裂则有糜烂、渗液和结痂。皮炎的部位及范围与接触物接触部位一致，边界非常鲜明，但如接触物为气体、粉尘，则皮炎呈弥漫性而无一定的鲜明界限，但多发生在身体暴露部位。

自觉症状大多有痒和烧灼感或胀痛感，少数严重病例可有全身反应，如发热、畏寒、头痛、恶心等。病程有自限性，一般去除病因后，若处理得当，1～2周可痊愈。反复接触或处理不当，皮炎可以转为亚急性或慢性皮炎，呈红褐色苔藓样变或湿疹样改变（中华医学会皮肤性病学分会儿童皮肤病学组 2017）。

（谢　华　何韶衡）

## 参 考 文 献

王硕，蒋竞雄，王燕，等．2016. 城市 0-24 月龄婴幼儿过敏性疾病症状流行病学调查．中国儿童保健杂志，24(2): 119-122.

中华医学会呼吸病学分会哮喘学组．2017. 上 - 下气道慢性炎症性疾病联合诊疗与管理专家共识．中华医学杂志，97(26): 2001-2022.

中华医学会呼吸病学分会哮喘学组．2020. 支气管哮喘防治指南 (2020 年版)．中华结核和呼吸杂志，39(9): 675-697.

中华医学会皮肤性病学分会儿童皮肤病学组．2017. 中国儿童特应性皮炎诊疗共识 (2017 版)．中华皮肤科杂志，50(11): 784-789.

Ring J., Akdis C., Behrendt H., et al. 2012. Davos declaration: allergy as a global problem. Allergy, 67(2): 141-143.

Scadding G. K., Kariyawasam H. H., Scadding G., et al. 2017. BSACI guideline for the diagnosis and management of allergic and non-allergic rhinitis. Clin Exp Allergy, 47(7): 856-889.

# 第三章 过敏性疾病的诊断原则与基本方法

标准化诊断原则要求，一个完整的过敏性疾病诊断应包括两个部分：非特异性诊断（包括详尽的病史、临床表现、体征及相关的实验室检查等）和特异性诊断（包括体内试验和体外试验）。非特异性诊断即常规疾病诊断，一般根据典型的症状、详细的病史、充分的体格检查和必要的实验室检查即可作出初步诊断。过敏原特异性诊断是明确过敏性疾病病因的必要手段，是过敏性疾病诊断过程中不可或缺的部分。临床医生不能仅仅根据典型症状和体征诊断过敏性疾病，也不能单纯根据体内试验和（或）体外试验阳性结果就轻易作出过敏的诊断，这一点对于婴幼儿食物过敏的诊断尤其重要，只有当病史、体内特异性诊断试验结果和体外特异性诊断试验结果相一致时，才能明确过敏性疾病的最终诊断。

## 第一节 过敏性疾病的非特异性诊断

过敏性疾病的非特异性诊断是一种推测性诊断，此类诊断不能指明患者的过敏病因，是比较初步的疾病诊断。临床非特异性诊断的思路要广，以避免漏诊、误诊，要充分认识过敏性疾病临床表现的复杂性和多样性。

对于过敏性疾病的非特异性诊断，可以从下列几个方面入手。

### 一、症状

各种过敏性疾病均有其各自的症状特征。这些症状特征的存在可以成为过敏性疾病非特异性诊断的重要依据。例如，过敏性鼻炎的典型症状主要为：鼻痒、发作性喷嚏、水样涕、鼻阻塞。而出现以下症状者则要考虑是不是过敏性鼻炎或过敏性鼻炎合并其他疾病：单侧发生的症状；单纯性鼻塞；脓性鼻涕；浓稠的鼻涕后流；疼痛；反复的鼻出血；嗅觉下降。过敏性鼻炎患者还经常伴发其他过敏性疾病，如过敏性结膜炎（主要表现为眼痒、流泪）、哮喘（喘息、气急、咳嗽、胸闷）等。荨麻疹患者表现为皮肤突然剧烈瘙痒或烧灼感，患处迅速出现大小不等的、局限性块状的风团。这些过敏性疾病的临床表现大多指向性比较明确，一般比较容易作出判断。

### 二、病史

病史的收集是过敏性疾病诊断的第一步，也是至关重要的一步。病史的采集包括现病史、既往史、家族史、过敏史等方面，越详细越好，在病史采集中需着重注意以下几个方面。

1）症状发作的频度、持续时间，对睡眠、学习及工作的影响程度。

2）询问病史首先应了解发病时间，如白天、夜间、清晨，明确季节性或常年性，或者间歇性或持续性；了解对患者生活质量的影响。

3）询问诱发因素对诊断也有重要的价值，过敏性疾病患者常常可以提供各种主观感觉的过敏性发病诱因，可以辅助诊断。例如，过敏性鼻炎和（或）哮喘患者常在打扫房间、整理被褥、翻找衣物时，嗅到霉味，接触宠物时症状发作，皮肤症状是在使用化妆品、洗涤用品或金属饰物时发作等。

4）对生活环境的了解有助于判断可能存在的触发物性质，如有无宠物接触史、室内空气质量、工作中接触物的化学性质、本人的生活嗜好等。

5）对于不同的过敏性疾病，病史调查也有所不同。例如，对过敏性鼻炎患者的病史调查，除把重点放在发病的时间、地点、季节性和主要症状等以外，与症状有关的环境因素如住房、工作场地及室内外的任何可能有过敏原存在的主要因素也都应当一一调查。

6）本人过敏史、家族史和药物治疗史可为过敏性疾病鉴别诊断提供依据。例如，有家族过敏史者的过敏性疾病的患病率较无家族过敏史者高出一倍以上。

### 三、体检诊断

各种过敏性疾病除各有其症状特征之外，还有各自的体征特点。例如，过敏性鼻炎患者在急性发作期，主要的体征是双侧鼻黏膜苍白、肿胀，下鼻甲水肿，鼻腔有大量水样分泌物。眼部体征主要为结膜充血、水肿，有时可见乳头样反应。伴有哮喘、湿疹或特应性皮炎的患者有相应的肺部、皮肤体征。儿童 AR 患者可出现某些特殊体征如"变应性敬礼"（患儿为缓解鼻痒和使鼻腔通畅而用手掌或手指向上揉鼻的动作）、"变应性暗影"（患儿下眼睑肿胀导致静脉回流障碍而出现的下睑暗影）、"变应性皱褶"（患儿经常向上揉搓鼻尖而在外鼻皮肤表面出现的横行皱纹）；哮喘患者的端坐呼吸、三凹征，肺部听诊弥漫或散在的呼气相为主的哮鸣音；荨麻疹患者的皮肤划痕症阳性；特应性皮炎患者的白色划痕阳性、鱼鳞症等。

### 四、实验室检查

常规的实验室检查对于过敏性疾病可以起到辅助诊断和鉴别诊断的作用，如血常规、尿常规、分泌物中细胞测定；嗜酸性粒细胞阳离子蛋白、类胰蛋白酶测定；补体 C3、C4 的测定；抗原抗体复合物的测定；肺功能的测定；呼出气 NO 测定，等等，这些检测方法对不同的过敏性疾病均有各自的诊断意义，可以根据具体病情选择采用。

### 五、放射线诊断

放射线诊断包括胸部透视、摄片、支气管造影、胃肠造影等，对某些过敏性疾病亦有重要的诊断意义。特别是对于过敏性肺炎、过敏性鼻窦炎的诊断，X 线检查有特殊的重要价值。此外，X 线检查有助于鉴别其他非过敏性疾病和排除并发症。

### 六、药物诊断

对于某些过敏性疾病，在经过各种检查均不能确认的情况下，亦可以采用某些对过敏反应有效的药物，如肾上腺素、β2 受体兴奋剂、各种抗组胺药物、各种肾上腺皮质激素类药物等，进行诊断性治疗。如果经过用药疗效显著，则可以从侧面印证过敏性疾病的诊断。进行这种试探性药物诊断时，需全面考虑病情，排除所试用药物对患者的禁忌情况和可能产生的副作用。

## 第二节　过敏性疾病的特异性诊断

过敏性疾病的特异性诊断指的是在作出非特异性过敏反应的诊断之后，进一步查明该疾病患者的过敏因素，即查明患者究竟针对什么过敏原过敏。过敏性疾病的特异性诊断包括体内特异性诊断方法和体外特异性诊断方法，对指导患者的治疗和预防均具有重要的意义（Poulsen 2001）。本章仅对过敏原特异性诊断做一简要介绍，具体内容可以看本书相关章节。

### 一、过敏性疾病的体内特异性诊断

目前在临床上常规体内特异性诊断方法首推皮试，包括皮肤点刺试验、皮内试验、皮肤斑贴试验等，此外，还有各种皮肤以外的试验方法，包括鼻黏膜试验、结膜试验及口腔黏膜试验等。不同的皮试方法均有各自的优缺点，临床上可以根据具体情况选择（Wood et al. 1999）。

体内特异性诊断的基本原理：当外源性抗原与过敏患者皮肤内致敏的肥大细胞或淋巴细胞作用时，前者释放组胺或其他胺类物质，而后者释放淋巴因子，这些物质可导致皮肤产生反应，使皮肤血管充血、水肿、渗出，形成红斑、丘疹或风团等改变，此即是特异性皮试阳性，过敏反应临床诊断常用的有斑贴试验、皮内试验及激发试验（张沪祎等 2015；罗超等 2017）。

#### （一）点刺试验

点刺试验（prick test）也称穿刺试验或挑刺试验（puncture test），此法实际上是划痕试验的一种改良方法，是目前临床上最常用的皮试方法（Lessof et al. 1980；Berger 2002）。由于该方法简单方便、受试者痛苦小、安全性较好，近年来有逐渐取代皮内试验的趋势。目前点刺试验临床所应用的点刺针主要有两大类：单针及多针。多针即一根针的针头由一小簇小针组成，可利用表面张力直接蘸取点刺液而无需将点刺液滴在皮肤上，既节约点刺液又方便操作。有的公司已设计出"多头（multihead）"多针点刺器，配合专用点刺液容器，一次蘸取点刺液、刺入，可同时完成多种过敏原点刺试验，非常受儿科医生的欢迎。但由于不同年龄、不同体重患者的前臂直径、曲率不同，因此该点刺器有可能影响点刺试验操作的规范性（特别是对于成人患者），多头多针点刺器不推荐作为常规检测方法。需要注意的是结果的判断标准依据所选用点刺针、过敏原皮试液的浓度、阳性对照液组胺浓度的不同而有所不同。

### （二）皮内试验

皮内试验（intradermal test）是目前国内临床上常用的皮试方法之一。它可用于食物、吸入物和某些药物等的测试。皮试液浓度的选择：吸入物过敏原常规为原液的 1∶100 稀释液，强致敏过敏原大籽蒿花粉、葎草花粉和豚草花粉为原液的 1∶1000 稀释液；食物过敏原常规为原液的 1∶10 稀释液，强致敏食物过敏原牛奶必要时可采用原液的 1∶100 稀释液以保证安全。皮内试验有诱发严重过敏反应的潜在风险，故进行皮内试验时应准备好抢救措施。对于高度过敏者，最好用点刺试验或体外试验（如 sIgE 检测）代替，以保证安全。

### （三）斑贴试验

斑贴试验（patch test）主要用于明确接触性皮炎中变应性接触性皮炎的接触性过敏原的检测。目前亦有应用快速斑贴试验进行吸入物、食物或药物过敏反应的诊断，但其试验方法欠规范，诊断灵敏度、特异度及准确度还有较大争议，尚处于探索阶段，目前还未广泛应用于临床。

### （四）激发试验

激发试验（provocation test）是模拟自然发病条件，以少量致敏原引起一次较轻的过敏反应发作，以确定变应原的试验。其主要用于 I 型变态反应，有时也用于 IV 型变态反应的检查，尤其在皮试或其他试验不能获得肯定结果时，此法可排除皮试中的假阳性反应和假阴性反应。其包括结膜激发试验、鼻黏膜激发试验、支气管激发试验、食物激发试验、药物激发试验及现场激发试验，是变态反应特异性诊断的金标准。但由于激发试验方法复杂，具有诱发严重过敏反应的潜在风险，除食物激发试验及现场激发试验分别作为食物过敏反应及职业性哮喘诊断的金标准在临床常规应用外，其他多仅用于临床研究（罗超等 2017）。在此需要提醒的是，即使是被认为最安全的鼻黏膜激发试验，受试者仅有变应性鼻炎症状、从未出现过哮喘，鼻黏膜激发试验仍有可能诱发哮喘，有时速发相反应不出现而仅出现迟发相反应。建议接受鼻黏膜激发试验的患者应常规收入院留观 24 h，以保证安全。

## 二、过敏性疾病的体外特异性诊断

I 型过敏性疾病患者的血清中含有针对其过敏原的特异性抗体，即特异性 IgE（sIgE）抗体。sIgE 检测是过敏性疾病的特异性诊断中最重要的检测方法之一。目前临床上 sIgE 的检测方法很多，包括 ELISA、免疫印迹杂交、放射免疫法等，都是利用各种标记分析法定性或定量检测血清中特异性 IgE 抗体，所不同的是，过敏原包被在不同的固相载体上（纸片、醋酸或硝酸纤维素薄膜、聚苯乙烯等）。目前临床上最常用的 sIgE 检测方法根据固相载体的不同可分为三类，即纸片法、试管法和帽子法（CAP 法）。CAP 法的过敏原结合的量是纸片法的 3 倍，试管法的 150 倍。过敏原结合的量越高，检测灵敏度越高。虽然 RAST 法检测 sIgE 的灵敏度、特异度及准确度均较高，但仍不能单纯根据 sIgE 检测阳性结果作出诊断（特别是食物变态反应）（张沨祎等 2015）。即使应用国际变态反应学界公认的 sIgE 检测的金标准 Pharmacia CAP 系统（现名 Phadia CAP 系统）进行尘螨 sIgE 检测，sIgE 为 Ⅱ 级 0.7 kU/L，临床上也只有 40% 的患者能够确诊尘螨过敏（Cots et al. 1998）。

　　总之，临床上应以详尽、准确的病史为核心，参考体内试验和体外试验结果，综合分析，才能获得对过敏性疾病的正确诊断。

（魏庆宇　朱晓明）

## 参 考 文 献

罗超，刘巧平，矫璐璐，等 . 2017. 变应原检测方法在变应性鼻炎诊断中的临床意义 . 国际耳鼻咽喉头颈外科杂志，41(2): 69-72.

张沨祎，王学民，王婷婷，等 . 2015. 食物过敏的诊断方法 . 国际皮肤性病学杂志，41(5): 312-315.

Berger A. 2002. Skin prick testing. BMJ, 325(7361): 414.

Cots P., Pena J. M., Botey J., et al. 1998. Determination of total and specific IgE using UNICAP 100: comparative study with the CAP system. Allergol Immunopathol (Madr), 26(5): 223-227.

Lessof M. H., Buisseret P. D., Merrett J., et al. 1980. Assessing the value of skin prick tests. Clin Allergy, 10(2): 115-120.

Poulsen L. K. 2001. *In vivo* and *in vitro* techniques to determine the biological activity of food allergens. J Chromatogr B Biomed Sci Appl, 756(1-2): 41-55.

Wood R. A., Phipatanakul W., Hamilton R. G., et al. 1999. A comparison of skin prick tests, intradermal skin tests, and RASTs in the diagnosis of cat allergy. J Allergy Clin Immunol, 103(5 Pt 1): 773-779.

# 第四章　过敏性疾病的防治原则与基本方法

针对过敏性疾病，世界卫生组织提出了"四位一体"的综合防治策略，即正确诊断和避免接触过敏原、适当的对症治疗、变应原特异性免疫治疗（又称脱敏治疗或减敏治疗）及良好的患者教育，并强调"四位一体，缺一不可"（Johansson and Haahtela 2004）。

## 第一节　正确诊断和避免接触过敏原

过敏原的检测是过敏性疾病诊断的核心所在。明确过敏原对于过敏性疾病的预防和治疗非常重要，只有明确了过敏原，才可以有效地采取相应的预防措施，避免接触相关过敏原，从而减少甚至避免过敏性疾病发作；同时对于一些无法完全避免的过敏原，可以确定免疫治疗方案；对于一些婴幼儿患者，明确过敏原还有助于预测其过敏性疾病的自然进程。

### 一、正确诊断过敏原

目前，全世界诊断过敏性疾病过敏原最常用的方法有两种，一是体内试验，就是通过吸入、食入、接触或注入的方式，将所测或所怀疑的过敏原释放到患者体内，模拟自然发病的过程，通过观察患者的反应来判断是否过敏。该试验主要方法包括过敏原皮肤点刺试验、过敏原皮内试验、皮肤斑贴试验、过敏原激发试验（包括鼻黏膜激发试验、结膜激发试验、食物激发试验）。二是体外试验，在采取静脉血后，通过相应的试剂盒仪器设备检测血清中的过敏原特异性 IgE 抗体（魏庆宇和朱晓明 2013）。目前临床所应用这些体内试验、体外试验方法的适应证为 I 型（速发型）过敏性疾病如鼻炎、哮喘及 IV 型（延缓型）变态反应中属于接触性过敏性疾病的部分；理论上药物激发试验及食物激发试验可明确部分 II 、III 型变态反应中的致敏食物或药物，但由于风险高和（或）结果判断困难，尚不能真正解决临床实际问题。

正确诊断过敏原，应基于选择适合的适应证、正确的检测方法、检测方法的规范操作，以及对检测结果的临床意义给予正确解释。若不进行过敏原检测，临床医生是不能单独依靠病史区分患者是否过敏的，也无法仅依据病史开出针对过敏诱因的免疫治疗处方。因此，过敏原特异性体内试验和体外试验是诊断过敏性疾病病因的必要手段。但过敏原特异性检测不能代替患者的病史和症状，无论选择哪种方法，都不能仅依据过敏原阳性检测结果诊断过敏性疾病。过敏性疾病的特异性诊断应根据病史、体内试验结果、体外试验结果及过敏原的临床相关性（特别是暴露史）综合分析得出。

体内试验、体外试验如何选择，各自的适应证、禁忌证，二者的区别等内容可以参考本书的相关章节，这里不再详述。

## 二、避免接触过敏原

过敏原诊断明确后，应该指导患者采取必要的措施避免接触过敏原，这也是所有过敏性疾病治疗的前提和基础，否则后续无论是药物治疗或者是特异性免疫治疗都不会取得满意的疗效。而有些过敏原如猫狗皮毛或某些食物如牛奶、鸡蛋、海鲜、坚果等可以完全避免，这样与此有关的过敏性疾病就可以不再发病。关于避免接触过敏原，我国变态反应学科创始人叶世泰（1998）教授曾总结了4个字：避、忌、替、移。

1）避：即避免接触导致过敏的物质，如针对尘螨过敏可以采取不开空调，不养猫狗，家里不使用容易积灰尘的物品；花粉过敏的患者在过敏季节避免去花草树木多的地方。在暴露于花粉的自然环境中，患者使用特制的口罩、眼镜、鼻腔过滤器、花粉阻隔剂及惰性纤维素粉等可减少致敏花粉吸入鼻腔或与结膜接触，缓解鼻、眼症状。国内多中心、随机、双盲、安慰剂对照临床研究表明，花粉阻隔剂（pollen blocker cream）对尘螨过敏的常年性 AR 患者（包括儿童和成人）的鼻部症状与生活质量有明显改善作用。

2）忌：不接触或食入导致过敏的物质，如将化妆品、染发剂等化学品或坚果、水果等食物在日常生活中完全剔除，忌用、忌食可以避免发作。

3）替：若对某种物品过敏，找其他物质代替，主要是针对那些对某些物质过敏但因为一些原因必须使用的情况，如演员对某种化妆品过敏或外科医生对乳胶手套过敏或婴儿对牛奶过敏，可以通过过敏原检测，选择那些不含有过敏成分的产品来替代，而婴幼儿的牛奶过敏可以选择完全水解蛋白配方奶粉或氨基酸配方奶粉。

4）移：就是脱离导致过敏的环境，如职业性过敏患者可以选择离开原先的工作环境，到其他不会引起过敏的工作岗位，而北方的花粉症患者可以在花粉季节到南方去，因为花粉过敏有明显的地域差别。

# 第二节　适当的对症治疗

药物治疗目前仍然是过敏性疾病最常用的治疗手段。不同过敏性疾病的药物治疗有其各自的特点，包括给药方式、途径、疗程、减量及停药、联合用药等，具体情况可以参看本书相关章节的内容。需要注意的是，药物治疗只能暂时缓解过敏性疾病的症状，对于过敏性鼻炎、过敏性哮喘、特应性皮炎等疾病，停药后可能很快复发，因此要严格遵循相关指南和方案要求，按疗程规范用药，并注意长期使用药物的副作用和抗药性问题。例如，抗组胺药可以选择一代、二代或两种二代药物联合应用，疗效降低时应该及时更换其他不同类型的抗组胺药。二代抗组胺药的心脏毒性应引起重视，临床表现为 QT 间期延长、尖端扭转型室性心动过速等严重心律失常，同时要注意合并用药的问题，主要是大环内酯类抗生素和抗真菌药物。而糖皮质激素具有显著的抗炎、抗过敏和抗水肿作用，其抗炎作用为非特异性，对各种炎症性疾病均有效，几乎可以应用于所有的过敏性疾病，但其副作用明显，在临床使用时应该以鼻喷、气管吸入和局部外用为主，除急诊、急救以外，不建议全身应用。当应用糖皮质激素长期治疗时，建议使用全身生物利用度低的

制剂，用药时需注意药品说明书的年龄限制和推荐剂量，并注意疗程，如鼻喷激素连续
使用不能超过 3 个月（李恩灿等 2018；李华斌等 2018）。

# 第三节　变应原特异性免疫治疗

变应原特异性免疫治疗是针对 IgE 介导的无法完全避免的吸入性过敏原导致的 I 型
变态反应性疾病的对因治疗。通过给予患者逐步增加剂量的过敏原提取物（治疗性疫苗），
以诱导机体免疫耐受，使患者再次接触相应过敏原时症状明显减轻，甚至不产生临床症状。
目前国内外的相关指南都已经将特异性免疫治疗作为过敏性鼻炎、哮喘的一线治疗方案
进行推荐。大量的临床研究也证实，这种治疗方法对过敏性鼻炎、哮喘等具有近期和远
期疗效，且有可能改变疾病的自然进程，如预防过敏性鼻炎发展为哮喘，减少产生新的
致敏等。目前临床常用的变应原特异性免疫治疗方法有皮下注射法（皮下免疫治疗）和舌
下含服法（舌下免疫治疗），分为剂量累加和剂量维持两个阶段，总疗程 3 年左右，推荐
使用标准化过敏原疫苗。需要注意的是，变应原特异性免疫治疗并不能代替过敏原的避免，
因此虽然进行了特异性免疫治疗，日常生活和工作中仍应尽量避免接触过敏原。凡在特
异性免疫治疗过程中继续大量接触过敏原的，特异性免疫治疗难有好的效果（魏庆宇和
朱晓明 2013）。特异性免疫治疗相关的具体内容可以参看本书中的有关章节。

# 第四节　患 者 教 育

患者教育是我国初级卫生保健的八大要素之一。《阿拉木图宣言》指出，患者教育是
所有卫生问题、预防方法及控制措施中最为重要的。这一点对于过敏性疾病来说尤为重
要。因为从目前的医学水平看，多数过敏性疾病是很难彻底治愈的，如过敏性哮喘可能
需要终身使用药物控制，这就需要患者本人对自身所患疾病有一个明确的认识，患者对
疾病的认知和对治疗的预期可以在一定程度上影响疾病的治疗效果。良好的患者教育可
以提高患者预防和治疗疾病的意识，增强对治疗的依从性和自信心，从而优化治疗效果，
提升医患双方满意度（侯冉和薛燕 2018；潘春寅等 2013）。

## 一、患者教育的必要性

### （一）从过敏性疾病的现状看

从目前的趋势看，过敏性疾病的患病率在逐年升高，WHO 已经将过敏性疾病列为
21 世纪重点防治的疾病之一。据世界变态反应组织报告，全世界有 30% ～ 40% 普通人
被过敏问题困扰。约有 3 亿人患有哮喘，其中 50% 以上的成人和至少 80% 的儿童患者
均由过敏因素诱发，每年超过 25 万人死于哮喘。另外，食物过敏和过敏性休克患病率增
加明显。自我国改革开放以来，随着工业化和现代化进程的加快，过敏性疾病的患病率
正在以每 10 年增加一倍的速度上升。我国即将或正在经历食物过敏、湿疹等过敏性疾病
"爆发式增长"的阶段。食物过敏将成为过敏主流，并成为过敏性休克等严重过敏反应的
主因，这也将成为我国临床医生面临的新挑战。除了遗传因素，导致这一情况的原因就

是环境因素的剧烈变化，特别是环境污染，不仅产生了新的过敏原，使原有的过敏原的致敏性成百上千倍的增加，还通过破坏人体呼吸道和皮肤的屏障功能使人们更容易过敏。这就需要对已有和潜在的过敏性疾病患者进行过敏性疾病相关知识的宣传教育。

### （二）从过敏患者对疾病的认知情况看

英国一家医患协作组织对 1000 名成年人进行了关于过敏的抽样调查，结果显示，其中仅有 5% 的人能区分过敏中哪一类是致命的，哪一类是无足轻重的；10% 的人不知道过敏可能危及生命；54% 的人不能区分食物过敏与食物不耐受的界限；还有 40% 的人认为过敏是遗传性疾病，70% 的人说他们对自身反应不会寻根究底。以上结果从一个角度显示了人们对过敏了解的程度和遇到这类疾病时的诊治态度。美国的一项调查发现，2/3 的哮喘家庭缺乏相关的基本医学知识，因而难以有效地开展自救措施。英国和威尔士近年的一项哮喘死亡原因调查证实，有相当一部分死亡是可以避免的，其原因有以下几个方面：①临床医生对哮喘患者急性哮喘发作的严重性估计不足或缺乏认识，致使治疗措施不当。②患者对自己病情估计和认识不足，从而延误了就诊时间，进而错过治疗和抢救的有利时机。③患者滥用药物导致剂量过大，包括滥用支气管扩张剂、糖皮质激素等药物。④患者不能正确掌握用药的技术和时机。在这些哮喘死亡的原因中，后三项完全可以通过患者教育而解决，提示了患者教育是非常重要的。

### （三）从构建和谐的医患关系来看

目前，大多数过敏性疾病患者对疾病的认知不足，对过敏性疾病严重程度、治疗的长期性，特别是目前还不能根治的情况缺乏清醒的认识，症状出现时期望药到病除、立竿见影，出现症状就用药，症状缓解就停药，使得治疗效果差，病情不能控制。许多患者缺乏有关知识的指导，导致患者对疾病产生悲观情绪或无所适从。还有相当一部分患者跟着不切实际的广告走，到处乱投医，不仅得不到正规有效的治疗，还因一些错误的用药和治疗而产生并发症，甚至导致一些不可逆的损害。因此做好患者教育，增强患者对自身疾病的认识能力和自我检测、自我管理的能力，增加患者对治疗的依从性和自信心，从患者被动接受治疗向主动自我监测转换，突破目前单一的"医院模式"向"社会模式"转换，建立良好的医患关系，从而优化治疗效果，提升医患双方满意度。过敏性疾病的治疗是比较复杂的系统工程，只有通过患者教育，取得患者的理解、支持和配合，才能取得满意的疗效。

## 二、患者教育的时机和对象

世界变态反应组织（WAO）提出，对过敏性疾病患者的患者教育可以分为三个方面：首诊教育、强化教育（随诊教育）及家庭成员和看护人员教育。

### （一）首次就诊时及时教育

患者首次就诊并确诊为过敏性疾病后，主治医生应该对患者进行相关疾病的宣传教育，以使患者在第一时间获得正确、完整、真实的信息。

### （二）随诊时的强化教育

当患者再次就诊时，经过一段时间的治疗及首诊时的教育，对本身疾病已经有了一定的认识，医生应不失时机地再次对患者进行相关知识的宣传教育，并对之前的教育效果有个初步评估，使得再次的宣教更有针对性，特别是对患者的一些错误认识要及时调整过来。

### （三）重视家庭成员和陪护、看护人员的教育

患者教育的对象除了患者本人，还应该重视对患者家人及陪护、看护人员的教育，特别是对于儿童患者更加重要。过敏性疾病不仅严重影响患者的生活质量和导致高额的社会医疗负担，很多患者同时还并发生理、心理问题，甚至出现人格缺陷，这些都需要患者及其亲近人员共同面对和承担，配合医生进行心理疏导。对儿童和青少年患者而言，科普宣教能提高患者（患儿监护人）的相关知识水平和治疗依从性，有助于减少疾病的复发率和并发症，并可改善患者的生活质量、减轻患者的心理症状。

## 三、患者教育的方式

### （一）利用日常医疗实践进行宣教

经常性患者教育是医生诊疗活动中的主要内容之一，应该贯穿于诊疗过程的始终。利用查房、门诊等机会对患者单独进行教育，实际上患者教育从医生第一次接触患者就开始了，根据患者的不同情况进行不同内容的教育，如急诊、初入院、缓解时、出院时的教育内容都各不相同，将治疗和教育融为一体。这种教育针对性强，能密切医患关系。对初诊患者教育所花费的时间可能比询问病史和诊断过程还要多，因此许多医生在进行患者单独教育时动员护士或其他医务工作者协助进行。

### （二）宣传单及手册

把有关过敏的知识编辑成通俗易懂的防治手册，发给患者，这样可以让患者利用自己的时间来阅读，这是最常用的方法，可以帮助患者全面了解过敏性疾病的发病、治疗及预防方面的知识。这种方法省时省力，患者可以随时索取。

### （三）定期讲座

以过敏患者之家名义定期举办相关内容的讲座，进行授课、多媒体讲解、回答和随意交谈等，教育课程可短可长。

### （四）借助电话、短信、微信、互联网等多种形式

可以开通多种形式的医疗咨询服务，如电话、短信、微信和网络等方式进行宣教，由于网络教育内容丰富多彩、方便易行、趣味性强、浏览量大，患者更容易接受，具有良好的教育效果，可以取得巨大的社会与经济效益。

## 四、患者教育的内容

患者教育的主要内容如下。

1）过敏知识的普及和指导，让患者了解过敏性疾病的病因、危险因素、自然进程及疾病可能造成的危害。

2）告知患者过敏原检查的必要性和主要检测方法。

3）指导患者进行良好的环境控制，避免接触或尽可能少地接触过敏原，同时也要远离有害刺激和污染空气，严格禁烟、禁酒，避免被动吸烟，忌用辛辣食物等过敏性疾病诱因。

4）介绍药物治疗和特异性免疫治疗的作用、效果、疗程与可能发生的不良反应，指导患者用药方法及剂量和种类的调整。

5）患者教育还应该包括对医生和护士的教育，及时更新知识结构，掌握规范的诊疗和预防措施，准确无误地指导患者。

（魏庆宇　朱晓明）

## 参 考 文 献

侯冉，薛燕．2018."互联网＋"健康教育对变应性鼻炎患者生命质量影响的实证研究．中国实用护理杂志，34(1): 23-26.

李恩灿，范潇予，林琳，等．2018. 抗过敏药物临床应用研究进展．国际药学研究杂志，45(3): 176-181.

李华斌，王向东，王洪田，等．2018. 口服 H1 抗组胺药治疗变应性鼻炎 2018 广州共识．中国眼耳鼻喉科杂志，18(3): 149-156.

潘春寅，季寒，张勇．2013. 门诊青少年变应性鼻炎患者健康教育效果分析．中国健康教育，29(2): 181-182.

魏庆宇，朱晓明．2013. 解除过敏性疾病困扰．北京：人民军医出版社：65-67.

叶世泰．1998. 变态反应学．北京：科技出版社：128-129.

朱鲁平，林旸，张舒，等．2017. 南京地区变应性鼻炎患者自报诊治状况调查．中国中西医结合耳鼻咽喉科杂志，25(6): 1007-1011.

Johansson S. G. O., Haahtela T. 2004. World Allergy Organization guidelines for prevention of allergy and allergic asthma. ACI Int, J World Allergy Org, 16: 176-185.

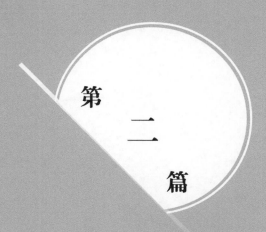

# 第二篇

# 临床常见过敏性疾病

# 第五章　呼吸系统过敏性疾病

## 第一节　过敏性哮喘

### 一、概述

支气管哮喘（bronchial asthma）简称哮喘，是一种严重危害人民健康的常见慢性呼吸道疾病。据世界卫生组织（WHO）估计，目前全球至少有 3 亿哮喘患者。随着经济高速发展和工业化进程，以及人们生活方式的改变，我国哮喘的患病率呈现快速上升趋势，哮喘成为严重危害人民健康的重要慢性气道疾病之一（中华医学会呼吸病学分会哮喘学组 2016b）。

《全球哮喘防治创议》（*Global Initiative for Asthma*，GINA）是呼吸科医生诊断和治疗哮喘的全球规范化指南。每年根据新的研究结果和临床实践，GINA 科学委员会不断更新指南内容。

哮喘是由多种细胞包括嗜酸性粒细胞、肥大细胞、T 淋巴细胞、中性粒细胞、平滑肌细胞、气道上皮细胞等及其细胞组分参与的气道慢性炎症性疾病。其临床表现为反复发作的喘息、气急、胸闷或咳嗽等症状，常在夜间及凌晨发作或加重，多数患者可自行缓解或经治疗后缓解，同时伴有可变的气流受限和气道高反应性，随着病程的延长可导致一系列气道结构的改变，即气道重塑。哮喘是一种异质性疾病，具有不同的临床病程和治疗反应（中华医学会呼吸病学分会哮喘学组 2016b）。

哮喘气道炎症学说的建立是近 40 年来哮喘研究领域最重要的进展，引发了哮喘治疗学的革命性进步。哮喘是一种气道的慢性炎症性疾病，这种慢性炎症形成后可导致气道高反应性；当气道暴露于各种危险因素中时，导致气道阻塞及气流受限（由支气管收缩、黏液栓及炎症反应的加重引起）。哮喘的急性发作（或加重）是间歇的，但气道的炎症却是慢性持续的（李明华等 2005；殷凯生 2015）。

过敏性哮喘（allergic asthma）是一类由花粉、动物皮屑、尘螨等过敏原引发的以特异性免疫球蛋白 E（sIgE）水平升高为主要特征的慢性过敏性疾病，全球约 3 亿支气管哮喘患者中约 70% 为过敏性哮喘。在儿童疾病中过敏性哮喘高达 80% 左右。过敏性哮喘的发病主要与 IgE 介导的 I 型变态反应有关。

迄今为止，在所有哮喘类型中，以对过敏性哮喘的基础和临床研究的报告最多，也最为深入，也以过敏性哮喘的疗效和预后最好。近年来，免疫药理学取得了长足的进步，已经发现了许多有潜在临床应用前景的免疫调节制剂。其中，鼠抗人 IgE 单克隆抗体和白三烯调节剂等已经应用于临床，并已取得了良好的疗效。避免过敏原暴露是过敏性哮喘治疗的关键，螨虫暴露与哮喘发生的相关性已得到公认。

## 二、病因

哮喘是一种复杂的、具有多基因遗传倾向的疾病，其发病具有家族聚集现象，亲缘关系越近，患病率越高。目前认为哮喘的发生受宿主因素和环境因素的双重影响。

### （一）宿主因素

哮喘与多基因遗传有关，具有明显的家族聚集倾向。国际哮喘遗传学协作研究组等组织将哮喘候选基因定位于多条染色体，包括染色体 1、2、3、7、8、12、13、14、16、17、20 等的不同位点。这些哮喘遗传易感基因与气道高反应性、IgE 调节和特应性反应相关（陈灏珠等 2013）。

### （二）环境因素

#### 1. 吸入性变应原：尘螨、花粉等

尘螨：呈世界性分布，在温暖潮湿的江河湖海地带、古老阴暗潮湿的房屋内，特别适宜其生长繁殖。过高的气温（＞35℃）下，尘螨出现滞育。在空调房间（温度维持在15～35℃），尘螨可以全年繁殖。在我国尘螨是过敏性哮喘最主要的过敏原。尘螨及其排泄物具有大量变应原性物质。螨体和螨粪中至少有 30 种蛋白质能诱导人体产生 IgE 抗体。尘螨变应原与其他动物如昆虫、蠕虫，甚至哺乳类动物在蛋白酶、原肌球蛋白、副肌球蛋白等上具有交叉反应性。因此尘螨过敏的患者通常同时对多种异类动物呈现过敏。

花粉：花粉可以诱发花粉症，主要累及鼻黏膜、结膜、气管和支气管黏膜、平滑肌与皮肤等。临床上通常把过敏性鼻炎、过敏性哮喘和皮肤过敏症统称为花粉症。过敏性哮喘是花粉症的重要症状之一。大气中致敏花粉的种类繁多，不同地区、不同海拔高度和不同季节的致敏花粉的种类不同。花粉过敏性哮喘的临床特点：①通常伴有过敏性鼻炎或过敏性眼结膜炎，因为吸入下呼吸道的花粉首先经过上呼吸道。②季节性明显。有的哮喘患者只在某个特定的季节或某一段特定的时间才发病，这往往与某一种花期明确的植物的花粉有关。③有明显的地区性。只在某个地区才会哮喘发作。④中青年多见，儿童和老人较少。⑤特应症多见，往往同时患有过敏性鼻炎、过敏性皮肤病，小时候患过婴儿湿疹，也往往有家族性过敏病史。

#### 2. 职业性变应原

常见的变应原有谷物粉、动物皮毛等。低分子量致敏物质的作用机制尚不明确，高分子量致敏物质可能是通过与变应原相同的变态反应机制致敏患者而诱发哮喘。

#### 3. 药物

由药物引起的哮喘称之为药物性哮喘（drug-induced asthma，DIA），可引起哮喘症状的药物种类繁多，其中以解热镇痛类药物（阿司匹林和非甾体类抗炎药物等）、抗生素类、β 受体阻滞剂、含碘造影剂和蛋白制剂较为常见。其发病机制复杂。其中以青霉素为代表的抗生素和以普鲁卡因为代表的麻醉剂引起的哮喘以 IgE 介导的 I 型变态反应为主，因此，常伴有荨麻疹或过敏性休克。但是，Ⅲ型和Ⅳ型变态反应有可能参与 DIA 的发病。

哮喘发作前有明确的用药史，哮喘的发作或加重与用药有明确的时间关系，停药后经过治疗哮喘症状获得缓解，再次使用该药后可再次诱发哮喘。避免接触可疑药物，包括可能含有过敏药物成分的复方制剂是预防本病的关键。

#### 4. 食物

多种食物过敏原可通过摄入或吸入途径进入体内而诱发过敏反应。单纯食物过敏诱发的哮喘比较少见，但常为严重过敏反应的一部分。食物过敏原在高度敏感的患者中可诱发严重的甚至致死性哮喘。

#### 5. 感染

呼吸道病毒感染与哮喘的形成和发作有关，最常见的是鼻病毒。细菌、衣原体和支原体感染在哮喘中的作用尚存争议。

#### 6. 烟草暴露和大气污染

烟草暴露和大气污染与哮喘发病关系密切，最常见的有油烟、被动吸烟、杀虫喷雾剂等。

#### 7. 运动和通气过度

有 70% ~ 80% 的哮喘患者在剧烈运动后诱发哮喘发作，此称为运动性哮喘。其机制可能为剧烈运动后过度呼吸，使气道黏膜上皮的水分和热量丢失，暂时渗透压过高，诱发支气管平滑肌痉挛。

#### 8. 其他

其他因素包括肥胖、月经、妊娠等因素。

### 三、发病机制

哮喘的发病机制尚未完全阐明，目前可概括为气道炎症 - 免疫机制、神经调节机制及其相互作用。

#### （一）气道炎症 - 免疫机制

#### 1. 气道炎症形成机制

气道慢性炎症是哮喘的基本特征。这种炎症反应是由多种炎症细胞、炎症介质和细胞因子共同参与、相互作用的结果。

当外源性变应原通过吸入、食入或接触等途径进入机体后，被抗原递呈细胞（如树突状细胞、巨噬细胞、嗜酸性粒细胞）内吞并激活 T 细胞。一方面，活化的 Th2 细胞产生 IL（如 IL-4、IL-5 和 IL-13 等）激活 B 细胞，使之合成特异性 IgE，IgE 结合于肥大细胞和嗜碱性粒细胞等细胞表面的 IgE 受体。若变应原再次进入体内，可与结合在细胞表面的 IgE 交联，使该细胞合成并释放多种活性介质导致气道平滑肌收缩、黏液分泌增加和炎症细胞浸润等，产生哮喘的临床症状，这是典型的变态反应过程。另一方面，活化的 Th2 细胞分泌的 IL 等细胞因子可直接激活肥大细胞、嗜酸性粒细胞及肺泡巨噬细胞等，使之在气道浸润和聚集。这些细胞相互作用并进一步分泌多种炎症介质、细胞因子及趋化因子，如组织胺、白三烯（LT）、前列腺素（PG）、活性神经肽、类晶体碱性蛋白如主要碱性蛋白（MBP）、嗜酸性粒细胞阳离子蛋白（ECP）、IL、血小板活化因子（PAF）、嗜酸性粒细胞趋化因子（ECF）和中性粒细胞趋化因子（NCF）、转化生长因子（TGF）等，构成了一个与炎症细胞相互作用的复杂网络，导致气道慢性炎症。近年来认识到 Th17 细胞在以中性粒细胞浸润为主的激素依赖型哮喘和重症哮喘发病中起到了重要作用，调节性 T 细胞因具有抑制 T 细胞免疫应答的功能，也参与了哮喘的发病。

根据变应原吸入后哮喘发生的时间，哮喘可分为早发型哮喘反应（early asthmatic response，EAR）、迟发型哮喘反应（late asthmatic response，LAR）和双相型哮喘反应（dual asthmatic response，DAR）。EAR 几乎在吸入变应原的同时立即发生反应，15 ～ 30 min 达高峰，2 h 后逐渐恢复正常。LAR 在吸入变应原 6 h 左右发病，持续时间长，可达数天。半数以上患者出现 LAR。

**2. 气道高反应性**

气道高反应性（airway hyperresponsiveness，AHR）：是指气道对各种刺激因子如变应原、理化因素、运动、药物等呈现的高度敏感状态，表现为患者接触这些刺激因子时气道出现过强或过早的收缩反应。AHR 是哮喘的一个基本特征，可通过支气管激发试验来量化和评估，有症状的哮喘患者几乎都存在 AHR。目前认为气道慢性炎症是导致 AHR 的重要机制之一，当气道受到变应原或其他刺激后，多种炎症细胞、炎症介质和细胞因子参与，气道上皮损害，上皮下神经末梢裸露等，从而导致气道高反应性。然而，出现 AHR 者并非都是哮喘，如长期吸烟者、接触臭氧者、病毒性上呼吸道感染者、慢性阻塞性肺疾病（慢阻肺）患者等也可出现 AHR，但程度相对较轻。

**3. 气道重塑**

气道重塑（airway remodeling）：是哮喘的重要病理特征，表现为气道上皮细胞黏液化生、平滑肌肥大 / 增生、上皮下胶原沉积和纤维化、血管增生等，多出现在反复发作、长期没有得到良好控制的哮喘患者身上。气道重塑使哮喘患者对吸入激素的敏感性降低，出现不可逆的气流受限及持续存在的 AHR。气道重塑的发生主要与持续存在的气道炎症和反复的气道上皮损伤 / 修复有关。除了炎症细胞参与气道重塑，转化生长因子（TGF）-β、血管内皮生长因子（VEGF）、白三烯、基质金属蛋白酶（MMP）-9、解整联蛋白和金属蛋白酶 33（ADAM33）等多种炎症介质也参与了气道重塑的形成。气道重塑的程度与哮喘病程和严重程度相关，过敏性和非过敏性哮喘均可发生气道重塑。过敏性哮喘患者较非过敏性哮喘患者的气道重塑相对较轻，但也有相反报道。

**（二）神经调节机制**

神经因素是哮喘发病的重要原因之一。支气管受复杂的自主神经支配，除肾上腺素能神经、胆碱能神经外，还有非肾上腺素能非胆碱能（NANC）神经系统。哮喘患者 β-肾上腺素受体功能低下，而患者对吸入组胺和乙酰甲胆碱的反应性显著增高则提示存在胆碱能神经张力的增加。NANC 神经能释放舒张支气管平滑肌的神经介质如血管活性肠肽（VIP）、一氧化氮（NO）及收缩支气管平滑肌的介质如 P 物质、神经激肽，两者平衡失调则可引起支气管平滑肌收缩。此外，从感觉神经末梢释放的 P 物质、降钙素基因相关肽（CGRP）、神经激肽 A 等导致血管扩张、血管通透性增加和炎性介质渗出，此即为神经源性炎症，神经源性炎症能通过局部轴突反射释放感觉神经肽而引起哮喘发作。

## 四、诊断

### （一）哮喘的诊断标准

**1. 典型哮喘的临床症状和体征**

1）反复发作喘息、气急，伴或不伴胸闷或咳嗽，夜间及晨间多发，常与接触变应原、冷空气刺激、物理刺激、化学性刺激及上呼吸道感染、运动等有关。

2）发作时双肺可闻及散在或弥漫性的哮鸣音，呼气相延长。

3）上述症状和体征可经治疗缓解或自行缓解。

4）除外其他疾病所引起的喘息、气急、胸闷和咳嗽。

**2. 可变的气流受限客观证据**

有气流受限的客观证据［在随访过程中，至少有 1 次气流受限的证据，$FEV_1/FVC$（用力肺活量）< 75%]，同时具备以下气流受限客观检查中的任一条。

1）支气管舒张试验阳性［吸入支气管舒张剂后，第 1 秒用力呼气容积（$FEV_1$）增加> 12% 且绝对值增加> 200 ml]。

2）呼气流量峰值（PEF）平均每日昼夜变异率> 10% 或周变异率> 20%。

3）抗炎治疗 4 周后，肺功能显著改善（与基线值比较，$FEV_1$ 增加> 12% 且绝对值增加> 200 ml）。

4）运动激发试验阳性（与基线值比较，$FEV_1$ 降低> 10% 且绝对值降低> 200 ml）。

5）支气管激发试验阳性（使用标准剂量的乙酰甲胆碱或组胺，$FEV_1$ 降低≥ 20%）。

符合上述第 1）、2）两条，并除外其他疾病所引起的喘息、气急、胸闷和咳嗽，可以诊断为哮喘（中华医学会等 2018）。

过敏性哮喘的诊断标准在以上基础上有：①暴露于过敏原（主要为尘螨、花粉、霉菌和动物毛发等），可诱发或加重症状。②过敏原皮肤点刺试验或血清 sIgE 检测至少对一种过敏原呈阳性反应。需要指出的是，无过敏原检测结果不能确诊过敏性哮喘，而仅有过敏原点刺试验或血清 sIgE 阳性也不能诊断哮喘。

### （二）不典型哮喘的诊断

临床上还存在无喘息症状及哮鸣音的不典型哮喘，患者仅表现为反复咳嗽、胸闷或其他呼吸道症状。

**1. 咳嗽变异性哮喘**

咳嗽作为唯一或主要症状，无喘息、气急等典型哮喘的症状和体征，同时具备可变的气流受限客观检查中的任一条，除外其他疾病所引起的咳嗽。

**2. 胸闷变异性哮喘**

胸闷作为唯一或主要症状，无喘息、气急等典型哮喘的症状和体征，同时具备可变气流受限客观检查中的任一条，除外其他疾病所引起的胸闷。

**3. 隐匿性哮喘**

隐匿性哮喘指无反复发作喘息、气急、胸闷或咳嗽的表现，但长期存在气道反应性增高者。随访发现有 14% ～ 58% 的无症状气道反应性增高患者可发展为有症状的哮喘患者（中华医学会呼吸病学分会哮喘学组 2016b）。

（三）分期

根据临床表现哮喘可分为以下 3 个时期。

**1. 急性发作期**

急性发作期是指喘息、气急、咳嗽、胸闷等症状突然发生，或原有症状加重，并以呼气流量降低为其特征，常因接触变应原、刺激物或呼吸道感染诱发。

**2. 慢性持续期**

慢性持续期指每周均不同频度和（或）不同程度地出现喘息、气急、胸闷、咳嗽等症状。

**3. 临床缓解期**

临床缓解期是指患者无喘息、气急、胸闷、咳嗽等症状，并维持 1 年以上（中华医学会呼吸病学分会哮喘学组 2016b）。

（四）分级

**1. 病情严重程度的分级**

根据白天和夜间哮喘症状发作的频度与肺功能的测定结果将哮喘分为 4 级，即间歇状态、轻度持续、中度持续和重度持续，但这种分级方法在临床工作中已很少采用，主要用于临床研究。

**2. 哮喘控制水平的分级**

这种分级方法更容易被临床医师掌握，有助于指导临床治疗，以取得更好的哮喘控制效果，见表 2-5-1。

表 2-5-1　哮喘控制水平分级

| A. 哮喘症状控制 | 哮喘症状控制水平 | | |
| --- | --- | --- | --- |
| | 良好控制 | 部分控制 | 未控制 |
| 过去 4 周，患者存在： | | | |
| 日间哮喘症状＞ 2 次 / 周　是□　否□ | | | |
| 夜间因哮喘憋醒　是□　否□ | 无 | 存在 1 ～ 2 项 | 存在 3 ～ 4 项 |
| 使用缓解药次数＞ 2 次 / 周　是□　否□ | | | |
| 哮喘引起的活动受限　是□　否□ | | | |

续表

B. 未来风险评估（急性发作风险、病情不稳定、肺功能迅速下降、药物不良反应）

与未来不良事件风险增加的相关因素包括：

临床控制不佳、过去一年频繁急性发作、曾因严重哮喘而住院治疗、$FEV_1$低、烟草暴露、高剂量药物治疗

### 3. 哮喘急性发作时的分级

哮喘急性发作是指喘息、气急、咳嗽、胸闷等症状突然发生，或在原有症状基础上急剧加重，伴有呼吸困难，以呼气流量降低为其特征，通常需要改变治疗药物。大多数情况与接触过敏原、刺激物或病毒性上呼吸道感染诱发及控制性药物依从性差有关，但也有少数患者无明确诱因。其程度轻重不一，病情加重可在数小时或数天内出现，偶尔可在数分钟内即危及生命，故应对病情作出正确评估，以便给予及时有效的紧急治疗。哮喘急性发作时病情严重程度的分级见表 2-5-2。

表 2-5-2　哮喘急性发作时病情严重程度的分级

| 临床特点 | 轻度 | 中度 | 重度 | 危重 |
|---|---|---|---|---|
| 气短 | 步行、上楼时 | 稍事活动 | 休息时 | |
| 体位 | 可平卧 | 喜坐位 | 端坐呼吸 | |
| 讲话方式 | 连续成句 | 单词 | 单字 | 不能讲话 |
| 精神状态 | 可有焦虑，尚安静 | 时有焦虑或烦躁 | 常有焦虑、烦躁 | 嗜睡或意识模糊 |
| 出汗 | 无 | 有 | 大汗淋漓 | |
| 呼吸频率 | 轻度增加 | 增加 | 常 > 30 次 /min | |
| 辅助呼吸肌活动及三凹征 | 常无 | 可有 | 常有 | 胸腹矛盾运动 |
| 哮鸣音 | 散在，呼吸末期 | 响亮、弥漫 | 响亮、弥漫 | 减弱乃至无 |
| 脉率（次 /min） | < 100 | 100 ~ 120 | > 120 | 脉率变慢或不规则 |
| 奇脉 | 无，< 10 mmHg | 可有，10 ~ 25 mmHg | 常有，> 25 mmHg（成人），20 ~ 40 mmHg（儿童） | 无，提示呼吸肌疲劳 |
| 最初支气管扩张剂治疗后 PEF 占预计值或个人最佳值的比例 | > 80% | 60% ~ 80% | < 60% 或 < 100 L/min 或作用持续时间 < 2 h | |
| $PaO_2$（吸空气，mmHg） | 正常 | ≥ 60 | < 60 | < 60 |
| $PaCO_2$（mmHg） | < 45 | ≤ 45 | > 45 | > 45 |
| $SO_2$（吸空气，%） | > 95 | 91 ~ 95 | ≤ 90 | ≤ 90 |
| pH | — | — | | 降低 |

注：只要符合某一严重程度的某些指标，而不需满足全部指标，即可提示为该级别的急性发作（中华医学会等 2018）
$PaO_2$. 动脉血氧分压；$PaCO_2$. 二氧化碳分压；$SO_2$. 血氧饱和度

### （五）辅助检查

#### 1. 痰液检查

部分哮喘患者痰涂片在显微镜下可见较多嗜酸性粒细胞。如患者无痰咳出可通过诱导痰方法进行检查。采用高渗或生理盐水雾化方法获取诱导痰标本，主要用于细胞分类

计数以判断气道的炎症类型。

### 2. 肺功能检查

通气功能检测：哮喘发作时呈阻塞性通气功能障碍表现，用力肺活量（FVC）正常或下降，第 1 秒用力呼气容积（$FEV_1$）、1 秒率（$FEV_1$/FVC）以及呼气流量峰值（PEF）均下降；残气量（RV）及残气量与肺总量的比值增加。其中以 $FEV_1$/FVC < 70% 或 $FEV_1$ 低于正常预计值的 80% 为判断气流受限的最重要指标。临床缓解期上述通气功能指标可逐渐恢复。病情迁延、反复发作者，其通气功能可逐渐下降。

支气管舒张试验（bronchial dilation test，BDT）：用于测定气道的可逆性改变。常用的吸入支气管舒张剂包括沙丁胺醇。支气管舒张试验阳性判断标准：吸入支气管舒张剂 15 ～ 20 min 重复测定肺功能，$FEV_1$ 较用药前增加 > 12%，且其绝对值增加 > 200 ml。BDT 提示存在气道阻塞的可逆性。

PEF 及其变异率测定：PEF 可反映肺通气功能的变化，哮喘发作时 PEF 下降。哮喘有通气功能时间节律变化的特点，常于夜间或凌晨发作或加重，使通气功能下降，故监测 PEF 日间、周间变异率有助于哮喘的诊断和病情评估。连续 2 周及以上监测 PEF，平均 PEF 昼夜变异率 > 10% 或 PEF 周变异率 > 20%，提示存在可逆性的改变。测定 PEF 昼夜变异率有助于哮喘患者自我监测和评估病情。

支气管激发试验（bronchial provocation test，BPT）：用于测定气道反应性。常用的吸入激发剂为乙酰甲胆碱和组胺。观察指标包括 $FEV_1$、PEF 等。结果判断与采用的激发剂有关，通常以使 $FEV_1$ 下降 20% 所需吸入的乙酰甲胆碱或组胺的累积剂量（$PD_{20}$-$FEV_1$）或浓度（$PC_{20}$-$FEV_1$）来表示，如 $FEV_1$ 下降 ≥ 20%，判断激发试验结果为阳性，可根据 $PD_{20}$ 或 $PC_{20}$ 结果对气道反应性增高的程度作出定量判断。支气管激发试验阳性提示存在气道高反应性。BPT 适用于非哮喘发作期、$FEV_1$ 在正常预计值的 70% 以上的患者的检查。

### 3. 呼出气一氧化氮（ FeNO ）测定

FeNO 与气道炎症，特别是与嗜酸性粒细胞性气道炎症关系密切。在辅助哮喘诊断与鉴别诊断、评估哮喘控制水平和指导哮喘治疗方案调整方面有较大价值。FeNO 测定结果受多种因素影响，诊断的敏感度和特异度差别较大，连续动态监测 FeNO 的变化，则临床价值更大。

### 4. 胸部 X 线 /CT 检查

哮喘发作时早期胸部 X 线可见两肺透亮度增加，呈过度通气状态；在临床缓解期多无明显异常。部分患者胸部 CT 可见支气管壁增厚、黏液阻塞。

### 5. 特异性变应原检测

哮喘患者大多数伴有过敏体质，对众多的变应原和刺激物敏感。测定变应性指标、结合病史有助于对患者的病因诊断和脱离致敏因素的接触。

体外变应原检测：多数患者外周血可检测到增高的变应原特异性 IgE 水平。血清总 IgE 测定对哮喘诊断价值不大，但血清总 IgE 水平与哮喘严重程度及控制情况相关，其增高的程度可作为重症哮喘使用抗 IgE 抗体治疗的依据。

体内变应原试验：皮肤变应原试验用于指导避免变应原接触和脱敏治疗，在临床上较为常用。需根据病史和当地生活环境选择可疑的变应原进行检查，可通过皮肤点刺等方法进行，皮试阳性提示患者对该变应原过敏。

这些试验对哮喘的诊断是敏感的，但特异性不高。即如果未给予吸入糖皮质激素治疗而试验结果阴性则可排除持续哮喘的诊断，试验结果阳性不能肯定哮喘的诊断。这是因为过敏性鼻炎、囊性纤维化（CF）、支气管扩张和 COPD 患者也可存在气道高反应性。

（六）鉴别诊断

需与哮喘鉴别的疾病包括以下几个。

1）过度通气综合征。

2）上气道阻塞和异物吸入。

3）声带功能不全。

4）慢性阻塞性肺疾病（COPD）。

5）非阻塞性肺病（如弥漫性肺实质疾病）。

6）由左心衰竭引起的呼吸困难。

7）变应性支气管肺曲霉病。

## 五、评估

### （一）评估的内容

**1. 评估患者是否有合并症**

合并症包括变应性鼻炎、鼻窦炎、胃食管反流、肥胖、阻塞性睡眠呼吸暂停低通气综合征、抑郁和焦虑等。

**2. 评估哮喘的触发因素**

触发因素包括职业、环境、气候变化、药物和运动等。

**3. 评估患者的药物使用情况**

哮喘患者往往需要使用支气管舒张剂来缓解喘息、气急、胸闷或咳嗽症状，支气管舒张剂的用量可以作为反映哮喘严重程度的指标之一，过量使用这类药物不仅提示哮喘未控制，也和哮喘频繁急性发作及死亡高风险有关。此外，还要评估患者的药物吸入技术、长期用药的依从性及药物的不良反应。

**4. 评估患者的临床控制水平**

正确评估哮喘控制水平是制订治疗方案和调整治疗药物以维持哮喘控制水平的基础，根据患者的症状、用药情况、肺功能检查结果等复合指标可以将患者分为哮喘症状良好控制（或临床完全控制）、部分控制和未控制。

评估还应该包括患者有无未来哮喘急性发作的危险因素。开始治疗时测定 $FEV_1$，使用控制药物后 3 ～ 6 个月记录患者最佳肺功能值，并定期进行危险因素的评估。哮喘评估未控制、接触变应原、有上述合并症、用药不规范、依从性差及过去 1 年曾有哮喘急性发作急诊或住院等都是未来哮喘急性发作的危险因素。

（二）评估的主要方法

**1. 症状**

哮喘患者的喘息、气急、胸闷或咳嗽等症状昼夜均可以出现。当患者因上述症状出现夜间憋醒，往往提示哮喘加重。

**2. 肺功能**

临床上用于哮喘诊断和评估的通气功能指标主要为 $FEV_1$ 与 PEF。$FEV_1$ 和 PEF 能反映气道阻塞的严重程度，是客观判断哮喘病情最常用的评估指标。峰流速仪携带方便、操作简单，患者可以在家自我监测 PEF，根据监测结果及时调整药物。

**3. 哮喘控制测试问卷**

哮喘控制测试（asthma control test，ACT）是一种评估哮喘患者控制水平的问卷。ACT 得分与专家评估的患者哮喘控制水平具有较好的相关性。ACT 不要求测试患者的肺功能，简便、易操作，适合在缺乏肺功能设备的基层医院推广应用。

**4. 呼出气一氧化氮**

FeNO 测定可以作为评估气道炎症和哮喘控制水平的指标，也可以用于判断吸入激素治疗的反应，建议动态观察。

**5. 痰嗜酸性粒细胞计数**

大多数哮喘患者诱导痰中嗜酸性粒细胞计数增高（＞ 2.5%），且与哮喘症状相关。抗炎治疗后可使痰嗜酸性粒细胞计数降低。诱导痰嗜酸性粒细胞计数可作为评价哮喘气道炎症的指标之一，也是评估糖皮质激素治疗反应性的敏感指标。

**6. 外周血嗜酸性粒细胞计数**

嗜酸性粒细胞是参与哮喘及其他过敏性疾病的主要炎症细胞之一。外周血嗜酸性粒细胞计数增高＞ 3%，提示以嗜酸性粒细胞增高为主的哮喘炎症表型，也可以作为判断抗炎治疗是否有效的哮喘炎症指标之一（中华医学会呼吸病学分会哮喘学组 2016b）。

## 六、治疗

避免过敏原暴露是治疗过敏性哮喘的关键措施。吸入性过敏原在环境中存在，难以避免，可以通过一定的措施减少环境中吸入性过敏原的浓度，避免或减轻过敏症状的发生。食入性过敏原种类繁多，我国一项儿童食物过敏的多中心研究显示，常引起哮喘儿童过敏反应的食物依次为：鱼虾、鸡蛋、水果、牛奶、花生等。对疑似食物过敏的哮喘患者应进行专科过敏评估，必要时在严密监视下进行食物激发试验。对确认食物过敏的哮喘患者，应采取食物规避策略。一旦确诊过敏性哮喘，任何时候均应采取避免过敏原暴露的措施。

（一）慢性持续期治疗

**1. 成人哮喘初始治疗**

哮喘诊断确定后应尽早开始规律地控制治疗，成人哮喘患者的初始治疗应根据患者具体情况选择合适的级别，若处于两相邻级别之间则建议选择高的级别，以保证初始治疗的成功率。推荐的初始治疗方案参照表 2-5-3。

**表 2-5-3　成人哮喘初始治疗推荐方案**

| | |
|---|---|
| 出现哮喘症状或需要使用 SABA 少于每月 2 次；过去 1 个月无哮喘引起的夜醒；无急性发作的危险因素，过去 1 年内未发生急性发作 | 不需要控制治疗（证据等级 D 级） |
| 间歇的哮喘症状，但患者存在 1 种及以上急性发作危险因素，如肺功能差、过去 1 年有急性发作需要使用口服激素或因哮喘急性发作入住 ICU | 低剂量 ICS（证据等级 D 级） |
| 有哮喘症状或需要使用 SABA 每月 2 次到每周 2 次，或每月因哮喘有夜醒 1 次及以上 | 低剂量 ICS（证据等级 B 级） |
| 有哮喘症状或需要使用 SABA 每周 2 次以上 | 低剂量 ICS（证据等级 A 级）或其他选择如 LTRA 或茶碱 |
| 大多数天数有哮喘症状，有夜醒每周 1 次及以上，存在任何危险因素 | 中剂量 ICS（证据等级 A 级）或低剂量 ICS/LABA（证据等级 A 级） |
| 严重的未控制哮喘，或有急性发作 | 短程口服激素，同时开始维持治疗，可选择：<br>大剂量 ICS（证据等级 A 级）；<br>中剂量 ICS/LABA（证据等级 D 级） |

注：ICS. 吸入糖皮质激素；SABA. 短效 β2 受体激动剂；LABA. 长效 β2 受体激动剂；LTRA. 白三烯受体拮抗剂；ICU. 重症监护病房

**2. 持续治疗**

整个哮喘的治疗过程需要对患者进行连续性的评估，观察疗效并适时调整治疗方案。药物治疗方案的升降级参照表 2-5-4 进行选择。

**表 2-5-4　哮喘患者长期（阶梯式）治疗方案**

| 治疗方案 | 第 1 级 | 第 2 级 | 第 3 级 | 第 4 级 | 第 5 级 |
|---|---|---|---|---|---|
| 首选控制药物 | 按需使用低剂量 ICS- 福莫特罗 | 低剂量 ICS 或按需使用 ICS- 福莫特罗 | 低剂量 ICS/LABA | 中剂量 ICS/LABA | 高剂量 ICS-LABA，并依据哮喘表型考虑叠加治疗，如抗 IgE、抗 IL-5/5R、抗 IL-4R 治疗 |
| 其他控制药物 | 使用 SABA 时联用低剂量 ICS | LTRA 或使用 SABA 时联用低剂量 ICS | 中剂量 ICS 或低剂量 ICS 联用 LTRA | 高剂量 ICS 联用 LAMA 或高剂量 ICS 联用 LTRA | 叠加低剂量口服糖皮质激素（但应尽可能减少不良反应） |
| 推荐缓解药物 | 按需使用低剂量 ICS- 福莫特罗 | | | | |
| 其他缓解药物 | 按需使用 SABA | | | | |

注：ICS. 吸入糖皮质激素；SABA. 短效 β2 受体激动剂；LABA. 长效 β2 受体激动剂；LTRA. 白三烯受体拮抗剂；LAMA. 长效胆碱能受体拮抗剂；IL. 白细胞介素

大部分哮喘患者的治疗方案可从第 2 级治疗方案开始，研究显示虽然 ICS/LABA 作为起始治疗的效果优于单用 ICS，但其费用昂贵，不能进一步降低哮喘急性发作的风险。从第 2 级到第 5 级的治疗方案中都应该有以吸入激素为主的哮喘控制药物，在以上每一级中应按需使用缓解药物，推荐缓解药物与 SABA 相比，可以更好地缓解哮喘症状和降低急性发作风险。如果使用当前治疗方案不能使哮喘得到控制，治疗方案应该升级直至达到哮喘控制。

当哮喘症状控制且肺功能稳定至少 3 个月后，治疗方案可以考虑降级，若患者存在急性发作危险因素或固定性气流受限，需要在严密监控下进行降级治疗；选择合适时机进行降级治疗：避开呼吸道感染、妊娠、旅游等；每一次降级治疗都应视为一次试验，使患者参与到治疗中，记录哮喘状态（症状控制、肺功能、危险因素），书写哮喘行动计划，密切观察症状控制情况、PEF 变化，并定期随访，确保患者有足够的药物恢复到原来的治疗方案；通常每 3 个月减少 ICS 剂量 25% ～ 50% 是安全可行的。若患者使用最低剂量控制药物达到哮喘控制 1 年，并且哮喘症状不再发作，可考虑停用药物治疗（中华医学会等 2018）。

（二）急性发作期治疗

哮喘急性发作的治疗取决于发作的严重程度及对治疗的反应性。治疗的目的在于尽快缓解症状，解除气流受限，纠正低氧血症，恢复肺功能，同时还需要制订长期治疗方案以预防哮喘进一步恶化或再次急性发作。

**1. 轻度和部分中度急性发作**

家庭与社区处理是急性发作治疗的首要环节，轻度和中度急性发作患者通常可在家或社区中治疗。家庭或社区中主要的治疗措施为重复吸入速效支气管舒张剂或福莫特罗 / 低剂量 ICS 联合制剂。速效支气管舒张剂以 SABA 为最常见的首选药物。SABA 的初始剂量为 2 ～ 4 喷，每 20 min 吸入 1 次，1 h 后观察治疗反应。轻度急性发作可调整为每 3 ～ 4 h，2 ～ 4 喷；中度急性发作为每 1 ～ 2 h，6 ～ 10 喷。SABA 也可通过储雾罐或雾化装置给药，初始治疗可间断（每 20 min）或连续雾化给药，随后根据需要间断给药（每 3 ～ 4 h 1 次）。SABA 和短效抗胆碱能药物（异丙托溴铵）联合使用，则舒张支气管作用更佳，可更有效地改善肺功能，并减少哮喘急性发作住院次数。异丙托溴铵使用剂量为每次 2 吸或 500 μg 雾化，每 6 h 1 次。如果患者的控制治疗药物为福莫特罗 / 低剂量激素的联合制剂，可直接加用 1 ～ 2 吸，每日总量不超过 8 ～ 12 吸。如果治疗反应不完全，尤其是在控制性治疗的基础上发生的急性发作，应尽早口服糖皮质激素（泼尼松龙 0.5 ～ 1 mg/kg 或等效剂量的其他激素 5 ～ 7 天），必要时到医院就诊（中华医学会呼吸病学分会哮喘学组 2018b）。

**2. 部分中度和所有重度急性发作**

部分中度和所有重度急性发作均应到急诊室或医院治疗。除氧疗（使血氧饱和度达到 95%）外，应重复使用短效 β2 受体激动剂，可通过带储雾器的按压式定量气雾剂（MDI）给药，也可通过射流雾化装置给药。推荐在初始治疗时连续雾化给药，随后根据需要间断给药（每 4 h 1 次）。目前尚无证据支持常规静脉使用 β2 受体激动剂。联合使用 β2 受体激动剂和抗胆碱药物（如异丙托溴铵）能够取得更好的支气管舒张作用，有证据表明能够减少住院率。茶碱的支气管舒张作用弱于短效 β2 受体激动剂，副作用较大，应谨慎使用。对规则服用茶碱缓释制剂的患者，静脉使用茶碱时应尽可能监测茶碱血药浓度。中重度哮喘急性发作应尽早使用全身糖皮质激素，特别是对短效 β2 受体激动剂初始治疗反应不完全或疗效不能维持，以及在口服糖皮质激素基础上仍然出现急性发作的患者。口服糖皮质激素与静脉给药疗效相当，副作用小，为首选给药途径，推荐用法：泼尼松龙 0.5 ～ 1.0 mg/kg 或等效的其他激素，每日单次给药。严重的急性发作或口服激素不能耐受时，可采用静脉注射或滴注，如甲基泼尼松龙 80 ～ 160 mg/d 或氢化可的松 400 ～ 1000 mg/d，分次给药。地塞米松因半衰期较长，对肾上腺皮质功能的抑制作用较强，一般不推荐使用。全身糖皮质激素的疗程为 5 ～ 7 天，通常不需要递减撤药。静脉给药和口服给药的序贯疗法有可能减少激素用量与不良反应。雾化吸入糖皮质激素溶液可减少全身激素的剂量，与 SABA 联合应用时能够缩短住院时间、降低复发率。镁制剂不推荐常规使用，可用于重度急性发作（$FEV_1$ 25% ～ 30%）或对初始治疗反应不良者（中华医学会呼吸病学分会哮喘学组 2016b）。

**3. 重度和危重哮喘急性发作**

经过上述药物治疗，临床症状和肺功能无改善甚至继续恶化时，应及时给予机械通气治疗，其指征主要包括：神志改变、呼吸肌疲劳、$PaCO_2 \geq 45$ mmHg 等。可先采用经鼻或面罩无创机械通气，若无效应及早行气管插管机械通气。哮喘急性发作时机械通气需要较高的吸气压，可使用适当水平的呼气末正压（PEEP）治疗。如果维持正常通气容积所需气道峰压和平台压过高，可试用允许性高碳酸血症通气策略以减少呼吸机相关肺损伤。

初始治疗时症状显著改善，PEF 或 $FEV_1$ 恢复到预计值或个人最佳值的 60% 以上者可回家继续治疗，PEF 或 $FEV_1$ 40% ～ 60% 者应在监护下回到家庭或社区继续治疗，治疗前 PEF 或 $FEV_1$ < 25% 或治疗后 < 40% 者应入院治疗。患者回家后至少需要继续口服 7 天激素，按需使用支气管舒张药物直到恢复到急性发作前的水平。

在出院或近期的随访时，应当为患者制订一个详细的行动计划，审核患者是否正确使用药物、吸入装置和峰流速仪，找到急性发作的诱因并制订避免接触的措施，调整控制性治疗方案。

严重的哮喘急性发作意味着哮喘管理的失败，对于这些患者应当给予密切监护、长期随访，并纳入患者教育计划。①对于多数患者来说，需每天使用哮喘的控制药物以预防症状、改善肺功能及预防急性发作。而急救药物临时应用以缓解急性发作时出现的症状，如喘息、胸闷和咳嗽。②达到并维持哮喘控制的药物阶梯疗法，需考虑治疗的安全性、药物的潜在不良反应及达到控制所需的治疗费用。③不可低估哮喘发作的严重性：严重的哮喘发作可能威胁生命，此类患者的治疗需密切监护。

需要密切注意有哮喘死亡高危因素存在的患者，在其哮喘恶化的早期就给予紧急处理。

### （三）治疗药物

治疗哮喘的药物可以分为控制药物和缓解药物。①控制药物：需要每天使用并长时间维持的药物，这些药物主要通过抗炎作用使哮喘维持临床控制，其中包括吸入糖皮质激素（ICS）、白三烯调节剂、长效 β2 受体激动剂（LABA）、缓释茶碱、色甘酸钠、抗 IgE 单克隆抗体及其他有助于减少全身激素剂量的药物等；②缓解药物：指按需使用的药物，通过迅速解除支气管痉挛从而缓解哮喘症状，包括短效 β2 受体激动剂、全身性激素、短效吸入性抗胆碱能药物、短效茶碱等。

**1. 糖皮质激素**

糖皮质激素是最有效的控制哮喘气道炎症的药物。慢性持续期哮喘主要通过吸入和口服途径给药，吸入为首选途径。

（1）吸入给药

ICS 局部抗炎作用强，药物直接作用于呼吸道，所需剂量较小，全身性不良反应较少。对 ICS 的反应性存在一定的个体和人种差异。多年前我国一项应用氟替卡松治疗哮喘的多中心临床试验结果显示，中国哮喘患者接受 GINA 推荐高限 ICS 剂量的 50%，也能获得与高限剂量相似的效果。

ICS 可有效控制气道炎症、降低气道高反应性、减轻哮喘症状、改善肺功能、提高生活质量、减少哮喘发作的频率和减轻发作时的严重程度、降低病死率。其他治疗药物和治疗方案如 ICS/LABA 复合制剂、ICS/ 福莫特罗复合制剂用于维持或缓解治疗方案时，均可明显提高治疗效果。对那些需要使用大剂量 ICS 来控制症状或预防急性发作的患者，应当特别关注 ICS 相关的不良反应。

ICS 在口咽局部的不良反应包括声音嘶哑、咽部不适和念珠菌感染。吸药后应及时用清水漱口，选用干粉吸入剂或加用储雾器可减少上述不良反应。ICS 全身不良反应的大小与药物剂量、药物的生物利用度、在肠道的吸收量、肝脏首过代谢率及全身吸收药物的半衰期等因素有关。哮喘患者长期吸入临床推荐剂量范围内的 ICS 是安全的，但长期高剂量吸入激素后也可出现全身不良反应，如骨质疏松、肾上腺皮质轴抑制等。临床上常用的 ICS 及其剂量换算见表 2-5-5。

**表 2-5-5　常用吸入糖皮质激素的每天剂量与互换关系**

| 药物 | 低剂量（μg） | 中剂量（μg） | 高剂量（μg） |
| --- | --- | --- | --- |
| 二丙酸倍氯米松 | 200 ～ 500 | 500 ～ 1000 | > 1000 |
| 布地奈德 | 200 ～ 400 | 400 ～ 800 | > 800 |
| 丙酸氟替卡松 | 100 ～ 250 | 250 ～ 500 | > 500 |
| 环索奈德 | 80 ～ 160 | 160 ～ 320 | > 320 |

吸入药物的疗效取决于肺内沉积率，而肺内沉积率受药物剂型、给药装置、吸入技术等多种因素影响。一般而言，干粉吸入装置肺内沉积率高于气雾剂，超细颗粒气雾剂高于普通气雾剂。

（2）口服给药

一般使用半衰期较短的激素（如泼尼松、泼尼松龙或甲泼尼龙等），用于吸入激素无效或需要短期加强治疗的患者。起始剂量为30～60 mg/d，症状缓解后逐渐减量至10 mg/d，然后停用或改用吸入剂。不主张长期口服激素用于维持哮喘的控制治疗。

**2. β2 受体激动剂**

此类药物较多，可分为短效（维持时间4～6 h）和长效（维持时间10～12 h）β2 受体激动剂。后者又可分为快速起效（如福莫特罗）和缓慢起效（如沙美特罗）的长效 β2 受体激动剂。

（1）短效 β2 受体激动剂（SABA）

常用药物如沙丁胺醇（salbutamol）和特布他林（terbutaline）等。①吸入给药：可供吸入的 SABA 包括气雾剂、溶液等。这类药物能够迅速缓解支气管痉挛，通常在数分钟内起效，疗效可维持数小时，是缓解轻度至中度哮喘急性症状的首选药物，也可用于预防运动性哮喘。这类药物应按需使用，不宜长期、单一、过量应用。不良反应包括骨骼肌震颤、低血钾、心律失常等。②口服给药：如沙丁胺醇、特布他林、丙卡特罗（procaterol）等，通常在服药后15～30 min 起效，疗效维持4～6 h。口服给药使用虽较方便，但心悸、骨骼肌震颤等不良反应比吸入给药时明显。国内一项随机、双盲、安慰剂对照多中心研究结果显示，丙卡特罗联合 ICS 治疗咳嗽变异性哮喘具有较好的疗效和耐受性，但不推荐用于哮喘的长期维持治疗。缓释和控释剂型药物的平喘作用维持时间可达8～12 h，特布他林的前体药班布特罗的作用可维持24 h，可减少用药次数，适用于夜间哮喘患者的预防和治疗。③注射给药：虽然平喘作用较为迅速，但因全身不良反应的发生率较高，不推荐使用。

（2）长效 β2 受体激动剂（LABA）

LABA 舒张支气管平滑肌的作用可维持12 h 以上。目前在我国临床使用的吸入型 LABA 有沙美特罗、福莫特罗和茚达特罗等，可通过气雾剂、干粉剂或碟剂装置给药。福莫特罗起效快，也可作为缓解药物按需使用。长期单独使用 LABA 有增加哮喘死亡的风险，因此不推荐长期单独使用 LABA。

**3. ICS/LABA 复合制剂**

ICS 和 LABA 具有协同的抗炎与平喘作用，可获得相当于或优于加倍剂量 ICS 的疗效，并可增加患者的依从性、减少大剂量 ICS 的不良反应，尤其适合于中度至重度持续哮喘患者的长期治疗。低剂量 ICS/ 福莫特罗干粉剂可作为按需使用药物。目前在我国临床上应用的复合制剂有不同规格的布地奈德 / 福莫特罗干粉剂、氟替卡松 / 沙美特罗干粉剂和倍氯米松 / 福莫特罗气雾剂。

**4. 白三烯调节剂（LTRA）**

白三烯调节剂通过调节白三烯的生物活性而发挥抗炎作用，可减轻哮喘患者气道炎症、缓解气流受限、降低气道高反应性，是目前除 ICS 外唯一可单独应用的哮喘控制药物。其可用于轻度哮喘的维持治疗，也可作为辅助治疗用于控制中重度哮喘，尤其适用于过敏性哮喘合并鼻炎患者。白三烯调节剂应用于临床的主要为白三烯受体拮抗剂，包括孟鲁司特、扎鲁司特和普仑司特。

### 5. 茶碱类药物

茶碱类药物通过抑制磷酸二酯酶，提高平滑肌细胞内的 cAMP 浓度，拮抗腺苷受体，增强呼吸肌的力量及气道纤毛清除功能，从而起到舒张支气管平滑肌和气道抗炎作用。茶碱的不良反应有恶心呕吐、心律失常、血压下降及多尿等，个体间差异大，应进行血药浓度监测。多索茶碱的作用与氨茶碱相同，不良反应较轻（中华医学会呼吸病学分会哮喘学组 2018b）。

### 6. 抗胆碱药物

吸入性抗胆碱药物，如短效抗胆碱能药物（SAMA）异丙托溴铵和长效抗胆碱能药物（LAMA）噻托溴铵，具有一定的支气管舒张作用，但较 β2 受体激动剂弱，起效也较慢。前者可通过气雾剂和雾化溶液给药，后者有干粉剂和软雾剂。本品与 β2 受体激动剂联合应用具有互补作用。妊娠早期妇女、患有青光眼者、前列腺肥大的患者应慎用此类药物。

### 7. 奥马珠单抗

重组人源化抗 IgE 单克隆抗体如奥马珠单抗（Omalizumab）是哮喘领域的第一个靶向治疗药物，在成人和青少年过敏性哮喘应用中已积累了丰富的循证医学证据。人源化抗 IgE 单克隆抗体奥马珠单抗由人 IgG 组成，仅保留与 IgE 特异性结合的互补决定区，鼠来源的分子序列占奥马珠单抗分子的比例 < 5%。奥马珠单抗通过与 IgE 的 Cε3 区域特异性结合，形成以异源三聚体为主的复合物，剂量依赖性降低游离 IgE 水平，同时抑制 IgE 与效应细胞（肥大细胞、嗜碱性粒细胞）表面的高亲和力受体 FcεRⅠ的结合，减少炎症细胞的激活（如肥大细胞的脱颗粒）和多种炎症介质的释放，从而阻断诱发过敏性哮喘发作的炎症级联反应。奥马珠单抗还可下调 FcεRⅠ表达，减少 FcεRⅠ表达是游离 IgE 浓度降低的直接结果。通过抑制肥大细胞来源的炎症介质的释放，奥马珠单抗可减少炎症细胞（尤其是嗜酸性粒细胞）在气道的募集、气道重塑和肺功能的恶化；还通过减少气道网状基底膜增厚，延缓气道重塑。

（1）适应证

1）确诊中重度哮喘：符合《中国哮喘防治指南（2016 年版）》诊断标准的成人（≥ 18 岁）或青少年（12 ～ 18 岁）的中重度哮喘患者。

2）检测过敏原或过敏状态：通过皮肤点刺试验、血清总 IgE 或特异性 IgE 检测确诊患者的过敏状态。

（2）禁忌证与排除条件

1）对奥马珠单抗活性成分或者其他任何辅料（其活性成分为奥马珠单抗；辅料包括蔗糖、L- 组氨酸、L- 盐酸组氨酸一水合物和聚山梨酯 20）有过敏反应的患者。

2）奥马珠单抗不适用于哮喘急性加重或急性发作的治疗。

3）总 IgE ＜ 30 IU/ml 或 ＞ 1500 IU/ml 的患者不在推荐剂量表范围内。

（3）用法用量

总 IgE 水平是计算患者用药剂量的基础，根据患者治疗前测定的血清总 IgE 水平（IU/ml）和体重（kg），利用剂量表确定奥马珠单抗合适的给药剂量和给药频率（每 2 周或 4 周给药 1 次）。奥马珠单抗每次给药的最大推荐剂量为 600 mg，每 2 周 1 次。

（4）奥马珠单抗的给药及给药后注意事项

1）奥马珠单抗应冷藏保存（2 ～ 8℃），脱离冷藏条件的药品应于 8 h 内注射，若不能及时注射，不能重新冷藏保存。

2）注射部位为上臂的三角肌区，如果因一些原因不能在三角肌区注射，也可在大腿部注射给药。

3）在奥马珠单抗注射后的一段时间内，应密切观察是否有过敏反应的发生，推荐前 3 次注射后观察 2 h，后续注射则观察 30 min。

（5）治疗疗程

奥马珠单抗治疗应至少使用 12 ～ 16 周以判断其有效性。治疗 16 周后应根据总体哮喘控制效果判断是否继续应用奥马珠单抗，如无显著改善，则应停用；如果出现显著改善，应继续用药。虽然目前尚无任何哮喘指南给出明确疗程的建议，大部分使用均为个体化经验性用药，但在继续使用奥马珠单抗时应常规每 3 个月对哮喘控制情况进行评估，若哮喘控制良好，可以延长给药间期或逐渐停药。

（6）安全性

奥马珠单抗的总体安全性良好，常见不良反应为发热、头痛、注射部位疼痛、肿胀、红斑、瘙痒，大多数为轻度—中度，且多为一过性。奥马珠单抗治疗后的过敏反应如支气管痉挛、低血压、晕厥，荨麻疹和（或）喉头或舌头血管性水肿罕见，且 70% 发生于奥马珠单抗治疗后 2 h 内（Limb et al. 2007）。

临床研究结果显示，奥马珠单抗的总体安全性良好。其已在全球广泛应用，疗效确切。同时奥马珠单抗已在中国上市，为国内过敏性哮喘患者提供了新的治疗选择（奥马珠单抗治疗过敏性哮喘专家组和中华医学会呼吸病学分会哮喘学组 2018）。

**8. 变应原特异性免疫治疗**

变应原特异性免疫治疗（allergen specific immunotherapy，ASIT）被世界卫生组织称为"唯一"可阻断或逆转过敏性疾病自然进程的疗法，其疗效体现在早期疗效（完成起始治疗后即显效）、持续疗效（治疗过程中有疗效）、长期疗效（疗程结束后有持续疗效）和预防疗效（防止由鼻炎发展至哮喘、预防出现新的过敏原）。世界范围内仅有不足 10% 的过敏性鼻炎或哮喘患者接受 ASIT（Cox et al. 2013）。

目前 ASIT 用于过敏性疾病的给药方式主要有皮下免疫治疗（subcutaneous immunotherapy，SCIT）和舌下免疫治疗（sublingual immunotherapy，SLIT）。

（1）过敏性哮喘 ASIT 的适应证

1）患者的临床症状与过敏原关系密切，且无法完全避免接触过敏原。

2）患者的临床症状是由单一或少数过敏原引起的。

3）不愿意接受长期药物治疗的患者。

4）药物治疗引起明显不良反应的患者。

（2）过敏性哮喘 SAIT 的禁忌证

1）严重未控制的哮喘（FEV$_1$ < 70%）。

2）正在使用 β 受体阻滞剂或血管紧张素转换酶（ACE）阻滞剂或单胺氧化酶抑制剂。

3）合并其他严重疾病如未控制的心血管疾病、活动性肺结核，患有免疫性疾病（自体免疫病、抗原抗体复合物所致的免疫病、免疫缺陷等）及恶性肿瘤。

4）依从性差或有严重心理障碍，或无法理解治疗的风险性和局限性。

**9. 其他治疗哮喘药物**

（1）抗组胺药物

单独使用抗组胺药物对哮喘无明确的疗效，推荐作为辅助用药。有研究证实，抗组胺类药物能改善哮喘症状、减少 β2 受体激动剂的使用、改善肺功能，并与白三烯受体拮抗剂有协同作用。临床常用的有氯雷他定、地氯雷他定及左西替利嗪。

（2）甲磺司特

甲磺司特是一种选择性 Th2 类细胞因子抑制剂，通过抑制 IL-4、IL-5 的产生和 IgE 的合成，减少嗜酸性粒细胞浸润，减轻气道高反应性，在激素依赖的哮喘患者中可改善肺功能和临床症状，并可协助激素减量，适用于过敏性哮喘、过敏性鼻炎、特应性皮炎的辅助治疗。

（3）色甘酸钠

色甘酸钠能稳定肥大细胞的细胞膜及阻止其脱颗粒，抑制组胺、5- 羟色胺、白三烯等过敏反应介质的释放，主要用于预防哮喘急性发作。色甘酸钠需在发病季节前 2 ～ 3 周用药。

**（四）合并过敏性鼻炎的治疗**

过敏性鼻炎（allergic rhinitis，AR）与哮喘是存在于气道不同部位的性质相似的炎症性疾病。AR 与哮喘间相互联系、相互影响，哮喘合并 AR 的患者较单一疾病的患者更难以治疗，AR 未控制会影响哮喘的控制水平。临床医生（包括呼吸科、耳鼻咽喉科及变态反应科医生）应本着"同一气道、同一疾病"的原则，对哮喘和 AR 应进行联合治疗与管理。

**1. 激素**

局部使用激素是治疗过敏性哮喘和鼻炎的基本药物。对哮喘合并 AR 者，采用鼻用激素治疗鼻炎，不仅可以改善鼻炎症状，也可改善部分哮喘相关指标，减少急性发作风险。鼻用激素联合第 2 代口服抗组胺药物治疗可进一步降低哮喘患者急性发作和住院治疗的风险。

## 2. LTRA

LTRA 通过口服途径给药，可同时兼顾上下气道，且服用方便、耐受性好，尤其适用于过敏性哮喘合并鼻炎的治疗。对鼻用激素治疗后鼻部症状（主要是鼻塞）未得到良好控制的中重度 AR 患者，推荐联合应用白三烯受体拮抗剂。

## 3. 抗 IgE 治疗

有研究证实，奥马珠单抗可减少 AR 合并哮喘患者的哮喘急性发作，提高生活质量。对诊断明确的由 IgE 引发的 AR 合并哮喘，当对最佳药物治疗和避免接触过敏原效果不佳时，推荐采用抗 IgE 单克隆抗体治疗。

## 4. ASIT

对哮喘合并 AR 患者，建议采用皮下或舌下免疫治疗，可同时改善哮喘和鼻炎症状。

# 七、哮喘的管理、教育和预防

## （一）哮喘的管理

尽管哮喘尚不能根治，但通过有效的管理，通常可以使哮喘病情得到满意控制。哮喘管理的长期目标是：①达到良好的症状控制并维持正常活动水平；②最大程度地降低急性发作、固定性气流受限和不良反应的未来风险。在与患者制订哮喘管理的共同目标时，要考虑到不同的医疗制度、药物的可及性、文化差异和个人喜好等因素。

建立医患之间的合作关系（伙伴关系）是实现有效哮喘管理的首要措施。医务人员与哮喘患者或其家人建立良好的合作关系，有助于患者获得疾病知识、自信和技能，在哮喘管理中发挥主要作用。针对患者自我管理的教育可降低哮喘病残率。应鼓励患者参与治疗决策，表达他们的期望和关心的问题。

### 1. 基于控制的哮喘管理

在基于控制水平的哮喘治疗和管理策略中，评估、调整治疗方案、监测治疗反应形成一个持续的循环过程。在选择治疗方案和监测治疗反应时，应兼顾哮喘控制的两个方面（即症状控制和未来风险），即达到所谓的"整体控制"（overall control）。

### 2. 哮喘指南的实施

指南是一个指导性文件，各级医疗机构可根据当地的不同情况制订相应的诊治规范和实施计划，然后评估其有效性和可持续性。在指南实施过程中可能会遇到一些障碍，有的与医疗制度和专业人员有关，有的与患者有关。我国学者的调查结果也表明，医务人员的哮喘知识、患者的疾病认知等因素，都会影响规范化治疗的实施和疾病控制水平。

在哮喘指南的实施过程中，对医务人员和患者进行教育是非常重要的环节。对医院、社区、专科医师、全科医师及其他医务人员进行继续教育，通过培训哮喘管理知识，提高与患者沟通的技巧，做好患者及家属教育。患者教育的目标是增加理解、增强技能、增强自信心、增加依从性和自我管理能力，减少卫生保健资源使用。

（二）哮喘的患者教育

**1. 患者应该了解哮喘的疾病特征和预后**

①哮喘的疾病特征：哮喘主要特征为气道慢性炎症、气道高反应性、可逆性气流受限和气道结构改变（即气道重塑）。典型哮喘发作常由吸入（或接触）过敏原引起的免疫异常及炎症反应所致。临床表现为反复发作的喘息、气急、胸闷或咳嗽等症状，常在夜间和（或）清晨发作、加剧，多数患者可自行缓解或经治疗后缓解。②哮喘的预后：哮喘的转归和预后因人而异。通过合理治疗与管理，可以控制哮喘症状，避免急性发作，部分可达到临床治愈。而不规范治疗或依从性差，哮喘则会反复发作，病情逐渐加重，气道不可逆性损害和重塑，持续气流受限，可并发慢性阻塞性肺疾病和肺源性心脏病等，预后较差。

**2. 了解并避免接触哮喘的诱发因素**

很多变应原或触发因素会导致哮喘急性发作，患者要知道哪些变应原或触发因素是引发自己哮喘发作的因素，并尽可能避免或减少接触这些诱发因素。

**3. 哮喘病情的自我评估和监测**

为了方便患者评估自己的病情，推荐使用两个病情监测工具。一个是哮喘问卷评估工具，包括ACT问卷和哮喘控制问卷（ACQ），研究结果显示ACT比ACQ具有更好的效度，并且操作简单、易学。另一个是使用峰流速仪每日进行PEF监测。峰流速仪携带方便、操作简单，患者可在家自我监测PEF，其能直接反映气道通气情况，预测是否发生急性发作。

应用ACT评估病情的目的是通过评估让患者知道自己的哮喘控制水平；而每日自我PEF监测的目的是让患者了解自己支气管的通气情况，以便及早地识别急性发作的先兆，有助于及时采取有效措施防止或减少急性发作的次数。

**4. 吸入装置及使用**

吸入装置种类繁多，使用不当会因药物不能到达气道、不能起到充分抗炎作用而哮喘控制不佳，并增加哮喘急性发作的风险，以及因口咽部沉积药物过多而增加吸入药物的不良反应，甚至使患者产生抵触吸入制剂的情绪。国外研究结果显示，70%～80%的患者不能正确使用吸入装置，而且许多医生也不能正确指导患者如何使用好吸入装置。因此，吸入装置运用技巧的培训，以及让患者掌握吸入制剂的正确使用方法非常重要。对于吸入装置的正确使用培训与教育，专家一致推荐：①为确保有效使用吸入装置，要基于不同药物、不同患者和花费选择合适的吸入装置，最好鼓励患者参与吸入装置的选择过程，从而提高依从性。②可采用不同的吸入装置，如干粉吸入剂装置和气雾剂吸入装置等。③在使用定量压力气雾剂吸入装置时，接上储雾罐可改善吸入效果，并减少药物的不良反应。④为避免患者使用时混淆，最好不要同时使用多种吸入装置。⑤医生、临床药师或护士应当以实物正确演示每一种吸入装置的使用方法，然后让患者练习，发现问题及时纠正；如此反复数次，并定期核查，发现问题及时纠正，才能提高患者对吸入装置的正确使用率。研究结果显示，检查吸入装置的使用方法并加以纠正的次数越多，患者的正确使用率越高。⑥在吸入装置技巧培训时，可引入视频教育模式，并多次进行观看和练习，也可提高吸入装置的正确使用率。

### 5. 药物治疗的依从性

药物治疗的依从性：哮喘作为慢性疾病，需要长期规范化治疗。但国内外调查结果显示，哮喘患者治疗的依从性普遍偏低，成人患者不遵医嘱用药的发生率约50%，难治性哮喘患者的依从性更差。同时，哮喘患者依从性的高低与疾病的转归密切相关，依从性差是患者病死率增高、急性发作次数增多、住院次数增加的主要原因，同时也会大大增加患者的经济负担。

影响哮喘治疗依从性的因素众多：①对疾病的认识欠缺，认为症状缓解后无需再服药；②对激素治疗存在恐惧，担忧长期使用激素带来的不良反应；③吸入装置使用方法不正确，用药指导不到位；④长期使用药物会对患者家庭造成一定的经济负担，尤其是收入较低的患者；⑤药物使用的便利性不佳，导致患者遗忘等。

下列措施有助于改善患者对治疗的依从性。①治疗干预：由医生和患者共同决策药物/剂量的选择；如有可能应尽量选择长效制剂、使用单一吸入装置的多种药物联合制剂；随时评估患者吸入装置的应用情况，查看患者药物使用的细节，发现错误及时纠正。②患者干预：告知患者及其家属依从性的重要性，加强患者自我管理，制订书面治疗计划，进行针对性的患者教育和提供相应的信息（如药物、健康教育等）。③推进以患者为中心的沟通方式：医护人员应通过良好的沟通技巧、最新的监测知识和宣教工具来改善患者的依从性。④完善教育和管理结构：建立哮喘专病门诊、哮喘宣教中心、哮喘患者协会"三位一体"的系统教育管理模式，强化患者对疾病的认识，充分发挥社区在慢病管理中的作用。⑤物联网应用：可以通过远程监测吸入装置来提高患者的依从性。此外，电话随访进行干预也可改善患者依从性。

### 6. 哮喘患者自我管理相关健康教育的实施途径

良好的哮喘自我管理依赖于医务人员对患者的持续教育和患者对哮喘自我管理的正确实施。教育的方式应包括医生直接教育、护士等其他医务人员教育、社会公益项目教育、患者相互教育、亲友帮助，以及远程电话、视频、网络、APP教育等多种形式。近年来，随着移动互联网技术的不断发展，多种智能硬件（如与APP绑定的安装在吸入装置上的智能用药监测设备，可以自动记录患者的用药时间、地点、次数和剂量等信息；智能峰流速仪自动在手机上记录肺功能参数并建立哮喘发作预警曲线）与应用软件（如患者使用智能手机里的APP记录每日的主观感觉，系统将会根据国际ACT评分标准，自动计算出ACT得分从而评估哮喘患者控制水平）被开发，已逐步应用在哮喘患者病情的自我监测和管理中。临床医生与护理人员应善于利用各种渠道加强患者教育，还要注意及时评估患者是否掌握正确的知识和技能。

### 7. 对患者定期随访

医务人员应定期对哮喘急性发作患者和慢性持续患者进行随访，包括患者主动按医嘱定期门诊随访，或医生通过电话进行随访。及时的电话随访有助于提高哮喘患者的依从性，可减少门诊就诊的次数，降低再住院率。规范的随访应包括以下内容：①评估哮喘控制水平：检查患者的症状或 PEF 日记，评估症状控制水平（ACT 评分），如有加重应帮助患者分析加重的诱因；评估有无并发症。②评估治疗问题：评估治疗依从性及其影响因素；检查吸入装置使用情况及正确性，必要时进行纠正；询问对其他有效干预措施的依从性（如戒烟）；检查并确认哮喘行动计划，如果哮喘控制水平或治疗方案变化时应及时更新哮喘行动计划（中华医学会呼吸病学分会哮喘学组 2018a）。

### （三）哮喘的预防

哮喘是一种异质性疾病，由遗传和环境因素共同作用所致，这些相互作用可能发生在生命早期或者胎儿期。在孕期或者生命早期可能存在环境因素影响哮喘发生的"时机窗"。环境因素包括生物因素和社会因素，都可能导致哮喘的发生。这些环境中的危险因素主要集中在营养、过敏原（包括吸入过敏原和摄入过敏原）、污染物（特别是环境中的烟草）、微生物和社会心理因素等方面。

**1. 母乳喂养**

母乳喂养有利于预防哮喘，减少婴幼儿喘息的发生，但是无法预防哮喘的进展。尽管如此，我们仍鼓励母乳喂养以获得其他积极的作用。

**2. 维生素 D**

对多项研究结果进行荟萃分析提示，孕期进食富含维生素 D 和维生素 E 的食物可以降低儿童喘息的发生。

**3. 吸入过敏原**

屋尘螨的暴露与过敏性哮喘的发生密切相关，研究显示接触宠物过敏原会导致哮喘和喘息的风险增加。家庭环境中的湿气、霉菌及霉菌气味也会增加哮喘的发作风险。

**4. 污染物**

孕妇吸烟是产前烟草暴露最常见和直接的途径。产前烟草暴露对幼儿影响大，增加患哮喘的风险。产后母亲吸烟与年长儿的哮喘发生相关。室外污染物如生活在主干道路周边也会增加哮喘的发生风险。

**5. 微生物**

"卫生假说"和最近的"微生物群落假说""生物多样性假说"表明，人类与微生物群落的相互作用可能有利于预防哮喘的发生。例如，在农场长大、接触马厩和饮用未加工农场奶的儿童的哮喘发生率低于城市儿童。通过阴道分娩使婴儿接触母亲的阴道菌群对哮喘的预防也是有益的，剖宫产的孩子的哮喘患病率高于阴道分娩的孩子。

**6. 药物及其他因素**

尽管不是所有研究均显示孕期、婴幼儿期使用抗生素与哮喘发生相关，但是服用解热镇痛药对乙酰氨基酚可能与儿童及成人哮喘有关。没有证据显示疫苗接种会增加儿童哮喘的发生。儿童所处的社会环境也影响哮喘的发生及严重程度。

（庞　剑）

# 第二节　变应性支气管肺曲霉病

变应性支气管肺曲霉病（allergic bronchopulmonary aspergillosis，ABPA）是烟曲霉致敏引起的一种变态反应性肺部疾病。本病表现为慢性支气管哮喘（本章简称哮喘）和反复出现的肺部阴影，可伴有支气管扩张。本病相对少见，常被误诊和漏诊；而早期诊断并及时给予全身糖皮质激素（本章简称激素）治疗，可控制病情，防止不可逆性肺部疾病的发生。少见情况下其他真菌也可引起与 ABPA 相似的临床表现，统称为变应性支气管肺真菌病（allergic bronchopulmonary mycosis，ABPM）。

近年来，ABPA 不断引起我国医师的重视，病例资料不断见诸报道。ABPA 常发生于哮喘患者中，研究显示 ABPA 在哮喘中所占比例为 1.0% ～ 3.5%。国内发现在连续就诊的哮喘患者中有 2.5% 发生 ABPA。一项系统性综述结果显示，在就诊于呼吸专科或哮喘专科的哮喘患者中，ABPA 的比例可高达 12.9%。除哮喘外，ABPA 还可见于其他疾病中。在欧美国家，肺囊性纤维化并发 ABPA 多见，病例汇总后所得患病率为 8.9%。ABPA 还可发生于支气管扩张及慢性阻塞性肺疾病等患者中。

## 一、病因

ABPA 的致敏原主要为曲霉菌属，其中以烟曲霉（Af）致敏者最常见。因此，在讨论本病时常以 Af 为例。其他曲霉如曲霉（*A. flavus*）、构巢曲菌（*A. nidulans*）等也可引起本病。根据文献报道，除了曲霉菌，在少数情况下，其他真菌如青霉菌属（*Penicillium*）、念珠菌属（*Candida*）、蠕孢霉等也可引起与本病相似的病理改变和临床特点。ABPA 的发生与宿主的易感性和环境有关，但宿主的因素更重要。

## 二、发病机制

本病的发病机制至今还未十分了解。1961 年 Pepys 认为本病涉及 I 型和 III 型超敏反应。I 型超敏反应的临床表现为：皮试阳性，速发型反应，外周血/痰中嗜酸性粒细胞增多，血清总 IgE 和 IgE-Af（烟曲霉）水平升高与变态反应性哮喘；III 型超敏反应表现为：以 Af 与患者血清作为沉淀素的试验呈阳性反应，血清 IgG-Af 水平增高。其肺浸润、组织损伤和中心支气管扩张（central bronchiectasis，CB），则是由 Af 抗原与其慢性持续刺激产生的 IgG-Af 抗体，以及 Af 分泌的溶蛋白酶所造成的损伤。后来还在肺组织中发现有肉芽肿和单核细胞浸润等病理改变。虽然目前尚未发现明确的临床证据，但仍认为本病可能与 IV 型超敏反应也有关。在极少数患者血清中还发现了免疫复合物，但在肺活检标本中却没有抗体或补体沉积的证据。总之，ABPA 的免疫反应特点是强的多克隆抗体反应和弱的不典型性细胞反应。

## 三、临床表现

ABPA 多于诊断哮喘多年后发病，但也可见于新发哮喘患者中。与其他过敏性疾病常见于儿童不同，ABPA 患病率在成年人中最高。由于临床上对该病认识不足，患者常被漏诊，往往发展至疾病晚期出现不可逆性结构改变时才得以确诊。

ABPA 的临床表现具有多样性，缺乏特异性，主要表现为咳嗽、咳痰、喘息，还可见低热、消瘦、乏力、胸痛等不典型表现。咳棕褐色黏冻样痰栓为特征性表现。本病合并支气管扩张时，可有不同程度的咯血。少数患者可以没有明显症状。急性加重时表现为咳嗽、喘息、咯血、咳大量黄黏痰等。缓解期上述症状可消失或明显减轻。

体检时肺部可闻及湿啰音或喘鸣音。晚期患者可出现杵状指和口唇发绀。因黏液嵌塞可引起肺不张甚至肺萎缩，体格检查可发现呼吸音减弱或闻及管状呼吸音。肺部浸润累及肺外周时，可发生胸膜炎，导致吸气时胸壁活动受限并可闻及胸壁摩擦音。

## 四、实验室检查

### （一）皮试

皮试是检测变应原的简单、快速方法，包括点刺试验和皮内试验。建议首选皮肤点刺试验，若结果阴性，可继续进行皮内试验，因为有的患者可能仅在皮内试验时出现变态反应。烟曲霉阳性的速发型皮肤反应是诊断 ABPA 的必要条件之一。但由于其他真菌也可致病，当烟曲霉皮试呈阴性反应，而临床又高度疑诊时，则应进行其他曲霉或真菌的皮试，如白色念珠菌、交链孢菌、特异青霉菌等。需要注意的是，受试者部位、年龄、性别、试验时间，尤其是服用 $H_1$ 受体阻断剂等药物均可影响皮试结果。

### （二）血清学检查

#### 1. 血清总 IgE 测定

血清总 IgE（TIgE）水平是 ABPA 诊断及随访中最重要的免疫学指标之一。健康人、过敏性哮喘患者及 ABPA 患者血清 TIgE 水平均存在较大波动。就诊前接受治疗，尤其是全身激素治疗，可导致血清 TIgE 下降。因此，一旦怀疑 ABPA 应尽早在治疗前进行 TIgE 测定，在治疗过程中应动态监测 TIgE 的变化以指导药物调整。关于诊断 ABPA 的血清 TIgE 界值，目前大多学者建议为＞ 1000 U/ml（1 U/ml=2.4 ng/ml）。ABPA 经治疗后，血清 TIgE 水平可降低，但大多数患者血清 TIgE 水平不会降至正常水平，因此需要多次随访并确定其个人的基线值。如果 TIgE 水平明显回升，提示疾病复发。如果在未经全身激素治疗时血清 TIgE 处于正常水平，一般可除外活动性 ABPA。

#### 2. 特异性 IgE 测定

曲霉特异性 IgE（sIgE）是 ABPA 特征性的诊断指标，用于诊断 ABPA 的界值为＞ 0.35 kUA/L（A 指的是变应原）。在诊断 ABPA 的过程中，建议进行曲霉变应原皮试和烟曲霉 sIgE 水平联合检测（后者更加灵敏）。目前可用于检测 sIgE 的方法有多种，其中以

ImmunoCAP 系统的荧光免疫法最为可靠，推荐使用该方法同时检测 TIgE 及烟曲霉 sIgE 和（或）其他变应原 sIgE。

**3. 烟曲霉血清沉淀素和特异性 IgG（sIgG）测定**

采用琼脂凝胶双扩散法、酶联免疫法、荧光免疫法等均可检测血清特异性沉淀抗体。69%～90% 的 ABPA 患者可出现烟曲霉血清沉淀素阳性，但对于 ABPA 的诊断特异性不高。如果 ABPA 患者出现高滴度的烟曲霉 sIgG 抗体，同时伴有胸膜纤维化或持续性肺部空洞形成，则提示为慢性肺曲菌病。ImmunoCAP 的荧光免疫法测定烟曲霉 sIgG，灵敏度高且重复性好，可用于治疗过程中 sIgG 水平的动态监测。

（三）胸部影像学

ABPA 常见的影像学表现为肺部浸润影或实变影，其特点为一过性、反复性及游走性。肺部浸润呈均质性斑片状、片状或点片状，部位不定，可累及单侧或双侧肺，上、中、下肺均可发生，但以上肺多见。ABPA 具有一定特征性的表现包括黏液嵌塞、支气管扩张、小叶中心性结节及树芽征等。气道黏液嵌塞在 ABPA 中很常见，胸部高分辨 CT（HRCT）上表现为指套征或牙膏征。气道黏液栓通常为低密度影，但约 20% 可表现为高密度影，即气道内黏液栓密度高于脊柱旁肌肉的 HRCT 值，被认为是 ABPA 特征性的影像表现之一。外周细支气管黏液嵌塞可致"树芽征"。中心性支气管扩张曾是 ABPA 的诊断标准之一，但诊断 ABPA 的敏感度仅为 37%；而 30% 左右的 ABPA 只有周围性支气管扩张。因此，目前认为支气管扩张只是 ABPA 的临床表现之一，而非诊断所必需。

（四）血嗜酸性粒细胞计数

ABPA 患者常有外周血嗜酸性粒细胞计数升高，但对于诊断 ABPA 的敏感性和特异性不高；由于外周血嗜酸性粒细胞与肺部嗜酸性粒细胞浸润程度并不平行，即使外周血嗜酸性粒细胞计数正常，亦不能排除 ABPA。目前建议将外周血嗜酸性粒细胞增多作为 ABPA 的辅助诊断指标，诊断界值 $> 0.5 \times 10^9$ 个 /L。

（五）痰液检查

痰液（特别是痰栓）显微镜检查可发现曲霉菌丝，偶尔可见到分生孢子，嗜酸性粒细胞常见，有时可见夏科 - 莱登（Charcot-Leyden）结晶。痰培养中曲霉易造成污染，必需重复进行培养，多次出现同一真菌才有意义。ABPA 患者痰曲霉培养阳性率为 39%～60%，但对于 ABPA 诊断并非必需。但考虑到耐药性问题，建议对需要使用抗曲霉药物的患者，在治疗前进行痰培养，可根据药敏试验结果合理选择用药。

（六）肺功能检查

对于反复发作呼吸道症状的患者，肺通气功能和支气管舒张（或激发）试验有助于诊断哮喘，并评价肺功能受损状况。ABPA 急性期表现为可逆性阻塞性通气功能障碍，慢性期则表现为混合性通气功能障碍和弥散功能降低。不推荐采用曲霉抗原进行支气管激发试验，因为可能引起致死性支气管痉挛。肺功能检查可作为治疗效果的评价指标。

### （七）病理学检查

ABPA 的诊断一般不需要进行肺组织活检，但对于不典型的病例，肺组织活检有助于除外其他疾病如肺结核、肺部肿瘤等。ABPA 的病理学特征包括：①支气管腔内黏液栓塞，嗜酸性粒细胞等炎症细胞浸润，可见夏科 - 莱登结晶；②富含嗜酸性粒细胞的非干酪性肉芽肿，主要累及支气管和细支气管；③嗜酸性粒细胞性肺炎；④支气管扩张。有时病变组织中可见曲霉菌丝。

## 五、诊断

诊断 ABPA 通常根据相应的临床特征、影像表现和血清学检查结果，包括：①哮喘病史；②血清 TIgE 升高（通常＞ 1000 U/ml）；③血清曲霉 sIgE 升高；④曲霉速发型皮肤反应阳性；⑤血清曲霉 sIgG 升高和（或）沉淀素阳性；⑥胸片或肺部 CT 显示支气管扩张。其他有助于诊断的临床特征或辅助检查还包括咳出黏液栓，外周血嗜酸性粒细胞增多，胸片或肺部 CT 显示片状游走性阴影、黏液嵌塞征及痰培养曲霉阳性等。

在 2013 年国际人和动物真菌学会（ISHAM）专家组提出的 ABPA 诊断标准的基础上，结合我国的疾病分布特点和临床实际情况，形成新的诊断标准。

诊断 ABPA 须具备第 1 项、第 2 项和第 3 项中的至少 2 条（表 2-5-6）。

**表 2-5-6　变应性支气管肺曲霉病（ABPA）诊断标准**

| 诊断标准（需具备第 1 项、第 2 项和第 3 项中的至少 2 条） | | |
|---|---|---|
| 1. 相关疾病 | 2. 必需条件 | 3. 其他条件 |
| （1）哮喘 | （1）烟曲霉特异性 IgE 水平升高[a]，或烟曲霉皮试速发反应阳性 | （1）血嗜酸性粒细胞计数＞ 0.5×10^9 个 /L |
| （2）其他：支气管扩张、慢阻肺、肺囊性纤维化等 | （2）血清总 IgE 水平升高（＞ 1000 U/ml）[a] | （2）影像学与 ABPA 一致的肺部阴影[a] |
| | | （3）血清烟曲霉特异性 IgG 抗体或沉淀素阳性 |

a. 具体说明见正文

1）相关疾病：①哮喘，特别是难治性哮喘或重症哮喘；②其他疾病：支气管扩张、慢阻肺、肺囊性纤维化等。

2）必需条件：同时具备①血清烟曲霉 sIgE 水平升高（＞ 0.35 kUA/L）或烟曲霉皮试速发反应阳性；②血清 TIgE 水平升高（＞ 1000 U/ml），如果满足其他条件，＜ 1000 U/ml 也可考虑诊断。

3）其他条件：①外周血嗜酸性粒细胞＞ 0.5×10^9 个 /L；使用激素者可正常，以往的数据可作为诊断条件；②影像学与 ABPA 一致的肺部阴影：一过性病变包括实变、结节、牙膏征或指套征、游走性阴影等，持久性病变包括支气管扩张、胸膜肺纤维化等；③血清烟曲霉 sIgG 抗体或沉淀素阳性。

**1. 疾病分型**

根据肺部影像将 ABPA 分为两型：若肺部 HRCT 显示中心性支气管扩张或支气管黏液栓，即支气管扩张型 ABPA（ABPA-B）；如无支气管扩张，则诊断为血清型 ABPA（ABPA-S）。

**2. 自然病史和分期**

根据临床表现、血清学和影像学检查，ABPA 的自然病程可分为Ⅰ～Ⅴ期，对于评价患者个体的疾病状况和转归有帮助。

Ⅰ期：新发的、活动性 ABPA。

Ⅱ期：临床和血清学缓解期。

Ⅲ期：复发性活动性 ABPA。

Ⅳ期：慢性激素依赖性哮喘。

Ⅴ期：进行性炎症和气道扩张引起的纤维空洞病变，可导致进展性呼吸衰竭和死亡。

需要指出的是，ABPA 的病程不一定按照上述顺序演变；在患者就诊时，也难以预测是否会进入缓解期，是否会复发，抑或持续进展。一般认为早期诊断和治疗可降低未来疾病进展的风险。

**3. 提高警惕**

ABPA 的临床表现缺乏特征性，尤其是在疾病的早期可被误诊或漏诊多年，但哮喘症状几乎是所有患者共同的临床表现。因此在哮喘管理中，无论病情严重程度或控制状态如何，均应高度警惕 ABPA 的发生。建议对所有哮喘患者进行曲霉变应原皮试和（或）曲霉 sIgE 检测以明确曲霉致敏情况。对于曲霉致敏的患者，应进行进一步检查以及时明确是否存在 ABPA。对于存在曲霉致敏，但尚未达到 ABPA 诊断标准的患者应定期随访，以便在出现支气管扩张或肺功能明显受损之前获得及时治疗。对于临床怀疑 ABPA，但缺乏上述检查条件者，应及时转诊到有条件的医院进行诊治。

## 六、鉴别诊断

曲霉和其他真菌在呼吸道与肺部引起的反应，临床上可有多种表现形式，包括真菌过敏性支气管炎、气道定植、真菌致敏性重症哮喘（severe asthma with fungal sensitization，SAFS）、ABPA/ABPM、侵袭性肺真菌病等。ABPA 也极易被误诊为其他具有相似表现的呼吸道疾病，如过敏性肺炎（外源性变应性肺泡炎）、变应性血管炎性肉芽肿、伴发哮喘的肺嗜酸性粒细胞浸润症等。在我国，ABPA 因其影像表现多样，以及肺叶病变多见，因而常被误诊为肺结核。有时 ABPA 的团块阴影（黏液栓）可被误诊为肺部肿瘤。

SAFS 是真菌致敏导致的严重哮喘，其与 ABPA 在临床表现和实验室检查方面多有相似之处，不易鉴别，尤其是血清型 ABPA。SAFS 的诊断标准包括：①难以控制的重症哮喘；②真菌致敏：真菌变应原皮试阳性或真菌 sIgE 水平增高，但血清 TIgE 水平 < 1000 U/ml。SAFS 患者无肺部浸润和支气管扩张等影像学表现。

## 七、治疗

ABPA 的治疗目标包括控制症状，预防急性加重，防止或减轻肺功能受损。治疗药物在抑制机体曲霉变态反应的同时，可清除气道内曲霉定植，防止支气管及肺组织出现不可逆损伤。

**1. 避免变应原接触**

ABPA 患者应尽量避免接触曲霉变应原，脱离过敏环境对于控制患者症状、减少急性发作非常重要。

**2. 激素**

口服激素是治疗 ABPA 的基础治疗，不仅抑制过度免疫反应，同时还可减轻曲霉引起的炎症损伤。早期应用口服激素治疗，可防止或减轻支气管扩张及肺纤维化造成的慢性肺损伤。绝大多数 ABPA 患者对口服激素治疗反应良好，短时间内症状缓解、肺部阴影吸收。口服激素的剂量及疗程取决于临床分期。有研究提示，中等剂量激素与高剂量激素在治疗效果上相当，同时不良反应更少。对于 Ⅰ 期和 Ⅲ 期患者，通常使用的泼尼松起始剂量为 0.5 mg/kg，1 次 /d，2 周；继以 0.25 mg/kg，1 次 /d，4 ～ 6 周。然后根据病情试行减量，一般每 2 周减 5 ～ 10 mg，建议采用隔日给药方法。治疗时间依据病情严重程度不同而有所差异，总疗程通常在 6 个月以上。对于 Ⅳ 期患者，可能需要长期口服小剂量激素维持治疗。

吸入糖皮质激素（ICS）不作为 ABPA 的首选治疗方案，单独使用 ICS 并无临床获益。但对于全身激素减量至≤ 10 mg/d（泼尼松当量）的患者，联合使用 ICS 可能有助于哮喘症状的控制，同时可减少全身激素用量。

**3. 抗真菌药物**

抗真菌药物可能通过减少真菌定植、减轻炎症反应而发挥治疗作用。对于激素依赖者、激素治疗后复发患者，建议使用抗真菌药物。研究发现伊曲康唑（itraconazole）可减少症状、减少口服激素用量，同时降低血清 TIgE 水平、减少痰嗜酸性粒细胞数目。成年患者通常的用量为 200 mg，口服，2 次 /d，疗程 4 ～ 6 个月；如需继续用药，亦可考虑减至 200 mg，1 次 /d，4 ～ 6 个月。伊曲康唑有口服胶囊和口服液两种剂型。服用胶囊制剂需要胃酸以利吸收，可与食物或酸性饮料一起服用，应避免同时服用质子泵抑制剂和抗酸药；而口服液则需空腹时服用。

由于口服伊曲康唑的生物利用度个体间差异大，有条件者建议进行血药浓度监测。肝脏代谢、肝功能不全患者慎用伊曲康唑。总体而言，伊曲康唑不良反应少见，包括皮疹、腹泻、恶心、肝毒性等。建议用药期间监测肝功能。

近年研究发现其他唑类如伏立康唑（voriconazole）也具有同样的疗效，临床改善可见于 68% ～ 78% 的患者，不良反应少见，包括肝功能损害、肢端水肿、皮疹、恶心、呕吐，视觉异常相对多见，停药后很快恢复。对伊曲康唑治疗无改善的患者，换用伏立康唑仍可见效。伏立康唑的用法用量：200 mg，口服，1 次 /12 h（体质量＞ 40 kg）；或 100 mg，口服，1 次 /12 h（体质量＜ 40 kg）。疗程同伊曲康唑。

**4. 其他药物**

重组人源 IgE 单克隆抗体——奥马珠单抗（Omalizumab）治疗可改善症状，减少急性发作和住院次数，改善肺功能，减少口服激素剂量。但报道资料多为个例经验和小样本研究，目前暂不推荐常规使用。

## 八、预后

ABPA 患者接受治疗后，最初每 6 ～ 8 周随访 1 次，评估症状、血清 TIgE 水平、胸片、肺功能等。症状缓解，肺部阴影消失，外周血嗜酸性粒细胞水平降低，血清 TIgE 水平降低并稳定，可视为病情缓解。TIgE 水平是反映疾病活动性的重要指标，治疗目标是使 TIgE 水平下降 35% 以上；ABPA 患者 TIgE 水平很难恢复到正常范围。一般 I 期或 III 期患者每 6 ～ 8 周监测 1 次 TIgE，以后每 2 个月复查 1 次；完全缓解后，每 6 个月至 1 年复查 1 次。在这一过程中，根据临床缓解情况，确定每一个患者的 TIgE 基线值；若 TIgE 水平较基线水平升高＞ 2 倍，即使没有出现临床症状及肺部浸润等改变，也提示疾病复发。肺功能检查可以评估患者肺通气功能受损程度，建议每年至少复查 1 次。

ABPA 如能早期诊断并规范治疗，病情可缓解并长期控制，预后较好。即使大多数 V 期患者，其病情也可以稳定数年，但肺功能受损严重（$FEV_1 < 0.8 L$）的患者预后较差。ABPA 远期并发症包括严重气流受限、肺不张、侵袭性肺曲菌病及肺纤维化。

（李　响）

## 第三节　嗜酸性粒细胞性支气管炎

嗜酸性粒细胞性支气管炎（eosinophilic bronchitis，EB）是一种以气道嗜酸性粒细胞浸润为特征的非哮喘性支气管炎，是慢性咳嗽的重要原因。

该病源于 1989 年，Gibson 等描述了一组患者的特征：慢性咳嗽，无痰或晨咳少许黏痰，无呼吸困难、咯血等症状，肺功能正常，乙酰甲胆碱激发试验阴性，支气管舒张试验阴性，痰中嗜酸性粒细胞（Eos）计数增高，吸入二丙酸倍氯米松 2 周后咳嗽完全消失。这些患者不符合哮喘的诊断，也不符合其他类型呼吸道疾病的诊断，因此提出了嗜酸性粒细胞性支气管炎（EB）的诊断。

2001 年，Hancox 等对 Gibson 和他的同事报道的 7 名 EB 患者与之后又发现的 5 名 EB 患者进行 10 年随访，发现除了 3 名患者失访，1 名患者死于经尸检证实的肺栓塞，但其死前 2 个月随访时肺功能正常；6 名患者按时接受随访进行肺功能和痰 Eos 检查，没有接受任何 EB、哮喘和气道疾病的治疗；1 名患者吸入激素治疗 6 个月，无症状 2 个月后停药；1 名患者进展为中度气流受限。尽管有 3 例患者失访，不除外预后差的可能，但得到的数据提示 EB 是良性且可自限的病变。

EB 患者主要表现为慢性咳嗽。广州呼吸疾病研究所 2006 年的研究资料提示，EB

引起的慢性咳嗽占全部慢性咳嗽的比例高达 22.4%（赖克方等 2006）。我国最近发表的一项关于慢性咳嗽的 8 大城市的 9 家医院共同参与的前瞻性、多中心研究，入选标准：①年龄≥ 15 岁；②咳嗽为唯一或主要症状，持续至少 8 周，无肺部疾病的影像学证据；③受试者为调查区域当地居民；④从不吸烟或戒烟至少 6 个月，主要评估我国人群中慢性咳嗽的原因，结果发现，咳嗽变异性哮喘（CVA）比例最高，占 32.6%，EB 占慢性咳嗽的比例达 7.2%（Lai et al. 2013）。

## 一、病因

目前 EB 病因尚不完全清楚，早在 1999 年，Brightling 等认为 EB 是慢性咳嗽的一个主要原因，之后很多研究均支持 EB 在慢性咳嗽病因中起重要作用（Fujimura et al. 2000；Brightling 2006），而关于 EB 的病因却研究较少。

EB 可能与过敏因素有关，如有学者发现对柏树花粉过敏所致的季节性 EB（Bobolea et al. 2011），我国学者通过卵蛋白致敏成功建立鼠 EB 模型（Chen et al. 2011）。

更多学者认为 EB 与职业暴露有相关性。在职业暴露中，有机成分和无机成分均有报告。例如，关于蘑菇孢子导致 EB 的研究中，Tanaka 等（2002）对 69 名生产蘑菇的工人和 35 名健康对照者进行 2 年随访研究，63 名工人完成了研究，42 人有慢性咳嗽，2 人患高敏感性肺炎。在 42 名慢性咳嗽中，6 人患有机灰尘毒性综合征，18 人有后鼻滴漏综合征，15 人有咳嗽变异性哮喘，3 人患 EB。

关于职业暴露中无机成分所致 EB 报道的有天然乳胶，如 Quirce 等（2003）对 30 名可能有职业性哮喘（由天然乳胶所致）的医疗部门工作人员在一间 7 m³ 的房间里进行天然乳胶激发试验。激发后 26 人出现鼻结膜炎，19 人出现哮喘样反应，1 人发展为 EB。该 EB 患者是一名护士，不吸烟，接触天然乳胶 15 年。当她接触乳胶 5 年后，开始出现风疹和鼻结膜炎，10 年后出现干咳，没有喘鸣和呼吸困难。干咳在工作时加重，离开工作环境则缓解。止咳药疗效差，乳胶的皮肤点刺试验呈阳性反应，肺功能正常，乙酰胆碱激发试验阴性。诱导痰中 80% 为 Eos，吸入布地奈德 1 个月后，干咳症状缓解，痰液中 Eos 消失。

工作环境接触化工产品导致 EB 也有报告，如 Lemière 等（2003）报道一位 50 岁女人患职业性 EB，她工作时接触氰基丙烯酸盐和甲基丙烯酸盐，出现持续性干咳，没有气流受限和气道高反应性。工作时咳嗽加重，痰嗜酸性粒细胞明显增多。丙烯酸盐激发试验能引起呼吸困难、胸闷和干咳，诱导痰中嗜酸性粒细胞、中性粒细胞明显增加。

Yacoub 等（2005）报道了 2 名职业性 EB 患者，一名是 48 岁的男子，在一家生产金属部件的公司工作 12 年，主要工作是焊接铝和不锈钢。工作 9 年后该男子出现了咳嗽、咽痛、喘息和轻微呼吸困难等症状，这些症状出现在工作日结束时，并持续整夜，ICS 治疗有效。另外一名为 38 岁女子，在实验室工作了 10 年。她的工作包括稀释生物样品和参加尸体解剖。开始这项工作 9 年后，其出现长期咳嗽、咳白色痰液和胸闷等症状，夜间加剧，痰 Eos 增多（18.8%），ICS 治疗有效，休假两周后，呼吸道症状改善，痰嗜酸性粒细胞减少（11.3%）。然后进行含甲醛的激发试验，分别暴露于蒸发的甲醛中 30 min

和 120 min，痰嗜酸性粒细胞再次增多并出现严重的咳嗽。

之后不断有各种与职业相关的 EB 被报道，如暴露于异氰酸酯的铸造工人和暴露于面粉的面包师发生职业性 EB（Siddiqui et al. 2007）；如暴露于小麦粉由真菌 α- 淀粉酶引起的 EB 患者（Barranco et al. 2008）；如苯乙烯引起 EB 发生（Arochena et al. 2014）等。

## 二、发病机制

通过常规临床评估无法检测气道 Eos 情况，诱导痰细胞学检查有助于鉴定是否存在 Eos（Wark et al. 2000）。近来关于 EB 发病机制的研究大多来自诱导痰，诱导痰细胞学检查是一个直接、相对非侵袭性、可靠性、重复性好的气道炎症的评价方法，正日益受到重视。

EB 的发病机制目前尚不明了，通过对 EB 气道炎症细胞的分析，目前认为，EB 与哮喘的发病机制类似，有许多相同的病理特征，包括气道中 Eos 和肥大细胞数量增加，除气道 Eos 增多外，两种疾病具有相似的网状基底膜增厚及上皮下 T 淋巴细胞、肥大细胞和巨噬细胞增多（Gibson et al. 1989）。EB 是以 Th2 类细胞因子（IL-4、IL-5、IL-10 和 IL-13）表达增加为特征的疾病。Th2 介导的细胞因子与 EB 密切相关（Brightling et al. 2002；Sastre et al. 2008）。呼出气一氧化氮（FeNO）水平不仅在哮喘中可升高，研究显示其在儿童 EB 患者（Kim et al. 2013）和成人非吸烟 EB 患者中亦升高（Maniscalco et al. 2015）。

在接受皮质类固醇治疗的严重气道疾病患者中，痰 Eos 计数和 FeNO 水平与气道 Eos 增多相关性较小，近年有学者提出通过采用不同类型的检测系统定量测定痰标本中的嗜酸性粒细胞过氧化物酶来精准诊断 EB（Nair et al. 2015）。

EB 和哮喘的显著区别是 EB 无气道高反应性，目前可能的机制如下。

首先，EB 的气道 Eos 浸润程度较轻，释放出相关的炎症介质的量较少，对气管上皮的作用也较弱，这可能是 EB 无气道高反应性的因素之一（Sastre and del Pozo 2012）。

其次，肥大细胞在气道高反应性中起重要作用，因为肥大细胞存在于哮喘而非 EB 的气道平滑肌内（Brightling and Pavord 2004）。Siddiqui 等（2007）也证明，肥大细胞在哮喘中的气道平滑肌肌束内被微定位，这与气道高反应性相关。肥大细胞产生多种可能与支气管平滑肌相互作用的介质，随后产生收缩刺激和增殖的高反应性（Robinson 2004）。进一步研究发现，EB 患者支气管刷片中肥大细胞的数量较哮喘患者多，肥大细胞定位也不同，故推测其功能不同，气道平滑肌的肥大细胞浸润引起气道高反应性和可逆性气流阻塞，而上皮细胞的肥大细胞浸润引起支气管炎和咳嗽。因 EB 的炎症细胞多位于上皮内，肥大细胞和其他炎症细胞释放的炎症介质到达平滑肌时的浓度较低，不足以引起气道收缩。EB 患者趋化因子 CXCL8 和 CXCL10 浓度增高，也有利于肥大细胞朝气道上皮浸润（Woodman et al. 2006）。

再次，近年研究提示 EB 不存在气道高反应性可能是由于释放支气管保护性介质如前列腺素 E2（Sastre and del Pozo 2012；Gibson et al. 2014）。

最后，有研究认为，EB 的咳嗽是由咳嗽牵张感受器敏感性亢进和炎症介质的刺激而引起的（Chung 2007），而哮喘与 CVA 的咳嗽是通过支气管平滑肌收缩引起，并且 CVA、哮喘患者都有不同程度的气道重塑，而 EB 则没有。

不管怎样，目前 EB 发病机制仍不是十分清楚，争议也较多，有待进一步研究明确。

## 三、临床表现及实验室检查

### （一）临床表现

EB 患者主要表现为慢性咳嗽。咳嗽多为刺激性干咳，偶尔咳少许黏痰，可在白天或夜间咳嗽。持续时间长短不一，无其他明显的症状和体征。部分患者对油烟、灰尘、异味或冷空气比较敏感，这些常为 EB 患者的诱发因素。患者无喘息、呼吸困难等症状，肺通气功能及 PEF 变异率（PEFR）正常，无气道高反应性的证据。

最近有研究显示，在亚急性咳嗽中，EB 也占重要地位。我国学者对 116 名上呼吸道感染后的亚急性咳嗽患者进行研究，33.6% 的患者痰嗜酸性粒细胞增多（中值 8.5%，3.0% ～ 73.0%），18.5% 为非哮喘性嗜酸性粒细胞性支气管炎（NAEB），14.3% 为咳嗽变异性哮喘（CVA）（Lai et al. 2016）。

### （二）实验室检查

1）诱导痰嗜酸性粒细胞计数：EB 的诊断主要依靠诱导痰细胞学检查。对不能自然咳痰的患者进行高渗盐水雾化获得痰。由于慢性咳嗽患者大多数为干咳，因此诱导痰细胞学检查在慢性咳嗽的病因诊断中有着不可替代的作用。

具体方法如下：3% 的高渗盐水超声雾化吸入 15 ～ 20 min，咳痰至培养皿中，向痰液内加入 4 倍体积的 0.1% 的二硫苏糖醇（DTT），涡旋振荡 10 min，再加入等量的磷酸盐缓冲液（PBS）振荡 5 min，2000 r/min 离心 10 min，上清液分装，–70℃冻存待检。沉淀物用 PBS 悬浮，用台盼蓝鉴定细胞活力，大于 50% 为合格痰。用血细胞计数板进行细胞总数计数，再制作细胞涂片，苏木精 - 伊红染色（HE 染色）在光镜下进行细胞学分类。结果显示，EB 患者嗜酸性粒细胞明显增多，大于 2.5% 表示为有意义。

2）嗜酸性粒细胞阳离子蛋白（ECP）检测：采用荧光酶免疫法测定诱导痰或 BALF 上清液中的 ECP 的含量，EB 患者 ECP 含量均有明显增多。

3）X 线或肺 CT 检查：无异常表现。

4）肺功能检查：通气、弥散功能均正常，且无气道高反应性，支气管舒张试验阴性，并且 PEF 变异率正常。

5）呼出气一氧化氮（FeNO）水平：EB 患者，尤其是儿童和非吸烟患者可升高。

6）辣椒素试验：提示咳嗽敏感性增加。

## 四、诊断及鉴别诊断

### （一）诊断

EB 的临床表现缺乏特征性，部分表现类似 CVA，体格检查无异常发现，诊断主要依靠诱导痰细胞学检查。

EB 的诊断标准如下。

1）有慢性咳嗽病史，抗菌药物治疗无效，特应性干咳、偶晨咳少量黏痰，并无其他阳性症状和体征。

2）X 线胸片或肺 CT 正常。

3）肺通气功能正常，气道高反应性检测阴性，PEF 日间变异率正常。

4）诱导痰 Eos 计数 > 2.5%，诱导痰中 ECP 含量增高。

5）排除其他 Eos 增多性疾病。

6）支气管扩张剂治疗无效，糖皮质激素治疗有效。

（二）鉴别诊断

临床上许多疾病伴有咳嗽症状，如慢性支气管炎、反复呼吸道感染、支气管扩张、支气管结核等，药物如血管紧张素转化酶抑制剂也可诱发咳嗽。但 EB 临床表现主要为亚急性和慢性咳嗽，主要与 CVA、感染后咳嗽（PIC）、上气道咳嗽综合征（upper airway cough syndrome，UACS）、胃食管反流性咳嗽（GERC）和变应性咳嗽（AC）有区别（中华医学会呼吸病学分会哮喘学组 2016）。

**1. CVA**

CVA 主要表现为刺激性干咳，通常咳嗽比较剧烈，慢性咳嗽是 CVA 患者的主要或唯一症状，夜间咳嗽为其重要特征，症状通常在夜间更为显著，白天检查则可能正常。感冒、冷空气、灰尘、油烟等容易诱发或加重咳嗽。气道反应性增高不一定就是 CVA，只有经过抗哮喘治疗后咳嗽缓解才能诊断 CVA。

CVA 诊断标准：症状：慢性咳嗽，常伴有明显的夜间刺激性咳嗽；检查：支气管激发试验阳性或呼气峰流速日间变异率 > 20% 或支气管舒张试验阳性；治疗反应性：支气管舒张剂治疗有效。

CVA 的本质就是哮喘，CVA 的临床管理原则与典型哮喘一致。

**2. PIC**

PIC 也称感冒后咳嗽，当感冒急性期症状消失后，咳嗽仍然迁延不愈，患者多表现为刺激性干咳或咳少量白色黏液痰；通常持续 3 ～ 8 周；X 线胸片检查无异常。

PIC 是亚急性咳嗽的主要原因。发病机制不明确，与感染本身无直接关系，可能与鼻后滴流、呼吸道黏膜损伤和炎症、气道高反应性、咳嗽敏感性增高等有关。

PIC 的临床特点为刺激性干咳，多呈阵发性，夜间为重；为感冒、冷空气、灰尘环境、刺激性气体、运动、烟雾等诱发或加重；咳嗽存在自限性。对于严重的咳嗽如剧烈干咳或频繁咳嗽，应该给予合适的镇咳治疗。

PIC 的诊断标准：咳嗽 3 周以上；咳嗽是主要症状；排除耳鼻喉科疾病、心血管疾病、慢性呼吸系统疾病和胃肠道疾病；胸部 X 线检查正常；肺功能正常；支气管激发试验阴性；吸入糖皮质激素治疗反应良好。

2015 年中国《咳嗽的诊断和治疗指南》PIC 治疗推荐：短期应用镇咳药、抗组胺药加减充血剂；不使用抗生素；复方甲氧那明有效；孟鲁司特无效，不建议使用；ICS 效果不确切，不建议使用；中药方药治疗可能有好疗效。

### 3. UACS

由上呼吸道疾病如普通感冒等通过鼻分泌物后流和（或）炎症刺激引起的咳嗽统称为 UACS。鼻后滴流综合征（postnasal drip syndrome，PNDS）是由鼻部疾病引起分泌物倒流鼻后和咽喉等部位，直接或间接刺激咳嗽感受器，导致以咳嗽为主要表现的综合征。因尚无法明确上呼吸道疾病导致的咳嗽是由鼻后滴流、直接刺激或上呼吸道咳嗽受体炎症引起，美国胸科医师学会（ACCP）指南建议在讨论以上呼吸道疾病有关的咳嗽时以"UACS"取代"PNDS"。以 UACS 的概念替代 PNDS，扩大了原有的诊断内涵，更加强调了上气道疾病与慢性咳嗽的关系。

UACS 引发咳嗽的途径如下：鼻腔或鼻窦部的分泌物流入下咽部或喉部，刺激咳嗽感受器；患者上气道的咳嗽反射比正常人更敏感，增加了刺激的敏感性；咳嗽反射被周围的各种物理或化学刺激物增强导致中枢反应增强。

由于 UACS 为综合征，无特异性症状存在，诊断需综合考虑以下因素：症状（咳嗽为最常见的主诉，有滴流物入喉的感觉、需要清喉、咽喉痒、鼻充血或鼻涕、常伴声嘶）、体格检查（鼻咽部显示黏液或黏液脓性分泌物或黏膜的鹅卵石样观）、放射学检查、经验性治疗的疗效。上述标准中没有一个是敏感或特异性的，在一些患者中，慢性咳嗽可能是 UACS 唯一的症状，被称为沉默的 UACS。UACS 常以经验性治疗作为诊断基础。因为鼻后滴流和清喉为大多患者的主诉。当 UACS 特异性治疗有效时咳嗽才能被定义为UACS。

目前 UACS 的诊断标准：发作性或持续性咳嗽，以白天咳嗽为主，入睡后较少咳嗽；鼻后滴流和（或）咽喉壁黏液附着感；有鼻炎、鼻窦炎、鼻息肉或慢性咽喉炎等病史；检查发现咽后壁有黏液附着、鹅卵石样观；经针对性治疗咳嗽缓解。

### 4. GERC

胃酸或其他胃内容物反流入食管，导致以咳嗽为突出的临床表现，此称为胃食管反流性咳嗽（gastroesophageal reflux cough，GERC），GERC 是慢性咳嗽的常见原因。GERC 临床表现：慢性咳嗽，干咳或咳少量白色黏痰，饭后、日间和直立位咳嗽，进食酸性油腻食物后加重；典型反流症状为烧心、反酸、嗳气、胸闷；喉部症状如发音困难、声嘶、喉痛。咳嗽可以是胃食管反流病（gastroesophageal reflux disease，GERD）的唯一症状。GERD 常合并支气管哮喘和反流性食管炎。

24 h 食管 pH 监测是诊断 GERD 最敏感、最特异的方法，敏感性为 89%，特异性为100%（Irwin et al. 1990），同步记录胃酸反流与咳嗽事件，能够明确反流与咳嗽的关系。

GERC 诊断标准：慢性咳嗽时间 8 周以上；24 h 食管 pH 监测 DeMeester 积分（6 项参数）≥ 14.70，和（或）反流与咳嗽症状的相关概率（SAP）≥ 75%；通过病史和相关检查，排除 CVA、EB、AC、鼻炎/鼻窦炎等疾病；抗反流治疗有效（治疗时间不少于 8 周）。

GERC 治疗：饮食和生活习惯的调整；制酸剂（质子泵抑制剂或 $H_2$ 受体阻断剂）；胃动力药（吗丁啉）；疗程 3 个月以上；抗反流手术治疗：少数内科治疗失败的严重反流的患者。

### 5. AC

EB 与 AC 最为相似。Fujimura 等（2000）报道过一种相似的糖皮质激素治疗有效的咳嗽综合征，将其命名为变应性咳嗽。

AC 的临床表现：刺激性干咳，多为阵发性；油烟、灰尘、冷空气、讲话等诱发或加重 AC；常伴有咽喉发痒。

AC 的诊断标准：慢性咳嗽；肺通气功能正常，气道高反应性阴性；具有下列指征之一：①过敏物质接触史；②变应原皮试阳性；③血清总 IgE 或特异性 IgE 水平增高；④咳嗽敏感性增高；排除 CVA、EB、PNDS 等其他原因引起的慢性咳嗽；抗组胺药物和（或）糖皮质激素治疗有效。

AC 治疗：抗组胺药物；必要时加用吸入或短期（3 ～ 7 天）口服糖皮质激素。

## 五、治疗

一旦 EB 诊断确定，国内外咳嗽指南都推荐以糖皮质激素治疗为主，糖皮质激素在短期内可使咳嗽症状缓解和消失，痰、血嗜酸性粒细胞计数下降。吸入糖皮质激素（ICS）是目前控制气道炎症最有效的药物，可供选择的药物有二丙酸倍氯米松（BDP）、布地奈德（BUD）和氟替卡松（FP），以定量气雾剂、干粉剂或溶液吸入。通常采用吸入糖皮质激素治疗，二丙酸倍氯米松（每次 250 ～ 500 μg）或等效剂量的其他糖皮质激素，每天 2 次，持续应用 4 周以上。初始治疗可联合应用泼尼松口服，每天 10 ～ 20 mg，持续 3 ～ 7 天。

如果 EB 由职业性暴露或吸入过敏原引起，则首要的治疗是脱离过敏原。一项研究结果显示，吸入 BUD 400 μg 治疗 4 周后，EB 患者对辣椒素的咳嗽敏感性明显降低，且治疗导致的咳嗽敏感性降低与痰嗜酸性粒细胞计数呈正相关（Brightling et al. 2000）。

半胱氨酰白三烯受体拮抗剂可以有效治疗气道炎症，在一项在随机对照试验中，观察使用 800 μg/d 布地奈德或 400 μg/d 布地奈德 + 孟鲁司特 10 mg/d 4 周治疗 26 名不吸烟的 EB 患者。在基线、第 1 周、第 2 周和第 4 周监测在诱导痰中的咳嗽视觉模拟量表（CVAS）和嗜酸性粒细胞（Eos）差异比率，记录治疗期间的不良事件，结果显示两组在所有时间点的 Eos 差异比率和 CVAS 评分减少方面没有显著差异，两种方案都耐受良好（Cai et al. 2012）。

另一项前瞻性、开放性、多中心、随机对照试验，将 EB（18 ～ 75 岁）患者随机分为吸入 BUD（200 μg，每日 2 次）与 BUD（200 μg，每日 2 次）加口服孟鲁司特（MONT）（10 mg，每晚 1 次）两组，4 周。结果显示治疗期间两组 CVAS、咳嗽问卷（LCQ）生活质量评分、Eos 差异比率和嗜酸性粒细胞阳离子蛋白（ECP）水平均得到明显改善。在 2 周治疗后，MONT 组比 BUD 单一治疗组更有效地降低 CVAS 数值和 LCQ 生活质量评分增加（$P < 0.05$）。在第 4 周评估时观察到类似的结果（$P < 0.05$）。结果提示 MONT 联合 BUD 可以更好地改善 EB 患者生活质量，抑制 Eos 炎症和缓解咳嗽症状（Bao et al. 2015）。

EB 患者在咳嗽症状消失后是否还需要激素治疗仍不明确。

## 六、预后

EB 的长期预后目前尚不清楚。对 EB 患者的自然病史研究有限。

最早的是一项对 12 名 EB 患者进行 10 年的随访研究,发现 EB 是一种良性和自限性疾病(Hancox et al. 2001)。

随后 Belly 等(2015)对 52 名确诊 EB 患者进行 7 年的随访研究,有 32 名患者随访超过 1 年(平均 3.1 年),其中 3 名(9%)患者发展为哮喘(有典型的症状和气道高反应性),5 名(16%)患者发展为固定性气流阻塞(使用支气管扩张剂后 $FEV_1/FVC < 70\%$),21 名患者有持续的症状和气道炎症,该研究还发现 $FEV_1$ 下降的预测因子是性别(女性)、吸烟和痰 Eos 计数曲线下面积随时间的变化,尽管较少 EB 患者发展为哮喘和固定性气流受限,但 EB 完全自限的比例很少(仅有一名患者未经糖皮质激素治疗而痊愈)。

最近我国学者对 234 例 NAEB 患者进行 10 年的随访研究,141 例随访 1 年以上(中位数为 4.1 年)。多达 59.6% 的患者在治疗(ICS 治疗 4 周)后有复发。过敏性鼻炎[优势比(OR),4.37;95% 置信区间(CI),1.049 ~ 18.203;$P=0.043$]和痰 Eos 增多(OR,9.493;95% CI,2.381 ~ 37.850;$P=0.001$)是复发的危险因素。141 例 EB 患者中发生轻度哮喘 8 例(5.7%)。在随访期间,未观察到 FVC、$FEV_1$ 和 $FEV_1/FVC$ 的进行性下降($P > 0.05$)(Lai et al. 2015)。

(谢　华)

# 第四节　过敏性咳嗽

## 一、概述

咳嗽是呼吸道的常见症状之一,也是重要的防御机制。咳嗽是一种神经反射过程,感觉神经末梢受到刺激后神经冲动沿迷走神经传到脑干咳嗽中枢,信号整合后经传出神经传递至效应器引起咳嗽。咳嗽能清除咽部和整个呼吸道的黏性分泌物、吸入有害物和异物,并且具有清除呼吸道刺激因子、抵御感染的作用。按 2015 新版《咳嗽指南》所指出的咳嗽的定义,过敏性咳嗽亦称变应性咳嗽。变应性咳嗽(atopic cough)于 1989 年由日本学者藤村歌树定义,当时命名为过敏性支气管炎,1992 年改名为变应性咳嗽。患者通常存在特应性(atopy)的基础因素,唯一或最主要的临床症状是慢性咳嗽,无气道高反应性或可逆性气道阻塞,支气管舒张剂治疗无效,抗组胺药物和(或)糖皮质激素能有效控制咳嗽。由于大部分患者诱导痰嗜酸性粒细胞(eosinophil,Eos)水平升高,可以诊断为非哮喘性嗜酸性粒细胞性支气管炎,部分诱导痰嗜酸性粒细胞正常而抗组胺药物治疗有效者可能为沉默型鼻后滴流综合征,因此变应性咳嗽未得到除日本和我国外的其他国家承认。变应性咳嗽是易感人群反复吸入各种具有抗原性的有机物微粒、低分子量的化学物质所引起的气道高反应性疾病,表现为慢性干性咳嗽大于 8 周,胸部 X 线检查无异常。

## 二、流行病学

过敏性咳嗽的发病情况尚不清楚。有关患病率的数据多来自对从事农业的人群所进行的调查。通过问卷调查，苏格兰 3 个农业区的"农民肺"的患病率为 2.3%～8.6%，美国一农场为 3%，接触霉草的男性农民患病率为 9%～12%，养殖蘑菇者 20% 有"蘑菇工人肺"症状。芬兰临床确诊的"农民肺"患病率平均为 44/10 万，瑞典则为 23/10 万。从事农业的工人中，具有过敏性咳嗽症状的人数要比临床确诊者高得多，这说明本病确诊的困难性。有关在被微生物污染的办公场所暴发本病的报告很多，患病率相差悬殊，最高可达 70%，但通常是比较低的。养鸟者中过敏性咳嗽的患病率因接触的情况不同，可从 0.5% 到 21% 不等。珠母贝纽扣生产者的过敏性咳嗽患病率为 23%。动物蛋白所致过敏性咳嗽的患病率比微生物稳定，可能是因为血清沉淀素的测定在这种情况下对于确诊更为可靠。接触化学性抗原物质者的过敏性咳嗽患病率罕有报道。通过二苯基甲烷二异氰酸盐（酯）特异激发试验，167 名木板生产工人中有 8 人（4.8%）诱发过敏性咳嗽，其中只有 1 人为持续接触，提示间断接触可以诱发本病。鉴于这些患者均是已提出索赔要求而在对其鉴定中发现的，故其实际患病率要比这个数据高得多。有关本病的患病率各报道相差悬殊，可能与所研究的人群、接触抗原的性质及强度、所采用的诊断标准及宿主的不同有关，尤其是对于宿主的影响目前所知甚少。但是，对从事农业的工人及养鸟者的流行病学研究提示，在高危职业环境中过敏性咳嗽可能是很常见的。

## 三、病原学

导致过敏性咳嗽的病原学包括以下几个方面，微生物：细菌、真菌、阿米巴；动物蛋白：禽类、鱼类、桑蚕幼虫等；化学致敏物：异氰酸盐、酸酐、除虫菊酯、重氮苯等。

### （一）细菌

细菌是单细胞原核微生物，有细胞膜，但没有明显的细胞核及结合于细胞膜上的细胞器。嗜热菌属细菌可以引起典型的过敏性咳嗽。

### （二）真菌

真菌是不能自行移动的真核微生物，具有坚硬的细胞膜，缺乏叶绿素，通过孢子繁殖，空气为其传播载体，其孢子结构多适于经空气传播。空气中的真菌孢子主要来源于能够通过风能传播的真菌，以青霉菌、曲菌、酒曲菌属、白霉属等及酵母菌为主。过敏性咳嗽的真菌抗原常与室内微生物污染有关。

### （三）阿米巴

阿米巴是微小的单细胞真核微生物，见于植物、油及水中（特别是温水如工业处理用水、温泉、游泳池及眼药水加工厂等），因此通过游泳等接触阿米巴物质可以导致过敏性咳嗽。

### （四）动物蛋白

许多动物可以脱落被呼吸道吸入的蛋白质颗粒，一旦吸入就可以导致过敏性咳嗽，其中接触禽类动物在临床最常见。

### （五）化学致敏物

化学致敏物主要是泡沫性塑料、人造橡胶、黏合剂及表面涂料等，生产过程中均需要使用异氰酸盐或酯。生产工人接触了上述物质可以导致过敏性咳嗽，从而引发 IgE 或者 IgG 反应，导致剧烈的咳嗽。

## 四、宿主因素

尽管很多人在接触环境中与过敏性咳嗽有关的抗原后，一些人血清中产生了相应的抗体或支气管肺泡灌洗液中淋巴细胞增多，但只有少数人有临床症状，提示独特的宿主易感性或抵抗能力影响了宿主对吸入抗原的反应性。

## 五、免疫学发病机制

过敏性咳嗽的特点是支气管肺泡灌洗液中存在被活化的 T 淋巴细胞，间质有单核细胞浸润。其发病与下列因素有关：①反复接触抗原；②宿主对抗原的免疫激活；③免疫反应介导的肺损伤。由吸入性抗原所激发的这种导致淋巴性免疫炎症，似乎是由免疫复合物介导的体液免疫反应及细胞介导的迟发型免疫反应（Ⅳ型）共同作用所致。

## 六、病理和病理生理

80% 以上本病患者诱导痰中 Eos 比例升高，气管或支气管黏膜下层组织内存在明显 Eos 浸润，但程度轻于哮喘或变异型哮喘患者。支气管肺泡灌洗液中 Eos 不增多可能是其与非哮喘性嗜酸性粒细胞性支气管炎的最大区别，提示变应性咳嗽的嗜酸性粒细胞气道炎症仅累及支气管树的中央部位而不涉及外周小气道。变应性咳嗽气道是否存在咳嗽变异型哮喘或非哮喘性嗜酸性粒细胞性支气管炎的基底膜增厚及气道重塑尚无报道。变应性咳嗽的病理生理特征包括肺通气功能正常，无气道可逆性和高反应性，但咳嗽敏感性明显增高。经治疗咳嗽缓解或消失后，咳嗽敏感性可以恢复正常。国内定义的变应性咳嗽尚缺乏病理及病理生理改变的研究。

## 七、临床表现

本病可发生于任何年龄，但好发于中年人，尤以中年女性最多见，男女之比约为 1∶3。常可追溯到既往过敏史和家族过敏史，但无哮喘病史。详细的病史采集是诊断过敏性咳嗽的关键，对制订干预抗原接触措施也是不可或缺的。采集环境接触病史时，应询问是否接触宠物及其他家养动物，尤其是鸟禽类；是否有园艺、养护草坪等爱好，这些爱好可能接触化学致敏物，如除虫菊；是否进行过休闲活动，如洗热水澡、室内游泳等及是否使用湿化器、冷水雾化器及湿化空调，这些活动都可能接触含有微生物的气雾；所处环境中是否有漏水、水淹史，所用的地毯、家具是否被水浸泡过；居室内是否可见霉变等；是否用过药物治疗，包括处方药及非处方药，以便判断是否存在由药物引起的咳嗽。

（一）症状

咳嗽是唯一或最主要的临床症状，常为干咳，多为阵发性，夜间睡眠或清晨起床后咳嗽较剧烈。吸入油烟、灰尘、冷热空气、刺激性气体、汽车尾气、讲话、运动和大笑等可诱发或加重咳嗽。本病可伴有咽喉痒或痰液黏附在咽喉的感觉。女性患者可因咳嗽出现压力性尿失禁。

（二）体征

本病无明显阳性体征。

## 八、实验室检查

1）肺功能检查：可以出现支气管痉挛，可表现为肺通气功能异常，支气管舒张或激发试验阳性。

2）诱导痰检查：可行变应原皮试、血清 IgE 检查，80% ～ 90% 患者诱导痰嗜酸性粒细胞比例增高（大于 2.5%）。

3）胸片、胸部 X 线检查、CT。

4）其他实验室检查：红细胞沉降率（血沉）、C 反应蛋白及免疫球蛋白 IgG、IgM 或 IgA 水平均可轻度升高，血清 IgE 水平增高。

5）血常规：一般正常，少数患者嗜酸性粒细胞水平轻度升高。

## 九、诊断及鉴别诊断

（一）诊断

应综合分析患者临床症状、体征和辅助检查结果建立过敏性咳嗽的诊断［《咳嗽的诊断与治疗指南》（2015 版）］。

1）干咳 8 周及以上，无喘息和呼吸困难。

2）诱导痰中嗜酸性粒细胞增多，或有下列 1 个及 1 个以上特应性体质表现：①目前或既往不包括哮喘在内的过敏性疾病史；②外周血 Eos 增多；③血清总 IgE 升高；④过敏原特异性 IgE 抗体阳性；⑤过敏原皮试阳性。

3）无气道可逆性。即支气管舒张试验阴性，表现为应用足够剂量的支气管扩张剂后 $FEV_1$ 增加＜ 10%。

4）支气管激发试验阴性。

5）咳嗽敏感性增高。

6）口服或吸入支气管扩张剂 1 周及以上治疗无效。

7）胸片正常。

8）肺通气功能正常。$FEV_1 > 80\%$ 预计值，$FVC > 80\%$ 预计值，$FEV_1/FVC > 70\%$，符合上述所有条件，可诊断为变应性咳嗽。如再加上下列条件，对确诊有帮助：①气管或支气管活检标本黏膜下层有 Eos 浸润；②支气管肺泡灌洗液中缺乏 Eos；③抗组胺药物和（或）糖皮质激素治疗能控制咳嗽。

日本呼吸病学会为一般临床应用制定的简化变应性咳嗽诊断标准如下。

1）干咳 3 周以上，无喘息和呼吸困难。

2）支气管扩张剂治疗无效。

3）诱导痰中嗜酸性粒细胞增多，或有下列 1 个及 1 个以上特应性体质表现：①目前或既往不包括哮喘在内的过敏性疾病史；②外周血 Eos 增多；③血清总 IgE 升高；④过敏原特异性 IgE 抗体阳性；⑤过敏原皮试阳性。

4）抗组胺药物和（或）糖皮质激素治疗能控制咳嗽。符合上述所有 4 项条件，可以作出变应性咳嗽的临床诊断。从日本的诊断标准可以看出，日本定义的变应性咳嗽事实上包括了嗜酸性粒细胞性支气管炎的诊断。

中华医学会呼吸病学分会提出的变应性咳嗽诊断标准如下。

1）慢性咳嗽。

2）肺通气功能正常，气道高反应性检测阴性。

3）具有下列指征之一：①过敏物质接触史；②过敏原皮试阳性；③血清总 IgE 或特异性 IgE 增高；④咳嗽敏感性增高。

4）排除咳嗽变异性哮喘、非哮喘性嗜酸性粒细胞性支气管炎、鼻后滴流综合征等其他原因引起的慢性咳嗽。

5）抗组胺药物和（或）糖皮质激素治疗有效。

和日本的诊断标准相比，我国制定的诊断标准中不包括诱导痰 Eos 增高条件，因此我国定义的变应性咳嗽不包括嗜酸性粒细胞性支气管炎的诊断，将嗜酸性粒细胞性支气管炎作为一种单列的疾病。

（二）鉴别诊断

**1. 嗜酸性粒细胞性支气管炎**

嗜酸性粒细胞性支气管炎见于一类慢性咳嗽患者，临床上表现为慢性刺激性干咳或咳少许黏痰，诱导痰嗜酸性粒细胞（Eos）增高，糖皮质激素治疗效果良好，但患者肺通气功能正常，无气道高反应性，呼气峰流速变异率正常，无法诊断为支气管哮喘。本病可发生于任何年龄，但多见于青壮年，男性多于女性。其主要症状为慢性刺激性咳嗽，一般为干咳，偶尔咳少痰，可在白天或夜间咳嗽，相对哮喘而言夜间咳嗽的比例要低，患者对油烟、灰尘、异味或冷空气比较敏感，这些常为咳嗽的诱发因素。患者病程可长达数年以上。部分患者伴有变应性鼻炎症状。体格检查无异常发现。

**2. 咳嗽变异性哮喘**

咳嗽变异性哮喘（cough variant asthma，CVA）是指以慢性咳嗽为主要或唯一临床表现，没有明显喘息、气促等症状，但有气道高反应性的一种特殊类型哮喘。CVA 最早由 Clause 于 1972 年提出，我国对 CVA 的研究主要从 20 世纪 80 年代开始。国内一项多中心的支气管哮喘大型流行病学调查显示，CVA 患者占全部哮喘患者的 8.4%。成人可能高于此比例。国内外多项研究发现，CVA 是成人慢性咳嗽最常见的病因，比例从 10% 到 50% 不等。广州呼吸疾病研究所的研究显示 CVA 占成人慢性咳嗽病因的 14%～28%。CVA 主要临床表现为刺激性干咳，通常咳嗽比较剧烈，夜间咳嗽为其重要特征。感冒、冷空气、灰尘、油烟等容易诱发或加重咳嗽。患者通常有反复发作的咳嗽史，多于天气转变(尤其是春秋季)时发病，夜间或清晨出现咳嗽或加重。多为比较剧烈的刺激性的咳嗽，干咳或咳少量白色黏液痰。较严重的病例，在剧烈咳嗽时可伴有呼吸不畅、胸闷、呼吸困难或不典型的喘息。

### 3. 上气道咳嗽综合征

上气道咳嗽综合征(upper airway cough syndrome，UACS)是指引起咳嗽的各种鼻咽喉疾病的总称，既往称之为鼻后滴流综合征(postnasal drip syndrome，PNDS)。UACS 是慢性咳嗽的常见病因，在欧美甚至为慢性咳嗽的第一病因，占慢性咳嗽病因的 41%，该比例在国内相对较低，大约为 18%。UACS 的临床表现为咳嗽多伴咳痰，以日间为主，入睡后很少有咳嗽。常伴有鼻后滴流感、清喉、喉痒、鼻塞、流涕等，有时患者还会主诉声音嘶哑。多有上呼吸道疾病的病史。典型患者查体可见咽部黏膜鹅卵石样观、咽部黏液附着。这些临床表现比较常见，但不具有特异性，其他病因的咳嗽患者也常有这些表现。

### 4. 胃食管反流

胃食管反流(gastroesophageal reflux，GER)为胃或十二指肠内容物反流进入食管的现象。正常人也存在胃酸和其胃内容物一定程度的反流，称为生理性反流。非生理性的 GER 可以引起临床症状，甚至组织病理学的改变。当引起食管症状与并发症和(或)组织病理学的改变时，统称为 GERD。GERD 在西方国家较为常见，患病率为 7%～15%，甚至更高，而国内的患病率相对要低，但有上升的趋势。临床表现多为刺激性干咳，亦可表现为有痰的咳嗽，绝大多数为白天咳嗽，个别表现为夜间咳嗽。笔者观察发现，72% 的患者以白天咳嗽为主，28% 日夜均咳嗽，没有发现以夜间咳嗽为主的患者。过去认为 GERC 常发生在夜间，24 h 食管 pH 监测表明，实际上反流多发生于清醒和直立体位时。因为，熟睡后及平卧位状态时，食管下段的括约肌为收缩状，发生一过性的括约肌松弛和反流的可能性比日间小。相反，直立体位时，食管下段括约肌发生松弛，出现 GERC 的可能性反而更大。52.2% 的患者在进食，尤其是进食刺激性食物后有咳嗽加重的表现。因为进食也可以导致反流加重，其机制主要有：进食后使胃扩张，并通过咽 - 食管反射导致短暂的食管下段括约肌松弛；食物直接作用导致食管下段压力降低；进食刺激性食物损伤食管黏膜等。

### 5. 慢性支气管炎

慢性支气管炎(chronic bronchitis)定义为咳嗽、咳痰达 3 个月以上，连续 2 年或更长，并除外其他已知原因引起的慢性咳嗽。慢性支气管炎占慢性咳嗽病因的 5% ～ 10%。由于慢性支气管炎诊断标准缺乏客观依据，因此容易造成误诊。国内广州呼吸疾病研究所调查显示，近 80% 慢性咳嗽患者被诊断为"支气管炎、慢性支气管炎或慢性咽喉炎"，其中绝大多数系误诊，对慢性咳嗽病因认识不足和未开展相关慢性咳嗽检查是主要原因。

### 6. 支气管扩张

支气管扩张（bronchiectasis）是由慢性炎症引起气道壁破坏，导致非可逆性支气管扩张和管腔变形，主要病变部位为亚段支气管。临床表现为咳嗽、咳脓痰甚至咯血。对典型病史患者的诊断并不困难，无典型病史患者的轻度支气管扩张则容易误诊。X 线胸片改变（如卷发样）对诊断有提示作用，怀疑支气管扩张时，最佳诊断方法为胸部高分辨率 CT。

### 7. 气管 - 支气管结核

气管 - 支气管结核（bronchial tuberculosis）在慢性咳嗽病因中所占的比例尚不清楚，但在国内并不罕见，多数合并肺内结核，也有不少患者仅表现为单纯性支气管结核，其主要症状为慢性咳嗽，可伴有低热、盗汗、消瘦等结核中毒症状，而有些患者咳嗽是唯一的临床表现，查体有时可闻及局限性吸气期干啰音。X 线胸片无明显异常改变，临床上容易误诊及漏诊。对怀疑气管 - 支气管结核的患者应首先进行痰涂片寻找抗酸杆菌。部分患者结核杆菌培养可阳性。X 线胸片的直接征象不多，可发现气管、主支气管的管壁增厚、管腔狭窄或阻塞等病变。CT 特别是高分辨率 CT 显示支气管病变征象较胸片更为敏感，尤其能显示肺叶以下支气管的病变，可以间接提示诊断。支气管镜检查是确诊气管 - 支气管结核的主要手段，镜下常规刷检和组织活检阳性率高。

### 8. 血管紧张素转化酶抑制剂（ACEI）诱发的咳嗽

ACEI 诱发的咳嗽是服用 ACEI 类降压药物的常见副作用，发生率在 10% ～ 30%，占慢性咳嗽病因的 1% ～ 3%。停用 ACEI 后咳嗽缓解可以确诊。通常停药 4 周后咳嗽消失或明显减轻。可用血管紧张素 II 受体拮抗剂替代 ACEI 类药物。

### 9. 支气管肺癌

支气管肺癌（bronchogenic carcinoma）初期症状轻微且不典型，容易被忽视。咳嗽常为中心型肺癌的早期症状，早期普通 X 线检查常无异常，故容易漏诊、误诊。因此在详细询问病史后，对有长期吸烟史，出现刺激性干咳、痰中带血、胸痛、消瘦等症状或原有咳嗽性质发生改变的患者，应高度怀疑肺癌的可能，进一步行影像学和支气管镜检查。

### 10. 心理性咳嗽

心理性咳嗽（psychologic cough）是由患者严重心理问题或有意清喉引起，有文献称为习惯性咳嗽、心因性咳嗽。小儿中相对常见，在儿童 1 个月以上咳嗽病因中占 3% ～ 10%。典型表现为日间咳嗽，可表现为轻微或剧烈干咳，专注于某一事物及夜间休息时咳嗽消失，常伴随焦虑症状。

## 十、治疗

### （一）避免接触抗原

从患者的接触环境中除去致敏抗原不仅对治疗具有关键作用，同时也可以预防过敏性疾病的发生。

### （二）药物治疗

#### 1. 抗组胺药物

抗组胺药物治疗对 60% 左右的变应性咳嗽有效。可供选择的抗组胺药物品种很多，不同药物对变应性咳嗽的疗效有无差别尚不清楚。常用药物有氯雷他定、西替利嗪、依匹斯汀和非索非那定等。

#### 2. 糖皮质激素

抗组胺药物虽能明显缓解咳嗽，但要完全消除咳嗽常需加用糖皮质激素治疗。吸入糖皮质激素治疗是最合适的方法。对咳嗽剧烈或不适合吸入糖皮质激素者，短期（1～2周）每天口服泼尼松 20～30 mg，有助于快速控制症状。

#### 3.Th2 类细胞因子抑制剂

甲磺司特为 Th1/Th2 平衡调节剂，是一种新型抗变态反应药，有研究显示甲磺司特 300 mg/d 治疗 4 周，能提高变应性咳嗽患者的咳嗽阈值，并可降低外周血中嗜酸性粒细胞水平和血清 IgE 水平。

#### 4. 其他治疗

例如，针对病因治疗，避免接触过敏原。有日本学者证实气道真菌感染引起的 AC，用低剂量抗真菌药伊曲康唑（50～100 mg/d）治疗 2 周后缓解，并认为低剂量抗真菌药可能是治疗真菌在气道定植引起的 AC 的治疗策略。

## 十一、预防

改善周围的环境，加强个人防护及职业防护。

（周宏宇）

# 第五节 过敏性肺炎

## 一、概述

### （一）定义

过敏性肺炎（hypersensitivity pneumonitis，HP）是一组由不同致敏原引起的非哮喘性变应性肺疾病，以肉芽肿、弥漫性间质性肺炎及淋巴细胞性细支气管炎为其病理特征。HP 是吸入含有真菌孢子、细菌产物、动物蛋白质、昆虫抗原等的有机物（粉尘尘埃微粒直径＜ 10 μm）或化学物质所介导的肺泡及其周围组织的炎症，在英国的专业术语中又称为外源性过敏性肺泡炎（extrinsic allergic alveolitis，EAA），其他名称包括外源性变应性肺泡炎（冯瑞娥 2009）、过敏性间质性肺炎、微小肉芽肿性过敏反应和有机粉尘肺尘埃沉着病。

### （二）过敏性肺炎的发现历史

HP 最初在 1713 年由 Ramazinni 在小麦收割者中观察到，接着在 1874 年冰岛医生 Finsen 在其博士论文中描述它是一种慢性肺部疾病，但其发生率尚不清楚。1932 年，Campbell 又在英国农民身上发现该病，并描述这些农民是由于接触了发霉的稻草而得病，当时又被称作"农民肺"（farmer's lung disease，FLD）。1961 年，Pepys 等进一步证实发霉干草中的细菌才是引起 HP 的最终病因，自此 HP 过敏性病因学理论才被广泛接受。

### （三）流行病学

HP 的患病率尚无确切数据，有限的流行病学资料显示其患病率差异很大，对欧洲的 3 个国家（比利时、德国和意大利）与美国新墨西哥州的人群研究显示，HP 占所有间质性肺疾病的 1.5% ～ 13.0%（比利时 13.0%、德国 12.0%、意大利 4.3%、美国新墨西哥州 1.5%）。目前发现很多抗原可以引起该病，常见的过敏原为细菌及其产物（嗜热放线菌导致的"农民肺"）、真菌孢子（菌毛孢子菌属导致的"夏日肺"）、动植物蛋白质（"饲鸽者肺"）、分枝杆菌（"热浴盆肺"）等，也有某些化学物质如二苯基甲烷二异氰酸酯导致的 HP。有关儿童的 HP 患病率研究很少，国外报道显示其患病率为 4/1 000 000。"农民肺""爱鸟人肺""空调肺"和日本夏季嗜酸性粒细胞（eosinophils，Eos）性肺炎是最常见的 HP 形式。在农民中，"农民肺"的发生率也有 0.5% ～ 3% 的不同。但是近年来，随着现代农业技术的发展，"农民肺"正逐渐减少，相反地，"爱鸟人肺"逐渐增多。有些致病因素是新发现的，如"筛土豆工人肺"和"金属加工液体肺"。另外由于诊断需要了解详细的病史，因此可能有很多过敏性肺炎并未被发现和描述。这些都导致了过敏性肺炎的患病率变异较大。

HP 患者中 80% ～ 95% 为不吸烟者，可能吸烟对免疫系统有着一定的抑制作用。IgG 和 IgA 类风湿因子在 HP 疾病的发生中起重要作用（Araiza et al. 2007）。吸烟可以降低 HP 发生的风险，而病毒感染可提高这种风险，如呼吸道合胞病毒（RSV）和仙台病毒均可导致小鼠过敏性肺炎的发生率增加。引起该现象的机制还不清楚，可能与吸烟者肺内发生的抗原抗体反应受到抑制有关。研究观察到在吸烟者血清中对吸入性鸽源性抗原所诱导产生的抗体（IgG1、IgG2 和 IgA）含量显著低于不吸烟的暴露者。但是最近关于"农民肺"的一个大型队列研究中，43% 为吸烟者，在一些小的队列研究中，吸烟者 HP 的高发也被报道，导致这种差异的原因目前不明。

### （四）病因

目前已发现 300 多种抗原可引起 HP，直径多在 3 ～ 5 μm，可以直接被吸入从而到达肺泡。抗原可被大致分为有机抗原、高分子量完全抗原和低分子量半抗原。

导致过敏性肺炎的抗原很多，主要分为 5 大类。第 1 类：细菌，如嗜热放线菌，代表为"农民肺"；第 2 类：真菌，如菌毛孢子菌属，代表为"夏日肺"；第 3 类：分枝杆菌，如胞内鸟型分枝杆菌，代表为"热浴盆肺"；第 4 类：蛋白质，如变异性鸽子血清蛋白（可能是 IgA），代表为"饲鸽者肺"；第 5 类：化学物质，如二苯基甲烷二异氰酸酯（MDI），代表为"MDI 过敏性肺炎"，具体见表 2-5-7。

表 2-5-7　过敏性肺炎的常见类型和原因

| 疾病 | 抗原来源 |
| --- | --- |
| 农民肺 | 霉变干草 |
| 饲鸟者肺、饲鸽者肺、养鸡者肺 | 长尾小鹦鹉、鸽子和鸡的粪便、羽毛等 |
| 空调肺 | 湿化器、空调 |
| 蔗尘沉着病 | 蔗糖废渣 |
| 蘑菇工人肺 | 蘑菇堆肥 |
| 软木工人肺（软木尘肺） | 霉变软木 |
| 枫树皮肺 | 感染的枫树皮 |
| 麦芽工人肺 | 霉变的大麦或麦芽 |
| 红木尘肺 | 发霉的红木锯屑 |
| 洗干酪工人肺 | 霉变干酪 |
| 小麦象鼻虫病 | 被寄生的小麦面粉 |
| 咖啡工人肺 | 咖啡豆 |
| 草屋顶工人肺 | 盖屋顶的稻草、芦苇 |
| 化学工人肺 | 用于制造聚氨基甲酸酯泡沫、模具、绝缘材料、合成橡胶和肉类包装的化学物质 |
| 金属加工液肺 | 金属清洗液、切割油、润滑剂、加工液或冷冻液，用于金属产品的加工和塑形过程 |

HP 的最常见形式是"农民肺"，嗜热放线菌是最早被认识到可引起"农民肺"的致病原。有机氯杀虫剂、氨基甲酸盐杀虫剂暴露与 HP 发生相关（Miyazaki et al. 2016）。空调系统、采暖系统和湿化系统被多种微生物污染，嗜热放线菌为首要原因。放线菌也在土壤、腐烂的植物中大量存在。另一个 HP 的致病原是鸟类抗原。这些抗原可能是具有 IgA 活性的糖蛋白，来源是鸟类的粪便、血清和羽毛。外界环境中鸟类抗原的水平与慢性 HP 的进程相关，慢性 HP 研究组鸟类抗原水平较急性 HP 研究组升高，在慢性 HP 发展中部分归因于室外野生鸟类的接触。在动物方面，不仅接触鸽子、鹦鹉可引起 HP，接触实验室动物（如老鼠）、接触鱼粉提取物也可以引起 HP，上述 HP 特异性的过敏原目前仍不明确。近年来发现金属加工中使用的液体也可以导致 HP（Christine et al. 2016）。金属加工液（metal working fluid，MWF）在汽车制造业（如发动机、变速器、底盘构件）、航天航空精密零部件制造及其他金属产品加工中广泛使用。Burton 等（2012）发表的文献指出，与 MWF 接触可能引起呼吸道损害。目前对 MWF 相关 HP 的发病病因了解仍很有限，一些报道认为 MWF 中污染的假单胞菌可能是引起 HP 的原因。在空调系统的水中自由

生活的阿米巴和线虫或许是导致"湿化器肺""空调肺"的原因。在日本，对非职业性疾病——夏季过敏性肺炎有详细描述。该病好发期介于 6 月到 9 月，影响的主要是居住在潮湿、通风不好的环境中的女性，患者多可有职业接触、家庭接触或旅游史。最近的研究发现，浅白隐球酵母可能是最主要的抗原。近来发现羽绒床垫的暴露也是引起 HP 的原因（Salehi et al. 2017）。

除蛋白质以外，能与气道中的蛋白质起反应的低分子量化合物（形成了完全抗原）也可能是引起 HP 的原因。涂料、塑料中的异氰酸盐类、酐类也可以引起 HP，染发剂、过氧乙酸、柴油等接触所致的 HP 也有报道。酸酐，包括偏苯三酸酐（1,2,4- 苯三酸酐）和邻苯二甲酸酐，都有可引起"塑料工人肺"。二异氰酸酯如六亚甲基二异氰酸酯、甲苯二异氰酸酯和二苯基亚甲基二异氰酸酯都是潜在的 HP 的诱导物质。接触用于皮革、绒面革、纺织品等的防水加工的氟碳树脂也会导致 HP 的发生。也有报道指出，药物也可导致 HP，如甲基苄肼、金制剂和胺碘酮。最新报道，一例类风湿性关节炎患者口服免疫抑制剂甲氨蝶呤（氨甲蝶呤）30 年后出现 HP（Shirai 2017）。因此，可导致 HP 的物质是复杂的混合物。

除抗原外，一系列共同作用的因子也被发现。例如，在农业环境中的空气不仅含有细菌和真菌，还可含有这些微生物的毒素，如内毒素、真菌毒素，此外，还有螨虫、动物上皮、分泌物和矿物质等。内毒素和脂多糖也存在于鸟类粪便中。内毒素是革兰氏阴性（$G^-$）菌细胞壁的组成成分。另外，鸟类的排泄物中存在 β1,3- 葡聚糖，它是真菌和放线菌细胞壁的成分。内毒素和 β1,3- 葡聚糖是炎症的强有力诱导物。也有报道吸入绿茶提取物儿茶素粉可引发 HP（Ojanguren et al. 2015）。

近年研究报道管乐器如长期吹奏的巴松管，管内细菌、真菌滋生，也可能会导致 HP 发生。"风琴肺"可能的抗原是分枝杆菌、真菌（Otera et al. 2011）。

## 二、发病机制

过敏性肺炎主要是环境抗原吸入后，引起Ⅲ型和Ⅳ型变态反应而发病。Ⅲ型变态反应为特异性过敏原和其所致的过敏原特异性抗体形成免疫复合物所介导，激活细支气管、肺泡内的巨噬细胞产生炎症介质，促进炎症反应，炎症细胞、渗液于肺泡间质积聚，影响血气交换；Ⅳ型变态反应是通过 T 细胞、肺泡巨噬细胞参与介导的免疫反应形成肉芽肿和间质纤维化。

在 HP 的发病过程中，几种变态反应可同时发生或在疾病的不同阶段发生。

"饲鸽者肺"的发病机制（Chiba et al. 2016）目前尚未完全明确，早期研究认为是由免疫复合物介导的Ⅲ型免疫反应，随着疾病慢性化进展，转向由 T 细胞介导的Ⅳ型为主的免疫反应，其中肺泡巨噬细胞及由 $CD4^+$ 辅助性 T 细胞分化而来的 1 型辅助性 T 细胞（Th1）和 2 型辅助性 T 细胞（Th2）所产生的细胞因子发挥重要的调节作用。

HP 以 Th1 型的免疫反应为主（Hoppin et al. 2007），主要通过释放肿瘤坏死因子 -α（TNF-α）、白细胞介素 -12（IL-12）、IL-18 发挥作用。TNF-α、IL-1、IL-8 及调节因子 IL-12、IL-18 参与 HP 发病。Th17、MIP-2、$CD4^+CD25^+$ 调节 T 细胞等是近年来 HP 发病机制

中的研究热点。另有报道 CXC 趋化因子在 HP 不同的发病机理、临床过程及治疗反应中起作用（Agostini et al. 2005）。

除环境因素外，基因多态性也参与 HP 的发生（Tsutsui et al. 2015）。患病的爱鸟人通常 HLA-DRBl*1305、HLA-DRQBl*0501、TNF-α（308）的启动子表达多见。HLA-B8 与"农民肺"有关，HLA-DQW3 与日本"夏日肺"有关。组织相容性抗原（HLA）系统和过敏性肺炎的发生有一定关联，如"饲鸽者肺"多发生于白细胞带有 HLA-A18 者中，提示 HP 与组织相容性抗原系统有关联的免疫反应基因存在。人类白细胞抗原作为一种会对遗传性免疫反应直接造成决定性作用的物质，也可能是该病症的一种诱发因素。

HP 有不同的临床表现（如急性和慢性），但各自具体机制还不清楚，确切的免疫机制、人群易感差异、炎症反应及纤维化机制需进一步探索。

## 三、临床表现

临床上过敏性肺炎分成三种类型，分别是急性型、亚急性型及慢性型。其类型不同，表现也不同。

（一）症状与体征

### 1. 急性型疾病的症状与体征

急性过敏性肺炎是患者一次吸入了大量的过敏原，并在接触抗原后 4～8 h 的短时间内出现咳嗽、胸闷、发热及呼吸困难等症状，6～24 h 最典型，并且还会持续一段时间。反应强度与吸入抗原的量及暴露时间有关，如脱离抗原接触，病情可在 24～72 h 好转。在特别大量的抗原接触后，症状缓解需要的时间可能也会较长。如果对某种有机粉尘过敏，再次接触后 4～8 h 出现典型的发热、咳嗽（干咳为主）、寒战、肌痛和呼吸困难症状。其他症状包括食欲下降、恶心和呕吐，常常出现喘息。该症状常与流感样症状相混淆。可能伴有发热、心动过速、呼吸急促、吸气相的啰音等体征。

### 2. 亚急性型疾病的症状与体征

亚急性 HP 患者主要表现为间歇性的咳嗽、呼吸困难及体重减轻等，还可表现发热、畏寒、肌痛、气喘。中断接触后 18～24 h 症状通常缓解，再次接触后上述症状又可再发。反复的急性发作，则可表现为亚急性形式，在几周或几个月内逐渐出现持续的呼吸困难，进行性加重。一般情况下症状可持续数天或数周后自行缓解，但有时病情较重需住院治疗。在脱离抗原接触后就开始好转。有趣的是，有些患者在持续抗原暴露后 HP 都没有进展。体格检查可能无异常，可能有肺底部啰音。

### 3. 慢性型疾病的症状与体征

慢性 HP 主要是由长期暴露于低强度抗原所致，也可以是反复抗原暴露导致急性或亚急性反复发作后的结果（Jacob et al. 2017）。患者反复接触过敏原数月至数年，症状常表现为疲乏、活动后气喘、食欲减退、体重减轻，并可持续数月或数年。约 20% 慢性 HP 患者具有如慢性咳嗽、咳痰等慢性支气管炎的症状。在来就诊的患者中肺心病的症状和体征并不罕见，然而杵状指（趾）不常见。但有研究显示近半数"饲鸽者肺"患者有杵状指（趾），常提示本病预后不良。当肺内形成弥漫性瘢痕时，称为肺纤维化，最后可发生呼吸衰竭。与急性 HP 相似，慢性 HP 可以表现为慢性非进展性 HP 或慢性进展性 HP。通常有气喘和双侧肺底部的干啰音的体征。

需要注意的是，临床上有的患者并无症状，而只是在常规胸透或体检时才被发现慢性 HP。

### （二）实验室检查

#### 1. 一般实验室检查

急性期可以有血白细胞增高、中性粒细胞升高、淋巴细胞增高，血沉、C 反应蛋白增高，血嗜酸性粒细胞及 IgE 不高，可以有抗原特异性沉淀抗体 IgG 增高。免疫球蛋白增加，丙种球蛋白升高到 20 ～ 30 g/L（2 ～ 3 g/dl），伴 IgG、IgM 及 IgA 升高。有报道高 IgG 与疾病的严重程度相关。慢性疾病患者中约有一半抗体检测呈阴性。血清补体正常，类风湿因子滴度中度增高。抗核抗体（ANA）和其他自身抗体阴性。血清血管紧张素转换酶正常。血气分析显示通常有低氧血症。

#### 2. 沉淀抗体

如果抗原性质已知，并且抗原可以被纯化，就可考虑皮试。在过敏体质且皮试阳性的患者中，接种后 4 ～ 8 h 将会产生水疱、水肿、充血，类似 Arthus 反应。患者的血清通常含有特异性 IgG 沉淀抗体。

过去曾认为血清 IgG 沉淀抗体是 HP 诊断的特异性检查方法，但有研究结果显示，在无症状的抗原接触者中有 40% 可查出相应的沉淀抗体而无相应症状和 X 线改变，因此沉淀抗体只代表患者接触过这类抗原及对该抗原敏感。同时，由于受抗原接触的时间、测定方法、抗原制备标准化程度、试剂盒激发抗原种类、吸烟等因素的影响，部分 HP 患者可能检测不出沉淀抗体，因此沉淀抗体阴性也不能排除 HP 的诊断（30% ～ 40% "农民肺"患者可阴性）。有研究提出血清中抗原特异性抗体的出现与预后没有关系，且抗体在起病阶段的出现与否也是无法预测的。但是一旦出现血清学抗体阳性，则是 HP 重要的预测因子。截至目前，国内唯一能检测的是烟曲菌的特异性 IgG 抗体，其他抗原的 IgG 抗体均无法检测。

#### 3. 痰液和 BALF 的检查

有研究显示急性 HP 患者痰（或诱导痰）内淋巴细胞比例增高。

由于多数病史和实验室检查都是非特异性的，因此临床医生不得不考虑有无结核病、真菌与细菌感染、寄生虫和弥漫性肺部疾病的可能。因此怀疑本病的人大多需要进行 BALF。在亚急性 HP 患者中，BALF 的细胞分类检查可发现典型的淋巴细胞增多，常常大于总数的 60%，还有少量的 PMN，如中性粒细胞和 Eos。24 h 内的急性暴露可有更高水平的 PMN。

在所有表现形式的过敏性肺炎中，常常可见细胞总量的显著增加。在暴露 24 h 内采集的 BALF 中,淋巴细胞、中性粒细胞、嗜酸性粒细胞和肥大细胞的绝对与相对数量上升。早期灌洗,特别是 24 h 以内,BALF 中以中性粒细胞增多为主,其次是淋巴细胞。如果是在最后一次接触后 5 天内进行灌洗,可发现 BALF 中淋巴细胞增多,典型表现是增多 2 ～ 4 倍。如果是在最后一次接触后 1 周及以上进行灌洗获得的标本,其他细胞数量和分布倾向于正常,而淋巴细胞仍可增多。多数 HP 病例,BALF 中的淋巴细胞以 CD4 细胞为主,CD8 细胞略有升高。因此 CD4/CD8 小于 1。最近有研究发现 HP 患者中 CD4/CD8 并不一定都低,BALF 中淋巴细胞比例与疾病的状态有关,急性期以 CD8 细胞增高为主,而在慢性期以 CD4 细胞增高为主。虽然,CD4/CD8 在"空调机肺"、部分"爱鸟人肺"和部分日本的"农民肺"中大于 1,但是在日本的"夏日肺"中小于 1。日本患者和非日本患者的不同可能是因为暴露方式的不同、基因的不同和 BALF 采样时间的不同。Soler等(1988)证实停止抗原暴露与 BALF 中 CD8 细胞的增加有关。一些证据表明 CD8 细胞在 BALF 中的增加与抗纤维化的作用有关。如果抗原暴露是持续性的话,BALF 中天然杀伤细胞(NK 细胞)的活性在 HP 患者中将增加。与外周血淋巴细胞比较,BALF 中的淋巴细胞多数为 TH1 细胞,其中巨噬细胞有许多活化的表现。在肺实质和 BALF 中,肥大细胞不仅有数量上的增加,而且经常有脱颗粒的表现。在有些急性 HP 患者中,BALF 中组织胺和胰蛋白酶的浓度也有增加。BALF 中血管内皮生长因子 VEGF-D 的增加与 HP 的严重性相关。

对于急性 HP 患者,其 CD4/CD8 常下降,但随着病程的迁延,CD4/CD8 常常升高,甚至可以高达 15。患者吸烟也会导致更高的 CD4/CD8。BALF 中如果淋巴细胞比例正常,基本可以除外过敏性肺炎,但是晚期 HP 除外。BALF 中淋巴细胞数目增多的患者的 CT 肺泡评分更高,但是淋巴细胞的数目与预后无关。BALF 的中性粒细胞在接触抗原的急性期 48 h 内增高,1 周内降至正常,但疾病进展到纤维化阶段后,中性粒细胞会再次增高,BALF 中白细胞是否可以作为疾病活动性或者预后不佳的预测因素仍无统一意见。

**4. 其他实验室检查**

其他实验室检查包括体内试验的过敏原皮试和体外试验等。但皮试(无论速发还是迟发)对本病的诊断是无用的,因为导致 HP 的抗原提取物引起了非特异性反应,从而不能区分是过敏还是非过敏的个体。另外有研究发现,特异性吸入激发试验后呼出气冷凝液 pH 变化对诊断霉菌引发的 HP 有帮助(Richerson et al. 1989)。

(三)病理学检查

绝大多数 HP 患者需采用肺活检获取肺组织进行病理检查。目前肺活检方式有经支气管镜肺活检、经皮肺穿刺活检、电视胸腔镜肺活检和开胸肺活检,前两者为内科肺活检,后两者为外科肺活检。由于过敏性肺炎的病理改变相对缺乏特异性,以及病变分布的不均衡,其病理诊断常需要外科肺活检,经支气管镜肺活检或经皮肺穿刺活检由于获取的肺组织较少,使其诊断局限性很大。

急性 HP 病理上可以表现为呼吸性细支气管及肺泡中性粒细胞浸润,弥漫性肺泡损伤,急性支气管肺炎并伴有坏死性小血管炎。亚急性过敏性肺炎典型的三联征表现:以淋巴细胞浸润为主的间质性肺炎（类似细胞型非特异性间质性肺炎）、形成不良的非坏死性肉芽肿、细胞性细支气管炎。慢性过敏性肺炎（CHP）有时酷似 UIP（普通型间质性肺炎）/IPF（特发性肺间质纤维化），但是 CHP 有时仅为上肺区域纤维化（Burton et al. 2012），有别于 UIP/IPF。

　　UIP 和慢性 HP 的鉴别如下：①慢性 HP 仍留有病变围绕支气管的特点，常见细支气管上皮损伤，有鳞化或周围肺泡的细支气管上皮化生，肺泡结构减少。早期 UIP 纤维化的起源是小叶间隔，保存位于小叶中心的细支气管和肺动脉。② HP 间质中存在松散的肉芽肿结节，可为 1～2 个多核巨细胞。③ UIP 有突出的平滑肌增生。④发病年龄不同，HP 发病年龄跨度大，而 UIP 多为 50 岁以上，2/3 的患者为 60 岁以上。

　　亚急性和慢性 HP 患者，目前依据以下 3 点形态特点进行区别。①富细胞性间质性肺炎，肺间质中见较多的淋巴细胞及浆细胞浸润，病变常常以细支气管为中心。②散在的上皮样细胞肉芽肿结节和（或）间质中多核巨细胞。其肉芽肿病变的特征为不伴有干酪样坏死、上皮样细胞排列松散，多核巨细胞相对少见，大约一半的病变中没有多核巨细胞。由于肉芽肿结节较小且上皮样细胞松散，不认识其特点有时会忽视它的存在。③约 2/3 的患者可伴有细支气管和肺泡腔内的机化。在许多肺疾病中，肺泡腔内均可见到多核巨细胞，因此肺泡腔内的多核巨细胞对过敏性肺炎没有诊断意义。诊断过敏性肺炎的多核巨细胞必须位于间质内。肺泡巨噬细胞的细胞质呈空泡样变，肺泡腔内有渗出物，肺泡毛细血管呈血管炎表现。亚急性期 HP 患者主要表现为以淋巴细胞 / 浆细胞为主的间质浸润，散在分布于细支气管周围，含气腔内泡沫细胞（泡沫巨噬细胞）是气道炎症的特征性表现。慢性期主要表现为肺组织弥漫性间质纤维化甚至"蜂窝肺"。间质浸润的确切性质最好用电子显微镜观察。肺泡内衬细胞肥大增生，是对损伤的非特异性反应。多数患者（70%）可见非坏死性小型肉芽肿（没有中央坏死）。在三种过敏性肺炎形式中，亚急性过敏性肺炎在组织学上的特点就是肉芽肿（图 2-5-1）。

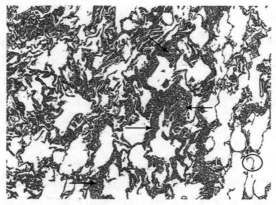

图 2-5-1　亚急性过敏性肺炎（彩图请扫封底二维码）

多数肺泡间隔处都有细胞浸润（箭头），代表间质性炎症。正常肺泡间隔以圆圈表示。该表现可被认作"非特异性间质性肺炎"，但结合肉芽肿表现和病史，不难作出 HP 的诊断

　　在过敏性肺炎中，无论在肉芽肿的近端还是远端，都存在炎症细胞浸润。肉芽肿不是成群出现的，通常是单个的，一般不在支气管或胸膜下的附近被发现，多在细支气管

附近被发现。过敏性肺炎的肉芽肿结节在肺间质随机分布，肉芽肿结节相对较少，上皮样细胞排列松散，可借此区分 HP 和结节病。

部分过敏性肺炎在病理形态上表现为非特异性间质性肺炎（NSIP）样改变，包括细胞性、混合性和纤维化性。应特别提出的是，无论是呼吸内科医师还是病理科医师，在我们作出 NSIP 的诊断时，都应首先排除有无过敏性肺炎的可能性。目前我们认为只要见到多核巨细胞间质浸润，主要是淋巴细胞、肉芽肿形成和细支气管炎的表现则提示该诊断。需要注意的是，肉芽肿和呼吸性细支气管炎在脱离抗原接触几年后可能消失，仅存在间质性炎症和纤维化。HP 的典型病理特征包括淋巴细胞性间质性炎症（以 $CD8^+$ T 细胞为主）、细胞性细支气管炎（气道中心型）和肺间质非坏死性肉芽肿（邻近细支气管），有人将其称为 HP 病理三联征，但这仅见于 50% ～ 75% 开胸的 HP 患者。经支气管镜活检术（TBLB）对诊断"农民肺"价值非常有限。

特殊类型的 HP："热浴盆肺"是由鸟型分枝杆菌引起的 HP，其病理表现与其他类型的 HP 相比，间质性肺炎不突出，而肉芽肿更明显，且通常分布在气道管腔内而不是细支气管周围的间质内。在少数病例中还可以看到坏死性肉芽肿。

### （四）影像学表现

肺部影像学可以正常（急性或亚急性患者影像学表现可以正常）或多种异常，这取决于疾病是急性、亚急性还是慢性。过敏性肺炎的 X 线检查特征表现为病灶变化极为迅速，在 1 周内，旧病灶消散，在其他肺野中又会出现新病灶。病灶的形态、发生部位及范围等均有一定的规律，一般表现为片云雾状浸润性阴影，边缘模糊，但仍可见到肺纹理；肺部阴影也可呈大叶性分布的浓厚阴影或多囊肿样阴影，也可呈小结节状，类似结核病的早期浸润，也可显示粟粒状结节阴影，散布于两肺的内中带；以肺外围部较多，肺尖部很少受累；中心透亮，由内向外吸收消散，有时会出现假性空洞。

胸部 HRCT 是 HP 诊断极其重要的手段。HP 的 HRCT 表现主要包括小叶中央型结节、弥漫性或斑片状磨玻璃阴影、马赛克征（气体陷闭）、肺囊性改变、肺间质纤维化及肺气肿等，胸腔积液和肺门或纵隔淋巴结肿大少见。小叶中央型结节伴磨玻璃阴影是 HP 的特征性改变。小叶中央型结节是由细胞性细支气管炎所致，而磨玻璃阴影往往反映弥漫性淋巴细胞性间质性肺炎的存在。马赛克征（气体陷闭）可见于 75% ～ 90% 的患者中，部分患者可有囊性改变（在亚急性患者中为 13% ～ 39%），反映出细支气管受累和阻塞。肺间质纤维化主要见于慢性患者中，这类患者往往与 IPF 或 NSIP 的 HRCT 难以区别，但若显现下列特征则更倾向于 HP 的诊断：小叶性低密度区（气体陷闭）、小叶中央型结节影、病变以上肺中野占优势且病变分布以非胸膜下为主。有研究结果显示，约 8% HP 患者 HRCT 可以正常，故 HRCT 正常者不能否认 HP 的诊断。

急性过敏性肺炎：典型表现为双肺广泛毛玻璃影和局部实变影。弥漫、境界不清的结节状阴影，或者为两肺弥漫分布的粟粒状和网线状阴影，边缘模糊；有时呈现毛玻璃样改变或者实变，一侧或双肺中、下野沿支气管走呈分布的斑片状、云雾状阴影，呈非节段性分布。阴影和结节状病变倾向于在下肺发生，肺尖少有累及。这两种表现实际上可能是影像学动态改变的结果：在双肺中部及底部呈较明显的弥漫性间质性浸润和粟粒或小结节状阴影，以后扩展为斑片状致密阴影。线状阴影（可能代表以前急性 HP 时遗留的纤维化病灶）也可出现。结节状和毛玻璃样病灶在脱离接触后可以消失，因此在 HP 急性期过后影像学表现可以完全正常。HP 的其他表现有：小的、界限不清的结节（经常位于小叶中心）、马赛克状浸润。很少出现胸腔积液、胸膜增厚、钙化、空洞、肺不张、局限性的致密影（"钱币样"病灶或实变）和胸内淋巴结肿大。在活动期 HP，肺组织对镓 67 的摄取增高，当疾病好转时又可减轻。病变呈游走性，在短时间内可一处病灶吸收，他处又出现新病灶，这种病灶的暂时性和迁移性是较为特征性的 X 线表现，故又名游走性肺炎（图 2-5-2）。

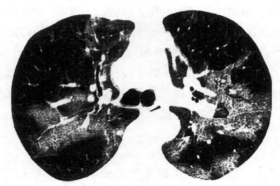

图 2-5-2　急性过敏性肺炎 CT 表现

59 岁女性，临床有发热、咳嗽、气喘症状。CT 可见沿支气管分布的毛玻璃样阴影。经支气管肺活检显示巨噬细胞、淋巴细胞浸润和早期肉芽肿形成，与 HP 表现一致。激素治疗和防止霉菌接触后阴影完全吸收

亚急性过敏性肺炎：双肺弥漫性小叶中心出现模糊结节影，并伴有斑片状影。

慢性过敏性肺炎：慢性 HP 主要表现为在亚急性 HP 表现的基础上由纤维化形成的网格影、牵张性支气管扩张（Fink et al. 2005）和细支气管扩张。慢性 HP 的网格影是片状分布的或随机分布的或以胸膜下和沿支气管血管束分布，上、中、下肺均可受累，偶尔会表现为胸膜下的蜂窝影。胸腔积液及肺门、纵隔淋巴结肿大少见。慢性 HP 的 HRCT 表现有几种形式，最常见的是双下肺的毛玻璃样变。另外，也可以在整个肺野范围内见到 2～4 ml 的小叶中心性结节。与结节病的结节不同，这些病灶很少与胸膜或支气管血管束接触，而且结节和周围肺组织的界线很清楚，还可以看到边界清楚的透亮度增高的区域，表明有气体陷闭（图 2-5-3）。病理上可能代表伴有呼吸性细支气管部分堵塞的肺小叶过度充气。毛玻璃样变和小结节样病灶在脱离接触后多会消散。但这些提示 HP 的表现仅出现于 50%～75% 的患者中，HP 的 HRCT 表现可类似于非特异性肺间质纤维化。纤维化 HP 与特发性间质性肺炎（IIP）有时难以区分。HP 与特发性肺间质纤维化（IPF）影像相似。HRCT 轻到中度的肺气肿无论在吸烟还是不吸烟的 FLD 中都可出现。HRCT 还可发现纵隔淋巴结肿大。自动化的 CT 分析软件在慢性 HP 诊断中发挥重要作用（Jacob et al. 2017）。以计算机为基础的 CT 成像系统可以分析 HP 阻塞性及限制性变化（Jacob et al. 2017）。基于自动化的计算机分层系统可以预测 HP 的结局发展（Kouranos et al. 2017）。MRI 较 HRCT 在显示解剖学结构上差些，但在显示毛玻璃样变方面一样出色并可减少放射线暴露。

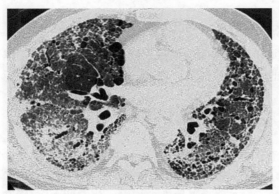

图 2-5-3　慢性 HP 的 HRCT 表现

两肺分布不均的毛玻璃样阴影、实变、密度降低区（马赛克样充气）与正常肺组织间隔存在。由于纤维组织的牵拉而出现支气管扩张

### （五）肺功能检查

肺功能检查的主要目的是明确肺生理异常和损伤程度，同时可指导治疗。急性 HP 表现为限制性通气功能障碍与弥散功能降低。慢性 HP 主要表现出的异常是限制性通气功能障碍。但是在"农民肺"中，最常见的是阻塞性通气功能障碍。有研究指出 42% 真菌引起的 HP 有着正常的肺功能。

急性及亚急性 HP 患者肺容量减少，用力肺活量（FVC）、第 1 秒用力呼气容积（$FEV_1$）、肺总量（TLC）、肺顺应性（CL）均降低，呈限制性通气障碍。大多数 HP 患者的肺功能显示肺容积缩小，一氧化碳弥散量（DLCO）下降，肺顺应性下降。一些患者会出现静息时低氧血症。一秒率（$FEV_1/FVC$）常正常，但是最大中期流速和用力呼气流速可能下降。故上述检查最好在发作后 4 ～ 8 h 进行，因为发作后 12 ～ 24 h 可以恢复正常。慢性期 FVC、TLC、一氧化碳弥散量均下降，可发生气道阻塞及血管阻力增加。

## 四、诊断

目前没有被普遍接受的诊断标准，甚至肺活检也缺乏特异性。因此，诊断需要结合许多方面，如病史、肺功能、胸片或 HRCT，特别是有暴露于可导致 HP 的粉尘的病史，或含有特异性的抗体。

### （一）过敏性肺炎的特殊接触史

需要了解特定的接触史与以往发生的肺炎的关系。询问有无其他暴露的工人也有类似的症状。诊断过敏性肺炎需要明确引起疾病的粉尘或其他物质，但较为困难。工作时接触可不发病，而于数小时后在家中发病。确定工作环境为致病原的最佳标志为，患者在工作日发病而周末或节假日正常。虽然在诊断过敏性肺炎中，病史、抗体检测、组织活检都很重要，但是抗体的存在仅提示既往有暴露史，而非疾病。开胸肺活检通常显示慢性间质性炎症和肉芽肿。在慢性疾病患者中，病理表现可十分类似于特发性肺间质纤维化（Lacasse et al. 2003），此时病史就很重要。

（二）过敏性肺炎的血清学诊断

如果病史提示暴露和症状之间的关系，就需要寻找致敏的证据，以及判断肺部炎症反应的性质。血清中的特异性抗体的存在对诊断有一定的提示作用。血清中抗体检测可确定可疑的抗原。

（三）胸部 X 线检查

根据胸部 X 线检查的异常可以作出疑诊。肺功能试验有助于诊断过敏性肺炎。急性 HP 影像学改变为双肺广泛毛玻璃影和局部实变影。亚急性 HP 影像学改变为双肺弥漫性小叶中心性模糊结节影，或双肺弥漫性毛玻璃影，伴有散在斑片状阴影；慢性 HP 影像学改变常有小叶中心性小结节影和间质纤维化（Miyazaki et al. 2016）的网格状、蜂窝状阴影（Shaw et al. 2017）。

（四）HP 中 BALF 的检查

BALF 中淋巴细胞比例升高，通常大于 40% 时提示 HP 的诊断，虽然其他很多疾病也可以导致 BALF 中淋巴细胞增多。BALF 的淋巴细胞计数可能是在疾病活动期代替肺活检来评价肺泡炎症的一种方法。环境暴露后 24 h 内的急性 HP，最初是中性粒细胞数升高，随后才是淋巴细胞数升高。这种细胞动力学的改变也可以见于 HP 的实验模型中。急性期过后，中性粒细胞计数降低，淋巴细胞计数上升。但是，如果患者近期再次接触抗原或持续接触抗原，则会出现中性粒细胞数中度升高。

（五）病理检查

有些时候，要通过外科病理学（Burton et al. 2012）来最终把 HP 和其他引起肺部弥漫性改变的疾病区分开来。经支气管镜肺活检的病理标本不足以确立诊断，通常要求行胸腔镜和开胸肺活检来帮助诊断。

目前对于 HP 的诊断标准很多，但尚未形成统一的标准，临床上普遍使用的为 Schuyler 标准。

主要标准：

1）症状符合 HP 表现。

2）特异性抗原暴露（客观接触史或血清沉淀抗体阳性）。

3）符合 HP 胸片或 HRCT 改变。

4）BALF 淋巴细胞增加。

5）符合 HP 组织病理学改变。

6）自然暴露刺激阳性反应。

次要标准：

1）肺底捻发音。

2）肺弥散功能降低。

3）低氧血症（静息或运动时）。

诊断需要 4 个主要标准和 2 个次要标准才能确立。在诊断 HP 的时候，接触史、影像学及肺泡灌洗液检查结果显得重要且易得，病理标本通常不易获得，对于急性期患者病理组织学并不是必需的，但对于亚急性及慢性患者因其与弥漫性泛细支气管炎（diffuse panbronchiolitis，DPB）、结节病、血源播散性肺结核、原发性肺纤维化等难以鉴别，此时取得适当的病理标本则可对此病的诊断和鉴别诊断提供很好的依据。

临床上另一个常采用的标准为 Richerson 等（1989）提出的标准。上述各个诊断标准，包括以下 5 个要点。

1）暴露因素：①有明确的暴露史；②找到确切抗原；③血清特异性 IgG 阳性（对诊断提供帮助，但阴性也不能除外 HP）。

2）间质性肺炎表现：①临床表现；②影像特点；③肺功能情况。

3）BALF：淋巴细胞性肺泡炎，CD4/CD8 下降。

4）激发试验阳性。

5）病理符合 HP。

大多数病例根据 1）+2）+3）诊断 HP，不需要病理证实。

具备 1）+2）+4）也可以确诊 HP，同样不需要病理证实。

如果具备 2）+3）+5），也可以确诊 HP，但是应尽量找到暴露因素，利于治疗。

如具备 1）+2）+3），提示 HP 可能性大；1）+3）提示为亚临床 HP。

仅具备 1），只能说明为敏感个体，不能诊断 HP。

另外国外学者 Lacasse 等（2003）提出 6 个临床预测因素：暴露于已知抗原、血清沉淀素抗体阳性、反复发作的症状、吸气相啰音、暴露于已知抗原后 4 ~ 8 h 出现症状、体质量下降。在 HP 高发或低发国家，一般依据上述 6 项评分，基本就可以作出诊断或者除外 HP 的决定，从而可以避免 BALF 或肺活检检查。

## 五、分类

通常依据临床表现把 HP 分为急性、亚急性、慢性三种（Sema et al. 2017）。此方法在没有胸部 CT 的年代比较实用，但是慢性 HP 有时也呈现活动性、逐步恶化的表现，因此这种分类方法的局限性也比较明显。基于上述缺陷，急性间歇型、急性进展型、慢性进展型、慢性非进展型这种分类方法被提出：急性进展型常需积极治疗；急性间歇型发作时同急性进展型，但程度轻，且长期肺功能不恶化，目前认为此类型患者最多见；上述分类方法更好地描述了各类型 HP 的自然病程及预后，但是它仅仅适用于回顾性分析时应用。最近国外学者提出把慢性 HP 再分为复发型或隐匿型，或者是活动型和残留型。HP 的分类方法仍是一个值得研究的领域。

目前认为纤维化型 HP（fibrotic HP）也可出现 HP 急性加重（AE-HP）。AE-HP 主要发生在组织病理学显示普通型间质性肺炎样（UIP-1ike）损害的患者中，偶尔见于纤维化型非特异性间质性肺炎（f-NSIP）样患者中，但几乎不发生在细胞型 NSIP（c-NSIP）和机化性肺炎（OP）样损害的患者中。AE-HP 的组织病理学显示机化性弥漫性肺损伤（DAD）往往同时伴有透明膜形成。AE-HP 的诊断标准与特发性肺间质纤维化急性加重（AE-IPF）

相同，即：①呼吸困难在 1 个月内急性恶化；②胸部 X 线或 CT 检查出现新的肺部浸润；③血气分析显示低氧血症，在相似条件下 $PaO_2$ 下降超过 10 mmHg 或 $PaO_2/FiO_2 < 225$；④缺乏可确认的病因，如感染或充血性心力衰竭等。

## 六、鉴别诊断

HP 需要与肺结核、慢性嗜酸细胞性肺炎、特发性肺间质纤维化、结节病及淋巴细胞性间质性肺炎等鉴别。急性 HP 最常见的是与肺炎（通常认为是由病毒或支原体导致的）鉴别。

### （一）肺结核

肺结核多有明显的全身中毒症状，病变好发于双肺上叶尖后段、下叶背段，不伴间质病变，短期内病灶无变化，亦无迁移征象，同时没有嗜酸性粒细胞增多等情况。

### （二）慢性嗜酸细胞性肺炎

本病主要表现为两肺斑片状实变影，以中上肺野分布为主。横断面上病变局限于肺组织的周边部分是本病的特征性表现。

### （三）特发性肺间质纤维化

本病多发生在中年以上，男性较多，吸烟是此病的危险因素。儿童罕见。而吸烟者在 HP 患者中少见。起病隐袭，主要表现为干咳、进行性呼吸困难，活动后明显。少有肺外器官受累，但可出现全身症状，如疲倦、关节痛及体重下降等，发热少见。50% 左右的患者出现杵状指（趾），多数患者双肺下部可闻 velcro 啰音。肺功能表现异常，包括限制性通气功能障碍和（或）气体交换障碍；胸部 HRCT 表现为双肺网状改变，晚期出现"蜂窝肺"，可伴有极少量磨玻璃影；肺活检病理改变表现为病变分布不均匀，以下肺为重，胸膜下、周边部小叶间隔的纤维化常见。低倍显微镜下呈"轻重不一，新老并存"的特点，即病变时相不均一，在广泛纤维化和"蜂窝肺"组织中常混杂炎症细胞浸润与肺泡间隔增厚等早期病变或正常肺组织。肺纤维化区主要由致密胶原组织和增殖的成纤维细胞构成。成纤维细胞局灶性增殖构成所谓的"成纤维细胞灶"。"蜂窝肺"部分由囊性纤维气腔构成，常常内衬以细支气管上皮。另外，在纤维化和"蜂窝肺"部位可见平滑肌细胞增生。

慢性 HP 区别于特发性肺间质纤维化之处在于中、上肺受累多见，缺乏蜂窝样变。

美国胸科学会、日本呼吸学会及拉丁美洲胸科协会共同制定了成人 HP 诊断的国际性循证指南，根据最新知识和临床经验，按照患者放射学和（或）组织病理学存在或不存在纤维化，将 HP 分为纤维化 HP 和非纤维化 HP。非纤维化 HP 在避免抗原暴露后病情可能稳定或痊愈，而纤维化 HP 患者，特别是表现为普遍型间质性肺炎（UIP）的患者生存期短，其他预后不良相关危险因素包括吸烟、低基线肺活量、肺泡灌洗液无淋巴细胞增多、持续抗原暴露和未能明确致敏原等。

纤维化 HP 的分类与表现如下。

**1. HRCT 分类**

根据 HRCT 的表现 HP 可分为：①高度提示 HP，称为"典型 HP"。②报道较少的兼有 HP，称为"兼有 HP"。③ HRCT 表现既不提示也不符合 HP 特征，称为"不确定性HP"。

**2. 组织病理学**

HP 按病理学可分为 HP、可能的 HP 和不确定的 HP 三种类型。

HP 的诊断主要基于暴露史、胸 HRCT 特征、支气管镜和组织病理检查结果等，然而这每一项对于 HP 诊断来说既非必要条件也不是充分条件，因此指南委员会基于这些特征的组合建立了 HP 的诊断标准，并将诊断据可信程度分为确诊（≥ 90% 可信度）、很可能（80% ～ 89% 可信度）、可能（70% ～ 79% 可信度）、低度可能（51% ～ 69% 可信度）和不排除。具有胸部 HRCT 典型 HP 表现、存在明确暴露史和 BALF 表现为淋巴细胞为主型炎症的患者可经多学科讨论（MDD）后诊断 HP（很可能）而无需进一步检查，而所有其他组合的患者经 MDD 后决定是否进一步肺活检以明确诊断。

（四）结节病

肺部病变以中上肺野为主，特征性 CT 表现为沿支气管血管束分布的多个结节影，边界清楚而边缘不规则。晚期纤维化病变也主要累及支气管血管周围，呈肺门向周边放射状分布。当出现毛玻璃密度影时，也常分布于支气管血管周边，这与过敏性肺炎广泛而随机的分布明显不同。但结节病的肉芽肿病变在肺内是沿淋巴管分布，且肉芽肿结节较多，上皮样细胞排列紧密，周边有玻璃样变的纤维组织包绕。

（五）淋巴细胞性间质性肺炎

淋巴细胞性间质性肺炎（lymphocytic interstitial pneumonia，LIP）少见，常伴有系统性免疫性疾病及免疫缺陷病，如类风湿关节炎、恶性贫血、重症肌无力、多发性肌炎等。以成熟的淋巴细胞及浆细胞和组织细胞在肺间质弥漫性浸润为主要表现，通常没有过敏性肺炎中常常可见的肉芽肿。病理表现为肺间质弥漫性淋巴组织增生，不仅细支气管周围的间质受累，病变还累及肺泡间隔，造成肺泡间隔增厚、纤维组织增生、淋巴滤泡形成。

（六）弥漫性泛细支气管炎

弥漫性泛细支气管炎（diffuse panbronchiolitis，DPB）胸部 CT 主要表现为两肺野弥漫性小结节状影，但多有慢性鼻窦炎症状、鼻窦 CT 提示鼻窦炎改变、肺功能为阻塞性肺通气功能障碍、血清 IgA 升高、血清 IgE 升高、冷凝集试验阳性等，从治疗角度看大环内酯类抗生素可改善病情。

（七）支气管哮喘

支气管哮喘是一种慢性气道炎症性疾病。哮喘的发病是遗传和环境两方面因素共同作用的结果。该病表现为反复发作的喘息、气急、胸闷、咳嗽等症状，常在夜间和（或）

清晨发作、加剧，大多数患者可经药物治疗得到控制。发作时双肺可闻及散在或弥漫性、以呼气相为主的哮鸣音。肺功能为阻塞性通气功能障碍，支气管舒张试验阳性或支气管激发试验阳性。如其未合并感染，胸部 CT 无明显异常。

### （八）细支气管炎伴机化性肺炎

本病的病理改变与结节病和 BOOP 有交叉。但是肉芽肿不是 BOOP 的特征，而 BALF 中或活检细胞中淋巴细胞的亚型分析可区分过敏性肺炎和结节病。

### （九）其他

肺的小淋巴细胞性淋巴瘤，多数为低度恶性的黏膜相关性淋巴瘤。此瘤主要由形态多样的小淋巴细胞构成，包括边缘带细胞、单核样细胞、浆细胞样分化的细胞，还可见少量散在的免疫母细胞和中心母细胞样细胞。常侵犯上皮，形成淋巴上皮病变，也可植入淋巴滤泡的生发中心。

## 七、治疗

### （一）避免抗原接触

避免抗原接触是治疗的主要方法，通常脱离抗原接触就能减轻症状、改善生理上的异常。但是这并不容易做到，因为有些抗原常存在于生活、工作环境之中，如鸟类抗原（Sahin et al. 2007）鸭羽毛床垫，所以尽量减少接触更切合实际，如加强通风、佩戴合适的呼吸面罩等。并不需要对所有生活在高危环境中的人群均实施预防措施（如防护面罩等），只对过去曾患 HP 的患者采取预防措施即可。而大部分农业相关的 HP 工人通过采取合适的预防措施可以继续从事他们的职业，因为合适的面罩可以滤过 90% ～ 95% 的可吸入微粒。使用带滤网的防尘面罩、足够的通风都是有效的预防手段。

### （二）药物治疗

虽然多数急性期过敏性肺炎都是自限性的，患者也将完全康复，但激素仍被经常使用（Salehi et al. 2017）。在急性"农民肺"患者中，使用两个月的激素可明显改善弥散功能。使用泼尼松龙治疗的"农民肺"患者，与那些没有使用泼尼松龙的患者比较，放射学异常（毛玻璃样变）改善的时间略短，生理学异常的进步也更快些（弥散功能改善，但不伴有肺容积和血氧分压的变化）。但是，在诊断 HP 6 个月以后直至 5 年，使用激素与否就没有明显功能上的差异。这表示激素对急性 HP 患者有效而慢性者无效。对于严重的慢性和进展性疾病患者，也推荐使用激素。如果在减量过程中疾病再度反复，维持剂量可以无限期延长。急性期 HP 通常经验使用泼尼松 30 ～ 60 mg/d，1 ～ 2 周或直到临床、影像和肺功能明显改善后减量，疗程 4 ～ 6 周。亚急性期 HP 疗程 3 ～ 6 个月。如果是慢性期 HP，维持治疗时间可能需要更长。激素治疗的疗程没有定论，激素治疗必须动态观察相关指标及临床判断。

吸入糖皮质激素可在伴有气道高反应性的过敏性肺炎患者中使用，理论上可以减少口服激素的用量。但这种方法的应用经验尚浅。吸入糖皮质激素可能在治疗鸟类抗原相关性疾病中有效。如有阻塞性通气功能障碍，可以使用支气管扩张剂及吸入性激素来对症治疗。

如果慢性 HP 发展至肺纤维化阶段，激素治疗无效，最后可考虑的办法是行肺移植。

免疫抑制剂如硫唑嘌呤等并没有在 HP 中应用的依据。然而最近有研究表明，沙利度胺可以引起肺泡巨噬细胞剂量依赖型 HP 患者 TNF-α、IL-12p40、IL-18 的表达减少（Møller et al. 2017）。

## 八、预后

### （一）HP 的预后与抗原暴露的持续时间及方式有关

一般说来，长期、低水平的暴露的预后较差；而短期间断暴露的预后较好。这种现象在"饲鸽者肺"（pigeon breeder's disease，PBD）中有很好的验证。在美国和欧洲，PBD 患者预后极好，24 名患者中的多数没有症状，所有患者均存活 10 年以上。而墨西哥城的 PBD 患者，5 年死亡率为 30%。这可能是由抗原性质的不同和接触方式的不同造成的。如果在发生影像学和呼吸功能改变之前脱离抗原接触，预后是很好的。如果不能脱离抗原环境，则使用防暴露面罩可以防止急性 HP 的发生，预后也较好。如果持续暴露，有些患者（10% ～ 30%）将发生弥漫性肺间质纤维化，导致肺心病甚至是早期死亡。"农民肺"的死亡率与发作次数有关，死亡率报道为 0% ～ 20%。死亡通常发生在症状反复出现 5 年以后，有少数死亡发生在急性大量暴露之后。

"饲鸽者肺"通常是慢性持续性暴露于小量鸽子抗原，将会发展成为限制性的纤维化性肺损害，而"农民肺"经常在冬天接触大量抗原而夏日脱离环境，更倾向于发展为肺气肿。慢性 HP，5 年死亡率达 30%，而纤维化性的慢性 HP，5 年死亡率达 61%。

### （二）HP 的预后随着类型和地域的不同而不同

例如，加拿大魁北克的"农民肺"患者预后较好，甚至包括那些持续劳作的农民。但芬兰的患者常伴有显著的肺功能损害，甚至可导致死亡。芬兰的致死性"农民肺"发生率为 0.7%。平均来说，死亡发生在确诊 8 年以后。死亡的患者在诊断前 1 年已经有症状，在诊断时有明显的肺纤维化。

### （三）预后和影像学表现及病理的关系

HP 的影像学具有马赛克征、空气陷闭表现的预后较好，反之具有明显纤维化、"蜂窝肺"的预后较差。病理为非特异性间质性肺炎（nonspecific interstitial pneumonia，NSIP）的预后较好。

肺部炎症标志物如 BALF 中的淋巴细胞比例升高、中性粒细胞和肥大细胞增多，或前胶原Ⅲ的增加，透明质酸的增加，纤维粘连蛋白和成纤维细胞生长因子在 BALF 中的增加并不能体现预后。Anttinen 等（1986）研究了两种有关胶原合成的血清标志物，血清半乳糖羟基葡萄糖基转移酶（S-GGT）和血清Ⅲ型前胶原（S-PRO-Ⅲ-NP）在 40 名"农民肺"

患者血液中的含量,发现凡是具有纤维化表现的患者在发病初期都有较高的 S-GGT 含量,而 S-PRO-Ⅲ-NP 通常是正常的。S-GGT 更高的患者,肺功能的恢复也较慢。

## 九、预防与展望

HP 急性类型不会均转化为慢性类型,有些患者多年来可有多次急性发作,却没有永久性的肺损伤,但是 HP 患者需要不断地治疗和监测评价。但总的来说,慢性接触和多次发作者预后较差(Walters et al. 2017)。急性"农民肺"的患者如果仍然待在农场会导致病情的进展,最终 40% 将发生肺纤维化。因此,预防过敏性肺炎的最佳方法是避免接触抗原。但患者常不能改变工作,因此更换职业是不现实的。清除或减少粉尘或穿戴防护罩有助于预防复发。用化学方法处理干草或蔗渣及采用良好的通风系统有助于预防接触上述物质和防止致敏。如果能避免进一步的接触,急性发作的过敏性肺炎患者可以康复。目前抗原种类繁多,很多抗原是在家庭或职业环境中存在的,不易辨识(Girard et al. 2009)。组织学证实在 40% HP 病例中,其致病抗原并不明确。慢性 HP 的急性加重并不需要抗原暴露或者抗原暴露的增加。这提示急性加重与已经存在的纤维化有关,而不是与易引起纤维化的因素有关。因此避免抗原接触能否阻止 HP 恶化还需要进一步探讨。

(耿秀娟)

## 参 考 文 献

奥马珠单抗治疗过敏性哮喘专家组, 中华医学会呼吸病学分会哮喘学组 . 2018. 奥马珠单抗治疗过敏性哮喘的中国专家共识 . 中华结核和呼吸杂志 , 41(3): 179-185.

陈灏珠, 林果为, 王吉耀 . 2013. 实用内科学 . 14 版 . 北京 : 人民卫生出版社 .

冯瑞娥 . 2009. 关于过敏性肺炎的病理诊断 . 中华病理学杂志 , 38(2): 75-76.

吉宁飞, 殷凯生, 黄茂 . 2016. 支气管哮喘的临床管理研究进展 . 国际呼吸杂志 , 36(16): 1256-1261.

赖克方, 陈如冲, 刘春丽, 等 . 2006. 不明原因慢性咳嗽的病因分布及诊断程序的建立 . 中华结核和呼吸杂志 , 29(2): 96-99.

李明华, 殷凯生, 蔡映云 . 2005. 哮喘病学 . 2 版 . 北京 : 人民卫生出版社 : 62-98, 184-186, 936-988.

林江涛 . 2016. 抗 IgE 治疗过敏性哮喘的长期有效性和安全性 . 中华结核和呼吸杂志 , 39(9): 733-736.

杨玉, 张文钦, 殷凯生, 等 . 1983. 豚草花粉过敏性哮喘 . 中华医学杂志 , 63(12): 740-744.

殷凯生 . 2007. 支气管哮喘防治中一些易混淆问题及其对策 . 中国实用内科杂志 , 27(4): 267-269.

殷凯生 . 2015. 气道炎症评估是支气管哮喘控制评估的核心 . 中华结核和呼吸杂志 , 38(5): 324-325.

张晓岩, 林江涛 . 2017. 2017 年全球哮喘防治倡议指南解读 . 中国实用内科杂志 , 37(8): 709-711.

中华医学会, 中华医学会杂志社, 中华医学会全科医学分会, 等 . 2018. 支气管哮喘基层诊疗指南 (2018 年 ). 中华全科医师杂志 , 17(10): 752-754, 759-761.

中华医学会儿科学分会呼吸学组 . 2016. 儿童支气管哮喘诊断与防治指南 (2016 年版 ). 中华儿科杂志 , 54(3): 167-181.

中华医学会呼吸病学分会哮喘学组 . 2013. 我国支气管哮喘防治 60 年回顾与展望 . 中华结核和呼吸杂志 , 36(12): 907-910.

中华医学会呼吸病学分会哮喘学组 . 2016a. 咳嗽的诊断和治疗指南 (2015). 中华结核和呼吸杂志 , 39(5): 323-354.

中华医学会呼吸病学分会哮喘学组 . 2016b. 支气管哮喘防治指南 (2016 年版 ). 中华结核和呼吸杂志 , 39(9): 675-679, 682-686, 688.

中华医学会呼吸病学分会哮喘学组 . 2018a. 支气管哮喘患者自我管理中国专家共识 . 中华结核和呼吸杂志 , 41(3): 171-178.

中华医学会呼吸病学分会哮喘学组 . 2018b. 支气管哮喘急性发作评估及处理中国专家共识 . 中华内科学杂志 , 57(1): 4-14.

Agostini C., Calabrese F., Poletti V., et al. 2005. CXCR3/CXCL10 interactions in the development of hypersensitivity pneumonitis. Respir Res, 6: 20.

Anttinen H., Terho O. E., Myllyla R., et al. 1986. Two serum markers of collagen biosynthesis as possible indicators of irreversible pulmonary impairment of in farmers's lung. Am Rev Respir Dis, 133(1): 88-93.

Araiza M. T., Aguilar León D. E., Retana V. N., et al. 2007. IgM, IgG, and IgA rheumatoid factors in pigeon hypersensitivity pneumonitis. J Clin Lab Anal, 21: 315-321.

Arochena L., Fernández-Nieto M., Aguado E., et al. 2014. Eosinophilic bronchitis caused by styrene. J Investig Allergol Clin Immunol, 24(1): 68-69.

Bao W., Liu P., Qiu Z., et al. 2015. Efficacy of add-on montelukast innonasthmatic eosinophilic bronchitis: the additive effect on airwayinflammation, cough and life quality. Chin Med J, 128(1): 39-45.

Barranco P., Fernández-Nieto M., del Pozo V., et al. 2008. Nonasthmatic eosinophilic bronchitis in a baker caused by fungal alpha-amylase and wheat flour. J Investig Allergol Clin Immunol, 18(6): 494-495.

Berry M. A., Hargadon B., McKenna S., et al. 2015. Observational study of the natural history of eosinophilic bronchitis. Clin Exp Allergy, 35(5): 598-601.

Bobolea I., Barranco P., Sastre B., et al. 2011. Seasonal eosinophilic bronchitis due to allergy to *Cupressus arizonica* pollen. Ann Allergy Asthma Immunol, 106(5): 448-449.

Brightling C. E. 2006. Chronic cough due to nonasthmatic eosinophilic bronchitis: ACCP evidence-based clinical practice guidelines116S-121S. Chest, 129(1 suppl): 116S-121S.

Brightling C. E., Pavord I. D. 2004. Location, location, location: microlocalisation of inflammatory cells and airway dysfunction. Thorax, 59(9): 734-735.

Brightling C. E., Symon F. A., Birring S. S., et al. 2002. TH2 cytokine expression in bronchoalveolar lavagefluid T lymphocytes and bronchial submucosa is a feature of asthma and eosinophilic bronchitis. Journal of Allergy and Clinical Immunology, 110(6): 899-905.

Brightling C. E., Ward R., Goh K. L., et al. 1999. Eosinophilic bronchitis is an important cause of chronic cough. Am J Respir Crit Care Med, 160(2): 406-410.

Brightling C. E., Ward R., Wardlaw A. J., et al. 2000. Airway inflammation, airway responsiveness and cough before and after inhaled budesonide in patients with eosinophilic bronchitis. Eur Respir J, 15(4): 406-410.

Burton C. M., Crook B., Scaife H., et al. 2012. Systematic review of respiratory outbreaks associated with exposure to water-based metalworking fluids. Ann Occup Hyg, 56: 682-686.

Cai C., He M., Zhong S. Q., et al. 2012. Add-on montelukast vs double-dose budesonide in nonasthmatic eosinophilic bronchitis: a pilot study. Respir Med, 106(10): 1369-1375.

Chen L., Lai K., Xie J., et al. 2011. Establishment of airway eosinophilic bronchitis mouse model without hyperresponsiveness by ovalbumin. Clin Exp Med, 11(1): 19-24.

Chiba S., Tsuchiya K., Akashi T. 2016. Chronic hypersensitivity pneumonitis with a usual interstitial pneumonia-like pattern: correlation between histopathologic and clinical findings. Chest, 149: 1473-1481.

Christine C., Schlünssen V., Elisabeth B., et al. 2016. Risk of hypersensitivity pneumonitis and interstitial lung diseases among pigeon breeders. Eur Respir J, 48: 818-825.

Chung K. F. 2007. Chronic cough: future directions in chronic cough: mechanisms and antitussives. Chron Respir Dis, 4(3): 159-165.

Cockcroft D. W. 2000. Eosinophilic bronchitis as a cause of cough. Chest, 118(1): 277.

Cordeiro C. R., Jone J. C., Alfaro T., et al. 2007. Bronchoalveolar lavage in occupational lung diseases. Semin Respir Cfit Care Med, 28: 504-513.

Cox L., Compalati E., Kundig T., et al. 2013. New directions in immunotherapy. Curr Auergy Asthma Rep, 13(2): 178-195.

Fink J. N., Ortega H. G., Reynolds H. Y., et al. 2005. Needs and opportunities for research in hypersensitivity pneumonitis. Am J Respir Crit Care Med, 171(7): 792-798.

Fujimura M., Ogawa H., Yasui M., et al. 2000. Eosinophilic tracheobronchitis and airway cough hypersensitivity in chronic non-productive cough. Clin Exp Allergy, 30(1): 41-47.

Gibson P. G., Denburg J., Dolovich J., et al. 1989. Chronic cough: eosinophilic bronchitis without asthma. Lancet, 1(8651): 1346-1348.

Girard M., Lacasse Y., Cormier Y. 2009. Hypersensitivity pneumonitis. Allergy, 64(3): 322-334.

Hancox R. J., Leigh R., Kelly M. M., et al. 2001. Eosinophilic bronchitis. Lancet, 358(9287): 1104.

Hoppin J. A., Umbach D. M., Kullman G. J., et al. 2007. Pesticides and other agricultural factors associated with self-reported farmer'g lung among farm residents in the agricultural health study. Occup Environ Med, 64: 334-341.

Irwin R. S., Curley F. J., French C. L. 1990. The spectrum and frequency of causes, key components of the diagnostic evaluation, and outcome of specific therapy. Am Rev Respir Dis, 141(3): 640-647.

Jacob J., Bartholmai B. J., Brun A. L., et al. 2017. Evaluation of visual and computer-based CT analysis for the identification of functional patterns of obstruction and restriction and restriction in hypersensitivity pneumonitis. Respirology, 22: 1585-1591.

Jacob J., Bartholmai B. J., Rajagopalan R., et al. 2017. Automated computer-based CT stratification as a predictor of outcome in hypersensitivity pneumonitis. EurRadiol, 27(9): 3635-3646.

Jacob J., Brain J., Egashira R., et al. 2017. Chronic hypersensitivity pneumonitis: identification of key prognostic determinants using automated CT analysis. BMC Pulm Med, 17: 81.

Kim Y. H., Kim K., Baek J., et al. 2013. Usefulness of impulse oscillometry and fractional exhaled nitric oxide in children with eosinophilic bronchitis. Pediatr Pulmonol, 48(3): 221-228.

Kouranos V., Jacob J., Nicholson A., et al. 2017. Fibrotic hypersensitivity pneumonitis: key issues in diagnosis and management. J Clinical Medicine, 6(6): 62.

Lacasse Y., Selman M., Costabel U., et al. 2003. Clinical diagnosis of hypersensitivity pneumonitis. Am J Respir Crit Care Med, 168(8): 952-958.

Lai K., Chen R., Lin J., et al. 2013. A prospective, multicenter survey on causes of chronic cough in China. Chest, 143(3): 613-620.

Lai K., Lin L., Liu B., et al. 2016. Eosinophilic airway inflammation is common in subacute cough following acute upper respiratory tract infection. Respirology, 21(4): 683-688.

Lai K., Liu B., Xu D., et al. 2015. Will nonasthmaticeosinophilic bronchitis develop into chronic airway obstruction? A prospective, observational study. Chest, 148(4): 887-894.

Lemière C., Efthimiadis A., Hargreave F. E. 2003. Occupational eosinophilic bronchitis without asthma: an unknown occupational airway disease. J Allergy Clin Immunol, 100(6 Pt 1): 852-853.

Limb S. L., Starke P. R., Lee C. E., et al. 2007. Delayed onset and protracted progression of anaphylaxis after omalizumab administration in patients with asthma. Journal of Allergy & Clinical Immunology, 120(6): 1378-1381.

Limongi F., Fallahi P. 2017. Hypersensitivity pneumonitis and alpha-chemokines. Clin Ter, 168(2): e140-e145.

Møller J., Hyldgaard C., Kronborg-white S. B., et al. 2017. Hypersensitivity pneumonitis among wind musicians-an overlooked disease? European Clinical Respiratory Journal, 4 (1): 1351268.

Maniscalco M., Faraone S., Sofia M., et al. 2015. Extended analysis of exhaled and nasal nitric oxide for the evaluation of chronic cough. Respir Med, 109(8): 970-974.

Mcgarvey L., Heaney L., Macmahon J., et al. 2000. Eosinophilic bronchitis is an important cause of chronic cough. Am J Respir Crit Care Med, 161(5): 1764-1765.

Miyazaki Y., Tsutsui T., Inase N. 2016. Treatment and monitoring of hypersensitivity pneumonitis. Expert Rev Clin Immunol, 12 (9): 953-962.

Myers J. L. 2012. Hypersensitivity pneumonia: the role of lung biopsy in diagnosis and management. Modern Pathology, 25: S58-S67.

Nair P., Zhang Q., Brennan J. D. 2015. A perspective on point-of-care tests to detect eosinophilic bronchitis. J Asthma Apr, 52(3): 254-261.

Ojanguren I., Cruz M. J., Villar A., et al. 2015. Changes in HP in exhaled breath condensate after specific bronchial challenge test in patients with chronic hypersensitivity pneumonitis: a prospective study. BMC Pulm Med, 15(1): 109.

Otera H., Tada K., Sakurai T., et al. 2011. Hypersensitivity pneumonitis associated with inhalation of catechin-rich green tea extracts. Respiration, 82(4): 388-392.

Quirce S., Swanson M., Fernández-Nieto M., et al. 2003. Quantified environmental challenge with absorbable dusting powder aerosol from natural rubber latex gloves. J Allergy Clin Immuno, 111(4): 788-794.

Richerson H. B., Bernstein I. L., Fink J. N., et al. 1989. Guidelines for the clinical evaluation of hypersensitivity pneumonitis.

Report of the subcommittee on hypersensitivity pneumonitis. J Allergy Clin Immunol, 84(5 Pt 2): 839-844.

Robinson D. S. 2004. The role of the mast cell in asthma: induction of airway hyperresponsiveness by interaction with smooth muscle. Journal of Allergy and Clinical Immunology, 14(1): 58-65.

Ryan N M., Gibson P. G. 2014. Recent additions in the treatment of cough. J Thorac Dis, 6(Suppl 7): 739-747.

Sahin H., Brown K. K., Cutran-Everett D., et al. 2007. Chronic hypersensitivity pneumonitis: CT features comparison with pathologic evidence of fibrosis and survival. Radiology, 244(2): 591-598.

Salehi M., Miller R., Khaing M. 2017. Methotrexate-induced hypersensitivity pneumonitis apperaring after 30 years of use: a case report. Journal of Medical Case Reports, 11 (1): 174.

Sastre B., del Pozo V. 2012. Role of PGE2 in asthma and nonasthmatic eosinophilic bronchitis. Mediators Inflamm, 2012: 645383.

Sastre B., Fernandez-Nieto. M., Mollá R., et al. 2008. Increased prostaglandin E2 levels in the airway of patients with eosinophilic bronchitis. Allergy, 63(1): 58-66.

Sema M., Miyazaki Y., Tsutsui T., et al. 2017. Environmental levels of avian antigen are relevant to the progression of chronic hypersensitivity pneumonitis during antigen avoidance. Immunity, Inflammation and Disease, 6(1): 154-162.

Shaw G., Leonard N., Chaudhuri. 2017. Feather bedding as a cause of hypersensitivity pneumonitis. QJM: Monthly Journal of Association of Physicians, 110(4): 233-234.

Shirai T., Furusawa H., Furukawa A., et al. 2017. Protein antigen of bird-related hypersensitivity pneumonitis in pigeon serum and dropping. Respiratory Research, 18(1): 65.

Siddiqui S., Hollins F., Saha S., et al. 2007. Inflammatory cell microlocalisation and airway dysfunction: cause and effect? European Respiratory Journal, 30(6): 1043-1056.

Slavin R. G. 2007. What the allergist should know about hypersensitivity pneumonitis. Allergy Asthma Proc, 28(1): 25-27.

Tanaka H., Saikai T., Sugawara H., et al. 2002. Workplace-related chronic cough on a mushroom farm. Chest, 122(3): 1080-1085.

Tsutsui T., Miyazaki Y., Kuramochi J., et al. 2015. The amount of avian antigen in household dust predicts the prognosis of chronic bird-related hypersensitivity pneumonitis. Ann Am Thorac Soc, 7(12): 1013-1021.

Walters G. I., Trotter S., Sinha B., et al. 2017. Biopsy-proven hypersensitivity pneumonitis caused by a fluorocarbon waterproofing spray. Occupational Medicine, 67(4): 308-310.

Wark P. A., Gibson P. G., Fakes K. 2000. Induced sputum eosinophils in the assessment of asthma and chronic cough. Respirology, 5(1): 51-57.

Woodman L., Sutcliffe A., Kaur D., et al. 2006. Chemokine concentrations and mast cell chemotactic activity in BAL fluid in patients with eosinophilic bronchitis and asthma, and in normal control subjects. Chest, 130(2): 371-378.

Yacoub M. R., Malo J., Labrecque M., et al. 2005. Occupational eosinophilic bronchitis. Allergy, 60(12): 1542-1544.

# 第六章　耳鼻咽喉过敏性疾病

## 第一节　过敏性鼻炎

### 一、概述

过敏性鼻炎（allergic rhinitis，AR）又称变应性鼻炎，是机体暴露于过敏原后主要由 IgE 介导的鼻黏膜非感染性慢性炎症反应性疾病，以鼻痒、鼻塞、打喷嚏和流涕为主要特征（中华耳鼻咽喉头颈外科杂志编辑委员会鼻科组和中华医学会耳鼻咽喉头颈外科学分会鼻科学组 2015；Zhang et al. 2018）。世界卫生组织（WHO）2001 年参与制定了《过敏性鼻炎及其对哮喘的影响》（*Allergic Rhinitis and Its Impact on Asthma*，ARIA）临床指南，并进行了多次修订且发表了修订版。在 2008 年修订的 ARIA 中过敏性鼻炎被定义为是过敏原暴露后诱发的由鼻黏膜 IgE 介导的炎症反应，并伴有打喷嚏、鼻塞和鼻漏 3 个主要症状（Bousquet et al. 2008；Pawankar et al. 2012）。为了制定符合我国过敏性鼻炎的发病特点及易于推广的过敏性鼻炎的规范化诊疗方案，2010 年由中华医学会耳鼻咽喉头颈外科学分会制定了《儿童过敏性鼻炎指南》（2010 年，重庆）及 2015 年制定的《变应性鼻炎的诊断和治疗指南》（2015 年，天津），目前国内过敏性鼻炎的诊治大多依据上述指南。

近半个世纪以来，AR 在全球大多数地区呈持续流行增加趋势，据保守估计，世界上有超过 5 亿的 AR 患者。流行病学调查表明，我国的地区患病率由 7.83% 到 24.1% 不等，不同地区的环境因素、气候因素及经济水平的差异较大，导致 AR 患病率情况出现差异。

AR 传统上分为季节性（seasonal）和常年性（perennial）两大类。ARIA 指南根据鼻部症状的发作时间将 AR 分为间歇性（intermittent）和持续性（persistent），同时基于症状严重程度和对生活质量（quality of life，QOL）的影响分为轻度和中 - 重度（表 2-6-1）。

**表 2-6-1　过敏性鼻炎的分类**（Zhang et al. 2018）

| 变应原类型 | 症状频率 | 症状严重程度 |
| --- | --- | --- |
| 季节性 AR | 间歇性 AR：＜ 4 天 / 周或＜ 4 周 / 年 | 轻度 AR：症状不影响患者生活质量，包括日常生活、工作、学习等 |
| 常年性 AR | 持续性 AR：≥ 4 天 / 周或≥ 4 周 / 年 | 中 - 重度 AR：症状导致患者生活质量严重下降 |

### 二、发病机制

#### （一）传统机制 IgE 介导的免疫反应

IgE 介导的 I 型超敏反应属于特异性免疫，是过敏性鼻炎和哮喘的主要免疫机制。

过敏性鼻炎的经典机制是以 Th2 细胞介导的过敏性免疫应答的结果。接触过敏原可导致免疫球蛋白 E（IgE）产生遗传易感性。过敏性免疫反应涉及 T 辅助细胞应答和 IgE 体液应答（Mohapatra et al. 2010）。在抗原固定到黏膜上后，抗原递呈细胞（APC）通过Ⅲ类主要组织相容性复合体（MHC）蛋白和 T 细胞受体之间的相互作用，与 T 细胞受体相结合。抗原 -APC 结合的类型和宿主的特异性免疫易感性以 Th2 细胞产生的形式诱导免疫应答。在这种过敏的情况下，pro-Th2 类细胞因子（IL-4、IL-5、IL-9 和 IL-13）的释放诱导 B 淋巴细胞产生 IgE（刘承耀等 2009）。由于反复暴露于过敏原，IgE 抗原免疫复合物触发肥大细胞脱颗粒，导致炎症黏膜反应和其他效应细胞（嗜酸性粒细胞、嗜碱性粒细胞）的募集。这些活化的免疫细胞触发局部及涉及多个器官的全身炎症保护性应答的激发级联反应（董震和程雷 2008）。

根据上述炎症介质产生的反应，可将免疫反应分为速发相反应和迟发相反应；在变应原持续刺激下，IgE 包被的肥大细胞增多，识别沉积在呼吸道黏膜中的变应原而发生脱颗粒，释放炎症介质，当炎症介质刺激鼻黏膜的感觉神经末梢和血管，兴奋副交感神经，在鼻腔表现为典型的鼻痒、流涕、打喷嚏和不同程度的鼻塞等症状，而在下呼吸道因平滑肌收缩而表现为支气管痉挛和喘鸣，该过程称为速发相反应。速发相反应可在数分钟内发生，在此阶段肥大细胞起核心作用（刘承耀等 2009）。炎症介质的释放还可诱导血管内皮细胞、上皮细胞等表达或分泌黏附分子、趋化因子及细胞因子等，募集和活化嗜酸性粒细胞及 Th2 细胞等免疫细胞，导致炎症介质的进一步释放，Th2 免疫应答占优势，炎症反应得以持续发展和进一步加重，鼻黏膜出现明显组织水肿导致鼻塞，在下呼吸道表现为气道高反应性和气道阻塞，该过程称为迟发相反应，在接触变应原后 6 ～ 9 h 达到高峰，然后逐渐消退（董震和程雷 2008；韩德民 2014）。

（二）细胞因子

细胞因子最先由 Cohen 研究团队在 1974 年提出，是指由免疫细胞、血管内皮细胞等多种细胞分泌的，具有调节固有免疫和适应性免疫、血细胞生成、细胞生长等多种调节功能的生物活性物质。根据其作用，细胞因子可分为淋巴因子（IL-2、IL-3、IL-4 和 IL-17 等）、促炎细胞因子（IL-1、IL-6、IL-11 和 TNF 等）、抗炎细胞因子、趋化因子等。

促炎细胞因子主要包括 IL-1、TNF、IL-6 和 IL-11，这些细胞因子参与炎症细胞的聚集、诱导 E- 选择蛋白的表达、促进 T 淋巴细胞和 B 淋巴细胞的活化及参与花生四烯酸代谢机制。Th2 相关细胞因子包括 IL-3、IL-4、IL-5 和 IL-13 等，IL-4 和 IL-13 诱导 IgE 与 IgG4 的合成，以及 B 淋巴细胞表面抗原的表达。IL-5 是导致迟发相反应中嗜酸性粒细胞增多的重要因素。趋化因子在白细胞与内皮黏附分子的功能表达过程中发挥重要作用，如 CCL11、CCL24、CCL28、CCL5 和 CCL13 是嗜酸性粒细胞的趋化因子，CCR3、CCR4 作为受体表达于嗜酸性粒细胞和 Th2 细胞，趋化因子抗体或其受体抗体都可能成为阻断过敏性鼻炎的靶点（Utel et al. 2015）。

胸腺基质淋巴细胞生成素（thymic stromal lymphopoietin，TSLP）是 IL-7 类细胞因子上游的细胞因子，主要由呼吸道和鼻黏膜的上皮细胞与皮肤角质细胞产生。目前已经确定，在过敏原致敏的人中，上呼吸道的上皮细胞能够合成 TSLP，其中该细胞因子影响 DC 导致其成熟和活化，进而促使原始 CD4$^+$T 细胞分化为 Th2 细胞，此外 TSLP 还可以通过抑制 Th1 细胞来间接促进 Th2 细胞（He et al. 2013）。

### （三）调节性 T 细胞

调节性 T 细胞（regulatory T cell，Treg）的功能可以定义为通过分泌细胞因子、诱导细胞凋亡（通过穿孔素和颗粒酶 B 分泌）与通过 CTLA-4 阻断共刺激来抑制效应 T 细胞和辅助细胞的功能。其功能由特定的 Treg 上 FoxP3 的表达进一步介导（He et al. 2013）。

Treg 在维持自身免疫耐受和抑制对自身和外来抗原的有害免疫应答中发挥关键作用，并且 Treg 对具有调节功能的抗原识别的这种依赖性可为诸如过敏和自身免疫的疾病的免疫治疗提供一种极具研究价值的方法。CD4$^+$CD25$^+$Treg 是 Treg 的主要类型，高表达 FoxP3，主要在胸腺中发育，*FoxP3* 基因是 CD4$^+$CD25$^+$Treg 发育和功能维持中的关键调控基因。FoxP3 的表达通过 Treg 受体与 MHC Ⅱ 信号的相互作用而得到增强。此外，Treg 的抑制功能可能是通过表达 Helios 蛋白来调节，Helios 蛋白已被发现需要内在的 FoxP3 表达及 TGF-β 信号，这进一步突出了 FoxP3 作为"主调节因子"的作用。

CD4$^+$CD25$^+$Treg 在控制自身抗原的外周耐受性和预防自身免疫疾病方面发挥关键作用。来自实验模型和人体研究的证据也证明了 Treg 在过敏性疾病包括鼻炎、特应性皮炎和哮喘中的关键作用。表达 FoxP3 的 CD4$^+$CD25$^+$Treg 和产生能够抑制过敏原 Th2 应答的 IL-10 的 Treg 在过敏性疾病的患者中是有缺陷的。Treg 能够直接或间接地抑制几乎所有类型的细胞的功能，包括 B 细胞、DC、T 细胞、效应细胞（肥大细胞和嗜碱性粒细胞）、嗜酸性粒细胞及特定的炎症细胞。Treg 作用于 B 细胞以促进变应原特异性 IgG4 的产生，同时抑制 IgE 并直接抑制变应原特异性 Th2、Th1 和 Th17 细胞的活化，因此阻断了这些细胞在变态反应过程中介导的所有特定作用（Asher et al. 2006）。此外，Treg 直接或间接地抑制变应原诱导的肥大细胞和嗜碱性粒细胞的激活与脱颗粒，并且通过细胞因子依赖性而非细胞 - 细胞接触依赖性，破坏了嗜酸性粒细胞与其他效应 T 细胞向发炎组织中的浸润机制。Treg 通过分泌哪些细胞因子促进自身免疫耐受和维持免疫平衡值得进一步研究（Bousquet et al. 2001；Cruz et al. 2007）。

### （四）调节性 B 细胞

能够通过产生细胞因子或细胞间的直接接触来调节 T 细胞免疫应答的 B 细胞被称为调节性 B 细胞（Breg）。Breg 的表面标志物复杂多样，目前尚无特异性表面标志物，并且不断有新的 Breg 亚群被发现，甚至不同种类的自身免疫性疾病所对应的 Breg 表型均有所不同，但不同的 Breg 均可以达到免疫负向调节的作用（Yang 2013）。

最新应用实验鼠模型的研究发现，调节性 B 细胞（Breg）可以调节 T 细胞免疫应答，在自身免疫性疾病、过敏性疾病、炎症和抗肿瘤免疫应答中起到抑制作用。Breg 的缺失或缺陷加重了过敏性疾病和自身免疫性疾病的症状。Breg 的作用机制纷繁复杂。Breg 能够抑制效应 T 细胞如 Th1 和 Th17 细胞分化，同时促进 Treg 扩增，参与 Th17/Treg 免疫失衡的调节，抑制树突状细胞和巨噬细胞活化（Kamekura et al. 2015）。这些效应除了由细胞因子如 IL-10、IL-35 等介导，还可以通过细胞之间膜结合分子包括 PD-1、Fas、MHC Ⅱ、CTLA-4、ICOS 等介导。

通过一些过敏动物模型发现，Breg 可以对不同的细胞产生多种效应机制来调节 T 细胞免疫反应，因此其成为了新的研究热点。在构建的 AR 小鼠模型实验研究中发现，AR 小鼠黏膜中 Breg 比例低于正常对照组小鼠，提示在 AR 发生发展中，Breg 起到负调控作用（van de Veen et al. 2016）。Breg 的增多可能通过抑制 Th2 反应来抑制过敏性鼻炎的症状（Vlugt et al. 2014）。最近的研究提出（Amu et al. 2010），过敏性鼻炎患者中 CD24$^{hi}$CD27$^+$ B 细胞的比例下降，但具体机制未阐明。Breg 与 Th 众亚群之间的关系如何及如何调节有待于进一步研究证实，故此 Breg 在 AR 中的作用的研究还需很长的一段时间。对 Breg 的深入研究，必然会提高人们对 AR 发病机制的认识，并为 AR 的靶向治疗提供理论依据（顾兆伟等 2017）。

### （五）鼻黏膜重塑

过敏性鼻炎患者上呼吸道炎症以鼻黏膜为主，病理可见上皮层有以嗜酸性粒细胞为主的炎症细胞浸润，纤毛上皮细胞减少或消失，黏膜水肿部位的小动脉收缩，毛细血管扩张，黏液腺和杯状细胞呈过度分泌状态，当炎症反复发作达到一定程度后，则可导致增生性炎症，并形成不可逆转的重塑现象（程雷 2015；Saad et al. 2017）。

"最轻炎症持续状态"（minimal persistent inflammation）是指 AR 患者一年中接触到的过敏原数量是不一样的，有些时候暴露于过敏原的量很小，然而这些患者即使没有临床症状，其鼻部仍然存在炎症（刘争等 2011）。

过敏性鼻炎和哮喘在免疫学发病机制上非常相近，随着对疾病发病机制认识的不断深入，有学者提出"同一气道，同一疾病"的观点，来强调上下呼吸道疾病一体性的重要性。两者可能的联系机制有以下几个方面。①流行病学依据：大量流行病学资料证实了过敏性鼻炎和哮喘的密切关系，两者的患病率、合并患病率及同步增高的患病率方面都提示了过敏性鼻炎是哮喘发生的主要危险因素，有学者甚至提出了过敏性鼻炎是哮喘的早期阶段的理论；②解剖学和生理学依据：上下呼吸道的整体性是主要依据；③发病机制的依据：两者发生均与 Ⅰ 型变态反应有关，变应原可分别在上下呼吸道激发相似的组织病理学反应，鼻分别是以上下呼吸道的嗜酸性粒细胞和肥大细胞浸润为主要特征；④治疗方面依据：大量研究证实，无论是过敏性鼻炎还是哮喘，吸入糖皮质激素是最有效的治疗，使用相同的预防变应原的方法和脱敏治疗可以同时改善过敏性鼻炎和哮喘的病情（Bousquet et al. 2001；Asher et al. 2006；程雷 2015）。

### （六）其他机制

临床上经常会遇到一些上述 IgE 介导的反应无法解释的现象，比如有患者自述对某种物品过敏，症状都和过敏性疾病症状吻合，抗过敏药物治疗也有效，但 IgE 检测呈阴性；还有部分接受特异性免疫治疗（SIT）的患者，过敏症状好转，但血清 TIgE 及 sIgE 水平并无明显变化。以上说明，过敏性鼻炎的发病机制除了 IgE 介导的反应，还存在非

IgE 介导的过敏反应。

目前认为过敏原除上述经典 IgE 介导的途径之外，还存在其他途径介导过敏反应。目前有下列观点：①肥大细胞和嗜碱性粒细胞的活化，引起其脱颗粒及组胺的释放，从而产生过敏反应。②P 物质为一种神经介质，释放后能引起血管扩张和通透性增加，还可活化腺体，促进淋巴细胞、嗜酸性粒细胞、肥大细胞及巨噬细胞的分化和活化，引起过敏反应的发生。③有研究发现，在发作期过敏性鼻炎患者的鼻腔灌洗液中，嗜酸性粒细胞活化的标志物 ECP 及嗜酸性粒细胞过氧化物酶含量对比正常人鼻腔灌洗液明显升高，表面嗜酸性粒细胞也参与了过敏反应，具体过程有待进一步研究。④ Konno 和 Nishihira（1981）的研究表明，应用组胺刺激变应性鼻炎患者一侧鼻腔后，导致鼻腔出现分泌物，以及近些年实验研究均表明，鼻腔抗原激发后出现的鼻反射、鼻部组织及鼻分泌物中出现神经肽，以及神经肽能够产生与抗原激发类似的症状及炎症反应，说明神经反射在过敏性鼻炎中的重要性。⑤ Th1 与 Th2 的分化失衡，Th1 主要诱导细胞的凋亡，Th2 主要分泌 IL-4、IL-5 和 IL-13 等促炎因子，这些因子与嗜酸性粒细胞增多症及 IgE 高表达相关。⑥ Toll 样受体为一类主要表达于天然免疫细胞表面的识别受体，参与 T 细胞等的激活和分化，调节 Th0 细胞向 Th1 或 Th2 分化，影响 Th1 与 Th2 免疫平衡。⑦有研究显示，某些非特异性体质患者（变应原 SPT 和血清特异性 IgE 均阴性）的鼻黏膜可产生局部特异性 IgE，变应原鼻激发试验阳性，称为"局部过敏性鼻炎"（local allergic rhinitis），其具有相似的临床症状，包括流涕、鼻塞、鼻痒、打喷嚏和相关眼部症状；然而，SPT 和血清 sIgE 试验是阴性的。相反，与 AR 患者相似，鼻激发试验能够诱导局部过敏性鼻炎患者鼻腔分泌物中的 sIgE、类胰蛋白酶和嗜酸性粒细胞阳离子蛋白（ECP）水平升高。一项前瞻性随访研究表明，只有少数患有局部过敏性鼻炎的患者可能演变为具有系统性特应性的典型 AR，说明局部过敏性鼻炎更像是一个独特的疾病。但其发病机制和临床特征有待进一步明确。⑧最近一些研究表明，Breg 具有抑制气道过敏性炎症反应的作用，从另一个方向打开了过敏性鼻炎的研究思路。⑨鼻呼出气一氧化氮（NO）。NO 主要由鼻腔和鼻窦黏膜的血管内皮细胞内的一氧化氮合成酶合成，作为一种重要的促炎介质，能够引起免疫氧化损伤，参与黏膜免疫反应、黏膜血管的调节，能够导致气道炎症的发生。鼻腔、鼻窦内黏膜上皮细胞产生的 NO 含量往往与其炎症程度呈正相关。

## 三、诊断

### （一）病史和症状

AR 首次发病多见于儿童和少年时期，其典型的临床症状有阵发性喷嚏、清水样涕、鼻塞和鼻痒等。该病可伴有眼部症状，包括眼痒、灼热感和流泪等，多见于花粉过敏患者。在采集病史时应详细询问有哪些相关症状，发作的频率和持续时间，对患者 QOL 的影响，以及过去的治疗情况等。这对于 AR 的正确诊断、严重度的判断和治疗反应的评估，显得非常重要（殷凯生等 2012）。

我国常见的吸入物过敏原有尘螨（屋尘螨、粉尘螨）、花粉（蒿属植物、葎草、桦树、柏树、豚草等花粉）、动物（猫、狗、马等）皮毛或皮屑、真菌（链格孢霉、多主枝孢霉、烟曲霉等)、蟑螂等,但应注意各个地区的分布特点,在我国北方以花粉等多见,而南方则以尘螨为主。在没有其他过敏症状的 AR 患者中,单纯的食物过敏是很少见的。

值得注意的是,AR 并不是一个孤立的疾病,常伴发过敏性结膜炎、湿疹、哮喘、鼻窦炎、鼻出血、中耳炎及睡眠呼吸障碍等,尤其在儿童期。另外,大多数哮喘患者有季节性或常年性 AR 症状(殷凯生等 2012)。因此,临床上应特别注意 AR 与哮喘的相关性。

(二)体征

**1. 鼻腔体征**

传统过敏性鼻炎的检查主要依靠前鼻镜检查,主要观察:①黏膜的色泽和肿胀程度;②鼻分泌物的量和外观;③鼻腔的解剖结构,如鼻中隔有无偏曲、下鼻甲大小、中鼻道形态等(James et al. 2012)。

近年来,随着鼻内镜的广泛开展和普及,在过敏性鼻炎的鉴别诊断中起着越来越重要的作用,鼻内镜下可以观察到前鼻镜所不能看到的鼻腔及鼻咽部的隐蔽部位的病变,避免漏诊和误诊鼻息肉、肿瘤等病变,还可以通过观察鼻黏膜的情况明确过敏性鼻炎治疗前后的临床疗效。

AR 发作时最主要的体征为双侧鼻黏膜苍白、肿胀,但并不一定呈对称性,通常可观察到下鼻甲水肿,表面附有水样黏液。部分患者可伴有眼部体征:结膜轻度充血、水肿,其中部分患者伴乳头样反应。

在发作间歇期,鼻黏膜改变不明显。但在有多年病史的 AR 患者中,可见鼻黏膜慢性水肿和(或)鼻道黏性分泌物,甚至出现鼻息肉、鼻窦炎等疾病体征。

**2. 其他体征**

AR 患者的咽部黏膜通常也有改变,典型表现为咽后壁呈“鹅卵石”样外观(李全生和魏庆宇 2015)。这是由咽部黏膜下存在的许多淋巴小囊受到炎症刺激后引起的肿胀反应。另外,伴有哮喘、湿疹或特应性皮炎的患者可见相应的肺部、皮肤体征(Hellings and Fokkens 2006)。

儿童 AR 患者在外鼻周围和眼睑下方有时可出现某些特殊体征,被形象地描述为:①“过敏性黑眼圈”(allergic shiner),指患儿下眼睑肿胀导致静脉回流障碍而出现的下睑暗影;②“过敏性鼻皱痕”(allergic crease),指患儿经常向上揉搓鼻尖而在外鼻皮肤表面出现的横行皱纹;③“过敏性抽搐”(allergic tic)或“过敏性敬礼”(allergic salute),指患儿为缓解鼻痒和使鼻腔通气,用手掌或手指向上揉鼻动作等,可作为临床诊断线索(董震和程雷 2007;Pawankar et al. 2012)。

(三)辅助检查

**1. 常规检查**

(1)过敏原皮试

过敏原皮试主要方法包括皮内试验(真皮层)及点刺试验(表皮内),属于体内试验,而斑贴试验能够检测出上述试验检测不到的一些小分子过敏原和部分迟发型过敏人群，在过敏性鼻炎中的诊断意义有待进一步研究。

皮肤点刺试验通常需要穿刺皮肤以引起小剂量抗原暴露。一小滴浓缩变应原放于皮肤表面（通常在前臂掌侧或背部），用锐利工具穿刺后将微量的过敏原引入真皮层，不同点刺设备的应用，降低了试验之间的差异。在 10 ~ 15 min 出现阳性反应，表现为特征性的中央隆起的硬结和环绕其周围的红晕，其反应分级根据组胺或可待因阳性对照而定，阳性对照可确认患者具有对组胺的皮肤反应能力，如反应缺失提示可能存在药物干扰、皮肤反应性下降或存在操作过程中的技术性问题（刘承耀等 2008）。有学者认为（张罗等 2011）SPT 不应该有最小年龄限制。基于患者对检查的依从性，SPT 在临床中可酌情实施。在婴儿、幼儿中这种反应更弱，其阳性反应的判定标准需要调整。

评价皮肤点刺试验反应强度可采用皮肤指数（skin index，SI），分别测量变应原和组胺风团（风团直径 ≥ 3 mm 为阳性）的最大直径及最小直径（取最大直径的中点垂线），计算两者风团的平均直径，其比值即为皮肤指数，可分为以下几个级别（表 2-6-2）。

**表 2-6-2　评价皮肤点刺试验反应强度对应的皮肤指数**

| 强度 | SI |
| --- | --- |
| + | ≥ 0.3，< 0.5 |
| ++ | ≥ 0.5，< 1.0 |
| +++ | ≥ 1.0，< 2.0 |
| ++++ | ≥ 2.0 |

皮内试验使用 1 ml 注射器，将变应原溶液 0.01 ml 进行皮内注射，要求注射的部位达到真皮层，使注射部位皮肤表面形成一个直径 2 ~ 3 mm 的皮丘，可以观察到风团和红斑反应，其反应分级根据组胺或可待因阳性对照而定。注射器内含空气、注入液体过多或过深，对结果的判定均会产生影响。

皮内试验能引起较大的局部反应，表现为注射部位局部发生较大风团，严重者其直径可超过数厘米，大面积充血潮红，伴皮肤瘙痒，偶伴全身反应，可有胸闷、哮喘等症状。因此在注射之后患者应在留观病房观察 30 min，医护人员随时观察患者的状态（刘承耀等 2009）。

影响皮试的主要因素有（张罗等 2011；Aboshady and Elghanam 2014）：①过敏原提取液的质量，即应尽量使用以生物方法标准化的和生物单位标记的过敏原，或重组的过敏原；②年龄，即儿童、青少年皮试阳性率较高，而老年人的皮肤风团面积呈减小倾向；③季节，即一般来说，在花粉季节中皮试的敏感性增加，花粉季节后敏感性逐渐下降；④药物，即无论是第一代 $H_1$ 抗组胺药还是第二代 $H_1$ 抗组胺药对 IgE 介导的变态反应均有明显抑制效应，持续时间一般为 3 ~ 10 天（表 2-6-3），故最好在停用抗组胺药 1 ~ 2 周（具体停药时间根据药物半衰期决定）后进行检查。

**表 2-6-3　影响过敏原皮试的药物**（ARIA，2008 年）

| 药物 | | 皮试 | | |
| --- | --- | --- | --- | --- |
| | | 抑制程度 | 抑制时间（天） | 临床意义 |
| H₁ 抗组胺药 | 西替利嗪 | ++++ | 3～10 | 有 |
| | 马来酸氯苯那敏 | ++ | 1～3 | 有 |
| | 地氯雷他定 | ++++ | 3～10 | 有 |
| | 依巴斯汀 | ++++ | 3～10 | 有 |
| | 羟嗪 | +++ | 3～10 | 有 |
| | 左卡巴斯汀（局部） | 可能 | | |
| | 左卡巴斯汀（全身） | ++++ | 3～10 | 有 |
| | 氯雷他定 | ++++ | 3～10 | 有 |
| | 美喹他嗪 | ++++ | 3～10 | 有 |
| | 咪唑斯汀 | ++++ | 3～10 | 有 |
| | 美喹他嗪 | ++ | 1～3 | 有 |
| | 酮替芬 | ++++ | ＞5 | 有 |
| H₂ 抗组胺药 | 西咪替丁／雷尼替丁 | 0～+ | | 无 |
| | 丙咪嗪 | ++++ | ＞10 | 有 |
| | 酚噻嗪 | ++ | | 有 |
| 抗炎药 | 糖皮质激素（全身、短期） | 0 | | |
| | 糖皮质激素（全身、长期） | 可能 | | 有 |
| | 糖皮质激素（吸入） | 0 | | |
| | 糖皮质激素（局部皮肤） | 0～++ | | 有 |
| | 茶碱 | 0～+ | | 无 |
| | 色酮类 | 0 | | |
| β2 受体激动剂 | β2 激动剂（吸入） | 0～+ | | 无 |
| | β2 激动剂（口服、注射） | 0～++ | | 无 |
| | 福莫特罗 | 未知 | | |
| | 沙美特罗 | 未知 | | |
| | 多巴胺 | + | | |
| | 可乐定 | ++ | | |
| | 孟鲁司特 | 0 | | |
| 特异性免疫治疗 | | 0～++ | | 无 |

注：0. 代表阴性；+. 弱阳性；++. 阳性；+++. 强阳性；++++. 极强阳性

　　由于操作不正确和使用的材料不合适，皮试可能出现假阳性和假阴性反应。假阳性结果可由严重皮肤划痕、刺激反应或因邻近的一个强反应引起的非特异反应所致。而导致假阴性反应的因素则有：①过敏原提取液的效价不足或随时间效价减弱；②药物改变了变态反应；③婴儿和老年人皮肤的反应性减弱；④不适当的检查技术，如未刺进皮肤或刺入深度不够等。临床上使用阳性对照液可避免某些假阴性结果，因在皮肤反应弱的患者中，其反应可减小或没有。但是，即使排除了假阳性或假阴性反应，对皮试结果的正确解释也还需要结合病史和体格检查作出。

斑贴试验：自从 1895 年 Jadassohn 首次描述斑贴试验以来，此试验一直被用来诊断Ⅳ型变态反应，主要是变应性接触性皮炎或药疹，也用于速发相变态反应的诊断，如接触性荨麻疹。变应性斑贴试验能够用于由 IgE 介导的变应原刺激皮肤产生的敏感性测定。

（2）血清 IgE 检测

血清 IgE 检测包括血清总 IgE 和特异性 IgE 测定，属于体外试验（*in vitro*）。过敏性疾病、寄生虫感染，以及其他一些因素（如不同种族）均可使血清总 IgE 水平升高，因此测定血清总 IgE 值对 AR 的诊断意义不大。

过敏原特异性 IgE 定量检测，是针对某一过敏原的特异性 IgE 进行检测，对诊断过敏性鼻炎具有较高的可信度，而且适用于任何年龄，在诊断速发相变态反应方面十分重要。目前，测定血清特异性 IgE 的主要技术包括：①放射过敏原吸附试验（radioallergosorbent test，RAST）；②多抗原同步试验（multi-antigen simultaneous test，MAST）；③荧光过敏原吸附试验（fluorescence allergosorbent test，FAST）；④发光免疫测定（lumiward immunoassay，LIA）等。据文献报道，大多数过敏原的检测结果在各种方法之间具有良好的相关性。另外，用于吸入性过敏原的过筛试验有 Phadiatop 等方法，即在单一测定中使用几种过敏原的混合物，或在一次测定中检测几种不同的过敏原。这些试验与临床的关系已经被广泛研究，它们对变态反应诊断的有效性（即敏感性和特异性）超过 85%，但仅限于确定是变态反应还是非变态反应，试验结果为阳性对 AR 患者来说还需要进一步确定具体的致敏原。

血清特异性 IgE 检测与皮试一样，也必须与临床病史相结合，才能有助于诊断。但与皮试不同的是，其检测结果通常不受药物和皮肤疾病的影响。有些因素可影响特异性 IgE 的定量测定，临床使用时应做到以下几点。①使用高质量的试剂（过敏原、抗 IgE 抗体）；②采用既有敏感性又有特异性的试验方法，以便能进行大范围的定量测定；③使用含有大量过敏原的高容量试剂，以便能最大限度地结合 IgE 抗体；④使用的抗 IgE 制剂必须是 Fcε 特异性的，并且最好是针对 Fcε 片段上多个表位的单抗，同时具有剂量反应特性；⑤校准剂应是可测量人 IgE 的 WHO 国际参考制剂。

研究显示（程雷 2008；程雷和李华斌 2008），使用标准化过敏原时血清特异性 IgE 检测结果与皮试和鼻激发试验密切相关。但血清特异性 IgE 值（定量分级）通常与 AR 症状无关，因为临床症状的严重性不仅与 IgE 抗体有关，还与释放的炎症介质、靶器官对介质的反应性和存在的非特异性超敏反应有关。另外，有些无症状者可能也有血清特异性 IgE。因此，检测结果阳性并不能肯定该过敏原有临床意义，需结合病史进行全面的诊断评估。

**2. 其他检查**

（1）鼻激发试验

过敏原鼻激发试验（nasal allergen provocation test）是一种既灵敏又特异的方法，目前主要用于研究，该试验每次只能测试一种过敏原，只在少数情况下用于临床诊断：①当 AR 的病史与上述检查结果之间存在矛盾，即诊断有疑问时；②为了诊断职业性AR；③在进行免疫治疗前，确定鼻对特异过敏原的反应性。试验方法为使用定量泵喷雾或吸附有过敏原的纸片使激发剂沉积于鼻内，记录激发后产生的症状（喷嚏、流涕和鼻塞），并可将症状评分与客观检查（鼻分泌物的量、鼻阻力或气流的变化）一起进行评估，可获得有价值的资料（参阅第三篇第十四章）。该试验未来有潜力成为评估过敏性鼻炎诊断和临床疗效的鼻功能检查手段。

（2）血中活性标志物检测

外周血嗜碱性粒细胞受过敏原刺激时脱颗粒并释放介质（组胺、白三烯等），可作介质测定或进行细胞的显微镜检查。嗜碱性粒细胞脱颗粒试验（basophil degranulation test）对某些诊断困难的患者可能有价值，但试验需要高级的仪器（细胞荧光测量仪），对于评价过敏性鼻炎患者病情的严重程度及经过治疗后的临床疗效分析有一定的意义，嗜碱性粒细胞脱颗粒试验的临床意义有待进一步研究。

（3）鼻分泌物检测

在基础状态或过敏原激发后测定鼻分泌物中的特异性 IgE（specific IgE）、嗜酸性粒细胞阳离子蛋白（eosinophil cationic protein，ECP）等，为 AR 提供了重要的研究手段，但一般不作为变态反应的常规诊断。

（4）鼻细胞学和组织学检查

采用鼻分泌物、灌洗液、刮拭子或活检，进行鼻细胞学和组织学（nasal cytology and histology）检查。鼻细胞学检查可以区别鼻分泌物中的嗜酸性粒细胞及其他炎症细胞，可以用于鉴别感染和过敏反应，在感染患者鼻分泌物中中性粒细胞增多；在有症状的变应性患者中，嗜酸性粒细胞比例增高，但也可以见于非 IgE 介导的疾病。部分慢性鼻炎和皮试阴性的患者鼻细胞学检查发现嗜酸性粒细胞增多，这类疾病被称为非过敏性鼻炎伴嗜酸性粒细胞增多综合征（nonallergic rhinitis with eosinophilia syndrome，NRES）。

（5）影像学检查

鼻窦 CT 扫描对 AR 的诊断价值有限，主要用于排除慢性鼻窦炎、鼻息肉等 AR 相关并发症，功能性 CT 和 MRI、正电子发射断层显像 X- 计算机断层成像（PET-CT）等在过敏性疾病中的诊断意义有待进一步研究。

（6）鼻功能检查

鼻功能检查包括鼻阻力、鼻声反射、鼻呼吸量等，是评价过敏性鼻炎患者病情的严重程度及经过治疗后临床疗效分析的有效手段。

（7）肺功能检查

"同一气道，同一疾病"，上下呼吸道的联系使得肺功能检查成为一项重要检查，用于评估 AR 是否合并哮喘或支气管高反应性（参阅第二篇第五章）。

（8）呼吸道 NO 的检查

目前在过敏性哮喘指南中已经将呼吸道 NO 检查作为评价过敏性哮喘药物控制情况的评估指标之一，但在过敏性鼻炎中尚未临床应用，需要更多的临床试验研究及理论依据。

（四）诊断依据

临床上根据病史、症状、体征及辅助检查对 AR 作出诊断（图 2-6-1）。参照 ARIA
指南的分类法，根据症状持续时间和严重程度，可将 AR 分为 4 型：轻度间歇性、中 - 重
度间歇性、轻度持续性和中 - 重度持续性。

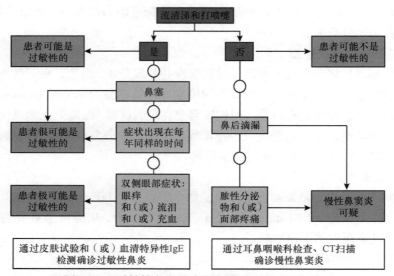

图 2-6-1　过敏性鼻炎的诊断流程（ARIA，2008 年）

AR 患者中哮喘患病率增高，尤其是在持续性和（或）中 - 重度间歇性鼻炎患者中更
是如此。

对这类患者应根据病史、肺部检查及有可能或必要时在使用支气管扩张剂前后检测
气流阻力，确定是否合并哮喘（刘承耀等 2009；Aboshady and Elghanam 2014）。

（五）鉴别诊断

许多非过敏因素可诱发类似 AR 的鼻部症状，包括物理性和化学性因素、感染性因素、
食物与药物（阿司匹林和其他非甾体抗炎药物）及职业性因素等。临床上主要应注意 AR
与下列非过敏性鼻炎（nonallergic rhinitis）相鉴别。

**1. 血管运动性鼻炎**

血管运动性鼻炎（vasomotor rhinitis）又称为特发性鼻炎（idiopathic rhinitis），表现为
对非特异性环境触发因素，如温度和湿度的变化、暴露于烟雾与强烈的气味时，出现上
呼吸道高反应性。其原因不明，临床表现与 AR 相似，但往往以一种症状比较突出（程
雷 2008；中华耳鼻咽喉头颈外科杂志编辑委员会鼻科组和中华医学会耳鼻咽喉头颈外科
学分会鼻科学组 2013）。

**2. 非过敏性鼻炎伴嗜酸性粒细胞增多综合征**

非过敏性鼻炎伴嗜酸性粒细胞增多综合征（nonallergic rhinitis with eosinophilia syndrome，NARES）表现为持续性喷嚏、鼻痒、流涕症状，偶尔嗅觉丧失，伴有鼻内嗜酸性粒细胞增多，但无变态反应证据。一般认为其属于特发性鼻炎的一个亚型。在某些患者中，NARES 可能是阿司匹林敏感的早期阶段。通常对糖皮质激素治疗有反应。

**3. 感染性鼻炎**

感染性鼻炎（infectious rhinitis）由病毒或细菌性上呼吸道感染引起，临床表现与普通感冒或鼻窦炎相同。鼻分泌物中过敏原和嗜酸性粒细胞的致敏试验呈阴性，但急性细菌感染后淋巴细胞计数较高。

**4. 药物诱发的鼻炎**

药物诱发的鼻炎（drug-induced rhinitis）指许多药物可诱发鼻炎，常见的有阿司匹林、非甾体抗炎药（nonsteroidal anti-inflammatory drug，NSAID）、血管紧张素转化酶抑制剂、α 受体阻滞剂、口服避孕药等。药物性鼻炎（rhinitis medicamentosa）是由长期使用鼻内减充血剂所致，主要表现为鼻塞，可有流涕症状。

**5. 阿司匹林不耐受三联症**

阿司匹林不耐受三联症（aspirin intolerance triad）是一种机制不完全清楚的气道高反应性疾病，常伴鼻息肉和支气管哮喘，水杨酸制剂或其他解热镇痛药物可诱发鼻炎和哮喘发作，可伴有荨麻疹和血管性血肿，鼻息肉手术后极易复发，哮喘不易控制。变应原检测呈阴性，嗜酸性粒细胞数增多。以往有明确病史，阿司匹林激发试验阳性（张罗和韩德民 2010；中华耳鼻咽喉头颈外科杂志编辑委员会鼻科组和中华医学会耳鼻咽喉头颈外科学分会鼻科学组 2013；沙骥超等 2016）。

**6. 脑脊液鼻漏**

脑脊液鼻漏多有外伤史，表现为流清水样鼻涕，但无鼻痒和喷嚏，鼻腔漏出液含糖量高，与脑脊液相同，变应原检测呈阴性，嗜酸性粒细胞数正常。

**7. 激素性鼻炎**

激素性鼻炎通常表现为由内分泌激素（包括性激素、甲状腺素和垂体激素）水平异常引起的鼻塞和鼻漏。鼻分泌物中过敏原和嗜酸性粒细胞的致敏试验呈阴性。

## 四、治疗

AR 的治疗原则包括过敏原回避、药物治疗、免疫治疗及患者教育。根据 ARIA 的分类法，推荐阶梯式治疗方案（图 2-6-2）。临床上应该按照疾病的严重程度、合并症、治疗的可行性和可承受性，以及患者的选择来进行个体化治疗。

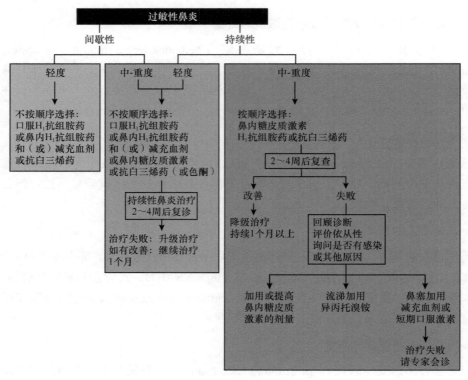

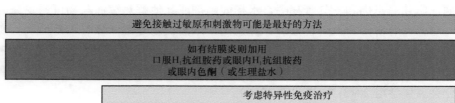

图 2-6-2　过敏性鼻炎的治疗策略（ARIA，2008 年）

## （一）过敏原回避

避免接触过敏原是 AR 防治策略中的一个重要组成部分，前提是必须明确患者过敏原，但通常并不容易做到。

首都医科大学附属北京同仁医院张罗和他的团队回顾了中国 AR 患者对吸入性变应原的致敏模式，发现吸入性变应原的患病率和类型因城市与地区不同而不同，尘螨敏感性呈明显的地理差异，中国从南、东、北、西呈下降趋势，可能是复杂的地理环境、人类活动和空气污染导致了过敏原致敏模式的这些区域性差异。在中国西部和北部地区，空气中的花粉是引起 AR 的最常见的原因。

对于某些家中过敏原浓度极高的患者，在环境评估之后，建议采用多方面的避免尘螨和宠物的措施（表 2-6-4）。

**表 2-6-4 室内过敏原回避措施的有效性**（ARIA，2008 年）

| | 措施 | 控制过敏原的效果 | 临床受益的证据 |
|---|---|---|---|
| 尘螨 | 使用非透过性床罩 | 有 | 无（成人）：A 类证据 |
| | | | 有（儿童）：B 类证据 |
| | 高温清洗床上用品 | 有 | 无：A 类证据 |
| | 用硬地板取代地毯 | 有 | 无：A 类证据 |
| | 除螨剂和（或）单宁酸 | 小 | 无：A 类证据 |
| | 减少放置积尘物品 | 无 | 无：B 类证据 |
| | 使用完全 HEPA 和双层袋的真空吸尘器 | 小 | 无：B 类证据 |
| | 移除、高温清洗或冷冻毛绒玩具 | 无 | 无：B 类证据 |
| 宠物 | 将猫、狗移出屋内 | 小 | 无：B 类证据 |
| | 将宠物隔离在起居室、卧室之外 | 小 | 无：B 类证据 |
| | 使用 HEPA 清洁空气 | 有 | 无：B 类证据 |
| | 清洗宠物 | 小 | 无：B 类证据 |
| | 用硬地板取代地毯 | 无 | 无：B 类证据 |
| | 使用完全 HEPA 和双层袋的真空吸尘器 | 无 | 无：B 类证据 |
| | 整套过敏原控制措施 | 有 | 有：B 类证据 |

注：HEPA. 高效粒子空气过滤器

对花粉症患者而言，在空气中花粉浓度较高的季节，最好避开白天花粉高峰期进行户外活动，在室内或车内时注意关闭门窗，以减少症状发作。在自然暴露于花粉的环境中，使用特制的口罩、眼镜、鼻腔过滤器或花粉阻隔剂可在一定程度上防止花粉吸入，减轻鼻、眼症状。

（二）药物治疗

**1. H$_1$ 抗组胺药**

组胺有 4 种受体，其中，H$_1$ 受体存在于血管、感觉神经、消化道和呼吸道平滑肌及中枢神经系统。这些受体受到刺激后会出现血管舒张、血管通透性增加、打喷嚏、瘙痒、腺体分泌增强等。已有研究表明，组胺主要由 H$_1$ 受体参与早期变态反应。这是临床应用 H$_1$ 抗组胺药（H$_1$-antihistamine）的理论基础。

（1）口服 H$_1$ 抗组胺药

由于第一代 H$_1$ 抗组胺药（如氯苯那敏、苯海拉明、异丙嗪等）对 H$_1$ 受体的选择性不高，且有明显的镇静和抗胆碱能作用，故不推荐用于 AR 的治疗。

第二代抗组胺药物的亲脂性弱于第一代，不能通过血脑屏障，其更高的受体选择性减少了出现抗胆碱能副作用的概率。口服抗组胺药易于吸收，起作用迅速，通常在 1 h 内发挥作用，几小时内达高峰。大多数抗组胺药物通过肝脏细胞色素 P-450 系统代谢，干扰此系统的药物如抗真菌药物能够引起组胺药物蓄积达到中毒水平。但西替利嗪除外，其主要从尿液排泄，并不依靠肝脏细胞色素 P-450 系统代谢。已报道，特非那定和阿司咪唑这两种较老的第二代抗组胺药物，当与影响肝脏细胞色素 P-450 系统的药物同时应用时，可出现心律失常、致命性室性心动过速或 QT 间期延长。

第二代口服 $H_1$ 抗组胺药（oral $H_1$-antihistamine）对于所有 AR 患者而言都是重要的治疗药物，具有良好的效益 / 风险，能在用药后 1 h 内快速缓解鼻和眼症状。对于持续性 AR，为了获得最佳疗效，推荐以连续治疗或预防性治疗取代"按需"治疗（即针对症状发作用药）。另外，虽然第二代 $H_1$ 抗组胺药极少有嗜睡副作用，但对于每日 1 次的口服药物仍建议在晚上临睡前使用，这样不但对控制夜间症状（主要是鼻塞）有益，而且可有效地缓解次日晨起时发生的症状（主要是喷嚏和流涕）（王洪田等 2014；张罗等 2015）。

目前临床常用的第二代口服 $H_1$ 抗组胺药有氯雷他定（loratadine）、地氯雷他定（desloratadine）、西替利嗪（cetirizine）、左西替利嗪（levocetirizine）、非索非那定（fexofenadine）、咪唑斯汀（mizolastine）、依巴斯汀（ebastine）、奥洛他定（olopatadine）、卢帕他定（rupatadine）等。特别是新型第二代 $H_1$ 抗组胺药地氯雷他定、左西替利嗪等仅高选择性拮抗 $H_1$ 受体，还具有较强的抗过敏活性（即抗炎作用），每日 1 次口服，疗程 2～4 周，对缓解鼻塞有中等程度的疗效。

最近，ARIA 指南提出了口服 $H_1$ 抗组胺药的药理学、药效学、疗效及安全性标准（表 2-6-5），可供临床选择药物时参考。

**表 2-6-5　口服 $H_1$ 抗组胺药的必备条件**（ARIA，2008 年）

| 药理学特性 | 疗效 | 副作用 | 药效学 |
| --- | --- | --- | --- |
| 强效和选择性拮抗 $H_1$ 受体 | 对 ARIA 所定义的间歇性和持续性 AR 有效 | 无镇静作用，无认知或精神运动障碍 | 快速起效 |
| 具有抗过敏活性 | 对所有的鼻症状有效，包括鼻塞 | 无抗胆碱能作用 | 作用时间持久，临床效果持续至用药后 24 h，能每日 1 次给药 |
| 无临床相关的食物、药物或肠转运蛋白对药物动力学的干扰 | 改善眼部症状 | 无体重增加 | 无药物耐受（快速抵抗）的可能性 |
| 无已知的与细胞色素 P-450 3A 酶（CYP3A）的相互作用 | 如果涉及哮喘，包括：①改善哮喘症状（短期观察）；②减少哮喘发作（长期观察）；③肺功能检查有改善，但对于治疗花粉诱发的支气管症状，$FEV_1$ 和 PEF 通常无变化 | 无心脏副作用 | |
| 无已知的与疾病的相互作用，以避免毒性反应 | 如果涉及预防作用，应该进行相应的临床试验 | 有可能用于妊娠和哺乳期 | |
| | 应该在儿童和老年患者中进行研究，评价疗效 | 应该在儿童和老年患者中进行研究，评价安全性 | |
| | | 应该进行前瞻性的上市后安全性分析 | |

（2）鼻内 $H_1$ 抗组胺药

直接将 $H_1$ 抗组胺药用于鼻腔可使高浓度的药物有效地到达靶组织，起效快，副作用少。目前用于临床的鼻内 $H_1$ 抗组胺药（intranasal $H_1$-antihistamine）主要有氮䓬司汀（azelastine）、左卡巴斯汀（levocabastine）鼻喷剂等，一般在 30 min 内起效，用于间歇性或轻度持续性 AR 的一线治疗，但通常需要每日 2 次给药才能维持满意的疗效。

**2. 糖皮质激素**

糖皮质激素通过抑制炎症介质包括生长因子、细胞因子和趋化因子等的表达，作用于过敏级联反应而发挥强烈的抗炎作用，是目前治疗 AR 最有效的药物。局部糖皮质激素（topical glucocorticoid）在给药部位产生作用，由于药物滞留于局部，以及受体的高亲和力、吸收后快速代谢和清除等特性，很少发生全身副作用。

（1）鼻内糖皮质激素

鼻内糖皮质激素（intranasal glucocorticosteroid，INCS）可以使高浓度的药物到达鼻黏膜的糖皮质激素受体部位，对 AR 患者的鼻部所有症状均有显著的改善作用，而且对眼部症状也有一定疗效。如果鼻充血持续存在或症状反复，INCS 是最适合的一线用药，而且比其他任何药物治疗更有效。INCS 一般在首次给药后 7～8 h 开始起效，数天后临床症状出现改善，2 周左右达到最佳疗效，故治疗 AR 时建议至少用药 2 周（Krouse et al. 2002）。

目前临床常用的 INCS 有二丙酸倍氯米松（beclomethasone dipropionate，BDP）、曲安奈德（triamcinolone acetonide，TAA）、布地奈德（budesonide）、糠酸莫米松（mometasone furoate）、丙酸氟替卡松（fluticasone propionate）和糠酸氟替卡松（fluticasone furoate）等。这些药物的分子在体外和体内模型中表现出在受体结合力上效价与强度的区别，但这些区别并没有显示出临床差异。据研究，这些药物在用药后 7～8 h 发挥效用，大多数在 3 天到 2 周其作用达高峰。鼻用糖皮质激素的副作用相当少见，最常见的为鼻刺激感，表现为鼻灼烧感或打喷嚏；虽然已有鼻中隔穿孔的报道，但少见，可能与喷药方式（朝向鼻中隔）有一定关系。

针对 INCS 的药理学、药效学、疗效及安全性问题，ARIA 指南提出了参考标准（表 2-6-6）。一般来说 INCS 的全身生物利用度低，抑制下丘脑 - 垂体 - 肾上腺轴（HPA）的危险性很小。长期的生长发育研究显示，鼻内使用布地奈德、丙酸氟替卡松和糠酸莫米松对儿童是安全的。但有报道，鼻内使用 BDP 常规治疗 1 年的儿童，其生长速度轻度减缓。因此，长期使用 INCS 时仍应重视用药期间对儿童生长、骨代谢状况及 HPA 功能的监测。

**表 2-6-6　鼻内糖皮质激素的必备条件**（ARIA，2008 年）

| 药理学特性 | 疗效 | 副作用 | 药效学 |
|---|---|---|---|
| 强效作用于转录因子 | 对 ARIA 所定义的间歇性和持续性 AR 有效 | 局部副作用极少 | 起效的评价 |
| 非基因组作用 | 对所有的鼻部症状有效 | 对 HPA 无影响，尤其在以吸入（支气管内）方式给药时 | 作用时间持久，至少 24 h，能每日 1 次给药 |

续表

| 药理学特性 | 疗效 | 副作用 | 药效学 |
|---|---|---|---|
| 肝脏首过代谢 | 改善眼部症状 | 对儿童生长无长期影响 | 如果涉及按需用药，应该另外进行相应的临床试验 |
| | 如果涉及哮喘，包括：①改善哮喘症状（短期观察）；②减少哮喘发作（长期观察）；③肺功能检查有改善，但对治疗花粉诱发的支气管症状，$FEV_1$ 和 PEF 通常无变化 | 有可能用于妊娠期 | |
| | 如果涉及鼻息肉或鼻窦炎，应该充分进行相应的临床试验 | | |
| | 如果涉及预防作用，应该进行相应的临床试验 | | |

（2）全身糖皮质激素

长期（数周）口服或肌内注射糖皮质激素可能发生严重不良反应，故一般不用于 AR 的治疗。但下列几种情况可考虑短期口服用药：①严重鼻塞；②一线药物不能控制症状；③伴有鼻息肉，局部用药不能到达整个鼻腔。推荐剂量为泼尼松或泼尼松龙 0.5 mg/(kg·d)，早晨顿服，疗程 5 ～ 10 天。

**3. 色酮类药物**

色酮（chromone）类药物是肥大细胞膜稳定剂，可减少致敏肥大细胞脱颗粒而释放炎症介质，但其确切机制尚不清楚。其用于治疗 AR 和过敏性结膜炎。鼻内局部使用色酮类药物起效较慢，如色甘酸钠（DSCG）和奈多罗米（nedocromil）通常在用药后 1 ～ 2 周出现疗效，且持续时间短，需每日多次给药（色甘酸钠 3 ～ 4 次 /d，奈多罗米 2 次 /d），同抗组胺药一样，色甘酸钠控制打喷嚏、流涕、鼻痒比鼻塞更有效，一般作为 AR 治疗的二线药物。其也可作为预防性治疗药物用于 AR 症状出现之前，效果较好。色酮类药物具有极好的安全性，适用于儿童和妊娠期妇女。

**4. 抗白三烯药**

在哮喘发病机制中对白三烯重要性的认识促进了抗白三烯药（anti-leukotriene）的发展，在变态反应的速发相和迟发相的鼻部众多炎症介质中均可以检测到白三烯，白三烯刺激黏膜腺体导致流涕，还有增加血管通透性和血流的作用，这导致组织水肿和肿胀。其包括两类药物：①白三烯受体拮抗剂（leukotriene receptor antagonist，LTRA），如孟鲁司特（montelukast）、扎鲁司特（zafirlukast）、普鲁司特（pranlukast）等；②白三烯合成抑制剂（leukotriene synthesis inhibitor），如齐留通（zileuton），属于 5- 脂氧化酶抑制剂。LTRA 的疗效与口服 $H_1$ 抗组胺药相当，但个体的治疗反应差异性较大，可单用或与 $H_1$ 抗组胺药联合使用。在季节性 AR 和哮喘患者中进行的研究发现，孟鲁司特可改善鼻和支气管症状，且吸入 β2 受体激动剂的使用量也有减少。因此，ARIA 指南将 LTRA 定位于治疗 AR 伴哮喘的重要药物。

LTRA 通常耐受性良好，偶见头痛、胃肠不适、皮疹等副作用。偶有关于使用 LTRA 后发生过敏性肉芽肿性血管炎（churg-straussvasculitis）的报道，但尚不清楚两者之间的关系，目前更倾向认为可能与治疗过程中激素停药有关，有待进一步临床观察。

**5. 减充血剂**

减充血剂通过刺激 α 肾上腺素能受体发挥作用，这些受体存在于控制血流的阻力血管和控制血量的容量血管，在静息状态下，交感神经通过保持血窦收缩到最大容量的一半来调节鼻通道通畅程度，静息状态下还受鼻周期的影响。交感神经刺激增强可减少鼻腔充血。

鼻内减充血剂（decongestant）如羟甲唑啉（oxymetazoline）、赛洛唑啉（xylometazoline）能有效缓解 AR 的鼻塞症状，但并不改善鼻痒、喷嚏和流涕症状。其长时间应用会导致药物性鼻炎，表现为药物有效期缩短和停药后鼻腔充血的反弹。其连续使用时间不应超过 10 天。

伪麻黄碱（pseudoephedrine）是最常用的口服减充血剂，作用较弱，一般不会引起局部反跳性血管扩张，但有可能会出现中枢神经系统和心血管不良反应，如头痛、焦虑、失眠、高血压、心律失常等。目前不推荐减充血剂用于患有控制不良的高血压、严重冠心病及使用单胺氧化酶抑制剂的患者，在糖尿病、甲亢、闭角型青光眼、冠心病、心衰、前列腺肥大、尿潴留的患者中应慎用。

**6. 抗胆碱能药**

抗胆碱能药（anti-cholinergics）通过竞争腺体上的毒蕈碱样受体，从而抑制副交感神经引起的腺体分泌，高度选择性作用于流涕症状，而对过敏性鼻炎的其他症状无影响。异丙托溴铵（ipratropium bromide）鼻喷剂起效迅速，一般为 15～30 min，适用于以大量水样涕为主要症状而其他药物疗效不佳的 AR 患者，可以与 H1 抗组胺药或鼻内糖皮质激素联合使用。抗胆碱能作用引起的局部副反应不常见，其严重程度有明显的剂量依赖性。药物应用时应避免出现鼻黏膜过干和出血，这是其最常见的副作用。

（三）免疫治疗

1911 年，Noon 和 Freeman 用变应原特异性免疫治疗花粉症，开创了特异性免疫治疗（specific immunotherapy，SIT）的先河。所谓 SIT，即给予患者逐渐增加剂量的过敏原提取物（过敏原疫苗，allergen vaccine），使之达到一定剂量，以有效地改善由暴露于该过敏原而引起的相应症状。免疫治疗成功的机制逐步阐明，在免疫治疗机制的早期研究中，检测到了循环抗体 IgG1/IgG4 和 IgA 水平增高。最近的研究热点在于 T 细胞反应，研究表明免疫治疗作用于 T 细胞，将 Th2 反应转变为 Th1 反应，外周 T 细胞耐受是过敏性疾病成功治疗的关键。特异性细胞耐受状态和 IL-10 分泌增多有关，IL-10 被认为是主要来源于 Treg，IL-10 可下调所有的 T 细胞产生的细胞因子表达和巨噬细胞活性，并增强 B 细胞的存活；其可以调节肥大细胞的增殖并且减少肥大细胞脱颗粒，抑制嗜酸性粒细胞的活性；可以抑制促炎细胞因子的产生，并抑制 Th1 和 Th2 细胞的活性。研究证实，免疫治疗对 AR 具有近期及远期的疗效，对疾病的自然进程可能有一定的影响，为临床一线治疗方案。SIT 主要有皮下注射、舌下含服和鼻腔局部给药等方法，分为剂量累加和剂量维持两个阶段。

### 1. 皮下免疫治疗

SIT 的传统给药方式为皮下注射，并一直沿用至今。

（1）2008 年 ARIA 指南提出 SCIT 的适应证意见

适应证：①接触过敏原引起症状者；②季节性迁延或连续性花粉季节引起症状者；③在接触过敏原的高峰期，AR 合并下呼吸道症状；④ $H_1$ 抗组胺药和中等剂量鼻腔局部糖皮质激素治疗不能有效控制症状者；⑤拒绝持续、长期药物治疗者；⑥药物治疗副作用较大者。2010 年 ARIA 指南提出不伴哮喘的成人季节性 AR 和尘螨过敏的持续性 AR 适宜皮下免疫治疗（subcutaneous immunotherapy，SCIT）。

SCIT 的禁忌证（包括绝对禁忌证）：①严重免疫性疾病、主要的心血管疾病、恶性肿瘤、慢性感染；②严重的哮喘，即使采用最佳的药物治疗，肺功能仍持续降低（$FEV_1$ 低于预测值的 70%）；③正在使用 β 受体阻滞剂（包括局部）治疗；④依从性差及严重心理障碍的患者；⑤恶性肿瘤患者。相对禁忌证为小于 5 岁的儿童、妊娠期妇女、严重的特应性湿疹患者。

（2）疗效与安全性

经典的 SCIT 分为 2 个阶段，即剂量递增期（3 ～ 6 个月）和维持期（2 ～ 3 年）。最佳疗程还不清楚，目前认为对于那些有较好疗效的患者应该持续 3 ～ 5 年，但临床上最好做到疗程的个体化。SCIT 对儿童和成人 AR 的疗效是肯定的，同时还能改善患者的 QOL。Calderon 等（2007）的一项荟萃分析表明，SCIT 对由树木和草类花粉致敏引起的季节性 AR 有显著疗效。Niggemann 等（2006）的长期随访观察显示，SCIT 对儿童季节性 AR 的远期疗效显著，且对哮喘的发生有预防作用。另外，病例对照研究显示，很多单一过敏原致敏的患者在进行 SCIT 后不再产生新的致敏，而那些没有接受免疫治疗的患者则发展为多种过敏原致敏。

SCIT 的不良反应包括局部反应和全身反应。局部反应是指发生在注射部位的不良反应，引起局部不适，分为两种情况：一种情况发生在注射后 20 ～ 30 min，另一种情况发生在注射 30 min 后。当发生局部不良反应时，应该调整过敏原疫苗的剂量。全身反应是指远离注射部位发生的不良反应，通常于注射后数分钟内发生，很少超过 30 min。当发生全身反应时，应该重新评估免疫治疗方案。

2006 年，欧洲变态反应和临床免疫学会（EAACI）在关于免疫治疗的实践指南中提出了全身不良反应的分级系统（表 2-6-7），并被 ARIA 指南 2008 年修订版所采用。随着过敏原疫苗的标准化，SCIT 的安全性已明显提高。最近的一项荟萃分析总结了 1950 ～ 2006 年已发表的文献，1645 例季节性 AR 患者接受 SCIT，结果显示在 14 085 次疫苗注射过程中仅 19 次（0.13%）因出现全身反应而需要注射肾上腺素进行抢救，无死亡事件发生。

**表 2-6-7 特异性免疫治疗的全身不良反应分级**（EAACI，2006 年）

| 分级 | 临床表现及处理 |
| --- | --- |
| 0 级 | 无症状或非特异性症状 |
| 1 级 轻度全身反应 | 症状：局部荨麻疹、鼻炎或轻度哮喘（PEF 自基线下降＜20%） |
| | 处理：口服 $H_1$ 抗组胺药或吸入 β2 受体激动剂 |
| 2 级 中度全身反应 | 症状：缓慢发生（＞15 min）全身荨麻疹和（或）中度哮喘（PEF 自基线下降＜40%） |
| | 处理：$H_1$ 抗组胺药、激素和（或）雾化吸入 β2 受体激动剂（不使用肾上腺素） |
| 3 级 重度（非致命性）全身反应 | 症状：快速发生（＜15 min）全身荨麻疹、血管性水肿或重度哮喘（PEF 自基线下降＞40%） |
| | 处理：全身使用激素、胃肠外给予 $H_1$ 抗组胺药及 β2 受体激动剂（可能要使用肾上腺素） |
| 4 级 过敏性休克 | 症状：立即发生瘙痒反应、面部潮红、红斑、全身荨麻疹、喘鸣（血管性水肿）、速发型哮喘、低血压等 |
| | 处理：肾上腺素、重症抢救 |

**2. 舌下免疫治疗**

舌下免疫治疗（sublingual immunotherapy，SLIT）是一种无创、方便的变应原特异性免疫治疗新方法，自 20 世纪 80 年代以来在临床实践中得到应用和推广，目前在许多国家（包括我国）用于 AR 和哮喘的治疗。

（1）适应证与禁忌证

SLIT 的适应证和禁忌证与 SCIT 基本相同。另外，针对 SCIT 出现全身反应或不愿意进行注射治疗的患者，SLIT 是一个替代选择。

（2）疗效与安全性

SLIT 分为剂量递增期（3～6 周）和维持期（2～3 年）两个阶段。从已有的研究证据来看，SLIT 是一种安全和有效的疗法。已有的随机、双盲、安慰剂对照研究表明，由尘螨单一致敏的 4～16 岁儿童接受 36 个月 SLIT 后，鼻炎和哮喘症状显著改善，抗过敏药物使用量明显减少。Tahamiler 等（2007）报道，对尘螨致敏引起的常年性 AR 患者采用 SLIT 治疗 2 年或 3 年，随访至 6 年，结果为治疗 3 年组患者的鼻激发试验、临床症状及皮肤点刺试验评分均明显优于治疗 2 年组患者。研究结果提示，为了获得较理想的治疗效果，SLIT 的疗程最好持续 3 年以上。

SLIT 尚无发生严重不良反应或危及生命事件的报道，其安全性已在 5 岁以下儿童中得到证实。SLIT 的不良反应主要发生在口腔（13%），最常见的是口内瘙痒和肿胀，一般出现于首次给药后；其次为胃肠道反应（7.5%），包括胃痛、恶心和腹泻等，一部分可能与剂量有关，减量后症状可消失。欧洲的一项上市后多中心调查表明，在成人 AR 和哮喘患者中，SLIT（平均疗程 1～3 年）的总体不良事件发生率＜10%，按给药次数统计的不良事件发生率为＜1/1000，且大多数属于轻度和非特异性反应。

**3. 鼻腔局部免疫治疗**

鼻腔局部免疫治疗（local nasal immunotherapy，LNIT）由 Herxheimer（1951）首次应用于临床，其作用机制是在发生过敏反应的靶器官（鼻腔）直接诱导免疫耐受，从而减轻

AR 的症状和降低鼻黏膜的特异性高反应性。国内外临床研究表明，LNIT 对季节性和常年性 AR 有效，尤其在花粉季节前进行治疗可以减少花粉症的发作。但由于过敏原疫苗的制备和标准化等问题，目前临床上其已逐渐被 SLIT 所取代。

**4. 免疫治疗的几个临床常见问题**

（1）最适剂量

SIT 成功与否取决于过敏原疫苗的质量和标准化，除此之外，剂量和疗程也是极为重要的。免疫治疗的剂量关系到疗效与安全性，因此有必要找出最适剂量，即在大多数患者中能诱导产生临床疗效，而没有发生不能接受的副作用的过敏原疫苗剂量。对大多数过敏原疫苗来说，其主要过敏原的最适剂量为 5 ～ 20 μg，一般是指 SCIT 维持期的剂量。大多数 AR 患者可以很好地耐受这个目标量，但有部分患者可能有必要调整为较低的维持期剂量，以减少发生不良反应的风险。对于 SLIT 而言，过敏原疫苗的最适剂量至少应高于 SCIT 维持期剂量的 50 ～ 100 倍，才能获得良好的治疗效果。

（2）多种过敏原

对于有多种过敏原的 AR 患者，可针对其最主要的过敏原（如屋尘螨）进行免疫治疗。如有条件，也可根据个体的致敏状况选用数种独立的过敏原疫苗进行治疗。一般这种方法应限制在 2 种或最多 3 种过敏原，且每种过敏原疫苗的给药时间应间隔 30 min。当针对过敏原的常规要求（如稳定性等）得到满足时，相关的、有交叉反应的过敏原混合物（如各种尘螨、草类花粉）可以使用。不相关的过敏原的混合虽然在技术上是可行的，但一个主要问题是由于必须稀释各种成分，因此不能确定各种过敏原是否能够达到最佳剂量，这将会在很大程度上影响临床疗效。

（3）SLIT 的给药方式

正确的方法是将过敏原疫苗（滴剂或片剂）含于舌下 1 ～ 2 min 将其吞咽，这对确保取得疗效极为重要，故又称为舌下 - 吞咽免疫疗法（sublingual-swallow immunotherapy）。如有可能，最好每天在同一时刻服药。给药后 90 min 内，应避免刷牙、漱口、进食等影响药物吸收的行为，故以晚上临睡前用药为佳。这样可促使药物最大限度地经口腔黏膜吸收，加之夜间胃蛋白酶和胃酸水平较低，可减少对过敏原的降解，从而提高疗效。

（4）药物治疗的作用

免疫治疗（包括 SCIT 和 SLIT）应该与药物治疗相结合。临床观察表明，免疫治疗前和治疗期间进行抗炎治疗不但可以快速与稳定地改善过敏症状，而且能降低全身不良反应的发生频率和严重程度，从而提高治疗的成功率。AR 患者在开始免疫治疗前首先要根据病情选择适当的药物（$H_1$ 抗组胺药、鼻内糖皮质激素等）治疗，并在免疫治疗期间维持用药直到机体对过敏原疫苗产生耐受。一个潜在的问题是，药物治疗可能掩盖轻度不良反应，从而影响剂量调整。

（5）副作用的预防和处理

SIT 的主要风险是发生过敏反应，故必须在经过相关专业知识培训、有资质的专科医师的严密监控下进行 SCIT，并识别过敏反应的早期症状和体征，采取适当的紧急处理措施。每次注射后应至少观察患者 30 min，若出现全身反应或全身反应经治疗后，均应延长观察时间。儿童患者必须有成人陪同。SLIT 通常在家中进行，可能会存在对不良反应监督不够的问题，因此每年应该对患者至少进行 3 次定期随访，这一点非常重要（Alvarez-Cuesta 2006）。

（四）手术治疗

外科手术对过敏性疾病本身并没有意义，仅作为 AR 的一种辅助治疗手段用于下列几种情况。①下鼻甲肥大，引起持续性鼻塞；②鼻中隔解剖异常，并有功能障碍；③伴有慢性鼻窦炎和（或）鼻息肉。总之，鼻和鼻窦手术的适应证应该是规范化药物治疗无效、存在解剖变异等情况。手术方式主要有两种类型：①下鼻甲成形术，以改善鼻腔通气；②副交感神经切断术，以降低鼻黏膜的高反应性。手术作为 AR 的辅助治疗方法，在临床上应酌情使用，需注意：①严格掌握手术适应证和禁忌证；②进行充分的术前评估，包括疾病严重程度和患者心理评估；③微创操作。

目前，多主张采用鼻内镜外科技术（endoscopic sinus surgery，ESS）处理病变的鼻甲和鼻窦，与传统的手术方式相比具有微创化和功能化等优点。

适应证：①经规范化药物治疗和（或）免疫治疗，鼻塞和流涕等症状无改善，有明显体征，影响生活质量；②鼻腔有明显的解剖学变异，伴功能障碍。

禁忌证：①有心理精神疾病或依从性差；②全身情况差，不能耐受手术；③年龄小于18 岁或大于 70 岁；④有出血倾向、凝血功能障碍；⑤未经过常规药物治疗或免疫治疗；⑥鼻炎症状加重期；⑦哮喘未控制或急性发作期。

（五）其他治疗

**1. 抗 IgE**

重组人抗 IgE（anti-IgE）单克隆抗体（Omalizumab）可与游离 IgE 结合，阻断其与肥大细胞和嗜碱性粒细胞的相互作用，降低血循环中游离 IgE 水平。Omalizumab 可抑制过敏原激发的鼻部反应。临床试验表明，Omalizumab 降低了季节性 AR 患者的血清游离IgE 水平，其临床疗效呈剂量依赖性。但这种治疗手段与 $H_1$ 抗组胺药、鼻内糖皮质激素相比，其相对功效尚需确立。考虑到抗 IgE 疗法的费用 / 效果，Omalizumab 可作为严重哮喘的适应证，但鼻炎尚不适用。

**2. 益生菌**

益生菌（probiotics）能够促进肠道菌群的生态平衡，对人体健康产生有益作用。已有研究显示，某些益生菌（乳酸杆菌、双歧杆菌等）具有刺激和调节天然免疫及获得性免疫的功能，对 AR、湿疹等过敏性疾病的防治有一定效果，但仍需要更多随机对照试验进一步证明其临床价值，并深入研究其免疫学机制。

**3. 中医中药治疗**

各种传统医学疗法广泛用于 AR 和哮喘的治疗，中医在治疗 AR 时采用了多种治疗方法，包括中草药口服或外敷、针灸。2015 年天津指南指出，某些中草药成分具有抗过敏、抗炎和免疫调节的作用，对改善常年性、持续性 AR 的鼻部症状有效，但目前仍缺少各种中草药治疗 AR 的临床机制及大样本、多中心的临床研究,循证医学证据尚不充足。2015 年美国耳鼻咽喉头颈外科学会发布过敏性鼻炎最新指南,该指南指出,AR 可考虑使用针灸治疗,临床证据等级为 B 级。

**4. 鼻腔冲洗**

生理盐水冲洗是一种简便而价廉的治疗方法,对于减少过敏原对鼻黏膜的刺激有一定效果。研究表明,40% 生理盐水鼻腔冲洗(nasal douche)可明显改善 AR 患者打喷嚏和鼻塞症状,并降低鼻腔内组胺和白三烯含量。

（六）几种特殊情况下的治疗

**1. 过敏性鼻炎合并哮喘**

上、下呼吸道具有相关性,AR 与哮喘经常同时存在,被称为"同一气道,同一疾病"(one airway, one disease)。研究表明,AR 是哮喘发病的独立危险因素。在 AR 合并哮喘的患者中,治疗 AR 对改善哮喘症状、减少哮喘的急性发作有显著意义(参阅第五篇第三十章)。

**2. 儿童过敏性鼻炎**

AR 是儿童时期"过敏进程"(allergic march)的一部分,在学龄期最常见,合理的药物治疗不但有助于提高患儿的整体生活质量,还可能预防过敏性鼻炎继发其他疾病。儿童 AR 药物治疗的原则与成人相同,但应特别注意各类药物的适用年龄、剂量及副作用。第一代 $H_1$ 抗组胺药由于有明显的中枢镇静作用并可降低学习和认知能力,不宜用于儿童。第二代 $H_1$ 抗组胺药和鼻内糖皮质激素是儿童 AR 的一线治疗药物(参阅第二篇第三十章)。

**3. 老年过敏性鼻炎**

随着年龄增加,鼻腔结缔组织和脉管系统发生各种生理学改变,容易罹患或加重鼻炎。老年人随着机体的老化,消化和排泄功能逐渐减退,药物代谢缓慢而易引起体内蓄积,而且还存在不可预知的药物动力学改变,同时可能合并心脑血管疾病,均应引起临床重视。例如,β 受体阻滞剂和血管紧张素转化酶抑制剂(ACEI)可能导致或加重过敏性疾病的相关症状,鼻内局部使用或口服减充血剂对心脑血管和泌尿系统有潜在的风险。

鼻内糖皮质激素在推荐剂量下用于老年人,一般不会增加发生骨折的危险性。第二代口服 $H_1$ 抗组胺药(如氯雷他定)在老年人群中的心脏安全性上已得到研究证实。但老年 AR 患者用药时仍要充分考虑可能引发不良反应的各种危险因素(特别是高危因素),选择安全性高的药物,使用临床推荐剂量进行治疗。另外,老年过敏性鼻炎患者不推荐使用变应原特异性免疫治疗。

**4. 妊娠期过敏性鼻炎**

妊娠过程中存在鼻腔生理性改变,怀孕本身会加重鼻塞症状。孕妇中至少有 20% 患有鼻炎,但通常是自限性的。鼻腔生理盐水冲洗可有助于缓解妊娠期 AR 的症状。由于大多数药物可通过胎盘,因此如确实需要治疗,则应在充分评估对胎儿不利影响的基础上选择药物,并做好知情同意。

色酮类药物在动物实验中没有发现致畸作用，是妊娠期治疗 AR 的首选药物，可用于妊娠的最初 3 个月内。在 H₁ 抗组胺药中，氯苯那敏、氯雷他定和西替利嗪是较为安全的药物。鼻内糖皮质激素虽然全身生物利用度低，但应权衡利弊，慎重选择。减充血剂则应避免用于妊娠期。

关于免疫治疗，妊娠不是绝对禁忌证。对于正在接受 SIT，且妊娠前已进入剂量维持期的患者，妊娠后可继续进行治疗，但应进行个体化的评估。如有极轻微的不安全性或发生并发症，应中止治疗。一般来说，妊娠期不考虑开始新的免疫治疗和进行剂量递增。

### （七）治疗方法的合理选择

药物治疗仍是过敏性鼻炎治疗的主要方法，根据近年来发布的指南（表 2-6-8），鼻内糖皮质激素被认为是高效、一线的治疗药物，适用于中重度过敏性鼻炎伴或不伴持续性症状的患者，能够有效地减轻包括鼻塞在内的所有过敏性鼻炎症状，且无镇静作用，副作用少。应用良好但仍有症状者，可以加用其他药物与鼻用糖皮质激素合用。口服抗组胺药物在 1 h 内起效，为临床治疗一线药物，局部用抗组胺药物起效更快，对打喷嚏和清水样涕效果很好，抗组胺药物治疗对于控制速发相阶段症状的作用更突出；减充血剂可以与抗组胺药物联合用药以减轻鼻塞症状；白三烯受体拮抗可以应用于伴有鼻塞的哮喘或难治性过敏性鼻炎患者，可以与抗组胺药物联合用药于不能耐受其他治疗的患者。

**表 2-6-8　过敏性鼻炎常用治疗药物**（中华耳鼻咽喉头颈外科杂志编辑委员会鼻科组和中华医学会耳鼻咽喉头颈外科学分会鼻科学组 2015）

| 药物种类 | 给药方式 | 临床治疗 | 推荐程度 |
| --- | --- | --- | --- |
| 糖皮质激素 | 鼻用 | 一线用药 | 推荐使用 |
|  | 口服 | 二线用药 | 酌情使用 |
| 第二代抗组胺药 | 口服 | 一线用药 | 推荐使用 |
|  | 鼻用 | 一线用药 | 推荐使用 |
| 白三烯受体拮抗剂 | 口服 | 一线用药 | 推荐使用 |
| 肥大细胞膜稳定剂 | 口服 | 二线用药 | 酌情使用 |
|  | 鼻用 | 二线用药 | 酌情使用 |
| 减充血剂 | 鼻用 | 二线用药 | 酌情使用 |
| 抗胆碱能药 | 鼻用 | 二线用药 | 酌情使用 |

### （八）患者教育

对患者和（或）患者的监护人进行 AR 治疗方面的宣教是非常必要的，可有利于提高患者依从性和优化治疗效果。了解患者信息、建立医务人员与患者之间的沟通和协作关系十分重要。对于症状严重的患者，书面的自我管理和急诊方案也很重要。

**五、预后与预防**

AR 的治疗策略随着最近对上、下呼吸道炎症机制的研究进展而不断完善，虽然尚不能根治，但通过长期、正规的综合治疗，AR 的症状可得到良好控制，并改善患者的 QOL。

预防可以分为 3 个级别：一级预防针对过敏高危人群，但尚未出现致敏的状况；二级预防针对已有过敏原致敏，但尚未发病的个体；三级预防则意味着对已发病的 AR 或哮喘进行治疗的策略。目前已发表的大多数研究结果来自三级预防，对环境控制有较多争议。另外，有人认为预防或早期治疗 AR 有助于防止哮喘的发生或减轻下呼吸道症状的严重程度，但仍需要进一步临床观察证实。

（陈　冬　柳先知）

# 第二节　过敏性真菌性鼻窦炎

**一、概述**

根据真菌是否侵犯宿主组织及病理类型，真菌性鼻窦炎（fungal rhinosinusitis）可分为侵袭性与非侵袭性两大类。

（一）侵袭性真菌性鼻窦炎

侵袭性真菌性鼻窦炎（invasive fungal rhinosinusitis，IFRS）真菌感染同时侵犯鼻窦黏膜和骨壁，并向鼻窦外周围结构和组织侵犯，如眼眶、颅底和翼腭窝等。鼻窦内病变大体特征表现为坏死样组织、干酪样物或肉芽样物，并有大量黏稠分泌物，或血性分泌物（赵邠兰等 2002）。光镜下该病的特征是见大量真菌，鼻窦黏膜和骨质可见真菌侵犯血管，引起血管炎、血管栓塞、骨质破坏和组织坏死等。该病按发病缓急、临床特征分为以下 2 种临床类型（Stilianos et al. 2007）。

（1）急性侵袭性真菌性鼻窦炎

急性侵袭性真菌性鼻窦炎（acute invasive fungal rhinosinusitis，AIFRS）真菌感染向周围结构和组织侵犯十分迅速。数天内即波及鼻腔外侧壁甚至上颌窦前壁、上壁和下壁，累及面部、眼眶和硬腭。若继续发展即破坏鼻腔顶壁、筛窦顶壁或蝶窦壁，侵犯颅内，并经血液循环侵犯肝、脾、肺等脏器。

（2）慢性侵袭性真菌性鼻窦炎

慢性侵袭性真菌性鼻窦炎（chronic invasive fungal rhinosinusitis，CIFRS）是 1997 年 deShazo 等首先发现的一种新的临床类型。2000 年 Stringer 等首次将其命名。其特点是真菌感染向周围结构和组织侵犯缓慢，病程至少一个月，多发生在具有免疫能力的患者中。早期真菌侵犯多限制在一个鼻窦腔内的黏膜和骨壁，逐渐向邻近鼻窦和鼻腔侵犯，典型病例表现为头痛、鼻塞等慢性鼻窦炎的常见症状。后期侵犯周围结构和组织如眼眶和颅底，伴随眼科或神经科症状，如面部麻木、癫痫发作、精神状态改变、眼球突出或视力改变等。

此型又依据其鼻窦内病变的大体特征可分为肉芽肿型和非肉芽肿型。

### （二）非侵袭性真菌性鼻窦炎

非侵袭性真菌性鼻窦炎（noninvasive fungal rhinosinusitis，NIFRS）真菌感染局限在鼻窦内，无鼻窦黏膜和骨壁侵犯。按不同的发病机制和临床特征其分为以下2种临床类型。

（1）真菌球

真菌球（fungus ball，FB）通常发生在有免疫能力的慢性鼻窦炎患者中，真菌在鼻窦内，大体形态如肉芽肿样、干酪样物或坏死样物，呈暗褐色或灰黑色团块状。鼻窦内病变不断增大可压迫鼻窦壁骨质，使鼻窦壁骨质变薄或吸收。半数以上表现为单一鼻窦病变（上颌窦多见），症状无特异性，甚至可能无明显临床表现。鼻镜检查可发现鼻黏膜正常或仅有轻度炎症，而无真菌或其他特征性的证据。光镜下鼻窦内病变组织内可见大量真菌菌丝、孢子、退变的白细胞和上皮细胞。鼻窦黏膜水肿或增生，但无真菌侵犯。

（2）变应性真菌性鼻窦炎

变应性真菌性鼻窦炎（allergic fungalrhini-sinusitis，AFRS）是一种对多种真菌的、由 IgE 介导的 I 型变态反应性疾病，典型的真菌来自暗色孢属（*Dematiaceous*），并在鼻窦的嗜酸性黏液中生长。鼻窦内病变大体特征为质地坚硬、易碎或黏稠如湿泥状物，黄绿色或棕色。

## 二、发病机制

本病确切的发病机制尚不清楚。多年来，对 AFRS 究竟是属于感染性疾病还是过敏性疾病存有争议。有人认为 AFRS 是由 IgE 介导的过敏性疾病，有人则认为它可能是一种感染性疾病，也有观点认为二者兼而有之。

目前普遍于认为 AFRS 的发病是由具有变态反应倾向的个体吸入真菌抗原，真菌长期黏附于鼻腔或鼻窦上皮并不断增殖，产生 I 型（由 IgE 介导）和 III 型（由免疫复合物介导）超敏反应，进而刺激个体分泌大量的嗜酸性黏液，鼻窦口的通畅受到影响而导致窦内分泌物潴留，促使真菌繁殖并产生黏稠的过敏性黏蛋白（allergic mucin）积聚于窦腔，导致鼻窦口的进一步阻塞而形成持久的恶性循环（图 2-6-3）（Saravanan et al. 2006）。真菌与其他吸入物抗原的不同之处在于，前者在鼻窦内可持续性增殖，使炎症介质缓慢而持久地损害鼻窦黏膜，甚至形成息肉。这些炎症介质包括：主要碱性蛋白（major basic protein）、嗜酸性粒细胞阳离子蛋白（eosinophil cationic protein，ECP）、嗜酸性粒

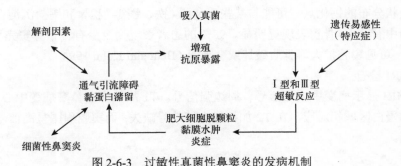

图 2-6-3　过敏性真菌性鼻窦炎的发病机制

细胞过氧化物酶（eosinophil peroxidase）、嗜酸性粒细胞性神经毒素（eosinophil-derived neurotoxin）、肿瘤坏死因子（tumor necrosis factor）-β、白细胞介素（interleukin，IL-4、IL-5、IL-10 和 IL-13 等）。

近年一些研究（Correll et al. 2015）指出，真菌可能是导致非 I 型 IgE 变态反应机制依赖性慢性鼻窦炎（CRS）的一个引发因素，即认为 AFRS 是由嗜酸性粒细胞介导的变态反应，并非由 IgE 介导的 I 型变态反应，称为非 IgE 介导的嗜酸性粒细胞性炎症。

### 三、诊断

#### （一）病史和症状

AFRS 常发生在有免疫能力的成人和青年人中，且多有特应性体质，大多数伴有长期反复发作的全鼻窦炎或鼻息肉史或合并哮喘病史，经历一次或多次鼻窦炎和鼻息肉手术史。本病发病隐袭，进展缓慢，多累及一侧多个鼻窦。临床表现与慢性鼻窦炎／鼻息肉相似。少数患者也可以鼻窦"肿物"形式发病，多发生在额窦、筛窦和上颌窦。病变在鼻窦内扩展性发展，致鼻窦扩张性增大和鼻窦骨壁压迫性吸收（Melzer et al. 2015）。临床表现为眼眶侧或颌面部缓慢进展的隆起，隆起无痛、固定、质硬和呈不规则形，酷似鼻窦黏液囊肿、黏液脓囊肿和恶性肿瘤。隆起不断增大，压迫眼眶则引起眼球突出、移位，进而眼球活动受限、复视、上睑下垂等（Evans and Coop 2014）。个别严重者可出现眼眶周软组织肿胀、疼痛，累及眶内和视神经可致视力减退或失明。

#### （二）体征

鼻腔检查可发现鼻黏膜充血、水肿、黏性分泌物等典型的慢性鼻窦炎表现，通常伴有明显的息肉（Bent and Kuhn 1994）。有时可见过敏性黏蛋白，肉眼观为高度黏稠的黄褐色或暗绿／褐色物，有人用花生酱来形容，这是本病最具特征性的表现。重症患者鼻道完全阻塞、面部变形、眼球突出，可有颅内侵犯的征象（Evans and Coop 2014）。

#### （三）辅助检查

**1. 影像学检查**

（1）CT 扫描

鼻窦 CT 显示病变中央高密度的变应性黏蛋白影[较均匀的毛玻璃状或极不规则的线状，有星状分布的钙化点，可能与某些重金属（铁、镁等）积聚和钙盐沉淀在黏稠的过敏性黏蛋白中有关]，骨窗表现更明显。98% 的患者表现为至少有一个鼻窦完全浑浊（上颌窦多见），可见窦腔扩大、骨质破坏或变形等（Bent and Kuhn 1994）。

（2）MRI 检查

鼻窦 MRI 显示病变中央低信号、周边强信号。T1 加权像上鼻窦病变中心呈低信号，与过敏性黏蛋白区域相对应，在 T2 加权像上该信号缺失；而窦腔周围呈高信号，提示炎性黏膜病变。

（3）其他检查

AFRS 患者如有胸部症状，应考虑行胸部 X 线摄片或 CT 扫描，有助于诊断是否合并 ABPA。

**2. 免疫学检查**

（1）过敏原皮试

AFRS 患者的真菌过敏原皮试通常为阳性，甚至对非真菌过敏原也呈阳性反应。部分患者还可出现迟发相反应。

（2）血清 IgE 检测

患者血清总 IgE 水平升高，通常大于 1000 IU/ml。真菌和非真菌特异性 IgE 水平升高，但灵敏度不如皮试，且两者结果并非完全一致。临床诊断时有必要将血清特异性 IgE 检测与皮试相结合，对结果进行综合评价。

值得一提的是，从 AFRS 患者的过敏性黏蛋白中通常仅能培养和分离出单一的真菌，但患者却对多种真菌过敏原呈阳性反应（包括体内试验和体外试验）。这表明真菌可能具有共同的抗原决定簇，抑或个体对真菌的过敏反应具有遗传易感性（Manning and Holman 1998）。

（3）其他检查

患者血清中真菌特异性 IgG 水平升高。外周血和（或）鼻分泌物中嗜酸性粒细胞增多，ECP 水平升高。文献报道，大多数患者（约 70%）的过敏性黏蛋白中可检出真菌特异性 IgG。

**3. 微生物学检查**

AFRS 的常见致病真菌为暗色孢科真菌和曲霉菌，据 Manning 和 Holman（1998）的报道，分别占 84% 和 13%。

对鼻窦手术中采集的过敏性黏蛋白进行真菌培养，可能会对临床诊断提供有价值的依据，但既不能确诊也无法排除 AFRS。这是因为真菌培养常会受到诸如培养基不稳定（64% ～ 100%）及培养技术的影响，结果可能仅发现存在于鼻窦内的腐生菌，而不是导致患者出现临床症状的致病真菌。Ponikau 等（1999）报道了一项组织培养新技术，提高了真菌检测的阳性率。

**4. 组织病理学检查**

由于标本多在鼻窦手术中采集，因此病理学检查作为术后确定诊断的依据。

AFRS 的组织病理学特征是（Bent and Kuhn 1994；Manning and Holman 1998）：光镜下（HE 染色）无定形过敏性黏蛋白（mucin）和大量散布的嗜酸性粒细胞及夏科 - 莱登（Charcort-Leyden）结晶，散在分布着真菌菌丝，鼻窦黏膜和骨组织无真菌侵袭，嗜酸性粒细胞或散在分布，或聚集成大小不等的簇。过敏性黏蛋白也称嗜酸性粒细胞性黏蛋白（eosinophilic mucin），是成团的、高度黏稠的和浓缩的黏液样物质，染色从黄褐色到棕褐色或暗绿色，主要成分为坏死的嗜酸性粒细胞和其他细胞碎屑，以及游离的嗜酸性粒细胞颗粒。夏科 - 莱登结晶大小不一，呈淡橙色，横切面呈六角形，纵切面则呈角锥形或纺锤形，分布于退变的嗜酸性粒细胞簇之间，多靠近较大的簇。Gomori 染色（六胺银染色）可见大量真菌菌丝，或单个或成簇状分布。窦黏膜仅表现为水肿或增生，但无真菌侵犯。

（四）诊断依据

AFRS 的诊断标准尚未统一，目前在临床上使用最为广泛的是美国学者 Bent 和 Kuhn（1994）提出的诊断依据：①经病史、皮试或血清学检查证实为Ⅰ型超敏反应；②伴有鼻息肉；③特征性的 CT 表现；④嗜酸性粒细胞性黏蛋白，无真菌侵犯鼻窦组织；⑤手术切除的鼻窦病变组织中真菌染色阳性。

AFRS 的诊断需要结合临床、放射学、微生物学及组织病理学检查。因此，确诊该疾病需在手术治疗后。

（五）鉴别诊断

本病主要与侵袭性和其他非侵袭性真菌性鼻窦炎、慢性鼻窦炎伴鼻息肉、鼻窦黏液囊肿及鼻窦良性、恶性肿瘤等相鉴别。

**1. 慢性侵袭性真菌性鼻窦炎**

慢性侵袭性真菌性鼻窦炎（chronic invasive fungal rhinosinusitis）的特点是真菌感染向周围结构和组织侵犯缓慢，病程至少一个月，多发生在具有免疫能力的患者中。CT 典型表现为骨破坏和鼻窦外扩展，而单侧鼻黏膜重度增厚是早期病变最重要的征象。对于伴有眶内症状或体征、颅内受累或 CT 扫描发现颅底破坏的患者，MRI 检查可以评估眶内、硬脑膜及大脑实质受累情况（Ryan and Marple 2007）。本病的确诊依据为组织病理学证实鼻 - 鼻窦组织受真菌侵犯，镜下可见上皮下组织受侵犯（包括骨质和血管），并有巨细胞浸润及肉芽肿形成等慢性炎症反应。

**2. 真菌球**

真菌球（fungal ball）：在光镜下窦内病变组织内可见大量真菌菌丝、孢子、退变的白细胞和上皮细胞。鼻窦黏膜水肿或增生，但无真菌侵犯（徐睿等 2016）。鼻窦 CT 扫描常显示相应窦腔高密度阴影，受累窦壁发生骨硬化较常见，但骨质缺损少见。通常在鼻窦手术中发现真菌球，确诊需依靠组织病理学检查。

**3. 慢性鼻窦炎伴鼻息肉**

慢性鼻窦炎伴鼻息肉（chronic rhinosinusitis with nasal polyp）多发生于成人中，一般为双侧性，常见症状有鼻塞、黏涕、面部肿胀感、嗅觉减退或丧失等。鼻镜检查发现鼻腔内有一个或多个表面光滑，质软、荔枝状、半透明肿物，确诊有赖于组织病理学检查。

**4. 鼻腔和鼻窦恶性肿瘤**

鼻腔和鼻窦恶性肿瘤（nasal sinus malignancy）中上颌窦恶性肿瘤的发生率为各鼻窦患病率之首，临床表现呈多样性，可出现单侧进行性鼻塞、黏脓涕或臭血涕，有时为反复少量的鼻出血；若肿瘤破坏上颌窦前壁骨质，出现患侧颊部隆起及面部疼痛，累及眶下神经、三叉神经时面痛加剧、并有麻木感或蚁行感。CT 和 MRI 检查有助于明确肿瘤范围、与周围结构的关系及骨破坏情况。最后确诊需组织病理学检查证实。

## 四、治疗

目前尚无彻底治愈 AFRS 的最佳方案，单一的治疗容易导致复发，首选手术治疗，改善鼻窦的通气和引流系统，配合抗真菌等药物治疗和其他治疗，通过局部用药改善机体免疫状态，冲洗鼻腔防止真菌在鼻窦沉积繁衍（图 2-6-4）。

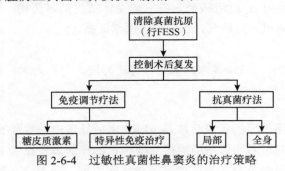

图 2-6-4　过敏性真菌性鼻窦炎的治疗策略

### （一）手术治疗

手术治疗是任何有效干预手段的基础。首选功能性鼻内镜鼻窦手术（functional endoscopic sinus surgery，FESS），目的在于：①彻底清除嗜酸性粒细胞性黏蛋白和真菌块，消除病因性刺激；②重新建立受累鼻窦的持久引流和通气通道，并保护窦腔黏膜；③提供术后到达病变区域的途径，以便进行适当的辅助处理。

手术中使用电动吸切技术有利于保护黏膜和清除黏稠的黏液样碎屑。术后根据需要定期临床随访，进行鼻内镜检查和清理手术区域。

### （二）药物治疗

药物治疗的目的在于抑制鼻窦炎症，改变对真菌抗原的异常免疫反应，减少鼻部真菌抗原的负荷。

**1. 术前治疗**

鼻窦 CT 或 MRI 扫描确定病变的范围和骨腐蚀区域。给予口服糖皮质激素（如泼尼松 0.5 ～ 1 mg/kg，每日 1 次，早晨顿服），连续 7 天，以减轻鼻黏膜炎症和减小鼻息肉体积，并可改善手术时的操作视野。

**2. 术后治疗**

（1）糖皮质激素

术后使用糖皮质激素是 AFRS 治疗策略中的重要手段，可有效降低复发率。目前对激素的理想剂量和疗程尚未统一意见，目前多采用口服泼尼松或鼻内用人工合成长效糖皮质激素喷雾。

（2）抗真菌药物

虽然 AFRS 患者无真菌侵犯组织的证据，仍有一些研究观察了应用全身和（或）局部抗真菌药作为辅助治疗的疗效，但缺乏一致结果。全身抗真菌药由于治疗效果不确定，并有发生严重不良反应的风险，一般不考虑使用。可考虑应用局部抗真菌药治疗，这样可避免全身用药带来的毒副作用，如氟康唑、两性霉素 B 进行鼻窦冲洗可作为术后辅助治疗，但目前尚缺少足够的资料证明其对降低复发率有益，仍需进一步研究。

（3）抗过敏药物

AFRS 术后是否使用 $H_1$ 抗组胺药、白三烯受体拮抗剂等药物，临床尚无统一意见，有待于进行前瞻性的随机对照研究，积累循证医学证据。

（4）盐水冲洗

采用生理盐水或 2% ～ 3% 高渗盐水进行鼻窦冲洗，可作为术后辅助治疗。

## （三）免疫治疗

制订针对多重真菌抗原的免疫疗法是 AFRS 术后处理中最重要的措施之一。有研究表明，接受免疫治疗的患者比那些拒绝接受或中止治疗的患者显示出更好的总体治疗效果。免疫治疗可显著减少全身和局部糖皮质激素的用量，减少修正性鼻窦手术（revision sinus surgery）次数，并且可同时改善主观性的生活质量指数和术后鼻部炎症状况的客观评价。

免疫治疗的方案应根据真菌和非真菌过敏原的体内、外检测结果而制订。一般在术后 1 ～ 6 周开始，至少持续 3 年。

## 五、预后与预防

AFRS 术后易复发，尤其是病变范围广泛及术中病变清除不彻底的患者有较高的复发倾向。通过联合应用多种治疗措施进行综合干预，本病的复发率可控制在 10% 以下，总体显示预后良好。治疗期间定期检测血清总 IgE 水平，有助于预测疾病复发。另外，术后长期在鼻内镜下进行仔细的检查和随访，及时发现复发迹象并作相应处理，可使部分患者免除再次手术。

（陈　冬　柳先知）

# 第三节　喉部血管性水肿

## 一、概述

喉部血管性水肿（angioedema）是由血管活性介质的释放引起血管通透性暂时增加，进而在皮下组织和黏膜下组织出现局部非凹陷性水肿病变。其可发生在身体任何部位，在喉部等组织疏松的部位更易发生。目前，临床上将其分为喉部特发性血管性水肿和喉部遗传性血管性水肿（HAE）（顾之燕和李源 2012；Cicardi et al. 2014a）。

## 二、发病机制

### （一）喉部特发性血管性水肿

本病为发生并局限于喉部的 I 型变态反应，主要由药物、食物及吸入物等引起，作用于肥大细胞，使之脱颗粒释放组胺及其他活性物质，导致喉部小血管扩张、血管通透性增高、液体渗出而发生的喉黏膜水肿，临床表现为突然发生的局限于喉黏膜的水肿，可造成呼吸困难甚至喉梗阻，也可同时伴有荨麻疹，数小时后可自然消退（顾之燕和李源 2012）。

### （二）喉部遗传性血管性水肿

喉部遗传性血管性水肿（HAE）为常染色体显性遗传性疾病，传统上称为 C1 抑制物（C1 抑制剂，C1-INH）缺乏症，是由 *C1-INH* 基因突变导致 C1-INH 蛋白合成减少，低于正常的 50%（ I 型），或合成无功能蛋白，最终导致 C1-INH 功能降低，低于正常的 50%（ II 型）。

C1-INH 是早期补体蛋白酶、接触系统蛋白酶、血浆型激肽释放酶和凝血因子的主要抑制因子。C1-INH 缺乏，导致补体系统、接触系统、激肽系统、纤溶系统过度活化，最终缓激肽水平增高，刺激缓激肽 B2 受体，通过细胞内 NO 通道，使血管渗透性增强，导致局限性水肿（顾之燕和李源 2012；李丽莎和支玉香 2017）。

## 三、临床症状

### （一）喉部特发性血管性水肿

病变多于本病发生后 2 ～ 3 天自行消退，消退后不留痕迹，但亦可反复发作。发生于咽喉部者可引起咽部不适、声音嘶哑、憋气甚至窒息，应密切注意，及时处理。本病多合并荨麻疹，一般无全身症状。

### （二）喉部遗传性血管性水肿

喉部遗传性血管性水肿（HAE）临床表现为反复发生的局限性水肿，水肿可发生于皮肤深层和黏膜，一般 3 ～ 5 天即自行缓解。本病多发生在四肢、颜面和外生殖器，当水肿发生在喉头时，有导致窒息死亡的风险（Naito et al. 1999）。

## 四、诊断

### （一）实验室检查

特发性血管性水肿患者的实验室检查结果多无特征性的异常改变。 I 型 HAE 患者的血清 C4、C1-INH 均降低，发作时 C2 亦降低，但缓解期 C2 多正常； II 型 HAE 患者的血清 C1-INH 正常，但功能下降，C4 降低。

## （二）诊断及鉴别诊断

本病根据临床症状及实验室检查不难诊断，需与下列疾病鉴别。

### 1. 过敏性支气管炎

过敏性支气管炎（allergic bronchitis）表现为咳嗽反复发作持续 1 个月以上，以干咳为主；常在夜间或清晨发作或运动后加重，咳嗽多与接触刺激性气味、冷空气、变应原或运动过度有关（Marceau and Regoli 2004）。实验室检查可见痰液及外周血嗜酸性粒细胞增多。肺功能检查气道阻力无增加或仅轻度增加。$H_1$ 抗组胺药、β2 受体激动剂及镇咳药对本病无效，糖皮质激素治疗有效。

### 2. 口腔过敏综合征

口腔过敏综合征（oral allergy syndrome）好发生于花粉过敏患者中，通常是一种暂时性且相对温和的症状，一般在摄食后 15 min 内口腔、口唇及咽部出现瘙痒、灼热或刺激感，局部黏膜肿胀，通常十多分钟后消退（Marceau and Regoli 2004；Joseph et al. 2016）。

## 五、治疗

喉部特发性血管性水肿的治疗可采用以下药物（Mouadeb et al. 2009，Cicardi 2014b；李丽莎和支玉香 2017）。①抗组胺类药物：常用的有赛庚啶、息斯敏、克敏能等，可一种或两种联合应用。②糖皮质激素：多用于症状明显者。③其他如菌苗、蜂毒、组胺球蛋白等均可应用。④出现呼吸困难时应及时给予皮下注射 0.1% 肾上腺素 0.5 ~ 1 ml，必要时可重复应用（有心血管疾病者慎用），同时吸氧，静脉应用糖皮质激素等，若症状改善不明显可行气管插管或气管切开术。

HAE 的治疗分为长期预防性治疗、短期预防性治疗和急性期治疗（Stachler and Dworkin-Valenti 2017）。其中长期预防是关键。急性期可用激素、抗生素、钙剂静脉滴注、吸氧等治疗缓解症状，呼吸困难时行气管切开术。长期预防性治疗适用于频繁发作的病例，常用药物有：①同化激素，如达那唑、司坦唑醇等；②抗纤溶药物。短期预防性治疗一般用于需要手术的患者（如牙科治疗和鼻内镜检查等），可在手术前输入新鲜血浆或氨甲环酸。

（陈　冬　柳先知）

## 参 考 文 献

程雷，李华斌 . 2008. 变应性鼻炎的特异性免疫治疗 . 中华耳鼻咽喉头颈外科杂志 , 43(1): 73-76.

程雷 . 2008. 耳鼻咽喉 - 头颈外科疾病诊断流程与治疗策略 . 北京：科学出版社 : 233-246.

程雷 . 2015. 变应性鼻炎诊疗指南的修订要点及意义 . 中华耳鼻咽喉头颈外科杂志 , 51(1): 2-5.

董震，程雷 . 2007. 重视儿童变应性鼻炎的临床诊治 . 中华耳鼻咽喉头颈外科杂志 , 42(9): 641-642.

董震，程雷 . 2008. 重视变应性鼻炎药物的合理应用 . 中华耳鼻咽喉头颈外科杂志 , 43(7): 481-483.

顾兆伟，王韬秀，赵鹤，等 . 2017. 过敏性鼻炎鼠模型中调节性 B 细胞比例变化及意义 . 临床与病理杂志 , 37(1): 75-78.

顾之燕，李源 . 2012. 耳鼻咽喉头颈部变态反应病学 . 北京：人民卫生出版社 : 527-529.

韩德民 . 2014. 过敏性鼻炎 . 北京：人民卫生出版社：113-118.

李丽莎，支玉香 . 2017. 遗传性血管性水肿的诊断及其鉴别 . 国际药学研究杂志，2: 190-193.

李全生，魏庆宇 . 2015. 变应性鼻炎临床实践指南：美国耳鼻咽喉头颈外科学会推荐 . 中国耳鼻咽喉头颈外科，22(9): 482-486.

刘承耀，张罗，韩德民 . 2008. 皮肤试验在变应性疾病诊疗中的应用 . 中华耳鼻咽喉头颈外科杂志，43(8): 631-634.

刘承耀，张罗，韩德民 . 2009. 特异性 IgE 检测及其在变应性疾病诊疗中的应用 . 临床耳鼻咽喉头颈外科杂志，23(2): 88-92.

刘争，李华斌，崔永华 . 2011. 局部变应性鼻炎 . 中华耳鼻咽喉头颈外科杂志，46(11): 962-964.

沙骥超，孟粹达，修倩，等 . 2016. 变应性鼻炎治疗新策略 . 中华耳鼻咽喉头颈外科杂志，51(2): 150-155.

王洪田，张静，尤少华 . 2014. 非变应性鼻炎的诊断及其临床特征分析 . 中华耳鼻咽喉头颈外科杂志，49(6): 501-505.

徐睿，马玲，许庚 . 2016. 变应性真菌性鼻 - 鼻窦炎的诊断与治疗 . 中华耳鼻咽喉头颈外科杂志，51(8): 635-640.

殷凯生，何韶衡，周林福 . 2012. 临床过敏疾病学 . 北京：科学出版社：206-233.

张罗，韩德民 . 2010. 非变应性鼻炎的诊断和治疗概述 . 中华耳鼻咽喉头颈外科杂志，45(12): 976-981.

张罗，王成硕，韩德民 . 2011. 皮肤试验和特异性 IgE 检测在儿童变应性鼻炎诊断中的意义 . 中华耳鼻咽喉头颈外科杂志，46(1): 12-14.

张罗，王向东，王成硕 . 2015. 严重过敏反应的诊断和治疗 . 中华耳鼻咽喉头颈外科杂志，50(8): 619-621.

赵邠兰，李同英，顾之燕 . 2002. 变应性真菌性鼻 - 鼻窦炎研究进展 . 耳鼻咽喉 - 头颈外科，9: 184-188.

中华耳鼻咽喉头颈外科杂志编辑委员会鼻科组 . 2011. 儿童变应性鼻炎指南（2010 年，重庆）. 中华耳鼻咽喉头颈外科杂志，56(1): 7-12.

中华耳鼻咽喉头颈外科杂志编辑委员会鼻科组，中华医学会耳鼻咽喉头颈外科学分会鼻科学组 . 2013. 血管运动性鼻炎诊断和治疗建议 (2013 年，苏州). 中华耳鼻咽喉头颈外科杂志，48(11): 884-885.

中华耳鼻咽喉头颈外科杂志编辑委员会鼻科组，中华医学会耳鼻咽喉头颈外科学分会鼻科学组 . 2015. 变应性鼻炎的诊断和治疗指南（2015 年，天津）. 中华耳鼻咽喉头颈外科杂志，51(1): 6-24.

James B., Snow Jr P., Ashley Wackym. 2012. Ballenger 耳鼻咽喉头颈外科 (第 17 版). 李大庆译 . 北京：人民卫生出版社：598-621.

Stilianos E., Kountakis, Brent A., et al. 2007. 额窦 . 余洪猛，赵长青译 . 上海：上海科技教育出版社：83-93.

Zonreich D. B. 2005. 鼻窦疾病的诊断和治疗 . 赵长青，李泽卿译 . 北京：中国医药科技出版社：179-196.

Aboshady O. A., Elghanam K. M. 2014. Sublingual immunotherapy in allergic rhinitis: efficacy, safety, adherence and guidelines. Clin Exp Otorhinolaryngol, 7(4): 241-249.

Alvarez-Cuesta E., Bousquet J., Canonica G. W., et al. 2006. Standards for practical allergen-specific immunotherapy. Allergy, 61(Suppl 82): 1-20.

Amu S., Saunders S. P., Kronenberg M., et al. 2010. Regulatory B cells prevent and reverse allergic airway inflammation via FoxP3-positive T regulatory cells in a murine model. Journal of Allergy and Clinical Immunology, 125(5): 1114-1124.

Asher M. I., Montefort S., Björkstén B., et al. 2006. Worldwide time trends in the prevalence of symptoms of asthma, allergic rhinoconjunctivitis, and eczema in childhood: ISAAC phases one and three repeat multicountry cross-sectional surveys. Lancet, 368(9537): 733-743.

Bent J. P., Kuhn F. A. 1994. Diagnosis of allergic fungal sinusitis. Otolaryngol Head Neck Surg, 111(5): 580-588.

Bork K., Meng G., Staubach P., et al. 2006. Hereditary angioedema: new findings on symptoms, affected organs, and course. Am J Med, 119(3): 267-274.

Bousquet J., Khaltaev N., Cruz A. A., et al. 2008. Allergic rhinitis and its impact on asthma (ARIA) 2008 update (in collaboration with the World Health Organization, GA2LEN and AllerGen). Allergy, 63(Suppl 86): 8-160.

Bousquet J., van Cauwenberge P., Khaltaev N., et al. 2001. Allergic rhinitis and its impact on asthma. J Allergy Clin Immunol, 108(5 Suppl): S147-S334.

Calderon M. A., Birk A. O., Andersen J. S.2007. Prolonged preseasonal treatment phase with grazax sublingual immunotherapy increases clinical efficacy. Allergy, 62(8): 958-961.

Cicardi M., Aberer W., Banerji A., et al. 2014a. Classification, diagnosis, and approach to treatment for angioedema: consensus report from the Hereditary Angioedema International Working Group. Allergy, 69(5): 602-616.

Cicardi M., Bellis P., Bertazzoni G., et al. 2014b. Guidance for diagnosis and treatment of acute angioedema in the emergency department: consensus statement by a panel of Italian experts. Intern Emerg Med, 9(1): 85-92.

Correll D. P., Luzi S. A., Nelson B. L. 2015. Allergic fungal sinusitis. Head and Neck Pathol, 9(4): 488-491.

Cruz A. A., Popov T., Pawankar R., et al. 2007. Common characteristics of upper and lower airways in rhinitis and asthma: ARIA update, in collaboration with GA2LEN. Allergy, 62(Suppl 84): 1-41.

Evans M. O., Coop C. A. 2014. Novel treament of allergic fungal sinusitis using Omalizumab. Allergy Rhinol(Providence), 5(3): 172-174.

He S., Zhang H., Zeng X. 2013. Mast cells and basophils are essential for allergies: mechanisms of allergic inflammation and a proposed procedure for diagnosis. Acta Pharmacologica Sinica, 34: 1270-1283.

Hellings P. W., Fokkens W. J. 2006. Allergic rhinitis and its impact on otorhinolaryngology. Allergy, 61(6): 656-664.

Herxheimer H. 1951. Modern treatment of bronchial asthma. Sem Med, 58(9): 303-304.

Joseph K., Tholanikunnel B. G., Wolf B., et al. 2016. Deficiency of plasminogen activator inhibitor 2 in plasma of patients with hereditary angioedema with normal C1 inhibitor levels. Allergy Clin Immuno, 137(6): 1822-1829.

Kamekura R., Shigehara K., Miyajima S., et al. 2015. Alteration of circulating type 2 follicular helper T cells and regulatory B cells underlies the comorbid association of allergic rhinitis with bronchial asthma. Clinical Immunology, 158(2): 204-211.

Konno A., Nishihira K. T. 1981. Seasonal variation of sensitivity of nasal mucosa in pollinosis. European Archives of Oto-Rhino-Laryngology, 232(3): 253-261.

Krouse J. H., Chadwick S. J., Gordon B. R., et al. 2002. Allergy and Immunology: an otolaryngic approach. Philadelphia: Lippincott Williams & Wilkins: 249-269.

Lachmann P. J., Rosen F. S. 1984. The catabolism of C1(-)-inhibitor and the pathogenesis of hereditary angio-edema. Acta Pathol Microbiol Scand, 284: 35-39.

Longhurst H., Cicardi M. 2012. Hereditary angio-edema. Lancet, 379(9814): 474-481.

Manning S. C., Holman M. 1998. Further evidence for allergic pathophysiology in allergic fungal sinusitis. Laryngoscope, 108(10): 1485-1496.

Marceau F., Regoli D. 2004. Bradykinin receptor ligands: therapeutic perspectives. Nat Rev Drug Discov, 3(10): 845-852.

Melzer J. M., Driskill B. R., Clenney T. L., et al. 2015. Sublingual immunotherapy for allergic fungal sinusitis. Ann Otol Rhinol Laryngol, 124(10): 782-787.

Mohapatra S. S., Qazi M., Hellermann G. 2010. Immunotherapy for allergies and asthma: present and future. Curr Opin Pharmacol, 10(3): 276-288.

Mouadeb D. A., Belafsky P. C., Birchall M., et al. 2009. The effects of allergens and tobacco smoke on the laryngeal mucosa of guinea pigs. Otolaryngol Head Neck Surg, 140(4): 493-497.

Naito K., Baba R., Ishii G., et al. 1999. Laryngeal allergy: a commentary. Eur Arch Otorhinolaryngol, 256(9): 455-457.

Niggemann B., Jacobsen L., Dreborg S. 2006. Five-year follow-up on the PAT study: specific immunotherapy and long-term prevention of asthma in children. Allergy, 61(7): 855-859.

Pawankar R., Bunnag C., Khaltaev N., et al. 2012. Allergic rhinitis and its impact on asthma in Asia Pacific and the ARIA Update 2008. World Allergy Organ J, 5(Suppl 3): S212-S217.

Plaut M., Valentine M. D. 2005. Clinical practice. Allergic rhinitis. N Engl J Med, 353(18): 1934-1944.

Ponikau J. U., Sherris D. A., Kern E. B. 1999. The diagnosis and incidence of allergic fungal sinusitis. Mayo Clin Proc, 74(9): 877-884.

Raghu G., Remy J. M., Ryerson C. J., et al. 2020. Diagnosis of hypersensitivity pneumonitis in adults. An official ATS/JRS/ALAT clinical practice guideline. Am J Respir Crit Care Med, 202(3): e36 e69. DOI: 10.1164/rccm.202005 2032ST.

Roberts G., Xatzipsalti M., Borrego L. M., et al. 2013. Paediatric rhinitis: position paper of the European Academy of Allergy and Clinical Immunology. Allergy, 68(9): 1102-1116.

Rondón C., Canto G., Blanca M. 2010. Local allergic rhinitis: a new entity. characterization and further studies. Curt Opin Allergy Clin Immunnl, 10(1): 1-7.

Ryan M. W., Marple B. F. 2007. Allergic fungal rhinosinusitis: diagnosis and management. Curr Opin Otolaryngol Head Neck Surg, 15(1): 18-22.

Saad K., Zahran A. M., Elsayh K. I., et al. 2017. Variation of regulatory T lymphocytes in the peripheral blood of children with allergic rhinitis. Archivum Immunologiae et Therapiae Experimentalis, 66(4): 307-313.

Saravanan K., Panda N. K., Chakrabarti A., et al. 2006. Allergic fungal rhinosinusitis: an attempt to resolve the diagnostic dilemma. Arch Otolaryngol Head Neck Surg, 132(2): 173-178.

Schubert M. S. 2009. Allergic fungal sinusitis: pathophysiology, diagnosis and management. Med Mycol, 47(Suppl 1): S324-S330.

Stachler R. J., Dworkin-Valenti J. P. 2017. Allergic laryngitis: unraveling the myths. Current Opinion in Otolaryngology & Head & Neck Surgery, 25(3): 242-246.

Tahamiler R., Saritzali G., Canakcioglu S. 2007. Long-term efficacy of sublingual immunotherapy in patients with perennial rhinitis. Laryngoscope, 117(6): 965-969.

Utel M., Agache I., Bonini S., et al. 2015. International consensus on allergy immunotherapy. J Allergy Clin Immunol, 136 (3): 556-568.

van de Veen W., Stanic B., Wirz O. F., et al. 2016. Role of regulatory B cells in immune tolerance to allergens and beyond. Journal of Allergy and Clinical Immunology, 138(3): 654-665.

Vlugt L., Mlejnek E., Ozir-Fazalalikhan A., et al. 2014. $CD24^{hi}CD27^{+}$ B cells from patients with allergic asthma have impaired regulatory activity in response to lipopolysaccharide. Clinical & Experimental Allergy, 44(4): 517-528.

Yang M., Rui K., Wang S., et al. 2013. Regulatory B cells in autoimmune diseases. Cellular & molecular immunology, 10(2): 122.

Zhang L., Cheng L., Chen J., et al. 2018. Chinese Society of Allergy Guidelines for Diagnosis and Treatment of Allergic Rhinitis. Allergy Asthma Immunol Res Jul, 10(4): 300-353.

Zheng M., Wang X., Bo M., et al. 2015. Prevalence of allergic rhinitis among adults in urban and rural areas of china: a population-based cross-sectional survey. Allergy Asthma Immunol Res, 7(2): 148-157.

Zuraw B. L., Christiansen S. C. 2016. HAE pathophysiology and underlying mechanisms. Clin Rev Allerg Immunol, 51(2): 216-229.

# 第七章 皮肤过敏性疾病

## 第一节 特应性皮炎

特应性皮炎（atopic dermatitis，AD）是一种以瘙痒及急性发作和缓解的慢性过程为特征的慢性炎症性皮肤病。该病与哮喘和过敏性鼻结膜炎等其他过敏性情况相伴。最近的研究对于患特应性皮炎后继发哮喘的重要性提出了怀疑，否定了所谓"特应性进程"（atopic march）的概念。但是，有一种共同的基因缺陷可能是促使患者发生特应性皮炎、哮喘和过敏性鼻结膜炎——"特应性"疾病的原因。

### 一、流行病学

在 20 世纪 50 年代后，特应性皮炎、哮喘和过敏性鼻结膜炎的患病率显著增加，成为很多国家的一个主要的健康问题。这种增长首先发生在最发达的国家，并且由于全球国家生活标准的提高，该病患病率也随之升高。在最发达的国家 AD 患病率在 30% 左右，其他很多国家超过了 10%，全球累计患病率为 15% ～ 20%。在 20 世纪 90 年代，最发达国家的 AD 患病率进入平台期，而发展中国家的患病率继续增加。与 AD 高患病率相关的其他因素有高纬度（可能与低年日光暴露水平相关）和低年平均温度。流行病学研究并不支持变应原暴露是特应性皮炎的始发事件。冰岛的特应性皮炎患病率非常高（27%），然而没有尘螨、树木很少，而且养宠物者很少。虽然如此，但是冰岛儿童环境变应原的皮肤点刺试验阳性率很高（24%）。这就带来一个问题，这类试验在预测环境变应原对 AD 影响方面的价值到底有多大。有一些研究证明，母亲吸烟和两个以上的家庭成员抽烟与 AD 的高患病率相关。女孩更易发生特应性皮炎。在美国，6 个月以内的婴儿特应性皮炎发生风险增高，这与非裔和亚裔人种 / 种族、男性、出生时胎龄较大以及有"特应性"家族史特别是其母亲有湿疹史者相关（Naldi et al. 2009）。

大约 50% 的特应性皮炎病例出现在 1 岁内，绝大部分在 5 岁内出现，剩余的所谓"成人特应性皮炎"病例通常在 30 岁以前发病。目前特应性在人群中如此普遍，以至于大部分的个体都有家族的特应史。在成人中，IgE 水平升高并不能诊断"特应性"疾病。因此，在一个新发生皮炎的成人患者中，IgE 水平升高和成人"特应性"家族史不能用来确定诊断"成人特应性皮炎"。确切地说，一个皮肤科专家很少对 30 岁以后第一次出现的皮炎作出"成人特应性皮炎"的诊断。只有当皮炎有特征性的分布，并有其他有意义的诊断，如变应性接触性皮炎（allergic contact dermatitis）、光照性皮炎（photodermatitis）和皮肤 T 细胞淋巴瘤等被排除以后，才能考虑"成人特应性皮炎"。

## 二、病因及发病机制

### （一）特应性皮炎的遗传基础

80% 的同卵双胞胎显示特应性皮炎发病的一致性。如果父母任何一方患病，那么子女发生特应性皮炎的风险增高。特应性母亲的子女中有 1/4 以上在出生后的最初 3 个月内发生特应性皮炎。如果父母亲一方有特应性，他/她的子女中有一半以上将在 2 岁发生过敏性症状。如果父母亲双方都有特应性，其子女患病比率将上升至 79%。所有这些发现强烈提示特应性皮炎的遗传病因。丝聚蛋白是 FLG 基因所编码的蛋白，该基因位于染色体 lq21 的 "上皮分化复合体" 上。寻常型鱼鳞病的病因是基因的突变，并与特应性皮炎密切相关。大样本研究已鉴定出 35 种以上的与特应性皮炎相关的 FLG 突变（Boguniewicz and Leung 2017）。遗传 1 种 FLG 基因的无效突变可轻度增加发生特应性皮炎的风险。遗传 2 种突变（纯合子或复合杂合子突变）显著增加发病的风险。42%～79% 的携带有 1 种或更多种 FLG 无效突变的个体将会发生特应性皮炎。在欧洲有 11%～15% 的 AD 患者携带 FLG 突变。然而，也有 40% 的 FLG 无效突变携带者从未发生 AD。FLG 突变与早发特应性皮炎相关并倾向从儿童持续到成人期，并与婴儿的喘息和哮喘相关。FLG 突变也与过敏性鼻炎和毛发角化病（keratosis pilaris）相关，与 AD 无关。掌纹征与 FLG 突变显著相关，对显著的掌纹征有 71% 的阳性预测值（Morar et al. 2007）。

并非所有特应性皮炎病例都与 FLG 突变相关。特应性皮炎患者常表现出符合辅助性 T 细胞 2（Th2）表型的临床症状。Th2 细胞特别是白细胞介素（IL）-4 基因的启动子区多态性/突变已经在特应性皮炎患者中确认。在特应性皮炎患者中已被发现的其他免疫调节基因，包括 RANTES 和嗜酸性粒细胞趋化因子（eotaxin），IL-13 与肥大细胞上的高亲和力的 IgE 的 Fc 受体 β 亚单位的基因突变。这些突变本身可以潜在地成为 AD 的病因。然而，另外，Th2 类细胞因子的过度表达可以下调 AD 患者丝聚蛋白的表达。这样可以导致一种 "获得性" 丝聚蛋白缺陷，导致或加重特应性皮炎。

### （二）食物过敏和特应性皮炎

食物过敏在特应性皮炎中的作用很复杂，近年来食物在特应性皮炎中可能的角色已经改变。大约 35% 有中度到严重特应性皮炎的儿童有食物过敏。成人的食物过敏罕见。然而，有 85% 的特应性皮炎儿童接触食物或吸入变应原后体内的 IgE 水平升高，不建议仅通过血清学或点刺试验作出食物过敏的诊断。在食物过敏试验开始进行之前，特应性皮炎的治疗应该优化。当事实上通过适当的外用治疗可以控制 AD 时，父母常为孩子的特应性皮炎寻找一个 "原因"。由于食物限制，可能会将儿童置于潜在营养不良的风险中，因此寻找食物过敏应该仅针对有较严重的特应性皮炎，而且经过标准治疗失败的小儿和婴儿。点刺试验有高的阴性预测值（>95%），而阳性预测值仅达 30%～65%。例如，超过 8% 的美国居民对花生的点刺试验阳性，而仅有 0.4% 的居民实际有临床症状。通过检测查到的可能的食物过敏原应该由临床病史来验证。例如，对一个很少或从未吃过某种食物的人，其放射免疫吸附试验（RAST）或皮肤点刺试验阳性，这可能与他们的特应性皮炎之间没有因果关系。当用食物激发时，人体出现了血清 IgE 水平较高和较大的风团（> 81 mm），这可能和这些食物诱发的过敏反应相关。约 90% 的食物过敏是由少数几种食物引起的：①婴儿：牛奶、鸡蛋、大豆、小麦。②儿童（2 ~ 10 岁）：牛奶、鸡蛋、花生、坚果类、鱼、甲壳类水生动物、芝麻、奇异果。③较大儿童：花生、坚果类、鱼、贝壳、芝麻和花粉相关食物。

　　一旦婴儿被诊断为食物过敏，哺乳的母亲必须避免食用相关的食物。

　　大量的关于预防那些其父母或同胞兄妹有特应史的儿童发生特应性皮炎的研究已经在进行。母亲在妊娠期的抗原回避并不能减少特应性皮炎的患病率。某些研究建议水解蛋白配方奶（并且更好是深度水解蛋白配方奶）可以延迟特应性皮炎的发病，但 Cochrane 综述中发现没有其对特应性皮炎有保护效果的确切证据。大豆配方奶不能降低发生特应性皮炎的风险。早期引入固体食物，以剂量依赖的模式增加了特应性皮炎发生的风险。延迟母乳喂养（> 4 个月）似乎降低了特应性皮炎发生的风险。在 2 个独立的群体研究中，对有 *FLG* 突变的儿童在出生后 1 岁以内，有养猫者家庭显著增加了发生 AD 的风险，而无 *FLG* 突变的儿童则不相关（慕彰磊和张建中 2016）。狗和尘螨的暴露并不与 AD 的发生相关。丝聚蛋白（filaggrin）缺陷者应该在出生后早期避免猫的接触。

### 三、发病机制

　　在特异性皮损发生的早期，就发现患者 Th2 免疫反应激活，细胞因子 IL-4、IL-5、IL-10 和 IL-13 合成增加等免疫学事件。这些免疫倾向在新生儿中已有表现。用植物血凝素刺激新生儿脐带血中的单核细胞，发现在以后发生特应性皮炎的儿童中 IL-13 水平明显升高。IL-4 和 IL-5 可使组织与外周血中 IgE 水平升高及嗜酸性粒细胞增多。IL-10 抑制了迟发型超敏反应。IL-4 下调了 γ 干扰素（INF-γ）的产生。特应性皮炎的早期皮损常以荨麻疹为特征，这是 Th2 反应增强的表现。这些免疫改变导致了抗微生物肽（AMP），特别是 LL-37（抗菌肽，cathelicidin）和 β- 防御素 -2、β- 防御素 -3 的产生减少。AMP 产生减少可以使特应性患者易出现病毒（疱疹、软疣、牛痘）和细菌（特别是金黄色葡萄球菌）导致的泛发的皮肤感染。发生疱疹性湿疹的特应性皮炎患者更有可能是 Th2 发生极化，支持 AMP 产生减少和皮肤病毒感染之间的因果关系。表皮接触金黄色葡萄球菌超抗原后，特应性皮炎患者可以产生 IgE 抗体，进一步使免疫反应偏向于 Th2 类细胞因子的产生，解释了金黄色葡萄球菌感染和特应性皮炎加重之间的关系。金黄色葡萄球菌超抗原如 SEB、SEE 和 TSST-1 导致 T 细胞对皮质类固醇激素的反应显著减弱。这是另一种特应性皮炎发作与金黄色葡萄球菌感染或定植相关的可能机制。虽然特应性皮炎开始时是一种由 Th2 介导的疾病，但在其慢性期中，皮肤炎症以 Th1 类细胞因子为特征。这解释了为什么慢性特应性皮炎在组织学上与其他慢性皮肤病相类似（兰元翎等 2016）。

　　特应性皮炎患者外周血中单核细胞产生的前列腺素 E2（PGE2）水平增加。PGE2 降低了 IFN-γ 的产生，但不降低辅助性 T 细胞产生 IL-4，这增强了 Th2 细胞优势。

　　在特应性患者中，研究已证实有皮神经及其分泌物（神经肽）的异常。这可解释血管反应异常、痒阈下降以及可能与特应性皮肤中的某些免疫学失衡有关。特应性患者中研究证实有外周特异性致痒受体（pruriceptor）活性下降，提示皮损处瘙痒的可能机制是脊索冲动改变而非一级传入神经元异常。特应性皮肤的乙酰胆碱水平显著升高，乙酰胆碱可能在特应性体质与症状中起作用。在特应性皮炎患者中，皮内注射乙酰胆碱会产生明显瘙痒，而在对照患者中则产生疼痛。表皮的神经纤维在特应性皮炎棘层肥厚的、苔藓化皮损中"拉长"了，降低了它们的刺激阈。特应性皮炎患者皮肤的裂隙暴露了这些表皮神经纤维可能引发瘙痒，这解释了在某些皮损处单纯地使用润肤剂可以迅速缓解瘙痒。另外，在慢性特应性皮炎中角质形成细胞表面阿片样受体缺乏。这使得表皮的内源性阿片直接与表皮的神经结合，引发瘙痒。实际上，外用阿片拮抗剂可以减轻特应性皮炎的瘙痒。

特应性患者表皮屏障异常，甚至外观正常的皮肤也是这样。经皮水分丢失（TEWL）增加，与疾病严重程度相关。由于空气湿度下降，特应性皮炎常在冬季加重。紧张状态（应激）导致上皮的磷脂双分子层的合成不良，增加 TEWL。内源性类固醇产生和系统性糖皮质激素治疗特应性皮炎导致了类似的表皮磷脂双分子层合成异常。纠正屏障功能异常是改善特应性皮炎的关键，因此进行皮肤湿敷、软膏涂抹或封包治疗，对不同时期的特应性皮炎有明显的治疗效果。优化这种特应性皮炎的治疗结构、纠正屏障功能对于降低特应性皮炎的严重程度有极大的好处。

## 四、临床表现

特应性皮炎可分为三期：婴儿特应性皮炎，发生在出生到 2 岁；儿童特应性皮炎，发生在 2 ~ 12 岁；青少年和成人特应性皮炎，发生在 12 岁以上（中华医学会皮肤性病学分会免疫学组和特应性皮炎协作研究中心 2014）。所有各期中，瘙痒是其显著特征。瘙痒常发生于损害出现之前，故特应性皮炎的概念可称为"先痒而发疹"。有价值的诊断标准包括哈尼芬和拉贾（Hanifin and Rajka）标准、英国专业工作委员会标准及美国皮肤科学会儿童特应性皮炎协会标准（表 2-7-1，表 2-7-2）（张建中 2017）。这些标准的特异性在 90% 或90% 以上，但其敏感性则低得多（40% ~ 100%）。因此，这些标准对于研究患者的入选时作为诊断标准是有用的，但对于诊断某一特殊 AD 患者并没有那么有用（李敏琪等 2017）。

### 表 2-7-1  特应性皮炎的诊断标准

| 主要标准：必须具备以下表现中的 3 条 | 次要标准：也必须具备以下表现中的 3 条 |
| --- | --- |
| 1. 瘙痒 | 1. 干燥病 |
| 2. 典型的形态和分布 | 2. 鱼鳞病 / 掌纹征 / 毛发角化病 |
| 　成年人的屈侧苔藓化 | 3. IgE 反应性（皮试反应性、RAST 试验呈阳性） |
| 　婴儿期面部和伸侧发病 | 4. 血清 IgE 水平升高 |
| 3. 慢性或慢性复发性皮炎 | 5. 早年发病 |
| 4. 特应性疾病的个人或家族病史（哮喘、过敏性鼻炎、 | 6. 皮肤感染的倾向（特别是金黄色葡萄球菌和单纯疱疹病毒） |
| 　特应性皮炎） | 7. 非特异性手足皮炎的倾向 |
| | 8. 乳头湿疹 |
| | 9. 唇炎 |
| | 10. 复发性结膜炎 |
| | 11. 丹 - 摩（Dennie-Morgan）眶下褶 |
| | 12. 圆锥形角膜 |

续表

| 主要标准：必须具备以下表现中的 3 条 | 次要标准：也必须具备以下表现中的 3 条 |
| --- | --- |
| | 13. 前囊下白内障 |
| | 14. 眼眶黑晕 |
| | 15. 面色苍白 / 面部红斑 |
| | 16. 白色糠疹 |
| | 17. 出汗时瘙痒 |
| | 18. 对羊毛和脂类溶剂不耐受 |
| | 19. 毛周隆起 |
| | 20. 食物过敏 |
| | 21. 病情受环境和（或）情绪因素影响 |
| | 22. 白色皮肤划痕症或乙酰胆碱延迟发白反应 |

**表 2-7-2　儿童时期特应性皮炎修订标准**

| 必要特征 | 重要特征 | 相关特征 |
| --- | --- | --- |
| 1. 瘙痒 | 1. 早年发病 | 1. 非典型血管反应（如面色苍白、白色皮肤划痕症） |
| 2. 湿疹 | 2. 特应性 | 2. 毛发角化病 / 鱼鳞病 / 掌纹征 |
| 3. 典型的形态和年龄特异型 | 3. 个人史和（或）家族史 | 3. 眶部 / 眶周变化 |
| 4. 慢性或复发病史 | 4. IgE 反应性 | 4. 其他局部表现（如口周变化 / 耳周皮损） |
| | 5. 干燥病 | 5. 毛周隆起 / 苔藓化 / 痒疹损害 |

### （一）婴儿特应性皮炎

50% 或更多的特应性皮炎病例出现在婴儿出生后第一年，但通常在出生 2 个月后发病。患有湿疹的婴儿通常开始为颊部的红斑和鳞屑。皮疹可蔓延到头皮、颈部、前额、手腕和四肢伸侧。这些部位是儿童能搔抓或摩擦到的部位，与婴儿的活动如爬行相关。可有明显大量的渗出，以及因搔抓、摩擦和感染而出现的许多继发性改变：结痂、脓疱及浸润。浸润性斑块最终呈现特征性苔藓化外观。婴儿特应性皮炎（infantile atopic dermatitis）常在出生后第 2 年年末消失。

婴儿在免疫接种或病毒感染后常见特应性皮炎加重。夏季时部分缓解而冬季复发，在许多特应性患者中，这可能与紫外线（UV）B 和湿度有关，而在冬季因（接触衣服中的）羊毛和干燥空气而加重。

### （二）儿童特应性皮炎

儿童特应性皮炎（childhood atopic dermatitis）发生在儿童期，病变渗出较少。典型的部位是肘窝与腘窝、腕屈侧、眼睑、面部和颈周。病变通常为苔藓化、硬结性斑块，并且在非洲裔美国患者中有苔藓化外观并且好发于伸侧。这些损害之间杂有 2 ～ 4 mm 大小的抓破的孤立性丘疹，丘疹更广泛地散布于暴露部位。

瘙痒是一种恒定的特征，大部分皮肤改变继发于瘙痒。瘙痒为阵发性。搔抓可导致苔藓化，并可发生继发感染。可能形成一种恶性循环（瘙痒 - 搔抓循环），瘙痒会导致搔抓，而搔抓会导致继发性改变，这些变化本身会引起瘙痒。特应性患者将搔抓所导致的"疼痛"认知为瘙痒，而不是搔抓导致疼痛，并可导致更多的搔抓。搔抓的冲动往往超出了患者的自控能力。睡眠时发生严重的瘙痒发作,导致特应性的儿童休息不好和慢性疲劳,这可以影响到他们的学校表现。

严重的特应性皮炎累及 50% 以上体表面积,可伴生长迟缓。限制饮食和使用类固醇可加重生长迟缓。用光疗或系统性免疫抑制剂积极治疗后,这些儿童可反弹性生长。患严重特应性皮炎的儿童也可有明显的心理障碍。父母应就上学和社会交往方面接受咨询。

（三）青少年和成人特应性皮炎

大部分青春期和成年的特应性皮炎患者有儿童期病史。只有 6% ~ 14% 的被诊断为特应性皮炎的患者在 18 岁以后发病。一种例外是患者从潮湿、热带的地区迁移到温带或高纬度地区。气候的变化通常与特应性皮炎的出现相关。特应性皮炎患者中年龄较大者可表现为局限性红斑、鳞屑、丘疹、渗出或苔藓化的斑块。在青少年中,这种皮疹常典型地出现在肘前窝与腘窝部、颈前与颈侧、前额和眼部周围。在年龄较大的成人患者中,特应性皮炎分布通常无明显特征,并且局限性皮炎可以为显著特征,特别是手、乳头或眼睑湿疹。有时皮疹可泛发,以身体屈侧为重。总体上,皮肤通常干燥,稍呈红斑性。苔藓化和痒疹样丘疹常见。丘疹损害倾向干燥、微隆起、平顶。它们几乎都有表皮剥脱,常融合形成斑块,几乎都有金黄色葡萄球菌定植。在皮肤较黑的患者中,皮疹常有明显色素沉着,常在已愈合的表皮抓破处有局部色素减退。

瘙痒通常是突发或阵发性的,常在傍晚当患者试图放松时或在夜间发作。成人患者常诉特应性皮炎的发作由急性情绪波动引起。紧张、焦虑和抑郁会降低瘙痒感觉阈,并导致上皮渗透性屏障的破坏,进一步加重特应性皮炎。特应性体质患者常会出现体表排汗困难,并诉说严重瘙痒与热或运动有关。体格锻炼和随时使用润肤剂可改善病情,特应性体质患者可参加竞技运动。

对青少年和成人特应性皮炎（atopic dermatitis in adolescent and adult）患者,病情常会随着时间推移而好转,在中年以后不常发作。一般而言,这些患者会留下本病的轻微特征,如干皮症、皮肤易受刺激和热与出汗时瘙痒。当他们接触特异的变应原或外部环境时,容易导致疾病发作。有些人对空气传播的变应原起反应而发病,少数人对烟酸诱导的潮红作用起反应而导致屈侧皮炎。约 3% 的特应性皮炎患者发生光敏感,在 UV 暴露下可出现多形性日光疹样反应或者单纯的特应性皮炎加重。大部分患者（65%）对 UVA 和 UVB 敏感,但大约 17% 的患者仅对 UVA 或 UVB 敏感,光敏性特应性皮炎的平均年龄是 35 ~ 39 岁。人类免疫缺陷病毒（HIV）感染也是一种促发因素,高危的新发作的成年特应性皮炎患者如自愿应该进行咨询和检测 HIV。

成年人的手包括腕部常受累,有特应性皮炎病史的成年人最易患手部皮炎。慢性手部皮炎病史的成年患者最常为特应性体质的个体。年轻女性第一次分娩后,极容易发生特应性手部皮炎,当皮肤与肥皂和水接触增多时促发该病。通常,在潮湿环境中工作是手部皮炎发生的主要因素,包括那些特应性皮炎患者。特应性手部皮炎可发生在手背和手掌。皱褶处的点状角化病几乎都见于黑人,在特应性体质者中也常见。特应性皮炎患者常接触霜剂和洗剂中的防腐剂与其他潜在性变应原,这些常用于他们的皮肤。接触性过敏可表现为慢性手部湿疹。与临床相关的斑贴试验是排除患有慢性手部皮炎的特应性体质患者的接触性过敏的唯一确定方法。

眼睑常受累，通常，损害呈对称分布，寒冷季节使之发作。与手部皮炎一样，刺激与接触性变应原必须通过仔细询问病史和斑贴试验予以排除。

## 五、伴发的特征和并发症

### （一）皮肤特征

所谓"Dennie-Morgan 褶"是下眼睑边缘的一条横向线状皱褶，被广泛认为是"特应性体质"的标志，但也可见于下眼睑的任何慢性皮炎中。在患有眼睑皮炎的特应性患者中，常见眼下方皱褶增多和变黑。当与其他临床体征共同出现时，则这些体征具有临床意义。也可发现明显鼻部皱痕。

特应性患者较少累及的皮肤也常干燥、稍红，且可有鳞屑。在组织学上，特应性患者外观明显正常的皮肤常有亚临床炎症。特应性皮炎的干燥、鳞屑皮肤表现为轻度皮炎。丝聚蛋白在终末角质细胞分化中被胱天蛋白酶（caspase）14 加工成为高吸水性的吡咯烷酮羧酸（pyrrolidone carboxylic acid）和尿刊酸（urocanic acid），总体称为"天然保湿因子"（natural moisturizing factor，NMF），*FLG* 的无效突变导致 NMF 的减少，可能导致特应性皮炎的通病——干燥症。经皮水分丢失（TEWL）增加，可能由亚临床皮炎，也可能是由板层小体表皮脂质（特别是神经酰胺）到终末分化的角质细胞之间间隙的异常转运所致。这种缺陷性的脂质双层可以使得保水差，导致 TWEL 增加和临床上的干燥症。白色糠疹（pityriasis alba）是一种亚临床皮炎，通常源于特应性。病损边缘不清，为面颊、上臂和躯干的色素减退性、轻度鳞屑性斑片，典型的见于年幼儿童。外用润肤剂和温和的局部类固醇制剂，特别是以油膏为基质的类固醇，通常有效。

毛发角化病为发生在上臂外侧、腿部、颊部和臀部的角质毛囊损害，通常与特应性皮炎有关。面部的角化性丘疹可以发生在红色的基底，是毛发角化症（keratosis pilaris，KP）的一种变异被称为面部红色毛发角化病（keratosis pilaris rubra faciei）。通常该病治疗困难。单用保湿剂仅部分有效。部分患者对外用含有乳酸、尿素或维 A 酸类的药物有效。维 A 酸类容易刺激特应性患者的皮肤，治疗开始应每周只用 1 次或 2 次。毛发角化病必须与毛囊性湿疹相鉴别，因为特应性皮炎和其他湿疹一般以毛囊为中心，特别是在黑人患者中。

有时会发生 Hertoghe 征，即外侧眉毛变稀。这种外观是由瘙痒和亚临床皮炎所致的慢性摩擦而产生。角化过度和色素沉着过度形成的"脏颈"（dirty neck）外观也常见于特应性体质患者。

### （二）血管特征

特应性体质者常表现有口周、鼻周和眶周苍白["头灯征"（headlight sign）]。白色皮肤划痕症是用钝器在皮肤上划出的白色条纹。这种反应与皮肤划痕症（三联征）不同，前者常缺乏风团，且第三反应（潮红）被白痕取代而形成一条白线。用 0.1 ml 的 1∶100 000 的组胺溶液进行皮内注射，三联征的潮红阶段缺乏或减弱。

特应性体质者发生各种荨麻疹的风险增加，包括接触性荨麻疹。反复发作的接触性荨麻疹可能会在受累部位继发典型的湿疹性损害。

## （三）眼部异常

高达 10% 的特应性皮炎患者发生前、后囊下白内障。特应性个体的后囊下白内障与由糖皮质激素引起的白内障无法区别。严重特应性皮炎患者发生白内障更常见。圆锥形角膜是一种不常见的疾病，见于约 1% 的特应性患者中。隐形镜片、角膜成形术和眼内镜可治疗此病。

## （四）对感染的易感性

90% 以上的慢性湿疹损害中有金黄色葡萄球菌，通常数量很多。另外，特应性患者的明显正常的非损害处皮肤也常有金黄色葡萄球菌定植。致病性金黄色葡萄球菌数量增加通常会伴发皮疹的渗液与结痂，耳郭后和耳郭下及鼻周的裂隙，毛囊炎和淋巴结肿大。对任何特应性的发作，都应考虑继发感染的可能。某些特应性患者有抗金黄色葡萄球菌及其毒素的 IgE 抗体。金黄色葡萄球菌产生的超抗原可能是金黄色葡萄球菌诱发该病的另一种可能的机制。即使不用抗生素，外用类固醇制剂治疗特应性皮炎的皮损与表面的致病菌的数量减少相关。尽管常发现 AD 皮损中金黄色葡萄球菌感染的存在与疾病的加重相关，但无法证明口服抗生素治疗在 AD 病程中有长期差异性。尽管如此，口服抗生素治疗"感染"的 AD 患者是全球皮肤科医师的一个社区标准。随着耐药金黄色葡萄球菌的广泛出现，皮肤科医师开始转变了用长期的口服抗生素来治疗与金黄色葡萄球菌感染相关的 AD 频繁发作的做法，而采用漂白剂浴和减少鼻部携带菌已成为控制感染以免激发 AD 的基础做法。对伴有 AD 和反复感染的少见患者，长期口服抑制性抗生素治疗可稳定病情，可选用头孢菌素、甲氧苄啶 - 磺胺甲噁唑（trimethoprim-sulfamethoxazole）、克林霉素和多西环素（年龄大一些的患者），对鉴定和治疗家庭中的金黄色葡萄球菌携带者也有效。特应性皮炎患者感染金黄色葡萄球菌的一种少见并发症是甲下感染伴远端指（趾）骨骨髓炎。对于伴明显中毒症状的发热性特应性皮炎患者，链球菌感染必须予以考虑。这些儿童需要住院治疗并静脉注射抗生素。

特应性皮炎患者较易出现泛发性单纯疱疹病毒感染（疱疹性湿疹）及泛发性牛痘感染（种痘性湿疹）和合并水痘。疱疹性湿疹最常见于年幼儿童，通常为单纯疱疹病毒（HSV）-1，从父母或同胞传染而来。特应性体质者一旦受 HSV 感染，可有复发，会反复出现疱疹性湿疹。疱疹性湿疹表现为突发性水疱、脓疱、结痂或糜烂性损害，集中于皮炎区域。皮损可持续扩散，大部分皮肤可受累。特应性皮炎患者常继发金黄色葡萄球菌感染及局部水肿和局部淋巴结肿大。如果眼睑或其周围出现疱疹性湿疹损害，建议进行眼科检查。疱疹性湿疹的严重程度差别很大，但大部分病例需要系统性应用抗病毒治疗和抗金黄色葡萄球菌的抗生素治疗。

特应性皮炎患者禁忌种痘以预防天花，即使在皮炎消退时。特应性体质患者可出现播散性甚至致命的种痘性湿疹。

特应性体质者也可发生大面积的扁平疣或传染性软疣。皮肤极易受刺激，故难以耐受化学药剂如水杨酸、斑蝥素（cantharidin）治疗，可使用刮除术（软疣）、冷冻疗法和电外科疗法进行破坏，以消除皮疹。

## 六、鉴别诊断

典型的婴儿期和儿童期的特应性皮炎，由于特征性的形态学，倾向对称性发病于面部、颈部、肘前和腘窝并与食物过敏、哮喘及过敏性鼻结膜炎相关，因此不难诊断。与特应性皮炎相似的皮肤病包括脂溢性皮炎（特别是婴儿）、刺激性或变应性接触性皮炎、钱币状皮炎、光照性皮炎（photodermatitis）、疥疮和有湿疹样表现的银屑病。某些免疫缺陷综合征会表现出一种与特应性皮炎非常相似或相同的皮炎损害。

## 七、组织病理学

特应性皮炎的组织病理学表现因损害的病期而变化，许多改变由搔抓引起，常见角化过度、棘层增厚和表皮剥脱。组织病理学可见金黄色葡萄球菌定植。尽管在真皮浸润中不出现嗜酸性粒细胞，但嗜酸性粒细胞的主要碱性蛋白（MBP）染色阳性见于很多病例。在特应性皮炎和有呼吸道特应性疾病的个人或家族病史的患者的标本中，常见明显的 MBP 沉积。

## 八、一般治疗

### （一）教育和支持

父母和患者的教育在治疗特应性皮炎中至关重要。在繁重的临床工作中，皮肤科医师通常没有充足的时间去充分地教育患者关于治疗特应性皮炎时的许多重要因素（田晶等 2016）。被证明有效的教育安排是关于正确使用药物的迫切的护理教育、每周晚上的教育讲课、多学科的日间治疗场所进行的宣教。所有病例中，"书面行动计划"概述了一种对患者 / 父母教育很重要的"循序渐进的办法"。另外，慢性疾病患者通常变得不再相信药物治疗，或对不得不花大量的时间治疗他们的皮肤病感到筋疲力尽（Elisabeth et al. 2008）。心理支持可以借助教育讲课帮助激发父母 / 患者并使他们依从治疗计划。抚养特应性皮炎儿童特别有压力，并在家庭内也会产生明显的压力。患者和父母都会睡眠不好。支持教育方法可以帮助家庭应对这种压力。最后，皮肤科医师必须考虑到这种复杂性和提供任何治疗方案所花时间的承诺，并确保患者 / 父母都能理解并保证按计划进行治疗（Ricci et al. 2009）。

### （二）屏障功能修复

几乎所有的特应性皮炎病例都有干燥症和表皮屏障的损伤。治疗和预防特应性皮炎的关键在于解决这个问题。患者应该每天使用保湿剂，特别是洗澡后，可用凡士林或以凡士林为基质的产品、油基质的产品、植物酥油，或含表皮屏障必不可少的脂质的"屏障修复"保湿产品。这些特殊的"屏障修复"保湿剂对特应性皮炎患者的作用与弱效的外用激素相当。它们易于敷用，并且如果患者便于得到，可以增加依从性。最常推荐使用凡士林和以凡士林为基质的保湿剂，并且对大部分患者来说是最便宜和最有效的。然而，体毛多的男性、受热激发的特应性皮炎患者，以及罕见的对凡士林发生真性变应性接触性皮炎的患者不能耐受凡士林为基质的药物。应该告知患者，肥皂、热水和擦洗可破坏皮肤屏障。合成的去垢剂因 pH 更低而优于粗肥皂，去垢剂的使用应限制在腋窝、腹股沟、面部、跖部、头皮部位。油基质的清洁剂可以用于无水清洁皮肤。特应性皮炎发作时，浸泡和涂抹（soak and smear）方法（在盆中浸泡，接着用强保温剂或药物软膏）或用外用激素的湿包（wet wrap）非常有效。在干燥气候下，特应性皮炎患者用加湿器有益。含果酸的产品（乳酸、羟基乙酸）可以刺激并加重炎症性特应性皮炎。这些产品应只用于完全没有炎症或瘙痒的特应性皮炎干燥症（Sugarman 2008）。

### （三）抗微生物治疗

一旦有感染证据，应该适当外用或系统性使用抗生素治疗。与其在感染发生后治疗，不如预先减少鼻部金黄色葡萄球菌携带并且保持皮肤对金黄色葡萄球菌的去定植（Huang et al. 2009）。漂白剂浴已迅速成为特应性皮炎患者的主要治疗手段。每周 2 次，用 1/2 杯的标准家用漂白剂（6%）稀释到 40 gal[①] 水的温水浴，能显著改善在躯干和手足部的特应性皮炎，但对面部改善较小。这种治疗结合了皮肤的去定植和水合作用，正好针对两种加重 AD 的主要因素。沐浴后适度保湿是关键。鼻内使用莫匹罗星对于减少鼻部携带菌，从而改善特应性皮炎是有益的。在 80% 的家庭中，一家至少有 1 位家长携带菌并且与 AD 儿童定植的金黄色葡萄球菌的菌株相同。如果 AD 患者反复出现感染，寻找家庭中的其他携带者并积极治疗他们。反复的感染，特别是疖病，是 AD 儿童和成人患者有系统性免疫异常特别是高 IgE 综合征的关键特征。

### （四）避免不利环境因素

紧张、热、出汗和外部刺激可以促进瘙痒与特应性皮炎发作。应该避免穿羊毛衣服。解决这些触发因素可以改善特应性皮炎。对于那些有明显暴发的患者，需要限制运动，在一天的凉爽时间里游泳和散步避免出汗。温度越高痒神经越活跃，因此应该避免过度高温。很多产品中含有刺激物和变应原，AD 患者使用可导致病情发作。患者应该避免使用含常见过敏原的产品，如果外用药的成分与特应性皮炎的加重相关，应该评估变应性接触性皮炎。

### （五）抗瘙痒

镇静性的抗组胺药由于其抗瘙痒和镇静作用可选择用于晚上。苯海拉明（diphenhydramine）、羟嗪（hydroxyzine）、多塞平（sinequan）都有效。西替利嗪（cetirizine）和非索非那定（fexofenadine）对于控制儿童与成人特应性皮炎患者的瘙痒分别有效。如

---

① 1 gal(UK) = 4.546 09 L
　 1 gal(US) = 3.785 43 L
　 1 gal(US, dry) = 4.405 L

果标准的第一代抗组胺药不足以控制瘙痒时，可以增加上述药物，同时无明显的增加镇静作用。在严重的瘙痒发作期使用冰块可以帮助"打破"瘙痒发作。含薄荷脑、苯酚或普莫卡因（pramocaine）的保湿润肤乳在两次激素使用的间隙用于保湿和减轻局部严重瘙痒。由于外用多塞平的系统性吸收和镇静作用使其更广泛的使用受限（赵漂萍等 2016）。

## 九、特殊的治疗方法

### （一）局部糖皮质激素治疗

外用糖皮质激素结合保湿剂是治疗特应性皮炎最常见的药物。它们有效并且经济。对婴儿，可以使用低效类固醇软膏，如 1% 或 2.5% 的氢化可的松（hydrocortisone）软膏。应强调的是规则使用润肤剂。一旦糖皮质激素受体饱和，过量使用类固醇制剂顶多起润肤剂作用。在身体大部分部位，每日 1 次外用糖皮质激素几乎与更频繁地使用该药是同样的疗效，这样成本更低，系统吸收较少。在部分区域，每日用药 2 次可能有效，但用药次数更频繁时几乎无意义。父母和特应性皮炎患者对激素恐惧较常见。减少频繁运用低浓度药物，结合加强保湿来解决这些问题。外用类固醇制剂并予以湿包或橡胶套装封包（浸泡或涂抹）可以提高疗效。对顽固部位，可用较强的糖皮质激素如地索奈德（desonide）、阿氯米松（alclomethasone）或曲安西龙（triamcinolone）软膏。与浓度逐渐上升的弱效分子相比较，强效分子更为适宜，因为当受体饱和时，后者的效应能快速到达平台。不要治疗不足，这会导致部分患者/父母失去信心并延长患者的痛苦。对于严重病例，在数天到 1 周内的短期用更强效的外用激素获得对疾病的控制。对于难治性和复发的特应性皮炎，每周 2 次的激素外用可能减少发作。

对于较大儿童和成年人，常使用中效的类固醇制剂如曲安西龙（triamcinolone），但面部除外，面部要用较温和的类固醇制剂或钙调神经磷酸酶抑制剂。对厚斑块和慢性单纯苔藓样皮损，要用很强效的类固醇制剂。平时用较温和的类固醇制剂，周末则用较强效的药物。软膏因它的保温特性而更加有效，要求无防腐剂以减少接触性过敏性皮炎发生的可能。如果在外用激素和保湿剂后出现加重或无改善就要考虑防腐剂或糖皮质激素的变应性接触性皮炎。糖皮质激素本身引起接触性过敏的情况并不少见。糖皮质激素过敏很少表现为湿疹加重。反而它表现为只要停用糖皮质激素，哪怕停用一天，湿疹就会发作。这很难与顽固性特应性皮炎鉴别。

尽管糖皮质激素确实有局部甚至全身副作用的可能性，也必须使用足够强效的类固醇制剂来控制瘙痒和消除炎症。为了控制严重发作，即使是年幼儿童，也要使用强效局部类固醇制剂进行每周冲击治疗。每周冲击治疗始终优于每日应用强效类固醇制剂。应该对婴儿和年幼儿童的生长参数进行监测（黄林婷和姚志荣 2017）。

### （二）外用钙调神经磷酸酶抑制剂

外用钙调神经磷酸酶抑制剂（topical calcineurin inhibitor，TCI）如他克莫司或吡美莫司（pimecrolimus），可替代外用的类固醇制剂。两种药中的任何一种通常都不会有明显的系统性吸收。虽然 0.03% 他克莫司软膏可用于儿童，但不清楚它是否确实较 0.1% 规格制剂更安全。这种软膏用于极干燥的皮肤时，耐受性较好。如果对湿疹斑块最初用糖皮质激素获得部分消退，之后换成钙调神经磷酸酶抑制剂，这样患者就会较少有烧灼感，趋于稳定改善，需要治疗的皮疹面积逐渐缩小。这些药物对眼睑与面部损害、易形成类固醇萎缩的部位、类固醇过敏时或担心类固醇全身吸收时，尤其有效。0.1% 的他克莫司软膏与 0.1% 的曲安奈德的效果相当，而吡美莫司与强效类固醇外用激素相当。

### （三）煤焦油

含有 1% ～ 5% 粗煤焦油的白凡士林或亲水性软膏 USP，或含 5% ～ 20% 煤焦油灰溶液（LCD）的亲水性软膏 USP，有时对顽固性 AD 部位有效。对于住院患者或白天治疗门诊中的成人患者，用煤焦油制剂特别是结合 UV 光疗进行强化治疗尤其有效。

### （四）光疗

如果外用治疗方式控制特应性皮炎失败，光疗是治疗阶梯的另一个选择。窄谱 UVB（NB-UVB）在治疗特应性皮炎上疗效好并已取代了广谱 UV（Ten Berge et al. 2009）。在急性炎症期，特应性皮炎患者难以耐受 UV。首先使用系统性免疫抑制剂治疗使皮肤炎症缓和，直到足以开始接受光疗。有明显红斑的患者必须从很低剂量开始 UV 治疗以避免非特异性刺激和特应性皮炎的复发。与银屑病患者相比，通常起始剂量较低并且剂量提高较慢。在特应性皮炎的急性发作期，可用 UVA-1。对于 NB-UVB 治疗失败的患者，光化学疗法（PUVA）可能有效。治疗频率较低，可以局部用（浸入 / 洗浴，PUVA），抑或系统用（口服，PUVA）。戈克曼（Goeckerman）疗法（焦油结合 UVB，每日 1 次）白天在治疗单位进行，可以改善 90% 以上的难治性特应性皮炎，并可以延长缓解期（Sugarman 2008）。

### （五）系统治疗

#### 1. 系统性糖皮质激素

一般来说，全身性类固醇只应用于控制急性恶化。对需要进行系统性类固醇治疗的患者，建议短程（3 周或更短时间）使用。如对于需要反复或延长全身性糖皮质激素治疗来控制特应性皮炎的患者，需要考虑使用光疗或节省类固醇的药物。长期的糖皮质激素治疗特应性皮炎通常导致明显的副作用。需要特别注意女性骨质疏松症，应在疗程早期用二磷酸盐，此时骨质丢失最显著。可采取预防措施，如补钙、补充维生素 D、二磷酸盐，经常锻炼，并积极鼓励戒烟。推荐进行双能 X 线吸收骨密度测量仪扫描。

#### 2. 环孢素

环孢素（cyclosporin）对治疗严重特应性皮炎非常有效，但停药后常会复发。其对迅速控制严重特应性皮炎非常有用。其对儿童和成人都安全、有效，尽管儿童可能更易耐受。对其潜在的长期副作用特别是肾脏疾病需要进行密切监测，如可能应尝试改用潜在毒性较小的药物。剂量在 3 ～ 5 mg/kg，剂量越高就越能有较好和更迅速的反应。

#### 3. 其他免疫抑制剂

一些免疫抑制剂对于特应性皮炎患者有效。由于没有对照试验，这些药物的相对疗效不清楚。它们没有环孢素有效或快速起效。然而长期使用时，它们有更好的安全性，因此当患者需要长时间的免疫抑制治疗时，可以选择其中的一种免疫抑制剂，包括硫唑嘌呤（azathioprine，商品名 Imuran）、霉酚酸酯（cellcept）和甲氨蝶呤（methotrexate，商品名 Rheumatrex）。硫唑嘌呤的剂量取决于血清巯基嘌呤（thiopurine）甲基转移酶的水平。霉酚酸酯通常耐受性较好并且与硫唑嘌呤相同，在 6 周后特应性皮炎开始减轻。每周小剂量的甲氨蝶呤在老年人中能耐受良好，并且在这些人群中疗效很好。静脉注射免疫球蛋白（IVIg）对特应性皮炎治疗有一定的益处，但价格高则限制了它的使用，除非其他合理的治疗无效时才用。IFN-γ 每日注射对于严重特应性皮炎的儿童和成人都有效，起效较慢。该药耐受性好但可导致流感样症状。奥马珠单抗（Omalizumab）可考虑用于顽固病例，但只有 20% 的患者能得到 50% 或更多的特应性皮炎减轻。英利昔单抗（Infliximab）对于特应性皮炎无效。

传统的中草药方剂对特应性皮炎儿童和动物模型有效。有效的中草药是麦冬的根和五味子的果实。中草药为煎剂，每天饮服，但大部分西方患者难以接受其苦涩的味道。某些能接受这类治疗方法的患者可以考虑选择（Makino et al. 2008）。

### 十、急性发作的治疗

首先应该找到诱发其发作的原因。近期的情绪紧张可能与疾病发作有关。金黄色葡萄球菌继发感染见于大多数病例。较少见的原因包括单纯疱疹病毒或柯萨奇病毒的感染。玫瑰糠疹也会引起特应性皮炎发作，还必须考虑到外用药物发生接触性过敏或光敏反应。

对于急性发作，治疗（上述）诱因可改善病情。短期使用系统性类固醇可有好处，但应告知患者必须避免系统性糖皮质激素的长时间应用。"家庭病房"可有益处：患者回家卧床，避免工作和其他压力；睡觉时使用大剂量抗组胺药；患者每天两次盆浴，然后使用局部类固醇软膏，并予以湿包或橡胶套装封包（sock and smear）。通常，经过 3 ～ 4 天的这种强化家庭治疗，可以制止一次严重发作。

（刘　琨）

# 第二节　湿　疹

## 一、概述

湿疹（eczema）是由多种内、外因素引起的真皮浅层及表皮炎症，皮疹具有多样性，临床上急性期皮损以丘疱疹为主，有渗出倾向，慢性期以苔藓样变为主，瘙痒剧烈，易反复发作。

## 二、病因及发病机制

### （一）病因

湿疹的病因尚不明确，机体内因包括免疫功能异常（如免疫失衡、免疫缺陷等）和系统性疾病（如内分泌疾病、营养障碍、慢性感染、肿瘤等）及遗传性或获得性皮肤屏障功能障碍。外因如环境或食物中的过敏原、刺激原、微生物、环境温度或湿度变化、日晒等均可引发或加重湿疹。社会心理因素如紧张焦虑也可诱发或加重本病（张学军 2014）。

### （二）发病机制

本病的发生机制尚不明确。目前多认为是在机体内部因素如免疫功能异常、皮肤屏障功能障碍等基础上，由多种内外因素综合作用的结果。免疫机制如变态反应和非免疫机制如皮肤刺激均参与发病过程。微生物可以通过直接侵袭、超抗原作用或诱发免疫反应引发或加重湿疹（殷凯生等 2012）。

## 三、临床表现

根据临床表现和病程湿疹可分为急性湿疹、亚急性湿疹和慢性湿疹，患者可从任一个阶段开始发病，并向其他阶段演变。

### （一）急性湿疹

急性湿疹好发于头面、耳后、四肢远端，手、足露出部位及阴囊、女阴、肛门等处。严重者可弥漫全身，常对称分布。皮疹为多形性，常表现为红斑、水肿基础上的针头至粟粒大小丘疹、丘疱疹或小水疱，常融合成片，境界不清，皮疹中心较重而周边丘疱疹逐渐稀疏，外围又有散在丘疹、丘疱疹，常因搔抓使丘疹、丘疱疹或水疱顶端破溃形成点状渗出及小糜烂面，自觉瘙痒剧烈。如继发感染则形成脓疱、脓痂，严重者有局部淋巴结肿大，甚至出现发热等全身症状。

### （二）亚急性湿疹

亚急性湿疹因急性湿疹炎症减轻或急性期未及时适当处理使病程时间较久而来。表现为红肿及渗出减轻，糜烂面结痂，皮损以小丘疹、鳞屑和结痂为主，仅有少数丘疱疹或小水疱及糜烂，亦可有轻度浸润，仍自觉有剧烈瘙痒。再次暴露于致敏原、新的刺激或处理不当可导致急性发作，如经久不愈，则可转成慢性湿疹。

### （三）慢性湿疹

可因急性湿疹及亚急性湿疹反复发作不愈而转为慢性湿疹，也可由于刺激轻微、持续而一开始就表现为慢性化。表现为患部皮肤浸润性暗红色斑上有丘疹、抓痕及鳞屑，局部皮肤肥厚，表面粗糙，有不同程度苔藓样变，色素沉着或色素减退。可发生于身体任何部位，好发于手、足、小腿、肘窝、股部、乳房、外阴、肛门等部位。病程不定，易复发，延续数月或更久。

### （四）特定类型湿疹

湿疹虽有上述的共同表现，但在某些特定的环境或某些特殊的致病条件下，临床表现可有一定的特异性（张学军 2003）。

**1. 耳部湿疹**

耳部湿疹多发生在耳后皱襞处,表现为红斑、渗液,有皲裂及结痂。有时带脂溢性。常两侧对称分布。

**2. 乳房湿疹**

乳房湿疹多见于哺乳期女性,发生于乳头、乳晕及其周围,可单侧或对称发病。皮损呈棕红色,糜烂明显,或覆以薄痂,有浸润时可发生皲裂,境界常较清楚;自觉瘙痒伴疼痛。停止哺乳多可自愈。

**3. 脐窝湿疹**

脐窝湿疹发生在脐窝内,表现为鲜红色或暗红色斑,有渗液及结痂,表面湿润,边缘清楚,很少波及脐周皮肤。

**4. 阴囊湿疹**

阴囊湿疹局限于阴囊皮肤,有时延及肛门周围,少数可波及阴茎。多呈慢性湿疹表现,皮肤皱纹加深加宽,浸润肥厚,干燥而有鳞屑或痂皮,色素增加,有渗出时阴囊皮肤肿胀、结痂及皲裂。自觉剧痒。慢性经过,常多年不愈。

**5. 女阴湿疹**

女阴湿疹常累及大小阴唇及其附近皮肤。患处浸润肥厚,境界清楚,常因搔抓或热水烫洗而可见抓痕、糜烂及外阴红肿等急性皮炎外观;月经及分泌物刺激可使病程慢性难愈。本病可继发色素减退,易被误诊为女阴白斑。

**6. 肛周湿疹**

肛周湿疹是指发生于肛门周围皮肤,以皮肤丘疹、水疱、糜烂、渗出或皮肤粗糙、肥厚、苔藓样变为临床特征的一种过敏性肛周疾病,常伴有剧烈瘙痒。由于肛周特殊的解剖结构,如不及时治疗,极易发生继发感染(梅雪岭和李邻峰 2017)。

**7. 手部湿疹**

手部湿疹是一种由多种内外因素共同作用引起的皮肤炎症性疾病。根据病程长短可分为急性手部湿疹和慢性复发性手部湿疹,常由急性期开始,然后逐渐进展为慢性期。根据病程长短手部湿疹有不同的表现形式,急性期主要表现为红斑、丘疹、水疱和水肿,鳞屑、角化过度、皲裂等则见于慢性阶段,瘙痒和疼痛是手部湿疹最常见的症状。除了手背、手掌、指间、指缝,湿疹还可累及手腕和前臂等部位(郑结成等 2016)。

**8. 小腿湿疹**

小腿湿疹多发生于胫前或侧面,常对称性分布,呈亚急性或慢性湿疹表现。有些小腿湿疹常并发于静脉曲张。由静脉曲张而致下肢静脉循环障碍、慢性瘀血,故多发生在小腿下 1/3 处。患处呈局限性棕红色、弥漫密集丘疹、丘疱疹、糜烂、渗出、皮肤变厚、色素沉着。

**9. 感染性湿疹**

本病在发生前，先在患处附近有慢性细菌性感染病灶，如中耳炎、褥疮、溃疡及瘘管等，临床表现为上述病灶周围有皮肤发红、密集小丘疹、水疱、脓疱、结痂和鳞屑等，并可随搔抓方向呈线状播散。

**10. 自身敏感性湿疹**

自身敏感性湿疹是由患者对自身内部或皮肤组织所产生的某些物质过敏而引起。发病之前，在皮肤某部常有湿疹病变，面积大小不定，较多见为钱币状湿疹或小腿湿疹。过度瘙抓、外用药物的刺激或并发感染，使湿疹恶化、红肿糜烂、渗出明显增加。

**11. 钱币状湿疹**

钱币状湿疹多见于皮肤干燥者，可能与精神紧张、细菌感染、饮酒、长期烫洗刺激等有关。皮损多呈亚急性湿疹外观，常融合成直径 $1 \sim 3$ cm 的圆形损害，境界清楚，表面点状糜烂、渗出、结痂；好发于手足背、四肢等处；冬重夏轻，常在同一部位反复发作，迁延不愈。

**12. 裂纹性湿疹**

裂纹性湿疹又称乏脂性湿疹，多见于老年人，与气候干燥、皮肤脱水、皮脂分泌减少、冬季洗浴过勤、使用肥皂过多等有关。皮肤呈淡红色，有细裂纹和糠秕样鳞屑；可发生于身体多处，常见于小腿伸侧。

## 四、一般实验室检查

一般实验室检查主要用于鉴别诊断和筛查可能病因。血常规检查中嗜酸性粒细胞水平可增加，还可有血清嗜酸性阳离子水平增高，部分患者有血清 IgE 水平增高，变应原检查有助于寻找可能的致敏原，斑贴试验有助于诊断接触性皮炎，真菌检查可鉴别浅部真菌病，疥虫检查可协助排除疥疮，血清免疫球蛋白检查可帮助鉴别具有湿疹皮炎样皮损的先天性疾病，皮损细菌培养可帮助诊断继发细菌感染等，必要时应行皮肤组织病理学检查（中华医学会皮肤性病学分会免疫学组 2011）。

## 五、组织病理学检查

急性湿疹主要病理变化为表皮内细胞间水肿（海绵水肿），真皮浅层毛细血管扩张，血管周围可见淋巴细胞为主的炎症细胞浸润，有少量中性粒细胞和嗜酸性粒细胞。慢性湿疹表现为角化过度与角化不全、棘层肥厚明显、真皮浅层毛细血管壁增厚、胶原纤维变粗（张学军 2014）。

## 六、诊断和鉴别诊断

湿疹的诊断主要根据临床表现，结合必要的实验室检查或组织病理学检查。一般湿疹的发疹为多形性，以红斑、丘疹、丘疱疹为主，皮疹中央明显，逐渐向周围散开，境界不清，弥漫性，有渗出倾向，慢性者则有浸润肥厚。病程不规律，常反复发作，瘙痒剧烈（Qin 2008）。湿疹需与下列疾病鉴别：①类似湿疹表现的其他疾病，如疥疮、浅部真菌病、多形性日光疹、皮肤淋巴瘤、嗜酸性粒细胞增多综合征、糙皮病（pellagra）等；②具有湿疹皮损的先天性疾病，如选择性皮炎、威斯科特 - 奥尔德里奇综合征，选择性IgA 缺乏症、高 IgE 复发感染综合征等；③其他各类病因或临床表现特异的皮炎，如特应性皮炎、接触性皮炎、脂溢性皮炎、淤积性皮炎、神经性皮炎等。湿疹诊断及鉴别诊断简要流程见图 2-7-1。

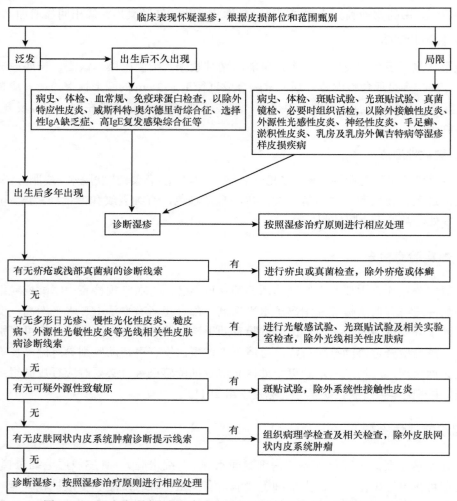

图 2-7-1　湿疹诊疗流程图（中华医学会皮肤性病学分会免疫学组 2011）

## 七、治疗

### （一）基础治疗

1）患者教育：需要说明疾病的性质、可能转归、疾病对身体健康的影响、有无传染性、各种治疗方法的临床疗效及可能的不良反应等，指导患者寻找和避免环境中常见的变应原及刺激原，避免搔抓及过度清洗。对环境、饮食、使用防护用品、皮肤清洁方法等也应提出相应建议。

2）避免诱发或加重因素：通过详细询问病史，查找各种可疑病因及加重因素，必要时做斑贴试验或内科检查，尽量找出病因。然后去除病因，让患者尽可能避免再次接触可疑物质（Chang et al. 2007）。

3）保护皮肤屏障功能：皮肤屏障功能破坏对于湿疹而言不是单纯的结果，而是重要的致病因素。外用保湿护肤品可通过改善皮肤屏障功能，阻止后续的炎症反应（Elias et al. 2008）。对皮肤干燥的亚急性湿疹及慢性湿疹应选用对患者皮肤无刺激的保湿剂。

（二）系统治疗

1）抗组胺药：主要目的是利用其镇静、催眠作用来止痒，因此宜选择一代和二代抗组胺药联合或交替服用为佳，因湿疹多在晚间瘙痒剧烈，故最好于晚餐后及睡前各服一次。常用口服药物如一代抗组胺药氯苯那敏 4～8 mg，每日 3 次；或赛庚啶 2 mg，每日 3 次；或去氯羟嗪 25 mg，每日 3 次，两种抗组胺药联合应用时用药次数酌减。二代抗组胺药，如氯雷他定 10 mg，每日 1 次；或西替利嗪 10 mg，每日 1 次（Kuitunen 2009）。

2）糖皮质激素：一般不主张常规使用。口服或注射一般不宜使用，此药虽对消炎、止痒及减少渗出的作用较快，但停用后很快复发，长期应用易引起许多不良反应。但对急性、泛发、病情严重而常规治疗疗效又不佳者，可短期使用。临床使用糖皮质激素时应注意其不良反应，其主要不良反应包括感染、高血压、高血糖、高血脂、消化道出血、电解质紊乱、骨质疏松、无菌性股骨头坏死、白内障、体重增加、癫痫大发作、精神症状、心律失常等（中国医师协会皮肤科医师分会自身免疫性疾病亚专业委员会 2018）。

3）免疫抑制剂：免疫抑制剂限于其他疗法无效，有激素应用禁忌证的重症患者，或激素治疗后病情得到明显缓解后需减量或停用激素时的替代治疗。推荐使用环孢素，无效或有禁忌证者可以选用吗替麦考酚酯，或使用甲氨蝶呤、环磷酰胺及硫唑嘌呤；此类药应用中应特别注意骨髓、肝肾不良反应的监测（中国中西医结合学会皮肤性病学专业委员会环境与职业皮肤病学组 2015）。

4）抗生素：湿疹皮炎患者皮损部位可明显检出高于非皮损部位和正常皮肤的细菌、真菌含量，尤其以金黄色葡萄球菌和马拉色菌为主（方爱兰等 2016）。近年研究证实，肠道菌群失调与湿疹的发生密切相关（Kang et al. 2017）。对湿疹合并感染者可选用抗生素治疗（Treadwell 2008）。

5）维生素 C、葡萄糖酸钙及硫代硫酸钠：其有一定抗过敏作用，但缺乏循证医学证据证明其有效；适用于湿疹急性发作或红斑、肿胀、瘙痒明显的患者，疗程 1 周左右（中国中西医结合学会皮肤性病学专业委员会环境与职业皮肤病学组 2015）。

（三）局部治疗

局部治疗的原则是选择温和、无刺激性的药物。

1）急性湿疹：皮肤有红斑、水肿、丘疹而无糜烂、渗出者，可用炉甘石洗剂外搽；

渗出明显者用 3% 硼酸液、1∶20 醋酸铝溶液冷湿敷，炎症控制后可用糖皮质激素霜剂。

2）亚急性湿疹：有少量渗出时，可用氧化锌油剂或糊剂，无渗出时可用糖皮质激素霜剂及焦油制剂。对轻度的干性皮损，用润肤剂如凡士林、尿囊素软膏有效。

3）慢性湿疹：治疗主要以糖皮质激素制剂为主，皮损局限时封包治疗疗效较好。肥厚皲裂性皮损可先用角质松解剂，如 15%～20% 尿素霜，使皮肤变薄后再用糖皮质激素制剂。对慢性湿疹苔藓化显著者，可用 50% 松馏油软膏或 20% 黑豆馏油软膏。在慢性湿疹皮损明显消退后，可以选择下述方法维持治疗。长疗程间歇疗法：可在皮损消退后，每周间歇使用 1～2 天激素制剂，疗程半年左右，可有效减少复发；序贯疗法：每日使用激素与非激素制剂各 1 次至皮损完全消退后，再使用非激素制剂间歇维持（中国中西医结合学会皮肤性病学专业委员会环境与职业皮肤病学组 2015）。

继发细菌感染者应联合用抗生素溶液或软膏，如 0.1% 雷夫奴尔液或 1% 金霉素软膏等。继发真菌感染者要联合用抗真菌制剂，如硝酸咪康唑霜、联苯苄唑乳膏、特比萘芬软膏等。疑有细菌或真菌感染又暂时无法确诊的情况下可使用复方制剂，如复方咪康唑、复方克霉唑软膏等。

钙调神经磷酸酶抑制剂如 0.03% 他克莫司软膏、0.1% 他克莫司软膏或 1% 吡美莫司对湿疹有治疗作用，且无糖皮质激素的副作用。尤其适合头面部及间擦部位湿疹的治疗（中华医学会皮肤性病学分会免疫学组 2011）。

外用中成药无糖皮质激素长期应用的不良反应，适用于各类湿疹皮炎：对于轻度或中度的湿疹皮炎，体表面积 < 10% 的患者，可以单独外用中成药治疗；体表面积 > 10% 的患者，可以在系统用相应药物治疗的基础上，同时使用外用中成药；对于肥厚性皮损应用糖皮质激素联合治疗或序贯治疗，以减少糖皮质激素用量，降低其不良反应，减少湿疹复发；对于儿童、老人及皮肤柔嫩部位的皮炎，外用糖皮质激素可能更易发生不良反应，可以优先选用中成药（中国中西医结合学会皮肤性病专业委员会环境与职业性皮肤病学组 2014）。

其他外用药如焦油类、止痒剂、非甾体抗炎药外用剂等可以根据情况选择应用。

（四）物理治疗

紫外线光疗可有效治疗由多种原因引起的瘙痒，可用紫外线光源包括宽谱中波紫外线（UVB，290～320 nm）、窄谱 UVB（311 nm）、长波紫外线（UVA，320～400 nm）和 UVA 1（340～400 nm）（中国医师协会皮肤科分会变态反应性疾病专业委员会 2018）。

（五）中医中药疗法

中药有一定疗效，应根据病情辨证施治。中药提取物如复方甘草酸苷、雷公藤多苷等对一些患者有效。

## 八、预防

1）尽可能寻找该病发生的原因，故需对患者的工作环境、生活习惯、饮食及情绪等作深入的了解，并对全身情况进行全面检查如有无慢性病灶及内脏器官疾病，以除去可能的致病因素。

2）避免各种外界刺激，注意居住环境的温度和湿度，避免搔抓及过度清洗，选用棉质宽松的衣物、床单等生活用品。

3）合理饮食，避免易致敏和有刺激性的食物，如鱼、虾、浓茶、咖啡、酒类等。

4）皮损治愈后需继续保湿治疗，选择良好的保湿剂保护皮肤屏障功能，沐浴后即刻外涂保湿剂以保持皮肤水合状态。

5）湿疹是一种慢性复发性疾病，需要指导患者用药，维持治疗，充分发挥患者的主观能动性和依从性。

（高明阳）

# 第三节　荨　麻　疹

## 一、概述

荨麻疹（urticaria）是由于皮肤、黏膜小血管扩张及渗透性增加出现的一种局限性水肿反应，临床特征性表现为大小不等的风团伴瘙痒，可伴有血管性水肿（中华医学会皮肤性病学分会免疫学组 2014）。荨麻疹可发生在任何年龄段，女性多于男性，有15%～25%的人一生中至少发作过一次荨麻疹。特发性荨麻疹患病率为0.5%～1.5%（李邻峰 2010）。

## 二、病因及发病机制

### （一）病因

荨麻疹的病因复杂，约3/4的患者不能找到原因，尤其是慢性荨麻疹。常见病因如下（赵辨 2001）。

**1. 生物性**

1）食物及食物添加剂：主要是动物蛋白性食物，如鱼、虾、蟹、肉类、蛋类等；植物性食物如茄子、草莓、竹笋、柠檬、芒果、李子等；食品中的添加剂如色素、调味品、防腐剂。

2）吸入物：一些吸入物可以作为过敏原引起荨麻疹，常见的吸入过敏原有花粉、动物羽毛、真菌、甲醛等。其致病隐袭，患者往往不易察觉，极易造成慢性发病。本型荨麻疹常与过敏性鼻炎或支气管哮喘并发（陈明和顾军 2014）。

3）接触物：昆虫叮伤、动物咬伤等。

4）感染原：各种细菌、病毒、真菌、寄生虫等引起的急性和慢性感染。

**2. 化学性**

1）化工产品：常见的有甲醛、乙醇等挥发性物质，在工厂、建筑物及家庭居室等处常遇到。

2）日化用品：许多美容护肤品都含有挥发性物质。

3）消毒剂：如家庭常有的樟脑、蚊香等。

**3. 物理性**

1）温度：温度变化常会影响患者的病情，寒冷常是冷接触性荨麻疹的病因或诱因。

2）光线：UVB 和（或）可见光的照射均可诱发机体产生变态反应而发病。

3）机械：压力、振动、摩擦等机械作用可诱发某些患者出现荨麻疹皮损。

**4. 药物性**

从理论上说，绝大多数药物都有引起本病的可能，但由于存在体质的特异性，其发生率的高低有很大差别。常易引起荨麻疹的药物有青霉素、血清制品、各种疫苗、呋喃唑酮、磺胺类、解热镇痛类、可待因、吗啡、奎宁、肼屈嗪及某些中草药。

**5. 内源性**

1）精神因素及内分泌改变：荨麻疹患者发病前常有精神诱因，心理应激也可以使病情加重，提示精神因素可能与荨麻疹有关（吕薇和马丽俐 2010）。

2）自身免疫性疾病：几乎所有免疫性疾病（系统性红斑狼疮、白塞综合征、变应性亚败血症、风湿热、类风湿性关节炎）都可能引起荨麻疹。

3）遗传因素：某些类型的荨麻疹与遗传有密切相关，如遗传性家族性荨麻疹综合征、家族性寒冷性荨麻疹、迟发型家族性局限性热荨麻疹。

（二）发病机制

荨麻疹发病机制复杂，包括 IgE 介导的 I 型变态反应和非 IgE 介导机制。

**1. IgE 介导的 I 型变态反应**

过敏原致敏以后产生的特异性 IgE 与肥大细胞表面的高亲和力的 IgE 受体（FcεRI）结合，当过敏原再次进入人体与 IgE-FcεRI 结合发生交联致使肥大细胞活化脱颗粒（陈佰超和李巍 2016）。

**2. 非 IgE 介导机制**

（1）自身免疫机制（II 型变态反应）

自身免疫机制是过去十余年慢性荨麻疹研究的最重要进展之一，35% ～ 40% 的慢性荨麻疹患者存在 IgG 自身抗体（陈佰超和李巍 2016）。这些自身抗体，包括抗自身 IgE 的 IgG 类自身抗体、抗 IgE 受体的 IgG 类自身抗体及抗自身抗原的 IgE 抗体 3 种形式。这些自身抗体只有在补体的参与下，才能与相应的受体结合促使肥大细胞活化脱颗粒，其原因是它们属于固定补体的 IgG 亚型（IgG1 和 IgG3）。这些抗体与 IgE 或 IgE 受体结合后发生受体间交联，同时活化补体产生 C5a 并与肥大细胞的 C5a 受体结合产生过敏毒素，启动肥大细胞信号转导级联反应，释放组胺、肝素等化学介质。

（2）循环免疫复合物机制（III 型变态反应）

免疫复合物介导的荨麻疹在临床上比较少见。然而，在感染性疾病和系统性红斑狼疮等一些产生大量循环免疫复合物的疾病中，有时可以观察到荨麻疹样皮损的出现，推测可能与循环免疫复合物活化肥大细胞有关。

（3）T细胞介导机制（Ⅳ型变态反应）

T细胞可以介导荨麻疹的致病过程。在荨麻疹皮损中，发现有活化的 $CD4^+$ T细胞浸润。使用环孢素等针对T细胞的药物治疗难治性荨麻疹有效。功能研究和表型分析均证实，存在免疫紊乱的患者其调节性T细胞的功能降低。由此推测 $CD4^+$ $CD25^+$ $FoxP3^+$ 调节性T细胞的比率降低，可能促进了慢性荨麻疹的自身免疫反应。

（4）神经内分泌机制

神经递质是在化学突触间发挥信使作用的特殊分子，是维持正常人体生理功能的重要物质。慢性自发性荨麻疹的发病可能与神经系统和内分泌系统的相互作用有关，通过下丘脑 - 垂体 - 肾上腺皮质轴、交感 - 肾上腺髓质系统、皮肤局部神经系统3个途径活化肥大细胞，其中皮肤局部神经系统直接活化肥大细胞是荨麻疹发病的潜在机制。

（5）性激素机制

女性的慢性荨麻疹患病率是男性的两倍，提示性激素在荨麻疹发病中可能具有一定的作用。有学者发现，生理浓度的雌激素与α雌激素受体结合能够使肥大细胞活化脱颗粒。

（6）凝血因子机制

人们观察到自体血浆所致的自身反应阳性率明显高于自体血清皮试，由于血浆和血清所含的自身抗体相同，因此，很可能是凝血因子在荨麻疹发病中起一定作用。研究发现，荨麻疹的严重程度与凝血反应的程度相关联。凝血酶能够提高血管的通透性，诱导过敏毒素C5a的产生，使肥大细胞活化脱颗粒。

（7）直接诱导机制

非免疫激动剂可以直接与肥大细胞的受体结合而激活肥大细胞。此类物质包括P物质、脑内啡肽、生长抑素等。它们促使肥大细胞脱颗粒和释放促炎性细胞因子，尤其在活化的免疫系统产物降低肥大细胞释放阈值时这种反应更加活跃（Jain 2014）。临床上一些治疗和诊断试剂如吗啡、盐酸哌替啶、可待因、阿司匹林、奎宁、多黏菌素B等，能降低肥大细胞及嗜碱性粒细胞的cAMP水平而直接引起组胺释放（殷凯生等2012）。

（8）效应细胞机制

部分荨麻疹的发病可能主要源于效应细胞或亚细胞的异常，而非自身免疫机制所致。荨麻疹的效应细胞是肥大细胞和嗜碱性粒细胞，两者的数量及其细胞内分子的异常调节可能参与了荨麻疹的发病。慢性荨麻疹患者的嗜碱性粒细胞数量与病情严重程度成反比，相反地，肥大细胞的数量则明显升高，迟发性压力性荨麻疹浸润的肥大细胞能够到达深层皮肤。

（9）遗传分子机制

荨麻疹患者一级亲属的患病率增加。遗传分子机制被认为可能参与了荨麻疹的发病。这种机制尤其在阿司匹林不耐受型荨麻疹的发生发展中具有重要作用。

（10）假性过敏反应

假性过敏反应是食物或药物中的小分子物质所诱发的假变应原反应，这种情况下肥大细胞和嗜碱性粒细胞的活化并不依赖IgE，而是由少量的IgG和IgM介导。

**3. 非免疫学机制**

1）直接诱导机制：非免疫激动剂可以直接与肥大细胞的受体结合而激活肥大细胞。

2）花生四烯酸代谢异常：花生四烯酸类产物在荨麻疹中的病理作用是具有炎症介质性能，如能增强血管通透性、具有较强趋化作用。花生四烯酸代谢异常多见于使用阿司匹林和非类固醇抗炎药物后（殷凯生等 2012）。

3）其他影响因素的作用：物理、机械刺激、精神因素，如发热、运动、饮酒、情绪紧张等，均可诱发或加剧荨麻疹的形成。据推测可能是这些因素直接作用于小血管和通过内源性激素的改变而作用于肥大细胞而释放介质所致。内分泌因素的参与可能与月经前及绝经后荨麻疹的加剧有关。某些毒素如蛇毒、细菌毒素等和食物如鸡蛋白、草莓等由非免疫方式活化补体引起组胺释放，导致荨麻疹发生（Deacock 2008）。有研究认为，幽门螺杆菌（Hp）感染与慢性荨麻疹相关，部分感染 Hp 的慢性荨麻疹患者经抗 Hp 治疗后，症状可改善或完全缓解（吕纯鹏和康尔恂 2016）。

## 三、临床表现

荨麻疹临床表现为风团和（或）血管性水肿，发作形式多样，风团的大小和形态不一，多伴有瘙痒。病情严重的急性荨麻疹还可伴有发热、恶心、呕吐、腹痛、腹泻、胸闷及喉梗阻等全身症状（中华医学会皮肤性病学分会荨麻疹研究中心 2019）。荨麻疹有自发性荨麻疹和诱导性荨麻疹两种，诱导性荨麻疹根据是否与物理因素有关分为物理性荨麻疹和非物理性荨麻疹，不同类型荨麻疹其临床表现有一定的差异。根据病因和病程等特征，荨麻疹可以分为急性荨麻疹和慢性荨麻疹、物理性荨麻疹、其他特殊类型荨麻疹（张学军 2014）。

### （一）急性荨麻疹

急性荨麻疹病程在 6 周以内，以药物、食物和感染为较常见的病因，一般发病急，患者常突然自觉皮肤瘙痒，很快在瘙痒部位出现大小不等的红色或苍白色风团，呈圆形、椭圆形或不规则形，散在或融合成片。数分钟至数小时内水肿减轻，风团变为红斑并逐渐消失，不留痕迹，皮损持续时间一般不超过 24 h。但新风团可此起彼伏，不断发生，多以傍晚较多。患者皮肤划痕症阳性。病情严重者可伴有胸闷、心悸、头晕、恶心、呕吐、腹痛甚至血压降低等过敏性休克表现。部分患者可因胃肠黏膜水肿出现腹痛，剧烈时颇似急腹症。感染引起者可出现高热、寒战等全身中毒症状。

### （二）慢性荨麻疹

慢性荨麻疹病程持续 6 周以上，且每周发作至少 2 次，患者全身症状一般较轻。风团时多时少，反复发作，常达数月或数年。

### （三）物理性荨麻疹

1）皮肤划痕症：亦称人工荨麻疹，表现为用手搔抓或用钝器划过皮肤 1 ～ 3 min，沿划痕出现条状风团，伴不同程度的瘙痒，数分钟后即消退；可与荨麻疹伴发，也可单独存在。

其发生可能与 IgE 有关，也可能与肥大细胞存在某种功能的异常有关（张学军 2003）。迟发型皮肤划痕症表现为划痕后数小时在皮肤上出现线条状风团和红斑，在 6 ～ 8 h 达到高峰，持续时间一般不超过 48 h（殷凯生等 2012）。

2）冷接触性荨麻疹：遇到冷的物体（包括风、液体、空气等），在接触部位形成风团（中华医学会皮肤性病学分会荨麻疹研究中心 2019）。

3）迟发性压力性荨麻疹：垂直受压后 30 min 至 24 h 局部形成红斑样深在性水肿，可持续数天（中华医学会皮肤性病学分会荨麻疹研究中心 2019）。

4）日光性荨麻疹：日光照射后数分钟在暴露部位出现红斑和风团。1 ～ 2 h 可自行消退，严重者在身体非暴露部位亦可出现风团。其可由中波、长波紫外线或可见光及人造光引起。

5）热接触性荨麻疹：分为先天性和获得性两种。先天性热接触性荨麻疹亦称延迟性家族性热接触性荨麻疹，在幼年发病，为常染色体显性遗传，43℃温水接触刺激后 1 ～ 2 h 在接触部位出现风团，4 ～ 6 h 达到高峰，一般持续 12 ～ 14 h。获得性热接触性荨麻疹亦称局限性热接触性荨麻疹，用装有 43℃温水的试管接触皮肤，约数分钟就在接触部位出现风团和红斑，刺痛持续 1 h 左右自行消退。

6）胆碱能性荨麻疹：在青春期多见，由于运动、受热、情绪紧张、进食热饮或乙醇饮料使胆碱能神经发生兴奋性冲动而释放乙酰胆碱，诱发肥大细胞和嗜碱性粒细胞释放组胺而发病。常在受刺激后数分钟即出现风团，直径 1 ～ 3 mm，周围有明显红晕；常泛发于躯干上部和上肢，或除掌跖以外的任何部位，皮损互不融合，可持续 0.5 ～ 1 h，或达数小时之久；自觉剧痒，有时仅有剧痒而无皮损。偶尔会伴发乙酰胆碱的全身反应，如流涎、头痛、脉缓、瞳孔缩小及痉挛性腹痛、腹泻、恶心、呕吐、哮喘、晕厥甚至休克。病情一般经数月或数年后逐渐缓解。运动或热水浴是简单有效的诊断试验，用 1∶5000 乙酰胆碱作皮试或划痕试验，可在局部周围出现星状小风团，有鉴别诊断价值（张学军 2003）。

（四）特殊类型荨麻疹

1）接触性荨麻疹：患者在接触到某一种物质后能够引起皮肤风团和红斑。其发病机制有：①非免疫反应型（无先前致敏），最为常见，几乎所有接触者在接触该物质，如荨麻、桂皮醛、山梨酸等后都将发生风团。②免疫反应型，这是一种速发型变态反应，病情常较严重。致敏物质有马铃薯、乳胶、丙酸苯汞等。③机制不定型，具有以上两型特征（陈明和顾军 2014）。

2）水源性荨麻疹：皮肤接触水后即刻或数分钟后出现风团，与水温无关，持续时间在 1 h 之内。

## 四、诊断

（一）荨麻疹的诊断标准

根据病史和临床表现，可作出荨麻疹诊断，但要确定病因比较困难，需要依靠详细询问病史、体格检查和必要的实验室检查。病史的询问应包括以下方面：起病时间，风团持续时间和频率，昼夜变化规律，风团大小、形状和分布，是否伴有血管性水肿，伴随症状，家族性过敏性疾病史，是否患有内科疾病、感染性疾病，用药史，手术史，治疗效果，个人爱好，饮食习惯，吸烟习惯，居住环境与工作类型，蚊虫叮咬反应，女性患者病情和月经周期的关系，物理因素，运动习惯，精神因素，生活质量。详细的体格检查包括皮肤划痕试验（中止抗组胺药治疗 2 ～ 3 天或停用免疫抑制剂治疗 1 周以上）。

（二）一般性实验室检查

一般性实验室检查对寻找病因有帮助（Grattan 2004），可检查血常规白细胞、淋巴细胞计数和分类，末梢血找异型淋巴细胞，大便找寄生虫卵，真菌培养，幽门螺杆菌、肝炎抗体检测等。血沉、抗核抗体、血清补体、甲状腺抗体等检测可排除自身免疫性疾病引起的荨麻疹。冷球蛋白、冷纤维蛋白原、冷溶血素测定对冷荨麻疹诊断有帮助。各型荨麻疹的诊断试验见表 2-7-3（殷凯生等 2012）。

表 2-7-3　荨麻疹的常规诊断试验

| 类型 | 常规诊断试验 |
| --- | --- |
| 自发性荨麻疹 | |
| 急性荨麻疹 | 无 |
| 慢性荨麻疹 | 血细胞计数和分类，血沉，抗核抗体，甲状腺抗体，特异性 IgE，C3、C4，自体血清皮试，内窥镜，X 光摄片，大便找虫卵、寄生虫等 |
| 物理性荨麻疹 | |
| 皮肤划痕症 / 人工荨麻疹 | 皮肤划痕试验 |
| 冷接触性荨麻疹 | 冷刺激（冰块、冷水），血沉，冷球蛋白，冷溶血素，冷纤维蛋白原等 |
| 迟发性压力性荨麻疹 | 压力试验（0.2 ～ 1.5 kg/cm$^2$，10 min 和 20 min） |
| 热接触性荨麻疹 | 手臂热水浸泡（42℃和不同温度梯度） |
| 日光性荨麻疹 | 紫外线和不同波长可见光 |
| 胆碱能性荨麻疹 | 身体运动和热水澡 |
| 特殊类型荨麻疹 | |
| 水源性荨麻疹 | 常温下穿湿衣服 20 min |
| 接触性荨麻疹 | 针刺 / 斑贴试验 |
| 其他疾病 | |
| 荨麻疹性血管炎 | 皮肤活检，血细胞计数和分类，血沉，抗核抗体 |

（三）组织病理

组织病理主要表现为真皮水肿，皮肤毛细血管和小血管扩张充血，淋巴管扩张及血管周围轻度炎症细胞浸润。

（四）鉴别诊断

根据皮疹为风团，具有时现时隐、消退后不留痕迹等特点，诊断容易，但确定病因较为困难，需要详细询问病史，做认真细致的体格检查，行必要的实验室检查，全面综合分析病情。有时要与丘疹性荨麻疹和荨麻疹性血管炎进行区别。前者春秋高发，群集分布，风团样损害呈纺锤形，中央可以有丘疱疹或水疱。后者风团持续时间长，有疼痛，消退后遗留有色素沉着或鳞屑，补体水平降低，病理提示为坏死性血管炎。腹型荨麻疹要注意排除急腹症。荨麻疹相关症状的鉴别诊断见图 2-7-2。

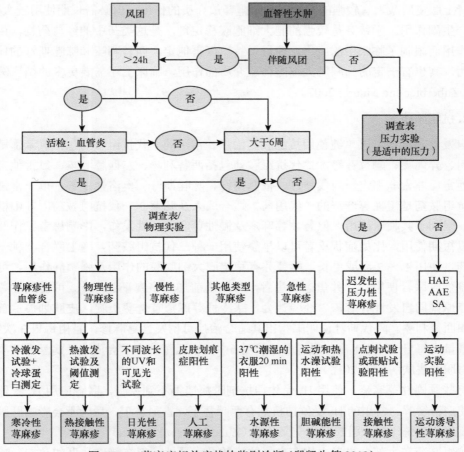

图 2-7-2　荨麻疹相关症状的鉴别诊断（殷凯生等 2012）

HAE. 遗传性血管性水肿；AAE. C1 酯酶抑制剂缺乏引起的获得性荨麻疹；SA. 自发性血管性水肿，只有深在性水肿而无浅表性风团的慢性荨麻疹

## 五、治疗

### （一）一般治疗

消除刺激因素或治疗刺激因素或病因在荨麻疹治疗中最重要，因为消除刺激因素或可疑因素后荨麻疹可能自然消退。反之，重新暴露于相关因素后荨麻疹复发，可为致病原因确定提供证据（Khalaf et al. 2008）。

### （二）系统治疗

#### 1. 抑制肥大细胞释放介质

肥大细胞释放介质是荨麻疹发病的重要环节，抑制肥大细胞释放介质在治疗荨麻疹中有十分重要的地位，但能稳定肥大细胞膜、抑制肥大细胞释放介质的有效药物很少。虽然肾上腺皮质激素有较强的抑制肥大细胞释放介质的作用，但必需长期使用较大剂量，可能产生副作用。酮替芬是较强的肥大细胞膜稳定剂，是这类药中的经典药物，由于其镇静作用而限制了临床中的应用。曲尼司特、氯雷他定、西替利嗪和咪唑斯汀的体外试验证明，其也有一定的抑制肥大细胞释放介质的作用，临床上还需要更多的循证医学的证据（Zuberbier and Maurer 2007）。

#### 2. 抗组胺药

自发性荨麻疹可以单纯使用抗组胺药治疗。常用的一代抗组胺药包括氯苯那敏、苯海拉明、异丙嗪、酮替芬等，二代抗组胺药包括西替利嗪、左西替利嗪、氯雷他定、地氯雷他定、非索非那定、阿伐斯汀、依匹斯汀、咪唑斯汀、奥洛他定等。单一常规剂量二代抗组胺药是慢性荨麻疹的一线用药，适合成人及儿童。一代抗组胺药因其中枢镇静作用，限制了其临床应用。但急性荨麻疹及慢性荨麻疹急性发作，影响患者工作及生活时可以短期使用，比如症状重者可以早晨使用一种二代抗组胺药，晚上联合一种一代抗组胺药，使用 1～2 周或更长。酮替芬有稳定肥大细胞膜的作用及强镇静作用，可以在瘙痒剧烈时联合使用。合并焦虑的患者，可以睡前加用多塞平 25 mg。可诱发性荨麻疹的治疗原则同自发性荨麻疹。经验认为，寒冷性荨麻疹首选赛庚啶，皮肤划痕症首选羟嗪类如西替利嗪。阿伐斯汀说明书指出其适合治疗可诱发性荨麻疹，且由每日 3 次给药，逐渐减量为每日 2 次、1 次，患者易于接受（中国中西医结合学会皮肤性病学专业委员会环境与职业皮肤病学组 2016）。

有些顽固性荨麻疹，使用 $H_1$ 受体拮抗剂时病情得不到控制，联合应用 $H_2$ 受体拮抗剂可使病情缓解。常用的 $H_2$ 受体拮抗剂有西咪替丁、雷尼替丁，后者不会影响肝脏药物代谢氧化酶系统，较少引起药物交叉反应（Zuberbier et al. 2006a）。

抗组胺药在大部分患者中均有良好的疗效及耐受性，但在特殊人群如孕妇、哺乳期妇女、儿童、老年人或者肝肾功能不全患者中，因为特殊的自身条件，药物的药效学、药物代谢动力学及机体耐受性等可能发生改变，抗组胺药的用药安全性更应慎重考虑（温禾和姚煦 2016）。

#### 3. 糖皮质激素

严重急性荨麻疹可能合并血管性水肿或系统症状，短程口服糖皮质激素是必要的，在慢性荨麻疹的治疗中，尽量避免长期使用糖皮质激素。其必须使用时，应严格掌握指征，控制每日剂量，并注意不良反应的防治。有研究用糖皮质激素治疗皮肤划痕症，发现在控制症状上其疗效要优于西替利嗪，但不良反应也十分明显，且停药后同样存在复发。由此看来，糖皮质激素疗法并不能减少复发，而且可以诱发形成激素依赖性荨麻疹（steroid dependent urticaria），对此应引起重视（张学军 2009）。老年人系统使用糖皮质激素更易诱发或加重糖尿病、白内障、骨质疏松等；此外老年人常服用非甾体抗炎药，也需警惕合并使用糖皮质激素时消化道溃疡的发生（陈奇权等 2017）。

**4. 拟交感神经药**

0.1% 肾上腺素溶液 0.2 ～ 0.4 ml 用于严重的急性荨麻疹患者伴有过敏性休克或喉头水肿时，可皮下注射或肌内注射。

**5. 白三烯受体拮抗剂**

白三烯受体拮抗剂（LTRA）常用药物有孟鲁司特、扎鲁司特，适用于单独使用 $H_1$ 受体拮抗剂无效的顽固性荨麻疹。一般不单独使用。

**6. 免疫抑制剂**

环孢素 A 对抑制肥大细胞介质的释放也具有中等、直接的作用。在一项随机对照试验中证明，环孢素 A 联合使用非镇静作用类的 $H_1$ 抗组胺药对治疗荨麻疹有效，但因为该药副作用发生率较高，所以不推荐作为标准治疗措施。

**7. 静脉注射免疫球蛋白**

基于大约 1/3 的慢性荨麻疹患者有自身免疫病理现象，静脉注射免疫球蛋白（IVIg）从理论上讲可以作为免疫调节剂治疗这一类患者。有研究显示 IVIg 可使伴有自身免疫的荨麻疹患者症状改善，并减少对抗组胺药物的依赖，组胺释放活性降低，IVIg 可以是治疗顽固荨麻疹伴自身免疫病的一种较好的方法（张学军 2009）。

**8. 降低血管通透性药物**

降低血管通透性药物包括维生素 C、钙剂、硫代硫酸钠等，常与抗组胺药联合使用。

**9. 生物制剂**

奥马珠单抗（Omalizumab，抗 IgE 单抗）是一种重组人源性单抗，可以结合 IgE 分子，阻断 IgE 分子与肥大细胞和嗜碱性粒细胞表面的高亲和力 IgE 受体结合，降低嗜碱性粒细胞表面 IgE 受体的表达。有研究认为，Omalizumab 对抗组胺药物治疗无效的自身免疫性荨麻疹患者，可以是一种有效的选择。也有研究用 Omalizumab 治疗胆碱能性荨麻疹并获得成功（张学军 2009）。

**10. 光疗**

PUVA 和 NB-UVB 减少了真皮上层中肥大细胞的数量，并且已经被成功地应用于肥大细胞增生病中，对难治性慢性荨麻疹治疗有帮助。也可以试用 UVA 或 UVB 与上述有抑制肥大细胞释放介质作用的抗组胺药联合治疗。

**11. 中医中药治疗**

荨麻疹辩证分为四型：风热型，多属于急性荨麻疹，用消风散加减；风寒型，多属于冷荨麻疹，用麻黄汤或桂枝汤加减；胃肠湿热型，多属于具有胃肠道症状的荨麻疹，用防风通圣散加减；气血两虚型，多属于慢性荨麻疹，用八珍汤加减。

**12. 其他**

如感染因素引起，选用有效抗生素治疗；酮替芬对胆碱能性荨麻疹有疗效；非甾体类抗炎药对部分寒冷性荨麻疹有效；还可以选择一些非特异性疗法如自血疗法、组织疗法等。

荨麻疹的全身用药选择应遵循安全、有效、规则使用的原则，以提高患者的生活质量为目的。

（1）急性荨麻疹的治疗

去除病因，治疗上首选二代非镇静抗组胺药，在明确并祛除病因及口服抗组胺药不能有效控制症状时，可选择糖皮质激素——泼尼松 30 ～ 40 mg，口服 4 ～ 5 天后停药，或相当剂量的地塞米松静脉注射或肌内注射，特别适用于重症或伴有喉头水肿的荨麻疹患者。1：1000 肾上腺素溶液 0.2 ～ 0.4 ml 皮下注射或肌内注射可用于急性荨麻疹患者伴休克或严重的荨麻疹伴血管性水肿患者（中华医学会皮肤性病学分会荨麻疹研究中心 2019）。

（2）慢性荨麻疹的治疗

一线治疗：首选二代非镇静抗组胺药，慢性荨麻疹疗程一般不少于 1 个月，必要时可延长至 3 ～ 6 个月，有时需要多个疗程才能痊愈。临床症状完全消失后即可以考虑减量，由每日 1 次改为隔日 1 次，逐渐增加间隔时间，直至停药。

二线治疗：二代抗组胺药常规剂量使用 1 ～ 2 周后不能有效控制症状时，考虑到不同个体或荨麻疹类型对治疗反应的差异，可更换抗组胺药品种，或联合其他二代抗组胺药以提高抗炎作用，或联合一代抗组胺药睡前服用以延长患者睡眠时间，或在获得患者知情同意情况下将原抗组胺药增加 2 ～ 4 倍剂量（中华医学会皮肤性病学分会荨麻疹研究中心 2019）。

三线治疗：对上述治疗无效的患者，可以考虑选择以下治疗方法。雷公藤多苷片，每日 1 ～ 1.5 mg/kg，分 3 次口服，使用时需注意对造血系统的抑制、肝脏的损伤及生殖毒性等不良反应。环孢素，每日 3 ～ 5 mg/kg，分 2 ～ 3 次口服。因其不良反应发生率高，只用于严重的、对任何剂量抗组胺药均无效的患者。生物制剂，如奥马珠单抗，对多数难治性慢性荨麻疹有较好疗效，推荐按 150 ～ 300 mg 剂量皮下注射，每 4 周注射 1 次，注意其罕见的过敏反应。糖皮质激素，适用于上述治疗效果不佳的患者，一般建议予泼尼松 0.3 ～ 0.5 mg/(kg·d)（或相当剂量的其他糖皮质激素）口服，好转后逐渐减量，通常疗程不超过 2 周，不主张常规使用。国外有研究显示，补骨脂素 - 长波紫外线（PUVA）或中波紫外线对部分难治性慢性荨麻疹有一定治疗作用，并以 PUVA 疗效更佳（中华医学会皮肤性病学分会荨麻疹研究中心 2019）。

（3）诱导性荨麻疹的治疗

基本治疗原则同自发性荨麻疹，首选二代非镇静抗组胺药，效果不佳时酌情加倍剂量。常规的抗组胺药对部分诱导性荨麻疹治疗较差、治疗无效的情况下，要选择一些特殊的治疗方法，如表 2-7-4 所示（中华医学会皮肤性病学分会荨麻疹研究中心 2019）。

**表 2-7-4 部分诱导性荨麻疹的治疗选择**

| 类型 | 特殊治疗方法 |
| --- | --- |
| 人工荨麻疹 | ①减少搔抓；②联合酮替芬 1 mg，每日 1～2 次；③窄谱 UVB、UVA1 或 PUVA |
| 冷接触性荨麻疹 | ①联合赛庚啶 2 mg，每日 3 次；②联合多塞平 25 mg，每日 2 次；③冷水适应性脱敏 |
| 胆碱能性荨麻疹 | ①联合达那唑 0.6 g/d，初期可按每天 2～3 次，每次 0.2～0.3 g 口服，以后逐渐减为 0.2～0.3 g/d；②联合酮替芬 1 mg，每日 1～2 次；③逐渐增加水温和运动量；④汗液脱敏治疗 |
| 迟发性压力性荨麻疹 | 通常抗组胺药无效，可选择：①联合孟鲁司特每日 10 mg；②糖皮质激素，如泼尼松每日 30～40 mg；③难治患者可选择氨苯砜每日 50 mg 口服；④柳氮磺胺吡啶每日 2～3 g 口服 |
| 日光性荨麻疹 | ①羟氯喹每次 0.2 g，每日 2 次；② UVA 或 UVB 脱敏治疗；③阿法诺肽（afamelanotide）16 mg，皮下单次注射 |

## （三）局部治疗

局部外用具有安抚、止痒、收敛作用的药物如炉甘石洗剂、1% 薄荷醑、1% 的麝香草酚等，每日数次。夏季选用止痒溶液、摇荡剂等，冬季选用有止痒作用的乳剂或霜剂。局部使用遮光剂对日光性荨麻疹有一定效果。

## 六、预防及预后

1）必须认识到详细询问病史是为患者发现刺激因素和病因的最重要的方法。

2）目前对用于临床的筛选变应原的方法应有正确的认识和评价，对于特异性 IgE 的检测只适用于极少数 IgE 介导的荨麻疹患者。

3）对物理性荨麻疹患者，通过减轻其物理刺激因素并采取适当的措施可以改善临床症状（如对压力性荨麻疹进行减压）。

4）对与感染和（或）炎症介质相关的慢性荨麻疹，如有关抗生素联合抗 Hp 的治疗对与幽门螺杆菌相关性胃炎有关联的荨麻疹常有较好的疗效。

5）对寄生虫病和癌症或者食物与药物不耐受引起的荨麻疹，灭虫、肿瘤病灶的祛除、避免食用或服用相关食物或药物可以起到治疗作用或者至少对患者是有帮助的。

6）鼓励患者记患者日记是为患者找到刺激因素或病因值得推荐的方法。

7）如果荨麻疹的诊断过程中发现有可疑药物，应该完全避免（包括化学结构相似的药物）或必要时用另一种药物代替。

8）对物理性荨麻疹的治疗建议避免接触相应的物理刺激，然而，对许多患者而言，因其刺激阈很低，事实上完全避免发作是较困难的。

9）IgE 介导的食物过敏要尽可能避免特异的食物过敏原。应注意到有一些天然食物成分或某些食品添加剂可以引起非变态反应性荨麻疹（假过敏反应）（Zuberbier et al. 2006b）。

（高明阳）

# 参 考 文 献

毕志刚, 范卫新, 顾军, 等. 2007. 荨麻疹诊疗指南 (2007 版). 中华皮肤科杂志, 40(10): 591-593.

陈佰超, 李巍. 2016. 荨麻疹的非 IgE 介导机制. 国际皮肤性病学杂志, 42(3): 188-190.

陈明, 顾军. 2014. 皮肤病症状鉴别诊断学. 上海: 第二军医大学出版社: 87-91.

陈奇权, 宋志强, 郝飞. 2017. 老年性慢性荨麻疹的临床特点及治疗选择. 中华皮肤科杂志, 50(8): 616-618.

方爱兰, 丁正祥, 叶冬桂. 2016. 皮炎湿疹患者皮肤常见细菌、真菌的检测及其临床意义. 中国医师杂志, 18(6): 934-936.

黄林婷, 姚志荣. 2017. 2016 年特应性皮炎临床研究进展回顾. 皮肤病与性病, 39(1): 14-16.

兰元翎, 杨高云, 常晶, 等. 2016. 特应性皮炎的病理生理学. 中国医学文摘 ( 皮肤科学 ), 33(2): 235-236.

李邻峰. 2010. 湿疹皮炎与皮肤过敏反应的诊断与治疗. 北京: 北京大学医学出版社: 99.

李敏琪, 邓列华, 胡羽添, 等. 2017. 特应性皮炎的治疗进展. 心血管病防治知识 ( 学术版 ), 11: 141-144.

吕纯鹏, 康尔恂. 2016. 慢性自身免疫性荨麻疹研究进展. 国际皮肤性病学杂志, 42(4): 233-235.

吕薇, 马丽俐. 2010. 精神因素致慢性荨麻疹发病机制的研究. 中国皮肤性病学杂志, 24(7): 669-670.

梅雪岭, 李邻峰. 2017. 肛周湿疹继发感染及其影响因素分析. 实用皮肤病学杂志, 10(1): 9-11.

慕彰磊, 张建中. 2016. 特应性皮炎的诊断标准. 中国医学文摘 ( 皮肤科学 ), 33(2): 97-100.

田晶, 申春平, 徐子刚, 等. 2016. 特应性皮炎的诊断与健康教育. 中国医学文摘 ( 皮肤科学 ), 33(2): 248-251.

温禾, 姚煦. 2016. 抗组胺药在特殊人群中的应用. 中华皮肤科杂志, 49(9): 669-691.

武李莉, 闫英. 2014. 湿疹的中医临床研究进展综述. 现代中医临床, 21(3): 57-60.

殷凯生, 何韶衡, 周林福, 等. 2012. 临床过敏病学. 北京: 科学出版社: 254-267.

张建中. 2017. 特应性皮炎的异质性与质谱特征. 皮肤性病诊疗学杂志, 24(5): 303-306.

张学军. 2003. 皮肤性病学 ( 全国高等医药院校配套教材教师辅导教材 ). 北京: 人民卫生出版社: 256-259.

张学军. 2009. 皮肤性病诊治新进展 ( 国家级继续医学教育项目教材 ). 北京: 中华医学电子音像出版社: 83-96.

张学军. 2014. 皮肤性病学 ( 全国高等学校教材 ). 第 8 版. 北京: 人民卫生出版社: 109-111.

赵辨. 2001. 临床皮肤病学. 第 3 版. 南京: 江苏科学技术出版社: 604-607, 613-618.

赵漂萍, 宋志强, 张海波, 等. 2016. 特应性皮炎的西医药治疗. 中国医学文摘 ( 皮肤科学 ), 33(2): 252-257.

郑结成, 窦侠, 于波. 2016. 手部湿疹的诊断与评估新进展. 国际皮肤性病学杂志, 42(4): 239-242.

中国医师协会皮肤科分会变态反应性疾病专业委员会. 2018. 慢性瘙痒管理指南. 中华皮肤科杂志, 51(7): 481-485.

中国医师协会皮肤科医师分会自身免疫性疾病亚专业委员会. 2018. 糖皮质激素治疗免疫相关性皮肤病专家共识. 中华临
　　床免疫和变态反应杂志, 12(1): 1-7.

中国中西医结合学会皮肤性病学专业委员会环境与职业皮肤病学组. 2015a. 规范外用糖皮质激素类药物专家共识. 中华皮
　　肤科杂志, 48(2): 73-75.

中国中西医结合学会皮肤性病学专业委员会环境与职业皮肤病学组. 2016. 抗组胺药在皮肤科应用专家共识. 中华皮肤科
　　杂志, 50(6): 393-396.

中国中西医结合学会皮肤性病专业委员会环境与职业性皮肤病学组. 2014. 外用中成药治疗湿疹皮炎的专家共识. 中华皮
　　肤科杂志, 47(6): 440-441.

中国中西医结合学会皮肤性病专业委员会环境与职业性皮肤病学组. 2015b. 中西医结合系统药物治疗湿疹皮炎类皮肤病专
　　家共识. 中华皮肤科杂志, 48(3): 151-153.

中华医学会皮肤性病学分会免疫学组, 特应性皮炎协作研究中心. 2014. 中国特应性皮炎诊疗指南 (2014 版). 中华皮肤科杂
　　志, 12(6): 603-605.

中华医学会皮肤性病学分会免疫学组. 2011. 湿疹诊疗指南. 中华皮肤科杂志, 44(1): 5-6.

中华医学会皮肤性病学分会免疫学组. 2014. 中国荨麻疹诊疗指南. 中华皮肤科杂志, 47(7): 514-516.

中华医学会皮肤性病学分会荨麻疹研究中心. 2019. 中国荨麻疹诊疗指南 (2018 版). 中华皮肤科杂志, 52(1): 1-5.

Boguniewicz M., Leung D. Y. M. 2017. Atopic dermatitis: a disease of altered skin barrier and immune dysregulation.
　　Immunological Reviews, 242(1): 233-246.

Brockow K., Hautmann C., Fötisch K., et al. 2003. Orange-induced skin lesions in patients with atopic eczema: evidence for a non-
　　IgE-mediated mechanism. Acta Derm Venereol, 83(1): 44-48.

Chang C., Keen C. L., Gershwin M. E. 2007. Treatment of eczema. Clin Rev Allergy Immunol, 33(3): 204-225.

Deacock S. J. 2008. An approach to the patient with urticaria. Clin Exp Immunol, 153(2): 151-161.

Elias P. M., Hatano Y., Williams M. L. 2008. Basis for the barrier abnormality in atopic dermatitis: outside-inside-outside pathogenic mechanisms. J Allergy Clin Immunol, 121(6): 1337-1343.

Elisabeth W. M., Suzanne D., Floris W., et al. 2008. Biopsychosocial mechanisms of chronic itch in patients with skin diseases:a review. Acta Derm Venereol, 88(3): 211-218.

Grattan C. E. 2004. The urticaria spectrum: recognition of clinical patterns can help management. Clin Exp Dermatol, 29(3): 217-221.

Huang J. T., Abrams M., Tlougan B., et al. 2009. Treatment of *Staphylococcus aureus* colonization in atopic dermatitis decreases disease severity. Pediatrics, 123(5): e808-e814.

Jain S. 2014. Pathogenesis of choronic urticaria: an overview. Dermatol Res Pract, 2014: 674709.

Kang Y., Cai Y., Pan W. 2017. Change in gut microbiota for eczema: implications for novel therapeutic strategies. Allergol et Immunopathol(Madr), 46(3): 281-290.

Khalaf A. T., Li W., Jinquan T. 2008. Current advances in the management of urticaria. Arch Immunol Ther Exp, 56(2): 103-114.

Kuitunen M. 2009. Treatment of atopic eczema. Duodecim, 125(5): 535-541.

Makino T., Hamanaka M., Yamashita H., et al. 2008. Effect of bakumijiogan,an herbal formula in traditional Chinese medicine, on atopic dermatitis-like skin lesions induced by mite antigen in NC/Jic mice. Biol Pharm Bull, 31(11): 2108-2113.

Morar N., Cookson W., Harper J., et al. 2007. Filaggrin mutations in children with severe atopic dermatitis. J Invest Dermatol, 127(7): 1667-1672.

Naldi L., Parazzini F., Gallus S., et al. 2009. Prevalence of atopic dermatitis in Italian school children: factors affecting its variation. Acta Derm Venereol, 89(2): 122-125.

Qin W. Z. 2008. Diagnosis and treatment of congenital allergic eczema. Zhong Guo Zhong Xi Yi Jie He Za Zhi, 28(8): 677-678.

Ricci G., Bendandi B., Aiazzi R., et al. 2009. Three years of Italian experience of an educational program for parents of young children affected by atopic dermatitis: improving knowledge produces lower anxiety levels in parents of children with atopic dermatitis. Pediatr Dermatol, 26(1): 1-5.

Sugarman J. L. 2008. The epidermal barrier in atopic dermatitis. Semin Cutan Med Surg, 27(2): 108-114.

ten Berge O., van Weelden H., Bruijnzeel-Koomen C. A.,et al. 2009. Throwing a light on photosensitivity in atopic dermatitis:a retrospective study. Am J Clin Dermatol, 10(2): 119-123.

Treadwell P. A. 2008. Eczema and infection. Pediatr Infect Dis J, 27(6): 551-552.

Viljanen M., Pohjavuori E., Haahtela T., et al. 2005. Induction of inflammation as a possible mechanism of probiotic effect in atopic eczema-dermatitis syndrome. J Allergy Clin Immunol, 115(6): 1254-1259.

Zuberbier T., Bidslev J. C., Canonica W., et al. 2006a. EAACI/GA2LEN/EDF guideline: definition, classification and diagnosis of urticaria. Allergy, 61(3): 316-320.

Zuberbier T., Bidslev J. C., Canonica W., et al. 2006b. EAACI/GA2LEN/EDF guideline: management of urtic aria. Allergy, 61(3): 321-331.

Zuberbier T., Maurer M. 2007. Urticaria: current opinions about etiology, diagnosis and therapy. Acta Derm Venereol, 87(3): 196-205.

# 第八章　食物过敏性疾病

## 第一节　食物过敏性疾病概述

食物可给人类提供能量和各种各样的营养素，是人类赖以生存的物质之一，但对于少数过敏者来说，当他们食入或接触过敏食物后会引起强烈的反应，其中多数是由不正常的免疫反应所致，称为食物过敏（food allergy，food hypersensitivity）（曹雪涛 2013）。对食物过敏症患者来说，避免摄入问题食物本身较为容易，但要避免摄入这些食物的相关制品就难得多了。

食物不良反应（adverse reaction to food）是指由食物成分或食品添加剂引起的一切不良反应，分为毒性反应和非毒性反应两类（顾景范等 2009）。细菌污染和化学污染可引起毒性反应，任何人只要摄入一定量的被污染食物均会发生反应。非毒性反应涉及个体的遗传易感性，根据发病机制又分为食物不耐受（food intolerance，FI）和食物过敏。

食物不耐受不涉及免疫机制，通常由消化酶缺乏所致，最常见的是乳糖不耐受。

食物过敏在医学上也称变态反应，是指机体受抗原（包括半抗原）刺激后，产生相应的抗体或致敏淋巴细胞，当再次接触同种抗原后在体内引起体液免疫反应或细胞免疫反应，并导致组织损伤或机体生理机能障碍。也可以简单地认为食物过敏是人体摄入某种特定的食物后引起的特异性免疫反应（孙长颢 2013）。

引起过敏的食物种类很多，临床症状也很复杂，或轻或重，最常见的是消化系统症状、皮肤黏膜症状和呼吸系统症状（杨宝峰 2013）。因各种食物不良反应在临床表现上难以区别，在概念和术语上造成了一些混乱，1995 年根据欧洲变态反应学会和临床免疫学会建议，以"食物过敏（food allergy，FA）"或"食物超敏反应（food hypersensitivity，FH）"作为表述食物过敏的术语。

由于食物过敏易与食物毒性反应及食物不耐受相混淆，以及临床诊断方法不同，各国报道的食物过敏发生率差异较大。国外文献（Mills et al. 2007）中提到人群中食物不良反应的发生率约为 20%，流行病学显示，0.5% ～ 3.8% 的儿童和 0.1% ～ 1% 成人有食物过敏问题。我国儿童患病率为 0.2% ～ 8%。全球 6% ～ 8% 的婴幼儿和 2% ～ 4% 的成年人被食物过敏所困扰。一项基于 10 ～ 14 岁学生的随机调查结果显示，花生及坚果是最常见的诱发过敏的食物，患有哮喘和超过 2 种食物过敏的人是出现食物不良反应的最危险人群。并且对坚果过敏的人最容易出现严重的过敏反应。婴幼儿食物过敏通常以消化道症状为主要表现，发生食物过敏的新生儿中早产儿、足月儿均可发病，发病日龄不等；纯母乳喂养儿也可发生食物过敏。

食物过敏症状一般是在食用引起过敏的食物后几分钟至一个小时出现，可持续数天甚至数周。过敏反应的特定症状和严重程度受摄入的过敏原量及过敏者敏感性的影响。

食物过敏者可出现皮肤症状，如发痒、发红、肿胀等；胃肠道症状，如腹痛、恶心、呕吐、腹泻、口腔发痒和肿胀等；呼吸道症状，如鼻和喉发痒与肿胀、哮喘等；眼睛发痒和肿胀；以及心血管系统症状，如胸部疼痛、心律不齐、血压降低、昏厥、丧失知觉甚至死亡。

食物过敏的流行特征：①婴幼儿及儿童的患病率高于成人。婴幼儿过敏性疾病以食物过敏为主，4 岁以上儿童对吸入性抗原的敏感性增加。②患病率随年龄的增长而降低。婴幼儿对牛奶和鸡蛋过敏可逐渐耐受，但对花生、坚果的过敏可终身存在。食物过敏是一个主要的健康问题，尤其是发达国家，澳大利亚有 10% 的婴儿对 1 种甚至多种食物过敏，而欧洲或美国是 1% ～ 5%（Mills et al. 2007）。并且，对来自欧洲 9 个国家的 2049 名儿童进行从出生到 2 岁的观察，发现 69% 对牛奶过敏的儿童到诊断后 1 年可耐受乳汁，有一半被诊断为对鸡蛋过敏的孩子在一年后可耐受鸡蛋。澳大利亚一项研究显示，只有 22% 的孩子在 1 岁时诊断为花生过敏后直至 4 岁时可耐受花生。③人群中的实际患病率较低。由于临床表现难以区分，人们误将各种原因引起的食物不良反应均归于食物过敏，自我报告的患病率明显高于真实患病率。④与食物过敏相关的是遗传及环境因素。

# 第二节　食物过敏性疾病的发病机制

食物过敏是变态反应疾病中的一种，其发病机制与之相同，只是过敏原为食物。食物中的过敏原透过肠黏膜，进入机体的淋巴组织与血液循环，刺激淋巴细胞产生抗体或特异的淋巴细胞反应，并与抗体及致敏的淋巴细胞发生特异性结合，激发各种生物活性物质的释放，机体随之产生各种生物效应，引发临床各类症状及体征。目前关于食物致敏途径的机制仍然不是十分清晰，但大部分食物蛋白质是通过胃肠道途径引发致敏反应的，理论上致敏蛋白在通过小肠吸收进入免疫系统前需耐受消化降解（抗酸、抗胆盐和耐蛋白质水解作用），保持足够完整又有免疫原性的蛋白质或蛋白质片段才具有潜在致敏性的可能。

## 一、Ⅰ型变态反应（速发型）

过敏原进入机体后，诱导 B 细胞产生 IgE。人体内广泛存在的肥大细胞及血液中嗜碱性粒细胞表面有大量受体可与 IgE 的 Fc 端结合，IgE 是亲同种细胞抗体，亲细胞力很强，在与靶细胞结合后，机体即呈致敏状态。当相应的过敏原再进入机体，B 细胞分泌过敏原特异性的 IgE 抗体，过敏原特异性的 IgE 抗体和过敏原在肥大细胞与嗜碱性粒细胞表面交联，将刺激"信号"输到细胞内，激活一系列酶促反应，促使其脱颗粒，释放出多种类型的介质如组织胺等。这些介质可导致平滑肌痉挛、毛细血管扩张及通透性增加、腺体分泌亢进等。不同的靶器官则表现出不同的临床症状：皮肤可出现荨麻疹、瘙痒；鼻黏膜水肿，表现为打喷嚏、流涕；结膜充血、肿胀，可表现为畏光、流泪；支气管痉挛，表现为咳嗽、哮喘；消化系统表现为急性胃肠炎、腹部绞痛等。

## 二、Ⅱ型变态反应（细胞毒型）

此类型的过敏反应相对少见。参与反应的抗体多属于 IgG，少数为 IgM、IgA，抗体与细胞膜本身的抗原成分或结合在膜表面的抗原成分起反应，并常需补体成分的参与，造成靶细胞损伤、溶解或死亡。

## 三、Ⅲ型变态反应（免疫复合物型）

一些缓发型的食物过敏属于此型反应。过敏原进入机体后，导致相应的 IgG 或 IgM 抗体的形成。当抗原的量稍高于抗体的量，可形成中等大小的不溶性抗原抗体复合物。在一定条件下，沉积于毛细血管的基底膜上，激活补体，促使白细胞及组织细胞释放各种活性溶酶，产生炎症反应，造成血管壁及周围组织的损伤。

## 四、Ⅳ型变态反应（缓发型）

此类反应往往发生在抗原接触后 24 h 以上，由 T 细胞诱导。在机体首次接触抗原后，T 细胞即处于对此抗原的敏感状态，并开始大量增殖。当机体再次与相同的抗原接触时，致敏的 T 细胞继续大量分化增殖，释放各种淋巴因子，局部出现以淋巴细胞为主的单核细胞浸润，导致组织炎症性坏死。由食物引起的一些消化道过敏可能属于此型。

食物过敏的免疫学机制主要与 IgE 抗体介导的 Ⅰ 型超敏反应有关。非 IgE 介导的食物过敏也可涉及 Ⅱ、Ⅲ、Ⅳ 型变态反应。任何一种食物过敏，机体内的反应过程可能不仅限于一种类型。牛奶诱发的血小板减少可涉及 Ⅱ 型超敏反应。食物诱发的吸收不良综合征、小肠结肠炎可涉及 Ⅲ 和 Ⅳ 型超敏反应。非 IgE 介导的食物变态反应诱发症状所需的食物量较 IgE 介导型大。

近年来的研究证实，与经典的 IgE 介导的速发型过敏反应不同，IgG（主要是 IgG1 和 IgG4）介导的食物过敏反应有其自身的特点，是一种复杂的变态反应性疾病。它的发生是免疫系统把进入人体内的某种或多种食物过敏原当作有害物质，从而针对这些物质产生过度的保护性免疫反应，产生食物过敏原特异性 IgG 抗体，IgG 抗体与食物颗粒形成免疫复合物，可能引起所有组织发生炎症反应，并表现为全身各系统的症状与体征，可同时对 4 ~ 5 种或更多食物产生过敏，其症状一般是在进食后数小时到数天出现，长期食用也可以引起慢性症状。

食物不耐受的发病机制（王燕等 2013）还包括以下几种。①某种食物具有的药理学作用：如咖啡因和酪胺。②食物含有血管活性胺等介质：如香蕉皮内含有大量儿茶酚胺，巧克力中富含色胺和苯乙胺等。③食物中的毒素：如生扁豆中的扁豆碱。④食物中的刺激作用：如葱、蒜、辣椒等。⑤因胆盐缺乏造成对脂肪类食物不耐受。

# 第三节 食物过敏的原因

## 一、过敏原

食物是过敏反应的主要原因,一般说来,除了水、葡萄糖和氯化钠不会引起过敏,任何食物都有引起过敏反应的可能,激发过敏的因素是食物中所含的抗原类物质。但同一抗原对不同个体产生不同的后果,则是个体的反应特性起重要的作用。对人类健康构成威胁的食物过敏原主要来自食物中含有的致敏蛋白质、食品加工储存中使用的食品添加剂和含有过敏原的转基因食品(中华医学会儿科学分会消化学组 2017)。

### (一)食物过敏蛋白质

食物中 90% 的过敏原是蛋白质,但并非所有蛋白质都会引起过敏。具有抗原特性的蛋白质大多数为具有酸性等电点的糖蛋白,其分子质量在 10 ～ 80 kDa,通常能耐受食品加工、加热和烹调,并能抵抗胃肠道的消化作用。由蛋白质引起的过敏反应多为 IgE 介导的 I 型变态反应。植物性食物中过敏蛋白主要是醇溶谷蛋白家族的非特异性脂肪转运蛋白、α- 淀粉酶或胰岛素抑制剂、双子叶植物种子 2S 储存蛋白等。牛奶里含有 20 多种蛋白质,其中有 5 种可引起过敏反应,包括酪蛋白、α- 乳白蛋白、β- 乳球蛋白、牛血清蛋白和 γ- 球蛋白(杨慧 2017)。

### (二)食品添加剂

食品添加剂包括防腐剂、色素、抗氧化剂、香料、乳化剂、稳定剂、松软剂和保湿剂等,其中以人工色素、香料引起的过敏反应较为常见。为了延长食品的货架期、改善感官性状和口感,这些化学物质被广泛用于各类食品中,但由于食品标签中标注不明确或没有标注,往往难以觉察。食品添加剂引起的过敏反应通常为非 IgE 介导的免疫反应,皮肤点刺试验和特异性 IgE 检测常为阴性,临床诊断只能通过双盲食物激发试验来确诊。

### (三)转基因食品

随着生物技术的迅速发展,转基因食品已不断进入人类社会。1998 年,全球转基因作物种植面积达 2780 万 $hm^2$。转基因生物中有些含有来自致敏性物种和人类不曾食用过的生物物种的基因,由于基因重组能够使宿主植物产生新的蛋白质,这些新蛋白质有可能对人体产生包括致敏性在内的毒性效应。

## 二、可能引起过敏的食物

食物的种类成千上万,其中只有一部分容易引起过敏。同族的食物常具有类似的致敏性,尤以植物性食品更为明显,如对花生过敏的患者常对其他豆科植物有不同程度的过敏。目前,已经知道能导致敏感人群出现过敏反应的食物总共有 170 多种。我国常见的引起食物过敏的几类食物如下。

（一）牛奶和鸡蛋

牛奶和鸡蛋过敏在食物过敏中占有重要的地位，对这两种食物过敏的患者不仅人数多，而且部分病情严重，因过敏而致死的病例屡见不鲜，牛奶中的乳清蛋白和鸡蛋中的卵清蛋白是主要的过敏成分，其他蛋类也可以致敏，但报道较少。

（二）鱼、虾、蟹及其他海产品

鱼、虾、蟹及其他海产品也是容易引起过敏的一类食物，经常引起皮肤荨麻疹。据流行病学调查，美国对水产品过敏的人数达 690 万，占总人口的 2.3%。水产品过敏可导致患者出现皮肤红肿、哮喘、鼻炎等过敏性症状，严重时还伴随着虚脱、休克甚至危及生命，严重影响过敏人群的身体健康和生活质量。

（三）肉类

猪、牛、羊及家禽与上述的蛋、奶相比，本组食物引起的过敏在我国并不多见，这可能与我国进食家畜或家禽时长时间蒸煮后再吃有关，一般来说，外国人吃肉时加热时间较短，甚至有人生吃，这可能是引起过敏的原因。

（四）油料作物

油料作物包括花生、黄豆、芝麻、葵花籽等，这些食物不但含油脂而且富含蛋白质，是重要的过敏原。对于花生和黄豆等过敏的患者，常常对其制作的油类也呈过敏表现，需要注意更换为其他油作物制作的且不过敏的油类，在购买时需要注意查看配料表。

（五）坚果类食物

坚果类食物包括核桃、榛子、杏仁、开心果、腰果等，这类食物过敏者虽不甚多，但过敏者症状可能非常严重，有人吃一粒腰果即可因喉头水肿窒息而死。

（六）水果

水果过敏以桃、苹果、梨、橘子（特别是金橘）、猕猴桃、荔枝、草莓及各种瓜果（如西瓜、香瓜、哈密瓜等）过敏为主，甚至其果汁也可以诱发过敏反应。

（七）蔬菜

很少有对白菜和青菜过敏者，但扁豆、黄瓜、豆芽菜、番茄、芹菜、胡萝卜等均可以引起过敏，对黄豆过敏者几乎全部对黄豆芽过敏。

（八）谷物

谷物过敏以燕麦、荞麦、小麦过敏者为主，对小米过敏者也有报道，但大米过敏者甚为罕见。麦粉中有大量麦胶，在体内可水解为麦醇溶蛋白（gliadin），某些人对此过敏，但不是 IgE 介导的反应。

## （九）食物添加剂

食用色素、防腐剂、保鲜剂、调味剂过敏者较多，其中以柠檬黄引起的哮喘最为常见。临床上可以见到这样的一些患者，同样的食物在家中烹制的可以正常食入，而食用熟食店的食物则会发生明显的过敏表现，怀疑有可能为食物添加剂或调料过敏。

## （十）某些发酵食品

对于某些发酵食品如啤酒，某些患者对啤酒花过敏，有些患者则对食用酵母过敏，有些则对食用菌过敏。

其中，以花生和坚果类对某些过敏人群造成的过敏症状最为严重，甚至造成死亡的病例时有报道（McWilliam et al. 2018）。其他谷物，如芝麻、向日葵籽、棉花籽、杂豆类及多数禾本科谷物如荞麦、燕麦、大麦等都可看作是潜在的过敏原食物。

## （十一）常见引起食物过敏的种类及其原因和特点

常见引起食物过敏的种类及其原因和特点如下。

### 1. 蛋类

蛋类主要包括鸡蛋、鸭蛋、鹅蛋、鹌鹑蛋、鸽蛋等，食用最普遍、销量最大的是鸡蛋。蛋制品是以蛋类为原料加工制成的产品，如皮蛋、咸蛋、干蛋白质、干蛋黄粉等。

鸡蛋中含有丰富的营养物质，是提供膳食蛋白的主要食物之一，但有关资料表明对鸡蛋过敏的人达54%。这类人群中未成年人占大多数，对鸡蛋过敏可能导致该类人群膳食中营养的不均衡。此外，鸡蛋也是许多加工食品中的组分之一，所以鸡蛋过敏严重影响了人们的生活。鸡蛋中的主要过敏原是卵类黏蛋白、卵白蛋白、卵转铁蛋白和溶菌酶。鸡蛋过敏症状无特异性，在临床诊断时常被人们忽视，主要表现为腹痛、恶心、呕吐、皮肤瘙痒及突然疲倦、腹胀和失眠等现象。

对蛋类食物过敏的现象在儿童中更为常见。然而，约有85%的幼儿患者会在5岁前自行痊愈。

有些人会对没有彻底熟透的煎蛋或炒蛋过敏，但却可以耐受如蛋糕里面完全熟了的蛋类成分。这种现象实际上并不罕见，原因是高温烹调可以分解禽蛋中的蛋白质，从而削弱其致敏作用。

由于大多数的儿童都会随着年龄的增长摆脱蛋类食物过敏问题的困扰，因此在8岁以前，所有的幼儿患者每年都可以到过敏诊所接受免费体检。8岁以后，自然痊愈的可能性就会大大减少，不过还是有许多的孩子会慢慢耐受。

因为各种禽蛋中的蛋白质都非常相近，所以对鸡蛋过敏的人也应避免食用其他蛋类食物。

### 2. 花生

在美国，大约有150万人对花生过敏，通常在儿童时期引发并伴随终生。对花生过敏的人，吃下极微量的花生或花生油都会引发严重的过敏反应。因食物过敏引发的死亡中有 90% 都是由花生导致的，仅在美国每年有约 100 人死于由花生过敏引发的过敏性休克。花生过敏原为一种种子贮藏蛋白，包括多种高度糖基化的蛋白质组分，它们属于两个主要的球蛋白家族即花生球蛋白家族和伴花生球蛋白家族，分子质量为 0.7 ～ 100 kDa。目前发现 8 种蛋白质成分能够与花生特异性 lgE 结合，分别是 Ara h 1（cupin）、Ara h 2（蓝豆蛋白）、Ara h 3（大豆球蛋白）、Ara h 4（大豆球蛋白）、Ara h 5（抑制蛋白）、Ara h 6（蓝豆蛋白）、Ara h 7（蓝豆蛋白）和 Ara h 8（发病相关机制蛋白）。其中，Ara h 8 是一种脂蛋白，Ara h 1 和 Ara h 2 是花生的主要的过敏原，90% 以上的花生过敏患者的血清 IgE 可识别 Ara h 1 和 Ara h 2。

核桃、腰果、杏仁这些也是人们生活中常见的坚果类过敏原。在美国，腰果是继核桃之后最常见的坚果类过敏原之一，大约有 0.5% 的成年人对腰果过敏。与花生过敏相比，腰果过敏患儿对健康的危害更大。

### 3. 乳品和乳制品

在究竟哪些食物是"乳品"的问题上，一直存在着很多的混淆和误解。一般来说，最主要的乳品是牛奶及其制品，包括奶酪、奶油和酸奶。市场上许多加工食品都含有乳品的成分。其中以乳品为基本原料的食品（奶酪、蛋糕、米粉、布丁等）较易识别，而那些隐藏在食品中的含乳成分就很难提防了。

乳制品：使用牛乳或羊乳及其加工制品为主要原料，加入或不加入适量的维生素、矿物质和其他辅料，使用法律法规及标准规定所要求的条件加工制作的产品。乳制品包括液体乳（巴氏杀菌乳、灭菌乳、调制乳、发酵乳等）、乳粉（全脂乳粉、脱脂乳粉、部分脱脂乳粉、调制乳粉、牛奶乳粉等）、其他乳制品（炼乳、奶油、干酪等）。

牛乳过敏是由牛乳中蛋白质过敏原所引起的食物不良反应，与非过敏性食物不良反应（如乳糖不耐受症）不同，它是由免疫机制调节的。牛乳过敏主要是 IgE 介导的变态反应，也有非 IgE 介导的。症状主要表现为皮肤、呼吸道、胃肠道症状及全身症状（如过敏性昏厥等）。牛乳及牛乳制品是儿童重要的膳食蛋白来源，牛乳过敏会严重危害儿童健康。牛乳中的主要过敏成分有酪蛋白、β- 乳球蛋白、γ- 乳白蛋白等。酪蛋白是乳蛋白中的主要组分，也是其中的主要过敏原。有文献报道，大约 65% 的牛乳过敏患者对酪蛋白过敏。β- 乳球蛋白是乳汁中含量最多的蛋白质，在鲜牛乳中以 36 kDa 的二聚体形式存在，其单体由 162 个氨基酸残基组成。β- 乳球蛋白属于脂质运载蛋白（lipocalin），据报道这一类蛋白具有强的致敏性。α- 乳白蛋白是单体，呈球状，由 123 个氨基酸残基构成，分子质量为 14.2 kDa。α- 乳白蛋白具有调节乳糖合成的生理功能，同时具有较高的钙亲和力。α- 乳白蛋白被认为是一种主要的牛乳过敏原，大约有 90% 的牛乳过敏患者对这种蛋白质过敏。牛乳中的微量蛋白，如牛血清蛋白、乳铁结合蛋白及免疫球蛋白在牛乳过敏中也起着非常重要的作用，有 35% ～ 50% 的过敏患者对这些微量蛋白过敏，而且其中一些患者只对这些微量蛋白过敏。

自 2005 年 11 月起，所有在欧盟国家出售的预包装食品都必须按规定清楚标识是否含有牛奶或其制品。因此，对于过敏人群来说，重要的就是要避免购买散装的可能含有类似致敏成分的食物。在检查产品标识时要注意的乳品成分主要包括：黄油、脱脂乳、酪蛋白（casein）、酪朊酸盐（caseinate）、酪蛋白酶解物（hydrolysed casein）、酪朊酸钠（sodium caseinate）、奶酪（cheese）、奶油干酪（cream cheese）、牛奶（包括鲜牛奶、超高温灭菌奶、淡奶、炼乳和奶粉）、奶油（cream）、酸奶油（sour cream）、凝乳（curd）、香料（flavouring）、乳球蛋白（lactoglobulin）、乳糖（lactose）、牛奶固形物（milk solid）、夸克干酪、乳清（包括水解乳清、乳清粉、乳清糖浆）、酸奶（yoghourt）、白乳酪（fromage frais）等。

世界上每 25 ～ 50 个幼儿中就有一个孩子对乳品过敏，但令人欣慰的是，其中约有95% 的患儿在 5 岁时发展为对牛奶耐受。

其他动物乳汁：如山羊、绵羊、水牛、马等哺乳动物的乳汁都与牛奶非常相近，因而也会引发类似的过敏反应。所以，除非确定自己的身体可以耐受，或者事先征得了医生的同意，对牛奶过敏的人也要避免摄入其他哺乳动物的乳汁。

### 4. 其他食物

小麦及其制品是我国居民的主要食物，也是膳食蛋白的主要来源。小麦过敏常引起运动激发过敏症及职业哮喘、鼻炎、接触性荨麻疹、乳糜泻肠炎、麻风皮肤病等（毛炜翔等 2007）。小麦是发生食物依赖性运动激发过敏症（wheat-dependent exercise-induced-anaphylaxis，WDEIA）最多的一种食物，其中不溶于水和盐的蛋白质是导致上述过敏症状最主要的过敏原。小麦中主要的过敏原是储藏蛋白、抗氧化蛋白、可溶性蛋白等，大多数具有酸性等电点，其分子质量在 10 ～ 80 kDa。清蛋白和球蛋白是小麦皮肤过敏患者的主要过敏原。根据小麦过敏原及潜在的致敏免疫机制表明，小麦过敏会影响皮肤、内脏、呼吸道的健康，引起运动激发过敏症、职业哮喘、鼻炎、接触性荨麻疹、乳糜泻肠炎、麻风皮肤病等。部分人群对大豆过敏。大豆中过敏原含量高达 26.7%，过敏者表现为剧烈腹痛、呕吐、水样泻、干渴等。面包师哮喘是一种 IgE 介导的职业病，主要发生在一些经常吸入谷物面粉的碾磨工和面包师身上。这些人群经常接触谷物面粉，他们接触的主要方式不是食入而是吸入，接触途径不是消化道而是呼吸道直接接触。因此最突出的是呼吸道表现。典型者在吸入谷物面粉后出现突然发作的气短、喘息或刺激性干咳，通常伴随鼻炎和接触性荨麻疹等症状。但是这些患者通常大多数能正常摄入小麦产品而无副作用。

鱼类过敏原大部分是热稳定、水溶性的糖蛋白，分子质量为 10 ～ 70 kDa 的一种钙结合蛋白、小清蛋白。虾内含有 20% 的蛋白质，是鱼、蛋、奶的几倍至几十倍。联合国粮食及农业组织提出的八大类引起过敏的食物中，虾和蟹等甲壳类动物及其制品是重要的一类。近年来国内外有关食源性海虾过敏的报道屡见不鲜（林江伟等 2012）。海虾过敏属于 I 型过敏反应。当过敏原进入机体后，诱发能合成 IgE 的 B 细胞产生特异性 IgE，IgE 与肥大细胞、嗜碱性粒细胞结合成为致敏靶细胞。IgE 一旦与靶细胞结合，机体即呈致敏状态。当机体再次接触同样的过敏原刺激时，再次进入的相同过敏原与已经结合的靶细胞上的 IgE 结合发生特异性反应，释放组胺、激肽酶原、肝素、趋化因子、前列腺素等。这些物质的作用在于使血管通透性增强、引起组织渗出、产生水肿；作用于呼吸道，可引起过敏性哮喘；作用于皮肤，可引起过敏性皮炎、荨麻疹等；作用于肠道则引起腹痛、腹泻等过敏性症状。过敏症状的严重程度与过敏患者的个体差异有关，国外报道有的敏感个体甚至对煮虾的蒸汽产生严重的过敏反应。另外，虾过敏患者也伴随有血清IgE 水平升高，以及皮肤点刺试验阳性。海虾中的过敏原种类比较多，来源于肌肉组织中的糖蛋白——原肌球蛋白。贝类中的主要过敏原是原肌球蛋白，褐虾中的过敏原 Met e l、Pen d l、Pen I l 都属于原肌球蛋白，其他虾、蟹及软体类（如鱿鱼）体内的过敏原都属于原肌球蛋白。

水果过敏与花粉过敏等存在交叉反应。研究发现，一些过敏患者不仅对同一科（或属）内的水果有普遍的过敏反应，而且对非同科蔬菜、草木花粉或乳胶也有过敏反应。应用免疫技术发现它们有共同的过敏蛋白组分。常见交叉反应包括花粉 - 食物综合征和乳胶 - 水果综合征。前者主要涉及桦树、艾蒿和牧草等花粉，因花粉致敏并有水果、蔬菜经口腔黏膜接触而引发。中国北方地区桦树花粉季节对此花粉过敏的患者有 16.7% 以上，主要是对桦树花粉过敏原过敏。多数患者同时对大豆和苹果的主要过敏原过敏，这种特异性 IgE 高相关性说明临床上存在花粉 - 食物过敏综合征。后者常发生在猕猴桃、香蕉、芒果、菠萝等水果中。

转基因食品的过敏问题。现代生物技术提供了识别和选择可编码特色蛋白基因的技术。任何来源（如微生物、植物和动物）的基因，可以选择性地、准确地转移到另一种生物和基因组内，并在该宿主生物体内进行基因表达，且有移入基因的特点。这种基因工程技术已被用于将基因引入各种可进食的食物及食物成分的微生物和植物。这样的生物体被称为转基因生物体，以转基因生物体直接作为食品，以其作为原料加工生产的食品均称为转基因食品。随着转基因食品在市场上的面世，转基因食品的安全性受到广泛关注。过敏问题是转基因食品安全性的一个重要部分，各个国家都十分重视（郑颖等 2016）。尽管从人数上来讲，只有占总人口的一小部分的人对食物容易过敏，但其过敏反应的严重性有时是致命的。因此，采用适当的科学方法对转基因食品进行过敏性方面的安全评估是可行的和必要的。由于目前大多数转移基因食品无过敏史来源，如一些微生物和植物基因，因此在理论上无法得到过敏者的血清以测试这些过敏原。在这种情况下，推荐采用蛋白质的氨基酸序列进行比较，若与某种过敏原类似，则选择该种过敏原的过敏者血清进行测试，同时进行蛋白质对酶消化及热稳定性的评价。

食物过敏的特点：①食物过敏原除与食物本身有关以外，还可能与食品的加工、制作有密切关系。有患者说，吃生花生发生过敏，吃煮花生则无不良反应，只是因为用水煮熟加热过程中，花生的过敏原被溶于水中，花生本身抗原性降低。但也有相反的情况，如有人对生鱼不过敏，但对做熟了的鱼却过敏。②食物过敏之间的交叉性。对动物性食品来说，牛肉和牛奶之间，鸡肉和鸡蛋之间，都存在着一定的交叉抗原性。③进口和少见的食物过敏较常见。例如，20 世纪 60 年代，我国进口了大量的伊拉克蜜枣，70 年代进口了较多的象皮鱼，80 年代又从国外进口了开心果、腰果。因当时国人从未吃过这些食品，当上述食物进入我国市场后，都有一批过敏者出现。国外情况也是如此，如黄豆原产于中国，从历史上来说，国人吃黄豆和豆制品的机会较西方人多得多，与西方人相比，国人对黄豆过敏者却比西方人少得多（Renz et al. 2018）。

## 三、机体阻止抗原入侵的能力低下

小肠膜形成一道物理和免疫屏障，防止抗原等大分子侵入机体。上皮细胞通过胞饮作用吞噬一些大分子，这些抗原被吸收后，在细胞内多数被吞噬体和溶酶体消化溶解（王娟红等 2015）。所以在正常生理情况下，进入机体组织的抗原数量极微，并不引起过敏。当屏障机制发生变化，抗原便可大量侵入机体，常见于以下几个方面。

### （一）机体不成熟

婴儿胃肠道的消化功能及免疫功能都不够完善，胞饮作用这种原始的吸收方式相对比成人多。小儿消化道黏膜柔嫩、血管通透性高、消化道屏障功能差，各种食物过敏原易通过肠黏膜入血，引起变态反应。3 个月以下的婴儿 IgA 水平较低，黏膜固有层产生 sIgA（分泌型 IgA）的浆细胞数较少。故母乳喂养时间过短和辅食添加不当易引起食物过敏。4 个月内添加辅食的婴幼儿发生食物过敏的危险性是晚加辅食者的 1.35 倍（Makarova et al. 2013）。食物可能是婴幼儿接触的最主要的环境过敏原。

### （二）局部免疫缺陷

肠壁的浆细胞可合成抗体 sIgA，存在于肠液中，覆盖在肠膜表面。许多研究提示，sIgA 的作用是保护肠上皮组织，使细菌、病毒及其他抗原等大分子不易附在肠膜表面，从而防止它们被吸收。当 sIgA 缺乏时，抗原可能大量侵入机体。

### （三）黏膜通透性改变

带有负电荷的多肽类促进膜对大分子的吸收，初乳增加大分子的吸收可能是这个原因。细胞内溶酶体受维生素 A、辐射及内毒素的影响，消化大分子的作用降低。过量饮酒，管饲要素膳食，增高肠内渗透压，以及炎症、溃疡，都可能导致膜损伤，增加其通透性。严重的营养不良，可导致上皮细胞成熟缓慢，促进大分子的胞饮作用。这些都促使抗原侵入机体的机会增加。

### （四）其他

胃酸缺少、胰腺分泌不足、蛋白酶缺乏等也都对抗原侵入机体有一定影响。

## 四、患者的状态

### （一）抗体生成反应过度

这类患者受过敏原刺激后，血清 IgE 水平大幅度增高，超出正常人数倍甚至数十倍。高 IgE 抗体水平常会持续相当一段时间，再次接触过敏原刺激后立刻发生过敏反应，出现过敏症状。

（二）免疫缺陷

食物过敏常继发于选择性免疫球蛋白缺陷，尤其是选择性 IgA 缺陷。

（三）生理效应系统功能改变

遗传因素在过敏性疾病中起主要作用。父母中一方有过敏性疾病，其子女食物过敏的患病率达 30% ～ 40%；若父母双方均患有过敏性疾病，其子女患病率则高达 60% ～ 80%。

（四）孕产期情况

食物过敏患者如在怀孕期间摄食含有可致敏食物的膳食，其新生儿发生食物过敏的危险性增加；孕期吸烟者所产婴儿患食物过敏的危险性增加。早产儿、足月小样儿由于免疫屏障发育不完善，更易发生食物过敏。

# 第四节　食物过敏性疾病的临床表现

根据发病距进食时间的长短食物过敏可分为速发型和缓发型两类。速发型过敏一般在进食后半小时内发病，症状明显且剧烈，如口唇水肿、急性消化系统症状及过敏性休克等。由于进食后很快发病，过敏原较易明确，患者自己也常能识别。缓发型过敏则于进食后数小时至数天才发病，引起的通常为不典型的慢性症状，如腹泻、食欲不振、慢性头痛、皮疹、紫癜、关节疼痛、膜溃疡等（王良 2015）。缓发型过敏较速发型过敏多，但因发病距进食时间较远，过敏原难以明确。

根据临床表现的器官不同食物过敏可分为消化系统过敏反应、非消化系统过敏反应及二者混合的过敏反应。其常见临床表现如下。

## 一、消化系统过敏反应

食物过敏可累及全身各系统，特别是婴儿期，其中 50% ～ 60% 为消化系统过敏反应，食物过敏相关消化系统疾病也称过敏性胃肠病。严重者可导致生长发育迟缓、贫血和低蛋白血症。速发反应在食入有关食物后数分钟至一个小时发生，表现为进食后数秒至数分钟内即可出现口唇黏膜痒、烧灼感或刺痛、麻木，进而出现口腔黏膜、舌、软腭肿胀，咽痒、异物感、恶心呕吐、腹痛、腹胀、腹泻，大便呈黏液样或稀水样；缓发反应则在数小时甚至数天后发生。某些患者亦可表现为反复发作的口腔黏膜溃疡，个别患者可表现为过敏性胃炎及肠炎、乳糜泻（如谷胶致敏性肠病）等。乳糜泻是一种由麦麸过敏而致的疾病（Mackie et al. 2012）。明确消化系统食物变态反应的诊断，应首先除外消化系统器质性病变且明确病因后才可成立。近年来发现一部分小肠吸收不良综合征的患者对含有麦胶（俗称面筋）的食物异常敏感，其中麦胶蛋白是致病成分。这种患者有各种营养不良的综合表现，包括腹泻、腹痛，体重减轻，倦怠乏力，多种维生素缺乏及电解质紊乱等（黄建芳等 2014）。母乳特别是初乳中含有 IgA，可以在婴儿的这个易感期提供免疫保护。人工喂养的婴儿因此更容易发生胃肠系统食物变态反应。大多数因牛乳引起的儿童胃肠变态反应发生于半岁以内，症状可急性发作，也可缓慢地以腹泻的形式出现。慢性牛乳过敏以持久不愈的腹泻为主要表现，常有肠绞痛和易受激惹，可能导致婴幼儿生长发育迟缓、贫血和低蛋白血症等。所以认识食物过敏对消化系统的影响，尽早明确诊断和治疗可有效防止营养不良的发生，改善患儿生活状态（李在玲 2017）。

## 二、非消化系统过敏反应

非消化系统过敏反应约占全部食物过敏反应的半数。其多表现为皮肤症状，如荨麻疹、血管神经性水肿、慢性湿疹、瘙痒症、过敏性紫癜等。最易受累部位：面、颈及耳，亦可表现为慢性湿疹或原有湿疹症状加重，个别患者可表现为过敏性紫癜等，还可表现为支气管哮喘、鼻炎、喉咙肿痛、唇及舌部的血管神经性水肿、复发性口腔溃疡、偏头痛或全头痛等。食物过敏与支气管哮喘（哮喘）常在一个患者身上同时存在，食物过敏的患儿发生哮喘、湿疹等过敏性疾病的风险高出无食物过敏儿童（李文和王敏 2017）。极少数患者可以出现过敏性休克。对宜昌市 110 名 0 ～ 6 岁儿童支气管哮喘患者进行单因素分析，其结果支持以上内容，认为食物过敏史是 0 ～ 6 岁儿童哮喘发作的危险因素之一（$P < 0.05$）（邵洁 2015）。

## 三、消化系统及非消化系统混合过敏反应

消化系统及非消化系统混合过敏反应约占全部食物过敏反应的 20%，较常见的有以下几个类型。腹型荨麻疹：腹痛、腹泻与荨麻疹同时发生；腹型及关节型过敏性紫癜：腹绞痛，关节红肿疼痛，同时出现紫癜；食物过敏综合征：慢性腹泻、腹痛、缺铁性贫血、消瘦、湿疹、慢性间质性肺炎等，此综合征多见于儿童，导致营养不良，危及健康，常由牛奶过敏引起（王丽等 2016）。

食物过敏的临床表现是多种多样的，有的比较轻微，有的则可能是致命的。食物诱发的严重过敏反应，具有发病突然、症状加重快速的特点。临床表现显示严重食物过敏常累及多个靶器官，最先表现为皮肤黏膜症状，进而出现呼吸及心血管系统症状，亦可累及胃肠道系统、泌尿生殖系统及神经系统，重者可导致死亡。呼吸系统受累是最常见的致死原因，而第二位是心血管系统受累。一般来说，症状出现越早越严重，但亦应警惕双相反应：早期症状消失 4 ～ 8 h 可再次出现迟发反应，因此建议应至少留观患者 24 h。

# 第五节　食物过敏性疾病的诊断

## 一、病史

详尽的病史对诊断食物过敏有重要的意义。在询问病史时应注意发病的诱因、起病情况、发病症状、发作频次、持续时间等，与饮食及各种生活习惯的关系，从中发现可疑的致敏食物。一般来说，IgE 介导的食物过敏潜伏期短，容易发现过敏食物，一般是进食该种食物则发病，不吃则不发病，再吃又发病。一位食物过敏的患者如能提供这样

一个循环往复的病程，对诊断是很有帮助的（Ronaldvan et al. 2015）。此类速发反应有时症状很急且重，对于这类患者应特别注意，以免在以后的皮试或激发试验时发生意外。考虑到遗传因素的影响，应详细询问家族有无过敏史。症状还会受其他致敏因素的影响，如在花粉过敏季节会加重或激发食物过敏；也受情绪紧张等影响。因此必须反复询问，得到详尽的资料，加以综合分析，尽可能找出过敏的原因。

对于频繁发病的患者，可教其详细记载食物日记。食物日记可视为临床病史的补充，要求患者对一日三餐的食物种类及症状的有无、性质和程度详加记录（Sicherer and Sampson 2014），包括记录每日每餐的食物、饮料、药物等，登记当日发生的症状和 / 或持续存在的症状。根据记录，分析重复出现的症状与重复出现的食物之间的时间关系，以期发现一些规律。

对于偶发的患者，可于每次发病后，对发病前 24 h 内所进食物进行回忆，并详细记录食物种类、数量、进食时间及发病时间等。以后再发作再次记录。如此多次后再加以归纳分析，找出可疑的致敏食物。

## 二、皮试

皮试可采用皮内试验或点刺试验。对于食物过敏来说，尤其应该提倡点刺试验，与皮内试验相比较，点刺试验具有更好的灵敏性、特异性、重复性和安全性。食物变态反应的特异性皮试结果仅供参考，不一定有诊断价值。如患者病史明确，且皮试的结果与病史相符合则具有诊断价值。如果临床症状并不典型，或病史同检测结果皮试结果并不相符，则皮试阳性结果亦不能作为诊断依据。皮试结果阴性无排除诊断价值，这是因为：①非 IgE 介导型皮试可呈阴性；②变应原制剂用生料制备，而食物经烹调、消化后变应原性可能有所改变；③某些水果、蔬菜的商品制剂变应原成分不稳定，贮存一段时间后效价大大降低，可用鲜榨汁代替进行点刺试验以提高检测灵敏度，但应设立阳性对照（组胺），除外物理、化学刺激引起的假阳性反应。对于已肯定引起剧烈反应的致敏食物，则无需再作皮内试验以免发生危险。对于严重过敏反应患者，皮内试验具有一定的危险性，应慎用，建议用体外检测或点刺试验代替皮内试验（Poulsen 2001）。皮内试验最显著的优点是价格便宜、快速；但许多因素如季节、测试时间、待测区域、药物等都会影响其结果，且所用的蔬菜、水果等过敏原提取物缺乏稳定的蛋白质，故该法的重现性较差。不同地区及医院所检测的过敏原种类、浓度、判别标准及质控措施有很大差别，这使医院间无法取得共同结果。所以皮内试验必须结合临床症状及病史，才能作出诊断。

## 三、食物排除试验

食物排除试验是指对于食物过敏者可设计各种食谱，通过对食谱的分析也可发现一些食物过敏的线索。①基础饮食：一般挑选一组很少引起过敏的食物，如大米、青菜、糖、食盐、猪肉、某些精炼的食用油等，基础饮食的配方因人而异，不可千篇一律。如已知对小麦不过敏的患者，主食中可搭配面粉；已知对花生不过敏的人，可选用花生油。②限制性饮食：如患者出现过敏症状，令患者从其饮食中逐步去除容易致敏的食物，如牛奶、鸡蛋、海产品类、种子类等。每次一种，连续食用一周，如症状消失，考虑过敏原即为去除的食物；如症状继续，则需继续进行。③轮换饮食：有计划地循环式给予某些食物，如果过敏，则患者的症状循环出现（如食物间隔的时间是 4 天，则每 4 天出现一次症状）（李在玲 2017）。

## 四、食物激发试验

食物激发试验原则是用非致敏膳食加入怀疑过敏的食物，观察是否激发症状。令患者只用几种简单的非致敏食物作为基础膳食，连续食用一周，使肠胃中原有的食物完全清除掉（Lehrer et al. 2004）。在饮食中逐一添加新的食品，观察所引起的症状。先添加易致敏的常用食物如面粉、鸡蛋、牛奶、玉米等，每次一种，如发生症状，则停止食用；如无症状，即可保留，并再加入第二种食品。在几种基本食物试完后，再陆续添加其他食品。待患者将常用食品都试完后，其中发现有问题的食品，应再重试以确定结果。这种方法比较费时费事，食物须单独制备，难于普遍推广，只能为特殊需要的患者应用。

双盲食物激发试验（double-blind placebo-controlled food challenge，DBPCFC）为诊断食物过敏的金标准（Swoboda et al. 2002），其目的是确定或否定患者对某种食物存在过敏反应，且可以获得引起临床过敏反应症状所需的食物的最低量，还可以应用于食物过敏患者随访过程中以判定患者对食物的耐受情况。其主要用于以下几种情况：①几种食物同时被怀疑为过敏原且特异性 IgE（specific IgE，sIgE）阳性，为减少患者禁食种类时可使用；②高度怀疑某一过敏物，但无 sIgE 阳性的证据，为进一步确定进食该食物的安全性时使用；③非 IgE 介导型食物过敏者多用该方法。患者应先进行排除饮食，然后施以食物刺激，在操作过程中为控制偏倚，可不让患者知道进食食物的种类或使用安慰剂，但对反应较严重的 IgE 阳性的过敏原不宜做该试验。由于该试验有一定的危险性，且近年来有证据表明定量 IgE 检测可预测 DBPCFC 的结果，结合临床病史多数食物过敏可得到确诊，故真正需进行 DBPCFC 的患者并不多。该诊断方法不能确定具体的过敏原，费用昂贵且耗时，因此较少用于人群调查研究。

## 五、体外 sIgE 检测

对于任何一种过敏性疾病，都要强调病史、体征、体内试验和体外试验相结合的诊断方法。食物过敏的诊断也是如此，不能片面强调或贬低任何一种诊断方法的价值。一般来说，食物过敏者应先行常规食物皮试，如有阳性发现，再进行特异性 IgE 检测，如遇到患者对某种食物高度过敏（如食后出现哮喘、喉头水肿、晕厥或休克），则不需做皮试，可直接进行体外试验，以确保安全。与体内试验相比，体外检测具有效能参数可靠、不受药物影响、无全身反应危险等优点，在下列情况下首选：①对过敏原极度敏感；②皮肤异常；③患者服用干扰皮肤反应的药物；④患者不合作或拒绝皮肤检测；⑤患者处于严重过敏反应后由巨细胞介质耗尽所致的不应期。近年来体外 sIgE 检测技术有了很大的发展。

### （一）放射过敏原吸附试验

放射过敏原吸附试验（radioallergosorbent test，RAST）为最早使用的过敏原检测方法。其主要原理是将过敏原结合到固定相，加入待测血清及参考对照，血清内存在的过敏原 -sIgE 将吸附在固定相上，通过用放射性同位素标记的抗 IgE 二抗来检测血清中的 sIgE。由于该法费用昂贵，花费时间长，放射性同位素易过期且污染环境，不同来源试剂盒的参比血清不同而不易相互比较，待检血清含有相同的特异性 IgG 时可干扰正常结果，故目前已逐渐被测定帽（CAP）过敏原检测法所代替。

### （二）测定帽过敏原检测系统

测定帽过敏原检测系统（CAP 系统）是目前国际上广泛应用并公认较为可靠的过敏原定量体外检测系统，主要原理为酶联免疫荧光测定法。CAP 系统建立于新型固定相装在小胶囊中的亲水性载体聚合物上，CAP 系统由一种经溴化氰活化的纤维素衍生物合成，CAP 系统与过敏原有极高的结合能力。其过程为将 50 μl 标准血清或患者血清加入到固定相，再将酶标抗 IgE 二抗加入到固定相中，最后测定荧光值并与标准曲线比较。其阴性准确率达 95%，敏感性高达 94% ~ 100%，但特异性较差，阳性预测值（positive predictive value，PPV）则更低（王晓川 2015）。该系统可分析常见的 6 种食物过敏原：鸡蛋、牛奶、花生、大豆、小麦和鱼。

### （三）进口试剂和方法

有许多快速检测 sIgE 的商用试剂盒。德国 MEDIWISS 公司生产的 Allergy Screen 系统为半定量免疫印迹试验，该法可同时检测十几种食物过敏原及总 IgE，特异性及敏感性较好。美国 ASI 公司生产的过敏反应体外检测系统（简称 IVT 法），特异性较好，但耗时较长。许多全自动免疫分析仪都配有相应的过敏原检测试剂盒，如美国梅里埃的 Staller 检测系统，ALK-Abello 开发的 ADVIA Centaur 免疫分析系统，其敏感性及特异性与帽过敏原检测系统（UNICAP）相似，且具有用血量少、快速出报告、无 IgG 干扰等优点，但这些方法的仪器试剂都很昂贵。

### （四）生物芯片

渐趋成熟的蛋白质芯片技术因其高通量、微型化、平行性检测等优点，正越来越多地应用于药物筛选、肿瘤标志物筛查、临床检测等领域，被看作是最有前景的诊断工具。但有几个问题仍需解决：①玻璃基质本身的缺陷、芯片表面微尘的聚集及去湿化使蛋白质芯片极易产生人为信号，而这些干扰信号是操作者不能简单识别的，因此，必须建立严格的标准以评估结果；②蛋白质芯片点样不准确，批间差异较大，还需通过点样技术的提高来克服。

## 第六节　食物过敏性疾病的鉴别诊断

食物过敏引起的症状具有多样性和非特异性，应与非变态反应所引起的消化系统疾病和全身性疾病区别，如各种原因引起的消化不良、胆石症、炎症性肠病、乳糜泻等，尤其要与进食某些食物后引起的不良反应相区别。

## 一、食物异常反应

食物异常反应（abnormal reaction of food）是一个总的概念，适用于由摄入的食物和（或）食物添加剂引起的所有异常反应，包括人体对食物成分或添加剂引起的免疫反应（IgE 介导和非 IgE 介导的免疫反应）与非免疫反应如食物不耐受，中毒性、代谢性、药理性和特异体质的反应及精神心理因素所引起的异常反应等。

## 二、食物不耐受

食物不耐受（food intolerance）是指食物和（或）添加剂引起的异常生理反应是由食物或添加剂引起的非免疫反应（如中毒性、药理性、代谢性、感染性反应及其他非免疫因素所致的异常反应），它与食物异常反应的主要区别是不涉及免疫反应，但可有非免疫因素引起的肥大细胞释放的炎症介质参与。

## 三、食物中毒

食物中毒（food toxicity/poisoning）是由于进食被毒物污染或本身具有毒性的食物和（或）食物添加剂，在效应部位积累到一定量而产生的全身性疾病，可分为细菌性和非细菌性食物中毒两大类。毒物可来自污染的微生物与食物本身（如河豚、生鱼胆等），也可源于其他化学物质（如砷、汞、有机磷农药等）。此异常反应一般无免疫因素参与。

## 四、药理样食物反应

药理样食物反应指食物及其衍生物和（或）食物添加剂中含有内源性药理作用样物质（如咖啡因、组胺等），摄入机体之后达到一定量后，产生某种药物所具有的药理作用及表现，其中少部分患者可以表现为药物超敏反应综合征（肖凤等 2012），其特点是潜伏期长，伴皮疹、血液系统异常和内脏损害。

## 五、假性食物过敏

假性食物过敏（food pseudo-allergy）多指由精神及心理因素引起的食物异常反应。其临床表现类似食物过敏，但不涉及免疫机制介导的化学介质的释放。

# 第七节 食物过敏性疾病的治疗

目前治疗食物过敏唯一有效的措施是严格避免特定食物抗原的摄入。食物过敏并不一定终身存在，食物过敏在儿童时期较为常见，这是因为儿童的消化道黏膜屏障机制不健全，随着年龄的增长，对某些食物的过敏现象可以消失（李海飞等 2014）。对于成人来说，明确食物过敏原的患者应禁食该种食物及含该种食物成分的一切食品。一旦出现过敏症状,可使用抗过敏的相关药物如抗组胺药物、色甘酸钠、激素、中药及其他一些对症药物治疗。如出现严重过敏反应甚至危及生命时,应立即进行积极的综合抢救处理。

## 一、预防措施

对食物的敏感可能起始于胎儿时期。有学者建议在有过敏史的家族中,妇女在孕期及哺乳期应注意限制饮食,少食容易引起过敏的食物,减少婴幼儿的被动致敏。母乳所含的各种酶及免疫球蛋白都符合婴儿的需要,蛋白质的种类也更适合于婴儿。大多数学者建议在婴幼儿阶段不要过早地添加辅食,目前主张婴幼儿母乳喂养至少 6 个月。也有学者提出孕妇膳食尽可能多种多样,使胎儿在早期还不会识别"自体"与"异体"时即接触多种食物。

随着我国食物过敏问题对消费者和食品企业的影响越来越严重,食物过敏原的管理和控制问题亟待解决。日本是世界上第一个建立强制性食物过敏标识并加以立法保护的国家,现已形成完善的食物过敏原标签管理系统。日本食物过敏原法规的形成过程、约束范围及食物过敏原标签的标注方式、不规范标注的处罚措施和过敏原成分的检测方法,对中国制定符合本国国情的食物过敏原强制性管理法规和建立相关的检测技术具有启示作用。

食物过敏者预防的基本原则包括以下几个方面。

1)对自己的病情有充分的了解,当被问及如何为自己准备食物时可以准确、清晰地作出回答。

2)将自己的特殊需要预先告知准备食物的人。为了避免语言表达上的模棱两可,也便于厨师日后参考,可作书面要求。如此一来,无论负责准备食物的是朋友、同事还是专业大厨,都会对所做饭菜更加放心。

3)说服厨师按照自己的要求准备食物,告知其这样做不但会使你感到安全,同时也会让厨师轻松许多。直接与厨师沟通,服务员并没有义务将你的要求准确传达给厨师。

4)面对任何不能确定是否安全的食物,消除疑问后再动口。

5)除非可以确定很安全,否则任何时候都不要轻易食用别人制作的食物。

6)检查厨房使用原料标识,以防万一。

## 二、治疗方法

### (一)避免疗法

不摄入含致敏物质的食物是预防及治疗食物变态反应的最有效方法。当经过临床诊断或根据病史已经明确过敏原后,应当完全避免再次摄入此种过敏原食物。例如,对牛奶过敏的人,就应该避免食用含牛奶的一切食物,如添加了牛奶成分的雪糕、冰激凌、蛋糕等。当然,存在这样一种可能性,人们对某种食物过敏,经过很长一段时间,再次食入此食物时可能不再发生过敏反应。这是因为在致敏阶段,产生的抗体经过一段时间的降解后，可能已经消耗殆尽，不再会对同一种致敏物质产生反应。但这种可能性并不一定会发生，所以应尽量避免再次食入此种食物是最安全的。需要注意的是，购买任何食品前均需认真检查包装标识，以确保食用安全。有些情况下，食品配料表制作完成后食品的原料还可能发生变化，故挑选时应特别留心"新品""改良配方"等标志。

## （二）对食品进行深加工

对于症状轻微的食物过敏者可采用充分蒸煮、削皮、加热及使食物过敏原变性的方法。通过对食品进行深加工，可以去除、破坏或者减少食物中过敏原的含量，一旦去除了引起食物变态反应的过敏原，那么这种食物对于易感者来说就是安全的。比如，可以通过加热的方法破坏生食品中的过敏原，也可以通过添加某种成分改善食品的理化性质、物质成分，从而达到去除过敏原的目的。如最常见的酸奶：牛奶中加入乳酸菌，分解其中的乳糖，从而其对乳糖过敏的人不再是禁忌。酶解是一种相对成熟的加工方法，能有效降解大米过敏蛋白。预发芽结合加热处理与超高压技术是新兴的食品加工技术，两者均可不同程度地降低大米过敏蛋白的含量（Zuidmeerjongejan et al. 2012）。

## （三）替代疗法

替代疗法即不食用含有过敏原的食物，而选用不含过敏原的食物代替。例如，对牛奶过敏者可以用豆浆代替，黄豆过敏者应用葵花籽油等。

## （四）脱敏疗法

脱敏疗法主要是适用于某些易感人群，对营养价值高、想经常食用或需要经常食用的食品可以采用脱敏疗法。具体步骤是：首先将含有过敏原的食物稀释 1000 ～ 10 000 倍，食用一份，如没有症状发生，则可以逐日或者逐周增加食用的量。但需注意不能盲目增加，一定要按照规律来增加食物的量，并在增加的过程中随时注意是否发生过敏反应，如果发生过敏反应则暂停一段时间，重新设计每次的摄入量，减少每次的增量，如此反复。这样经过几周或几个月，就可能达到正常人的食用量。但是即使逐渐适应食物中的过敏原，也不能大量食用，以免复发。

## （五）免疫疗法

分子变态反应学和生物技术正在开发安全的免疫治疗方法，有望能够减轻日益加重的食物过敏负担。

### 1. 经典的免疫疗法

在过去 80 多年中，特异性免疫治疗（SIT）已成功地运用于 I 型变态反应的治疗。SIT 主要是用大剂量天然致敏原的提取物进行皮内注射。其一般主要用于吸入性抗原导致的过敏，如尘螨、动物皮屑和花粉等，在食物过敏中应用较少。这种天然过敏原的大剂量皮内注射可能会出现严重的变应性疾病，同时临床资料还显示，SIT 对于 I 型变态反应的治疗效果还不很肯定。现在正在研究更有效、更安全的免疫疗法。

**2. T 细胞肽免疫法**

T 细胞肽免疫法是从天然过敏原蛋白中提取 T 细胞反应表位(抗原决定簇)的肽片段,其治疗原理是 T 细胞肽可导致 T 细胞免疫性的丧失或细胞因子含量的改变,从而诱导 T 细胞的免疫耐受,这在体外试验和小鼠动物模型的体内试验中已得到证实。与 SIT 相比,因 T 细胞肽片段无 IgE 的结合表位,使 IgE 不能与肥大细胞和嗜碱性粒细胞的高亲和力受体(FcεR I )相结合,而不能诱导组胺、IL-4 等的释放。尽管这种免疫疗法目前尚未应用于临床,但理论上该方法可降低 IgE 表位的结合力,仍有一定的临床应用前景。

**3. 重组致敏原蛋白突变免疫疗法**

重组致敏原蛋白突变免疫疗法是利用 T 细胞肽免疫疗法的原理,避免其缺点,采用改变其 IgE 抗原结合表位的主要氨基酸序列,既保持 T 细胞的表位活性,促进 T 细胞增殖,又降低 IgE 的表位结合能力,从而达到抗过敏的作用。已证实这种方法对花生、鱼、虾过敏的治疗有效。目前,主要采用两种办法对食物过敏原进行重组异构:一种方法与主要致敏原的 IgE 表位突变有关;另一种方法是利用 cDNA 文库和基因重组技术。这种重组异构过敏原疗法有望成为一种安全有效的食物过敏的治疗方法。

**4. 抗 IgE 抗体疗法**

前述三种免疫疗法均是特异性的,而实际上患者往往不只对一种致敏原敏感,所以理想的治疗方法应该是可以对抗所有过敏造成的损伤,如抗 IgE 抗体疗法。抗 IgE 抗体是一种人抗鼠的多克隆 IgE 的抗体,可与人体内游离的 IgE 结合,但不与肥大细胞、嗜碱性粒细胞膜上的 IgE 结合。过敏时,IgE 大量存在于循环中,或与肥大细胞和嗜碱性粒细胞结合。抗 IgE 抗体与游离 IgE 结合形成抗原抗体复合物可以从循环中被清除(刘光明等 2016)。目前抗 IgE 抗体疗法费用较高,且需频繁治疗以补充体内 IgE 的耗竭状态,尚需联合其他治疗方法效果才明显。但是抗 IgE 抗体疗法是否可以通过延长时间充分降低食物特异性 IgE 抗体的水平,以阻止食物诱导的变应性疾病的发生还有待研究。

**(六)基因疗法**

**1. DNA 免疫疗法**

DNA 免疫疗法是用质粒 DNA(pDNA)为载体,编码特异性的过敏原蛋白。这种 pDNA 序列取自于抗原递呈细胞,一旦 pDNA 植入细胞,则含有过敏原蛋白密码的 DNA 就可进行转录和翻译。过敏原经抗原递呈细胞的主要组织相容性复合体传递给 T 细胞后,这种内生性的过敏原蛋白或蛋白多肽信号可诱导 Th1 反应,同时上调 IFN-γ,增加保护性 IgG2,抑制过敏原特异性 IgE。在大鼠动物模型的研究中发现,用 pDNA 进行免疫的免疫反应是种系依赖的。这提示在人群中可能也存在个体变异性。为寻找对患者最安全、最方便的给药方式,DNA 免疫疗法在使用过程中还需进一步研究。

**2. 免疫刺激序列疗法**

另一种正在研制的免疫治疗是 pDNA 结合免疫刺激序列(immunostimulating sequence,

ISS）疗法。ISS DNA 包含 2 个 5′- 嘌呤，2 个 3′- 嘧啶和去甲基 CpG 的保守基序。据研究，包含有 CpG 基序的寡脱氧核苷酸（CpG-ODN）本身即可治疗过敏。CpG-ODN 可特异性抑制总 IgE 而增加总 IgG、IgM 的含量及过敏原特异性 IgG、IgM 的含量；CpG 通过诱导外周血细胞 IL-12 mRNA 的表达可按剂量依赖性提高 IFN-γ 的含量，从而对抗过敏。这种 ISS 进行免疫治疗可作为佐剂与 DNA 疫苗合用，也可以单独使用，还可与重组异构过敏原合用。

### （七）益生菌疗法

胃肠道暴露于大量食物和细菌之中，在健康者的肠道中免疫系统可自动调节肠道免疫和耐受之间的平衡。由于肠道免疫系统的特异性，益生菌（probiotics）疗法作为食物过敏的治疗手段已日益受到重视。有研究发现，益生菌可明显的调节健康者和过敏者单核细胞的吞噬能力。研究证实，双歧杆菌和乳酸杆菌可增加 IgA 的产生，同时增强对有害抗原的 IgA 反应。有研究显示，益生菌可介导 CD4$^+$Th 的前体 Th0 向 Th1 分化，对天然的食物蛋白也具有免疫调节作用。

目前，天然来源的抗食物过敏活性物质具有作用缓和、副作用小、安全等特点。益生菌治疗食物过敏的疗效已被肯定，但关于剂量的掌握、菌群的筛选及安全性的评价等方面仍有待于深入研究。

（陈丽萍）

# 参考文献

曹雪涛 . 2013. 医学免疫学 . 6 版 . 北京：人民卫生出版社 .

顾景范，杜寿玢，郭长江 . 2009. 现代临床营养学 . 2 版 . 北京：科学出版社 .

黄建芳，王彩霞，向军俭，等 . 2014. 食物过敏动物模型的研究进展 . 食品科学，35(3): 280-284.

李海飞，高金燕，袁娟丽，等 . 2014. 大米过敏蛋白的研究进展 . 食品科学，35(23): 308-312.

李文，王敏 . 2017. 宜昌地区 0 ～ 6 岁儿童支气管哮喘相关危险因素分析 . 中国儿童保健杂志，25(12): 1298-1300.

李在玲 . 2015. 食物过敏与相关消化系统疾病 . 中华实用儿科临床杂志，30(7): 481-485.

李在玲 . 2017. 规范食物过敏相关消化系统疾病的诊断与管理 . 中国实用儿科杂志，32(10): 733-735.

林江伟，游洪燕，沈海旺，等 . 2012. 克氏原螯虾原肌球蛋白的纯化及过敏原性分析 . 集美大学学报 ( 自然科学版 )，17(3): 167-174.

刘光明，曹敏杰，蔡秋凤，等 . 2012. 水产品过敏原的研究现状和展望 . 中国食品学报，12(5): 1-9.

刘光明，刘庆梅，徐莎莎，等 . 2016. 抗食物过敏的天然活性物质研究进展 . 中国食品学报，16(2): 19-28.

毛炜翔，高金燕，陈红兵 . 2007. 小麦过敏研究进展 . 食品科学，28(8): 559-562.

邵洁 . 2015. 食物过敏与支气管哮喘 . 中华实用儿科临床杂志，30(4): 245-247.

孙长颢 . 2013. 营养与食品卫生学 . 7 版 . 北京：人民卫生出版社 .

王娟红，李寰舟，李蒙，等 . 2015. 基于肠道屏障的食物过敏机制研究进展 . 中国中药杂志，40(7): 1240-1243.

王丽，王念蓉 . 2016. 伴或不伴食物过敏湿疹患儿治疗前后的生活质量比较 . 临床儿科杂志，34(10): 726-729.

王良录，王子熹 . 2015. 食物过敏的诊断和治疗 . 医学与哲学，36(14): 27-30.

王晓川 . 2015. 食物过敏的免疫机制及其临床意义 . 中华实用儿科临床杂志，30(9): 651-652.

王燕，周静，张毅 . 2013. 健康体检人群食物不耐受情况调查及其相关因素分析 . 山东医药，53(36): 78-80.

吴海明，胡志和 . 2010. 海虾过敏原的研究进展 . 食品研究与开发，31(7): 167-173.

肖凤，罗智英，王伴青，等 . 2012. 食物过敏后消化系统形态学变化的实验研究 . 中国实验诊断学，16(4): 600-601.

熊复，叶飘，张勇，等. 2015. 维生素 D 与食物过敏相关性研究进展. 中国儿童保健杂志, 23(7): 721-723.

杨宝峰. 2013. 药理学. 8 版. 北京：人民卫生出版社.

杨慧，边媛媛，陈天顺，等. 2017. 蛋白新资源潜在致敏性评价方法的研究进展. 食品安全质量检测学报, 8(4): 1115-1119.

郑颖，陈曙光，叶钰，等. 2016. 日本食物过敏原的管理及对我国的启示. 食品科学, 37(3): 253-257.

中华医学会儿科学分会消化学组. 2017. 食物过敏相关消化道疾病诊断与管理专家共识. 中华儿科杂志, 55(7): 487-492.

Hao G. D., Zheng Y. W., Wang Z. X., et al. 2016. 桦树花粉、大豆和苹果过敏原之间高免疫球蛋白 E 相关性表明中国北方地区桦树花粉过敏患者很可能同时患有花粉 - 食物综合征. 浙江大学学报（英文版）, 17(5): 399-404.

Ronaldvan R., Lars K. P., Wong G. W. K., et al. 2015. 食物过敏的定义、流行性、诊断及治疗. 中华预防医学杂志, 49(1): 87-92.

Lehrer S. B., Reish R., Fernandes J., et al. 2004. Enhancement of murine IgE antibody detection by IgG removal. Journal of Immunological Methods, 284(1): 1-6.

Mackie A., Knulst A., Le T. M., et al. 2012. High fat food increases gastric residence and thus thresholds for objective symptoms in allergic patients. Molecular Nutrition & Food Research, 56(11): 1708-1714.

Makarova S., Borovik T., Skvortsova V., et al. 2013. Increased gut permeability in newborns with food allergy. Clinical & Translational Allergy, 3(S3): 1.

McWilliam V. L., Koplin J. J., Field M. J., et al. 2018. Self-reported adverse food reactions and anaphylaxis in the SchoolNuts study: a population-based study of adolescents. J Allergy Clin Immunol, 141(3): 982-990.

Mills E. N. C., Mackie A. R., Burney P., et al. 2007. The prevalence, cost and basis of food allergy across Europe. Allergy, 62(7): 717-722.

Plebani M. 2003. Clinical value and measurement of specific IgE. Clinical Biochemistry, 36(6): 453-469.

Poulsen L. K. 2001. *In vivo* and *in vitro* techniques to determine the biological activity of food allergens. J Chromatogr B Biomed Sci Appl, 756(1-2): 41-55.

Renz H., Allen K. J., Sicherer S. H., et al. 2018. Food allergy. Nat Rev Dis Primers, 4: 17098.

Sicherer S. H., Sampson H. A. 2014. Food allergy: epidemiology, pathogenesis, diagnosis, and treatment. Journal of Allergy & Clinical Immunology, 133(2): 291-307.

Swoboda I., Bugajska-Schretter A., Verdino P., et al. 2002. Recombinant carp parvalbumin, the major cross-reactive fish allergen: a tool for diagnosis and therapy of fish allergy. Journal of Immunology, 168(9): 1823-1830.

Zuercher A. W., Fritsche R., Corthésy B., et al. 2006. Food products and allergy development, prevention and treatment. Current Opinion in Biotechnology, 17(2): 198-203.

Zuidmeerjongejan L., Fernandez-Rivas M., Poulsen L. K., et al. 2012. FAST: towards safe and effective subcutaneous immunotherapy of persistent life-threatening food allergies. Clinical & Translational Allergy, 2(1): 5.

# 第九章　儿童过敏性疾病

## 第一节　儿童支气管哮喘

### 一、概述

儿童支气管哮喘是儿童呼吸道疾病中最常见的慢性变态反应性疾病之一，是由多种细胞和细胞组分共同参与的气道慢性变态反应性炎症（中华医学会儿科学分会呼吸学组和《中华儿科杂志》编辑委员会 2008），大部分由 IgE 介导，少部分由非 IgE 介导。儿童支气管哮喘是以气道的慢性变态反应性炎症为基础，引起气道高反应性，从而产生可逆性气道狭窄为特征的异质性疾病（中华医学会儿科学分会呼吸学组 2016）。目前对支气管哮喘的发病机制尚不完全清楚，但多数学者认为其发病与遗传、环境、免疫和神经系统等多种因素相关，它们相互作用，共同参与了哮喘的整个发病过程。

近年来，随着我国社会的发展和环境污染情况的不断加重，我国儿童支气管哮喘的患病率呈明显的上升趋势，严重威胁着患儿的身体健康及正常的生长发育。2010 年，全国城市 14 岁以下儿童哮喘的累积患病率达到 3.02%，部分地区的患病率超过 7%，已接近发达国家水平（洪建国和鲍一笑 2016）。儿童处于生长发育过程，各年龄段哮喘儿童由于呼吸系统解剖、生理、免疫、病理生理等特点不同，哮喘的临床表型不同，哮喘的诊断思路及其具体检测方法也有所不同（中华医学会儿科学分会呼吸学组 2016）。近年随着医学的发展对支气管哮喘又有了新的认识，如支气管哮喘的概念、年龄段划分、难治性哮喘，以及对哮喘预测指数和哮喘预测工具等进行了明确定位，对支气管哮喘患儿应做到早期诊断、早期治疗，防止气道重塑，提高生活质量。对于高度怀疑支气管哮喘的患儿应给予早期干预治疗的同时定期评估，确定是否为支气管哮喘，对于确诊支气管哮喘的患儿应坚持长期、持续、规范、个体化的治疗原则（洪建国和鲍一笑 2016）。在治疗过程中应遵循"评估—调整治疗—监测"的循环管理模式来调整治疗方案（GINA 2015），减少支气管哮喘的发作，避免不可逆的气道阻塞。让患儿及家属正确认识支气管哮喘的本质、特点、治疗方法及危害。加强医患沟通，提高家属及患者的信心，使之配合治疗。支气管哮喘是在遗传易感基因的基础上，由外界环境因素作用发生的超敏反应。支气管哮喘虽然具有特应性，但支气管哮喘是可以很好控制的，随着医学科学技术的不断发展，在不久的将来对支气管哮喘的精准医学或一级预防的研究将越来越深入，在治疗支气管哮喘方面一定能取得新的进展，为每个支气管哮喘患儿提供并制订符合自身特征的标准治疗方案。

## 二、临床表现

临床症状：反复咳嗽、喘息、气促、胸闷，常在夜间和或清晨发作、加剧，常与接触某种过敏原或刺激因素有关，具有突然发作突然停止的特点。部分患儿常合并过敏性鼻炎，发作时表现鼻痒、打喷嚏、流清水样鼻涕、鼻塞等。冷空气、物理或化学性刺激、运动、吸烟、过度情绪激动、感染等均可诱发哮喘的急性发作。哮喘严重者因气促而不能整句说话，行走和平卧困难，端坐呼吸，危重者出现呼吸暂停，甚至昏迷。患儿临床症状与病情严重程度及不同发作时期有关。

临床体征：患儿呼吸频率增快，心率加快，中度至重度哮喘吸气时出现三凹征，呼气时因胸部内压增高，见颈静脉怒张，叩诊两肺呈鼓音，心脏浊音界缩小，提示有肺气肿，膈肌下移，有时可能触及肝脾，听诊呼吸音减弱，全肺可闻及喘鸣音及干啰音，呼气相延长，严重者两肺几乎听不到呼吸音，尤其是处于哮喘持续状态，可呈现"沉默肺"。由严重低氧血症引起肺动脉痉挛，使右心负荷增加，导致心功能衰竭。

临床特点：喘息、咳嗽、气促、胸闷为儿童期非特异性的呼吸道症状，可见于哮喘和非哮喘性疾病。典型哮喘的呼吸道症状具有以下特征：①诱因多样性：常有上呼吸道感染、变应原暴露、剧烈运动、大笑、哭闹、气候变化等诱因；②反复发作性：当遇到诱因时突然发作或呈发作性加重；③时间节律性：常在夜间及凌晨发作或加重；④季节性：常在秋冬季或换季时发作或加重；⑤可逆性：平喘药通常能够缓解症状，可有明显的缓解期。认识这些特征，有利于哮喘的诊断与鉴别诊断（中华医学会儿科学分会呼吸学组 2016）。

## 三、常用监测方法

### （一）血液检查

血常规，根据病情酌情检测肺炎支原体、肺炎衣原体、C 反应蛋白、免疫球蛋白、淋巴细胞亚群、微量元素及各种维生素等。

### （二）影像学检查

对于确诊儿童支气管哮喘的患儿，在没有相关临床指征的情况下，一般不建议进行常规胸部影像学检查。对于反复咳嗽或喘息患儿，怀疑支气管哮喘以外其他疾病时，根据临床线索所提示的疑似疾病，选择性进行胸部 X 线检查或胸部 CT 检查。

### （三）过敏原检测

支气管哮喘是一种呼吸道的变态反应性疾病，所以对过敏原检测非常重要，包括吸入性变应原和食物性变应原，尤其是吸入性变应原。常用方法：体内过敏原检测和体外过敏原检测，体内过敏原检测目前主要是通过变应原皮肤点刺试验，体外过敏原检测是通过变应原血清学检测，两者都是检测特异性 IgE，以了解患儿的过敏状态，协助支气管哮喘诊断。但特异性 IgE 阳性不能认为患儿一定对该过敏原过敏，特异性 IgE 阴性也不能认为患儿一定对该过敏原不过敏，特异性 IgE 检测结果必须与病史、临床症状相结合。

血清总 IgE 测定对哮喘诊断价值不大，但其增高的程度可作为重症哮喘使用抗 IgE 抗体治疗的依据（中华医学会呼吸病学分会哮喘学组 2018a），特别注意：特异性 IgG 检测阳性不能认为患儿对该物质过敏。

### （四）肺功能检测

肺功能检测是目前最为常用的小儿呼吸道疾病的检测手段，其能有效反映呼吸气道的生理改变状况，支气管哮喘主要表现为阻塞性通气功能障碍，是以小气道病变为主（吸气状态下气管直径＜ 2 mm），同时肺功能检测也是支气管哮喘患者定期检测的方法之一。GINA 2017 指南指出"定期检测"这一词汇，大多数成人患者应每 1 ～ 2 年检测一次肺功能，有急性发作和肺功能降低等症状的高危患者，肺功能检测频率应更高，儿童患者也应根据哮喘严重程度和临床病程增加肺功能检测频率（殷凯生 2017）。肺功能检测对于哮喘的诊断、鉴别诊断、评价病情严重程度、指导用药和判断疗效等方面均具有极大的帮助。通常采用的肺功能检测方法有以下几种。

#### 1. 常规肺通气功能检测

常规肺通气功能检测可对受检儿童呼吸生理功能的基本状况作出质与量的评价，儿童肺功能检查已成为一种常规临床检测手段，在客观评价可逆性的呼吸道阻塞方面存在很大优势，大多数指南均建议将其用于哮喘的早期评估和定期再评估，其应用推广范围逐渐扩大，明确肺功能障碍的程度和类型，观察肺功能损害的可逆性，对探讨疾病的发病机制、病理生理、明确诊断、指导治疗、评估疗效及疾病的康复、动态观察病情变化和预测预后等，都具有重要意义（中华医学会儿科学分会呼吸学组和《中华儿科杂志》编辑委员会 2008）。此方法需要小儿配合，适用于 5 岁以上的儿童。

在哮喘急性期 FVC、$FEV_1$、PEF 等反映大呼吸道功能及用力呼出 50% 肺活量的呼气流量（$FEF_{50}$）、用力呼出 75% 肺活量的呼气流量（$FEF_{75}$）、用力呼气 25% ～ 75% 肺活量的平均流量（MMEF）等反映小呼吸道功能的指标均有下降，而以小呼吸道功能指标异常率为高。大呼吸道功能指标中以 PEF 降低最为显著，是反映大呼吸道功能最敏感的指标，而 $FEV_1$/FVC 的诊断灵敏性不及 $FEV_1$ 的绝对值，特别是对儿童哮喘的评估意义不大。因此临床医师阅读肺功能报告时不仅要看 $FEV_1$/FVC，更要关注 $FEV_1$ 的绝对值（Dundas and Mckenzie 2006）。而在哮喘缓解期，小呼吸道功能恢复时间滞后于大呼吸道。

#### 2. 脉冲振荡肺功能检测

脉冲振荡（impulse oscillometry，IOS）肺功能检测是近年来兴起的肺功能评估方式，是一种测量呼吸阻抗的新技术，是诊断小儿哮喘、判断病情严重程度的工具。IOS 是基于强迫振荡原理，通过外部发生器产生矩形电磁脉冲，经扩音器转变为多频机械波叠加于受试者静息呼吸上，滤除由自主呼吸产生的低频部分（约 0.3 Hz），连续记录外加振荡频率下的气道压力和流速；经过复杂的计算，得出一系列呼吸阻抗参考值。IOS 直接测量气道阻力，除黏性阻力外，尚包括整个呼吸系统的弹性阻力和惯性阻力。主要参数包括共振频率（Fres）、呼吸总阻抗（Zrs）、总气道阻力（R5）、弹性阻力（$E$）、中心气道阻力（Re）、周边气道阻力（Rp）等。检测报告的内容包括频谱分析图、阻抗容积图（Z-V 图）、结构参数图等。IOS 肺功能检测不仅可以用于反映气道阻力，而且可以反映气道阻塞的部位。检测非常简单方便，仅需记录患者的几个平静自主呼吸波，无需用力，即可快速、准确得到各种呼吸阻力在呼吸系统中的分布特点，不受患者配合的影响，有很好的重复性。整个过程是完全无创的测量，患者无痛苦，无禁忌证，适合所有患者，尤其是 3 岁以上儿童、老人和重症患者。儿童哮喘急性发作时，R5 可增高大于 120%，中心气道阻力（R20）基本正常，R5 与 R20 差值加大，周边弹性阻力（X5）绝对值增大，Fres 后移，提示周边小气道阻力增高，肺顺应性减低（Larsen et al. 2009）。哮喘发作缓解后，气道阻力下降，R5、X5 和 Fres 各指标即可有不同程度改善，其中 X5 和 Fres 最先恢复正常。限制性通气功能障碍时，X5 绝对值增大，Fres 后移非常明显，而 R5、R20 基本正常（张皓等 2014）。

### （五）支气管激发试验

支气管激发试验（bronchial provocation test，BPT）是用于检测气道具有高反应性的方法。BPT 可分为直接与间接两类激发试验或特异性与非特异性两类激发试验，直接支气管激发试验主要是乙酰甲胆碱、组胺和白三烯作用于支气管平滑肌上各自的特异性受体，直接刺激支气管平滑肌收缩，引起呼吸道狭窄；间接支气管激发试验主要是运动、甘露醇、高渗盐水等通过刺激支气管内炎症细胞，使其释放多种能间接引起支气管狭窄的介质，作用于支气管平滑肌上的特异性受体引起呼吸道收缩。对于不典型儿童支气管哮喘及儿童咳嗽变异性哮喘（CVA）、过敏性咳嗽的诊断较困难，经过多种检查均不能明确原因，可行 BPT 来协助诊断及鉴别，也可用作帮助判定疗效、调整治疗方案的检查手段。儿童 BPT 的主要适应证包括以下几点：①排除或者是进一步证实哮喘的诊断；②评估哮喘的严重程度；③评价哮喘治疗的疗效；④哮喘的监测；⑤测定和比较药物作用的持续时间；⑥辅助了解各种呼吸道疾病的发病机制；⑦了解哮喘的流行病学情况。禁忌证分为绝对禁忌证和相对禁忌证，绝对禁忌证：①重度的气流受限，$FEV_1 < 50\%$ 的预计值；②尚未控制的高血压；③不稳定的心脏疾病。相对禁忌证：①中度气流受限，$FEV_1 < 60\%$ 的预计值；②急性上、下呼吸道病毒感染；③正在使用抗哮喘的药物；④正在使用胆碱酯酶抑制剂；⑤不能完成肺量仪的测定（Chinellato et al. 2012）。气道反应性测定应在支气管哮喘的缓解期进行，至少一周内无哮喘发作，$FEV_1$ 不得低于预计值的 70%，并在停用支气管扩张剂 12 h，停用抗组胺药和吸入糖皮质激素 48 h，停用口服激素 72 h 后，才能进行。通常用乙酰甲胆碱、组胺激发，使 $FEV_1$ 下降 20% 的累积吸入激发药物剂量（PD20-FEV₁）或浓度（PC20-PEF）来表示激发试验阳性。

### （六）支气管舒张试验

支气管舒张试验是通过给予支气管扩张剂来改变气道收缩，测定用药前后的肺功能指标变化，用于评估气流受限的可逆性情况及支气管反应性，对 5 岁以上较大的儿童哮喘诊断具有明确的价值。对于 $FEV_1 < 70\%$ 预计值疑似哮喘患儿，可选择支气管舒张试验来评估气流受限的可逆性：用空气压缩泵雾化吸入 β2 受体激动剂，吸入 15 min 后再检测 $FEV_1$，若用药后较用药前 $FEV_1$ 增加 $\geqslant 12\%$，或绝对值增加 $\geqslant 200$ ml，则提示有可逆性气流受限，为支气管舒张试验阳性。

（七）呼气流量峰值监测

呼气流量峰值监测指肺在最大充满状态下，用力呼气时所产生的最大流速。呼气流量峰值（PEF）的日间变异率是诊断哮喘和反映哮喘严重程度的重要指标，是监测病情较为有效而又简单的方法，尤其适应于儿童。峰流速仪价格便宜、便于携带，适用于患者在家每日客观监测气流受限情况。由于应用不同的峰流速仪测得的 PEF 不同，其预计值范围过大，因此，患者所测得的 PEF 最好与该患者过去应用自己的峰流速仪测得的最好的 PEF 相比较。PEF 变异率的计算方法：① PEF 变异率（%）=（PEF 最大值 –PEF 最小值）/［（PEF 最大值 +PEF 最小值）1/2］×100%。PEF 变异率（%）≥ 13% 有助于诊断哮喘。②计算一周中清晨用药前的 PEF 变异率，用其占该患者近期最好值的百分比表示，正常儿童检测值 / 最好值应≥ 80%。此种方法只需每日测定一次 PEF，而其与气道高反应性的相关性优于其他方法。

PEF 监测意义：①为了确定哮喘的诊断。吸入支气管扩张剂后 PEF 增加 60 L/min（或比治疗前增加≥ 20%）或者昼夜变异率＞ 13%（每天 2 次测定＞ 10%）有助于确诊哮喘。②为了改善哮喘的控制，特别对于那些对症状"感知力低"的患者。已经证明，患者自我监测症状和 PEF 有助于改善预后。一份 PEF 记录表比一份 PEF 变化表更容易看出患者的治疗反应。③为了发现环境（包括职业）引起的哮喘症状。当患者接触可疑危险因子和不接触危险因子时，在家或在工作场所，在运动或其他活动中，每天数次测定 PEF。

（八）气道炎症指标检测

**1. 诱导痰检测**

诱导痰检测包括诱导痰的细胞学检测和生化标志物检测。通过诱导痰细胞中嗜酸性粒细胞检测来了解气道炎症性质及程度，诱导痰嗜酸性粒细胞水平增高程度与气道阻塞程度及其可逆程度、哮喘严重程度及过敏状态有关，对气道疾病的诊断和鉴别诊断、评估药物疗效有意义。适用于 7 岁以上的儿童。虽然诱导痰中嗜酸性粒细胞增多是支气管哮喘的典型特征，但并非所有支气管哮喘患者的诱导痰中均有相似的细胞分布（肖伟等2016），在非嗜酸性粒细胞性哮喘患者中有一部分患者诱导痰中中性粒细胞明显升高，特别是哮喘急性发作患者（肖伟等 2016）。另外通过检测诱导痰中多种生化标志物，如嗜酸性粒细胞阳离子蛋白（ECP）和类胰蛋白酶，其作为嗜酸性粒细胞和肥大细胞的活化标志物均明显增高，嗜酸性粒细胞阳离子蛋白（ECP）也可以作为支气管哮喘严重程度的一个临床指标，且 ECP 比嗜酸性粒细胞计数和肺功能更具有相关性（肖伟等 2016）。通过测定诱导痰中嗜酸性粒细胞的数量可对支气管哮喘患者吸入糖皮质激素的疗效进行预测，同时诱导痰嗜酸性粒细胞也可作为哮喘复发的一个指标。诱导痰嗜酸性粒细胞计数可以作为气道炎症极好的生物标志物，也可以作为疾病严重程度的标志物，此外诱导痰嗜酸性粒细胞计数也可用于预测哮喘的控制状态（王法霞等 2010）。

**2. 呼出气一氧化氮检测**

NO 是人体产生的生物调节因子的一种，在很多的生理及病理过程中起到十分重要的作用，测定 FeNO 可以直接反映气道炎症，对支气管哮喘有较高敏感性和特异性（谭力等 2016）。呼出气一氧化氮（FeNO）是嗜酸性粒细胞炎症标志物（李怀云和丁震 2016），FeNO 检测与过敏状态有一定的相关性，FeNO 只反映嗜酸性粒细胞引起的炎症反应，这种气道炎症程度与气道受限程度不完全平行。GINA 2017 指南强调呼出气一氧化氮（FeNO）不能作为哮喘诊断和治疗的依据，同时 GINA 2017 指南不推荐使用 FeNO 来指导治疗（张晓岩和林江涛 2017），而对于哮喘表型来说，中性粒细胞性重症哮喘患者肺功能损害更为严重（张永明等 2015），由于不能有效区分不同种类过敏性疾病患者群，且哮喘与非哮喘儿童 FeNO 水平有一定程度重叠，因此 FeNO 是非特异性的支气管哮喘诊断指标（中华医学会儿科学分会呼吸学组 2016），只是辅助检测方法。GINA 2017 指南不推荐基于 FeNO 来对哮喘患者应用吸入糖皮质激素（ICS）进行治疗（殷凯生 2017）。一氧化氮（NO）广泛存在于人体组织中，FeNO 检测值受多种因素影响，虽有 FeNO 测定诊断哮喘的相关研究出现（任旭斌 2009），但是对未明确的哮喘，FeNO 测定仍推荐用于辅助诊断，不作为独立诊断依据。但 FeNO 被 GINA 2017 指南列入哮喘患者急性加重的独立未来风险预测因素（张晓岩和林江涛 2017）。

### （九）支气管镜检查

对于反复喘息或咳嗽的儿童，经规范抗哮喘治疗无效，怀疑其他疾病，或哮喘合并其他疾病，如气道异物、气道局灶性病变（如气道内膜结核、气道内肿物等）和先天性结构异常（如先天性气道狭窄、食管—气管瘘）等，应考虑予以支气管镜检查以进一步明确诊断。

## 四、诊断

### （一）哮喘诊断标准

哮喘的诊断主要依据患儿病史、呼吸道症状、体征及肺功能检查，证实存在可变的气流受限，并排除可引起相关症状的其他疾病（中华医学会儿科学分会呼吸学组 2016）。

1）反复喘息、咳嗽、气促、胸闷，多与接触变应原、冷空气、物理或化学性刺激、呼吸道感染、运动及过度通气（如大笑和哭闹）等有关，常在夜间和（或）凌晨发作或加剧。

2）发作时双肺可闻及散在或弥漫性、以呼气相为主的哮鸣音，呼气相延长。

3）上述症状和体征经抗哮喘治疗有效，或自行缓解。

4）除外其他疾病所引起的喘息、咳嗽、气促和胸闷。

5）临床表现不典型者（如无明显喘息或哮鸣音），应至少具备以下 1 项，证实存在可逆性气流受限：①支气管舒张试验阳性：吸入短效 β2 受体激动剂（如沙丁胺醇压力定量气雾剂 200～400 μg）后 15 min 第一秒用力呼气量（FEV1）增加≥12%；②抗炎治疗后肺通气功能改善：给予吸入糖皮质激素和（或）抗白三烯药物治疗 4～8 周，$FEV_1$ 增加 12%；③支气管激发试验阳性；呼气流量峰值（PEF）日间变异率（连续监测 2 周）≥13%。

符合第 1）～ 4）条或第 4）、5）条者，可诊断为哮喘（中华医学会儿科学分会呼吸学组 2016）。

（二）对于＜ 6 岁儿童哮喘的诊断线索

儿童哮喘多起始于 3 岁前，具有肺功能损害的持续性哮喘患儿，其肺功能损害往往开始于学龄前。因此从喘息的学龄前儿童中识别出可能发展为持续性哮喘的患儿，并进行有效早期干预是必要的。但是目前尚无特异性的检测方法和指标可作为学龄前喘息儿童哮喘诊断的确诊依据。因此对于临床表现不典型者，主要依据症状 / 发作的频度、严重程度及是否存在哮喘发生的危险因素，评估患儿发展为持续性哮喘的可能性，从而判断是否需要启动长期控制治疗，并依据治疗反应进一步支持或排除哮喘的诊断。临床实践中也可以通过哮喘预测指数（modified asthma predictive index，mAPI）和哮喘预测工具（asthma prediction tool）等评估工具，对幼龄儿童喘息发展为持续哮喘的危险度作出评估。喘息儿童如具有以下临床特点时高度提示哮喘的诊断：①多于每月 1 次的频繁发作性喘息；②活动诱发的咳嗽或喘息；③非病毒感染导致的间歇性夜间咳嗽；④喘息症状持续至 3 岁以后；⑤抗哮喘治疗有效，但停药后又复发。如怀疑哮喘诊断，可尽早参照哮喘治疗方案开始试验性治疗，并定期评估治疗反应，如治疗 4 ～ 8 周无明显疗效，建议停药并作进一步诊断评估。另外，大部分学龄前喘息儿童预后良好，其哮喘样症状随年龄增长可能自然缓解，对这些患儿必须定期（3 ～ 6 个月）重新评估，以判断是否需要继续抗哮喘治疗（中华医学会儿科学分会呼吸学组 2016）。哮喘预测指数（mAPI）阳性提示发展为学龄期哮喘的危险性高，但不是确诊哮喘的依据，需要明确哮喘临床评估工具不是哮喘诊断工具，主要用于评估哮喘控制的水平（杨爱君 2018）。

儿童支气管哮喘诊断目前尚无任何一种特异性的检测方法和指标可作为儿童支气管哮喘的确诊依据（中华医学会儿科学分会呼吸学组 2016），因患儿呼吸系统症状可能由急性或者慢性呼吸道疾病引起，而非仅由支气管哮喘引起，故很难确诊支气管哮喘。只有一些具有特应性的患儿才容易发展成典型支气管哮喘。因此对支气管哮喘的诊断应慎重。喘息、咳嗽、气促、胸闷等症状为儿童期非特异性呼吸道症状，既可见于哮喘也可见于非哮喘性疾病，患儿只是有哮喘样症状，故不以患儿发生反复喘息或咳嗽就诊断支气管哮喘或咳嗽变异性哮喘。必须根据患儿病史、临床症状、体征、辅助检查等综合分析，才能确诊支气管哮喘。需明确哮喘临床评估工具，不是哮喘诊断工具，主要用于评估哮喘控制的水平，否则易发生过度诊断和治疗，给国家、社会、家庭、经济和精神等方面造成巨大负担。

咳嗽变异性哮喘（CVA）的诊断如下。

CVA 是儿童咳嗽最常见的原因之一，以咳嗽为唯一或主要表现。诊断依据如下。

1）咳嗽持续＞ 4 周，常在运动、夜间和（或）凌晨发作或加重，以干咳为主，不伴有喘息。

2）临床上无感染征象，或经较长时间抗生素治疗无效。

3）抗哮喘药物诊断性治疗有效。

4）排除其他原因引起的慢性咳嗽。

5）支气管激发试验阳性和（或）PEF 日间变异率（连续监测 2 周）≥ 13%。

6）个人或一、二级亲属有过敏性疾病史，或变应原检测阳性。

以上第 1）～ 4）项为诊断基本条件（中华医学会儿科学分会呼吸学组 2016）。

咳嗽变异性哮喘（CVA）是支气管哮喘的特殊类型，与典型支气管哮喘具有相同的病理生理特点，它只表现为咳嗽而不是喘息，这是因为它们阈值不同，所以两者临床表现不同，咳嗽变异性哮喘（CVA）也是只有一些具有特应性的患者才易发生。如果 $FEV_1$ 在正常范围，选择支气管激发试验，如果 $FEV_1$ 已有不同程度下降，选择支气管舒张试验，支气管激发试验阳性或支气管舒张试验阳性，均是支持 CVA 诊断的依据，抗哮喘药物治疗明确有效是确诊的依据（杨爱君 2018）。临床上儿童慢性咳嗽仍以感染性咳嗽或感染后咳嗽为主。

## 五、支气管哮喘分期和分级

### （一）分期

根据临床表现，哮喘可分为三期。

1）急性发作期是指突然发生喘息、咳嗽、气促、胸闷等症状，或原有症状急剧加重。

2）慢性持续期是指近 3 个月内不同频度和（或）不同程度地出现过喘息、咳嗽、气促、胸闷等症状。

3）临床缓解期系指经过治疗或未经治疗症状、体征消失，肺功能恢复到急性发作前水平，并维持 3 个月以上（中华医学会儿科学分会呼吸学组 2016）。

### （二）分级

哮喘的分级包括哮喘控制水平分级、病情严重程度分级和急性发作严重度分级。

#### 1. 哮喘控制水平分级

哮喘控制水平的评估包括对目前哮喘症状控制水平的评估和未来危险因素的评估。依据症状控制水平，哮喘分为良好控制、部分控制和未控制。通过评估近 4 周的哮喘症状，确定目前的控制状况（表 2-9-1，表 2-9-2）。以哮喘控制水平为主导的哮喘长期治疗方案可使患儿得到更充分的治疗，大多数患儿可达到哮喘临床控制。哮喘预后不良的未来危险因素评估包括未来发生急性发作、不可逆肺功能损害和药物相关不良反应风险的评估。肺通气功能检测是哮喘未来风险评估的重要手段，启动控制药物治疗前（首次诊断时）、治疗后 3 ～ 6 个月（获得个人最佳值）及后续定期风险评估时均应进行肺通气功能检测。值得注意的是，未启动 ICS 治疗或 ICS 使用不当（包括 ICS 剂量不足、吸入方法不正确、用药依从性差）是未来发生哮喘急性发作和不可逆肺功能损害的重要危险因素。另外，频繁使用短效 β2 受体激动剂（SABA）是哮喘急性发作的危险因素，过度使用 SABA（使用定量压力气雾剂＞ 200 吸 / 月）是哮喘相关死亡的独立危险因素（中华医学会儿科学分会呼吸学组 2016）。

表 2-9-1　≥ 6 岁儿童哮喘症状控制水平分级

| 评估项目 | 良好控制 | 部分控制 | 未控制 |
| --- | --- | --- | --- |
| 日间症状＞ 2次 / 周 | | | |
| 夜间因哮喘憋醒 | 无 | 存在 1 ～ 2 项 | 存在 3 ～ 4 项 |
| 应急缓解药使用＞ 2 次 / 周 | | | |
| 因哮喘而出现活动受限 | | | |

注：用于评估近 4 周的哮喘症状

表 2-9-2　＜ 6 岁儿童哮喘症状控制水平分级

| 评估项目 | 良好控制 | 部分控制 | 未控制 |
| --- | --- | --- | --- |
| 持续至少数分钟的日间症状＞ 1 次 / 周 | | | |
| 夜间因哮喘憋醒或咳嗽 | 无 | 存在 1 ～ 2 项 | 存在 3 ～ 4 项 |
| 应急缓解药＞ 1 次 / 周 | | | |
| 因哮喘而出现活动受限（较其他儿童跑步 / 玩耍减少，步行 / 玩耍时容易疲劳） | | | |

注：用于评估近 4 周的哮喘症状

### 2. 病情严重程度分级

哮喘病情严重程度应依据达到哮喘控制所需的治疗级别进行回顾性评估分级，因此通常在控制药物规范治疗数月后进行评估。一般而言，轻度持续哮喘：第 1 级或第 2 级阶梯治疗方案治疗能达到良好控制的哮喘；中度持续哮喘：使用第 3 级阶梯治疗方案治疗能达到良好控制的哮喘；重度持续哮喘：需要第 4 级或第 5 级阶梯治疗方案治疗能达到良好控制的哮喘。哮喘的严重度并不是固定不变的，会随着治疗时间而变化（中华医学会儿科学分会呼吸学组 2016）。

### 3. 急性发作严重度分级

哮喘急性发作常表现为进行性加重的过程，以呼气流量峰值降低为其特征，常因接触变应原、刺激物或呼吸道感染而诱发。其起病缓急和病情轻重不一，可在数小时或数天内出现，偶尔可在数分钟内即危及生命，故应及时对病情作出正确评估，以便即刻给予有效的紧急治疗。根据哮喘急性发作时的症状、体征、肺功能及血氧饱和度等情况，进行严重度分级（中华医学会儿科学分会呼吸学组 2016），≥ 6 岁儿童见表 2-9-3，＜ 6 岁儿童见表 2-9-4。

表 2-9-3　≥ 6 岁儿童哮喘急性发作严重度分级

| 临床特点 | 轻度 | 中度 | 重度 | 危重度 |
| --- | --- | --- | --- | --- |
| 气短 | 走路时 | 说话时 | 休息时 | 呼吸不整 |
| 体位 | 可平卧 | 喜坐位 | 前弓位 | 不定 |
| 讲话方式 | 能成句 | 成短句 | 说单字 | 难以说话 |

续表

| 临床特点 | 轻度 | 中度 | 重度 | 危重度 |
|---|---|---|---|---|
| 精神意识 | 可有焦虑、烦躁 | 常焦虑、烦躁 | 常焦虑、烦躁 | 嗜睡、意识模糊 |
| 辅助呼吸机及三凹征 | 常无 | 可有 | 通常有 | 胸腹反常运动 |
| 哮鸣音 | 散在，呼气末期 | 响亮、弥漫 | 响亮、弥漫、双相 | 减弱乃至消失 |
| 脉率 | 略增加 | 增加 | 明显增加 | 减慢或不规则 |
| PEF 占正常预计值或本人最佳值的百分数（%） | SABA 治疗后：> 80 | SABA 治疗前：> 50 ～ 80<br>SABA 治疗后：> 60 ～ 80 | SABA 治疗前：≤ 50<br>SABA 治疗后：≤ 60 | 无法完成检查 |
| 血氧饱和度（吸空气） | 0.90 ～ 0.94 | 0.90 ～ 0.94 | 0.9 | < 0.9 |

注：判断急性发作严重度时，只要存在某项严重程度的指标，即可归入该严重度等级；幼龄儿童较年长儿和成人更易发生高碳酸血症（低通气）；PEF：呼气流量峰值；SABA：短效 β2 受体激动剂

**表 2-9-4　＜ 6 岁儿童哮喘急性发作严重度分级**

| 症状 | 轻度 | 重度 |
|---|---|---|
| 精神意识形态 | 无 | 焦虑、烦躁、嗜睡或意识不清 |
| 血氧饱和度（治疗前） | ≥ 0.92 | < 0.92 |
| 讲话方式 | 能成句 | 说单字 |
| 脉率（次 /min） | < 100 | > 200（0 ～ 3 岁）；> 180（4 ～ 5 岁） |
| 发绀 | 无 | 可能存在 |
| 哮鸣音 | 存在 | 减弱，甚至消失 |

注：血氧饱和度是指在吸氧和支气管舒张剂治疗前的测得值；需要考虑儿童的正常语言发育过程；判断重度发作时，只要存在一项就可归入该等级

难治性哮喘：

难治性哮喘是指采用包括吸入中、高剂量糖皮质激素和长效 β2 受体激动剂两种或更多种的控制药物规范治疗至少 3 ～ 6 个月仍不能达到良好控制的哮喘。

难治性哮喘患儿的诊断和评估应遵循以下基本程序。①诊断是否正确，正确诊断是支气管哮喘治疗的基础；②判断药物治疗是否充分，用药的依从性和吸入技术的掌握情况；③判断是否存在相关或使哮喘加重的危险因素，如环境因素、感染、胃食管反流、肥胖伴（或）不伴阻塞性睡眠呼吸障碍、变应性鼻炎或鼻窦病变、心理和社会因素等；④判断是否存在可逆性气流受限及其严重程度；⑤与其他具有咳嗽、呼吸困难和喘息等症状的疾病相鉴别诊断；⑥反复评估患儿的控制水平和对治疗的反应。对于成人、儿童，激素抵抗型哮喘的比例更低。因此对于儿童难治性哮喘的诊断要慎重，要根据上述情况仔细评估（中华医学会儿科学分会呼吸学组 2016）。

## 六、鉴别诊断

### （一）毛细支气管炎

毛细支气管炎多发生于 1 岁以内小婴儿中，冬春季节好发病，以感染为主，特别是

病毒感染，起病急，表现呼吸急促，有呼吸困难和喘息，吸入短效 β2 受体激动剂及吸入糖皮质激素（ICS）疗效不佳（由支气管黏膜充血、水肿及分泌物增加导致支气管狭窄，而非支气管痉挛），给予对症治疗，如有家族及个人过敏史者，应做过敏原检测并动态观察。

（二）肺炎支原体感染

肺炎支原体感染患儿有刺激性咳嗽，早晨或夜间及活动后加重，症状可延续较长时间，部分患儿表现为喘息，肺部有喘鸣音，支气管可出现暂时或一过性气道高反应性。但患儿血清学检测肺炎支原体抗体阳性，必要时行胸部影像学检查协助诊断。大环内酯类抗生素治疗有效。

（三）气管支气管异物

气管支气管异物多发生在学龄前儿童，尤其是 3 岁以下婴幼儿，一般都有异物吸入病史，阵发性呛咳，胸部 X 线检查无明显异常或两肺透光度不一致，常被误诊为支气管炎或支气管哮喘，经抗炎和抗哮喘治疗症状无缓解，必要时需做纤维支气管镜检查或支气管 CT 三维重建，以确诊或除外气管支气管异物。

（四）先天性喉、气管、支气管发育异常

先天性喉、气管、支气管软化缺乏骨性支架，引起吸气性喉喘鸣及呼吸困难，喘鸣一般在 6 个月到 2 岁消失。根据病情需要做影像学检查。

（五）先天性心、血管发育异常

先天性心脏病中左向右反流，引起肺动脉扩张或心脏扩大，压迫大气道引起喘息，部分还合并有其他先天性畸形，多见于 1 岁以内的婴幼儿。该病表现为主动脉弓处的环状血管畸形或双主动脉弓，均出现咳嗽和喘息，行胸部影像学检查鉴别。

（六）心源性哮喘

心源性哮喘由左心衰引起，小儿多见先天性心脏病和急、慢性肾炎，患儿出现与哮喘急性发作相似的喘息症状，但有左心衰体征、先天性心脏病病史，胸部影像学检查显示心脏增大、肺部淤血表现，心脏超声检查可协助诊断。

（七）支气管淋巴结核

患儿有结核密切接触史，未接种卡介苗，有结核中毒症状，结核菌素试验阳性，痰结核菌检查、胸部影像学检查显示肺门有结节性致密影，周围浸润，必要时行胸部 CT、纤维支气管镜检查。

（八）胃食管反流

大部分婴儿在进食后都会发生反流，但只有在患儿食管黏膜有炎症变化时，才有反流症状，有烧心、上腹饱胀感，同时反流还引起反射性气管痉挛，导致咳嗽和喘息。用测定 24 h 食管 pH 方法鉴别。

### （九）肺嗜酸性粒细胞增多症

本病是由蛔虫的幼虫移行至肺所致，临床表现咳嗽、胸闷、气短、喘息等症状，胸部影像学表现多见浸润性病灶并呈游走性，外周血嗜酸性粒细胞异常增高＞10%。

### （十）变应性支气管肺曲霉病

本病由烟曲霉引起，是嗜酸性粒细胞肺炎中最常见的一种，临床表现是哮喘且哮鸣音持续存在，患者 $FEV_1$ 下降，气道阻力增加，故必须与哮喘鉴别。胸部影像学显示支气管近端扩张、远端正常的中心性支气管扩张的特点，外周血嗜酸性粒细胞增加，痰中可查出烟曲霉菌丝，血清中曲霉菌特异性 IgE 增高，曲霉菌抗原点刺反应阳性，故具有诊断意义。

## 七、治疗

由于哮喘的发病机制尚未完全阐明，目前主要概括为气道炎症 - 免疫机制、神经调节机制和遗传机制，因此需要综合治疗，虽然目前哮喘尚不能根治，但长期规范化治疗可使大多数哮喘患者达到良好或完全的临床控制，在治疗过程中遵循"评估—调整治疗—监测"的管理循环，直至停药观察（图 2-9-1），减少复发乃至不发作（中华医学会等 2018）。

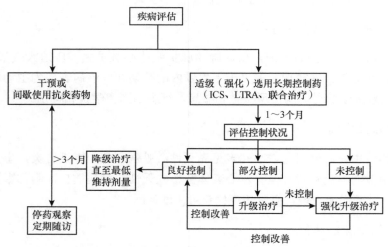

图 2-9-1　哮喘评估及治疗调整（杨爱君 2018）
ICS：吸入性糖皮质激素；LTRA：白三烯受体拮抗剂

### （一）一般治疗

"避、替、忌、移"四字原则，是变态反应性疾病治疗的基本原则。
避，回避过敏原。替，替代过敏原。
忌，忌食过敏原。移，移开过敏原。

（二）药物治疗

**1. 急性发作期治疗**

哮喘急性发作是指喘息、气促、咳嗽、胸闷等症状突然发生，或原有症状急剧加重，伴有呼吸困难，以呼气流量降低为其特征，通常需要改变治疗药物。儿童处于快速生长发育阶段，其哮喘的诊断、治疗及预后与成人有所差异。哮喘患儿急性发作是在危险因素或诱发因素作用下发生，值得注意的是哮喘急性发作亦可见于轻度或控制良好的哮喘患者（中华医学会呼吸病学分会哮喘学组 2018a）。

1）氧疗：有低氧血症者，采用鼻导管或面罩吸氧，以维持血氧饱和度＞ 0.94。

2）吸入短效 β2 受体激动剂：是治疗儿童哮喘急性发作的一线药物。如具备雾化给药条件，雾化吸入应为首选。可使用氧驱动（氧气流量 6 ～ 8 L/min）或空气压缩泵雾化吸入，药物及剂量：雾化吸入沙丁胺醇或特布他林，体重≤ 20 kg，每次 2.5 mg；体重＞ 20 kg，每次 5 mg；第 1 h 可每 20 min 1 次，以后根据治疗反应逐渐延长给药间隔，根据病情每 1 ～ 4 h 重复吸入治疗。如不具备雾化吸入条件时，可使用压力型定量气雾剂（pMDI）经储雾罐吸药，每次单剂喷药，连用 4 ～ 10 喷（＜ 6 岁：3 ～ 6 喷），用药间隔与雾化吸入方法相同。快速起效的 LABA（如福莫特罗）也可在≥ 6 岁哮喘儿童中作为缓解药物使用，但需要和 ICS 联合使用。经吸入短效 β2 受体激动剂及其他治疗无效的哮喘重度发作患儿，可静脉应用 β2 受体激动剂。药物剂量：沙丁胺醇 15 μg/kg 缓慢静脉注射，持续 10 min 以上；病情严重需静脉维持时剂量为 1 ～ 2 μg/(kg·min)［≤ 5 μg/(kg·min)］。静脉应用 β2 受体激动剂时容易出现心律失常和低钾血症等严重不良反应，使用时要严格掌握指征及剂量，并作必要的心电图、血气及电解质等监护。

3）糖皮质激素：全身应用糖皮质激素是治疗儿童哮喘重度发作的一线药物，早期使用可以减轻疾病的严重度，给药后 3 ～ 4 h 即可显示出明显的疗效。可根据病情选择口服或静脉途径给药。药物及剂量：口服，泼尼松或泼尼松龙 1 ～ 2 mg/(kg·d)，疗程 3 ～ 5 天。口服给药效果良好，副作用较小，但对于依从性差、不能口服给药或危重患儿，可采用静脉途径给药。静脉：注射甲泼尼龙 1 ～ 2 mg/(kg· 次) 或琥珀酸氢化可的松 5 ～ 10 mg/(kg· 次)，根据病情可间隔 4 ～ 8 h 重复使用。若疗程不超过 10 天，可无需减量直接停药。吸入：早期应用大剂量 ICS 可能有助于哮喘急性发作的控制，可选用雾化吸入布地奈德悬液 1 mg/ 次，或丙酸倍氯米松混悬液 0.8 mg/ 次，每 6 ～ 8 h/ 次。但病情严重时不能以吸入治疗替代全身糖皮质激素治疗，以免延误病情。

4）抗胆碱能药物：短效抗胆碱能药物（SAMA）是儿童哮喘急性发作联合治疗的组成部分，可以增加支气管舒张效应，其临床安全性和有效性已确立，尤其是对 β2 受体激动剂治疗反应不佳的中重度患儿应尽早联合使用。药物剂量：体重≤ 20 kg，异丙托溴铵每次 250 μg；体重＞ 20 kg，异丙托溴铵每次 500 μg，加入 β2 受体激动剂溶液作雾化吸入，间隔时间同吸入 β2 受体激动剂。如果无雾化条件，也可给予 SAMA 气雾剂吸入治疗。

5）硫酸镁：有助于危重哮喘症状的缓解，安全性良好。药物及剂量：硫酸镁 25 ～ 40 mg/(kg·d)（≤ 2 g/d），分 1 ～ 2 次，加入 10% 葡萄糖溶液 20 ml 缓慢静脉滴注（20 min 以上），酌情使用 1 ～ 3 天。不良反应包括一过性面色潮红、恶心等，通常在药物输注时发生。如过量可静脉注射 10% 葡萄糖酸钙拮抗。

6）茶碱：由于氨茶碱平喘效应弱于 SABA，而且治疗窗窄，从有效性和安全性角度考虑，在哮喘急性发作的治疗中，一般不推荐静脉使用氨茶碱。如哮喘发作经上述药物治疗后仍不能有效控制时，可酌情考虑使用，但治疗时需密切观察，并监测心电图、血药浓度。药物及剂量：氨茶碱负荷量 4～6 mg/kg（≤250 mg），缓慢静脉滴注 20～30 min，后续根据年龄持续滴注维持剂量 0.7～1 mg/(kg·h)，如已用口服氨茶碱者，可直接使用维持剂量持续静脉滴注。亦可采用间歇给药方法，每 6～8 h 缓慢静脉滴注 4～6 mg/kg。

7）经合理联合治疗，但症状持续加重，出现呼吸衰竭征象时，应及时给予辅助机械通气治疗。在应用辅助机械通气治疗前禁用镇静剂（中华医学会儿科学分会呼吸学组 2016）。

**2. 长期治疗方案**

根据年龄分为≥6 岁儿童哮喘的长期治疗方案和＜6 岁儿童哮喘的长期治疗方案，分别分为 5 级和 4 级，从第 2 级开始的治疗方案中都有不同的哮喘控制药物可供选择。对以往未经规范治疗的初诊哮喘患儿，参照哮喘控制水平（≥6 岁参考图 2-9-2，＜6 岁参考图 2-9-3），选择第 2 级、第 3 级或第 4 级治疗方案。在各级治疗中，每 1～3 个月审核 1 次治疗方案，根据病情控制情况适当调整治疗方案。控制治疗的剂量调整和疗程：单用中高剂量 ICS 者，尝试在达到并维持哮喘控制 3 个月后剂量减少 25%～50%。单用低剂量 ICS 能达到控制时，可改用每日 1 次给药。联合使用 ICS 和 LABA 者，先减少 ICS 约 50%，直至达到低剂量 ICS 时才考虑停用 LABA。如使用第 2 级治疗方案患儿的

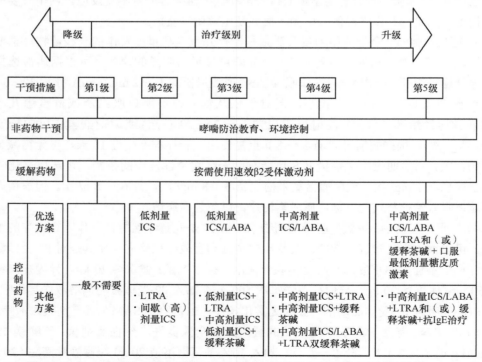

图 2-9-2　≥6 岁儿童哮喘的长期治疗方案（中华医学会儿科学分会呼吸学组 2016）

哮喘能维持控制，并且 6 个月到 1 年内无症状反复，可考虑停药。有相当比例的 < 6 岁哮喘患儿的症状会自然缓解，因此对此年龄儿童的控制治疗方案，每年至少要进行两次评估以决定是否需要继续治疗，经过 3 ~ 6 个月的控制治疗后病情稳定，可以考虑停药观察，但是要重视停药后的管理和随访。如果出现哮喘症状复发，应根据症状发作的强度和频度确定进一步的治疗方案。如仅为偶尔出现轻微喘息症状，对症治疗后可以继续停药观察；非频发的一般性喘息发作，恢复至停药前治疗方案；当出现严重和（或）频繁发作，应在停药前方案的基础上升级或越级治疗。如哮喘控制，并维持至少 3 个月，治疗方案可考虑降级，直至确定维持哮喘控制的最低剂量。如部分控制，可考虑升级或强化升级（越级）治疗，直至达到控制。但升级治疗之前首先要检查患儿吸药技术、遵循用药方案的情况、变应原回避和其他触发因素等情况，还应该考虑是否诊断有误，是否存在鼻窦炎、变应性鼻炎、阻塞性睡眠呼吸障碍、胃食管反流和肥胖等导致哮喘控制不佳的共存疾病（中华医学会儿科学分会呼吸学组 2016）。

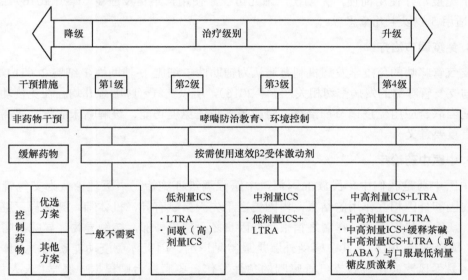

图 2-9-3　< 6 岁儿童哮喘的长期治疗方案（中华医学会儿科学分会呼吸学组 2016）

　　在儿童哮喘的长期治疗方案中，除每日规则地使用控制治疗药物外，根据病情按需使用缓解药物。吸入短效 β2 受体激动剂是目前最有效的缓解药物，是所有年龄儿童急性哮喘的首选治疗药物。在中重度哮喘，或吸入短效 β2 受体激动剂单药治疗效果不佳时，亦可以选择联合吸入抗胆碱能药物作为缓解药物，以增强疗效。≥ 6 岁儿童用含有福莫特罗和布地奈德混合吸入制剂进行治疗时，可作为控制药物和缓解药物应用（中华医学会儿科学分会呼吸学组 2016）。

　　对于 < 6 岁儿童哮喘的长期治疗，最有效的治疗药物是 ICS，对大多数患儿推荐使用低剂量 ICS（第 2 级）作为初始控制治疗。如果低剂量 ICS 不能控制症状，优选考虑增加 ICS 剂量（双倍低剂量 ICS）。无法应用或者不愿意使用 ICS，或伴变应性鼻炎的患儿可选用白三烯受体拮抗剂（LTRA）。吸入长效 β2 受体激动剂（LABA）或联合制剂尚未在 5 岁以下儿童中进行充分的研究。对于 < 6 岁儿童哮喘的长期治疗，除了长时间使

用 ICS 和（或）LABA，结合依从性和安全性因素，部分间歇性发作或轻度持续哮喘患儿可按需间歇使用高剂量 ICS/SABA（中华医学会儿科学分会呼吸学组 2016）。

### 3. 变应原特异性免疫治疗（脱敏治疗）

ASIT 是目前可能改变过敏性疾病自然进程的唯一治疗方法（中华医学会儿科学分会呼吸学组 2016）。但抗原的标准化是目前需要解决的问题。脱敏治疗目前主要途径包括皮下免疫治疗（SCIT）和舌下免疫治疗（SLIT），目前以皮下免疫治疗为主（在脱敏治疗过程中，必须建立抢救措施），在缓解期，通过变应原检测结果，确定变应原，开始给予该变应原最小剂量、最低浓度的起始治疗，每周递增过敏原提取物的剂量给患者皮下注射，逐渐达到维持量后每隔 4～8 周的时间进行维持剂量的注射。维持治疗常规维持时间 3～5 年。SCIT 使患儿对特异性变应原产生免疫耐受，达到控制症状，与舌下含服脱敏治疗比较，疗效更持久，患者依从性更高，每次应有专业医护人员监护不良反应（谭杰 2016）。而舌下免疫治疗使用简便，无创伤，患儿可在家使用，不良反应少（谭杰 2016）。国内 SLIT 适用 5 岁以上儿童患者。

### 4. 免疫调节治疗

支气管哮喘的免疫学发病机制普遍认为辅助性 T 细胞 1/ 辅助性 T 细胞 2（Th1/Th2）失调与支气管哮喘的发病密切相关（舒萍 2016），所以支气管哮喘患儿均存在免疫功能紊乱，适当联合应用免疫调节剂治疗，对改善呼吸道免疫功能、缓解临床症状、提高治疗效果有重要意义。

### 5. 中医中药治疗

中医中药是我们中华民族的国粹，中医强调辨证施治，中医理论认为支气管哮喘是由内因和外因相互作用的结果，内因责之于先天禀赋有异，机体肺、脾、肾三脏功能不足，痰饮留伏于肺，是哮喘之宿根，外因责之于感受外邪，接触异物、异味及嗜食咸酸等（戴启刚等 2016），其中感受外邪是最常见诱因。因机体免疫功能紊乱，人体阳气不足，易受风寒袭击导致支气管哮喘的急性发作。冬病夏治则根据中医学"天人相应""春夏养阳""秋冬养阴"的理论，在夏季三伏天治疗，温补人体的阳气，阳气盛则痰饮去，以扶正固本，达到扶正祛邪，使阴阳平衡，提高机体抗病能力，治病求本。目前临床应用"冬病夏治，夏病冬治"的方法，多采用穴位贴敷、口服中药、穴位拔罐等治疗方案，主要取督脉、任脉、足太阳膀胱经、足阳明胃经等经络穴位（李华和李颉 2016）。通过药物刺激穴位，经络的传导、运输，使有效成分渗入皮肤进入体内，达到增强体质、防治疾病的目的（郭琪勇 2014）。这些治疗方案对支气管哮喘、反复呼吸道感染等也取得很好的效果。

### 6. 抗菌药物

感染是支气管哮喘急性发作的重要诱因，对有感染证据者在抗哮喘治疗的同时应给予针对性的抗感染治疗。

### 7. 抗 IgE 抗体治疗

大部分支气管哮喘是由 IgE 介导的 I 型超敏反应，奥马珠单抗（Omalizumab）是重组人源化抗 IgE 单克隆抗体，是哮喘领域的第一个靶向治疗药物（奥马珠单抗治疗过敏性哮喘专家组和中华医学会呼吸病学分会哮喘学组 2018）。在 6 岁及以上儿童或 12 岁及以上青少年和成人中，抗 IgE 抗体治疗可以显著改善中重度过敏性哮喘症状，减少糖皮质激素用量及急性发作，改善患者生命质量，而且奥马珠单抗安全性好，不良反应率低，具有较好的成本效益（林江涛 2016）。抗 IgE 的药物可选择性地与游离 IgE 结合，迅速降低血清游离 IgE 水平，竞争性地阻断游离 IgE 与其受体 FcεRⅠ 结合，抑制炎症反应的扩大。同时可以下调肥大细胞、嗜碱性粒细胞表面的 FcεRⅠ 水平，阻止上述细胞的激活及炎症介质的释放，继而降低过敏性哮喘发作的可能，改善哮喘症状（林江涛 2016）。抗 IgE 抗体治疗主要适用于血清总 IgE 水平高的过敏性支气管哮喘患者。然而国内外指南对其具体适用人群的认识存在差异（林江涛 2016）。2011 年，中华医学会呼吸病学分会哮喘学组（2010）提出其适应人群为血清水平明显增加的重度哮喘患者。我国儿童支气管哮喘抗 IgE 抗体治疗仅适用于血清 IgE 水平明显升高、高剂量吸入糖皮质激素和 LABA 无法控制的 ≥ 6 岁重度持续性过敏性哮喘患儿（中华医学会儿科学分会呼吸学组 2016）。目前全球范围内尚无奥马珠单抗在 6 岁以下儿童中应用的有效性和安全性数据。我国尚未批准奥马珠单抗在儿童人群（12 岁以下）中应用（奥马珠单抗治疗过敏性哮喘专家组和中华医学会呼吸病学分会哮喘学组 2018）。

### 8. 手术治疗（非药物治疗）

支气管热成形术（BT）是一种全新的非药物性治疗支气管哮喘的方法（林江涛 2017），为目前唯一的非药物治疗方式。支气管热成形术通过支气管镜，导入射频探头，利用射频能量通过导管电极传递到气管壁，转换为热能（目前温度 65℃，持续 10 s），通过对支气管壁的加热，从而使增生、肥厚的平滑肌细胞出现消减（李时悦 2017），达到降低气道在哮喘症状发作时的收缩幅度，并降低发作的频率与严重程度。我国食品药品监督管理总局（CFDA）批准的 BT 治疗支气管哮喘的适应证为：18 岁及以上采用吸入糖皮质激素和长效的 β2 受体激动剂仍无法有效控制症状的重度持续性哮喘患者（李时悦 2017）。应制定支气管热成形术（BT）手术操作及围手术期管理规范，正确掌握适应证和禁忌证，特别注意，术前评估是支气管热成形术（BT）安全实施的必要条件，以降低不良事件的风险，保证治疗效果（李时悦 2017）。目前其在成人患者中有部分应用，是否能在儿童支气管哮喘治疗中应用有待进一步研究。

## 八、宣教、管理和预后

加强患儿家属的教育，建立哮喘之家或哮喘交流会（座谈会）等方式，使家属认识支气管哮喘的本质、发病机制、表现，避免诱发因素，每日使用峰流速仪进行 PEF 监测和哮喘问卷评估（中华医学会呼吸病学分会哮喘学组和中国哮喘联盟 2018），正确使用药物吸入装置，提高用药的依从性，依从性差是导致患者病死率增高、急性发作次数增多、住院次数增加的主要原因，同时也会大大增加患者的经济负担（中华医学会呼吸病学分会哮喘学组和中国哮喘联盟 2018）。加强患儿和家长的心理疏导，增加自信心，通过进行定期培训，建立良好的医患关系，建立哮喘患儿档案和定期随访，制定长期治疗计划。需要强调的是，建立医患之间的合作关系（伙伴关系）是实现有效哮喘管理的首要措施（中华医学会呼吸病学分会哮喘学组和中国哮喘联盟 2018）。

支气管哮喘是一种呼吸系统常见的慢性变态反应性疾病，同时也是世界范围内的主要慢性疾病之一，是导致死亡的主要原因之一，支气管哮喘只有一些具有特应性的患儿才易发生，由于支气管哮喘具有异质性并且病因复杂，因此支气管哮喘目前尚不能根治，但经过长期规范治疗是可以达到很好的临床控制，以提高患者的生活质量。科学技术的不断发展，为医学的研究提供支撑和保障，对支气管哮喘的认识会更加深入，通过精准医学研究提高支气管哮喘的治疗水平，使每个支气管哮喘患者获得各自的合理规范治疗方案从而提高治疗效果。

（徐祗强）

# 第二节　儿童过敏性鼻炎

儿童过敏性鼻炎也称儿童变应性鼻炎（allergic rhinitis，AR），是儿童常见变态反应性疾病之一。不同地区的患病率有很大差别，在我国的儿童中 AR 患病率为 15.79%（95% CI：15.13 ～ 16.45），且逐年增高。儿童 AR 多见于学龄儿童，婴幼儿也不少见。儿童过敏性鼻炎对下呼吸道疾病（如支气管哮喘）的发生发展、严重程度均有重要影响（中华医学会呼吸病学分会哮喘学组 2010；中华医学会呼吸病学分会哮喘学组和中国哮喘联盟 2018）。

## 一、定义和分类

### （一）定义

儿童过敏性鼻炎是指机体暴露于变应原后发生的，主要由免疫球蛋白 E（IgE）介导的鼻黏膜非感染性炎症性疾病（中国医师协会儿科医师分会儿童耳鼻咽喉专业委员会 2019）。

### （二）临床分类

**1. 按变应原种类分类**

季节性 AR：症状发作呈季节性，常见致敏原为花粉、真菌等季节性吸入物变应原。

常年性 AR：症状发作呈常年性，常见致敏原为尘螨、蟑螂、动物皮屑等室内常年性吸入物变应原。

**2. 按症状发作时间分类**

间歇性 AR：症状发作＜ 4 d/ 周，或＜连续 4 周。

持续性 AR：症状发作 ≥ 4 d/ 周，或 ≥ 连续 4 周。

**3. 按疾病严重程度分类**

轻度 AR：症状轻微，对生活质量（包括睡眠、日常生活、工作和学习等；下同）未产生明显影响。

中 - 重度 AR：症状较重或严重，对生活质量产生明显影响。

## 二、发病机制

儿童过敏性鼻炎的发病机制与成人相同，包括速发相反应和迟发相反应。速发相反应：Ⅰ 型变态反应是机体针对环境变应原产生过量的特异性 IgE 而诱发的免疫及炎症反应。IgE 介导的 Ⅰ 型变态反应是 AR 发病的核心机制。吸入物变应原可诱导特应性个体鼻腔局部和区域引流淋巴器官产生特异性 IgE，与聚集在鼻黏膜的肥大细胞和嗜碱性粒细胞表面的高亲和力 IgE 受体（FcεRⅠ）相结合；当机体再次接触相同变应原时，变应原与锚定在肥大细胞和嗜碱性粒细胞表面的 IgE 相结合，活化肥大细胞和嗜碱性粒细胞，导致组胺和白三烯等炎症介质释放；这些炎症介质可刺激鼻黏膜的感觉神经末梢和血管，兴奋副交感神经，导致鼻痒、打喷嚏、清水样涕等症状（Merves 2014）。迟发相反应：组胺等炎症介质的释放还可诱导血管内皮细胞、上皮细胞等表达或分泌黏附分子、趋化因子及细胞因子等，募集和活化嗜酸性粒细胞及 Th2 细胞等免疫细胞，导致白三烯、前列腺素、血小板活化因子等炎症介质的进一步释放，Th2 免疫应答占优势，炎症反应得以持续和加重，鼻黏膜出现明显组织水肿导致鼻塞。AR 发作时鼻黏膜周围腺体神经纤维分泌的 P 物质和神经肽降钙素基因相关肽（CGRP）明显升高，这些物质与鼻腔高反应性密切相关（Merves 2014）。

AR 的发病与遗传和环境的相互作用有关。AR 具有基因易感性，染色体 2q12、5q31、6p21.3 和 11q13.5 等多个位点的单核苷酸多态性可能与 AR 和哮喘等过敏性疾病相关联；微生物菌群在过敏性疾病的发病中也起着重要的作用。"卫生假说"认为由于环境卫生过于清洁使得生命早期暴露于细菌和病毒等微生物的机会减少，日后发生 AR 和哮喘等变应性疾病的风险增高（Tamari et al. 2013）。另外非 IgE 介导的炎症反应也参与了 AR 的发生发展。某些具有酶活性的变应原可以诱导上皮细胞产生细胞因子和趋化因子，促进 Th2 反应；或削弱上皮连接的紧密性，破坏上皮细胞屏障功能，促进树突状细胞与变应原的接触。组织重塑在 AR 发病中的机制目前尚不十分明确（Wlasiuk and Vercelli 2012）。

## 三、病理

AR 为以淋巴细胞、嗜酸性粒细胞浸润为主要特征的变态反应性炎症。鼻黏膜水肿，血管扩张，腺泡增生；细胞内空泡形成，细胞体积增大，胞质向管腔内漏出，分泌物增加；肥大细胞在黏膜表层乃至上皮细胞间增多。腺体可呈囊肿样变性，假复层纤毛柱状上皮可化生为鳞状上皮。

## 四、诊断

### (一)家族过敏史

过敏性疾病家族史会增加儿童 AR 发生的风险,应积极询问家族史和典型的过敏史,结合临床表现和其他检测方法进行准确诊断。

### (二)症状

儿童 AR 症状与成人有很大的变异。典型儿童 AR 的症状包括:喷嚏(通常是突然和剧烈的)、清水样涕(感染时为脓涕)、鼻痒(经常揉鼻子)和鼻塞(经口呼吸造成咽干、咽痛)。嗅觉下降或者消失、头昏、头痛、耳闷、眼睛发红发痒及流泪,可有发热咳嗽、精神萎靡、烦躁不安,也可伴发中耳炎、鼻出血和关节痛等,较大儿童会有头痛现象。因鼻部不适,患儿常常会出现做鬼脸、挠耳朵、故意睁大眼睛等动作。长此以往,影响睡眠质量,导致正常的生物钟紊乱,严重还会对生理各方面造成影响。

### (三)体征

发作时双侧鼻黏膜苍白、肿胀,下鼻甲水肿,鼻腔有多量水样分泌物。眼部体征主要为结膜充血、水肿,有时可见乳头样反应。儿童 AR 患者可出现特殊体征:"过敏性敬礼"(allergic salute):指患儿为缓鼻痒和使鼻腔通畅而用手掌或手指向上揉鼻的动作;"过敏性暗影"(allergic shiner):指患儿下眼睑肿胀导致静脉回流障碍而出现的下睑暗影;"过敏性皱褶"(allergic crease):指患儿经常向上揉搓鼻尖而在外鼻皮肤表面出现的横行皱纹。因鼻腔堵塞,导致患儿经常被迫用口呼吸,久而久之使上颌骨发育不良,颧骨变小,呈现过敏性鼻炎特殊面容(中华医学会呼吸病学分会哮喘学组 2010)。

### (四)变应原检测

#### 1. 皮试

变应原皮试是确定 IgE 介导的 I 型变态反应的重要检查手段,称为变应原体内检测,主要方法包括皮肤点刺试验(skin prick test,SPT)和皮内试验。SPT 具有高敏感性和较高特异性,一般均在 80% 以上,因而对 AR 的诊断可提供有价值的证据,且可用于儿童。SPT 在停用抗组胺药物至少 7 天后进行。使用标准化变应原试剂,在前臂掌侧皮肤点刺,20 min 后观察结果。每次试验均应进行阳性和阴性对照,阳性对照采用组胺,阴性对照采用变应原溶媒。按相应的标准化变应原试剂说明书判定结果。

#### 2. 血液检查

血清特异性 IgE 检测:即变应原体外检测,适用于任何年龄的患者,不受皮肤条件的限制,其与 SPT 具有相似的诊断性能,是诊断儿童过敏性鼻炎重要的实验室指标之一。

### (五)其他检查

其他检查包括鼻分泌物涂片、鼻灌洗液中特异性 IgE 测定等。鼻分泌物涂片采用伊红-

亚甲蓝染色（瑞氏染色），高倍显微镜下嗜酸性粒细胞比例＞5% 为阳性。鼻灌洗液中变应原特异性 IgE 测定对 AR 的鉴别诊断有一定临床价值（中华医学会呼吸病学分会哮喘学组和中国哮喘联盟 2018）。

鼻激发试验是将变应原直接作用于鼻黏膜，观察是否诱发相关临床症状。记录激发后产生的症状，结合客观检查结果综合评价。其在临床应用较少，主要用于科研。

（六）诊断标准

儿童 AR 诊断依据如下。症状：喷嚏、清水样涕、鼻痒和鼻塞出现 2 个及以上。每天症状持续或累计在 1 h 以上，可伴有呼吸道症状（咳嗽、喘息等）和眼部症状（包括眼痒、流泪、眼红和灼热感等）等其他伴随疾病症状。体征：常见鼻黏膜苍白、水肿，鼻腔水样分泌物。实验室检测：过敏原检测至少 1 种过敏原 SPT 和（或）血清特异性 IgE 阳性；鼻分泌物检测高倍显微镜下嗜酸性粒细胞比例＞5% 为阳性（中国医师协会儿科医师分会儿童耳鼻咽喉专业委员会 2019）。

## 五、鉴别诊断

（一）普通感冒

冬、春季高发，症状持续 7 ～ 10 天，多数伴有发热、咽痛等上呼吸道感染症状，鼻涕初期为白色，后期多转为黄色，可伴有轻、中度鼻塞，辅助检查过敏原多为阴性，外周血白细胞数增加，嗜酸性粒细胞正常，无特殊过敏性个人史及家族史。

（二）血管运动性鼻炎

血管运动性鼻炎又称特发性鼻炎，发病机制不明，可能与鼻黏膜自主神经功能障碍有关。诱发因素包括冷空气、强烈气味、烟草烟雾、挥发性有机物、摄入乙醇饮料、体育运动、强烈的情感反应等。主要症状是发作性喷嚏、大量清涕。变应原检测阴性，嗜酸性粒细胞数正常。

（三）非变应性鼻炎嗜酸性粒细胞增多综合征

非变应性鼻炎嗜酸性粒细胞增多综合征（nonallergic rhinitis with eosinophilia syndrome）发病机制不明，症状与过敏性鼻炎相似，为以嗜酸性粒细胞增多为特征的非过敏性鼻炎，其症状较重，常伴有嗅觉减退或丧失。变应原检测阴性，鼻激发试验阴性；嗜酸性粒细胞数异常增多，外周血嗜酸性粒细胞数＞5%。

（四）药物性鼻炎

药物性鼻炎为鼻腔长期使用减充血剂所致，主要症状为鼻塞。下鼻甲充血、肥大、弹性差，可呈结节状，减充血剂收缩效果差。变应原检测阴性，嗜酸性粒细胞数正常。

## 六、伴随疾病

### (一)支气管哮喘

儿童 AR 是儿童哮喘的发病危险因素,上下气道炎症反应具有相似性并相互影响,被形容为"同一气道、同一疾病"。临床应根据患者的病史、症状、胸部查体和肺功能检查等诊断哮喘。在制定支气管哮喘的治疗计划时应该考虑两者共同治疗。

### (二)变应性结膜炎

在季节性 AR 患者中眼痒、流泪和眼红等眼部症状更多见,甚至可高达 85%,根据病史和临床表现,可诊断变应性结膜炎,但需要与其他常见结膜病变进行鉴别。

### (三)慢性鼻窦炎

变态反应是慢性鼻窦炎发病的相关因素之一。慢性鼻窦炎主要症状为鼻塞、黏性或黏脓性鼻涕,可有头面部胀痛、嗅觉减退或丧失。鼻内镜检查可见黏性或黏脓性分泌物、鼻黏膜充血、水肿或有息肉。

### (四)上气道咳嗽综合征

上气道咳嗽综合征(upper airway cough syndrome)是由鼻腔鼻窦炎症性疾病引起鼻分泌物倒流至鼻后和咽喉等部位,直接或间接刺激咳嗽感受器,可导致以咳嗽为主要临床表现的一类疾病,是儿童慢性咳嗽的常见病因之一。

### (五)分泌性中耳炎

分泌性中耳炎是以中耳积液及听力下降为主要特征的中耳非化脓性炎症性疾病。儿童 AR 可能是儿童分泌性中耳炎发病的相关因素之一。

### (六)阻塞性睡眠呼吸暂停低通气综合征(OSAHS)

阻塞性睡眠呼吸暂停低通气综合征(OSAHS)是指睡眠过程中频繁发生部分或全部上气道阻塞,扰乱正常通气和睡眠结构而引起的一系列病理生理变化。儿童 AR 可能是引起儿童 OSAHS 的一个常见原因。

## 七、预防与治疗

### (一)避免接触过敏原

室外过敏原不能完全避免,室内过敏原可以避免。对于经常暴露于高浓度室内过敏原的 AR 患儿,在环境评估之后,建议采用多方面措施避免接触过敏原。对花粉过敏的 AR 患儿,最好避开致敏花粉播散的高峰期,以减少症状发作(中国医师协会儿科医师分会儿童耳鼻咽喉专业委员会 2019)。

### （二）药物治疗

#### 1. 抗组胺药物

二代抗组胺药物为儿童 AR 的一线治疗药物，临床推荐用于儿童患者的治疗。这类药物起效快速，持续作用时间较长，能显著改善鼻痒、喷嚏和流涕等鼻部症状，对合并眼部症状也有效，改善鼻塞的效果有限。一般每天用药一次，疗程不少于 2 周，5 岁以下推荐使用糖浆制剂。临床上儿童 AR 常用的口服二代抗组胺药物为氯雷他定及西替利嗪。

#### 2. 鼻用糖皮质激素

鼻用糖皮质激素是儿童 AR 的一线治疗药物，对改善鼻塞、流涕、喷嚏及鼻痒等症状均有作用，中 - 重度间歇性儿童 AR 使用鼻用糖皮质激素的每个疗程原则上不少于 2 周，中 - 重度持续性儿童 AR 疗程至少 4 周。对不同年龄段的儿童应按照各类药物说明书推荐的方法使用。

#### 3. 白三烯受体拮抗剂

白三烯受体拮抗剂是中 - 重度儿童 AR 治疗的重要药物，特别适用于伴有下呼吸道症状的患儿（如同时合并气道高反应性、支气管哮喘等），常与鼻喷或吸入糖皮质激素联合使用。如合并支气管哮喘，应与儿科医师协同治疗。

#### 4. 肥大细胞膜稳定剂

肥大细胞膜稳定剂是儿童 AR 的二线治疗药物，应酌情使用，对缓解儿童 AR 的喷嚏、鼻涕和鼻痒症状有一定效果。

#### 5. 减充血剂

鼻塞严重时可适当应用低浓度的鼻用减充血剂，连续应用不超过 7 天。禁用含有萘甲唑啉的制剂。不推荐口服减充血剂常规治疗儿童 AR。

#### 6. 鼻腔盐水冲洗

鼻腔盐水冲洗是改善症状、清洁鼻腔、恢复鼻黏膜功能的辅助治疗方法，推荐使用生理盐水或 1% ～ 2% 高渗盐水。其作用机制还不是很清楚，多数学者认为可能与以下机制有关：①提高黏膜纤毛功能；②降低黏膜水肿；③减少炎症因子、过敏原，已有研究表明鼻腔冲洗可以显著地降低鼻炎患者鼻腔内的组胺浓度、减少嗜酸性粒细胞及肥大细胞的释放并在一定程度上可以减少白三烯 LTC4 的释放；④物理的或机械的清除作用。

### （三）免疫治疗

针对 IgE 介导的 I 型变态反应性疾病的病因治疗，通过应用逐渐增加剂量的特异性变应原提取物（治疗性疫苗），诱导机体免疫耐受，减轻甚至不产生由变应原暴露引发的症状，具有远期疗效，可提高患儿的生活质量，阻止变应性疾病的进展，是目前唯一有可能通过免疫调节机制改变疾病自然进程的治疗方式。

皮下免疫治疗适合 5 岁及以上儿童，在儿童 AR 早期开展皮下免疫治疗，对疾病的预后具有重要意义。宜在确保治疗安全性的前提下，采用标准化变应原疫苗，根据患儿的病情调整治疗方案，避免发生全身及局部不良反应。

适应证：5 岁以上、对常规药物治疗无效、主要由尘螨过敏导致的过敏性鼻炎。诊断明确，合并其他变应原数量少（1～2 个），患儿家长理解治疗的风险性和局限性。

禁忌证：患儿出现下列情况之一，①过敏性鼻炎合并持续性支气管哮喘发作；②正在使用 β 受体阻断剂；③合并有其他免疫性疾病；④ 5 岁以下儿童；⑤患儿家长无法理解治疗的风险性和局限性，或无法接受治疗方案；⑥其他几种特殊情况，如急性感染、发热、接种其他疫苗等，应暂停注射。

不良反应：免疫治疗的不良反应可分为局部反应和全身反应。全身反应分为速发性全身反应（注射后 30 min 内发生）和迟发性全身反应（注射后 30 min 后发生）。全身不良反应的分级和处理原则参照过敏性鼻炎变应原特异性免疫治疗新指南。

舌下免疫治疗是一种经口腔黏膜给予过敏原疫苗，使患者逐渐实现免疫耐受的特异性免疫治疗方法。舌下免疫治疗的变应原疫苗有滴剂和片剂两种剂型。国内目前可供临床使用的舌下含服标准化变应原疫苗仅有粉尘螨滴剂一种，对花粉等其他种类变应原导致的 AR 患者尚不能进行有针对性地免疫治疗。

### （四）手术治疗

大龄儿童 AR 经药物保守治疗无效的，特别是鼻塞症状加重、需进行外科手术治疗的，推荐对双侧下鼻甲黏膜下行低温等离子射频消融术，以缓解鼻塞症状。低温等离子射频消融术治疗常年性儿童过敏性鼻炎，有利于减轻鼾症伴过敏性鼻炎患儿术后应激反应，改善通气功能，且创伤小、疼痛轻、恢复快、安全有效（中国医师协会儿科医师分会儿童耳鼻咽喉专业委员会 2019）。其疗效评价如下。

儿童 AR 的治疗效果包括近期和远期疗效，近期疗效在治疗结束时评价（免疫治疗除外），远期疗效至少在治疗结束后 1 年进行评价。免疫治疗的疗效评价，应在使用标准化变应原疫苗且连续治疗 2 年后进行。

主观评估：在治疗前、治疗过程中和治疗后，由患儿或监护人对相关症状、用药情况和生活质量等进行自评，可采用每天记录“日记卡”的方式，由此计算出每天、每周和每月平均分，以反映症状的严重度和改善情况。

症状评分：根据儿童合作和理解的程度，尽可能采用视觉模拟量表（visual analogue scale，VAS）对治疗前后的总体症状和鼻部分类症状分别进行临床疗效评定。

生活质量评分：患儿或监护人根据过去 1～2 周疾病对生活的影响在过敏性鼻炎患儿生活质量评分表中对应处打钩，得分越高则生活质量越差（中国医师协会儿科医师分会儿童耳鼻咽喉专业委员会 2019）。

客观评价：鼻功能检测：①鼻阻力检测。②鼻声反射测量。③鼻内镜检查联合 Lund-Kennedy 评分法。

## 八、健康教育

尽量避免接触已知的变应原，如宠物羽毛、花粉等；做好室内环境控制，如经常通风、被褥衣物保持干燥，不使用地毯等。

做好与患儿及家长的沟通，让家长了解该病的慢性和反复发作的特点，以及对生活质量、学习能力和下呼吸道的影响（尤其是可诱发支气管哮喘），增加治疗依从性，提高疗效。

（单丽沈　韩晓华）

# 第三节　儿童过敏性喉炎

## 一、概述

儿童过敏性喉炎又称变态反应性喉炎，是发生于喉部黏膜的 I 型变态反应性疾病。其好发于季节交替时期，可呈急性或慢性发病，可单独发病，更多是与其他部位过敏性疾病同时发生。临床主要表现为慢性、反复咳嗽、痰少或无痰、咽喉堵塞感，以及轻微声音嘶哑。会厌、杓状软骨黏膜、室带黏膜苍白水肿为其重要特征。

喉是下呼吸道的门户，与消化道毗邻，有机会接触各种吸入性或食入性的致敏原。近年来，随着工业化程度的提高，环境污染日趋严重，变应性疾病的患病率也呈同步增高。估计至少近 20% 的世界人口对变态反应性疾病有易感性（马静等 2006）。所以，变态反应性喉炎可能并不少见，但至今未得到临床医生的足够重视（Premjits et al. 2010）。

## 二、发病机制

变态反应性喉炎的发病机制为 I 型变态反应。喉部黏膜富含丰富的腺体及免疫细胞。致敏原通过单核巨噬细胞、T 淋巴细胞、朗格汉斯细胞等抗原递呈细胞，刺激 B 淋巴细胞合成 IgE。喉杓软骨上皮层及黏膜固有层存在肥大细胞、嗜酸性粒细胞等，其表面存在高亲和性 IgE 受体。因此喉具有发生 I 型变态反应的基础条件（洪建国和鲍一笑 2016）。

变态反应性喉炎的致敏原主要是吸入物（烟雾、废气、灰尘、花粉等）和食物，此外也可由药物（药物中以青霉素、链霉素及阿司匹林过敏最多）、生物制品、病毒感染等刺激咽喉部上皮细胞，发生局部免疫反应。当机体初次接触变应原时，通过抗原递呈细胞激活 T 淋巴细胞，活化的 Th2 产生白细胞介素（interleukin，IL），如 IL-4、IL-5、IL-10、IL-13 等，进一步激活 B 淋巴细胞产生特异性 IgE，与具有高亲和性 IgE 受体的肥大细胞、嗜酸性粒细胞、嗜碱性粒细胞相结合。当机体再次接触相同变应原时，变应原与致敏细胞表面的 IgE 受体结合，导致细胞表面高亲和性的受体发生桥联，钙离子内流，细胞脱颗粒，从而导致趋化因子、组胺、血小板活化因子、白三烯等释放，进一步趋化更多嗜酸性粒细胞、中性粒细胞到达致敏部位，同时引起喉部血管舒张，组织水肿。相反，Th1 细胞所分泌的 IFN-γ、IL-12 等细胞因子对 Th2 起下调作用。因此，目前认为 Th1、Th2 细胞间的免疫失衡是导致变态反应性疾病的免疫学基础。

动物实验发现，暴露于尘螨变应原可导致声门上黏膜内嗜酸性粒细胞增多，暴露于尘螨变应原和（或）烟草烟雾还可导致声门下黏膜分泌黏蛋白增加（Mouadeb 2009）。说明吸入物变应原和环境因素是喉部发生变态反应的重要原因。此外合并变应性鼻炎的患者，鼻黏膜分泌物中的组胺向后流，刺激喉黏膜可能也是变应性喉炎的发病因素之一。

另外，组胺等炎症介质刺激喉黏膜内 P 物质阳性神经纤维，产生向心性冲动，传向延髓，产生阵发性咳嗽。同时神经冲动还可使副交感神经反射亢进，进而增加血管通透性及促进腺体分泌。而投射于大脑皮层的神经冲动及多种炎症介质刺激喉局部感觉神经，导致出现咽喉部异常感觉（如瘙痒感、异物感、虫爬感、干燥感、堵塞感等）（洪建国和鲍一笑 2016）。

## 三、诊断

### （一）病史、症状和体征

变态反应性喉炎尚无公认的诊断标准。临床上通常根据患者的病史、症状、体征及实验室检查等作出诊断。日本学者提出的诊断依据比较详细，可供临床参考（程雷 2012）。

1）无喘鸣的顽固性干咳持续 3 周以上，夜间尤甚。

2）咽喉异常感觉（瘙痒感、异物感、堵塞感等）持续 3 周以上。

3）患者为特应性体质，即以下 5 个项目中至少满足 2 项。

（a）合并其他变态反应性疾病或有变态反应性疾病既往史（哮喘除外）。

（b）外周血嗜酸性粒细胞增多。

（c）血清总 IgE 水平升高。

（d）血清食物或呼吸变应原特异性 IgE 抗体检测阳性。

（e）变应原皮试阳性。

4）镇咳药和 β2 受体激动剂（支气管扩张剂）对咳嗽无效。

5）喉部无异物、肿瘤，喉镜下会厌、杓状软骨黏膜、室带黏膜苍白水肿为本病的重要体征。

6）肺功能检查无异常。

7）胸部和鼻窦影像学检查无异常。

8）口服抗组胺药或（和）糖皮质激素吸入治疗显效。

9）除外胃食管反流。

### （二）物理检查

喉镜检查可见会厌、杓状软骨黏膜、室带黏膜苍白、水肿。声带很少充血、水肿。

### （三）实验室检查

1）喉部分泌物涂片：可见嗜酸性粒细胞。

2）皮肤变应原试验：可呈阳性。

3）特异性 IgE 抗体检测：可呈阳性。

4）末梢血：嗜酸性粒细胞数升高（大于 $0.4 \times 10^9$/L）。

## 四、鉴别诊断

### （一）咽异感症

患儿自觉咽喉部不适，咽喉部有异物堵塞感，有时表现为虫爬感、瘙痒感、痰黏着感等，一般无其他呼吸道症状。喉部检查无明确体征。有文献（Hellings and Fokkens 2006）报道，喉异感症患者中约 5% 属于变态反应性喉炎，应引起重视。

### （二）变应性支气管炎

持续数月至数年的慢性反复发作性咳嗽，一般不伴有发热及呼吸困难。实验室检查可见诱导痰液及外周血嗜酸性粒细胞数增多。肺功能检查气道阻力无增加或仅轻度增加。抗组胺药、β2 受体激动剂及镇咳药对本病无效，而糖皮质激素治疗有效。

### （三）胃食管反流

胃食管反流是指胃内容物反流至咽喉部所引起的一种疾病。临床表现为慢性咳嗽、发音障碍、咽喉痛、清嗓、阵发性喉痉挛，甚至呼吸困难。慢性咳嗽多为阵发性，于平卧位或进食后明显。胃液反流刺激喉气管黏膜可导致剧烈咳嗽而影响睡眠。喉镜下可见喉部黏膜充血水肿，甚至可见肉芽肿形成。质子泵抑制剂、胃肠动力药物（多潘立酮）治疗有效。

### （四）咳嗽变异性哮喘

持续 1 个月以上的慢性咳嗽，以晨起或夜间发作的干咳为特征，运动后咳嗽明显，进食甜、咸食物后咳嗽明显，无喘鸣和呼吸困难，多伴有过敏性疾病家族史。发病机制为呼吸道平滑肌痉挛导致气道阻力增加。肺功能检查多提示阻塞性通气功能障碍。β2 受体激动剂、糖皮质激素对咳嗽变异性哮喘有效。

### （五）其他

变态反应性喉炎还需与心因性咳嗽、感染后咳嗽、上气道咳嗽综合征、血管紧张素转化酶抑制剂引起的咳嗽不良反应、支气管异物引起的慢性咳嗽、甲状腺功能减退在喉部的表现等疾病相鉴别。

## 五、治疗

### （一）避免接触过敏原

对明确过敏原或可疑过敏原要尽量避免接触。

### （二）药物治疗

**1. 抗组胺药**

目前临床上主要选用第二代口服 $H_1$ 受体拮抗剂，如西替利嗪、氯雷他定等，疗程一般 ≥2 周（鲍一笑和陈志敏 2018）。

**2. 白三烯受体拮抗剂**

白三烯受体拮抗剂可有效预防半胱氨酰白三烯 LTC4、LTD4 和 LTE4 所致的血管通透性增加，抑制气道嗜酸性粒细胞浸润，降低气道高反应性。其口服用药，耐受性好，适用于本病的长期治疗。

**3. 糖皮质激素**

糖皮质激素可从多个环节阻断变态反应的发生发展，具有强力的抗炎和抗水肿作用。一般采用局部糖皮质激素吸入疗法，如布地奈德雾化治疗、丙酸氟替卡松吸入治疗。

**4. 色酮类药**

色酮类药为肥大细胞膜稳定剂，阻止肥大细胞脱颗粒，减少组胺、白三烯等炎症介质的释放，但起效较慢，最好进行预防性治疗，以获取较好的疗效。

**5. 镇咳药**

临床观察表明，中枢性和外周性镇咳药对本病的咳嗽症状均无明显效果，因而不推荐使用。

**6. 中医药**

根据中医辨证施治理论，变态反应性喉炎可分为风寒侵袭型和肺肾阴虚型。在治疗上，前者宜疏风散寒、宣肺止咳、清利咽喉；后者宜补肾益肺、滋阴降火、清利咽喉。

李谊等（2016）采用中药方剂（中药 12 味）联合孟鲁司特治疗过敏性咽喉炎顽固性咳嗽，取得了良好的临床效果，有效率高达 93%，治疗结束 1 年后，随访愈后复发率低，达到标本兼治，且无毒副作用，服用方便、简单，安全可靠。

任小冬等（2015）使用蓝芩口服液联合地氯雷他定治疗过敏性咽喉炎取得了较好的效果。蓝芩口服液的主要成分为板蓝根、黄芩、栀子、胖大海、黄柏等（Dundas and Mckenzie 2006）。其能清热解毒、利咽消肿，用于咽炎、肺胃实热证所致的咽干、咽痛及咽部灼热等。诸多研究表明，蓝芩口服液作为一种纯中药制剂，无明显不良反应，具有较好的抗感染、抗病毒、镇痛及增强免疫的作用（Chinellato et al. 2012）。

（三）脱敏治疗

如明确过敏原可经舌下含服脱敏或皮下注射脱敏治疗，适用于已查明而难以回避过敏原（尤其是高度敏感的过敏原）的患儿。特异性皮下注射免疫疗法始于 1911 年，通过反复小剂量抗原的刺激，诱导机体产生大量特异性 IgG 抗体，降低并阻断变应原与致敏靶细胞上的 IgE 结合，降低 IgE 免疫应答。脱敏治疗必须在医院专科医师监督下进行，采用小剂量、反复多次的注射相应变应原，因持续较长时间，给患者带来不便，故临床应用受到了一定的限制。

基于提高 Th1/Th2、调整二者之间的平衡这一理论对变应性疾病进行治疗，有学者提出采用黏膜耐受治疗变态反应性疾病。黏膜耐受是指通过口服、鼻腔吸入或舌下给药等黏膜途径接触抗原后，外周淋巴组织中成熟的淋巴细胞对变应原产生的一种无功能或低反应的周围性耐受（迟深和孙云 2008）。

（伊丽丽　韩晓华）

# 第四节　儿童过敏性喉水肿

## 一、概述

过敏性喉水肿又称变态反应性喉水肿，是发生在喉部黏膜的血管神经性水肿，属于上呼吸道速发型变态反应。婴幼儿发生率较高、发病急、进展快，为临床最为凶险的急症之一。其可在数分钟内发展为喉阻塞，甚至窒息死亡。对本病患儿必须高度重视，密切观察，以最快的速度作出判断，争分夺秒、及时救治。

## 二、发病机制

本病为 IgE 抗体介导的 I 型变态反应。变应原通过呼吸道、消化道、皮肤等途径进入体内，通过抗原递呈细胞的信息传递，激活 B 细胞，产生 IgE 抗体；IgE 抗体与肥大细胞及嗜碱性粒细胞表面的高亲和力受体结合，使其致敏。当抗原再次进入机体，发生 IgE 特异性反应，导致致敏细胞脱颗粒，释放出组胺、缓激肽、嗜酸性粒细胞趋化因子等多种介质，作用于局部组织，使血管强烈舒张，血管通透性急剧增加，血浆大量渗出，形成喉部黏膜迅速水肿（乔宗海等 1999；程雷 2006）。婴幼儿喉腔小、黏膜疏松、血管丰富，更易发生喉水肿。此外喉部发生变态反应的个体可能存在基因易感性，与其细胞内 cAMP 水平调控缺陷有关，导致特异性组胺受体的靶细胞水平偏高，或血清组胺抑制能力降低（洪建国和鲍一笑 2016）。

## 三、诊断

临床上通常根据患者的病史、症状、体征及实验室检查等作出变态反应性喉水肿的诊断。

临床表现：变态反应性喉水肿往往来势迅猛、发展迅速，很快出现吸气性喉喘鸣、呼吸困难、喉梗阻。部分患儿可伴有恶心、呕吐。重者可因通气障碍表现为口周发绀、烦躁不安、不能平卧，甚至出冷汗、面色苍白、四肢发凉、脉搏细速、严重酸中毒。有时从出现症状到窒息不足 1 h。如抢救不及时，患儿可迅速昏迷、死亡。

根据喉阻塞程度，临床将本病可分为四度（胡亚美和江载芳 2002；陈健峰 2014）。

I 度喉阻塞：安静时无呼吸困难，哭闹或活动时出现轻度呼吸困难、稍有吸气性喉鸣及轻微吸气性三凹征、鼻翼扇动。

II 度喉阻塞：安静时有轻微吸气性呼吸困难，有吸气性喉鸣及吸气性三凹征，活动时明显，但尚能睡眠和进食，无烦躁不安。心率、脉搏快而有力，心律整齐，无明显缺氧表现。尚可用药观察。

Ⅲ度喉阻塞：吸气性喉鸣及明显三凹征，尤以胸骨上窝为甚，喉鸣音较响。患儿因缺氧而烦躁不安，不易入睡，不愿进食。因通气障碍有轻微发绀，心跳快速，但尚整齐有力。应准备气管切开。

Ⅳ度喉阻塞：呼吸困难更加严重，患儿坐卧不安，手脚乱动，出冷汗，面色青紫或苍白。心跳快而弱、脉搏浅而细，可心律不齐，呼吸不规则，三凹征减弱，患儿呈衰竭现象，如不及时救治，最后进入昏迷、大小便失禁及呼吸、心跳相继停止。

根据病史、临床症状和体征，变态反应性喉水肿诊断并不困难，但实际工作中由于病情紧急，往往无法全面检查，如强行检查，反而会加重呼吸困难，大多不进行喉部检查。临床诊断主要依靠变应原的接触史并注意除外各种感染、外伤、出血、异物等病因，即可作出诊断。

## 四、鉴别诊断

### （一）急性细菌性喉炎

急性细菌性喉炎为细菌感染所致喉黏膜急性炎症，好发于冬春季节。病初咽喉部发痒、微痛等，很快出现声音嘶哑，可从轻度声嘶到完全失音。声门区肿胀严重者可出现喉梗阻、吸气性喉喘鸣。间接喉镜检查见喉黏膜肿胀充血，声带呈淡红色或深红色。外周血检查提示白细胞计数增高，且常伴有发热。

### （二）急性会厌炎

急性会厌炎多为细菌感染所致，急性起病，进展迅速。多数患者表现为发热、咽喉疼痛、吞咽时疼痛加剧，可向下颌、颈部、耳部和背部放射。喉部检查以会厌充血肿胀为主，会厌可肿胀呈马蹄形。外周血检查提示白细胞计数增高。

## 五、治疗

变态反应性喉水肿起病急、发展快，处理必须争分夺秒。

### （一）紧急救治

1）立即皮下或肌内注射0.1%肾上腺素0.1～0.15 ml（＜3岁）、0.2～0.5 ml（3～12岁）、0.5～1 ml（＞12岁）。如呼吸困难尚轻，也可用喉头喷雾器对准喉腔喷异丙肾上腺素2～3喷（或0.1%肾上腺素、1%麻黄素喷喉）。

2）喉阻塞Ⅲ度以上时或药物治疗后无明显缓解、病情紧张迅速时，应立即进行气管切开或气管插管辅助呼吸。

### （二）综合治疗

**1. 肾上腺皮质激素**

地塞米松5～10 mg肌内注射或静脉注射（或静脉滴注甲泼尼龙琥珀酸钠1～2 mg/kg）；也可以用（普米克）布地奈德混悬液气泵喷喉。

**2. 抗组胺药**

抗组胺药为 $H_1$ 受体拮抗剂，如盐酸西替利嗪、氯雷他定、盐酸赛庚啶、马来酸氯苯那敏等，任选一种（鲍一笑和陈志敏 2018）。

**3. 肥大细胞膜稳定剂**

肥大细胞膜稳定剂阻止细胞脱颗粒，抑制炎症介质释放，如色甘酸钠或酮替芬。

（三）病因治疗

1）脱离过敏原或停用致敏药物。

2）明确过敏原可行脱敏治疗。常见吸入性变应原有花粉、真菌、螨、动物皮毛、屋内尘土等。但脱敏治疗起效缓慢，对急性发作期患者并无治疗适应证，在缓解期经过脱敏治疗，有防止复发的作用。

（伊丽丽　韩晓华）

## 第五节　婴幼儿湿疹

婴幼儿湿疹是婴幼儿期最常见、出现最早的一种皮肤过敏性疾病，是由多种因素引起的，皮损以丘疹、丘疱疹为主的多形性损害，有明显的渗出倾向，反复发作，伴剧烈瘙痒。严重者可影响食欲、睡眠，甚至导致生长发育迟缓，严重影响婴幼儿的身心健康（李超等 2015）。湿疹可在出生后一周即开始发病，随着年龄增长，湿疹可逐渐改善，但过敏性结膜炎、过敏性鼻炎、支气管哮喘等过敏性疾病又会出现，这一过程被称为"过敏进程"，婴儿湿疹通常是上述过敏进程的首发表现（Jedrychowski et al. 2011）。近来认为本病是特应性皮炎的婴儿型，但亦有人认为并不是所有的婴儿湿疹都是特应性皮炎，仍主张沿用这一病名（赵辨 2001）。

### 一、发病机制

本病发病原因复杂，发病机理目前尚未完全明确。一般认为本病是由多种内在因素与外在因素综合作用引起的。

湿疹与家族遗传性有关，如特应性皮炎又称为遗传过敏性湿疹。有家庭及个人过敏史的婴儿是湿疹的高危人群（蒙美禄和宾博平 2011）。

湿疹的发生可能与患儿免疫功能异常，遗传性或获得性皮肤功能缺陷如鱼鳞病，患儿对食物过敏，对环境中的物质过敏，环境中物质对皮肤的刺激，温度和湿度变化如干燥会加重干燥型湿疹，潮湿会继发皮肤细菌和真菌感染等有关（李邻峰 2012）。

有研究显示，母亲在妊娠前 3 个月内有发热性感染或 3 个月内有妇科感染性疾病者，其分娩的婴儿患湿疹的风险大大增加（Pesce et al. 2014）。

## 二、临床表现

湿疹通常在出生后第 2 个月或第 3 个月开始发生，亦有报道出生后第 2 周或第 3 周发生者。皮损主要发生在两颊、额及头皮，个别病例可发展至躯干及四肢。按皮疹特点可分为两型：渗出型和干燥型。

渗出型的湿疹多发生于肥胖有渗出性体质的婴儿。初起于两颊，境界不清的红斑之上密集针尖大丘疹、丘疱疹、水疱和渗出。渗液干燥后形成黄色薄厚不一的痂皮，常因剧烈瘙痒搔抓、摩擦而致部分痂剥脱，露出有大量渗液的鲜红糜烂面。重者可累及整个面部及头皮。如有继发感染可见脓疱，并发局部淋巴结肿大，甚至发热等全身症状。少数患儿由于处理不当扩展至全身变为红皮病，并常伴有腹泻、营养不良、全身淋巴结肿大等。

干燥型的湿疹常见于瘦弱的婴儿，为淡红色或暗红色斑片、密集小丘疹而无水疱，皮肤干燥无明显渗出，表面附有灰白色糠状鳞屑。常累及面部、躯干和四肢。慢性时亦可出现轻度浸润肥厚、皲裂、抓痕、血痂（赵辨 2010）。

也有的患儿皮疹表现为小斑丘疹上附着淡黄色脂性黏液，并形成脂溢性痂，前额、颊部、眉间、头皮为重，被称为脂溢型，可与以上两种同时存在。

根据发病年龄、病史和典型的临床表现（瘙痒，反复发作），本病一般不难确诊。

## 三、鉴别诊断

### 1. 新生儿红斑

新生儿红斑为良性、自限性疾病，患儿出生后 2～3 日，最长 2 周出现皮疹，皮疹为红斑、丘疹、风团和脓疱。数目为数个至数百个无菌性脓疱，无全身症状，皮疹内和外周血中嗜酸性粒细胞增多，皮疹消退快，预后良好（赵辨 2010）。

### 2. 痱子

痱子是由环境高温，汗液排出过多，汗腺口水肿、汗液淤积造成的刺激性皮炎，多见于小儿发热及大汗后容易出汗的部位，有刺痛、刺痒感，无全身症状。皮损为针尖至粟粒大小独立、不融合的浅表性小水疱，壁薄易破，炎症进一步发展可出现红色丘疹，有红晕，称为红痱；继发细菌感染时，出现脓疱，称为脓痱。皮损单一、缺乏多形性可以与湿疹鉴别。

### 3. 尿布皮炎

尿布皮炎是穿戴尿布所引起的局部接触部位的接触性皮炎，多数为尿布直接机械性摩擦刺激或大小便中的蛋白酶、酯酶及细菌分解尿素造成 pH 升高等因素所引起的刺激性皮炎，也可以是对尿布中的某些成分过敏引起的变应性皮炎。皮损限于尿布区、皱褶处无皮损是其特点。

### 4. 新生儿红斑狼疮

新生儿红斑狼疮由母亲体内的抗 Ro/SSA 抗体经胎盘转移给婴儿，使其发生皮肤损害或心脏传导阻滞的独特疾病。本病多见于女性，发生于出生后几周的新生儿。皮损为亚急性皮肤型红斑狼疮（SCLE）样的环状鳞屑性红斑，主要见于头、颈、眼眶周围曝光部位，非曝光部位也可受累。抗 Ro/SSA 抗体为本病的血清学标志，皮损通常在 6 个月内自动消失，少数患者可发展成活动性 SLE（赵辨 2010）。

**5. 胎传梅毒**

胎传梅毒临床可表现为湿疹样损害，头面、躯干、四肢的红斑、鳞屑。多数胎传梅毒患儿具瘦小、出生体重低等营养不良表现；皮疹好发于掌跖、外生殖器、臀部及面下半部，多为铜红色鳞屑性丘疹和斑丘疹；梅毒血清学反应阳性。

**6. 朗格汉斯细胞组织细胞增生症**

朗格汉斯组织细胞增生症是一种组织细胞异常增生性疾病，可表现为头面、躯干、四肢的红斑、丘疹、鳞屑，头皮可呈脂溢性皮炎样。组织病理是诊断的主要依据，可见组织细胞增殖、肉芽肿、黄色瘤和纤维化，免疫组化常有 S-100 及 CD1a 阳性，另可伴系统损害，如骨破坏、尿崩症、肝脾肿大等（刘晓雁等 2012）。

## 四、治疗

目前尚无能够完全治愈婴幼儿湿疹的方法。治疗上主要以控制病情、预防感染、尽量减少药物副作用为原则。英国国家卫生与临床优化研究所的儿童湿疹治疗指南中建议根据病情采用阶梯治疗方案及个体化治疗方案（Lewis-Jones et al. 2007）。

急性期渗出较多时宜用溶液湿敷，如 3% 硼酸溶液或中药溶液，渗出减少后可外用糖皮质激素，同时为防止和控制继发性感染，可加用抗生素。激素具有抗炎、抗过敏的作用，是控制病情、缓解症状的主要药物。多个国际性指南（Hajar et al. 2015）都将局部使用糖皮质激素作为一线治疗方案。但婴儿皮肤角质层薄，吸收能力强，一般选用氢化可的松、糠酸莫米松等，不宜使用强效激素类药物，并注意长期使用可能引起的副反应，如皮肤萎缩、毛细血管扩张、垂体 - 下丘脑 - 肾上腺轴抑制等（Stamatas et al. 2011）。糖皮质激素还可以配合湿敷包扎疗法，即将湿绷带包裹在稀释的激素霜剂表面，可以避免患儿的搔抓，减少全身用药的剂量，尤其适用于重度湿疹和难治性湿疹患儿（Mohan and Lio 2016）。

近年来出现的一种钙调神经磷酸酶抑制剂，是一种外用大环内酯类免疫调节剂，代表药物为他克莫司和吡美莫司，也逐渐应用于婴幼儿湿疹的外用治疗。其不仅适用于皮肤薄嫩敏感部位，如面颈部、眼睑，长期使用还不会产生皮质激素类的副作用，并能治疗皮质激素类产生的皮质类固醇反应性皮肤病。其主要的副作用为初始用药时的短暂皮肤烧灼感。

抗组胺药物能够拮抗组胺的释放，起到止痒、抗过敏的作用，2 岁以内婴幼儿可使用氯苯那敏和苯海拉明等内服，2 岁以上幼儿可选用第二代抗组胺药物，也可与镇静剂联用，提高疗效。

有报道口服孟鲁司特与外用抗生素及糖皮质激素可以减少婴儿湿疹的复发（丁斌 2011）。

湿疹的治疗除了以上药物，患儿皮肤屏障的重建也很重要。皮肤的屏障功能不仅仅指其物理性屏障功能，还包括色素屏障、免疫屏障等。湿疹患者的皮肤正常代谢紊乱，脂质、天然保湿因子及抗炎因子的减少，使皮肤干燥脱屑，更敏感，易继发感染。使用含有脂质如神经酰胺、胆固醇、封包剂、天然活泉水、植物提取物等的保湿剂可以帮助恢复皮肤屏障，并可抵抗皮肤炎症、刺激反应。

有报道窄谱 UVB 照射能够清除大部分皮损（Eustace et al. 2017），但国内尚未作为常规治疗方法。

## 五、预防及护理

1）不要过早接触过敏原，包括吸入性过敏原如花粉、尘螨、霉菌，不铺地毯，保持良好通风，避免潮湿及生霉的机会。

2）母乳喂养，适时添加辅食（＞4 个月）有助于预防婴儿湿疹的发生。过敏体质的哺乳期妇女，尽量减少过敏性食物的摄入对预防或降低婴儿湿疹的发生可能有作用（方淑颖和陈秀 2015；黎萍 2015）。

3）避免高温出汗，汗液本身会造成皮肤浸渍，引起痱子及刺激性皮炎，导致湿疹的产生，还容易继发金黄色葡萄球菌感染，加重湿疹。

4）穿宽松纯棉衣物，贴身衣物最好不带颜色，不穿羊毛或化纤衣物，新衣服洗后再穿，以去除甲醛等，洗衣后要多漂洗以去除肥皂、洗衣液、香料等残留。

5）有研究发现，孕妇吸烟及暴露于细颗粒物污染的环境中会增高婴儿湿疹的发病风险。因此孕妇不要吸烟，并避免被动吸烟及居住环境污染，包括 PM 2.5、涂料及家具释放的化学物质（方淑颖和陈秀 2015；季婧敏 2015）。

6）多项 Meta 分析结果表明，益生菌对婴幼儿湿疹有一定的预防和治疗作用，并能显著降低湿疹复发率。另有研究显示孕期维生素 D 缺乏是儿童湿疹的危险因素，且与小年龄段儿童湿疹有关。美国医学研究院推荐孕妇每日摄入维生素 D 600 U 可维持孕晚期维生素 D 水平高于 20 ng/ml，中华医学会儿科学分会推荐孕妇孕晚期至少补充 400 U/d 维生素 D，可能可以预防婴幼儿湿疹的发生（方淑颖和陈秀 2015；胡芳等 2016）。另外，孕期减少鸡蛋、牛奶和海鲜类大分子食物的摄入是预防婴儿湿疹的方法之一（李欣玲 2016；郑健等 2014），故应对母亲进行围产期及哺乳期饮食宣教。

7）湿疹儿童的皮肤屏障功能减弱，加上患儿可能存在免疫机能异常，容易继发细菌和病毒的感染，尤其是疱疹病毒的感染可以危及生命。因此，应加强湿疹患儿的护理，避免其接触有脓疱疮、疖肿、单纯疱疹病毒等感染的患者。严重湿疹患者不应该接种活的疫苗。

8）合理洗浴，水温不能太热，时间要短，不能剧烈搓擦皮肤，不要使用碱性肥皂。浴后要及时涂润肤保湿剂，最好不含香料。皮肤保湿剂对湿疹是有益的，和其他治疗方法一起应用可延长复发间期，减轻复发程度，在同样缓解湿疹病情的前提下，能够减少外用糖皮质激素的用量（Zuuren et al. 2017）。保湿护肤品作为外用产品效力持续时间短，效果随角质细胞的正常脱落而消失，因此需每天重复使用。

（张悦 韩秀萍）

## 第六节 儿童特应性皮炎

特应性皮炎（atopic dermatitis，AD）是一种慢性反复发作的炎症性皮肤病，以剧烈瘙痒和湿疹样损害为主要特征，好发于儿童，大多数婴儿期发病，患儿往往有特应性素质（Weidinger and Novak 2016）。1923 年，Coco 和 Cooke 提出"特应性（atopy）"这一术语，描述人体中的一些超敏现象，包括：①有容易罹患哮喘、过敏性鼻炎、湿疹的家族性倾向；②对异种蛋白过敏；③血清中反应素（IgE）值升高；④血液嗜酸性粒细胞增多。1933 年，Wise 和 Sulzberger 提出了"AD"是指"混合有局限性和全身性苔藓样变、全身性神经性皮炎或特应性临床表现的疾病"这一概念。国内曾先后称之为"异位性皮炎""遗传过敏性皮炎"，法国、德国、瑞士等国家还有"体质性痒疹""内源性湿疹""痒疹""渗出性湿疹样病变""哮喘 - 湿疹"等名称。AD、过敏性哮喘和过敏性鼻炎被称为儿童特应性三联征，三联征中 AD 发病年龄最早，因此在儿童期的患病率要远高于成年期。

### 一、流行病学

本病通常初发于婴儿期，1 岁前发病者约占全部患者的 50%，且呈慢性发病，部分患者病情可以迁延到成年，但也有成年发病者。在发达国家本病在儿童中患病率可高达 10% ～ 20%。美国 1980 年后出生儿童的患病率为 15% ～ 20%，其患病率是 19 世纪 50 年代学龄期儿童的 3 ～ 4 倍。在日本初级学校的学龄期儿童中，AD 的患病率为 10%，其中 3/4 为轻度患者。我国 AD 患病率总体呈上升趋势，1998 年学龄期青少年（6 ～ 20 岁）的总患病率为 0.70%（顾恒等 2000）；顾恒等（2000）调查发现，香港近 20 年来患病率从 3% 上升到 15%；2002 年 10 个城市学龄前儿童（1 ～ 7 岁）的患病率为 2.78%（顾恒等 2004）。2012 年上海地区流行病学调查显示，3 ～ 6 岁儿童患病率达 8.3%（男 8.5%、女 8.2%），城市显著高于农村（10.2%：4.6%）（Xu et al. 2012）。郭一峰等（2017）在 2014 ～ 2015 年对全国 12 个城市调查了 20 033 例 0 ～ 7 岁儿童，发现婴儿湿疹 /AD 的患病率为 3749 例，占 18.71%。

### 二、病因和发病机制

AD 的病因和发病机制复杂，至今尚未完全明了，一般认为 AD 的发病与遗传和环境等因素关系密切（Brown et al. 2006）。遗传因素主要影响皮肤屏障功能与免疫平衡。AD 患者往往有以 Th2 为主介导的免疫学异常，还可有皮肤屏障功能的减弱或破坏，如表皮中丝聚蛋白减少或缺失；环境因素包括环境变化、生活方式改变、过度洗涤、感染原和变应原等（中华医学会皮肤性病学分会免疫学组 2014）。

## （一）遗传因素

遗传学因素在 AD 的病因中占有重要地位。阳性家族史是特应性疾病最强的危险因素，尤其体现在 AD 方面（Xue et al. 2000）。一项对双胞胎的研究提示，AD 的患病风险 82% 是由遗传因素决定（这一概率因未考虑基因的交互作用，可能会高估）（Thomsen et al. 2007），充分说明遗传基础在疾病发病机制中的重要地位。

### 1. 易感基因

至今为止，基因定位研究捕获的人类易感位点共 32 处（Weidinger and Novak 2016），从功能上分两大类：包括参与天然免疫及适应性免疫的因子和调节角质形成细胞终末分化并影响皮肤屏障功能的蛋白质。其中最受关注的是编码聚丝蛋白的 *filaggrin* 基因（*FLG* gene）。该基因是半显性遗传的寻常型鱼鳞病的致病基因，也是 AD 最强的遗传易感基因（Irvine et al. 2011）。*FLG* 基因在中国 AD 患者中高频突变（Hu et al. 2011），中国人群中部分花生过敏与 AD 患者存在相互关联（Li et al. 2012），同时也是中国过敏性哮喘患者的易感基因（Li et al. 2011）。不过值得注意的是，大部分 AD 患者并不携带 *FLG* 基因突变，有 60% 携带 *FLG* 基因突变的患者并没有 AD，所以 *FLG* 基因突变并不是 AD 发生的充分或必要条件（Weidinger and Novak 2016）。

### 2. 皮肤屏障功能

表皮的屏障结构包括两部分：角质层及其内在的主要结构成分和紧密连接蛋白（调节颗粒层角质形成细胞的黏合，参与细胞间弥散屏障形成）。AD 角质层中的异常特征包括水分合成减少，水分流失增加，脂质成分改变如神经酰胺减少，pH 增高，丝氨酸蛋白酶活动异常，皮肤表面微生物分布异常（如金黄色葡萄球菌增加）等。

表皮屏障功能的焦点在于聚丝蛋白，该蛋白质的表达下降不仅与 *FLG* 基因突变有关，也受 FLG 分子拷贝数量差异、甲基化程度不一、表皮湿度下降、皮肤激惹及机械损坏、皮肤细胞因子（Th2 类细胞因子、IL-17、IL-22、IL-25、IL-31 和 IL-33）不平衡、局部微生物定植、局部和系统治疗方式等因素影响（Peng and Novak 2015）。聚丝蛋白表达下降将从如下几个方面影响皮肤屏障功能，包括角质形成细胞分化异常、角质层细胞完整性及黏合程度受损、紧密连接形成障碍、皮肤储水功能下降、角质层酸化、脂质形成障碍、皮肤易于感染。此外，聚丝蛋白表达下降也易诱导亚临床炎症反应，使得皮肤对低分子量水溶性微量物质的通透性增加、对刺激物及半抗原的炎症反应阈值下降、对经皮肤过敏原致敏的反应增强。除聚丝蛋白以外，皮肤屏障功能受损也受其他角质层结构蛋白的遗传基因及外源性因素影响，这些因素包括肥皂、清洁剂、外源性蛋白酶、搔抓等（Weidinger and Novak 2016）。

### 3. 免疫因素

AD 的异常免疫反应涉及多个环节，如抗原递呈细胞对变应原的提呈、以 Th2 为主的异常免疫反应、调节性 T 细胞功能障碍、IgE 过度产生和嗜酸性粒细胞水平升高等。

在皮肤屏障功能受损的情况下，外来抗原如尘螨、花粉或食物会透过角质层进入表皮，在炎症微环境下被抗原递呈细胞摄取并产生 Th2 型应答，这一炎症微环境包括特应性个体的多种炎症因子，如 TSLP 和 GM-CSF 等（Bieber 2008）。

在 AD 炎症的急性阶段，皮损内是 Th2 型细胞应答，包括 IL-4、IL-5 和 TSLP 等细胞因子水平增高，T 细胞表达 IL-4、IL-5 及 IL-22（Grewe et al. 1995）的水平增高；进入慢性期后 AD 皮损的炎症发生变化，IFN-γ、IL-12 和 GM-CSF 表达增多，表达 IL-22 的细胞也增多，提示其皮损处于 Th0/Th2 炎症类型（Taha et al. 1998）。由于 AD 皮损往往是急性、慢性相互交替重叠，很难用单独的炎症类型进行描述，因此 AD 炎症是混合的 T 细胞浸润。总 IgE 和过敏原特异性 IgE 水平增高是 AD 的一个特征，至少 50% 的 AD 患者伴有这一变化，而且这些 IgE 主要是针对外界环境致敏原的。但是有一部分 AD 患者的总 IgE 或者特异性 IgE 的水平不高，其被称为内源性 IgE，这些患者中部分可以检测出针对自身抗原的特异性 IgE，这些 AD 被称为自身反应性 AD（Mothes et al. 2005）。关于自身反应性 AD 的病因、自身反应性 IgE 产生的机制和其发挥作用的机制尚不明确。

（二）环境因素

**1. 过敏原**

吸入变应原如尘螨、动物皮屑、花粉等，其中最重要的是尘螨，而花粉作为季节性吸入性变应原，是 AD 季节性加重的因素。对于接触性变应原，特应性素质者对镍盐过敏很常见（Goldenberg et al. 2015）；合成纤维、毛织品、洗涤剂、自来水、汗液、日光等均可加重 AD，诱发炎症急性发作。

在儿童整个过敏进程中，食物过敏与 AD 都是最早出现的过敏性疾病。AD 患者在婴幼儿期更容易出现食物过敏，中重度 AD 婴幼儿中食物过敏的患病率在 50% 以上，其中 30%～40% 的患者有 IgE 介导的食物过敏，40%～46% 经食物激发试验确诊食物过敏。AD 患儿的食物过敏 75% 以上是由牛奶、鸡蛋、大豆、小麦和花生引起。AD 患者食物过敏可以是速发型反应，即在摄入过敏食物后数分钟内出现症状，表现为荨麻疹、血管性水肿和皮肤红斑，同时还可伴有胃肠道、呼吸道和心血管系统的症状；也可以是迟发型反应，即在摄入过敏食物后 6～48 h 出现，表现为湿疹加重；还有部分 AD 患者摄入过敏食物后仅出现皮肤瘙痒，由持续剧烈的搔抓而造成湿疹加重。部分患者摄入同一种过敏食物后可以先后出现速发型和迟发型两种反应。

AD 食物过敏的机理包括 IgE 介导的 I 型变态反应和非 IgE 介导的变态反应，后者主要是抗原特异性 Th2 细胞免疫反应，通过释放 IL-3、IL-5 和 GM-CSF 等使嗜酸性粒细胞聚集与活化，释放细胞因子，引起迟发相过敏反应（Kim et al. 2013）。Kwon 等（2013）研究了 2417 例 AD 患者，经食物激发试验证实，AD 患者中食物过敏发生率为 50.7%，在 1225 例伴有食物过敏的 AD 患者中，非 IgE 介导的食物过敏占 94.9%，IgE 介导的食物过敏为 2.2%，IgE 和非 IgE 介导的混合性食物过敏为 2.9%；过敏食物阳性率为鸡蛋 21.6%、牛奶 20.9%、小麦 11.8%、大豆 11.7%、鸡肉 11.7%、牛肉 9.2%、猪肉 8.9%。其中 54.9% 患者对 2 种以上食物过敏。

**2. 感染因素**

皮肤菌群在皮肤的抗炎、免疫调节方面有着重要作用，共生菌群与宿主的相互作用对于人体健康必不可少。

人们很早就注意到 AD 患者皮损处伴有明显的金黄色葡萄球菌定植，此外皮肤表面还存在着大量的其他细菌，这些细菌与机体的皮肤共同组成了一个生态系统，即皮肤菌群。2012 年，一项研究分析了 AD 患者在不同时期的菌群变化（Kong et al. 2012），发现 AD 患者的皮肤菌群多样性下降，葡萄球菌比例显著升高，而且以金黄色葡萄球菌升高为主，潮红期显著高于基线期和潮红后期，间歇治疗的患者潮红期的金黄色葡萄球菌比例明显低于未治疗的患者。在金黄色葡萄球菌之外，表皮葡萄球菌在 AD 皮损检出的比例和丰度也大大增加。这就解释了抗生素在治疗 AD 方面的局限性：抗生素的使用在减少金黄色葡萄球菌的同时也杀灭了皮肤的常驻菌如表皮葡萄球菌，引起菌群的再度失衡，使其不能重建正常菌群，因此可能对 AD 患者病情的改善没有显著作用。

（三）精神因素

早期的研究就证实，AD 皮损中神经纤维的数量是增加的。进一步研究发现，AD 皮损及非皮损中 P 物质与降钙素基因相关肽（CGRP）表达阳性的神经纤维是增加的，这些与表皮中肥大细胞相互作用。这些组胺非依赖的特异性瘙痒纤维（histamine-independent pruritus-specific fiber）在促进 AD 瘙痒的发生中发挥重要作用，是导致痒觉异常、痒觉敏感、痒 - 搔抓循环发生的重要机制。皮肤中神经与免疫可以通过神经递质发生相互作用。肥大细胞或树突状细胞可以释放介质激活神经末梢，而神经末梢也可以通过产生 VIP、CGRP 和 P 物质等神经肽，反过来调节单核细胞、朗格汉斯细胞及淋巴细胞的功能。近年来研究发现，5- 羟色胺（5-HT）在神经 - 免疫调节中发挥重要的作用，拮抗 5-HT 的药物如三环类抗抑郁药可有效改善 AD 患者的瘙痒（Kim 2012）。

## 三、分型与临床表现

AD 的临床表现多种多样，最基本的特征是皮肤干燥、慢性湿疹样皮炎和剧烈瘙痒。本病绝大多数初发于婴幼儿期，部分可发生于儿童和成人期。根据发病年龄，AD 分为婴儿期、儿童期和青少年与成人期三个阶段。

婴儿期（从出生至 2 岁）：表现为婴儿湿疹，多分布于两面颊、额部和头皮，皮疹可干燥或渗出。

儿童期（2 ～ 12 岁）：多由婴儿期演变而来，也可不经过婴儿期而发生。多发生于肘窝、腘窝和小腿伸侧，以亚急性和慢性皮炎为主要表现，皮疹往往干燥肥厚，有明显苔藓样变。

青少年与成人期（12 岁以上）：皮损与儿童期类似，也以亚急性和慢性皮炎为主，主要发生在肘窝、腘窝、颈前等部位，也可发生于躯干、四肢、面部、手背，大部分呈干燥、肥厚性皮炎损害，部分患者也可表现为痒疹样皮疹。

AD 患者有一些有助于疾病诊断的特征性表现，包括皮肤干燥、鱼鳞病、毛周角化、掌纹征、眼睑湿疹、手部湿疹、乳头湿疹、盘状湿疹、汗疱疹、唇炎、复发性结膜炎、眶下褶痕、眶周黑晕、苍白脸、颈前皱褶、鼻下和耳根皱褶处湿疹、白色皮肤划痕症、出汗时瘙痒、对羊毛敏感等（中华医学会皮肤性病学分会免疫学组 2014）。此外，部分患者还同时有其他特应性疾病，如过敏性哮喘、过敏性鼻炎，部分患者有明显的异种蛋白过敏，如对部分食物蛋白（肉、蛋、奶、坚果等）或吸入物（粉尘螨、屋尘螨等）过敏。这些特征对特应性疾病的诊断都有重要价值。40% ~ 80% 的患者有家族过敏史，如家族成员患有 AD、过敏性哮喘、过敏性鼻炎、过敏性结膜炎等。家族史的询问对于 AD 的诊断非常重要。部分患者特别是重度 AD 患者可有血清总 IgE 水平升高，40% ~ 60% 患者有外周血嗜酸性粒细胞水平升高。嗜酸性粒细胞水平升高往往与疾病的活动度相关，在疾病活动期嗜酸性粒细胞水平升高，经有效治疗可迅速恢复正常。

根据是否合并其他过敏性疾病，可将 AD 分为单纯型和混合型，前者仅表现为皮炎，后者还合并过敏性哮喘、过敏性鼻炎和过敏性结膜炎等。

单纯型 AD 又分为内源型 AD（intrinsic atopic dermatitis，IAD）和外源型 AD（extrinsic atopic dermatitis，EAD），外源型 AD 患者血清总 IgE 水平升高、特异性 IgE 水平升高和外周血嗜酸性粒细胞水平升高，而内源型 AD 患者上述变化不明显或缺如。内源型 AD 容易漏诊，应引起重视。

## 四、诊断

### （一）诊断标准

如果患者表现为慢性对称性湿疹样皮炎，应当怀疑有无 AD 的可能，建议检测外周血嗜酸性粒细胞计数、血清总 IgE、嗜酸性粒细胞阳离子蛋白、吸入过敏原、食入过敏原及进行斑贴试验。AD 的诊断应结合病史、临床表现、家族史和实验室检查进行综合考虑。AD 是一种异质性疾病，表现多种多样，诊断需要一定标准。目前国外常用的诊断标准包括哈尼芬和拉贾（Hanifin and Rajka）标准（Hanifin and Rajka 1980）、威廉姆斯（Williams）标准（Williams et al. 1994），我国的康克非等（Kang and Tian 1989）也曾提出过诊断标准。综合分析，威廉姆斯诊断标准简单易行，且特异性及敏感性与哈尼芬和拉贾标准相似，更适用于我国目前的临床实践需要（中华医学会皮肤性病学分会免疫学组 2014）。

AD 的威廉姆斯诊断标准（Williams et al. 1994）包括以下几个方面。主要标准：皮肤瘙痒。次要标准：①屈侧湿疹皮炎史，包括肘窝、腘窝、踝前、颈部湿疹（10 岁以下儿童包括颊部湿疹）；②哮喘或过敏性鼻炎史（或在 4 岁以下儿童的一级亲属中有特应性疾病史）；③近年来全身皮肤干燥史；④有屈侧湿疹（4 岁以下儿童面颊部 / 前额和四肢伸侧湿疹）；⑤2 岁前发病（适用于 4 岁以上患者）。确定诊断：主要标准 3 条或 3 条以上次要标准。

AD 有典型表现者的诊断并不困难，但临床上有部分患者表现不典型，勿轻易排除 AD 的诊断，应当仔细检查和问诊，必要时进行长期随访。

（二）鉴别诊断

AD 的鉴别诊断包括脂溢性皮炎、非特应性湿疹、单纯糠疹、鱼鳞病、疥疮、副银屑病、嗜酸性粒细胞增多性皮炎、皮肤 T 细胞淋巴瘤、内瑟顿（Netherton）综合征、高 IgE 综合征、威斯科特 - 奥尔德里奇（Wiskott-Aldrich）综合征、特应性皮炎样移植物抗宿主病等。

（三）严重度评价

AD 严重度的评价方法较多，常用的有 AD 评分、湿疹面积和严重程度指数评分、研究者整体评分法、瘙痒程度视觉模拟尺评分等。临床上也可采用简单易行的指标进行判断，如轻度为皮疹面积小于 5% 体表面积；中度为 5% ～ 10% 体表面积，或皮疹反复发作；重度为皮损面积超过 10% 体表面积，或皮炎呈持续性，瘙痒剧烈影响睡眠。疾病严重度评估可作为制定治疗方案的依据。

AD 评分（SCORAD）法：$A/5+7×B/2+C$。其中 $A$ 为皮损面积：成人的头颈部、上肢各 9%，躯干前、后各 13.5%，下肢 22.5%；14 岁以下儿童头颈部、上肢各 9%，躯干前、后和下肢各 18%；2 岁以下儿童头颈部为 17%，上肢 9%，躯干前、后各 18%，下肢 12%；以 1% 的面积为 1 分。$B$ 为皮损严重程度，包括 6 项体征：红斑、丘疹（或）水肿、渗出（或）结痂、表皮剥脱、苔藓化、皮肤干燥（评价未受累皮肤）。根据皮损轻重程度，评分标准为 0 ～ 3 四级评分法；$C$ 为瘙痒和影响睡眠程度：按最近的 3 个昼夜来评分，每项各评分为 0 ～ 10 分（视觉模拟尺）。总分为 0 ～ 103 分。在临床使用中，可以根据总分来确定疾病的严重程度，0 ～ 24 分为轻度，25 ～ 50 分为中度，51 ～ 103 分为重度。

## 五、治疗

AD 是慢性复发性疾病，治疗的目的是缓解或消除临床症状，消除诱发和（或）加重因素，减少和预防复发，提高患者的生活质量。正规和良好的治疗可使 AD 的症状完全消退或显著改善，患者可享受正常生活（中华医学会皮肤性病学分会免疫学组 2014）。

（一）患者教育

患者教育十分重要，在临床工作中应做到以下内容的健康教育：① AD 是一种慢性和反复发作性疾病，缓解期和复发期交替出现，70% 的患儿在儿童期后期症状会显著改善，但是发病特别早与严重、有 AD 家族史和早期变应原致敏的患儿更可能病情迁延（Gustafsson et al. 2000）。②目前国际上公认的 AD 治疗策略为"阶梯式"分级治疗，AD 治疗的目标是控制症状、减轻瘙痒和改善生活质量。③在基础治疗中，保湿润肤被认为是 AD 治疗的基础，需要长期坚持。④尽可能避免生活中的一些诱发因素，如温度和湿度的剧烈改变、粗糙的衣服材质、使用有刺激性的沐浴露等。⑤关于饮食：尊重客观临床表现，强调过敏史，需要对过敏原检测结果有正确的解读，避免过度饮食回避；已经明确存在食物过敏的婴幼儿患者应该回避过敏食物，必要时可咨询营养师进行饮食指导。⑥不能滥用或过分恐惧糖皮质激素（中华医学会皮肤性病学分会儿童皮肤病学组 2017）。

### （二）治疗策略

首先要明确病因和诱发加重因素：①食物，主要通过详细询问病史、过敏原检测、饮食回避和激发试验来针对性回避过敏原，并注意保障营养；②汗液刺激，是重要的诱发因素，因此患儿应勤洗澡，去除汗液的同时，减少皮肤表面过敏原和微生物的刺激；③物理刺激，包括衣物、干燥空气、护理用品等；④环境因素，包括特定季节的吸入性变应原、有机溶剂如甲苯等；⑤感染因素，发生细菌、真菌感染时，在明确感染后应针对性治疗；正常清洁皮肤可减少微生物定植，应避免预防性使用抗生素；⑥情绪，缓解压力、紧张等不良情绪；⑦搔抓，避免搔抓，打断"瘙痒—搔抓—瘙痒加重"的恶性循环（中华医学会皮肤性病学分会儿童皮肤病学组 2017）。

### （三）基础治疗

#### 1. 沐浴

基础皮肤护理对 AD 的治疗非常重要，沐浴有助于清除或减少表皮污垢和微生物，在适宜的水温（32 ~ 37℃）下沐浴，每日 1 次或两日 1 次，每次 5 min，最后 2 min 可加用润肤油（中华医学会皮肤性病学分会儿童皮肤病学组 2017）。推荐使用低敏无刺激的洁肤用品，其 pH 最好接近表皮正常生理（pH 约为 6）。皮肤明显干燥者应适当减少清洁用品的使用次数，尽量选择不含香料的清洁用品。沐浴结束擦干皮肤后即刻外用保湿剂、润肤剂（Burkhart 2008）。

#### 2. 恢复和保持皮肤屏障功能

外用润肤剂是 AD 的基础治疗，有助于恢复皮肤屏障功能（Grimalt et al. 2007；Eberlein et al. 2008；Szczepanowska et al. 2008）。润肤剂不仅能阻止水分蒸发，还能修复受损的皮肤，减弱外源性不良因素的刺激，从而减少疾病的发作次数和严重程度（马琳 2009）。每日至少使用 2 次亲水性基质的润肤剂，沐浴后应该立即使用保湿剂、润肤剂，建议患者选用合适自己的润肤剂（Williams et al. 1994）。有报道，含花生（Lack et al. 2003）或燕麦（Boussault et al. 2007）成分的润肤剂可能会增加部分患者的致敏风险；当发生感染时，单独使用润肤剂而无有效的抗炎治疗，将显著增加发生播散性细菌和病毒感染的风险，应当注意（Wollenberg et al. 2003）。此外，新生儿期应尽早外用保湿剂，可减少和推迟 AD 的发生（Horimukai et al. 2014）。

### （四）外用药物治疗

#### 1. 糖皮质激素

局部外用糖皮质激素（以下简称激素）是 AD 的一线疗法。外用激素种类多、经济、方便、疗效肯定，但应在医生指导下进行。根据患者的年龄、皮损性质和部位及病情程度选择不同剂型与强度的激素制剂，以快速有效地控制炎症，减轻症状。外用激素强度一般可分为四级（张建中 2011），如氢化可的松乳膏为弱效激素，丁酸氢化可的松乳膏、曲安奈德乳膏为中效激素，糠酸莫米松乳膏为强效激素，卤米松和氯倍他索乳膏为超强效激素。

一般初治时应选用强度足够的制剂（强效或超强效），以求在数天内迅速控制炎症，一般为每日 2 次用药，炎症控制后逐渐过渡到中弱效激素或钙调神经磷酸酶抑制剂；面部、颈部及皱褶部位推荐使用中弱效激素，应避免长期使用强效激素。激素香波或酊剂可用于头皮。儿童患者尽量选用中弱效激素，或用润肤剂适当稀释激素乳膏。肥厚性皮损可选用封包疗法，病情控制后停用封包，并逐渐减少激素使用次数和用量（Barbaud et al. 2001）。急性期病情控制后应逐渐过渡到维持治疗，即每周使用 2 ～ 3 次，能有效减少复发（Pariser 2009）。长期大面积使用激素应该注意皮肤和系统不良反应。

由于部分患者对外用糖皮质激素心存顾虑，甚至拒绝使用。医生要耐心解释正规使用药物的安全性、用药量、用药方法、用药频度、疗程、如何调整药物等，应当让患者了解外用药的皮肤吸收非常少（一般为 1% ～ 2%），系统吸收更少，这可使患者消除顾虑，提高治疗的依从性。

**2. 钙调神经磷酸酶抑制剂**

此类药物对 T 淋巴细胞有选择性抑制作用，有较强的抗炎作用，对 AD 有较好疗效，多用于面部、颈部和褶皱部位。钙调神经磷酸酶抑制剂包括他克莫司软膏和吡美莫司乳膏，吡美莫司乳膏多用于轻中度 AD（Nghiem et al. 2002），他克莫司软膏用于中重度 AD，其中儿童建议用 0.03% 浓度，成人建议用 0.1% 浓度。0.1% 他克莫司软膏疗效相当于中强效激素。钙调神经磷酸酶抑制剂可与激素联合应用或序贯使用，这类药物也是维持治疗的较好选择，可每周使用 2 ～ 3 次（Zhi et al. 2012），以减少病情的复发。不良反应主要为局部烧灼和刺激感，可随着用药次数增多而逐步消失。

**3. 外用抗微生物制剂**

由于细菌、真菌定植或继发感染可诱发或加重病情，对于病情较重患者尤其是有渗出的皮损，系统或外用抗生素有利于病情控制，用药以 1 ～ 2 周为宜，应避免长期使用。如疑似或确诊有病毒感染，则应使用抗病毒制剂。

**4. 其他外用药**

氧化锌油（糊）剂、黑豆馏油软膏等对 AD 也有效，生理盐水溶液、1% ～ 3% 硼酸溶液及其他湿敷药物对于 AD 急性期的渗出有较好疗效，多塞平乳膏和部分非甾体抗炎药物具有止痒作用。

（五）系统治疗

**1. 抗组胺药和抗炎症介质药物**

对于瘙痒明显或伴有睡眠障碍、荨麻疹、过敏性鼻炎等合并症的患者，可选用第一代或第二代抗组胺药，其中第一代抗组胺药由于可通过血脑屏障有助于患者改善瘙痒和睡眠。其他抗过敏和抗炎药物包括血栓素 A2 抑制剂、白三烯受体拮抗剂、肥大细胞膜稳定剂等。

**2. 系统抗感染药物**

对于病情严重（特别是有渗出者）或已证实有继发细菌感染的患者，可短期（1 周左右）给予系统抗感染药物，可选用红霉素族、四环素族或喹诺酮类抗生素，尽量少用易致敏的抗菌药物如青霉素类、磺胺类等。合并疱疹病毒感染时，可加用相应抗病毒药物。

**3. 糖皮质激素**

原则上尽量不用或少用此类药物。对病情严重、其他药物难以控制的患者可短期应用该类药物，病情好转后应及时减量，直至停药。对于较顽固病例，可将激素逐渐过渡到免疫抑制剂或紫外线疗法。应避免长期应用激素，以防止激素的副作用，病情控制后减量勿过快，减药或停药过快可导致病情反跳。

**4. 免疫抑制剂**

免疫抑制剂适用于病情严重且常规疗法不易控制的患者，以环孢素应用最多，起始剂量 2.5 ～ 3.5 mg/(kg·d)，分 2 次口服，一般不超过 5 mg/(kg·d)（Ring et al. 2012），病情控制后可渐减少至最小量维持（Mrowietz et al. 2009）。环孢素起效较快，一般在治疗 6 ～ 8 周可使患者疾病的严重程度减轻 55%（Schmitt et al. 2007），但停药后病情易反复（Granlund et al. 1995）。用药期间应监测血压和肾功能，如能监测血药浓度更好，用药期间建议不同时进行光疗。甲氨蝶呤为常用免疫抑制剂，用药方法为每周 10 ～ 15 mg，可顿服，也可分 2 次服用。硫唑嘌呤每日 50 ～ 100 mg，可先从小剂量开始，用药期间严密监测血相，若有贫血和白细胞减少，应立即停药。应用免疫抑制剂时必须注意适应证和禁忌证，并且应密切监测不良反应。

**5. 其他**

甘草酸制剂、钙剂和益生菌可用于辅助治疗。生物制剂可用于病情严重且常规治疗无效的患者。

**（六）中医中药**

应根据临床症状和体征，进行辨证施治。在中医中药治疗中也应注意药物的不良反应。

**（七）变应原特异性免疫治疗**

变应原特异性免疫治疗（allergen specific immunotherapy，ASIT）对于合适的高致敏状态的 AD 患者有一定疗效，目前最为有效的是尘螨变应原的免疫治疗。对于合并过敏性鼻结膜炎、轻度过敏性支气管哮喘的 AD 患儿可考虑变应原特异性免疫治疗（中华医学会皮肤性病学分会儿童皮肤病学组 2017）。

**（八）紫外线疗法**

紫外线是治疗 AD 的有效方法，窄谱中波紫外线和 UVA1 安全有效，因而使用最多，也可用传统的光化学疗法，但要注意副作用。光疗后应注意使用润肤剂。6 岁以下儿童应避免使用全身紫外线疗法。

### （九）特应性皮炎治疗中的医患配合与注意事项

在 AD 的诊疗过程中，应当十分注意医患配合，应建立起良好的医患关系。医生应注意患者（包括患者家属）教育，在首次接诊患者时，应对患者的病史、病程、皮损面积和严重程度等进行综合评估，确定治疗方案，力争在短期内控制疾病；在随后的随访中医生应当仔细观察患者的病情变化，及时调整治疗方案。患者应当积极配合医生的治疗，并在"衣、食、住、行、洗"各方面注意防护，尽量避免接触诱发疾病加重的因素，应定期复诊和长期随访，学会观察病情变化，及时向医生反馈，不随意停药或减药。如果遇到疗效不佳或病情加重的情况，医生应及时分析原因，采取针对性措施，经数次调整方案仍然无效者应及时请上级医生会诊，以免延误病情。病情缓解后要进行维持治疗，可每周 2～3 次外用激素或钙调神经磷酸酶抑制剂。由于诊断和治疗手段越来越进步，许多 AD 患者能够得到及时和正确的诊治，绝大多数患者能够获得良好控制（中华医学会皮肤性病学分会免疫学组 2014）。

（杨帆　韩秀萍）

## 第七节　儿童接触性皮炎

接触性皮炎（contact dermatitis，CD）是皮肤和外界物质接触后诱发的急慢性皮肤炎症反应，包括由接触刺激性或毒性物质引起的刺激性接触性皮炎（irritant contact dermatitis，ICD）和由Ⅳ型变态反应引起的变应性接触性皮炎（allergic contact dermatitis，ACD）。由于不断有新的致敏物进入我们的环境，儿童自控能力差，易接触到各种有害物质，CD 的患病率越来越高。

### 一、发病机制

引起 CD 的物质种类众多，根据其性质主要分为动物性、植物性和化学性三大类；按发病机理的不同可分原发性刺激物和接触性致敏物两大类。有些物质在低浓度时可以是致敏物，在高浓度时则为刺激物或毒性物质。

### （一）原发刺激性接触性皮炎

原发性刺激物本身具有刺激性或毒性，任何人接触该物质均可发生皮炎。原发性刺激的发生与刺激物的化学性质、浓度、接触的时间成正比。根据形态学和起病特点的不同，临床上将 ICD 分为两种亚型，一种是刺激性很强，接触后短时间内发病，如强酸和强碱溶液等，导致急性刺激性 CD，另一种是刺激物较弱，由较长时间接触后发病，如肥皂、有机溶剂等，导致慢性刺激性 CD。

### （二）变应性接触性皮炎

变应性接触性皮炎（ACD）主要是由 T 细胞介导的Ⅳ型迟发型变态反应所引起，初次暴露于致敏原 5～21 天被致敏，再次暴露于致敏原后 24～48 h 发生反应。ACD 的炎症反应涉及许多不同的通路和免疫机制，包括大量不同的细胞类型、细胞因子、趋化因子和受体，还涉及局部和系统免疫反应，并同时覆盖了固有免疫系统和自身免疫系统（魏若尧等 2016）。

### （三）变应性接触性皮炎的免疫学基础

接触性致敏物这类物质本身并无刺激性或毒性，大多数人接触后不发病，仅有少数敏感个体在接触后经过一定时间的潜伏期，在接触部位的皮肤、黏膜发生变态反应炎症（钟声和宋志强 2015；魏若尧等 2016）。

外源性物质是否引起个体的变态反应，除取决于化合物的内在"致敏能力"外，也取决于机体易感性等多种因素。接触性变应原诱发变态反应的能力存在差异，报春花属植物可致敏大多数人，镍则可致敏 10%～20% 的女性，而许多其他物质的致敏作用相对较弱。与致敏性有关的因素有抗原决定簇、半抗原与载体蛋白结合的类型、结合物的三维结构等。蛋白质作为载体有利于物质在免疫系统中的呈递，是潜在的接触激活剂。当接触性变应原与无免疫原性的载体蛋白结合时，则可能诱导免疫耐受而不致敏（郭丽芳和范卫新 2004）。

作为 ACD 的抗原大多数是简单的化学物质，属于半抗原，必须与载体蛋白结合成完全抗原后才能使机体致敏。CD 的载体蛋白是表皮细胞的膜蛋白。半抗原可能是有机物，也可能是无机物，分子质量较小（< 500 Da）。致敏能力强弱取决于穿透皮肤与蛋白质以共价键结合的能力，致敏性的强弱与半抗原 - 蛋白质结合的稳定性成正比。LC 识别、捕获、处理半抗原 - 蛋白质结合物后自身活化、成熟。LC 主要分布于表皮（少数分布于真皮、淋巴结和胸腺等处），是表皮中唯一具有 MHC Ⅱ 类抗原的细胞，具有抗原提呈功能，是机体外环境与机体之间联系的部分。LC 的成熟伴随其迁移至淋巴结，使抗原特异性 T 细胞与靶抗原的结合机会增加。LC 到达淋巴结后完全成熟，即发生抗原提呈。抗原特异性受体与多肽片段的结合导致 T 细胞增殖和成熟（李燕华等 2001）。$CD4^+$ T 细胞成熟的标志是获得新的分子标志物，使得 T 细胞从血管外渗至淋巴结外组织。$CD4^+$ T 细胞一旦进入循环即完成致敏过程。在 LC 细胞向 $CD4^+$ T 细胞递呈抗原的过程中，LC 分泌的 IL-1β 和角质形成细胞分泌的肿瘤坏死因子 -α（TNF-α）及一些共刺激分子，如细胞间黏附分子（ICAM-1）、淋巴细胞功能相关抗原 -3、B7-1 和 B7-2，与淋巴细胞膜上的 LFA-1、CD2、CD28 结合，成为第二信号完成致敏反应（格拉默 2004）。

当机体致敏后，再次接触到同类抗原后，经过与上述致敏诱导期相同的过程，形成半抗原 - 载体结合物，被 LC 细胞吞噬处理，与特异性致敏的 $CD4^+$ T 细胞发生反应。皮肤细胞和效应 T 细胞分泌更多细胞因子与趋化因子包括 IFN-γ、TNF-α、TNF-β、各种 IL 及粒细胞 - 巨噬细胞集落刺激因子（GM-CSF）。TNF-β 在表皮中发挥细胞毒作用，并与 IFN-γ 协同上调 ICAM-1 的表达。IL 的功能主要是刺激 T 细胞成熟和招募中性粒细胞。GM-CSF 能招募中性粒细胞并活化单核细胞，结果引起表皮海绵形成与真皮炎症细胞浸润、毛细血管扩张及通透性增加。表皮细胞受到破坏，而产生丘疹、水疱甚至大疱的急性皮炎表现（李春联等 2004）。

ACD 中还有一种立即型接触性反应，除接触性荨麻疹属 IgE 介导的 I 型反应外，由接触蛋白质、花粉等引起的 CD（湿疹），是由于表皮 LC 具有高亲和力的 IgE 受体。因此，引起 I 型变态反应的蛋白抗原能结合于 LC 表面的特异性 IgE 抗体，呈递至 Th1 及 Th2 细胞引起 IgE 介导的延迟型超敏反应，结果发生湿疹样皮肤损害（何静等 2000）。

光敏性和光毒性 CD 可在局部应用某些化学物质再经光线照射后发生，这些化学物质（光毒剂）充当光敏物使皮肤对光照产生过度反应，常引起光敏性 CD 的物质有防晒剂和外用磺胺药香水，煤焦油、补骨脂素和制造过程中使用的各种油剂常可引起光毒性 CD。全身给药引起光敏反应时，必须区分是光过敏性还是光毒性 CD（文利平 2011）。

## 二、临床表现

CD 的皮损范围通常与接触物大致一致，界限较为清楚。接触物的性质、浓度、接触方式及个体反应不同，发生皮损的形态、范围及严重程度等均不同。轻者可表现为红斑、轻度水肿或有针尖大小丘疹、水疱等；重症可有红斑肿胀，在此基础上可有丘疹、水疱，炎症剧烈时可有大疱，水疱破裂后可出现糜烂、渗出、结痂等；严重者则可有表皮松解甚至坏死（魏若尧等 2016）。有时可出现水肿，水肿在疏松部位比较明显，如眼睑、会阴部位，类似血管性水肿（周承藩等 2005）。自觉瘙痒、灼痛感或胀痛感，严重者出现全身反应，如发热、畏寒、头痛、恶心等。皮损范围一般与接触物接触皮肤的部位一致，界限清楚，但搔抓后可将致病物质带到远部位皮肤，产生性质类似的病变。如果接触的过敏物为气体或粉尘则皮炎呈弥漫性，无一定界限（张建中和高兴华 2015）。

根据病程接触性皮炎可分为急性期、亚急性期及慢性期，急性期可表现为红斑、水肿、水疱、渗出等。亚急性及慢性可表现为红斑、粗糙、脱屑、苔藓样变等。

ACD 患者接触致敏物与皮炎发生的时间关系：①有一定潜伏期，首次接触后通常不发生反应，经过 1 ~ 2 周如果再次接触同样致敏物才发生反应；②曾经发生过反应或已有足够的潜致敏反应期，再次接触致敏物，只需 12 ~ 96 h 的潜伏期即可出现反应，最早在接触致敏物后 1 h，最晚于 1 周后发生。

儿童 ACD 临床常见的皮损有：①皮损像丘疹性荨麻疹的虫咬皮炎；②在草丛中游戏后，因植物引发的带状分布的小腿皮炎；③婴儿期尿布区刺激皮肤的尿布皮炎；④腰围处橡胶引起的腰部皮炎；⑤脐部因腰带金属环中镍引发的镍皮炎；⑥足部橡胶或皮革黏合剂引起的鞋皮炎；⑦前额的帽圈皮炎；⑧口周因牙膏、口香糖、芒果引发的口周皮炎；⑨腋窝皱褶部位与衣物接触部位的皮炎与纺织染料、甲醛等有关；⑩面部或躯干因化妆品、香皂或沐浴露中的香料苯甲酸、安息香、苯甲醇、苯甲酸苄酯、丁香酸等引发的皮炎（曲政海和高美华 2006）。

## 三、组织病理

急性期表皮细胞间及细胞内水肿，甚至海绵形成。棘层及角质层下水疱，疱内含有少数淋巴细胞、中性粒细胞及崩解的表皮细胞。真皮上部血管扩张，结缔组织水肿，血管周围轻度细胞浸润，主要为淋巴细胞，也可见少数中性粒细胞及嗜酸性粒细胞。

亚急性期表皮细胞内水肿、海绵形成及少数水疱，轻度表皮肥厚和程度不等的角化不全，真皮内血管周围较多淋巴细胞浸润。

慢性期棘层肥厚、表皮突延长，并有角化过度及角化不全，在表皮内可能尚有轻度的细胞间水肿。真皮上部显示轻度血管周围炎症浸润，以淋巴细胞居多，此外尚有嗜酸性粒细胞及纤维细胞，毛细血管数目增多，内皮细胞肿胀和增生（赵辨 2010）。

### 四、诊断和鉴别诊断

根据接触史，在接触部位或身体暴露部位突然出现界限清楚的急性皮炎，皮疹多为单一形态，除去原因并经适当处理后皮损很快消退等，易与其他皮炎鉴别。

当病因不明或有数种接触物接触，需寻找病因时，可做斑贴试验。斑贴试验是诊断CD 的最简单的方法。

斑贴试验变应原可分为市售变应原和自制变应原两类（秦鸥和王学民 2007）。市售变应原分为标准变应原系列、筛选变应原系列和后备变应原。许多国家均有各自的标准变应原，其中以欧洲标准变应原系列和北美标准变应原系列应用最为广泛。国内一些医学院校的皮肤科教研室根据我国情况也分别制定了适合我国临床应用的标准筛查系列变应原和斑贴试验铝制小碟。变应原种类繁多，当市售变应原不能满足实际应用时，必须自制变应原。自制变应原可以是致敏的单一物质、混合物或其中具有代表性的结构成分。赋形剂的选择应以能使抗原均匀分布并保持稳定的浓度，不会对皮肤产生刺激反应为准则。赋形剂以白凡士林、蒸馏水为主，由于白凡士林能使斑贴试验变应原得到较高的阳性率，且较稳定、不易挥发、防氧化，并能延长保存期，因此最为常用。自制非标准抗原的最佳浓度目前还没有统一的标准，应根据化学制品的性质来确定，最佳浓度应以既能引起特异的变态反应，又不会导致原发性刺激为标准。

为避免假阴性，受试者在试验前应该停用可能影响试验的药物：①糖皮质激素：无论口服或在斑贴试验部位外用均可导致假阴性结果；一般系统用药应停药 2 周以上，外用药停用 1 周以上。由于糖皮质激素种类多，作用持续时间差异较大，故停用时间还应根据具体药物灵活掌握。②抗组胺药：对本试验的影响尚有争议，我国有研究显示，每天口服 10 mg 氯雷他定不影响斑贴试验结果，提示测试时不必停药；但多数学者依然建议停药 3 天以上（黎平等 2011）。③免疫抑制剂：系统用药及局部外用药可抑制本反应，建议系统用药停药 2 周以上，外用药则停用 1 周以上。④中药及中药提取物：具有免疫抑制作用的中药及中药提取物（如雷公藤制剂）较多，建议系统用药停用 2 周以上，外用药停用 1 周以上。

测试部位首选上背部，以上背部脊柱两侧部位最佳，也可以选上臂外侧。下背部和前臂屈侧皮肤因吸收能力差，易致假阴性，不宜进行斑贴试验（Lachapelle and Maibach 2012）。

判读时间：敷贴 48 h 后除去测试物，0.5 h 后进行第 1 次判读。在去除测试物后72～96 h 进行第 2 次判读。综合 2 次结果判断最后结果。如果只能判读 1 次，可以让患者在敷贴 48 h 后自行去除测试物，24 h 后就诊时判读结果。此方法虽然较为方便，但是不能观察某些反应随时间的变化及鉴别刺激反应。刺激反应多在去除变应原后呈快速消退的趋势，而变态反应多在敷贴后 2～4 天加重，然后逐渐消退。超过 6 天出现的阳性反应为延迟性反应。如果在敷贴后 7 天再观察 1 次，可以多发现 10% 的阳性反应。有些变应原，如新霉素、糖皮质激素，容易引起延迟性反应，因此，应在试验的第 7 天再次判读。根据国际接触性皮炎研究组（IGDRG）推荐的标准判读结果。具体标准：① – 阴性反应；② ± 可疑反应（仅有轻度红斑）；③ + 弱阳性反应（红斑、浸润、可有少量丘疹）；④ ++ 强阳性反应（红斑、浸润、丘疹、水疱）；⑤ +++ 极强反应（红斑、浸润、丘疹、出现水疱大疱）（Davis et al. 2008；中国医师协会皮肤科医师分会过敏与临床免疫亚专业委员会 2015）。

在皮炎急性期最好不要进行斑贴试验，可能由于局部反应性增高或皮肤屏障功能破坏、刺激性增加而出现假阳性反应。由于紫外线能抑制迟发性变态反应，最好在曝晒后的 4 周内不进行试验（朱国兴和陆春 2006）。局部皮肤有创伤、炎症或其他皮肤病时亦不宜进行斑贴试验。

光斑贴试验用于检测光敏性接触抗原。在光斑贴试验 24 h 后除去一斑片，用一定强度的光线照射，48 h 后观察反应，同时以另一斑片不照光作为对照。

## 五、预防及治疗

CD 的治疗原则：寻找病因，脱离接触物，积极适当处理，则能迅速痊愈。以后尽量避免接触已知的过敏原，不直接接触高浓度的任何药品或化学物质，慎用易致敏的外用药（Willis et al. 1998）。

仔细彻底地询问病史是非常重要的。在努力寻找致敏物质时，必须时刻记住暴露与临床表现的时间关系。皮炎的位置通常与直接接触某种致敏原的位置有关，如脐部由腰带金属环引发的镍皮炎。有时皮炎与直接接触致敏原的关系可能并不明显，有些致敏原可能为气传性的，可通过这一方式接触致敏原，应特别注意。个别患者若皮炎不太严重，以后可做再暴露试验，以找出原因而去除之。少数患者病因不明，等病情转好后做斑贴试验以明确病因。

当接触致敏物质或毒性物质后，立即应用大量的水将接触物冲洗，避免搔抓、肥皂水冲洗及热水烫洗，不使用可能产生刺激性的药物，以利于皮损的康复。

外用药治疗：根据皮损的严重程度及皮损类型选择合适的外用药物剂型。

急性期无渗出者可选用洗剂如炉甘石洗剂。有少量渗出者可用氧化锌油。有糜烂渗出者，先用 2% 硼酸水溶液或蓝科肤宁冷湿敷 20 min，每日 2～3 次，湿敷间期氧化锌油或外用鱼肝油外涂，此方法可起到杀菌、收敛及氧化的作用，同时要注意，湿敷的面积不能超过全身面积的 1/3，因为过度的体表蒸发可造成婴儿脱水。湿敷的溶液不宜过冷，防止婴儿感冒。渗液较多或已经继发细菌感染者，可用 1∶5000 高锰酸钾溶液湿敷。亚急性皮损无渗液时可选用糖皮质激素霜剂；有少量渗液可选用糖皮质激素糊剂或氧化锌油。慢性皮损皮肤浸润肥厚、苔藓化、角化或皲裂，可以选用激素软膏或硬膏，皮损肥厚者可加用角质剥脱剂，同时局部应用免疫调节剂 0.03%～0.1% 的他克莫司软膏或 1%

的吡美莫司软膏亦有效。

内服药物疗法：以抗炎止痒为主，根据严重程度可给予抗组胺药物、维生素 C、钙剂等。皮疹严重泛发可短期应用糖皮质激素。有继发感染应用抗生素。

（李琳　韩秀萍）

## 第八节　儿童光敏性皮肤病

日光包括紫外线、可见光和红外线等。紫外线在自然界中是由太阳辐射产生的，其光谱波长为 180 ～ 400 nm。可见光光谱波长为 400 ～ 760 nm。紫外线按波长长短可分为长波紫外线（UVA，320 ～ 400 nm）、中波紫外线（UVB，290 ～ 320 nm）和短波紫外线（UVC，180 ～ 290 nm），其中 UVC 几乎全被大气臭氧层吸收，到达地球表面对人体产生作用的主要是 UVB 和 UVA。不同波长的紫外线，可被皮肤各层不同组织吸收。波长越长其穿透能力越强而能量越小。UVB 只能达到表皮基底层，强烈照射能引起表皮坏死和色素沉着；UVA 可穿过表皮作用于真皮浅层血管和其他组织，造成皮肤老化。

光线作用于机体引起的异常反应有光毒性反应和光变态反应，二者区别见表 2-9-5。

表 2-9-5　光毒性反应和光变态反应区别表

| | 光毒性反应 | 光变态反应 |
| --- | --- | --- |
| 患病率 | 高，任何人都可能发生 | 只发生在少数过去已致敏的患者 |
| 致敏期 | 无 | 有 |
| 引起反应的浓度 | 高浓度才能引起反应 | 低浓度即可引起反应 |
| 致病光谱 | 与光感物质的吸收光谱波长一致 | 较光感物质吸收光谱波长宽，常向 UVA、可见光移行 |
| 首次接触发生反应 | 即刻发生 | 较少发生 |
| 重复照光后的反应时间 | 不缩短 | 缩短 |
| 临床表现 | 急性表现如日晒伤，慢性表现如颈部菱形皮肤 | 可为即刻性荨麻疹或延迟性丘疹、湿疹样皮疹 |
| 发疹部位 | 光照部位有，非光照部位无 | 光照部位有，非光照部位偶见 |
| 病程 | 短，避免光照后皮疹即可消退 | 长，皮疹常持续数月或更长 |
| 色素沉着 | 明显 | 轻或无 |
| 交叉过敏现象 | 无 | 有 |
| 光斑贴试验 | 呈日晒伤型 | 呈荨麻疹型或丘疹、湿疹型 |
| 被动转移试验 | 阴性 | 可能阳性 |
| 淋巴细胞转化试验 | 正常 | 可能异常 |
| 病理变化 | 主要病变在表皮，表皮细胞水肿、海绵形成、表皮萎缩、基底细胞色素颗粒增多，可见表皮内或表皮下水疱；真皮乳头层水肿、血管扩张，管周有淋巴细胞浸润、结缔组织嗜碱性变；皮肤附属器萎缩，皮下脂肪减少 | 主要病变在真皮，表皮变化多为继发性；真皮乳头层和网状层上不水肿、血管扩张，管周有淋巴细胞和组织细胞浸润，有时可见嗜酸性粒细胞和中性粒细胞等 |

# 一、分类

## （一）光毒性反应

光毒性反应是指化学物质吸收适当波长光线能量后产生光化学反应对皮肤造成的直接损伤，包括即刻性和迟发性炎症，是一种非免疫性反应。光毒性反应可于任何个体在第一次接触或服用光毒性物质后即可发生，不需要免疫机制参与，某些炎症介质如补体、组胺、蛋白酶、前列腺素等参与了光毒性反应。

急性光毒性反应的临床表现与日晒伤相似，当皮肤接收到强烈的日光辐射后，任何个体均会在暴露局部发生急性光毒性反应，每次接受一定强度光线辐射后均可发病，且反应前无致敏期。其特点是在曝光部位的皮肤上发生境界清楚的鲜红色红斑、水肿，严重时在其表面可出现水疱，水疱破后干燥结痂，皮肤上留有色素沉着和脱屑，自觉烧灼感和触痛。一般在曝晒后数分钟到数小时开始，未经曝晒的皮肤不会引起反应。其致病光谱主要是 UVB。组织病理学改变主要表现为表皮细胞水肿、空泡形成、核固缩、细胞间隙增宽；真皮乳头层水肿、毛细血管扩张、充血、血管内皮细胞水肿，血管周围有不同程度淋巴细胞浸润、胶原纤维碎裂和变性。

慢性光毒性反应是由长期反复 UVB 照射后引起。局部皮肤皱褶、松弛、表面干燥、粗糙或出现萎缩，呈黄褐色色素沉着或出现色素减退，也可出现丘疹、斑块、毛细血管扩张和角化，严重者出现皮肤肿瘤（光线性角化病、基底细胞癌、鳞状细胞癌等）（赵辨2010）。病理变化显示表皮变薄，表皮嵴消失或延长，角质形成细胞异常，排列不整齐，表皮黑素细胞的大小、分布有明显的变化。真皮内酸性黏多糖增加，真皮乳头层及其下部的血管扩张充血，血管内皮细胞肿胀，血管周围有不同程度淋巴细胞浸润、胶原纤维碎裂和变性。弹性组织增加并有变性。皮肤附属器可见萎缩，皮下脂肪减少（方岚和陈林芳2004）。

## （二）光变态反应

光变态反应属于免疫应答反应，即光能在抗原的形成上起了一定作用，一般属于延迟性超敏反应，偶尔也有 IgE 介导的 I 型速发性超敏反应。致病光谱主要是 UVA，可见光亦可引起发病。其机制可能是光能通过光化学途径改变了半抗原的结构，新生的半抗原与皮肤蛋白结合形成全抗原，刺激机体发生免疫反应。该反应只发生在少数人群中。皮疹最初可能在照光部位发生，但可以扩展到未被照光的皮肤上（赵辨2010）。

光变态反应的临床表现和病理特征均与变应性接触性皮炎相似，临床表现为皮肤红肿，出现风团或丘疹、水疱、糜烂、结痂和脱屑，很少遗留色素沉着或较轻微。病程长久，可持续数月或更久。光斑贴试验可为即刻性荨麻疹型或延迟性丘疹型、湿疹型反应。被动转移试验呈阳性反应。淋巴细胞转化试验可异常。组织病理学改变表现为：真皮内乳头层、网状层水肿，毛细血管扩张、充血。在血管周围有紧密的炎症细胞浸润。在初期，浸润限于血管周围，以后逐步扩大形成大片状或带状浸润。浸润的细胞以淋巴细胞、组织细胞为主，有时可见嗜酸性粒细胞和中性粒细胞等。表皮的改变常为继发性的，早期改变不明显，以后可发生水肿、海绵形成、棘层肥厚等。

在临床上根据临床症状出现的时间其分为即刻性和延迟性光变态反应两类，每一类又可分为内源性（特发性）光变态反应和外源性光变态反应。

**1. 特发性光敏性皮肤病**

疾病的发生是由一些目前尚不能明确的内源性化学物质与光线能量共同作用所致，又称非外源性光致敏。这类疾病包括：日光性荨麻疹、多形性日光疹、光线性痒疹、痘疮样水疱病和慢性光化性皮炎。其中患病率最高的是多形性日光疹，患病率最低的是日光性荨麻疹，慢性光化性皮炎的患病率有逐年升高的趋势。

**2. 外源性光感性皮炎**

接触或服用某些药物等化学物质可引起光敏性皮炎，药物是最常见的致病物质，其他可引起皮肤光敏反应的物质包括某些植物、食物及食物添加剂、农业杀虫剂等。该病根据光敏性物质不同可以分为：外用光敏物质引发的光变态反应，如美容化妆品、香料、染料，职业接触皮肤的焦油、沥青或外用皮肤的补骨脂、白芷和香豆等；口服药物或食物引起的变态反应，引起光敏的内服药物包括磺胺类各种磺胺衍生物，利尿药氢氯噻嗪，抗生素类四环素族（金霉素、多西环素、土霉素、四环素）、灰黄霉素，抗组织胺药异丙嗪、苯海拉明，口服避孕药、雌激素，灰菜、紫云英、黄泥螺等。

此类几乎都是迟发型超敏反应。治疗这类疾病最关键的是寻找并避免接触光敏物质，详细询问接触史和用药史非常重要，另外引起光变态反应的物质可通过光斑贴试验来明确。

## 二、光敏性皮肤病的诊断

详细了解病史中有无接触光致敏物质的情况，根据皮损首发于日光暴露部位，有日光照射史可作出诊断，有条件可进行光变态反应测试。

（一）病史与体格检查

**1. 性别与年龄**

遗传性疾病常于幼年起病，多形性日光疹主要见于青年女性，慢性光化性皮炎则主要累及老年男性。

**2. 发病季节**

多形性日光疹常常在春季发病，夏季缓解。

**3. 症状**

大多数光敏性皮肤病伴有瘙痒，卟啉病发病时有烧灼感。

**4. 日光暴露与发病的关系**

日光性荨麻疹常于日晒后数分钟发病，避光后很快消退。红细胞生成性原卟啉病患者会诉说在日晒和风吹后出现皮肤灼痛、容易蹭破。

**5. 窗玻璃与发病的关系**

透过窗玻璃的光线仍然致病表示发病与 UVA 有关。

**6. 用药史**

喹诺酮类抗生素及某些利尿剂等可导致光敏性药物反应。

**7. 化学物质接触史**

某些外用药物、防光剂、香料和植物会引起光毒性或光变应性接触性皮炎。

**8. 家族史**

多形性日光疹可有家族史，着色性干皮病患者的父母可能是近亲婚配。

**9. 皮损的性质和分布部位**

仔细检查皮损的性质和分布部位，有助于鉴别光毒性反应和光变态反应，许多疾病仅靠临床检查就可确立诊断。

（二）光激发试验、斑贴试验、光斑贴试验

**1. 光激发试验**

通过人工光源照射复制出光敏性皮损以明确诊断，阳性率常常不高。诱发日光性荨麻疹于照射后数分钟观察结果。诱发多形性日光疹有时需要连续 2 ～ 3 天照射。

**2. 最小红斑量（MED）检测**

以递增剂量照射皮肤，24 h 后观察能产生肉眼所见最弱红斑所需要的 UV 剂量为 MED。

**3. 斑贴试验与光斑贴试验**

斑贴试验和光斑贴试验有助于鉴别接触性皮炎与光敏性接触性皮炎，寻找可能的光变应原（鞠梅和顾恒 2005）。

光斑贴试验是一种诊断外感性光感性皮炎和检查致敏物质的方法。现临床最实用的为 S. 爱泼斯坦（S. Epstein）的方法。将怀疑的光致敏物质分成两份，分别放于未经日光暴露的腰部两侧，经 48 h 后除去一处试验物质，不暴露于光线下作为接触反应试验，然后将另外一处暴露于 UVA（320 nm）下。再过 48 h 将照射部位与预先已被遮盖的部位相比较。如果两处均呈阳性反应，则为接触过敏；如果均为阴性反应，则非接触和光接触过敏；如果仅照光部位过敏，则为光接触过敏；如果照射部位比未照射部位显示更强烈的阳性，则为接触性和光接触性过敏均有（王丽英等 2005）。

## 三、光敏性皮肤病的治疗和预防

（一）预防

**1. 注意防晒**

对皮肤的防护，国外有人提出记住三"C"字，即夏天外出戴帽子（cap）、穿长袖衣服（clothes）、涂抹防晒剂（cream），以防止紫外线对皮肤的过量照射。要减少强烈阳光下的暴晒时间，一天中光线最强的时间为上午 10 点到下午 2 点，这个时间段内日光中的紫外线也最为强烈，危害最大。教育和监护儿童在阳光下应该执行"影子规则"，即在日光下影子长度小于身高时，需要回到室内或寻求遮阴场所。

**2. 应用防晒剂**

防晒剂有效成分包括无机和有机化合物成分。物理防晒剂主要是反射和散射紫外线辐射的化合物，大多为微粒化的金属氧化物，如氧化锌和二氧化钛。物理防晒剂具有防护中波紫外线（UVB）和长波紫外线（UVA）的功能。有机成分通常是芳香族化合物，可以吸收特定的波长，从而将能量转化。目前有 UVB 吸收剂如对氨基苯甲酸酯及其衍生物、水杨酸酯及其衍生物、肉桂酸酯类、樟脑类衍生物和 UVA 吸收剂，如二苯（甲）酮、丁基甲氧基二苯甲酰甲烷类化合物。UVB 和 UVA 吸收剂甲酚曲唑三硅氧烷及阿伏苯宗具有 290 ～ 400 nm 防护作用。不同吸收光谱的防晒成分应该联合应用。选择配方时，最好选择物理性防晒成分，这样可以相对减少由防晒剂引起的过敏反应和光毒性反应。防晒剂在婴幼儿时期开始应用，婴幼儿是一级预防的目标人群。新生儿和学龄前儿童是防护紫外线的重点人群，幼儿时期的干预对防止紫外线损伤有一定的效果。一些化学的防晒剂在光照下发生光分解，从而失去其光保护作用，而且汗水的浸渍、游泳、洗澡、衣物或手等摩擦导致防晒剂效能降低，重复利用防晒剂是必要的。光稳定性是防晒剂在光照下保持其稳定性的能力；水稳定性是指将其放在水中浸泡 20 min 后，保持原来成分组成和活性能力的大小。相对而言，物理性的防晒剂有较好的光稳定性。水稳定性与涂层厚度及防晒剂成分的防水性均有关系。增加涂层的厚度、增加防晒剂和基质的水稳定性，如用硅油为基质，则可以增强水稳定性，接触水以后应当再次应用防晒剂才能保持防晒效果（单晓峰等 2005）。

评价防晒剂的防 UVB 功能主要用 SPF，它是根据引起红斑量所制定的防晒系数，指使用防晒剂后的最小红斑量与未用防晒剂的最小红斑量的比值。UVA 防护指数（PFA）、即刻晒斑反应法（IPD）和持久晒斑反应法（PPD）为 3 种评价 UVA 防护功能的可行性方法。

（二）治疗

1）轻者注意防晒，婴幼儿尽量最好是待在阴凉处或以衣物遮蔽身体物理防晒，儿童期和青春期可以选用广谱的防晒剂，可以缩短病程、减轻症状。

2）外用炉甘石洗剂、2.5% 吲哚美辛溶液和外用糖皮质激素。

3）避免接触光敏物质和应用光敏性药物，可以通过光斑贴试验寻找可疑的光致敏物质，从而避免接触。

4）瘙痒者可以口服抗组胺药物：氯苯那敏、西替利嗪、开瑞坦糖浆等。

5）严重者可以口服羟氯喹、沙利度胺和糖皮质激素。

### 四、常见的几种光敏性皮肤病

#### （一）种痘样水疱病

种痘样水疱病（hydroa vacciniforme，HV）是所有各型多形性日光疹中最少见的皮肤损害类型（Weston et al. 2009），可能是由先天性机体代谢异常，对日光敏感性增高所致。

**1. 病因**

目前本病发病机制尚未明了，可能是由于先天性机体代谢异常，对日光的敏感性增高。部分患者有光敏家族史，有时可见家庭中相同的患者存在，似与遗传有关。

**2. 临床表现**

本病多在儿童期发病，常见于 2～3 岁男孩，皮损形态：①第一阶段的特征是在日晒后 15 min 至 24 h 于曝光部位出现红斑伴瘙痒、刺痛或肿胀；②随后在 24 h 内红斑区发展为粉红色至紫红色丘疹伴灼痛；③在 3 天内丘疹继续发展为张力性脐形凹陷性水疱伴疼痛或出血；④水疱破溃形成痂壳，此时疼痛可消失；⑤痂壳脱落后形成痘疮样瘢痕伴不同程度的毛细血管扩张（林元珠等 2008）。皮损好发于面颊、鼻背、耳郭、手足背和前臂伸侧等处，皮损可成批、反复出现，并可累及结膜、角膜，也可累及口唇，出现糜烂或结膜充血。皮疹常呈对称性，每年春夏季节皮疹恶化，反复发作，伴有瘙痒及烧灼感，入冬减轻或消退。绝大部分初发于儿童，往往到青春期逐渐减轻并自愈（马建龙 2008）。重型 HV 皮损可出现大片溃疡、反复发作者手指关节强直或屈曲、耳郭部分缺损、鼻梁塌陷、下唇瘢痕挛缩等表现，也有并发系统性红斑狼疮、皮肤 T 细胞淋巴瘤、角化棘皮瘤的报道（顾恒等 1994）。

**3. 病理变化**

表皮水肿，表皮内可见多房性或单房性水疱，可有表皮坏死及基底细胞液化；真皮浅层毛细血管扩张，血管周围呈慢性炎症细胞浸润，有血栓时见结缔组织呈均质性和嗜酸性坏死，吸收后见瘢痕组织。

**4. 诊断与鉴别诊断**

根据多在儿童期发病，为面颊、鼻背、耳郭、手足背和前臂伸侧等部位皮肤出现红斑、丘疹、水疱，水疱中心有脐凹，经 4～5 天后干燥结痂，愈后有点状凹陷性瘢痕及色素沉着。发病与日光有明显关系，据大部分青春期自愈等特点诊断并不很困难。其需与以下疾病鉴别。

（1）红细胞生成性原卟啉病

本病多初发于儿童期，临床表现亦为日晒后皮肤发生疼痛、红肿、水疱、血疱，以后糜烂、结痂，愈后遗留点状凹陷性瘢痕。但急性发作时疼痛常较严重，病程较长者可有颜面多毛，口唇放射状皮肤萎缩纹，末梢血荧光红细胞阳性等特点可资鉴别。

（2）哈特纳普（Hartnup）综合征

本病于儿童期发病，暴露部位日晒后起疹，可有红斑、水肿、渗液、结痂，严重者可有水疱，但该病的皮损为烟酸缺乏症样改变，同时伴有小脑共济失调，尿液可查见氨基酸尿。

（3）多形性日光疹

本病是一种光敏性皮肤病，多发于春夏季，常在日光照射后几小时或几天后发生，临床表现为曝光部位出现丘疹、丘疱疹、水疱等湿疹样多形性损害伴瘙痒。

（4）先天性红细胞生成性卟啉病

皮损与本病比较类似，但发病年龄较早（多于1岁以内）；牙釉质呈褐色，在黑光灯检查下呈橘红色荧光；末梢血荧光红细胞阳性，尿卟啉阳性。

（5）种痘水疱病样淋巴瘤

种痘水疱病样淋巴瘤（hydroa vacciniforme-like lymphoma，HVLL）二者皮肤表现基本一致，曾被认为是 HV 与淋巴瘤共存（Oono et al. 1986）。该病在 2005 年世界卫生组织 - 欧洲癌症治疗研究组织（WHO-EORTC）对皮肤淋巴瘤分类时将其描述为一种与 EB 病毒（Epstein-Barr virus，EBV）相关、CD8 阳性细胞毒性 T 细胞淋巴瘤的罕见类型，并认为是皮肤 NK/T 细胞淋巴瘤的一种变异，该病皮疹无明显季节性，无随年龄增大而逐渐减轻的趋势，两者治疗方法及预后均不相同（万川等 2012）。

**5. 治疗**

对于本病的防治，以避免日晒为主，外用 UVA 遮光剂，轻者可口服烟酰胺及维生素 $B_6$，重者可口服沙利度胺、氯喹、羟氯喹等，口服 β 胡萝卜素可减轻发疹。避免服用光感性的药物和食物。对病情较重的儿童，应尽早采取避光措施并用药控制病情，以免病情加重而严重致畸。马建龙（2008）等采用复方甘草酸苷片、烟酰胺联合抗组胺药物及配合局部治疗收到了明显控制病情的效果，有付兰等（2012）应用他克莫司成功治疗光敏性皮肤病的报道；系统服用糖皮质激素虽能很好地控制病情、起效快、炎症消退迅速、疗程短，但对儿童患者的正常发育存在的潜在的不良影响不能忽视，且停药后经日晒仍易复发。

（二）多形性日光疹

多形性日光疹（polymorphous light eruption，PLE）是一种进展缓慢、病程持续的慢性光敏性皮肤病，多发于春夏季，常在日光照射后几小时或几天后发生，临床表现为曝光部位出现丘疹、丘疱疹、水疱等湿疹样多形性损害伴瘙痒，停止照射后 1 周左右皮疹可完全消退并不留痕迹。

**1. 发病机制**

（1）环境因素

PLE 的发病与日光照射有关，不同地区 PLE 患病率为 10% ～ 20%，温带地区患病率较高（Gruber-Wackernagel et al. 2014），UVA、UVB 均可致病，但个体对日光照射敏感性差异较大。有研究显示 UVA 和 UVB 诱导的损害分别占 56% 和 50%（Gruber-Wackernagel et al. 2014）。

（2）免疫反应

目前认为免疫反应是 PLE 发病机制中最重要的因素，涉及免疫功能缺陷、免疫抑制、细胞黏附分子、Ⅳ型超敏反应等。Epstein 于 1942 年提出的 PLE 的发病机制的假说，现已被皮肤科学者普遍接受，即为曝光部位皮肤对光诱导产物的迟发型超敏反应。最近，有研究发现 PLE 患者有某种向自身免疫性疾病或甲状腺疾病发展的趋势，尤其是在女性患者中。

（3）遗传因素

PLE 有家族群集现象，3% ～ 45% 有遗传素质。有统计学意义的包括 HLA24、A28、B51、B35 和 HLACW4。Millard 等（2000）调查了 119 对同卵双生子和 301 对异卵双生子，发现同卵、异卵双生子中 PLE 患病率分别为 21%、18%；推测遗传因素可使 UV 辐射后 PLE 患者出现对自身表皮抗原的免疫识别。McGregor 等（2000）通过对 58 个家系进行分析后认为，PLE 是一种遗传病，并提出一种显性混合基因模式。

（4）内分泌代谢变化

本病女性多见，女男之比为（2 ～ 10）∶1，部分患者发病与口服避孕药有关，并有报道认为妊娠可影响病程。

（5）其他因素的影响

有研究发现 PLE 患者体内存在花生四烯酸代谢异常、超氧化物歧化酶（SOD）活性降低、色氨酸代谢异常，以及血锌降低、锰升高等微量元素的改变。此外氧化应激反应也可能参与 PLE 的发病。

**2. 临床表现**

春季或初夏日晒后经 2 h 至 5 天，于面、颈、胸前和手背等曝光部位出现红斑、丘疹、水疱等多形性皮损，自觉瘙痒或烧灼痒感。反复发作者皮损苔藓化、色素沉着，亦可伴发毛细血管扩张。患者的皮损常以某一型为主。其临床分型可以分为丘疱疹型、丘疹型、痒疹型、红斑水肿型及混合型等。病程长短不一，有明显的季节性，反复发作，在曝光少的秋冬季节皮疹则明显减轻或消退。长期反复发作可失去季节性，皮疹可波及未暴露部位。PLE 可发生于任何人种和肤型，但更易发于白色人种，女性好发，女∶男为 3∶1。目前倾向于 3 种转归：完全缓解、症状进行性加重、发展为其他自身免疫紊乱性疾病（赵辨 2010）。

**3. 病理变化**

表皮水肿、灶性海绵形成、角化不全、棘层肥厚；真皮血管壁水肿，管周有以淋巴细胞为主的浸润，有时也有中性粒细胞和嗜酸性粒细胞浸润，亦可见血管外红细胞浸润。

**4. 诊断**

1）病史：发病年龄，皮疹与日光照射的间隔时间和持续时间，自觉症状，可疑的光敏物质接触史，光敏性疾病家族史等。

2）皮损的部位和类型，为多形性皮疹。

3）大部分患者光激发试验阳性，紫外线红斑反应呈异常反应，光激发试验、光斑贴试验多阴性。

**5. 鉴别诊断**

（1）红细胞生成性原卟啉病

本病多初发于儿童期，临床表现为日晒后皮肤发生疼痛、红肿、水疱、血疱，以后糜烂、结痂，愈后遗留点状凹陷性瘢痕。但急性发作时疼痛常较严重，病程较长者可有颜面多毛、口唇放射状皮肤萎缩纹，末梢血荧光红细胞阳性等特点可资鉴别。

（2）湿疹

本病与日光照射和季节无明显关系，多与饮食、接触化学物质和内在疾病有关，未曝光部位多发疹，皮疹多对称分布。皮损反复发作，急慢性期交替，急性期可有糜烂渗出。

根据本病皮损的特点，有黏着性鳞屑，其基底部有很多刺状角质突起，病理和免疫病理的特点可资鉴别。

（3）光化性痒疹

发病年龄早，几乎均发生于青春期前的儿童期，但亦可发生于成年期，常有家族发病史。患者多为女性。暴露部位面部特别是鼻部和颊部及手背常受累严重，发病数年后损害可渐波及遮盖部位。皮疹主要为小丘疹状痒疹性损害，常有渗液和结痂，有时可有红斑，甚至湿疹样损害发生。皮疹夏季重，可持续到冬天亦不消退。

（4）慢性光化性皮炎

本病多见于老年人，日晒后发病，持续时间长。皮疹无特异性，类似于湿疹。组织病理检查提示棘层增厚、海绵形成，血管周围有单核细胞浸润。疾病晚期有致密的带状单核细胞浸润而类似于皮肤 T 细胞淋巴瘤。

**6. 治疗**

（1）一般处理

一般处理包括正规采用避光措施及增强患者对日光的耐受性。经常参加室外活动，短时间的日光疗法可逐步提高机体对紫外线的耐受性，但指导患者避免强烈日晒在 PLE 的治疗中至关重要。一天中光线最强的时间为上午 10 点到下午 2 点，这个时间段内阳光中的紫外线也最为强烈，危害最大。教育和监护儿童在阳光下应该执行"影子规则"，即在日光下影子长度小于身高时，需要回到室内或寻求遮阴场所。夏季戴宽檐帽，穿长袖衣服能提供一定程度的保护。使用防晒系数（SPF）＞ 15 的遮光剂区域与对照区域对比能明显防止 PLE 症状，尤其是瘙痒的发生（田洪青等 2005）。另外还需注意遮光剂有增加发病的可能性，故宜结合光斑贴试验选择遮光剂。此外，对于遮光剂使用者来说，配方选择时，最好选择物理性防晒成分，这样可以相对减少防晒剂引起的过敏反应和光毒性反应，暴露日光 15 ～ 30 min 前在暴露部位使用遮光剂，一些化学的防晒剂在光照下发生光分解，从而失去其光保护作用，而且汗水的浸渍、游泳、洗澡、衣物或手等摩擦导致的防晒剂效能降低，因此重复利用防晒剂是必要的（蒲爱萍等 2003）。

（2）光疗及光化学疗法

光疗的目的是在不激发 PLE 发作的前提下，诱导患者产生光学耐受。一般而言，疗效以补骨脂素 - 长波紫外线（PUVA）疗法为佳，窄谱 UVB 及宽谱 UVB 次之。但有研究认为窄谱 UVB 与 PUVA 疗效相当，窄谱 UVB 因治疗程序简化（患者不需服药）及致癌性低于 PUVA，将来可能成为治疗首选。治疗的起始剂量宜很低，照射剂量的增加应个体化。治疗应在春季开始，严重病例在最初两周内可合并使用皮质类固醇（闫言和王宝玺2005）。

（3）皮质类固醇

对偶发病例，在发作早期或发作危险期之初，推荐使用泼尼松，但应避免长期使用。有学者证实早期使用泼尼松对 PLE 的急性发作疗效显著且安全，其外用制剂还可与PUVA 等其他治疗方法配合使用。

（4）抗疟药

抗疟药一般不提倡作为 PLE 治疗的首选药物。主张在严重致残病例，遮光剂与局部皮质类固醇治疗失败及预防性的 UVB 光疗法或 PUVA 治疗失败或不适宜应用的病例中使用本药。为了在一段时期增加日光照射量，可短期使用，最好在增加日光照射量前几天开始。羟氯喹对眼毒性较轻，更适宜在每年 6～8 月份重复治疗。

（5）免疫抑制剂

对于极严重的病例，且 PUVA 及其他治疗无效时，可服硫唑嘌呤。顽固病例还可考虑应用环孢素。

（6）抗氧化剂及其他

维生素 C 和维生素 E 预防性系统治疗 PLE，外用不同的由天然抗氧化剂混合制剂在光激发试验中能明显减轻 PLE 的发生及其严重程度，伴随的瘙痒也明显减轻。另外，B族维生素、抗组胺药、对氨基苯甲酸（PABA）、沙利度胺（thalidomide）、β- 胡萝卜素、丙种球蛋白等也均可选用。

（三）光线性痒疹

光线性痒疹又称夏季痒疹，不属于多形性日光疹，而是独立的一种疾病，主要表现为在暴露部位的瘙痒性的丘疹结节（李海英和邓丹琪 2005）。

**1. 发病机制**

光线性痒疹对光照射呈异常反应，10% 患者有特应性体质，5%～75% 患者常有家族史。致病光谱为 UVA 和 UVB 及可见光。

**2. 临床表现**

光线性痒疹从 4～5 岁开始发病，病程慢性，皮损主要累及面部，特别是鼻和颊部及手背等暴露区。基本损害为淡红色到红色的脱屑性小丘疹和结节，偶见淡黄色小水疱，有时形成湿疹样损害。搔抓后可有渗出、结痂，日久有湿疹化及苔藓化样变。多数患者为女性。皮疹夏季重，持续到冬天亦不能完全消退，自觉瘙痒剧烈。发病与日晒关系并不十分明显，用日光照射，不能使皮疹再现。

**3. 诊断**

1）发病年龄早，几乎均发生于青春期前的儿童期，女性常见。常有家族发病史。

2）暴露部位为面部特别是鼻部和颊部及手背痒疹性损害，瘙痒明显。

3）皮疹夏季重，可持续到冬天亦不消退。

**4. 鉴别诊断**

（1）多形性日光疹

本病多发生于青春期后的任何年龄，性别无明显差异。皮疹仅限于日光照射强烈的季节。避光后数日，损害可自行消退。经窗玻璃滤过的日光一般不引起皮疹的发生。皮疹的形态为多形性，最常见者为水肿性红斑、丘疹性红斑、渗出性湿疹样改变、散在性丘疹或斑块等，有时可发生痒疹样丘疹。在患者的遮盖部位用日光照射，皮疹可再现。

（2）种痘样水疱病

本病主要见于男孩，发病年龄在 10 岁之内，至成年期自然痊愈。至少 25% 的患者有光敏家族史和个人异位性皮炎史。症状表现为面部、耳郭和胸部出现水疱，以后水疱出现坏死并留下痘疮样瘢痕，发病时可出现发热和全身不适。

**5. 治疗**

光线性痒疹常常是顽固的，应用一般的光线保护剂或药物治疗很少有效。在急性期湿疹样病变时，可口服皮质类固醇治疗，病情缓解后逐渐减量；沙利度胺治疗有一定疗效。儿童用量为 50 mg/d，成人为 100 mg/d，常在治疗半月后开始见效。治疗时间至少持续 2 ～ 6 个月。部分患者在停药后皮疹又复发。副作用有嗜睡，偶可引起周围神经炎（田中华等 2004）。Duran 等报道连续口服四环素（1.5 g/d，分三次服用）或维生素 E（100 IU/d）6 个月，大多数患者病情可得到改善；应用窄谱中波紫外线（NB-UVB）每周照射 3 次，共 5 周，治疗有效（赵辨 2010）。

（程岩峰　韩秀萍）

# 第九节　儿童荨麻疹

荨麻疹是儿童常见的过敏性皮肤病，是由皮肤、黏膜小血管扩张和通透性增加而导致的一种局限性水肿反应，临床主要表现为大小不等的风团、红斑，多伴有瘙痒，少数患者可合并血管性水肿。

## 一、病因

荨麻疹的病因比较复杂，急性荨麻疹常可找到病因，但慢性荨麻疹的病因多难以明确（赵作涛和郝飞 2016）。儿童急性荨麻疹的病因以感染和食物为主，儿童慢性荨麻疹诱因以物理因素和食物因素为主（唐妮等 2017）。

（一）食物及食物添加剂

食物因素随年龄不同有所差异，如婴儿以母乳、牛奶、奶制品喂养为主，可引发荨麻疹的原因多与牛奶及奶制品的添加剂有关。随着年龄增大，婴幼儿开始增加辅食，这时鸡蛋、肉松、鱼松、蔬菜、水果都可成为过敏的原因。学龄前期及学龄期儿童往往喜欢吃零食，零食种类及正餐食品较多，因此食物过敏的机会增多，诸如果仁、鱼类、蟹、虾、花生、蛋类、草莓、苹果、李子、柑橘、各种饮料、巧克力等都有可能成为过敏原因。有研究检测了儿童荨麻疹血清特异性 IgE，总 IgE 阳性率为 69.65%，≤ 6 岁儿童过敏原阳性率最高的为牛奶，其次为羊肉，而＞ 6 岁儿童最高的为户尘螨，其次为霉菌组合（刘晓依和陈戟 2011）。

### （二）感染

感染包括病毒、细菌、真菌、寄生虫等感染。肺炎支原体感染与部分慢性荨麻疹相关（李化兵等 2012），且由肺炎支原体感染引起的荨麻疹有增多的倾向（熊雁等 2006）。慢性念珠菌感染及肠道寄生虫偶可引起本病。儿童期及幼儿期的小儿抵抗力偏低，容易患各种感染，因此化脓性扁桃体炎、咽炎、肠炎、上呼吸道感染等疾病一年四季均可成为荨麻疹的诱发因素。此外，消化道幽门螺旋杆菌感染与儿童荨麻疹的发生可能有相关性，尤其发疹时伴有腹痛或平时有腹痛史者（刘向萍等 2006）。

### （三）药物

儿童最常见的可导致荨麻疹的药物有青霉素、各种疫苗等。其他常见的致敏药物为解热镇痛类、头孢类及红霉素类。

### （四）动物及植物因素

昆虫叮咬可引起荨麻疹，甚至休克；吸入花粉也可致本病，并常伴有哮喘发作；荨麻常是接触性荨麻疹发生的原因，也是本病名称的来源。2 ～ 7 岁的小儿缺乏自制能力，到室外、野外、树丛及傍晚的路灯下，往往易被虫咬，或与花粉、粉尘、螨、蟑螂及宠物如猫和狗的皮毛等接触，它们均易成为过敏的原因。

### （五）物理因素

冷、热、日光、摩擦、振动和压力都可在某些个体中引起荨麻疹，如寒冷性荨麻疹、局部热荨麻疹、日光性荨麻疹、皮肤划痕症、振动性荨麻疹及压迫性荨麻疹。

### （六）精神因素

精神紧张可引起体内乙酰胆碱释放，乙酰胆碱作为介质可致毛细血管扩张、血管通透性增加、血清渗出而形成荨麻疹。

### （七）系统性疾病

过敏性紫癜、系统性红斑狼疮（systemic lupus erythematosus，SLE）、淋巴瘤、传染性单核细胞增多症、内分泌紊乱等都可出现荨麻疹。

### （八）遗传

家族性寒冷性荨麻疹为常染色体显性遗传病，Ⅰ 型日光性荨麻疹为遗传性红细胞生成性原卟啉病的表现之一。

## 二、荨麻疹发病机制

荨麻疹的发病机制至今尚不十分清楚，可能涉及感染、变态反应、假变态反应和自身反应性等。肥大细胞活化脱颗粒、释放组胺、合成细胞因子及炎症介质等引起血管扩张与血管通透性增加，导致真皮水肿是荨麻疹发病的中心环节。引起肥大细胞活化的机制分为免疫性机制、非免疫性机制和特发性机制（吴伊旋和沈惠风 2008；赵辨 2010）。

### （一）免疫性机制

免疫性机制包括针对 IgE 或高亲和力 IgE 受体的自身免疫、IgE 依赖的免疫及抗原抗体复合物和补体系统介导的免疫等。

### （二）非免疫性机制

非免疫性机制包括肥大细胞释放剂直接诱导，食物中小分子化合物诱导的假变态反应，或非甾体抗炎药改变花生烯酸代谢等。

### （三）特发性机制

还有少数荨麻疹患者目前尚无法阐明其发病机制，其发病甚至可能不依赖于肥大细胞活化。

## 三、临床表现和分型

根据病程、病因等特征，可将本病分为急性荨麻疹、慢性荨麻疹、物理性荨麻疹和其他类型荨麻疹。2 ～ 6岁儿童患病率随年龄增长而增高（盛楠等 2015）。儿童荨麻疹中以急性荨麻疹为主，儿童急性荨麻疹的患病率为1% ～ 14.5%，慢性荨麻疹在儿童中的患病率罕有报道，一般认为其低于成人（Brüske et al. 2014；Lee et al. 2017）。儿童期一些特殊类型荨麻疹的病程也较成人短，如儿童皮肤划痕症一般持续2 ～ 4周，而成人则达数月或数年。有遗传倾向的荨麻疹，多从婴幼儿开始发病,但比较少。儿童日光性荨麻疹、胆碱性荨麻疹患病率也比成人少，然而水源性荨麻疹较成人多见（张学军 2013）。

### （一）急性荨麻疹

起病较急，患者常突然自觉皮肤瘙痒，很快于瘙痒部位出现大小不等的红斑、风团，形态各异，可孤立或融合，表面可呈橘皮样外观，色泽为红色、淡红色、皮色或苍白色。皮疹通常不超过 24 h 则可消退，愈后不遗留任何痕迹，但新风团可此起彼伏。部分病情严重者可有过敏性休克症状，胃肠道受累时可出现呕吐、腹痛和腹泻等，累及喉头、支气管时可出现呼吸困难甚至窒息，儿童急性荨麻疹大部分合并感染，可出现寒战、高热等全身症状（肖劲和马卫娥 2014）。部分患儿可以胃肠道症状为首发表现（王建辉等 2016）。

## （二）慢性荨麻疹

皮损反复发作超过 6 周，且每周发作至少两次者称为慢性荨麻疹。患者全身症状一般较轻，风团时多时少，反复发作，病程数月至数年不等。一般不伴有全身症状，急性发作时虽伴有全身症状，但多较轻微。30% 的患者可以找到明确病因或诱发因素，大部分的慢性荨麻疹患者是特发性的（谭志建等 2006）。

## （三）物理性荨麻疹

### 1. 人工荨麻疹

人工荨麻疹又叫皮肤划痕症。本型皮肤划痕试验可呈典型三联征，即用手指甲划试或用钝器划其皮肤后，开始出现条状红斑，随后在其周围发生红晕，最终发生明显的条状风团。有些人工荨麻疹患者与应用青霉素有关，当停用该药，经一段时间后即可痊愈（马骏雄等 2008）。

### 2. 寒冷性荨麻疹

寒冷性荨麻疹可分为先天性寒冷性荨麻疹和获得性寒冷性荨麻疹。先天性寒冷性荨麻疹为常染色体显性遗传，女性多于男性。可从婴幼儿期开始发病，随年龄增长而症状逐渐减轻，也可持续终身。表现为受寒冷刺激后，在暴露部位出现风团或红斑性丘疹，瘙痒不明显，可有烧灼感或伴有畏寒发热、关节痛、肌肉痛及头痛等全身症状。获得性寒冷性荨麻疹可见于特发性冷性过敏患者，也可见于细菌感染、寄生虫感染、甲状腺功能低下或预防接种、精神紧张患者等。约有 30% 的患者有遗传过敏素质，多从儿童期开始发病，当皮肤遇到冷风刺激或接触、饮用冷性物质（冷水、冷饮、游泳）即在接触部位出现风团，进食冷饮可引起口腔及喉头水肿（刘淮和刘景桢 2014）。

### 3. 日光性荨麻疹

日光性荨麻疹表现为皮肤受日光、紫外线或红外线照射数分钟后，局部迅速出现瘙痒性风团，与此同时，可伴发畏寒、疲乏、肠痉挛甚至晕厥等全身症状。

### 4. 压力性荨麻疹

站立、穿紧身衣及长期坐在硬物体上可诱发本病，常见于承重和持久压迫部位，如臀部、足底、系腰带等处，表现为压力刺激作用后 4～6 h 产生瘙痒性、烧灼样或疼痛性水肿性斑块，持续 8～12 h，部分伴有畏寒等全身症状（张学军 2013）。

### 5. 热性荨麻疹

获得性热性荨麻疹的症状主要表现为皮肤受热后，刺激温度在 38～56℃时，3～5 min 就在皮肤上发生风团，少数患者发生在 5～10 min。风团限于热接触部位，初为小风团，可以融合。皮损泛发时有疲乏、眩晕、头痛、面部潮红、恶心、腹泻、腹痛等症状。局部热性荨麻疹为局部皮肤受热后可在数分钟后出现风团，可见血清组胺浓度增高。延迟性家族性局部热性荨麻疹在受热后 1～2 h 发生风团，边缘锐利，于 4～6 h 最明显，持续 12 h，从幼年开始发病。诱因可为热水浴、热的食物或饮料（梁碧华 2015）。

### 6. 震颤性荨麻疹

震颤性荨麻疹因常染色体显性遗传或长期在有震动性的职业环境中工作而引起风团损害，可同时伴发皮肤划痕症、压力性荨麻疹或胆碱能性荨麻疹，发作时血中组胺水平上升。

### （四）特殊类型荨麻疹

#### 1. 胆碱能性荨麻疹

该型以青年女性占多数，精神紧张、机体受热或运动时常可诱发皮损发生。临床最大特点是风团损害颇小，$1 \sim 3$ mm，周边绕以红晕，奇痒无比，且常伴头痛、头晕、流涎、出汗等症状。有时还可见到卫星状风团分布。对患者使用 1：5000 乙酰胆碱进行皮内试验可呈阳性反应，即出现强烈红斑。这一型掌跖通常不受累，可反复发作数月或数年（刘景卫等 2007）。

#### 2. 接触性荨麻疹

接触致敏物后出现皮肤发红、风团、瘙痒等表现，称为接触性荨麻疹。根据疾病的发生机制接触性荨麻疹可分为非免疫性接触性荨麻疹、免疫性接触性荨麻疹和不明机制接触性荨麻疹。非免疫性接触性荨麻疹表现为接触局部出现皮损，往往在数小时内皮疹消退。而免疫性接触性荨麻疹除了局部表现，常伴有呼吸道和消化道等其他系统受累。接触性荨麻疹多发生于从事面包师、护士、牙医助理等职业的人，常见致敏物包括动物皮屑、天然橡胶乳、谷物、化学药物、植物等，严重影响患者的日常生活（郑嵘君和郑敏 2009）。

#### 3. 水源性荨麻疹

皮肤与水接触短时间后，在接触部位出现瘙痒性风团，风团的出现与水源的性质及水温无关，且患者饮水时不会发生风团（常虹 2008）。本病好发于躯干上半部分，持续时间多在 1 h 之内。

#### 4. 运动性荨麻疹

运动性荨麻疹在运动开始 $5 \sim 30$ min 出现风团，与胆碱能性荨麻疹不同的是，后者是由被动性体温升高引起。

## 四、诊断

### （一）病史及体格检查

应详尽采集病史并进行全面体检，包括可能的诱发因素及缓解因素，病程，发作频率，皮损持续时间，昼夜发作规律，风团大小、数目，风团形状及分布，是否合并血管性水肿，伴随瘙痒或疼痛程度，消退后是否有色素沉着，既往个人或家族中的过敏史、感染病史、内脏疾病史、外伤史、手术史、用药史及既往治疗反应等（中华医学会皮肤性病学分会免疫学组 2014）。

（二）必要的实验室检查

急性荨麻疹患儿可检查血常规、CRP 等，了解发病是否与感染或过敏有关。慢性荨麻疹的诊断主要应依赖患者的病史及相应的体格检查，实验室检查仅对慢性荨麻疹的诊断提供辅助性参考。针对病情严重、病程较长或对常规剂量的抗组胺药治疗反应差时，可考虑行相关的检查，如粪便虫卵、免疫球蛋白、血沉、补体和抗甲状腺自身抗体等。必要时可以开展变应原筛查、食物日记、自体血清皮试（ASST）和幽门螺杆菌感染鉴定，以排除和确定相关因素在发病中的作用（Song et al. 2013）。对变应原检测结果应该正确分析。有条件的单位可酌情开展双盲、安慰剂对照的食物激发试验。

## 五、病理变化

真皮水肿，皮肤毛细血管及小血管扩张充血，淋巴管扩张及血管周围轻度炎症细胞浸润。水肿在真皮上部最明显，不仅表现在胶原束间，甚至在胶原纤维间也可见水肿而使纤维分离。胶原纤维染色变淡，胶原束间隙增宽。

## 六、鉴别诊断

1）丘疹性荨麻疹：皮损常群集分布，风团样损害中央有丘疱疹、水疱，持续数日。

2）荨麻疹性血管炎：皮损疼痛，瘙痒不明显，持续数日，消退后常遗留紫癜、鳞屑和色素沉着。

3）伴有腹痛或腹泻者，应注意与急腹症及胃肠炎等鉴别。

4）伴有高热和中毒症状者，应考虑合并严重感染。

## 七、护理要点

健康教育，使患儿家属了解病情，认识到疾病规范治疗的必要性，取得配合：本病病因不明，病情可能反复发作，病程迁延。皮肤要保持清洁、干燥，预防继发感染。剪短指甲、避免搔抓。可外用止痒药物，如炉甘石洗剂等。饮食方面可结合过敏原检测结果适当回避，多吃青菜及碳水化合物类食品。去除诱因，如控制感染，但用药要慎重，不少抗生素及磺胺类药物也是过敏原。

## 八、治疗

儿童荨麻疹较容易查找原因，病程短，因此与成人相比，用药简单，治疗时间短，容易防治。治疗原则为去除病因、抗过敏和对症治疗。对病因明确或可疑的荨麻疹患者要进行病因治疗，尽量避免诱发物质的吸入、接触和食入。如明确为细菌、真菌或寄生虫感染所致，可针对性抗细菌、抗真菌和驱虫治疗。选用抗生素时一定要询问患儿药物过敏史。避免如冷、热、日光等一系列物理因素，可有效预防物理性荨麻疹的发生。特异性免疫疗法在荨麻疹治疗中的作用还不十分肯定（林元珠等 2016）。

（一）系统治疗

**1. 急性荨麻疹**

第二代抗组胺药同样是儿童荨麻疹治疗的一线选择，如氯雷他定、地氯雷他定、盐酸左西替利嗪等。不同的药物其最低年龄限制和使用剂量有显著的差别，应遵循药物说明书规范使用。同样，在治疗无效的患儿中，可联合第一代抗组胺药物如氯苯那敏（晚上使用）和第二代抗组胺药物（白天使用）治疗，但要关注镇静类抗组胺药给患儿学习等带来的影响。维生素 C 及钙剂可降低血管通透性，与抗组胺药有协同作用。对脓毒症或败血症引起的急性荨麻疹，应立即使用抗生素控制感染，并处理感染病灶。

病情严重、伴有休克或喉头水肿及呼吸困难者，应立即皮下或肌内注射 0.1% 肾上腺素，同时吸氧，给予糖皮质激素肌内注射或静脉注射，支气管痉挛严重时可静脉注射氨茶碱，喉头水肿呼吸受阻时可行气管切开，心跳呼吸骤停时，应进行心肺复苏。

**2. 慢性荨麻疹**

应积极寻找病因，不宜使用糖皮质激素，一般以抗组胺药物为主。给药时间一般应根据风团发生的时间予以调整。例如，风团晨起较多，则临睡前应给予稍大剂量；若临睡时多，则晚饭后给以稍大剂量。风团控制后，可持续再服药月余，并逐渐减量。疗程一般不少于 1 个月，必要时可延长至 3 ~ 6 个月，或更长时间（鲍一笑和陈志敏 2018）。一种抗组胺药物无效时，可 2 ~ 3 种联合，并以多种抗组胺药交替使用。对顽固性荨麻疹单独使用 $H_1$ 受体拮抗剂疗效不佳者，可合并使用 $H_2$ 受体拮抗剂。由于可供儿童使用的抗组胺药物种类受限，因此治疗用药单一，但疗效较成人佳，部分患儿应用益生菌联合抗组胺药物治疗有效（刘金花等 2013）。

**3. 其他类型荨麻疹**

其他类型荨麻疹参考林元珠等（2016）的文献。

（1）人工荨麻疹

一线选择第二代抗组胺药，二线选用酮替芬，尽量减少搔抓。

（2）寒冷性荨麻疹

一线选择第二代抗组胺药，二线选用酮替芬、赛庚啶、塞多平。

（3）日光性荨麻疹

一线选择第二代抗组胺药，二线选用羟氯喹等。

（4）胆碱能性荨麻疹

一线选择第二代抗组胺药，二线选用酮替芬、达那唑、美喹他嗪。

**4. 其他治疗**

人胎盘脂多糖、卡介菌多糖核酸、转移因子等免疫调节剂，能调节细胞免疫功能，可以用于治疗自身免疫性荨麻疹和严重的慢性荨麻疹。还可酌情应用中药治疗（周小强等 2017）。

## （二）外用药物

夏季可选用止痒液、炉甘石洗剂等，冬季则选有止痒作用的乳剂，如苯海拉明霜。对日光性荨麻疹还可局部使用遮光剂。

（慕珍珍　韩秀萍）

# 第十节　血管性水肿

血管性水肿（angioedema）又名血管神经性水肿、昆克（Quincke）水肿、巨大型荨麻疹、急性界线性皮肤水肿等，以真皮深部和皮下组织或黏膜突然发生、界限不清、局限性水肿为特点，可分为遗传性血管性水肿和获得性血管性水肿两种类型。

## 一、病因和发病机制

遗传性血管性水肿绝大多数属常染色体显性遗传，极少数属常染色体隐性遗传（Büyüköztürk et al. 2009），主要是由患者的血液和组织中 C1 胆碱酯酶抑制物水平的降低或其功能障碍所致，极少数是由凝血因子 12 基因突变所致（Bork et al. 2000），另有极少数近期有报道与患者纤溶系统中纤维蛋白溶酶原激活抑制剂 2 缺乏和缓激肽的释放增多有关（Joseph et al. 2016）。当 C1 胆碱酯酶抑制物缺陷时，其对 C1s、C1r、MASP Ⅰ、MASP Ⅱ、F Ⅻ及激肽释放酶原等靶蛋白酶的抑制作用减弱，激活补体系统、接触系统等，释放血管活性物质，使血管通透性增加，引起典型的临床症状——肿胀（张雪英和李文飞 2014）。当 F Ⅻ发生突变时，可能激活接触系统和缓激肽释放酶，从而导致缓激肽释放，影响血管通透性（徐迎阳和支玉香 2012）。血管内皮受损时（如外伤、手术及某些轻微伤等）可诱发本病，SLE、病毒和细菌感染等亦可诱发本病，部分患者发病与情绪波动、气温骤变等有关（崔玉艳和张志灵 2007；Büyüköztürk et al. 2009）。

获得性血管性水肿病因与荨麻疹类同，诱发因素如药物（最常见的有青霉素、麻醉剂及放射显影剂等）、食物、尘螨、感染、冷热等。其发病机制与荨麻疹基本相同。本病主要为真皮深部和皮下组织小血管受累，组胺等介质导致血管扩张、渗透性增高，渗出液自血管浸润。

## 二、临床表现

本病为突然发生的局限性水肿，好发于皮下组织疏松处（如眼睑、口唇、包皮、手、足、头皮、耳郭等部位），非疏松部位如手足肢端亦可出现弥漫性肿胀，口腔黏膜、舌、喉也可发生。水肿处皮肤表面光亮，界限不明显，呈淡红色、皮肤色或苍白色，触之有弹性，为非凹陷性；常为单发，偶可多发；水肿经 2 ~ 3 天逐渐消退，部分患者可持续一周，消退后不留痕迹。自觉不痒或有轻痒、麻木、灼烧或其他不适感；若喉头黏膜发生水肿时可出现气闷、喉部不适、声嘶、呼吸困难，甚至引起窒息而死亡；若累及消化道可有腹痛、腹泻、恶心和呕吐等表现，严重时可引起低血容量休克（Busse. 2011）；其他的临床表现还包括神经系统、肺、肾脏、泌尿系统和肌肉骨骼等损害（Bork et al. 2006）。本病的水肿性损害常常在同一部位反复发生，同时合并荨麻疹者较多（顾瑞金 2004；张建中和高兴华 2015）。

遗传性血管性水肿常在 10 岁前发病，个别患者的发病年龄较晚至 20～30 岁，但同一家系成员的发病年龄相近。疾病发作可能和多种诱发因素有关，如寒冷、创伤、长时间坐或站立、某些食物、药物、化学品、感染和情感上的压力等（Khan 2011）。创伤或感染等是常见诱发因素，一般外伤 4 h 以后开始发病，18 h 内逐渐加重，48～72 h 逐渐消退（任华丽和张宏誉 2007）。

颤动性血管性水肿于 1972 年由 Patterson 等首次报道，是具有遗传因素的患者对物理外力过度敏感引起的，患者在受颤动刺激约 4 min 后，局部发生肿胀，至少持续约 12 h，不伴荨麻疹皮损。

遗传性血管性水肿的患病率极低（有报道称患病率约为 1/50 000）（Zuraw 2008），绝大多数为获得性血管性水肿。

### 三、诊断和鉴别诊断

根据好发于组织疏松部位皮肤或黏膜突然发生的局限性水肿，无症状或仅有轻度不适感，可自行消退，不留痕迹，容易反复及诱发因素等，一般诊断不难。若有遗传史，皮损显著不对称，累及多个系统，需注意遗传型，需检测 C1 酯酶抑制物（C1-INH）、补体 C3、补体 C4 等（赵辨 2010）。

本病需和下列疾病进行鉴别。

#### （一）丹毒

急性丹毒时局部有红、肿、热、痛，多数伴有体温升高，白细胞增多；慢性丹毒时局部肿胀为持续性，常有反复急性发作的病史。

#### （二）面肿型皮肤恶性网状细胞增生症

面肿型皮肤恶性网状细胞增生症常为一侧性面部或上口唇处持续性肿胀不退，表面皮肤正常，无自觉表现；需进行病理检查证实。

#### （三）梅克松-罗森塔尔综合征

本病主要以肉芽肿性唇炎、面神经麻痹和皱襞舌三联或两联表现相继出现为特点，个别仅有肉芽肿性唇炎表现时容易误诊，但持续时间较久，可达数周或数月或持续不退；病理改变偶可见与结节病相似的上皮样细胞肉芽肿。

#### （四）上腔静脉梗阻综合征

本病颈部以上弥漫性持续性水肿，常伴有眼睑红斑和胸壁静脉怒张等。

## 四、治疗

获得性血管性水肿的治疗与荨麻疹相同，但治疗效果较差，需要更长的疗程。

遗传性血管性水肿通常对抗组胺药、糖皮质激素治疗无效，急性发作时首选治疗药物为 C1-INH 浓缩剂，新鲜血浆可以补充 C1-INH（Joseph et al. 2016）；缓激肽受体拮抗剂艾替班特抑制缓激肽的作用可缓解水肿症状（Christiansen and Zuraw 2009；饶志方 2014）；短期预防治疗时最有效安全的方法为 C1-INH，在没有 C1-INH 的情况下，推荐使用达那唑或新鲜冰冻血浆进行预防治疗（徐迎阳和支玉香 2012）；长期预防性治疗可选择弱雄性激素如达那唑及司坦唑醇等（Ritchie 2003），或者抗纤溶制剂如氨甲环酸等（Lumry 2013）。

喉头水肿时应立即进行抢救，可皮下注射肾上腺素，但对伴有心血管疾病者应慎用；如症状不能缓解时，每 30 ～ 60 min 皮下注射，静脉应用氢化可的松、氨茶碱等，并吸氧，若上述处理无效而有窒息危险时，应立即做气管切开术。

对于胃肠道黏膜水肿引起的剧烈腹痛、恶心、呕吐、腹泻及低血容量性休克需给予解痉镇痛药和止吐药，并积极补液（Lumry 2013）。

（李　琳　韩秀萍）

# 第十一节　儿童过敏性结膜炎

## 一、概述

过敏性结膜疾病是眼科门诊最常见的眼病之一，其中过敏性结膜炎（allergic conjunctivitis）是最常见的类型，由于眼睑和结膜暴露在外，很易与外界环境中的致敏物质接触，成为免疫性疾病的好发部位。过敏性结膜炎是由接触过敏性抗原引起的结膜过敏反应，凡是对特异性抗原有遗传的或体质上易感的人，在接触这种抗原后，产生一系列免疫反应，可导致速发型或迟发型过敏性结膜炎，常伴过敏性鼻炎、过敏性皮炎、哮喘等。季节性过敏性结膜炎起病迅速，接触过敏原即可发生，脱离致敏原症状缓解，而常年性过敏性结膜炎则为过敏症状常年存在。在针对过敏性疾病的防治中，儿童过敏性结膜炎越来越受到关注。

根据临床表现、病理及预后的差异，过敏性结膜炎可分为 5 种不同的亚型：①季节过敏性结膜炎；②常年性过敏性结膜炎；③巨乳头性结膜炎；④春季角结膜炎；⑤异位性角结膜炎。前三种类型一般预后良好，后两种类型通常合并有角膜的改变，而可以对视力造成威胁。在临床上，这几种类型的过敏性结膜炎并不总是截然分离的，一些患者可以同时或先后患有几种不同类型的过敏性结膜炎。

## 二、发病机制

过敏性结膜炎主要由 I 型及Ⅳ型变态反应引起（葛坚 2010）。

本病由变应原激发，由 IgE 介导的 I 型超敏反应所致。当抗原与抗体接触时，变应原可与致敏的肥大细胞及嗜酸性粒细胞表面的特异性 IgE 抗体结合，引起肥大细胞脱颗粒，一方面颗粒中储备的介质如组胺及激肽释放可立即导致超敏反应发生，此为早期相超敏反应。其通常在接触抗原数秒钟后即可发生，持续数十分钟至数小时不等。另一方面，上述活性介质还可促使一些新的介质的合成，如白三烯（通过脂氧合酶途径）、前列腺素 D2（通过环氧合酶途径）及血小板活化因子等；此外，致敏的嗜酸性粒细胞也可释放组胺、血小板活化因子等介质，从而导致晚期相超敏反应发生。其通常在抗原刺激 6～12 h 发作，48～72 h 达到高峰，可持续数天。在过敏性鼻炎及过敏性皮炎早期相反应与晚期相反应过程中，组胺起着非常重要的作用。据统计，过敏性结膜炎约有一半以上的症状与组胺释放有关。

另外，过敏性结膜炎也有 T 淋巴细胞及其细胞因子介导的细胞免疫反应，过敏反应的发生和发展与 Th1/Th2 失衡密切相关，表现为 Th2 型优势表达，Th17 细胞在过敏性结膜炎的病理生理过程也起着关键作用（宁婵慧等 2015）。

对于一些严重的春季角结膜炎及异位性角结膜炎，通常有 T 淋巴细胞介导的Ⅳ型变态反应参与。

## 三、临床表现

过敏性结膜炎的主要表现为眼睛奇痒，和普通发痒不一样，这种痒感往往非常强烈，难以忍受。眼痒发生率为 99%～100%，异物感发生率为 72%～80%，同时可有流泪畏光、眼部烧灼、干涩等症状，伴眼部分泌物，一般很少影响视力，而婴幼儿以揉眼和流泪为家长的主诉。儿童过敏性结膜炎在眼部体征上主要表现有黑眼圈、眼睑肿胀、结膜充血水肿、滤泡和乳头增生、角膜缘胶样增生，重者可能会出现角膜的浸润。相对成人而言，儿童过敏性结膜炎出现球结膜及穹窿部的结膜水肿和黑眼圈更具有临床诊断意义。且儿童过敏性结膜炎常存在症状和体征的不平衡性。

过敏性角结膜炎最常见的体征为结膜充血，充血的程度跟病情严重程度及病程长短有一定的关系。结膜乳头增生是另一个常见的体征，乳头多出现于上睑结膜，巨乳头性结膜炎及春季角结膜炎增生的乳头有其特异性的形态体征。异位性角结膜炎常出现结膜纤维化（瘢痕）改变。季节性过敏性角结膜炎发作时还可出现结膜水肿，在儿童中尤为多见。角膜损害在不同亚型的过敏性结膜炎中发生的概率不同，以春季角结膜炎及异位性角结膜炎最常见，而季节性过敏性结膜炎、常年性过敏性结膜炎及巨乳头性结膜炎则较少发生。最常见的角膜损害为弥散性浅点状角膜炎，一些患者可以出现角膜溃疡及角膜白斑。

## 四、诊断

许多过敏性结膜炎缺乏特异性的症状与体征。诊断时需要仔细询问病史，如家族及个人过敏史、用药史、接触镜佩戴史、发病的季节、发病的时间与快慢、病程长短等，同时密切结合其他临床表现，必要时辅以实验室检查。

（一）病史

有明确的过敏原接触史，或过敏原虽不明确，但在某一特定环境、特定季节、特定气候等发病；有特应性皮炎、过敏性鼻炎或哮喘及喘息性支气管炎病史也有助于诊断。

（二）临床表现

具有眼痒、眼红、流泪、畏光、睑结膜乳头增生与滤泡形成、球结膜颜色的改变等临床表现。

（三）抗过敏治疗效果显著

局部用糖皮质激素、眼液（如 0.5% 可的松）、血管收缩剂（0.1% 肾上腺素）有助于改善眼部发红症状。严重者加用全身抗过敏药物如氯苯那敏、抗组胺药等。

（四）实验室检查

结膜分泌物涂片及结膜刮片检查、泪液中 IgE 定量分析、血清 IgE 水平测定、过敏原皮肤点刺试验、结膜过敏原激发试验、印迹细胞检查、结膜活检等。

## 五、治疗

治疗的目的是减轻临床症状及避免后遗症发生，同时应注意避免医源性并发症发生。

（一）一般治疗

脱离过敏原是最为理想的治疗手段，但有时很难办到。应尽量避免与可能的过敏原接触，如清除房间的破布及毛毯，注意床上卫生，使用杀虫剂消灭房间的虫螨，在花粉传播季节避免待在农村，尽量避免接触草地，停戴或更换优质的接触镜及护理液等。

眼睑冷敷可以暂时缓解症状。用生理盐水冲洗结膜囊可以中和泪液的 pH，稀释泪液中的抗原。佩戴深色眼镜，减少阳光刺激。炎热季节住空调冷房及待在凉爽、干燥气候的地区或高纬度地区，对春季角结膜炎及异位性角结膜炎的治疗有一定的帮助。建议患者一定不要揉眼，以免导致肥大细胞降解及角膜上皮损害。

（二）药物治疗

**1. 抗组胺药物**

抗组胺药物主要针对组胺 $H_1$ 受体发挥作用，疗效通常优于肥大细胞膜稳定剂，特别是在过敏性结膜炎的发病期，常用药物为 0.1% 依美斯汀、0.05% 左卡巴斯汀。在治疗过敏性结膜炎早期奥洛他定滴眼液对于症状改善明显优于依美斯汀滴眼液，且依从性高（陈轶 2013）。或奥洛他定滴眼液联合普拉洛芬滴眼液治疗过敏性结膜炎更能提高临床疗效，并具有较好的安全性（王振杰 2012）。

**2. 肥大细胞膜稳定剂**

肥大细胞膜稳定剂主要是色甘酸钠及奈罗多米等，其作用机制是通过抑制细胞膜钙通道发挥作用，阻止因抗原与肥大细胞膜上 IgE 交联而引起的炎症介质的释放。通常其没有明显的毒副作用，如病情需要可较长时间使用。

**3. 非甾体类抗炎药**

非甾体类抗炎药是环氧化酶的抑制剂，在过敏性疾病发作的急性阶段及间歇阶段均可使用。它对缓解眼痒、结膜充血、流泪等眼部症状与体征均显示出一定的治疗效果，还可以减少激素的使用剂量。常用药物如双氯芬酸钠、阿司匹林等，口服给药应注意其毒副作用。

**4. 血管收缩剂**

局部应用血管收缩剂（1% 肾上腺素、那素达、四氢唑啉等）可以抑制肥大细胞及嗜酸性粒细胞脱颗粒，靶细胞释放生物活性物质，从而改善眼部不适，减轻眼表充血，但不宜长期使用。

**5. 糖皮质激素**

糖皮质激素具有抑制肥大细胞介质的释放、阻断炎症细胞的趋化性、减少结膜中肥大细胞及嗜酸性粒细胞的数量、抑制磷脂酶 A，从而阻止花生四烯酸及其代谢产物的产生等多种功能。其对其迟发性超敏反应亦有良好的抑制作用。

糖皮质激素通常在严重的过敏性结膜炎、使用其他药物治疗无效时才考虑使用，使用时间不宜过长，密切随访、监测，以免引起白内障、青光眼、单胞病毒感染、真菌感染及角膜上皮延迟愈合等并发症。常用药物有地塞米松、倍他米松、氟米龙等。

**6. 免疫抑制剂**

免疫抑制剂主要有环孢素 A 及 FK506。对于严重的需要使用激素的春季角结膜炎病例，局部使用 2% 环孢素 A 可以很快控制局部炎症及减少激素使用量，但是在停药后 2～4 个月炎症往往复发。在过敏性结膜炎发作前局部应用 FK506，可以减轻过敏性结膜炎的发生及抑制肥大细胞脱颗粒。

（三）特异性免疫治疗

特异性免疫治疗又称脱敏治疗，其原理是通过让患者从低浓度到高浓度逐步接触过敏原以达到对该过敏原耐受，最终达到不应答（刘春华 2016）。舌下含服粉尘螨滴剂脱敏治疗不仅可应用于过敏性结膜炎，而且在过敏性鼻炎、哮喘等尘螨阳性的变态反应性疾病方面已经被证实为有效的方法（黄少鹏等 2015），尤其儿童的依从性高，较皮下脱敏治疗安全便捷，达到了病因治疗的目的，减少了激素及组胺类药物的应用及副作用（潘丹和韩雪 2014）。

### （四）冷冻疗法

冷冻疗法主要用于春季角结膜炎，可导致大量的肥大细胞降解，从而使病情在一段时间内得到平息，常用于上睑结膜，将温度降至 –80 ～ –30℃，持续 30 s，可重复使用 2 ～ 3 次。

### （五）心理治疗

眼过敏性疾病是一种急性或慢性的反复发作性疾病，根治常常非常困难，因此对一些患者造成较大心理压力。特别是一些春季角结膜炎的患儿，可能会出现一些的心理障碍，应加以注意，必要时于心理医生处就诊。

### （六）并发症治疗

遗传性过敏性结膜炎常常导致结膜纤维化及睑球粘连，可以通过黏膜移植及穹窿部再造取得一定的治疗效果。一些春季角结膜炎及异位性角结膜炎可产生严重的角膜并发症而危害视力，必要时可考虑采用角膜移植进行治疗。

（李恒健　王　晖　吕绍成）

# 第十二节　儿童春季卡他性角结膜炎

## 一、概述

春季角结膜炎（vernal conjunctivitis）又名春季卡他性结膜炎或角结膜炎，是季节周期性发作的变态反应性疾病，大多具有季节性特征，特应性个体对环境中普遍存在的抗原产生变应性反应，常在春夏季（4 ～ 8 月）发生或加重，秋冬季天冷时缓解。缓解期尽管病变损害仍然存在，但眼部烧灼感、奇痒、畏光、流泪和黏性分泌物等症状消失，是一种自限性角结膜炎，多发于儿童及青少年中，青春期前起病，男性易发，每年复发，反复多年，但有脱敏趋势，持续 5 ～ 10 年，随着年龄增长逐渐自然痊愈。其常侵犯双眼，为增生型变态反应性结膜炎。

## 二、发病机制

本病的真正病因尚不明确。致敏原难以确定，其过敏原可能为各种植物尤其是禾本植物的花粉、各种微生物的抗原成分、污尘、动物皮屑、羽毛、阳光及温度变化等。患者家族中常有同样疾病或其他变态反应性疾病患者。本病为对外源性过敏原的高度过敏反应，因变应原与结膜肥大细胞表面的特异性 IgE 受体结合，使肥大细胞脱颗粒，导致已形成的化学介质（组胺）和新形成的介质（前列腺素、白三烯、化学黏附因子）的释放，组胺与神经细胞 $H_1$ 受体和 $H_2$ 受体结合，使结膜血管通透性增强，并激发速发和迟发炎症反应，这种复杂的炎症级联反应，最终导致结膜血管扩张，血管通透性增加，炎症细胞浸润，表现为刺痒、结膜充血和水肿。

## 三、临床表现

主要症状是眼部奇痒、畏光、流泪等，刺激症状轻，但如侵犯角膜时则稍重。病变特点是睑结膜上有巨大、形状不规则、扁而平的乳头增生。分泌物呈乳白色，量少而黏，内含大量嗜酸性粒细胞。本病有季节性和自限性，一般不发生合并症，预后良好。春夏到来病变复发，可反复数年，症状逐渐减轻。

### （一）结膜的改变

睑结膜和球结膜是春季角结膜炎的主要受累部位。在上睑结膜出现铺路石样的乳头反应，乳头有时会发生融合。这些位于睑结膜的乳头呈多角形，头部扁平，肉眼检查清晰可见。然而，这些乳头并没有病症特异性。裂隙灯下可见乳头直径在 1～8 mm，彼此相连。每个乳头都具有 1 个中央血管。荧光素可使乳头顶部着色。在乳头之间及其表面常有一层黏性乳白色分泌物，形成黏性假膜。在受累的结膜区一般观察不到滤泡反应。角巩膜缘的改变多发生于有色人种，主要表现为角巩膜缘区的胶质样结节或隆起，大多位于上 1/2 的角巩膜缘区。赘疣状的小白色斑，称为霍纳 - 特兰塔斯（Horner-Trantas）点，主要由嗜酸性粒细胞的炎症细胞组成。有时也可观察到角巩膜缘区结膜的变薄、变宽和混浊。

### （二）角膜的改变

严重时累及角膜，诱发角膜溃疡、角膜血管翳甚至圆锥角膜，角膜受累的程度可作为疾病严重程度的指征。在眼睑型角膜炎患者中，高达 50% 的病例有角膜病理表现。眼睑型或混合型角膜炎患者几乎毫不例外地都存在角膜的并发症。表层上皮型角膜炎是常见的角膜疾病表现，主要表现为在角膜上 1/2 存在点状暗灰色混浊，似粉尘状。这些点状混浊可以破溃并发生融合，形成较大的糜烂。这些糜烂基底较浅，边缘升高，形成由细胞碎屑和黏液组成的致密层，称为春季斑（vernal plaque），有时也称为"盾形溃疡"（shield ulcer），通常仅发生于较年轻的患者中。其常位于角膜上方，呈横椭圆形。溃疡区常抑制角膜损伤后再上皮化过程。因此，糜烂区的愈合非常缓慢，常最终导致永久性、灰色、椭圆形的上皮下混浊。这些角膜病变很少发生血管化，除非发生慢性炎症。然而这些溃疡具有发生继发性微生物感染的危险性，从而导致永久性的角膜后遗症。患者也可发生基质型角膜炎。最常见的角膜变性改变是假性老年环，近似于老年环。这种弧形表层基质混浊主要位于角膜周边部，在混浊区和角巩膜缘之间常有一间隔的透明区。在某些病例中，这种局灶性黄灰色混浊有时会发生溃疡，引起周边变薄的槽沟进一步的变化将导致近视性散光。假性老年环常伴有新生血管进入角膜周边部，形成角膜上方血管翳。

### （三）外眼的改变

眼睑也可能具有某些体征。常见的体征有上睑下垂，可能与继发性春季乳头肥大造成眼睑重量增加有关。有时也可观察到下睑皮肤发生过度的皱褶［丹尼（Dennie）线］。

## 四、诊断

儿童或年轻的成年患者，本病具春季反复发作、奇痒等症状。严重患者有典型体征：睑结膜铺路石样增生、角膜溃疡等。轻型病例诊断困难，需借助实验室检查：在结膜刮片中发现嗜酸性粒细胞或嗜酸性颗粒，提示局部有变应性反应发生。此外，患者泪液中嗜酸性粒细胞、中性粒细胞或淋巴细胞数量增加；IgE 水平高于正常值（7.9 mg/ml±0.32 mg/ml），可达到 80.48 mg/ml±3.35 mg/ml。

## 五、治疗

### （一）一般治疗

春季角结膜炎是一种自限性疾病，短期用药可减轻症状，长期用药则对眼部组织有损害作用。治疗方法的选择需取决于患者的症状和眼表病变严重程度。患者治疗包括冰敷及住在有空调房间，使患者感到舒适。患者治疗效果不佳时，可考虑移居异地疗法。

### （二）药物治疗

**1. 肥大细胞膜稳定剂**

2%～4% 色甘酸钠、阿乐迈等滴眼液是一种无激素作用的抗过敏药，能阻止钙离子进入肥大细胞，稳定肥大细胞膜，阻止过敏反应介质的释放，达到抗过敏作用。其可明显减轻瘙痒、畏光等症状，长期使用不良副作用少。

**2. 抗组胺药**

埃美丁、帕坦洛等主要为 $H_1$ 受体拮抗剂，通过与组胺竞争结膜细胞上的组胺受体，阻止组胺释放而缓解症状。

**3. 血管收缩剂**

血管收缩剂如那素达与奥洛他定滴眼液联合点眼，充血明显减轻，眼痒、烧灼感和异物感均有迅速改善（肖璇等 2012；黎结纯 2016）。1% 肾上腺素溶液 1 ml 加 0.5% 硫酸锌 9 ml 滴眼液等亦可改善症状。

**4. 皮质类固醇**

皮质类固醇如典必舒眼药水，为激素与抗生素混合剂，点眼可减轻症状，减少黏液性分泌物，炎症控制后逐渐减少点药次数至停药，不可突然停药，以免炎症反弹。但长期用药会引起皮质类固醇性青光眼、白内障，及诱发单纯疱疹性角膜炎与真菌和其他条件致病菌所致的角膜炎，特别是激素性眼压增高，儿童不善表达，且缓慢增高往往无症状，如未及时发现，后果严重。对于用药超过 2 周的患儿，每周应常规测眼压 1～2 次，不配合机测者，也要用指测法了解眼压情况，防止激素性青光眼发生，用药时告知此药的副作用，切忌无医生指导下用药。如炎症较轻患者，可选用低浓度激素眼水如 0.02% 氟米龙或 0.1% 氟米龙等，其较少引起眼压增高。在易发季节滴用色甘酸钠眼药水，每天 4～5

次。在症状加重时，以间歇法滴用皮质类固醇眼药水，每 2 h 一次，持续 3 ～ 5 天，在发作间歇期不滴用皮质类固醇。

### 5. 非甾体类抗炎药

非甾体类抗炎药主要通过抑制环氧化酶进而抑制前列腺素的释放，作用温和，起效较慢，抗炎效果低于激素，但不良反应少，可作为轻症者或停用激素患儿的巩固治疗用药。常用药有普拉洛芬、双氯芬酸钠及溴芬酸钠等，主要不良反应为局部刺激性，普拉洛芬的不良反应明显少于其他同类产品。

### 6. 眼表修复剂

对于有明显眼表损害的患者，特别是并发角膜损伤者，可滴用修复剂，如玻璃酸钠、小牛血提取物滴眼剂、贝复舒眼液等，促进角膜修复愈合，减少角膜源性散光的发生。

### 7. 免疫抑制剂

经过系列药物（抗组胺药物、血管收缩剂等）治疗仍有强烈畏光以至于无法正常生活的顽固病例，局部使用 2% 环抱霉素 A 或 0.05% FK506 滴眼，可以很快控制局部炎症及减少糖皮质激素使用量，对顽固性春季角结膜炎有良好的治疗效果。

### 8. 手术治疗

结膜冷冻术：对于顽固型患者，使用二氧化碳在 –60℃温度下行球结膜、睑结膜病变组织联合冷冻术，效率明显提高，复发率降低（贺光玉 2013）。羊膜移植手术：合并睑结膜巨乳头和角膜溃疡的患者进行移植术后未见明显乳头增生、角膜薄翳，复发率低（郭萍等 2011）。

（王　晖　李恒健　于洪志　吕绍成）

# 第十三节　儿童泡性角结膜炎

泡性角结膜炎（phlyctenular keratoconjunctivitis）是由微生物蛋白引起的迟发型免疫反应性疾病。春、夏季节较秋、冬季发病多。本病多发生在幼儿及青少年上，可自愈，但易复发。部分患者泡性角结膜炎与细菌性结膜炎同时发病。

## 一、发病机制

泡性角结膜炎是一种过敏性炎症反应，属微生物导致的迟发性变态反应，与结核杆菌、葡萄球菌、科 - 韦（Koch-Weeks）杆菌、白色念珠菌及其他微生物有关，肠道寄生虫也可引起过敏反应。当微生物蛋白等抗原进入机体后，产生抗体使 T 细胞致敏并使其增殖，使机体处于过敏状态，当致敏的淋巴细胞再次受到相同抗原刺激时，致敏淋巴细胞一方面直接杀伤带有抗原的细胞，同时另一方面释放各种淋巴因子引起局部反应，形成由单核细胞、巨噬细胞和淋巴细胞组成的疱疹。

本病多发生于儿童及青少年，特别是营养不良和过敏素质者，不良的卫生习惯、阴暗潮湿的居住环境对本病的诱发也有关系，患者常伴发眼睑、颊部、耳鼻及身体其他部位湿疹，以及淋巴结核、骨结核等。

## 二、临床表现

单纯泡性角结膜炎自觉症状轻，泡性结节如发生在球结膜上则仅有异物感或灼热感，如侵及角膜则有严重畏光、流泪、眼睑痉挛（阎洪禄 2002）。

根据病变侵犯的部位，临床上本病可分为：病变仅发生于结膜者称泡性结膜炎；发生于角膜者称泡性角膜炎；病变侵及角膜者称泡性角结膜炎。

1）泡性结膜炎发生在球结膜的结节呈灰红色，直径 1 ～ 4 mm，结节周围局限性结膜充血，结节易破溃，顶端形成溃疡，随后上皮细胞由边缘向内生长，多在 10 ～ 12 天溃疡愈合，一般不留瘢痕，在较严重的病例中，有时形成较大的溃疡，病变可深及浅层巩膜，愈合后遗留瘢痕，少数在睑结膜或睑缘部出现泡性溃疡，常见于维生素 A 缺乏者。

2）泡性角结膜炎结节位于角膜缘时，表现为灰白色圆形浸润，边界清楚，易形成溃疡，愈合后角膜遗留不透明瘢痕，使角膜缘不整齐，有时在角膜缘及其附近球结膜上出现多数粟粒样细小结节，沿角膜缘排列，称粟粒性泡性角结膜炎，这些结节可不经破溃即消失，也可互相融合形成溃疡。

3）初次泡性结膜炎症状消退后，遇有活动性睑缘炎、急性细菌性结膜炎和挑食等诱发因素可复发。反复发作后疱疹可向中央进犯，形成一带状混浊。新生血管束也随之长入，称为束状角膜炎，痊愈后遗留带状薄翳，血管则逐渐萎缩。极少数患者的泡性结节可以发生于角膜或睑结膜。

## 三、诊断

根据典型的角膜缘或球结膜处实性结节样小泡，其周围充血等症状可以正确诊断。

## 四、鉴别诊断

病毒性角膜炎：①病毒性角膜炎属感染性角膜炎，而泡性角膜炎为非感染性角膜炎，发作前后均无明显感染诱因；②泡性角结膜炎有明显的高发季节，为每年 7 ～ 8 月，病毒性角膜炎无明显季节性；③泡性角结膜炎常见于儿童及青少年，特别是偏食、营养不良、体质衰弱或患有结核病史者，病毒性角膜炎无类似病史；④二者治疗药物不同；⑤泡性角结膜炎病变多位于角膜周边部，病变活动期常有散在浅层血管由角膜缘四周向中央进展，病毒性角膜炎病变多位于角膜中央部（闵思等 2016）。

## 五、治疗

本病可自限，经过 10 ～ 14 天可以自愈，但易复发，故应寻找及治疗诱发此病的潜在性疾病，改进全身状况，清除致敏原。

局部用皮质类固醇眼药水如 0.5% 可的松或地塞米松滴眼液滴眼，结核菌体蛋白引起的泡性角结膜炎对激素治疗敏感，使用激素后 24 h 内主要症状减轻，继续使用 24 h 病灶消失。长期使用糖皮质激素类药物存在眼压升高的风险。

细菌性炎症可用 0.1% 利福平眼药水或妥布霉素眼液点眼，每日 3 ～ 6 次，也可用白降汞膏、黄降汞膏、红霉素眼膏等，病毒感染相关者同时抗病毒治疗（王琳和刘曙光 2000），如使用阿昔洛韦或安达芬眼液点眼，每 1 ～ 2 h 一次；较顽固者，可行结节局部冷冻，中药治疗以泻肺散结为本。

对反复束状角膜炎引起的角膜瘢痕，导致视力严重下降的患者可以考虑行角膜移植术。

全身治疗主要是补充多种维生素、鱼肝油、钙剂，应加强营养，调节饮食，多接受阳光照射及新鲜空气，注意锻炼身体，增强体质。对顽固及易于复发的病例，可试用结核菌素脱敏疗法。

（王　晖　李恒健　吕绍成）

## 第十四节　儿童眼睑湿疹

眼睑湿疹（eczema palpebrae）是一种过敏性皮肤病，多发生于过敏体质者，由复杂的内外激发因子引起的一种迟发型变态反应，分急性眼睑湿疹、亚急性眼睑湿疹和慢性眼睑湿疹三种表现。婴幼儿的患病率高于成人，可单发于眼睑部，亦可为全身、面部湿疹的一部分。

### 一、发病机制

#### （一）局部接触性过敏反应

局部涂抹致敏物质，如青霉素、磺胺、阿托品、碘、汞、毛果芸香碱等眼用药物，或长期使用化妆品、接触金属眼镜架等可诱发眼睑湿疹。

#### （二）全身过敏反应

眼睑湿疹可由口服安眠药、镇静剂、磺胺剂、抗生素、奎宁、碘剂和对氨基水杨酸钠等药物导致；食用某些动物性或植物性蛋白，如鱼虾、肉、奶、蛋及带壳的植物如荚豆、坚果等，亦可发生眼睑湿疹。

#### （三）眼部炎症刺激

眼睑湿疹由患慢性结膜炎、泪囊炎时的分泌物或泪液经常刺激眼皮肤而引起。

### 二、临床表现

在与致敏物质接触后出现，急性、亚急性者病变皮损出现小丘疹或小水疱、红斑、基底潮红、糜烂、渗出、结痂或黄痂，症状为较为剧烈的瘙痒，病变部位发热。慢性者则表现为皮肤粗糙、色素沉着，覆以糠皮屑或痂皮、皲裂，自觉阵发性瘙痒（王小军等 2001）。脱痂而痊愈。病变范围亦可扩大至面部、额部等。倘若继续接触致敏物质或药物，还可发生渗出性结膜炎、角膜表层浸润、水肿等并发症（阎洪禄 2002）。

## 三、诊断

### （一）急性眼睑湿疹

1）睑部有明显的刺痒感和烧灼感。
2）眼睑皮肤红肿，出现红斑、丘疹、水疱、红斑、糜烂、渗出、结痂等。

### （二）慢性眼睑湿疹

湿疹长期不愈，眼睑皮肤粗糙呈鳞屑样，组织肥厚。

## 四、鉴别诊断

### （一）睑板腺炎

根据典型病史及查体，见眼睑缘隆起红肿，有时伴球结膜水肿，触诊可及硬结，边界清，伴压痛，即可诊断。

### （二）睑缘炎

眼睑缘皮肤潮红，有鳞屑和痂皮、糜烂、脓疱等表现，日久伴结膜炎、秃睫、睑缘肥厚。

## 五、实验室检查

血常规嗜酸性粒细胞增多；免疫球蛋白 IgE 水平增高；过敏原或食物不耐受检测不同物质出现阳性反应。

## 六、治疗

1）查找过敏原，可以检测过敏原及食物不耐受。去除局部刺激性因素。
2）早期局部用炉甘石洗剂、3% 硼酸水或生理盐水或野菊花煎剂或康复新液等湿敷。眼睑皮肤局部干燥者用氧化锌膏、糖馏油、激素类软膏等。红霉素眼膏和醋酸可的松眼膏二者按 1∶1 的比例混合使用，起效迅速，疗效好（袁世盛和祁海滨 2011）。
3）非特异性脱敏疗法：用抗组织胺药如氯雷他定、西替利嗪等，钙剂、维生素 C 等。对全身性皮肤湿疹应考虑全身应用激素及其他对症药物（王林农等 2011）。

（王　晖）

# 第十五节　儿童食物过敏反应

## 一、概述

食物不良反应（adverse reaction to food）是危害儿童健康的一类常见慢性疾病。它是一个总的概念，是指一切由人体所摄入的食物和（或）食物添加剂引起的所有异常反应，分为毒性和非毒性两类。毒性反应是指可能来源于细菌、植物或真菌的毒素及其他有毒物质如生物碱污染食品所产生的不良反应。而非毒性反应则与个体的遗传易感性有关，包括食物过敏（food allergy，FA）和食物不耐受（food intolerance，FI）。食物过敏和食物不耐受是两种对食物不同的不良反应。食物过敏是建立在免疫机制的基础上的，而食物的不耐受则源于其他的病理机制。

食物过敏反应是指在暴露于特定食物后，通过抗原特异性免疫机制引起不良反应的一种现象（Motohiro et al. 2017）。它同时也是一个重要的公共健康问题，影响大约 5% 的儿童和 4% 的成人。食物过敏反应的确切患病率还不完全清楚，但有调查显示在发达国家和发展中国家其患病率呈上升趋势，尤其是在过去的 10 ~ 15 年（Prescott et al. 2013）。它是婴儿期最常见和最早出现的过敏性疾病，婴幼儿患病率高于成人，在美国和英国，6% ~ 8% 的儿童发生食物过敏，而成人却少于 3%。易感者在食入食物抗原后机体产生异常的免疫反应，少量有关食物即可诱发该种反应，与食物或食物添加剂的生理作用无关，它与涉及免疫机制引起的化学介质的释放有关，有人称其为过敏性胃肠病。食物过敏反应的临床表现多样，常见消化道症状、皮肤黏膜症状和呼吸道症状。食物过敏反应可成为某些严重过敏性疾病的诱因，因此，食物过敏反应在各种外源性过敏中是最常见、最重要的一种。食物过敏反应根据其免疫机制，分为 IgE 介导、非 IgE 介导与混合 IgE 和非 IgE 介导三类。最常见的机制是 IgE 介导的反应，在食物过敏原暴露后的 2 h 内立即引起反应。非 IgE 介导的反应是一种独立于 IgE 的食物过敏反应。

食物为人类提供必需的营养素。当食物被消化成低分子物质时，食物的抗原性降低。但是，甚至在具有成熟消化功能的成年人中，食物被吸收到生物体内后，抗原性在一定程度上仍然存在。因为口服摄入的食物是外来物质（非自我机体产生）。如果摄入食物的抗原性仍然存在，那么它们应该被免疫消除，但事实上并没有。健康个体具有防止对外来食物抗原产生过敏反应的机制，包括食物消化和吸收过程中，消化道的物理化学屏障和免疫屏障，从而降低消化道吸收的食物的抗原性。消化道的物理化学屏障包括通过消化酶（如胃蛋白酶）将食物抗原消化成低分子物质并通过胃酸变性。消化道的免疫屏障包括通过分泌型 IgA 抑制食物抗原的吸收并建立口服免疫耐受来抑制对从消化道摄取的食物抗原产生过敏反应。在食物过敏患者中，口服免疫耐受通常是针对口服摄入的食物抗原建立的，可能无法建立，或者在建立后可能会受到影响。但是，对于食物过敏患者口服免疫耐受不成立的原因尚不清楚。食物过敏在婴幼儿中很常见，因为在婴儿期物理、生化和免疫屏障尚未发育完全。

常见的引起过敏的物质大部分属于蛋白质，包括牛奶、鸡蛋、花生、虾、螃蟹、豆类、坚果等。此外，面粉制品与水果蔬菜中的荔枝、芒果、茄子等，也是较易引起过敏的食物。据美国《过敏和临床免疫学杂志》报道，有些哮喘患者已确诊是对亚硫酸盐过敏，富含亚硫酸盐的食物有莴苣、虾、干杏、白葡萄汁、脱水马铃薯和蘑菇。诱发婴幼儿过敏的食物主要为鸡蛋、牛奶、花生、黄豆、坚果、小米及常吃鱼地区的鱼类。青少年和成人常见过敏食物为花生、坚果、鱼及贝壳类。

美国对 480 个新生儿进行了前瞻性研究，28% 的被调查儿童 3 岁前有过食物不良反应，大多数发生于 1 岁内，其中 8% 的儿童经食物激发试验证实至少对一种食物过敏。欧洲的统计患病率为 0.3% ～ 7.5%。最近的报道显示，澳大利亚的 2 岁儿童中，对鸡蛋过敏者比例为 3.2%，对牛奶过敏者为 2.0%，对花生过敏者为 1.9%。而对于 3 岁以上的儿童，花生为最常见的食物过敏原。虽然大米是亚洲人最常食用的食物，但极少有人对其过敏。

食物过敏的发病有以下几个特点：①婴幼儿及儿童患病率较成人高。在出生后婴儿的肠道开始接受大量的食物抗原，但其胃肠道的免疫及非免疫机能均未发育成熟。出生后 1 个月内胃酸分泌少，在 2 岁内肠道蛋白水解酶的活性也未达到成人水平，肠道绒毛膜的屏障保护作用差等，都易导致食物抗原易通过肠道黏膜进入体内。正常情况下，大多数小儿肠道对食物抗原产生耐受反应（发生机理尚不完全清楚），但少数具遗传易感性的婴儿，食物抗原易诱发各种异常免疫反应。②患病率随年龄增长而下降。婴幼儿食物过敏有一自然病程，大多数患儿到 2 ～ 3 岁时，对以前致敏的食物可变为耐受，症状也随之消失。一项对婴儿牛奶过敏的前瞻性研究表明，56% 的患儿在 1 岁、70% 在 2 岁、87% 在 3 岁时对牛奶不再过敏，也就是说，大多数牛奶过敏者到 3 岁时就能饮用牛奶了。但对花生、坚果、鱼和贝类的过敏者，敏感性将持续存在。③实际发病情况较自我估计低。因为很多情况下患者可能把进食后发生的不适反应归于食物过敏。美国对 300 名母亲的一项调查结果显示，17% 的母亲认为孩子有对食物的不良反应。但经多项研究表明，主诉有食物过敏者，经食物激发试验证实者仅为 1/3 左右。

作为一个公共健康问题，食物过敏问题作为食品安全问题越来越引起人们的关注。为了消费者的健康，在整个食品产业链上食品过敏原的问题必须时时加以关注，为此各国特别是西方发达国家制定了各种法令或条款对食品过敏原在食品标签作出规定。

绝大多数的食物过敏发生在 1 ～ 2 岁儿童时期，1 岁左右是食物过敏发生的高峰期，过敏发生的概率是 6% ～ 8%，然后随着年龄的增长，过敏发生的概率下降，成年人中过敏发生的概率维持在 1% ～ 2%。其中对一些食物的过敏现象随年龄的增长会消失，而对某些食物的过敏会一直延续。一些儿童过敏疾病的发生可能与基因有关，将来有可能通过改善儿童的免疫系统来减少或抑制过敏的发展。

对于食物过敏的发生，不同的研究团体的数据不尽相同，但整体趋势具有以下几个特点：第一，食物过敏非常普遍；第二，食物过敏大多发生在 1 ～ 2 岁；第三，大多数食物的致敏性会随着年龄增长而消失；第四，食物过敏通常是身体应激反应，多数过敏儿童可以随着年龄增加而改善过敏症状；第五，至少有一部分食品过敏可以靠婴幼儿早期回避主要食物过敏原来避免。

食物过敏反应在婴幼儿中的患病率明显高于成人的原因，一是作物品种变异，由于目前广泛使用化肥、杀虫除草剂及灌溉水源和作物生长环境被污染，禽畜食用的混合饲料含较多的致敏物质等因素，近年来食物所含过敏性物质成分增加。二是儿童个体因素，包括婴儿免疫因子缺乏、体质较弱或免疫机能稳定性差，以及与机体发育尚未完善有关。虽然人类的食物种类繁多，但 90% 以上的食物过敏反应是由少数几种食物所诱发的。

食物过敏没有传染性，但有一定的遗传倾向。父母对某种食物过敏，可能他们的小孩对某种食物过敏的概率也比较大。食物进入人体引起过敏反应的途径通常是经口食入，这是最常见的途径。当然，对于部分比较敏感的人来说，可能只要接触或者闻、吸都会引起致敏，从而导致食物过敏反应的发生。还有其他可能性比较小的途径，如哺乳或者通过胎盘使婴儿被动致敏。

## 二、食物过敏的危险因素和发病机制

IgE 介导的食物过敏的发病机制是多因素的，并且取决于遗传倾向和环境暴露之间的相互作用。过敏性疾病的家族史是后代发生过敏反应的不可改变的危险因素。母亲有过敏性疾病史将显著增高其后代患过敏性疾病的风险。环境暴露是一个可变的危险因素，这一点可以从设计良好的许多长期出生队列研究中获得支持。卫生学假说认为，由接触到兄弟姐妹感染后导致 Th1 的诱导活化，使得年长的兄弟姐妹不太可能患上过敏性疾病。剖宫产分娩与过敏反应有关，这可能是由于婴儿缺乏暴露于母体肠道微生物群这个过程。在子宫内和出生后暴露于吸烟环境中可能会改变早期免疫系统发育，导致 Th1 功能受损并易发生过敏性疾病。婴儿早期和持续暴露于食物过敏原与儿童后期医生诊断的食物过敏有关。婴儿早期发生湿疹增加了儿童后期食物过敏的可能性。膳食补充剂也可能影响过敏性疾病的发展，ω-3 多不饱和脂肪酸和 ω-6 多不饱和脂肪酸之间的不平衡，以及维生素 D 过量或缺乏都与过敏有关。

食物过敏原暴露时机可能对过敏的发展产生一定作用。从过去几年的母乳喂养指南和过敏原避免建议的变化就可以反映出对于这一领域认识的增加。不建议孕妇在怀孕期间避免常见的食物过敏原，如花生，并且不建议纯母乳喂养超过 4～6 个月，特别是在特应性家庭。对于婴儿，现在有证据表明应该尽早引入固体食物，包括传统的过敏性食物，如花生。

致敏作用发生在免疫系统最初暴露于变应原后，在 Th2 类细胞因子的控制下形成特异性免疫球蛋白 E（sIgE）抗体。sIgE 抗体附着在肥大细胞上，机体处于致敏状态，当相同的抗原再次进入机体时，通过与肥大细胞表面的 sIgE 抗体特异性结合，释放出组胺等活性物质，这些活性物质作用于人体组织和器官，引起局部或全身过敏反应。在临床上表现为呼吸系统、消化系统、中枢神经系统、皮肤、肌肉和骨骼的异常症状，出现口腔过敏症状、肠道综合征、过敏性皮炎、哮喘等，严重的食物过敏还可导致过敏性休克，危及过敏患者的生命。非 IgE 介导的食物过敏的发病机制还不太清楚，在临床和科研上定义不明确，并且被认为是由 T 细胞介导的。

## 三、临床表现

食物过敏症状可以出现在许多器官中，其症状包括皮肤、消化系统、鼻、眼、呼吸道和全身症状。

### （一）皮肤症状

皮肤症状最严重，常见的食物过敏包括：①荨麻疹和血管性水肿；②特应性皮炎（详见本章第八至十三节）。

（二）消化系统症状

**1. 速发型胃肠道过敏**

在食物摄食期间或进食后约 2 h，出现恶心、呕吐、腹痛、绞痛、腹泻等症状。这些通常伴有皮肤和气道症状。一些婴儿可出现间歇性呕吐和体重下降。大多数受影响的婴儿（95%）对致敏食物的 sIgE 抗体和皮肤测试呈阳性反应。

**2. 口腔过敏综合征**

口腔过敏综合征（oral allergy syndrome，OAS）是一种由 IgE 介导的急性口咽部速发型食物过敏反应，由新鲜水果或蔬菜中的蛋白质与花粉之间的交叉反应引起，儿童患病率为 5%～24%。通常在咽下致敏食物后 15 min 内在口腔、嘴唇和喉咙处出现瘙痒、发红、刺痛、肿胀等表现。一些患者可以伴随全身症状，如喉咙收缩、全身荨麻疹、咳嗽、喘息、呼吸困难和过敏性休克。这些可能是由食物抗原从口腔黏膜吸收并分布于全身而产生的。OAS 可发生在婴儿、学龄期儿童和成人身上。常见的致敏食物有水果（猕猴桃、香蕉、甜瓜、桃子、菠萝、苹果等）和蔬菜。OAS 通常因花粉症而产生并发症。OAS 由花粉症而引起的并发症被称为花粉相关食物过敏综合征或花粉食物过敏综合征（pollen-associated food allergy syndrome 或 pollen food allergy syndrome，PFS）。据报道，在日本北海道，有 16% 的桦树花粉症患者因水果（如苹果）而患上了 OAS（Kondo and Urisu 2009）。

**3. 嗜酸性粒细胞性胃肠炎**

嗜酸性粒细胞性胃肠炎是一种少见的疾病，嗜酸性粒细胞可以浸润从食道到直肠的所有黏膜（详见本章第十九节）。

**4. 新生儿和婴儿胃肠道过敏**

欧洲和美国报告了几种疾病类型，主要表现为消化道症状并发生在新生儿和婴儿中，而 IgE 没有参与其中（Nowak-Wgrzyn and Muraro 2009）。许多患者对 IgE 抗体呈阴性，对过敏性特异性淋巴细胞刺激试验（ALST）呈阳性。因此，这种疾病可能主要是由细胞免疫的过度反应引起的。

大约 70% 的患者在新生儿时期出现症状，而有些则在出生后几个月出现症状。一半的新生儿在出生后 7 天出现症状。在婴儿出生后第一次摄入牛奶后就有可能出现症状。常见的症状包括呕吐、血便、腹泻和腹胀。其他症状包括休克、脱水、迟滞、体温过低、酸中毒和高铁血红蛋白血症。值得注意的是，一些患者出现发热和 CRP 阳性反应。这些患者很难与患有严重感染如细菌性肠炎的患者鉴别开。还有一些患者出现新生儿短暂性嗜酸性结肠炎，在出生后立即引起血粪（护理前）。这种疾病可能发生在子宫内（Ohtsuka et al. 2007）。

最常见的诱因食物是牛奶，其他包括豆浆和大米。也有母乳或水解乳清配方奶喂养的患者发生此病。

诊断是基于：①诱因食物摄取后的消化道症状的发展；②通过回避诱因食物（积极排除试验）使症状得到改善和消失；③食物激发试验阳性。

在早期治疗牛奶引起的胃肠道过敏中，最好使用以氨基酸为基础的配方奶和深度水解的配方奶。

预后相对预后较好。约70%的患者在一岁时就能获得耐受性，约90%的患者在2岁时可获得耐受性。

### （三）呼吸道症状

上呼吸道症状包括变应性鼻炎的症状，如鼻分泌物增多、鼻塞和打喷嚏。下呼吸道症状包括气道狭窄（喘息）和喉部水肿的症状。

海纳（Heiner）综合征是由牛奶引起的肺含铁血黄素沉着症，海纳综合征是一种罕见的疾病，表现为因肺泡出血而引起的咯血，并伴有慢性咳嗽、呼吸困难、喘息、发热、血痰，从而导致缺铁性贫血。可在受影响婴儿的血清中检测到牛奶蛋白的沉淀抗体。

### （四）眼部症状

过敏性结膜炎的症状如结膜充血和水肿、眼睑浮肿与泪液分泌，均可能发生（详见本章第十四节及第十七节）。

### （五）全身症状

多器官出现严重的过敏症状，称为过敏反应（anaphylaxis）。最严重的症状会导致休克，同时血压下降和意识清楚程度下降。过敏反应的致病因素，除了食物，还包括药物、输血、蜜蜂和乳胶。食物过敏是最常见的原因。食物导致的过敏反应是一种速发反应，其中有IgE抗体参与。虽然症状通常在摄入后几分钟内出现，但有时也会发生在进食后30 min或更晚。症状可能出现在单相或双相时期。在欧洲和美国，过敏性食物包括花生、坚果和种子、海鲜、鸡蛋与牛奶。在日本，过敏性食物包括鸡蛋、牛奶、海鲜、贝类、荞麦和花生。

也可发生食物依赖性运动诱发的过敏反应（food-dependent exercise-induced anaphylaxis，FEIAn或FDEIAn）是由进食后运动引起的（主要在食物摄入后2 h内），但在进食或单独运动后都不会发生。非甾体抗炎药，如阿司匹林，是一个恶化因素。FEIAn是通过IgE介导的方式进行的。

通过历史记录，过敏测试、结合食物激发试验及随后进行的运动负荷试验来检测超敏反应，从而确定该诊断。很少有患者激发试验阳性。在有阴性负面结果的患者中，可考虑在食物激发试验前服用阿司匹林。

## 四、诊断

食物的不良反应是指在吃了某种食物后，引起身体局部或全身不正常的免疫反应，严重者可引起过敏性休克。其分为免疫介导（即超敏反应）和非免疫介导（即代谢、毒性、药理或厌恶）的反应。然而，目前我们仅关注IgE介导的食物超敏反应；而非IgE介导的食物超敏反应，由于其迟发性和缺乏特定的诊断性实验检测方法，目前仍存在相当大的诊断挑战。对于非 IgE 介导的食物超敏反应，诊断主要依赖于特征性临床病史，结合实验室检查排除其他潜在的诊断，回避饮食及口服食物的激发试验来综合判定。

对于 IgE 介导的食物超敏反应，双盲、安慰剂控制的食物激发（double blind, placebo-controlled food challenge，DBPCFC）试验是诊断的金标准；尽管病史对于食物过敏的诊断至关重要，但只有 30%～40% 的患者 DBPCFC 试验阳性。如果有临床反应的食物过敏原没能经实验室准确检测出来，那么获取详细的临床病史则至关重要。如果没有令人信服的病史和实验室检查结果，口服食物激发试验尤为重要，由此确认食物过敏；仅仅单独的病史或单独的实验室检查结果不足以将患者诊断为食物过敏。

（一）病史和体检

详细的病史将有助于重点评估潜在的食物过敏，特别是牛奶蛋白过敏，询问过敏病史乃是其诊断的基石。免疫介导的食物过敏反应可能导致各种不同的疾病。此外，现在已经认识到几种不同的 IgE 介导的食物过敏表型。表型属于外在的可被观察到的临床表现，而没有对其作用机制的具体描述；相比之下，内在型是由不同的病理生理机制所决定的。表型与内在型是由个体的基因型、表观遗传因子和暴露于环境因素所决定的。因此，当采集病史时，应该集中在有助于获得这种表征的信息上，如食物的特性（如煮熟的或未加工的）和疑似诱发的数量反应，潜在的辅助因素和经历的症状类型。

（二）实验室研究

皮肤点刺试验（skin prick test，SPT）可以识别附着在皮肤肥大细胞上的特异性 IgE。它可以用来帮助预测临床过敏的可能性。食物过敏原提取物或新鲜食物 SPT 引发的风团（凸起的红色发痒的肿块）比阴性对照所引起的大 3 mm 以上的食物过敏原提取物或新鲜食物 SPT 被认为是阳性，并且表明患者可能对所测试食物产生症状反应。通常，风团直径越大，阳性检测越可能与对食物的临床反应性相关；风团直径＞ 10 mm 表明过敏反应的可能性很高。事实上，一项儿科研究表明，用牛奶、鸡蛋或花生引发的风团直径＞ 8 mm 的 SPT 对临床反应性的预测＞ 95%（Sporik et al. 2000）。然而，过敏原提取物材料及执行和记录 SPT 结果的方法不是标准化的，导致各研究中心的结果有相当大的差异。阴性 SPT 很大程度上可确认没有 IgE 介导的过敏反应，以及不可检测的血清中食物特异性 IgE，阴性 SPT 排除 IgE 介导的食物过敏的确定性＞ 95%。然而，在那些具有高度提示性病史的人群中，因某些食物中某些过敏性蛋白的稳定性较差，可能由此造成 SPT 阴性，故需要用新鲜的食物来排除 IgE 的敏感性。

在过去的十年中，体外定量测量患者血清中食物特异性和食物组分蛋白特异性 IgE 抗体水平，已被越来越多地使用。在一些食物中，如芝麻，皮肤测试和 IgE 测量在成人中的用处不如小孩，因为油质蛋白（主要过敏原）经常造成过敏反应。油质蛋白是高度亲脂性的，几乎不溶于盐水或水提取物；因此，皮肤测试和 IgE 检测通常是错误的。很少有食物特异性 IgE 检测不到（或 SPT 阴性）的患者会出现过敏反应；对于这些人，医生监督完成食物激发试验是必要的，以确认没有临床食物过敏。

### （三）口服激发试验

DBPCFC 提供食物过敏的明确诊断，但费时且昂贵。有专家认为，当单盲或开放式食物激发不引起任何症状（激发阴性）时，或者在激发中观察到的客观症状基本上与病史中报告的症状一致时，并且由实验室检查支持（激发阳性）时，亦可诊断。在进行口服激发试验时，必须根据病史考虑几个因素，包括食物的形式（即煮熟的或生的）、用于致盲的基质（即用于掩盖潜在食物过敏原的食物或液体类型，这可能会影响食物的吸收率）、给药方案（即初始剂量和总剂量）、剂量之间的时间间隔和观察持续时间。

在过去的 40 年里，DBPCFC 已经使用了多种方案，但是在 2008 年，来自欧洲和美国的食物过敏专家提出了执行 DBPCFC 的标准程序。通常试验前 7～14 天，停止进食疑似过敏食物及可能干扰激发结果的药物，如抗组胺药。疑似过敏食物在基质中是未知的，与安慰剂无法区分；在理想的情况下，致敏食物和安慰剂的激发应安排在不同的时间进行。为保证安全，激发应从小剂量开始，之后采取逐步增加剂量的方法进行。试验时食物摄入量从含有约 3 mg 蛋白质的食物量起步，然后对数级增加，最大量为含 3000 mg 蛋白质的食物量（中华预防医学会过敏疾病预防与控制专业委员会预防食物药物过敏学组 2018）。剂量之间的时间间隔从 15 min 到 30 min 不等，取决于疑似症状的类型和严重程度。进行口服激发试验的临床医生必须具备识别和管理过敏反应的经验，以避免对患者产生不利影响。

### （四）限制饮食

限制饮食包括根据临床病史避免特定食物，有时可用于识别可能的过敏原，特别是混合 IgE 介导的和非 IgE 介导的疾病，如特应性皮炎和嗜酸细胞性食管炎（Muraro et al. 2014）。如果症状从饮食中除去多种食物时消失，则每隔几天逐个加入一种食物，以确定引起过敏症状的食物。但是，这些饮食的持续时间应该是有限的，通常不超过 2～4 周，因为长期饮食回避大量食物将导致营养不良。

## 五、治疗

### （一）食物过敏管理

#### 1. 食物过敏管理的重点

回避致敏食物是治疗食物过敏的基础。然而，这也给患者及其家庭带来了负担。应准确掌握致敏食物的最小限制量。同时注意由于限制进食致敏食物而可能出现的营养问题或生长障碍，应提供替代食物并达到基本的营养需求，以"吃"为目标。此外，为改善饮食及生活质量，应积极考虑何时及如何停止回避饮食。如限制饮食导致出现社会心理问题，应寻求相关的指导和帮助。幼儿及儿童所在的托儿所、幼儿园和学校也应注意食物的合理安排。

**2. 食物过敏管理的基础**

（1）尽可能少地限制饮食

以"吃"为目标：最基本的是正确识别致病变应原的最小食物限制量。

1）回避致敏食物：为防止过敏的发展，即使是通常被认为是高致敏性的食物，在没有确切证据的条件下也不应该被回避。

2）通过烹调或加工降低过敏性：根据患者的耐受性指导食物限制的水平。例如，虽然生的食物可能引起症状，但充分加热或加工的食物可能不会引起症状。

3）低致敏性食品的使用：在牛乳过敏的婴儿中，如果母乳不足，不含牛奶过敏原的配方奶粉是必不可少的。

（2）通过替代限制饮食来考虑营养方面和生活质量

充分的营养可以通过巧妙的烹饪方法及提供替代食品来实现。为了维持生活质量，可通过食物标签上的成分说明来选购食品，但不含牛奶过敏原的配方奶粉除外。

（3）以安全摄取为目标的膳食指导和系统形成

患者应避免摄入致敏食物。如果症状是由加工食品中的少量抗原引起的，通过指导患者烹饪新鲜食品可以避免意外摄取。

（4）考虑到随着年龄增长获得的耐受性，及时中止限制饮食

限制饮食会给母亲和儿童患者带来负担。限制饮食开始后，不应该无限期的继续，应根据年龄和过敏反应的严重程度及时停止。

在不太严重的婴儿食物过敏的情况下，可以在 12 ～ 18 个月的年龄停止限制饮食。可能停止的指标包括对偶然摄入过敏食物的反应，血液中抗原特异性 IgE 抗体的存在及皮肤点刺试验、嗜碱性粒细胞组胺释放或口服激发试验的结果。其中，最可靠的测试是口服激发试验。

对于在口服激发试验中呈现阴性结果的食物，应慎重考虑患者在家中安全摄取该食物的可能性。特别是，应考虑到特应性皮炎在连续服用致敏食物数天后可能会恶化，是否可以食用该食物的最终决定应由家中尝试食用该致敏食物一段时间后根据患儿的反应来作出。

即使在过敏反应缓解后，儿童患者也可能因进食习惯而拒绝进食相关的致敏食物。因此，在确认儿童患者可以正常食用致敏食物之后，让其托儿所、幼儿园或学校停止对该食物的限制，逐步添加该饮食会相对容易。

**（二）针对急性期症状的措施**

**1. 自我急救措施**

如进食导致食物过敏，可采用催吐或导泻等方法尽量将食物排出体外，以尽量减少抗原的吸收。

如眼部被致敏食物污染的手接触，导致眼部过敏，清洗眼睛并滴入抗过敏剂或类固醇，还需遵从医嘱口服组胺 $H_1$ 受体拮抗剂和类固醇。如累及多器官，需及时就医，必要时拨打急救电话，同时注射肾上腺素。如果怀疑有过敏性休克，需将患者置于休克体位，

下肢抬高大约 30 度。如果患者心肺停搏，需立即实施心肺复苏术。

**2. 肾上腺素的使用及注意事项**

注射肾上腺素后，应立即呼叫救护车将患者送至医院。如果症状没有改善，可以在到达医院后再次给予肾上腺素。即使康复后，由于可能出现双相过敏反应，患者需谨慎行事。

由于肾上腺素是一种具有调节外周血管收缩活性和血管加压活性的强效药，因此不能为糖尿病、动脉硬化、甲状腺功能亢进或与室性心动过速相关的严重心律失常等疾病的患者开处方。高血压、肺气肿、心脏疾病和老年患者使用肾上腺素时也需要慎重。

肾上腺素仅用于肌内注射，注射部位为大腿前侧和外侧。注射过程中注意防止针刺伤发生。

**3. 医疗机构的治疗**

如果肌内注射肾上腺素后症状未缓解，应在 10 ~ 15 min 后再次肌内注射 0.005 ~ 0.01 mg/kg 的 0.1% 肾上腺素。

如果血氧饱和度（$SO_2$）< 95%，应给予患者氧气。建立血管通路并予补液后（10 ~ 20 ml/kg，10 ~ 20 min，如果患者处于休克状态，可增加剂量），根据需要应静脉注射氢化可的松（5 ~ 10 mg/kg），并且根据需要每 4 ~ 6 h 可按 5 mg/kg 重复注射。甲泼尼龙（1 ~ 2 mg/kg）也可以静脉滴注。还应积极纠正代谢性酸中毒。根据需要可再次应用 0.1% 肾上腺素。在患有荨麻疹和血管性水肿的患者中，可静脉给予抗组胺药；对于支气管痉挛患者，还应给予 β2 受体激动剂吸入及氨茶碱静脉注射。

（三）抗原特异性口服免疫疗法

**1. 抗原特异性口服免疫疗法的定位**

口服抗原更容易产生耐受性。抗原特异性口服免疫疗法开始用于治疗食物过敏。限制饮食是一种被动治疗，而免疫疗法是一种主动治疗，目的是诱导食物过敏的缓解。口服免疫疗法的临床效果已被认可，但安全性问题依然存在。

**2. 脱敏和持久性口服耐受**

在脱敏过程中，在达到维持剂量后并继续治疗时，耐受状态得以维持；然而，一旦治疗停止，耐受状态可能会消失或减弱。另外，在与肠道通透性增加相关的因素（如运动、胃肠道病毒感染、压力或月经）的存在下，耐受性会降低。

在脱敏过程中，特异性 IgG4 水平增加，特异性 IgE 水平降低，并且肥大细胞和嗜碱性粒细胞的活化作用减弱。

在持久性口服耐受中，即使维持治疗停止，耐受也是持续的。但是持久性口服耐受是否可以通过目前可获得的用于食物过敏的口服免疫试剂获得还是未知的。

**3. 存在的问题**

该疗法仍在研究中，在有效性及安全性方面仍需进一步观察考证。此外，免疫疗法的机制需要进一步明确。

## 六、预防

2000 年，美国儿科学会（以及后来的欧洲儿科胃肠肝脏营养学协会与澳大利亚临床免疫学和过敏学学会），建议患有食物过敏高风险的婴儿推迟接触常见过敏原。美国的指导方针建议，乳制品的使用推迟到 1 岁时，鸡蛋到 2 岁时，花生、坚果和鱼类到 3 岁时，并且哺乳的母亲还应该从其饮食中避免进食花生和坚果。

过去十年来，为了更好地描述发展中国家食物过敏的风险因素，相关研究已经取得了重大进展，目前的研究数据表明风险是多因素的。这些多种因素最近被归纳为"5D 风险"，即干性皮肤（dry skin）、饮食（diet）、狗（dog）、口水（dribble）和维生素 D（vitamin D）（Allen and Koplin 2016），从中总结出双重过敏原暴露假说（干性皮肤和饮食）、维生素 D 假说和同种微生物暴露假说。目前，双重过敏原暴露假说得到了最强有力的证据支持，导致食品过敏预防的临床实践和公共卫生政策发生了变化。正在进行的其他过敏试验性研究，如预防湿疹和补充维生素 D，迫切期待进一步的预防策略。

没有证据表明儿童过敏性疾病的患病率能通过母亲在怀孕期间回避致敏食物而减少，因此，不建议在怀孕期间限制饮食。

有许多报道认为，从母乳喂养的饮食中限制食物过敏原并不能减少过敏性疾病的患病率。因此，不推荐母乳喂养时的饮食限制作为食物过敏的预防措施。此外，从妊娠晚期到哺乳期持续饮食限制，也没有长期的预防效果。没有证据表明长期回避饮食会减少儿童过敏性疾病的患病率。另外，还有一些病例报告显示，孕妇在妊娠期间由营养缺乏而体重减轻，导致影响胎儿生长。因此，孕期及哺乳期间的食物控制应谨慎，避免意外发生。

（王　佳　韩晓华）

# 第十六节　儿童乳糜泻

## 一、概述

乳糜泻（celiac disease，CD），又称脂泻病、麸质（麦胶）敏感性肠病、非热带性脂肪泻等，是一种遗传易感个体因摄入含麸质蛋白的谷物（小麦、大麦和裸麦）及其制品而诱发的慢性小肠吸收不良综合征。其可引起多种营养物质吸收障碍，伴有多种全身表现。乳糜泻影响着世界上约 1% 人口的健康，并呈增长趋势。

典型表现为腹泻和体重减轻，但近阶段出现以隐性疾病为特征，伴有或不伴有肠道症状的病例报道。典型的乳糜泻患者大便含脂肪量多而呈白色并发亮，因存在未消化的糖经发酵后使大便带泡沫，大便总量增加，但排便次数不一定增加，经去麸质饮食治疗后临床症状可获改善。

以往认为 CD 是一种相当少见的疾病，近年随着认识的加深和检查手段的更新，CD 的患病率明显升高。目前 CD 的全球患病率为 0.3% ～ 3%（Romanos et al. 2014）。一直以来 CD 在亚洲（中国、日本、韩国、马来西亚等）被认为是罕见病，但近期我国已有

CD 患者病例报道（马昕等 2017）。

CD 的诊断主要依赖于典型组织病理活检的检测,其次是无麸质饮食反应的变化。1 型糖尿病、自身免疫性甲状腺炎、唐氏综合征、特纳综合征、威廉姆斯综合征、选择性 IgA 缺陷等患者或 CD 患者直系亲属,其 CD 患病率较普通人群高,被认为是 CD 的高危人群。

## 二、发病机制

乳糜泻是由遗传因素（易感基因）和环境因素（摄入麸质蛋白）共同作用而引发的自身免疫性肠病。乳糜泻的发病机制主要包括三方面（袁娟丽 2015）。

### （一）乳糜泻易感基因

大量有关乳糜泻易感基因的研究已证实,乳糜泻主要与位于染色体 6p21 上的 HLA-DQ 基因密切相关。研究表明,携带有 HLA-DQ2.5（DQA1*0501 ～ DQB1*0201）或 HLA-DQ8（DQA1*0301 ～ DQB1*0302）的人群患乳糜泻的风险是未携带者的 13 倍之多。90% 以上的乳糜泻患者带有 HLA-DQ2.5,而其余的绝大多数携带 HLA-DQ8。患乳糜泻的风险性还与携带易感基因的数量和种类有关。携带 HLA-DQ2.5 纯合子的个人,患病的风险增加 4 ～ 6 倍。此外,携带 DQB1*0201 等位基因的数量与乳糜泻血清标志物抗组织转谷氨酰胺酶（tissue transglutaminase, tTG）抗体水平和肠黏膜损伤程度呈正相关。携带有两个 DQB1*0201 等位基因的个体 tTG 抗体滴度高,肠绒毛萎缩和腹泻症状更严重,发病年龄轻,经历无麸质饮食后,绒毛萎缩恢复慢。尽管乳糜泻易感基因主要存在于 HLA 区域,但 HLA 基因并非乳糜泻唯一的相关遗传因素。据报道,40% 携带有 HLA-DQ2.5 或 HLA-DQ8 的白种人中实际上仅有 3% 的人患上乳糜泻。HLA 基因对乳糜泻遗传率的贡献在 22% 至 44% 之间,显然,还存在着其他与乳糜泻相关的遗传因素。研究已发现了 39 个乳糜泻关联的非 HLA 基因座,包含有 115 个不同的基因,其中参与免疫调节的细胞毒 T 淋巴细胞相关抗原 4（cytotoxic T lymphocyte-associated antigen-4, CTLA-4）基因、白细胞介素（IL）-2/IL-21 基因、SH2B3 基因、G 蛋白信号调节因子 1（regulator of G-protein signalling 1, RGS1）基因、IL-18 受体辅助蛋白（IL-18RAP）基因、T 细胞活化 GTP 酶激活蛋白（T-cell activation GTPase activating protein, TAGAP）基因和 IL-12A 基因与乳糜泻关联性较大。

### （二）激发乳糜泻的环境因素

触发乳糜泻的主要环境因素是摄入含有麸质蛋白的小麦、大麦、裸麦等谷物。麸质蛋白包括麦醇溶蛋白和麦谷蛋白,两者均含丰富的谷氨酰胺（> 30%）和脯氨酸,其中谷氨酰胺含量与乳糜泻毒性呈正相关,而高含量的脯氨酸导致麸质蛋白在小肠内不易被完全降解,而成为分子质量较大的肽段（如 33 mer）,长时间滞留于肠道,加大了触发免疫反应的概率,增强了麸质蛋白的致乳糜泻毒性。

麸质蛋白摄入量增加,导致乳糜泻发生的可能性增大。除摄入麸质蛋白外,患乳糜泻的风险还与婴儿期的母乳喂养率和首次摄入含麸质蛋白食物的年龄相关。研究表明,4 个月前全母乳喂养,而后在 4 ～ 6 个月逐渐添加含麸质蛋白的食物可降低患乳糜泻的风险。此外，感染也可能导致乳糜泻的发生。感染通过增加肠道通透性，有利于抗原递呈，触发免疫反应。

### （三）乳糜泻的固有性免疫反应和适应性免疫反应

麸质蛋白尤其是其中的麦醇溶蛋白，含丰富的谷氨酰胺和脯氨酸，在肠腔中不易被酶完全降解，而生成了一些较大的肽段，包括免疫显性肽段和非免疫显性肽段，分别触发由 $CD4^+$ Th1 细胞介导的适应性免疫反应和由上皮内淋巴细胞介导的固有性免疫反应，共同造成肠道上皮炎症细胞浸润、绒毛萎缩和隐窝增生。

#### 1. 固有性免疫反应

研究发现，麸质蛋白中非免疫显性肽段可激发乳糜泻患者的肠道组织大量表达白细胞介素 -15（IL-15）、CD83、CD25、环氧酶 2（COX-2）。IL-15 刺激 $CD8^+$ T 细胞和自然杀伤细胞（NK）增殖，产生 γ 干扰素（IFN-γ），增强细胞毒性功能；促进上皮内淋巴细胞增生，细胞表面表达自然杀伤细胞受体（NKG2D），同时诱导上皮细胞表达 NKG2D 的配体主要组织相容复合体 I 类相关基因 A（*MICA*）。NKG2D 识别 *MICA*，进而杀死表面表达 *MICA* 的肠上皮细胞，肠道通透性增加。

#### 2. 适应性免疫反应

因感染或固有免疫导致肠道通透性增加，麸质蛋白降解生成的一些大的肽段（如 33 mer）可透过上皮屏障，进入黏膜固有层，肽段中的谷氨酰胺可被组织转谷氨酰胺酶（tTG）脱酰胺生成带负电荷的谷氨酸，而与抗原递呈细胞表面的人类白细胞抗原 DQ2（human leukocyte antigen-DQ2，HLA-DQ2）和人类白细胞抗原 DQ8（human leukocyte antigen-DQ8，HLA-DQ8）的亲和力增加，使肽段更易被抗原递呈细胞识别，递呈给 $CD4^+$ T 细胞；激活的反应性 $CD4^+$ T 细胞释放细胞因子，以 IFN-γ 为主，增强上皮内淋巴细胞的细胞毒性，导致肠细胞凋亡、隐窝增生、绒毛萎缩；同时促使 B 淋巴细胞增殖、分化，生成抗麦醇溶蛋白抗体（anti-gliadin antibody，AGA）、抗肌内膜抗体（endomysial antibody，EMA）和抗 tTG 抗体；而分布于细胞膜上的 tTG 与抗体结合后，可能诱导肌动蛋白的重新分布，改变肠上皮细胞细胞骨架，导致肠上皮细胞损伤。

## 三、临床表现

乳糜泻的临床表现分为经典型（吸收不良的症状和体征，包括腹泻、脂肪泻、体重减轻或生长障碍症状）、非经典型［有明显的胃肠道和（或）肠外症状］和无症状型。乳糜泻具有多样化的表现形式与关联，所以医生要了解很多潜在的临床表现是很重要的。随着认识的加深，更多的患者被诊断为患非经典型或无症状型乳糜泻。

胃肠道功能方面，乳糜泻的典型表现在年幼的儿童中更常见，婴幼儿最早在 6 个月就可出现症状，主要为胃肠道症状和吸收不良（慢性腹泻、腹痛、腹胀与生长停滞或体重减轻），也可出现嗜睡、易激惹等精神症状。青少年可表现为矮小、缺铁性贫血等，还可合并周围神经疾病、共济失调及癫痫等神经系统疾病（Ryan and Grossman 2011）。部分患者还出现便秘。新诊断的儿童 CD 患者可没有典型症状，而仅表现为免疫原因引起的脱发、缺铁、肝酶升高等，这些也可能是 CD 患儿仅有的症状。在老年人和成年人中，乳糜泻的表现往往更加不典型，可能被误认为是肠易激综合征。有些患者没有明显的胃肠道症状，反而出现营养缺乏（最常见的缺铁）、肠外症状或无症状。

肠外表现方面，乳糜泻有许多肠道外表现，包括青春期延迟和身材矮小，疲劳和缺铁性贫血较为常见。还可以发生疱疹样皮炎，通常是对称的，且水疱疹具有强烈的瘙痒感。也可发生频繁的口腔溃疡和牙釉质发育不全，以及低骨密度和骨质疏松症。有 9% 的 CD 患者可出现不明原因转氨酶升高，一般可在患者去麸质饮食 6 ～ 12 个月时得以恢复。还有的患者可能出现肌痛或关节痛。患有乳糜泻的年轻人早期动脉粥样硬化的风险可能增加。乳糜泻也可以促使 1 型糖尿病患者微血管并发症的患病率升高。乳糜泻未经及时诊治还可导致不孕和流产。

儿童乳糜泻患者发生周围神经病变、癫痫发作、共济失调和认知功能受损的患病率较成人乳糜泻患者高。周围神经病变发生可以先于乳糜泻的诊断。癫痫发作（有时和双侧枕叶钙化相关）、头痛、学习障碍、发育迟缓、肌张力低下、注意缺陷多动障碍也可以在乳糜泻的儿童患者中被观察到。关于乳糜泻可能导致神经系统紊乱的机制知之甚少。慢性神经系统的变化在去麸质饮食后似乎不会消失。

乳糜泻患者常有营养不足的表现，最常见的是铁、维生素 D、叶酸、维生素 $B_{12}$、维生素 $B_6$ 和锌的缺乏。缺铁性贫血通常在患者去麸质饮食的 6 ～ 12 个月恢复，缺锌则在去麸质饮食后的数周内恢复。神经系统疾病则被报道与维生素 $B_{12}$、叶酸、铜及维生素 D 吸收不良相关。

一方面，自身免疫性甲状腺疾病和 1 型糖尿病是最常见的发生于乳糜泻患者上的自身免疫性疾病。约 10% 的 1 型糖尿病患者观察到乳糜泻。另一方面，乳糜泻患者较正常人在 20 岁前患 1 型糖尿病的风险增加 2.4 倍。7% 的自身免疫性甲状腺疾病患者同时患有乳糜泻。自身免疫性甲状腺功能减退症是最常发生在乳糜泻患者中的甲状腺疾病，发生率较没有乳糜泻的患者高出 4 倍多。

乳糜泻、1 型糖尿病、自身免疫性甲状腺疾病都与 *HLA* 风险等位基因相关（即 *HLA-DQ2* 或 *HLA-DQ8*）。与乳糜泻相关的干燥综合征、阿狄森氏病、甲状旁腺疾病、生长激素缺乏症也曾被报道。乳糜泻患者中自身免疫性肝炎和原发性胆汁性肝硬化的患病率也较高。只有较少的证据表明，去麸质饮食可以影响乳糜泻患者发生其他自身免疫性疾病的概率。

其他与乳糜泻相关的疾病还有结核、肺炎、肾炎、哮喘、溃疡性结肠炎、克罗恩病等，它们与乳糜泻的内在联系目前尚不清楚，可能与免疫异常有关。总之，乳糜泻相关的临床表现复杂多样。近年来，由于诊断技术的提高，越来越多的患者以肠道外表现为线索而获得诊断。因此，充分了解乳糜泻相关的肠道外临床表现对于早期发现乳糜泻，使患者早期得到治疗具有重要的意义。

有相当比例的患自身免疫病和肠病的 CD 患者无乳糜泻的症状，只是因为有 CD 的遗传风险或乳糜泻相关疾病才得以诊断（Kelly et al. 2015）。对于无症状或体征的 CD 患者是否应进行筛查和治疗仍存在争议。

## 四、诊断

根据《2012 年欧洲儿科胃肠肝脏营养学协会乳糜泻诊断指南》（郭红梅 2014），乳糜泻的诊断分为以下几个方面。

### （一）乳糜泻特异性抗体检测

实验室可通过各种方法（酶联免疫吸附试验、放射免疫测定等）使用纯化或重组的抗组织转谷氨酰胺。

胺酶 2 型（tissue transglutaminase type 2，TG2）抗原或含 TG2 的组织或体液检测血标本抗 TG2 IgA 或 IgG 抗体。肌内膜抗体（endomysial antibody，EMA）检测需要免疫荧光显微镜，易受观测者的主观影响。尽管如此，在专业实验室，EMA 检测结果的特异性高达 98% ～ 100%，被认为是检测乳糜泻特异性抗体的参考标准。也可用去酰基的醇溶朊肽检测乳糜泻抗体。

抗 TG2 抗体和（或）EMA 阳性的儿童和青少年，乳糜泻的可能性很大。低水平的抗 TG2 抗体与很多非乳糜泻有关，如一些免疫性疾病、感染、肿瘤、心肌损害、肝脏疾病和牛皮癣，这些抗体与 EMA 无交叉反应，因此 EMA 诊断乳糜泻更为可靠。此外 EMA 的检测结果较其他乳糜泻抗体更稳定，具有更高的诊断比值比。总之，如果 EMA 阳性，乳糜泻可能性大。在欧洲儿科胃肠肝脏营养学协会（ESPGHAN）报道中酶联免疫吸附试验抗 TG2 抗体的特异性低于 EMA 试验。但是 15 项人群研究中有 11 项抗 TG2 抗体敏感性＞ 90%，13 项抗 TG2 抗体特异性＞ 90%。研究证实高浓度的抗 TG2 抗体可定义为超过正常上限 10 倍。因此，检测血清抗 TG2 抗体是诊断乳糜泻的首选方法。

在选择诊断试验和解释结果时必须考虑患儿是否存在 IgA 缺陷：重要的是首先检测血清总 IgA 以排除 IgA 免疫缺陷。而对于 IgA 缺陷的儿童可以选择检测特异性 IgG 抗体。

### （二）组织活检

乳糜泻患者的组织学异常改变，包括小肠绒毛部分至全部萎缩、隐窝延长、绒毛 / 隐窝值下降、隐窝有丝分裂指数增加、肠上皮内淋巴细胞增多，固有层浆细胞、淋巴细胞、肥大细胞和嗜酸性粒细胞浸润，此外可见小肠刷状缘缺乏、肠上皮细胞异常变平。根据乳糜泻组织病理马什（Marsh）分类，损伤形式包括浸润、增生和萎缩。病理报告应包括解剖部位的描述、绒毛（正常或萎缩的程度）、隐窝、绒毛 / 隐窝值、小肠上皮细胞内淋巴细胞数。小肠上皮细胞内淋巴细胞数（IEL）＞ 25/100，上皮细胞提示浸润性损伤，但这并非乳糜泻的特征性改变。牛奶蛋白或大豆蛋白过敏、婴儿难治性腹泻、肠兰伯鞭毛虫重症感染、免疫缺陷、热带口炎性腹泻、细菌过度生长也可出现小肠上皮细胞内淋巴细胞数增多。因此，即使病理改变严重，也应根据临床、血清学结果结合摄入含谷胶的食物的反应来诊断。对于一些有症状，乳糜泻特异性抗体阳性，但小肠黏膜活检正常或出现浸润性损伤的患儿，疾病的自然病史及是否需要饮食治疗还不清楚。

1）标本活检显示乳糜泻小肠黏膜呈斑片状损伤，多点组织活检是分析的关键。最近的研究显示即使在小肠的同一节段，也会出现不同程度的损伤。一些患者损伤局限于十二指肠球部。总之，活检标本最好至少有 1 块取自十二指肠球部，至少有 4 块取自十二指肠降部、水平部。

2）乳糜泻诊断后，不需再进行组织学检查。症状消失或乳糜泻相关的抗体恢复正常足以支持诊断。如果对回避饮食无反应，应仔细评估患者的顺应性或是否粗心大意而暴露于含谷胶的食物。

### （三）谷胶激发试验

大多数病例诊断无需谷胶激发试验，但是在某些特殊情况下仍需进行，包括怀疑最初的诊断。除非无乳糜泻特异性抗体（抗 TG2 抗体和 EMA），年龄 < 2 岁也无需进行激发试验。对 < 5 岁的儿童和发育期的青少年进行激发试验是相当困难的。一旦决定进行谷胶激发试验，就应在医务人员的严格监督下进行，且有儿童胃肠病专科医生参与。最好先进行十二指肠组织活检和 HLA 检测。而且，需确保饮食中谷胶摄入量。在激发试验过程中应检测抗 TG2 IgA（IgA 缺陷者检测抗 TG2 IgG）。如果乳糜泻抗体阳性并且观察到临床和（或）组织学复发的患者可被认为是谷胶激发试验阳性（确定诊断）。缺乏血清学 / 症状阳性，以临床为目的的激发试验 2 年后结束，应继续随访患者，避免出现复发。

### （四）HLA-DQ2 和 HLA-DQ8 检测

HLA-DQ2 和 HLA-DQ8 检测是排除乳糜泻常用的工具，应在未明确诊断乳糜泻前进行，如乳糜泻特异性抗体阴性或小肠近端活检标本轻度浸润改变。对于临床高度怀疑乳糜泻，存在特异性乳糜泻抗体，指南建议无需小肠活检标本，进行 HLA-DQ2 和 HLA-DQ8 检测，加强诊断的力度。对于无症状的个体也可以先进行 HLA 检测，以决定是否需进行乳糜泻特异性抗体检测。

总之，乳糜泻的诊断依据是谷胶依赖症状，乳糜泻特异性抗体水平上升，携带 HLA-DQ2 或 HLA-DQ8 及十二指肠活检特征性的组织学改变（绒毛萎缩和隐窝肥大）。高水平抗 TG2 抗体（≥ 10 倍正常上限值）诊断准确率高。当出现高水平抗体时，可依据临床症状，结合抗体和 HLA 检测诊断乳糜泻，而省去十二指肠活检。对于饮食治疗后临床症状改善和抗体水平下降即可明确乳糜泻诊断。只有不能明确诊断的患者才需要进行谷胶激发试验和重复小肠活检。

## 五、治疗

### （一）终身去麸质饮食

严格禁食一切麦类（如小麦、大麦、黑麦）及其制品，如面筋、烤麸及面制糕点等。需要注意的是，燕麦对近 5% CD 患者也不安全（王歆琼和许春娣 2011）。将面粉中的面筋去掉，剩余的淀粉可食用。

禁食食物：①禁食一切含有麸质的食品，如馒头、面条、通心粉、麦片、蛋糕、饼干、点心及其他各种用面粉制作的食物；麦芽类制品，如啤酒、面酱、面筋、糕点及麦类制的饮料、酒类等。②烹调时要避免添加含麦胶的食物，如面包渣、面糊、馒头屑等。

③西餐中的奶汁鸡、奶汁鱼、奶汁肉和用面制的汤等。

开始治疗时乳制品也应避免，原因是未经治疗的乳糜泻患者经常伴有继发性乳糖酶缺乏，在治疗 3～6 个月后，如果患者未出现临床表现，则可以重新食用乳制品。患者在去麸质饮食治疗开始后，就应对所食用的食物慎重选择，一般在 2～3 周可见明显效果。然而有研究显示，通过 16 个月的去麸质饮食，尽管有 83% 的 CD 患者血清学检测转阴，但组织学恢复正常的患者仅有 8%，提示去麸质饮食的疗效并没有想象的那样迅速。研究还证实了严格的去麸质饮食可明显降低临床症状及并发症的发生。持续接受去麸质饮食的婴儿和儿童，生长发育正常。去麸质食物包括：①植物类食品可选用大米、豆类、玉米、小米、高粱、米粉、木薯粉、淀粉类或用米粉制作的糕点等。②动物类可选用瘦肉类、鱼类、禽类、蛋类、鱼、虾、蟹等；无乳糖酶缺乏者，可选用乳及乳制品。③果菜类可选用白薯、土豆、南瓜、倭瓜、胡萝卜、山药等及纤维少的蔬菜；水果汁、水果冻、麦乳精、可可等饮料可作为加餐用。原则上以高蛋白、高热量、低脂肪、无刺激性、易消化的饮食为主。应做到低脂少渣，由于肠黏膜受损，初期膳食应选用低纤维的食物，如果汁和菜汁。随病情的好转逐渐增加摄入量。尽量采用汆、煮、炖、熬等烹调法。

## （二）改善患者的营养状况

因长期慢性消耗，从腹泻中丢失大量蛋白质，故应在供给高热量的前提下，供给适量的优质蛋白质，以纠正负氮平衡，防止体重下降。热能供给：婴幼儿建议每日每千克体重按 100～125 kcal（1 cal = 4.1868 J），成人每日每千克体重按 35～40 kcal 供给。蛋白质供给：婴儿每日每千克体重按 3～4 g，幼儿每日每千克体重按 50～60 g。脂肪的供给量不宜多，尤其在腹泻时，每日不超过 30 g。乳糜泻是一种影响多个器官系统的终生炎症状态，因此应定期随访患者。对有症状及无症状患者的监测建议没有差异。基于专家共识，在诊断时，应评估患者的共存自身免疫性疾病，如甲状腺和肝脏疾病，以及缺乏铁、维生素 D 和维生素 $B_{12}$ 的情况。根据患者症状，考虑锌、叶酸和其他营养素不足也很重要。还应注意其他营养素如钙、镁及脂溶性维生素（维生素 A、维生素 E、维生素 K）、水溶性维生素（维生素 $B_1$、维生素 $B_2$、维生素 C）的供给，以补充其丢失。必要时可输白蛋白或输血。

## （三）糖皮质激素

危重病例或难治性乳糜泻（Al-Toma et al. 2007）可静脉滴注糖皮质激素，或可口服泼尼松或泼尼松龙。其可改善小肠吸收功能，缓解临床症状，但停药后常复发，且长期应用有水、钠潴留，加重低钾及骨质疏松的副作用。应用肾上腺皮质激素使患者达到临床缓解后，硫唑嘌呤是一线治疗的药物。环孢素 A、英夫利昔单抗和他克莫司有个例成功的报道，但由于存在副作用，主要用于糖皮质激素治疗无效或对硫唑嘌呤耐受者。

## （四）新的治疗方法

由于去麸质饮食的食物较昂贵，并非所有患者均能承受。一些学者希望通过抑制免疫反应来控制 CD 的病程，包括进食时同时服降解麸质的酶，用遗传修饰的方法开发无麸质的谷物，用酶解物调节肠道通透性以防止麸质穿透上皮进入体内，以及不同形式的免疫疗法。自体干细胞移植术用于有 T 细胞异常的难治性乳糜泻，在临床、实验室、组织病理和免疫指标方面已取得了显著成效，但这些患者的随访时间还较短，尚不能对该方法的有效性下结论。

### 六、乳糜泻的预防和预后

英国科学家研究发现，母乳喂养有助于预防乳糜泻的发生。研究人员通过对多项有关研究进行回顾后发现，婴儿接受母乳喂养的时间越长，其发生乳糜泻的危险就越低，不过，目前还不能确定，是母乳喂养延迟了乳糜泻症状的产生，还是能永久性地预防这种疾病的发生。

乳糜泻是终身性疾病，去麸质饮食是最基本而必需的预防措施。麸质摄入很广泛，即使少量麸质也会导致乳糜泻复发，不利于缓解。患者应由营养医师指导饮食，肠黏膜活检或检查抗体滴度复查病情，并及时补充铁、叶酸等和钙、镁等微量元素。去麸质饮食可缓解患者症状、改善预后，但有少数患者可死于该病，主要是初发时病情严重的成年患者、难治性乳糜泻患者和合并肠淋巴瘤的患者，目前，对去麸质饮食是否能减少这一危险性尚不清楚。

（王 佳 韩晓华）

# 第十七节 嗜酸细胞性胃肠炎

## 一、嗜酸细胞性胃肠炎概述

嗜酸细胞性胃肠道疾病（eosinophilic gastrointestinal disease，EGID）是一组以嗜酸性粒细胞（eosinophil，Eos）炎症为特点的一组胃肠道疾病（Eluri et al. 2017；Fahey et al. 2017），1937 年由 Kaijser 首次报道。1970 年，Klein 等根据嗜酸性粒细胞浸润的深度将 EGID 分为三种类型，黏膜型 EGID、肌层型 EGID 及浆膜型 EGID。根据临床特点、病理生理及对治疗的反应，EGID 分为嗜酸细胞性食管炎（eosinophilic esophagitis，EoE）、嗜酸细胞性胃肠炎（eosinophilic gastritis，EGE）、嗜酸细胞性结肠炎（eosinophilic colitis，EC）。EGE 是一种少见的慢性胃肠道疾病，以胃肠道某些部位弥漫性或局限性嗜酸性粒细胞浸润为特征。胃和小肠为最常受累部位，结肠少见。其可发生于任何年龄，好发年龄为 30 ～ 50 岁，儿童时期较罕见，男性患病率高于女性。临床表现主要为慢性的非特异性的胃肠道症状，如迁延性反复的腹泻、呕吐及腹痛，个别患者会有贫血、腹水等表现，伴或不伴有外周血中的嗜酸性粒细胞数增多。由于许多 EGE 患者被误诊或未报告，具体患病率不甚清楚，据估计患病率为（1 ～ 30）/100 000。有报道 Th2 类细胞因子及嗜酸性粒细胞介导因子如 IL-5 和嗜酸性粒细胞趋化因子（eotaxin）在 EGE 的发生发展过程中发挥了重要的作用（弋东敏等 2016）。

## 二、发病机制

EGE 的发病机制尚未完全明确，嗜酸性粒细胞局部浸润及脱颗粒和 Th2 反应是 EGE 的发病基础。目前认为，EGE 主要涉及两种变态反应，即 IgE 介导的 I 型变态反应和 Th2 介导的迟发性变态反应（弋东敏等 2016）。过敏原可诱导 B 细胞产生 IgE，后者与肥大细胞、嗜碱性粒细胞上的 Fc 受体结合，释放各种炎症介质，同时也可诱导 Th2 细胞增殖、活化、产生细胞因子（IL-4、IL-5、IL-13），两者同时促使嗜酸性粒细胞增殖、活化、趋化聚集及释放细胞毒性物质。细胞毒性物质包括 4 种特殊阳离子蛋白，包括主要碱性蛋白（MBP）、嗜酸性粒细胞阳离子蛋白（ECP）、嗜酸性粒细胞过氧化物酶（EPO）及嗜酸性粒细胞来源神经毒素（EDN），这些阳离子蛋白不仅损伤消化道上皮细胞，还反向促使嗜酸性粒细胞和肥大细胞脱颗粒，释放大量的炎症因子如 IL-4、IL-5、IL-13 和嗜酸性粒细胞趋化因子，放大局部炎症级联反应。相关研究显示，小肠上皮细胞分泌嗜酸性粒细胞趋化因子 -1，而嗜酸性粒细胞趋化因子 -1 是嗜酸性粒细胞募集和趋化的关键调节因子。IL-5 不仅促进嗜酸性粒细胞生长、分化、活化，也可增加胶原蛋白沉积，使基底层增厚、纤维化。此外，嗜酸性粒细胞也可增加肿瘤坏死因子（TNF）、TGF-β 等表达，进而促进上皮增生、组织重建及纤维化（弋东敏等 2016）。

## 三、临床表现

EGE 的临床表现多样，缺乏特异性，容易导致临床上过多的检查及诊断的延误。患者大多数最常见的症状为腹痛，也有恶心、呕吐、食欲不振、体重减轻及腹泻。该疾病可累及各个年龄段，大多数分布在 30 ～ 50 岁，儿童病例较少。有一半的 EGE 患者有严重的或者隐匿的便血，有 36% 的患者伴有明显的贫血血红蛋白＜ 80 g/L。无论是成人还是儿童 EGE 患者大多数都有既往或同时伴有过敏病史，如哮喘、过敏性鼻炎或增高的 IgE。

临床症状的表现主要取决于病变累及部位、病理类型、范围和程度。目前多采用 1970 年 Klein 等根据嗜酸性粒细胞在消化道壁内浸润的部位，将 EGE 分为 3 型：黏膜型 EGE、肌层型 EGE、浆膜型 EGE。3 型 EGE 可单独或混合发病。

### （一）黏膜型 EGE

黏膜型 EGE 最常见，占患者总数的 25% ～ 100%。主要表现为长期、反复发作性上腹部疼痛、餐后恶心、呕吐、腹泻和体重下降。病变广泛时可出现小肠吸收不良、蛋白质丢失性肠病、失血和贫血等全身表现。

### （二）肌层型 EGE

肌层型 EGE 患者较少见，占患者总数的 13% ～ 70%，主要表现为幽门梗阻或肠梗阻，患者常有恶心、呕吐、腹痛，应用制酸剂和抗胆碱能药物难以缓解。

### （三）浆膜型 EGE

浆膜型 EGE 患者罕见，占患者总数的 12% ～ 40%，浆膜增厚并可累及肠系膜淋巴结，可表现嗜酸性粒细胞性腹腔积液，腹腔镜或剖腹探查活检可见浆膜下 Eos 浸润，腹腔积液中可见大量 Eos，这种类型通常对类固醇激素反应敏感。

小儿 EGE 多表现为腹痛和腹泻（孙梅和左佳 2011），儿童 EGE 腹痛有一定的特点：呈阵发性发作，可持续数分钟至数小时，疼痛较剧烈，可自行缓解，抑酸剂治疗有效，所以在针对疑似患者询问病史时应给予重视。除胃肠道症状以外，小儿 EGE 还可引起一系列的全身症状，如低热、贫血、生长发育迟缓、内分泌紊乱、肝功及心肌酶异常等。部分患儿可合并肠套叠。成人 EGE 最常见的受累部位是胃，而在儿童中累及小肠多于胃，其中空肠最常受累。成人腹腔积液少见，而有文献报道 67% 的儿童患者会出现腹腔积液，提示儿童与成人有所不同。累及浆膜的患儿外周血嗜酸性粒细胞及骨髓嗜酸性粒细胞水平明显增高，容易早期作出诊断。而累及肌层的 EGE 非常容易被误诊为消化性溃疡、淋巴瘤、胃泌素瘤等，误诊原因是该类患儿外周血嗜酸性粒细胞水平升高不明显，且儿科患者胃镜下黏膜活检取材部位难以达到肌层，对早期诊断造成困难。

## 四、诊断

该病尚无统一的诊断标准，没有任何一项实验室检查或者诊断程序能够诊断 EGE 疾病，它的诊断需要结合临床上的表现、相应的胃肠道症状、嗜酸性粒细胞的胃肠道浸润及排除其他原因引起的嗜酸性粒细胞增多的疾病。

### （一）实验室检查

需要详尽地了解患者的病史，进行详细的查体，包括了解患者的食物及环境过敏诱发因素，有无哮喘、鼻炎、湿疹病史，以及检查外周血的嗜酸性粒细胞计数情况。外周血 Eos 绝对计数 ≥ 600/L 通常是发现本病的最初线索。但是目前研究认为 Eos 增多不作为必需的诊断标准，部分患者外周血 Eos 水平未见升高，但是仍有 20% ～ 80% 的 EGE 患者是增高的。进一步的检查如增高的血沉、缺铁性贫血、增高的 IgE 水平、血白蛋白水平降低可进一步支持此诊断。大便常规检查以排除寄生虫的感染也是非常有必要的。

### （二）过敏原检测

过敏原的检测主要包括皮肤点刺试验、免疫学检测系统、斑贴试验，用来检测特异性食物与环境过敏原以判断引起疾病的病因。但是过敏原检测的应用也存在一定的局限性与争议（Ishido et al. 2010），所以只是作为诊断 EGE 的参考。

### （三）影像学检查

鉴于 EGE 的影像学检查多种多样，具有非特异性，所以它的作用是有限的。

超声检查是一项快速、经济、非侵入性的检查，对于 EGE 患者的肠壁增厚、腹水、腹膜结节等有一定的诊断价值。而且超声还可以用来监测需要随访的 EGE 患者的反应。CT 检查可更清楚地观察肠壁及肠外的病变，对于一些胃肠道上的结节、胃及小肠的增厚、肠系膜淋巴结肿大等有一定的诊断价值。钡对比检查在胃肠道水肿期间判断胃窦区的狭窄程度及小肠黏膜增厚程度上有一定的意义。

（四）胃镜及病理

EGE 的内镜可以是正常的，或是有一些非特异性的胃肠炎表现（Vikas et al. 2016），主要为胃窦、十二指肠、回肠末端和回盲部受累，黏膜充血水肿、糜烂出血、散在红斑、溃疡形成、可覆白苔，其他部位（食管、小肠）亦可累及，病变散在而分布较广（孙梅和左佳 2011）。内镜下黏膜活检证实胃肠道黏膜组织有 Eos 浸润（> 20 Eos/HPF，嗜酸性粒细胞 / 高倍视野）是诊断 EGE 的关键，这也是比较公认的诊断条件之一（Ming et al. 2003），但胃肠道 Eos 浸润常呈局灶性分布，内镜下黏膜活检可能为阴性表现，因此内镜下多点活检（6 点以上）可有效提高诊断率（张安忠等 2007）。有报道显示内镜结合活检至少可以诊断 80% 的 EGE 患者。随着内镜技术的发展，目前胶囊内镜也逐渐应用于 EGE 诊断中（Attar et al. 2011）。内镜下活检对以肌层和浆膜层受累为主的患者价值不大，此类患者需经手术和腹腔镜病理证实。

## 五、鉴别诊断

EGE 需要与存在胃肠道症状、同时存在着外周血 Eos 增高的疾病相鉴别。应详细地采集病史，结合实验室检查与胃镜及病理结果，综合判断加以鉴别。

（一）伴有胃肠道浸润的高 Eos 综合征

该病很少见，外周血 Eos 计数增高，> $1.5 \times 10^9$/L，并至少持续 6 个月；除外其他引起 Eos 增高的疾病如寄生虫病或过敏性疾病；因 Eos 浸润和炎症介质的释放，存在器官损伤的证据，最常见的损伤器官为皮肤、肺和胃肠道。而心脏及神经系统受累在疾病的早期相对少见，单一的消化道受侵犯者罕见（Princess et al. 2009）。

（二）寄生虫感染

寄生虫感染存在着组织及外周血中 Eos 增高。询问有无生吃蔬菜、水果病史，完善大便的虫卵检查，血清学检查及胃十二指肠的胃镜检查可以鉴别。

（三）嗜酸性肉芽肿

该病主要发生于胃和小肠，呈局限性肿块，病理表现有嗜酸性肉芽肿，外周血 Eos 无增加。

（四）胃肠道肿瘤

胃肠道肿瘤实验室检查中存在肿瘤标志物异常，胃镜检查及活检可资鉴别。

（五）炎症性肠病

EGE 同时存在炎症性肠病的临床表现，肠镜及病理活检可资鉴别。

## 六、治疗

EGE 的治疗由于缺乏大规模、前瞻性的研究，目前临床尚无统一的临床共识。

### （一）饮食干预

对于已证实是食物过敏所致的 EGE，从饮食中去除所有形式可疑的过敏食物是最重要的治疗手段，报道显示饮食干预对小儿嗜酸性粒细胞食管炎的效果良好。大多数支持饮食干预的证据主要来自回顾性研究及一些病例报告。治疗的效果与 Eos 的浸润程度、患者的年龄与要素节食的限制程度有关。但是要素节食也存在着一定的争议（Norihisa et al. 2013），有报道长期要素节食存在着营养不良、贫血等问题，以及费用昂贵，而且缺乏进一步的临床追踪（Attar et al. 2011）。另外，经过一段时间的要素节食后，再次接触该食物存在着症状再次出现的问题。

### （二）类固醇激素

全身和局部糖皮质激素是治疗 EGE 的主要治疗药物，尤其是一些要素节食治疗无法实行或效果不理想的病例。有报道称类固醇药物主要是通过抑制 Eos 生长因子 IL-3、IL-5 和 GM-CSF 来治疗该病。如果应用糖皮质激素初始治疗无效，需要对 EGE 疾病重新进行诊断评估（Joohee et al. 2011），由此可见糖皮质激素对于 EGE 的治疗是有效的。各种关于糖皮质激素治疗 EGE 的病例中，大部分患者主要受益于初始治疗的 2 ～ 6 周，每天 20 ～ 40 mg 泼尼松 [1 ～ 2 mg/(kg·d)]，之后序贯治疗数周至数月（Persić et al. 2001）。有些患者没有复发，但是大部分患者在激素减量或停药后会复发。后者需要长期小剂量激素或简短激素冲击治疗。但需要监测激素的副作用，因长期激素治疗可导致生长抑制、骨质疏松等问题（Tiago et al. 2013）。

吞咽吸入剂型糖皮质激素被认为是有效的且是"局部"起作用的（如氟替卡松或布地奈德，吞咽而不是吸入），既可减少类固醇激素的用量，又使其在肝脏快速分解并能迅速作用于食管表面（Iborra et al. 2014）。然而，尽管吞咽吸入型糖皮质激素短时间内应用（< 1 年）被认为是安全的，但它们有潜在的长期的副作用，包括生长抑制和骨质疏松，类似于治疗儿童哮喘的相同剂量的副作用。同时，如同其他的所有慢性过敏性疾病一样，类固醇激素治疗有效，但激素停止使用后会出现反跳现象。

### （三）色甘酸钠

色甘酸钠是一种肥大细胞膜稳定剂，有报道色甘酸钠单独治疗或联合糖皮质激素治疗黏膜型 EGE 和浆膜型 EGE 成功的例子（Whitington PF and Whitington GL 1988）。成人推荐口服剂量 100 ～ 300 mg/ 次，每天 4 次（弋东敏等 2016）。

### （四）酮替芬和甲磺司

酮替芬具有肥大细胞膜稳定作用及抗组胺作用，每天 2 ～ 4 mg 口服。有应用 12 个月酮替芬后 EGE 症状改善、被 Eos 浸润的组织清除及 IgE 水平下降的报道（Melamed et al. 1991)。甲磺司是一种抗 Th2 药物，具有抑制 Th2类细胞因子表达的作用。有甲磺司改善 EGE 症状的报告 (Ishido et al. 2010; Shirai et al. 2001)。然而这两种药物在美国是不被认可的 (弋东敏等 2016)。

### （五）孟鲁司特

孟鲁司特是一种选择性白三烯受体拮抗剂，有报道孟鲁司特改善了十二指肠嗜酸性粒细胞增多症引起的消化不良 (Tien et al. 2011)。尽管研究发现孟鲁司特能减少 EGE 患者外周血的 Eos 计数 (Daikh et al. 2003)，但对于一些症状比较重，有严重并发症如食管狭窄的 EGE 病例，其治疗是无效的。

### （六）其他生物治疗方法

新的治疗方法包括以下几个方面。①免疫疗法：如抑制细胞因子 IL-5 作用的抗过敏剂已在临床治疗哮喘与嗜酸性粒细胞增多症中被证实有效 (弋东敏等 2016)，但在 EGE 病例中尚有争议 (Spergel and Rothenberg 2012)。②抗嗜酸性粒细胞相关因子的特殊治疗：包括嗜酸性粒细胞黏附分子、嗜酸性粒细胞趋化因子单克隆抗体 (CAT-213) 及嗜酸性粒细胞促凋亡因子等。这些药物在一定程度上可以避免由长期应用激素所导致的副作用，尤其是对儿童患者，尚在进一步研究当中 (Fahey and Liacouras 2017)。

（刘立云　韩晓华）

# 第十八节　儿童药物过敏反应

## 一、概述

药物过敏反应 (drug-induced allergy) 是指有特异体质的患者使用某种药物后产生的变态反应，属于药物不良反应 (adverse drug reaction，ADR) 的一部分。药物过敏反应是不可预见的，与药物原有效应无关，反应的严重程度差异很大，与剂量无关，可从轻微的皮疹、发热至造血系统抑制、肝肾功能损害、休克等，严重程度轻重不一。药物过敏反应可能是一种症状，也可能是多种症状同时出现，停药后过敏反应逐渐消失，再次接触时可能再发。过敏反应出现时间的早晚也有不同，快速者可在用药后数秒内出现，缓慢者可在用药后数小时至数天才发生。常见的药物过敏反应为荨麻疹等各种皮疹，以及瘙痒、低热、血管炎性水肿、哮喘和过敏性休克等表现，其中以各种皮疹及瘙痒最为常见，以过敏性休克及剥脱性皮炎药疹最为严重。

随着现代医学和药学事业的发展，许多高效而低毒性的合成药物及生物制剂广泛应用于临床，提高了疾病的治疗效果，但同时也导致药物过敏反应的发生率增加，此情况已成为临床医学一个突出的问题，应引起广大临床医师的高度重视 (国家药典委员会 2010; Demoly et al. 2014)。

## 二、危险因素

药物过敏是患者与药物之间相互作用的结果。女性比男性发生率高。Alergologica 在 2005 年的研究中发现，女性与男性首次咨询药物过敏比率约为 2：1。个案报告药物过敏的发生率，女性普遍高于男性。患有其他疾病，如 HIV、单纯疱疹病毒等，更容易发生药物过敏。注射给药途径导致过敏反应的风险较口服高。同时，长时间或多次小剂量给药比单次大剂量给药风险高。引起药物过敏反应的直接原因毋庸置疑是药物。儿童暴露于药物的程度和时间均低于成人，故药物过敏反应的发生率亦低于成人。有关常见药物过敏反应危险因素见表 2-9-6（Abdul et al. 2016）。

**表 2-9-6　常见药物过敏反应危险因素**

| 患者相关 | 药物相关 |
| --- | --- |
| 病毒：人类免疫缺陷病毒、单纯疱疹病毒 | 给药途径 |
| 女性 | 剂量相关 |
| 年龄 | 高分子量 |
| 肾脏疾病 | 半抗原药物，如青霉素、新诺明 |
| 系统性红斑狼疮 | — |
| 先前药物暴露 | — |
| 遗传（特异性） | — |

## 三、发病机制

药物过敏反应是由药物作为抗原或半抗原引发的免疫介导的反应。一种药物有可能启动多种免疫反应，也可以影响多种抗原决定簇的形成。例如，就青霉素而言，人们已发现了 1 个主要抗原决定簇和多个次要抗原决定簇。在治疗过程中，由于各种药物可能在不同个体之间出现过敏反应的频率、严重程度和临床表现差异较大。相关研究表明人类主要组织相容性复合体（MHC）的基因多态性与多种药物过敏反应的发生关系密切。通过 *HLA-B-5701* 基因分型诊断，可以发现，它们可以减少阿巴卡韦过敏反应发生率，也可以提示遗传因素在药物过敏反应中起重要作用。药物过敏反应在临床中可表现出不同类型的变态反应，主要包括以下几类，见表 2-9-7（李全生和魏庆宇 2015）。

**表 2-9-7　四种类型药物过敏反应**

| 过敏类型 | IgE 介导的变态反应（Ⅰ型变态反应） | 细胞毒性反应（Ⅱ型变态反应） | 免疫复合物反应（Ⅲ型变态反应） | T 细胞介导的超敏反应（Ⅳ型变态反应） |
| --- | --- | --- | --- | --- |
| 开始时间 | 立即，30 ~ 60 min | 延迟 | 延迟，1 ~ 3 周 | 延迟，48 h/72 h 至数周 |
| 免疫反应 | 药物 -IgE 复合物与肥大细胞结合导致释放炎症标志物；一般来说，需要之前有药物暴露 | 药物作为抗原与细胞结合，作为靶点被 IgM/IgG 细胞吞噬 | 药物复合物沉积在各组织 | 涉及 T 细胞，激活效应细胞（嗜酸性粒细胞、嗜碱性粒细胞和单核细胞） |

续表

| 过敏类型 | IgE 介导的变态反应<br>（Ⅰ型变态反应） | 细胞毒性反应<br>（Ⅱ型变态反应） | 免疫复合物反应<br>（Ⅲ型变态反应） | T 细胞介导的超敏反应<br>（Ⅳ型变态反应） |
|---|---|---|---|---|
| 临床表现 | 荨麻疹、血管神经性水肿、变应性鼻炎、哮喘发作、全身过敏反应 | 溶血性贫血、血小板减少 | 血清病、血管炎、关节痛、发热 | 接触性皮炎、Steven-Johnson 综合征 |
| 常见药物 | β-内酰胺类药物、神经肌肉阻断剂、喹诺酮类药物、一些化疗药物 | 奎宁、奎尼丁、磺胺类药、卡马西平、非甾体抗炎药 | 青霉素、β-内酰胺类药物、磺胺类药、疫苗 | 局部麻醉剂、氨苯砜、皮质激素、新霉素 |

## 四、与药物过敏有关的临床常用药物

引起儿童药物过敏反应的药物主要有以下几类：①抗生素类，如青霉素类、头孢类、氨基糖苷类、磺胺类、喹诺酮类等；②解热镇痛类，如阿司匹林、氨基比林、非那西丁等；③镇静及抗癫痫类，如苯巴比妥、苯妥英钠、卡马西平等；④生物制剂类，如各种疫苗、血液制品、破伤风抗毒素等；⑤中药制剂类，如痰热清注射剂、喜炎平注射剂、热毒宁注射剂、炎琥宁注射剂、鱼腥草注射剂、双黄连注射剂、板蓝根、丹参、六神丸、云南白药、牛黄解毒片、银翘解毒片等；⑥其他药物，如维生素 $K_1$、奥美拉唑钠注射剂、复方氨基酸注射剂、含碘造影剂、抗结核药及一些化疗药等（杨军和李永柏 2009；樊翠红 2013）。

## 五、临床表现

### （一）皮肤症状

皮肤症状最为常见，药物可引起多种过敏性皮疹，称为药疹。儿童常见药疹主要有以下几种类型。

#### 1. 固定性红斑

固定性红斑是最常见的药疹之一，皮疹为水肿性斑疹，圆形或椭圆形，边缘清楚，重症者斑疹上有 1 个至数个水疱或大疱。红斑可发生在任何部位，好发于口唇及外生殖器等皮肤黏膜交界处，常由摩擦引起糜烂。皮损局部伴瘙痒，皮损广泛者间有不同程度的发热。红斑消退后常留下紫褐色色素斑。

#### 2. 荨麻疹

当患儿患有荨麻疹时，可表现为全身性大小不等的风团，扁平凸起，形态不规则，起病较急，可在数小时内迅速由局部向全身扩散，持续 1～2 日后逐渐消退。由于荨麻疹伴有明显的瘙痒特征，患有荨麻疹的患儿，部分有发热、乏力、关节痛及腹痛等全身症状。

#### 3. 猩红热样皮疹

猩红热样皮疹多突然发生，开始为大小不等的红色粟粒疹，从面颈、躯干、上肢向下肢发展，24 h 可遍布全身，分布对称，呈水肿性、鲜红色，压之可褪色。皮疹可相互融合，可累及整个皮肤，酷似猩红热。其可伴发热、周身不适等症状，但患者一般情况良好，无猩红热的感染中毒表现。皮疹发展至高潮后，红肿渐消，继以大片脱屑，体温正常之后鳞屑即逐渐变薄、变细、变少，似糠秕状，皮肤恢复正常，病程不超过 1 个月，一般无内脏损害。

**4. 重症多形性红斑**

重症多形性红斑又称 Stevens-Johnson 综合征（Stevens-Johnson syndrome，SJS），发病急剧，常伴寒战、高热，有头痛、全身不适、关节痛、咽痛等前驱症状，容易使患儿皮肤损害，除皮肤损害外，还有眼、口、外生殖器等出现严重的黏膜损害及内脏损害，黏膜有明显糜烂、渗出，眼损害可导致角膜溃疡及失明。其还可伴有中耳炎、支气管炎、肺炎及食道、肾损害，预后差，可以致死。儿童尤为多见，本症候群亦可因感染诱发，与药物过敏极难区分。

**5. 大疱性表皮坏死松解型药疹**

大疱性表皮坏死松解型药疹是最为严重的药物性皮肤损害，近年来该病报道逐渐增多。该病起病急，先有皮肤瘙痒、疼痛或灼痛，之后出现皮疹、高热、全身不适、关节疼痛，皮疹于 2～3 天遍及全身。初为鲜红、紫红色斑或多形红斑，以后增多扩大，继之红斑处发生松解性大疱或大片表皮坏死松解，推之可随手移动，尼氏征阳性，破溃后大片糜烂，似烫伤样改变。全身常伴 40℃左右的高热，重症者可累及黏膜，合并胃肠道、肝、肾、心、脑等重要脏器损害，本型较凶猛，可因继发感染、水电解质平衡紊乱、肝肾损害而死亡。

**6. 过敏性紫癜**

药物引起的过敏性紫癜在儿童中较多见，这种病况亦有少数患儿表现为暴发性紫癜，严重者如果治疗不当可危及生命（王来放 2016）。

（二）药物热

本病是由患者因病使用某一种或多种药物而直接或间接引起的发热，原因包括药物过敏反应、药理作用、体温调节的变化、给药方式的局部反应、特异体质反应等，以药物过敏反应最常见。药物热也常常是药物过敏的最早表现。引起儿童药物热的常见药物有阿司匹林、青霉素类、头孢类抗生素、抗癫痫药、抗肿瘤药物。药物热与一般感染性发热、癫痫发作的发热及肿瘤所致的发热不同，其特征如下：首次用药，发热可经 10 天左右的致敏期后发生，如果是再次用药，则由于人体已被致敏，发热可迅速发生；药物热一般是持续的高热，体温可达 39℃，甚至 40℃以上。但患者的一般情况尚好，偶可能会伴有皮疹、关节痛、淋巴结肿大、血管炎性水肿、嗜酸性粒细胞增多等药物过敏反应，中毒现象也不严重，与发热程度不成比例；应用各种退热措施（如退热药）效果不佳；但如停用致敏药物，体温即能自行下降，多数患者在停药后 24～48 h 退热。药物热诊断难、易误诊、危害大。为避免或减少药物热的发生，医护人员应在临床用药过程中仔细观察分析，熟悉和重视药物热，要注重预防。临床医生用药要有的放矢、指征明确：能口服则不注射、能单用则不合用、能少用则不多用、能不用最好不用。对已经发生过药物热的患者，应告诫患者以后患病时禁止再用同一药物，以防发生意外（朱允和等 2011）。

### （三）血清病样反应

血清病是人在初次注射大量抗血清后出现的过敏反应，而一些药物引起的临床综合征与血清病在潜伏期、临床表现和免疫学特点方面相似，称血清病样反应，这些药物包括抗毒素（蛇毒、肉毒、白喉和狂犬病）、β- 内酰胺类抗生素、青霉素、血清制剂、促肾上腺皮质激素、乙内酰脲类等，其中 β- 内酰胺类抗生素是最常见的引起血清病样反应的非血清因素。本病多发生于用药后 5 ～ 15 天。临床症状表现为轻度或中度发热、淋巴结肿大、关节肿痛、肝脾肿大等。绝大多数病例有皮疹发生，如荨麻疹与猩红热样、麻疹样、多形红斑样或紫癜样皮疹。随着体内血清水平的下降，通常在 3 ～ 5 天急性症状消失，其他症状随后也逐渐缓解（杨军和李永柏 2009）。

### （四）速发型超敏反应综合征

本病是药物过敏反应中发病最急、进展最快、最易引起死亡的一种。药物进入机体后立即发生过敏反应，可表现为急性荨麻疹、血管炎性水肿、变应性鼻炎、哮喘发作等，严重者可出现喉头水肿、过敏性休克，甚至危及生命。严重反应时往往因未及时抢救，患者迅速进入晕厥、抽搐、神志不清，继而心搏骤停。

### （五）血液系统反应

药物过敏反应累及到血液系统，可表现为溶血性贫血、白细胞减少、粒细胞减少、血小板减少、血嗜酸性粒细胞增多等。

### （六）消化系统反应

药物过敏反应累及到消化系统，可表现为恶心、呕吐、腹痛、腹胀、胃部不适、腹泻、肝肿大、肝功能异常、黄疸、肝坏死等。

### （七）呼吸系统反应

药物过敏反应累及到呼吸系统，可表现为鼻炎、哮喘、胸闷、气促、呼吸困难、超敏性肺炎、喉头水肿、哮喘、肺纤维化等。

### （八）肾脏系统反应

药物过敏反应累及到肾脏系统，可表现为蛋白尿、镜下血尿、肾功能不全等。

### （九）循环系统反应

药物过敏反应累及到循环系统，可表现为胸闷、心悸、血压高、心率快及循环衰竭症状如面色苍白、全身出冷汗、脉弱、血压下降、烦躁不安等，可发生超敏性心肌炎、大动脉炎及血管炎等。

（十）神经系统反应

药物过敏反应累及到神经系统，可表现为头晕、头昏、眼花、头痛、惊厥、头晕、抽搐、脑炎、大小便失禁等（杨军和李永柏 2009）。

## 六、诊断

由于缺乏有效的检测手段和统一标准的诊断程序，而且药物种类繁多，药物过敏反应临床表现复杂，大多数儿童过敏反应常因感染诱发，感染后又不可避免地使用抗生素、退热药物或者某些中成药制剂，因此，临床判断"药物过敏反应"的始发因素比较困难。即使在教学医院中，也仅有 6% ～ 12% 发生药物不良反应的住院患者能被确诊为药物过敏反应。目前仍以临床病史为主要依据，全面、详细的病史是诊断药物过敏反应的关键。完整的病史有助于临床医生选择相应实验室检查和诊断性试验。询问既往药物过敏史具有特别重要的价值，结合特征性药物过敏反应的临床表现和实验室检查，进行综合分析，才能作出正确判断。

（一）临床病史的评估

1）是否符合药物过敏反应的症状。

2）症状发生的时间、进展速度、首次用药时间、最后一次用药后与临床症状出现所间隔的时间、全身症状、停药后的效果。

3）需要详细的全身体格检查。

4）其他药物的应用：发生反应的同时是否应用同类的其他药物。

5）既往史，早先就有的过敏症状或者慢性荨麻疹、慢性鼻炎、鼻窦炎，这些既有的疾病在应用某些药物时会加重症状，如阿司匹林、非甾体抗炎药等（李全生和魏庆宇 2015）。

（二）皮试

目前仅 β- 内酰胺类、神经肌肉阻滞剂等可提供较可靠的皮试结果。其余药物由于其中间代谢产物免疫原性尚不清楚，且容易发生假阳性和假阴性结果，因此皮试并不能完全准确地确定药物过敏反应。美国一项调查显示，给予有 β- 内酰胺过敏史但皮试为阴性的患者再次口服 β- 内酰胺药物，仅 0% ～ 6% 发生药物过敏反应。然而，欧洲一些研究结果显示，32.9% 的皮试阴性患者的药物激发试验为阳性结果。英国变态反应与临床免疫学会（BSACI）建议有药物过敏史的患者，即使皮试显示为阴性，也要进行激发试验确认。

皮肤点刺试验：用于诊断药物诱导的 I 型变态反应（由 IgE 介导）。皮肤点刺液的浓度和剂型会影响试验结果。使用药物进行皮肤点刺试验，剂型的选择顺序依次为注射剂、口服溶液、溶解药片。点刺液的标准化是皮肤点刺试验的重点及难点，也是亟待解决的关键问题。

皮内试验：比皮肤点刺试验的敏感度高，但特异性低，易有假阳性结果，因此一般建议先进行皮肤点刺试验后再进行皮内试验。因皮内试验有诱发全身过敏反应的风险，要求只能在复苏抢救措施完善的医院中进行，并且需由经验丰富的医务工作者操作和读取结果。但应注意读取结果后的 48 h 内可能会出现迟发性皮内试验阳性。采用皮内试验或者皮肤点刺试验仅能检测 IgE 介导的速发型超敏反应，而对于非 IgE 介导的迟发型超敏反应则需要其他检测方法。

斑贴试验：通过斑贴试验可检测出以斑丘疹症状为主的患者，但伴嗜酸性粒细胞增多和系统症状的药疹（drug reaction with eosinophilia and systemic symptoms，DRESS）综合征、多形性红斑（erythema multiforme，EM）、重症多形性红斑、中毒性表皮坏死松解型药疹及光敏感的检测结果并不理想。值得注意的是非特异性刺激可造成假阳性结果，而药物浓度过低或者药物分子量大可造成皮肤穿透性差，导致假阴性结果。此方法用于临床的检测还需要进一步观察研究。

### 1. 青霉素皮试

青霉素类药物是临床上使用最广泛的抗生素，属于 β- 内酰胺类药物。以其高效、低毒的优点，在临床广泛应用，但其过敏反应发生率居各类药物之首。国内外研究已证明，青霉素本身引起的过敏反应较少，引起过敏反应的物质主要是青霉素的降解产物。青霉素降解产物作为半抗原与蛋白质结合后可使机体产生 IgE，引起速发型过敏反应的发生。迟发型反应多非 IgE 介导，确切的机制还不清楚。青霉素的主要降解产物青霉噻唑酰半抗原与非免疫原性蛋白载体多赖氨酸结合是最主要的结合形式（95%），称为主要抗原决定簇（MAD），也是引起青霉素过敏反应的主要物质（90% 以上）。除了上述主要抗原决定簇，其他青霉素降解产物青霉烯酸盐、青霉吡唑酸盐和青霉噻唑胺等也可以引起青霉素过敏反应，称为次要抗原决定簇。两种抗原决定簇涵盖了绝大多数青霉素过敏反应的过敏原。目前国外只对有青霉素过敏史的患者采用青霉素皮试。皮试的方法为先行皮肤点刺试验，结果是阴性再采用皮内试验。我国要求在严格掌握用药指征，并仔细询问过敏史的前提下，必须做青霉素皮试，有青霉素过敏史者不宜进行皮试。引起青霉素皮试假阳性的影响因素有年龄、性别、患者所患疾病、患者心理因素、消毒剂、时间等，而引起青霉素皮试假阴性的影响因素有皮试前使用过药物、免疫因素及皮肤水肿、机体处于高度抑制（如昏迷、麻醉等）或高度应激（如疼痛、创伤等）状态等。

新生儿使用青霉素是否必须做皮试：一些人主张新生儿免做皮试，理由是青霉素过敏反应多由 IgE 介导，而新生儿体内缺乏 IgE，同时新生儿接触青霉素的机会少，体内不会存在相应的抗体及生物活性物质；同时新生儿皮肤红嫩，酒精可使其局部发红，有的出现小红疹，因而得不到正确的结果。主张做皮试者的理由是有隐匿性遗传背景或过敏体质的新生儿，体内 IgE 水平可能会升高，虽然多数新生儿未直接使用青霉素，但可通过间接方式接触青霉素，近年来也有多例新生儿青霉素类药物过敏的报道。故对新生儿使用青霉素也应做皮试。

停药多长时间需要重新做皮试：对于停药后多长时间需要做皮试的规定不同，各家医院各自规定 24 ～ 72 h。陈卫春等（2002）认为，青霉素制剂停药间隔时间规定以 3 日为宜，因为变态反应的发生一般是在接触抗原 3 ～ 5 日开始。更换不同批号青霉素类药时，须使用新批号青霉素，并重新进行皮肤过敏试验。

口服青霉素是否要做皮试：虽然国外某些青霉素类口服制剂可免皮试，但文献报道青霉素类口服制剂可引发过敏性休克，青霉素类口服制剂的皮试需要重视。国家药品监督管理局早已明文规定：各类口服青霉素类药物的包装、标签和中文说明书及相关宣传材料不得出现"服用前免皮试"的字样。大多数口服青霉素类药物的说明书在"注意事项"中均注明：用药前必须进行青霉素皮试，阳性反应者禁用。对于青霉素类口服制剂，在使用前必须按照常规详细询问过敏史，确为青霉素过敏者禁止使用。首次使用必须在医院做皮试，结果为阴性后方可服用，间隔一段时间后再次使用也必须在医生指导下服用后观察半小时再离院（郝敏 2009）。

**2. 头孢菌素类药物皮试**

长期以来，针对头孢菌素类抗生素在使用前是否需要行皮肤过敏试验的问题，始终存在着争议。目前美国和大部分欧洲国家不进行皮肤过敏试验，而日本和北欧的一些国家仍规定进行皮肤过敏试验。目前国内医院对头孢菌素类皮试问题有 4 种做法：①用青霉素皮试结果代替头孢菌素类皮试结果，皮试阴性直接使用头孢菌素类药物。②有的不进行皮肤过敏试验，直接使用头孢菌素类药物。③有的一般不进行皮肤过敏试验，但在使用前询问患者对青霉素类、头孢菌素类药物有无过敏史，对有过敏史者才进行皮肤过敏试验。④有的医院，根据药品说明书操作，药品说明书要求进行皮肤过敏试验的才做，如果药品说明书没有提及则不做。结合国内外文献，建议：①有青霉素严重过敏反应史者，禁用头孢菌素类药物；②对头孢菌素类药物有过敏史者禁用；③无过敏史者，口服药物可不进行皮试；④注射用药需严格按照药品说明书要求执行，皮试可不作为常规，但首次使用最好在医院内；⑤青霉素皮试阳性或过敏体质患者及临床不确定者，选用药物时进行皮试；⑥注射用头孢菌素类及头孢菌素与 β- 内酰胺酶抑制剂复方制剂，应对拟用药物 2 种成分均不过敏者使用，有过敏史者禁用，不确定者可进行药物皮试（朱运贵和原海燕 2012）。

**3. 关于交叉过敏反应**

青霉素与头孢菌素类药物有相似的分子结构，都有 β- 内酰胺环，所以存在交叉过敏。头孢菌素类药物的过敏反应多依赖其侧链 R1 分子结构，而青霉素中过敏原的主要抗原决定簇是青霉噻唑基，青霉素类药物发生过敏反应有共同的抗原决定簇。所以，青霉素类药物之间交叉过敏的发生率高，而头孢菌素类之间交叉过敏的发生率低。头孢类的 7 位侧链和青霉素的 6 位侧链是两者交叉过敏的基础，两者侧链结构越相似，交叉过敏反应越强；两者侧链结构完全不同，则可能不发生交叉过敏反应。临床上有 8% ～ 10% 的青霉素类过敏史者对头孢菌素类也过敏，约为无过敏史者的 4 倍，呈现不完全交叉过敏性，故用青霉素代替头孢菌素进行皮肤过敏试验，不仅假阳性多且阴性结果也不完全可靠。因此提示用青霉素皮肤过敏试验代替头孢菌素皮肤过敏试验是不准确的（朱运贵和原海燕 2012）。

（三）激发试验

药物激发试验是诊断药物自身诱发药物过敏反应的金标准，能够确诊药物过敏反应，排除药物过敏反应，证明不可能诱发药物过敏反应的药物的耐受性。其用于非甾体抗炎药、局麻药、抗生素皮试阴性的时候。模仿正常给药途径来检测致敏药物，这种方法的结果可靠，但是有一定的危险性。激发试验要在最安全的医疗环境中进行，经过训练的医疗人员对试验充分了解，能够识别早期阳性反应，做好出现生命危险时的治疗准备及可使用的紧急抢救设备准备。因为药物激发试验难以预测Ⅱ型和Ⅲ型变态反应，所以即使试验结果为阴性，也应随诊观察患者用药后可能出现的反应，以便及时作出相应处理。激发试验阴性不能证明机体现在对试验药物的耐受性，也不能证明机体未来对试验药物的耐受性。

（四）生物学检测

生物学检测的方法对临床有很大帮助，尤其对同时服用多种药物的患者及出现严重的危及生命的药物过敏反应患者和对药物激发试验禁忌的患者。

**1. 药物特异性 IgE 检测**

体外检测过敏药物的特异性 IgE 是无效的，大多数药物检测没有试验证据证实。有效的试验大多缺乏敏感性但是都具有较高的特异性（> 90%）。目前开展定量抑制试验，将其应用于体外多种药物之间的交叉反应，但此试验对临床结果的预测没有得到完全认可。

**2. 纤维蛋白酶和组胺测定**

通过嗜碱性粒细胞脱颗粒试验、嗜碱性粒细胞和肥大细胞诱导组胺释放试验可以测定纤维蛋白酶和组胺。Ⅱ型临床过敏性疾病通过测定以上两种物质，可以证明所测药物变应原即是致敏患者的特异性致敏物。

**3. 致敏药物诱导的Ⅱ型和Ⅲ型变态反应**

一些试验中心应用 Coombs 试验、体内溶血试验、补体测定、循环免疫复合物测定来了解Ⅱ型和Ⅲ型变态反应。特异性抗体 IgG 或 IgM 参与药物诱导引起的血细胞减少症，疫苗诱导Ⅲ型 DHR 或者右旋糖酐过敏等变态反应。

**4. 遗传标志物**

*HLA-B-5701* 的筛查能够降低阿巴卡韦引起超敏反应的风险（筛查药物过敏反应阳性率约为 55%，而斑贴试验呈阴性，其筛查药物过敏反应的阴性预测值为 100%）；中国人应用卡马西平致敏与 *HLA-B-5701* 有一定的相关性。

**5. T- 细胞相关讨论**

DHR 与 T- 细胞相关的研究是有前景的，但是目前仅局限在实验室研究中。

**6. 嗜碱性粒细胞激发试验**

嗜碱性粒细胞激发试验目前正在药物论证阶段（Demoly et al. 2014）。

## 七、治疗

（一）一般治疗

1）过敏反应发生后要立即停用致敏药物，给予有效的治疗来缓解症状，加强机体的排泄，使机体内药物迅速排出体外，如输液、利尿等处理手段。

2）如果正在治疗的原发病不严重，可以暂停治疗，把所有药物全部停用。

3）如果原发病的治疗不能中断，则对治疗非绝对必要的药物应该全部停用。对非过敏反应中的可疑药物，如果临床上持续性服用所致的风险要大于受益，尤其出现严重症状或危及生命时，药物应该停用。

4）对治疗绝对需要、停用后可能造成严重后果的药物，可酌情保留，但是不宜过多；对于容易引起变态反应的药物，应争取停用，必要时可以用其他不易引起变态反应的药物代替。

5）过敏反应控制一段时期后，应查明致敏药物，避免再次误用。

6）需做好支持治疗，防止其他合并症的出现，加强皮肤、眼部等部位的护理，调节相关器官功能、维持水电解质平衡。

（二）对症治疗

1）轻度的药物过敏反应，可能出现荨麻疹和血压轻度下降，只要及时发现、及时停药就可以逐渐缓解，可给予 1～2 种抗组胺药物（如盐酸异丙嗪、氯雷他定、左西替利嗪等）口服，同时加强局部皮肤护理，预防皮肤继发感染。

2）中度、Ⅱ、Ⅲ型变态反应：除全身荨麻疹外还有脉速、心律失常、低血压与气急等症状，在及时停药的同时，治疗上给予 $H_2$ 受体与 β 受体阻滞剂，如异丙肾上腺素吸入与多巴酚丁胺、肾上腺素静脉注射，必要时用微量泵，同时给予糖皮质激素如氢化可的松、地塞米松、甲泼尼龙等。对于药物引起的Ⅱ、Ⅲ、Ⅳ型变态反应，单靠停用致敏药物症状不能缓解的，应该用糖皮质激素治疗，抗组胺药治疗效果不明显。

3）严重的药物过敏反应，特别是严重的全身过敏反应，除及时停用有关药物外，还应该积极抢救，尽快控制病情发展；儿童药物过敏性休克来势迅猛，发展迅速，因此，抢救应争分夺秒。一旦确诊，立即停用引起过敏的药物，脱离致敏环境，监测生命体征。更换输液瓶及输液器，保留穿刺针。迅速让患儿去枕平卧，立即给予吸氧、抗休克、抗过敏、对症等处理。对于严重的过敏反应，则仍以肾上腺素为首要药物。可皮下或肌内注射 0.1% 肾上腺素（0.01 mg/kg），如不缓解，可重复注射 1 次（15～20 min 后），对于出现休克的患儿，尽早使用肾上腺素可明显提高抢救成功率。根据需要建立两个静脉通道，一路用于静脉推药，一路用于扩容补液。常用抗休克的血管活性药物有多巴胺[5～10 μg/(kg·min)] 等，在给予血管活性药物的同时，静脉快速滴注或推注生理盐水扩容。另外，抢救时同时给予肾上腺皮质激素，首选地塞米松：0.5 mg/kg，静脉注射。继之用氢化可的松琥珀酸钠：小儿 4～8 mg/kg 静脉滴注或用甲泼尼龙 5～20 mg/kg，稀释后静脉滴注。异丙嗪：1 mg/kg，肌内注射。钙剂：10% 葡萄糖酸钙 10 ml 溶入 20 ml 生理盐水，静脉滴注。若患儿出现极缓慢心率或呼吸减慢、无效呼吸或心跳、呼吸停止，应立即进行心肺复苏。处理休克的同时应立即纠正气道阻塞，必要时气管插管机械通气，保持气道通畅。抢救中严密监测患儿的神志、脉搏、呼吸、血压、尿量及末梢循环等并做好记录，注意保暖，根据患儿病情进行对症处理。但用药种类争取简单，以免因抢救药物的应用，再引起一次变态反应，使治疗更加复杂化（Bircher 2005；黄瑞英 2012）。

### （三）个体化预防治疗

1）药物过敏反应的患者，应该有一个明确的、规律的、最新的慎用药物清单和一份可用的替代致敏药物清单。

2）当更换的药物与致敏药物属于同一类时，应在医护人员监护下做药物激发试验。

3）从医学和法医学的角度来看，临床医生有必要给每一位患者做调查问卷（了解患者药物过敏史）。

4）提前预防用药（如缓慢注射、提前应用糖皮质激素、$H_1$ 受体阻滞剂），尤其对非变应性鼻炎非常有效，而对特异性 IgE 依赖的过敏反应临床效果不显著。

### （四）药物脱敏治疗

临床上一些患者对某种药物过敏而又无其他药物可以替代时，可以考虑采用药物脱敏疗法。例如，喹诺酮类药物用于某些囊性纤维化患者，β- 内酰胺类和抗结核药物用于重度感染患者，破伤风疫苗用于预防破伤风，紫杉醇和铂盐用于肿瘤化疗，单克隆抗体用于几种血液和非血液系统肿瘤，心脏病和风湿性疾病需要阿司匹林或非甾体抗炎药治疗。给药的原则是逐步递增剂量，开始稍慢，以后加快，毕竟脱敏治疗有一定的危险性，所有药物脱敏治疗需要谨慎从事，首先要严格掌握适应证，只有在无其他药物可替代的情况下方可使用，同时必须具备足够的技术力量和抢救设备，一旦发生了严重过敏反应，应放弃此种治疗方法（Mirakian et al. 2009；欧阳艳红等 2011；Bergmann and Caubet 2016）。

## 八、预防

避免使用既往出现过敏反应的药物，对于可疑药物亦尽量避免使用，或者在医生严密观察下慎用。由于药物过敏反应为不可避免的医源性疾病，因此医生应对药物的化学成分、适应证、禁忌证、副反应、配伍禁忌等全面掌握，切忌滥用药物。对患者进行药物过敏风险的教育。

准确记录患者的药物过敏史和过敏症状的严重程度。提高预防药物过敏反应的重视程度，有过敏史的患儿应避免使用过敏药物，或在医生的严密观察下慎用。医生应时刻观察患儿病情，对患儿服用的药物化学成分、适应证、禁忌证、副反应、配伍禁忌等知识应全面掌握，禁忌滥用药物，一旦发生过敏反应第一时间进行抢救（王来放 2016）。

（姚慧生　韩晓华）

## 第十九节　嗜酸细胞性食管炎

### 一、概述

嗜酸细胞性胃肠道疾病（eosinophilic gastrointestinal disease，EGID）是一组以嗜酸性粒细胞炎症为特点的一组胃肠道疾病。根据临床特点、病理生理及对治疗的反应，EGID 分为嗜酸细胞性食管炎（eosinophilic esophagitis，EoE）、嗜酸细胞性胃肠炎（eosinophilic gastritis，EGE）和嗜酸细胞性结肠炎（eosinophilic colitis，EC）。EGID 的患病率很低，EoE 是目前为止最常见的 EGID，美国、澳大利亚等西方发达国家 EoE 的患病率在逐年急速增加，发病症状与儿童克罗恩病相似（约 1/2000）（van Rhijn et al. 2013）。EoE 是致敏食物和（或）可能的环境致敏原所引起的食管嗜酸性粒细胞炎症。诊断标准和治疗方法已在全球医学界被统一认可（Papadopoulou et al. 2014；Seth et al. 2015）。特应性体质及白人男性好发，男女比率不论在成人还是儿童中均为 3∶1，而且，约高达 90% 的 EoE 患者还患有至少一种其他过敏性疾病，如过敏性鼻炎、哮喘和食物过敏等。同一家族中的家庭成员患 EoE 的风险比为 80∶1，是哮喘的 40 倍，提示基因因素在 EoE 中的重要作用（Cianferoni and Spergel 2015）。

### 二、病因和病理学

EoE 的病因目前尚不清楚，多数学者认为在一定程度上与过敏相关，包括食物过敏及呼吸变应原过敏。EoE 是一组慢性的、细胞介导的、食物过敏相关的过敏性疾病，以食管嗜酸性粒细胞增多和 Th2 型免疫炎症反应为特征，同时也有证据表明基因在 EoE 的发病机制中占有一定的作用（Marc et al. 2010；Cianferoni and Spergel 2015）。有研究报道（涂玉洁和许军英 2012），EoE 疾病进程主要与食管壁屏障功能受损、炎症发生、上皮下纤维化和食管运动功能紊乱等有关。主要病因、发病机制及病理改变有以下几个方面：①食管壁屏障功能受损：许多 EoE 患者存在胃食管反流病症状，反流到食管的胃酸和胃蛋白酶可以损伤食管上皮间的紧密连接，食管屏障功能受损导致机体对过敏原反应加剧，同时胃酸进入食管组织，加重炎症反应，进而出现上皮下纤维化及食管运动功能紊乱。②炎症反应：一般认为本病为抗原吸入后激发食管黏膜亢进的 Th2 型免疫炎症反应，将小鼠暴露于过敏原和过表达 Th2 类细胞因子，可复制 EoE 动物模型。③上皮下纤维化：上皮下纤维化被认为是 EoE 的一种组织学特征。过多的嗜酸性粒细胞、肥大细胞等免疫效应细胞可分泌 TGF-β、TNF-α、IL-1β 等促纤维化因子，刺激成纤维细胞分化为肌成纤维细胞表型，EoE 患者的细胞表型标记蛋白 α- 平滑肌肌动蛋白（α-SMA）表达呈阳性。④食管运动功能紊乱：EoE 患者常出现吞咽困难的症状，研究表明，这可能是食管上皮下纤维化和食管运动功能紊乱共同作用的结果。超声内镜发现 EoE 患者的食管纵行肌功能异常，而环形肌的收缩与对照组相比是正常的（涂玉洁和许军英 2012）。

### 三、临床表现

EoE 的症状主要与食管运动失调及纤维化有关，儿童主要与食管运动失调有关，而成人多与纤维化有关。儿童患者的临床表现多种多样，随年龄不同临床表现各异，多以一种或多种胃食管反流样症状就诊。小婴儿表现为喂养困难、反流及生长发育障碍；学龄前儿童以呕吐、腹痛等症状较明显；青春期可能会出现吞咽困难及食团嵌顿等症状。

### 四、诊断

EoE 需要临床症状、内镜和组织病理的综合诊断，食管组织病理学检查是诊断 EoE 的金标准方法。目前较公认的诊断标准是食管多处黏膜活检提示嗜酸性粒细胞计数＞ 15 个 /HPF。

美国胃肠病学会（ACG）于 2013 年制定了 EoE 诊治指南（Dellon et al. 2013），诊断标准包括：①食管功能障碍相关症状；②组织病理学改变：食管黏膜活检标本 Eos ≥ 15 个 /HPF；③质子泵抑制剂（PPI）试验治疗后食管 Eos 增多持续存在或食管 pH 监测正常；④除外其他食管 Eos 增多的已知原因，如嗜酸性胃肠炎（食管至结肠整个消化道均可出现 Eos 浸润伴或不伴外周血 Eos 计数增加）、高嗜酸性粒细胞综合征（外周血 Eos 计数＞ $1.5 \times 10^9$/L 且持续时间超过 6 个月并伴靶器官损害，多累及心脏、皮肤及神经系统），尤其注意与 GERD 和对于 PPI 有效的食管嗜酸性粒细胞增多症（PPI-REE）鉴别。

内镜检查是 EoE 患者非常重要的一项检查，内镜下改变主要与嗜酸性粒细胞持续浸润引起黏膜炎症反应、食管重塑相关。EoE 患者内镜下表现多种多样，但它仅仅累及食管。食管内的炎症通过消化内镜可以表现为纤维化（沟、水肿、白斑、裂口、狭窄）或是正常的表现，然而内镜下食管黏膜正常并不能排除 EoE 的可能。据统计大约 1/3 儿童 EoE 患者内镜下食管黏膜可以表现为完全正常（Blatman and Ditto 2012）。而且，EoE 的嗜酸性粒细胞不是均匀分布的，所以，取病理至少要取 4 处病理。当然，十二指肠及胃区的病理也需要以用来排除 EGE。目前为止，没有任何一个可靠的生物标志物能够替代消化内镜来诊断 EoE、监测 EoE 的进展及对于治疗的反应。

EoE 的症状与胃食管反流（gastroesophageal reflux disease，GERD）极其相似，但与 GERD 不同的是，EoE 通常对于最大剂量的质子泵抑制剂（proton pump inhibitor，PPI）没有反应，而 GERD 治疗有效。所以在做内镜检查之前的 8 周 PPI 治疗非常重要且必要。正常情况下整条胃肠道中食管是唯一的不存在嗜酸性粒细胞的器官，病理状态下，食管中存在嗜酸细胞可以由 GERD、对于 PPI 有效的食管嗜酸性粒细胞增多症（PPI-REE）、EoE 或一些其他的少见疾病所引起。所以，有学者提出 EoE 的诊断金标准是在 8 周最大剂量的 PPI 治疗后通过消化道内镜活检食管每高倍视野至少有 15 个嗜酸性粒细胞（Cianferoni and Spergel 2015）。应用标准的 PPI 治疗 8 ～ 12 周（20 ～ 40 mg/ 次，每日 2 次，儿童 10 ～ 30 mg/ 次，每日 2 次或 1 mg/kg，每日 2 次）临床有效可以排除 GERD 及 PPI-REE（Furuta et al. 2007；Liacouras et al. 2011）。

## 五、治疗

嗜酸细胞性食管炎的治疗包括饮食干预、药物治疗、内镜下食管扩张术等。饮食干预可作为一线治疗，若效果不佳可给予一定的药物治疗。食管明显狭窄者可考虑内镜下食管扩张术。未来的治疗方法将会主要在抗原耐受及特异性的生物学治疗方面。

### （一）饮食干预

大多数的 EoE 患者对食物和呼吸过敏原都敏感，食物是已知的触发物，饮食干预是最基本且有效的，被认为是一线的治疗方案，但是儿童患者存在依从性差等问题可能影响疗效。有以下 3 种主要的能被接受的临床饮食方法（Liacouras et al. 2011）。①要素节食：一般患儿进行游离氨基酸配方奶粉喂养 4 ~ 6 周，进行组织学评估，若组织学缓解，则可开始缓慢引入食物。若一种食物引入 5 ~ 7 天症状无复发，需进行组织病理学检查确认缓解，可再引入其他食物。②基于过敏试验的特异性抗原逃避：应用皮肤点刺试验和斑贴试验来确定过敏食物，并从饮食中剔除，大约有 70% 患儿症状可得到缓解。③基于最常见食物抗原的经验性回避饮食（SFED）。饮食干预应该根据个体患者的特点选择饮食方案（Chris et al. 2005；Kagalwalla et al. 2006；Marc et al. 2012；Dellon et al. 2013）。牛奶、鸡蛋、大豆、花生、海鲜、小麦这 6 种食物是目前文献中报道的较为常见的食物过敏原。不需进行过敏原检测，直接回避以上 6 种食物的饮食，大约有 70% 的患儿可得到临床症状的缓解（Matthew et al. 2013）。

### （二）质子泵抑制剂（PPI）治疗

PPI 是治疗的组成部分，因为它们不仅用来排除 GERD，同时也是确诊 GERD 的手段。另外，PPI 也用来治疗一种发病机理仍旧不完全清楚的 PPI-REE。PPI 的治疗剂量为：成人 20 ~ 40 mg/ 次，每日 2 次；儿童 10 ~ 30 mg/ 次，每日 2 次或 1 mg/(kg·d)，每日 2 次。共识推荐诊断 EoE 需要一个为期 8 周的 PPI 试验（Furuta et al. 2007；Liacouras et al. 2011；Wael et al. 2009；Asher and Dellon 2014；Dellon et al. 2014；Molina-Infante et al. 2009；Shauna et al. 2013；Wen et al. 2015）。

### （三）激素治疗

与所有其他的过敏性疾病类似，糖皮质激素是治疗 EoE 非常有效的治疗方法。

尽管短期口服糖皮质激素非常有效（1 ~ 2 mg/kg，最大量为 60 mg/24 h，7 ~ 15 天），但是因为激素众所周知的副作用，故不推荐长期应用（Schaefer et al. 2008；Marc et al. 2012；Dellon et al. 2013）。患者吞咽吸入剂型糖皮质激素被认为是有效的且是"局部"起作用的（如氟替卡松气雾剂或布地奈德和丙酸倍氯米松雾化液，吞咽而不是吸入）（Michael et al. 2006；Schaefer et al. 2008），氟替卡松：多次吸入剂型，指导患者屏气时喷入口中，然后咽下；或布地奈德混悬液：1 mg/2 ml 水剂，用法用量见表 2-9-8。口服糖皮质激素的初始疗程为 8 周，既可减少类固醇激素的用量，又使其在肝脏快速分解并能迅速作用于食管表面。当正确的使用吞咽吸入类固醇激素治疗 EoE 时，高达 80% 的患者的疗效是显著的，其可以作为初始和维持管理 EoE 的一线用药。然而，尽管吞咽吸入剂型的糖皮质激素短时间内应用（< 1 年）被认为是安全的，但它们可有潜在的长期的副作用，包括生长抑制和骨质疏松，类似于治疗儿童哮喘的相同剂量的副作用。同时，如同其他的所有慢性过敏性疾病一样，类固醇激素治疗有效，激素停止可能面临 EoE 的临床症状和病理学特征回到从前（Liacouras et al. 2011；Aceves et al. 2007；Dohil et al. 2010；Dohil et al. 2010；Lucendo et al. 2011）。

**表 2-9-8　局部糖皮质激素治疗 EoE 的初始剂量**

| 药物 | 年龄组 | 剂量 |
| --- | --- | --- |
| 氟替卡松 | 儿童 | 88 ~ 440 μg/d |
|  | 成人 | 880 ~ 1760 μg/d，分次 |
| 布地奈德 | 儿童 | 1 mg/d |
|  | 成人 | 2 mg/d，分次 |

### （四）内镜下食管扩张术

食管纤维化和食管狭窄是 EoE 的并发症，尤其在未经治疗的 EoE 患者身上尤其常见。内镜下食管扩张术对于那些饮食干预和药物治疗失败而又需要短期缓解症状的患者来说有时是非常有必要的。然而，食管黏膜脆性增加是 EoE 的一个重要特征，这就提示着疼痛、出血、食管穿孔这些并发症的风险会提高。所以，内镜下食管扩张术不应该作为管理 EoE 的唯一治疗方法（Alain et al. 2010；Liacouras et al. 2011；Schoepfer et al. 2008）。但目前也有观点提出，内镜下食管扩张术不再是一种野蛮的"黑暗时代"治疗方法。只要我们记住"低起慢行"，内镜下食管扩张术是有效、安全和易于执行的（Richter 2017）。

### （五）其他生物治疗方法

有研究显示（Merves et al. 2014），IL-5 拮抗剂、IgE 拮抗剂、抗 IL-13、CRTH2 拮抗剂、白三烯受体拮抗剂（孟鲁司特）、免疫抑制剂等类药物均在治疗 EoE 上存在一定程度的成效，但也存在着一定程度的局限性。例如，IgE 拮抗剂奥马珠单抗治疗 EoE 由于缺乏大样本临床研究，尚不能作为 EoE 的常规用药（Cianferoni and Spergel 2015）。IL-5 拮抗剂美泊利单抗可明显改善 EoE 患者症状和组织学改变，但不能减少组织中嗜酸性粒细胞的浸润数量（Straumann et al. 2010）。未来的治疗可能会包括目前已用来治疗顽固性哮喘而未在 EoE 上试验的药物——抗 TSLP 抗体（Gail et al. 2014）。对于 EoE 的治疗尚需研究学者进一步的研究及临床试验。

（刘立云　韩晓华）

# 参 考 文 献

奥马珠单抗治疗过敏性哮喘专家组，中华医学会呼吸病学分会哮喘学组 . 2018. 奥马珠单抗治疗过敏性哮喘的中国专家共识 . 中华结核和呼吸杂志，41(3): 179-185.

鲍一笑，陈志敏 . 2018. 抗组胺 H1 受体药在儿童常见过敏性疾病中应用的专家共识 . 中国实用儿科杂志，33(3): 161-170.

常虹. 2008. 接触水导致荨麻疹一例. 中外医疗, 34(34): 174.

陈健峰. 2014. 变态反应性喉水肿的临床诊治分析. 世界最新医学信息文摘, 14(11): 132.

陈同辛. 2018. 婴幼儿牛奶蛋白过敏国内外指南解读. 临床儿科杂志, 36(10): 805-808.

陈轶. 2013. 奥洛他定滴眼液和依美斯汀滴眼液治疗过敏性结膜炎的疗效比较. 海峡医学, 25(12): 155-157.

程雷. 2006. 变应性喉炎的诊断与治疗. 华中医学杂志, 30(4): 274-275.

程雷. 2012. 变态反应性喉炎的临床诊治. 中国眼耳鼻喉科杂志, 12(6): 341-343.

迟深, 孙云. 2008. 黏膜耐受治疗变应性疾病的研究进展. 医学综述, 14(13): 1946-1949.

崔玉艳, 张志灵. 2007. 遗传性血管性水肿发病机制研究进展. 陕西医学杂志, 36(10): 1402-1403.

戴启刚, 陶嘉磊, 姜茗宸, 等. 2016. 汪受传教授治疗儿童哮喘发作期134例的临床经验. 世界中医药, 11(10): 2060-2061, 2065.

丁斌, 吴军. 2011. 孟鲁司特加外用药治疗婴儿湿疹临床观察. 中国中西医结合皮肤性病学杂志, 10(3): 182-183.

樊翠红. 2013. 小儿药物过敏的156例临床探讨. 世界最新医学信息文摘(电子版), (16): 119-120.

方岚, 陈林芳. 2004. 药物致光敏感性和光毒性反应. 儿科药学杂志, 10(2): 11.

方淑颖, 陈秀. 2015. 婴儿湿疹影响因素的Logistic回归分析. 中国生育健康杂志, 26(5): 436-439.

付兰, 纪超, 李贤光, 等. 2012. 他克莫司软膏治疗光敏性皮肤病临床观察. 中国皮肤性病学杂志, 26(9): 801-803.

格拉默. 2004. 帕特森变态反应性疾病. 北京: 人民卫生出版社.

葛坚. 2010. 眼科学. 北京: 人民卫生出版社.

顾恒, 钱恒林, 常宝珠, 等. 1994. 重型种痘样水疱病的临床研究. 中华皮肤科杂志, 27(4): 203-205, 268.

顾恒, 颜艳, 陈崑, 等. 2000. 我国特应性皮炎流行病学调查. 中华皮肤科杂志, 33(6): 4.

顾恒, 尤立平, 刘永生, 等. 2004. 我国10城市学龄前儿童特应性皮炎现况调查. 中华皮肤科杂志, 37(1): 29-31.

顾瑞金. 2004. 帕特森变态反应性疾病. 北京: 人民卫生出版社.

郭红梅. 2014. 2012年欧洲儿科胃肠肝脏营养学协会乳糜泻诊断指南. 中国实用儿科杂志, 29(14): 1118-1120.

郭丽芳, 范卫新. 2004. 过敏性接触性皮炎免疫反应机制的研究进展. 国际皮肤性病学杂志, 30(6): 366-368.

郭萍, 周薇薇, 秦磊, 等. 2011. 羊膜移植术治疗重症春季卡他性结膜炎的疗效分析. 国际眼科杂志, 11(4): 706-708.

郭琪勇. 2014. "冬病夏治"穴位敷贴防治支气管哮喘176例. 中国中医药近代远程教育, 12(6): 54-55.

郭一峰, 李萍, 汤建萍, 等. 2017. 中国12城市0~7岁儿童皮肤病患病率调查. 中华皮肤科杂志, 50(11): 790-794.

国家药典委员会. 2010. 临床用药须知(化学药和生物制品卷). 北京: 中国医药科技出版社.

郝敏. 2009. 青霉素类药物皮试研究进展. 临床护理杂志, 8(1): 58-60.

何静, 毕志刚, 刘彦群. 2000. 接触过敏与Th1/Th2淋巴细胞亚群平衡. 国际皮肤性病学杂志, 26(5): 273-276.

贺光玉. 2013. 结膜冷冻治疗春季卡他性结膜炎的疗效观察. 国际眼科杂志, 13(12): 2522-2524.

洪建国, 鲍一笑. 2016. 述评重视儿童支气管哮喘的规范化诊治. 中华儿科杂志, 54(3): 161-162.

胡芳, 林穗方, 卢建军, 等. 2016. 孕期维生素D缺乏与儿童湿疹相关性的Meta分析. 中国儿童保健杂志, 24(10): 1065-1069.

胡亚美, 江载芳. 2002. 诸福棠实用儿科学. 北京: 人民卫生出版社.

黄瑞英. 2012. 地塞米松在头孢类药物过敏反应中的应用. 国际医药卫生导报, 12(11): 113.

黄少鹏, 谢秀芳, 陈勇, 等. 2015. 标准化粉尘螨滴剂舌下免疫治疗变应性鼻炎的疗效及安全性研究. 临床耳鼻头颈外科杂志, 29(7): 618-621.

季婧敏. 2015. 婴儿湿疹预防与治疗的研究新进展. 黑龙江医学, (12): 1388-1391.

鞠梅, 顾恒. 2005. 光斑贴试验及其临床应用. 国际皮肤性病学杂志, 31(2): 78-80.

黎结纯. 2016. 针对春季卡他性结膜炎的联合用药疗效观察分析. 北方药学, 13(3): 42-43.

黎平, 孙晓东, 施辛, 等. 2011. 常规剂量氯雷他定对皮肤斑贴试验反应程度的影响. 中华皮肤科杂志, 44(11): 765-767.

黎萍. 2015. 喂养方式以及母亲饮食结构对婴儿湿疹发病率的影响. 广州医药, 46(1): 63-65.

李超, 陈晴燕, 谢博. 2015. 婴儿湿疹. 中国实用乡村医生杂志, (7): 17-18.

李春联, 王学民, 陈德利. 2004. 变应性接触性皮炎中细胞因子的表达. 国际皮肤性病学杂志, 30(4): 232-234.

李海英, 邓丹琪. 2005. 多形性日光疹的研究进展. 昆明医科大学学报, 26(2): 127-130.

李华, 李颉. 2016. 穴位敷贴疗法分期治疗儿童哮喘缓解期的临床观察. 河北医学, 22(9): 1549-1550.

李化兵, 杨增金, 海斌. 2012. 小儿慢性荨麻疹与肺炎支原体感染的相关性研究. 中国现代医生, 50(12): 151-152.

李怀云, 丁震. 2016. 呼出气一氧化氮测定对老年人哮喘患者治疗的指导价值. 安徽医药, 20(6): 1161-1162, 1163.

李邻峰. 2012. 儿童湿疹的病因及临床表现. 中国社区医师, (47): 4.

李全生，魏庆宇 . 2015. 药物变态反应的诊治 . 中国实用乡村医生杂志，22(17): 32-33.

李时悦 . 2017.《支气管热成形术手术操作及围手术期管理规范》解读 . 中国实用内科杂志，37(8): 716-717.

李欣玲 . 2016. 妊娠饮食和喂养与婴儿湿疹的关系及护理 . 中国保健营养，26(10): 277.

李燕华，毕志刚，蒋艺 . 2001. 紫外线及其辐射的尿刊酸对朗格汉斯细胞功能影响的研究 . 中华皮肤科杂志，34(1): 47-49.

李谊，岳玮，倪志扬，等 . 2016. 过敏性咽喉炎顽固性咳嗽的中药治疗 . 中国医学文摘耳鼻咽喉科学，31(2): 68-71.

梁碧华，朱慧兰 . 2015. 可诱发性荨麻疹 . 皮肤性病诊疗学杂志，22(6): 464-469.

林江涛 . 2016. 抗 IgE 治疗过敏性哮喘的长期有效性和安全性 . 中华结核和呼吸杂志，39(9): 733-736.

林江涛 . 2017. 制定国际上首部支气管热成形术规范意义重大 . 中华结核和呼吸杂志，40(3): 162-163.

林元珠，高顺强，徐世正 . 2008. 现代儿童皮肤病学 . 北京：学苑出版社 .

林元珠，马琳，高顺强 . 2016. 实用儿童皮肤病学 . 北京：人民军医出版社 .

刘春华 . 2016. 脱敏止痒洗眼方治疗过敏性结膜炎临床观察 . 世界最新医学信息文摘，(2): 73-74.

刘淮，刘景桢 . 2014. 物理性荨麻疹的范围及诊治 . 皮肤病与性病，(3): 114-116.

刘金花，李庆祥，陈俊钊，等 . 2013. 益生菌联合西替利嗪治疗儿童慢性荨麻疹疗效观察 . 中国热带医学，13(4): 504-505.

刘景卫，郝玉，甄翠棉，等 . 2007. 中医耳针联合咪唑斯汀治疗胆碱能性荨麻疹临床观察 . 中国皮肤性病学杂志，21(8): 516-517.

刘彤云，何黎 . 2004. 多形性日光疹的发病机制和治疗进展 . 国际皮肤性病学杂志，30(2): 78-80.

刘向萍，朱莹，刘明 . 2006. 小儿荨麻疹与幽门螺杆菌的关系探讨 . 医学争鸣，27(8): 694.

刘晓雁，杨明，甄甄 . 2012. 婴儿湿疹诊断和治疗 . 中国实用儿科杂志，27(8): 588-590.

刘晓依，陈戟 . 2011. 257 例儿童荨麻疹血清特异性过敏 IgE 检测结果分析 . 临床皮肤科杂志，40(12): 722-724.

马建龙 . 2008. 种痘样水疱病临床分析 . 中国实用医药，3(25): 77-78.

马静，董超，李晓江，等 . 2006. 白细胞介素 4 受体基因多态性与变应性疾病 . 国际耳鼻咽喉头颈外科杂志，30(2): 83-86.

马骏雄，廖文俊，李承新 . 2008. 自身免疫性荨麻疹 . 临床皮肤科杂志，37(2): 133-135.

马琳 . 2009. 润肤剂及居家护理在特应性皮炎治疗中的作用 . 实用皮肤病学杂志，1(1): 1.

马昕，张艳玲，宁慧娟，等 . 2017. 儿童乳糜泻 2 例临床分析 . 临床儿科杂志，35(10): 729-732.

蒙美禄，宾博平 . 2011. 婴幼儿湿疹发病相关因素的研究现状 . 中医临床研究，3(1): 55, 57.

闵思，廖茹娟，叶存善 . 2016. 泡性角膜炎鉴别诊断一例 . 中华实验眼科杂志，34(10): 914-915.

宁婵慧，李冰，郑晓汾 . 2015. T 细胞及其细胞因子在过敏性结膜炎作用机制的研究 . 国际眼科纵览，39(5): 357-360.

欧阳艳红，莫德番，刘元税，等 . 2011. 急性药物过敏反应 217 例临床分析 . 海南医学，22(10): 29-30.

潘丹，韩雪 . 2014. 分析过敏性结膜炎的临床特征 . 临床医药文献电子杂志，14: 2881.

蒲爱萍，宋琦如，汪岭 . 2003. 紫外线对皮肤的损伤及其防护 . 宁夏医科大学学报，25(4): 302-303.

乔宗海，徐洁洁，程雷 . 1999. 现代喉部疾病诊断与治疗 . 南京：东南大学出版社 .

秦鸥，王学民 . 2007. 诊断性斑贴试验的临床应用 . 临床皮肤科杂志，36(12): 800-802.

曲政海，高美华 . 2006. 儿童变态反应学 . 北京：人民卫生出版社 .

饶志方 . 2014. 治疗遗传性血管性水肿新药艾替班特概述 . 中国药师，17(6): 1033-1034, 1061.

任华丽，张宏誉 . 2007. 遗传性血管性水肿的临床表现及诊治进展 . 北京医学，29(8): 487-490.

任小冬，蒋晓平，陈天宾 . 2015. 蓝芩口服液联合枸地氯雷他定治疗过敏性咽喉炎的疗效分析 . 中国基层医药，22(9): 1407-
　　　1408.

任旭斌，刘春涛，黄玉芳 . 2009. 呼出气一氧化氮检测对支气管哮喘的诊断价值 . 中国呼吸与危重监护杂志，8(4): 322-325.

单晓峰，张福仁，田洪青，等 . 2005. 二氧化钛霜对窄谱中波紫外线光疗疗效和不良反应的影响 . 临床皮肤科杂志，34(7):
　　　479-480.

盛楠，余美文，许昌春，等 . 2015. 南京市 2 ～ 6 岁儿童荨麻疹现况调查 . 中华皮肤科杂志，48(2): 125-127.

舒萍 . 2016. 免疫调节剂对小儿哮喘的治疗应用综述 . 药物与临床，10: 19-21.

孙梅，左佳 . 2011. 嗜酸细胞性胃肠炎研究进展 . 中国实用儿科杂志，26(8): 563-565.

谭杰 . 2016. 儿童过敏原检测与脱敏治疗研究进展 . 内科，11(1): 32-35, 42.

谭力，吴澄清，张泉 . 2016. 支气管哮喘患儿血清 25- 羟维生素 $D_3$ 水平及其与肺功能、呼出气一氧化氮的关系 . 中国小儿急
　　　救医学，23(9): 613-615.

谭志建，陈静，李家文 . 2006. 慢性荨麻疹的发病机制研究进展 . 中国麻风皮肤病杂志，22(3): 221-223.

唐妮，毛曼云，翟睿，等 . 2017. 儿童荨麻疹与成人荨麻疹患者临床特征的比较分析 . 中国当代儿科杂志，19(7): 790-795.

田洪青, 杜东红, 赵天恩. 2005. 人体对紫外线的敏感性及其相关因素. 中国皮肤性病学杂志, 19(11): 694-696.

田中华, 王学东, 赵天恩. 2004. 多形性日光疹研究进展. 中国麻风皮肤病杂志, 20(3): 256-258.

涂玉洁, 许军英. 2012. 嗜酸性粒细胞食管炎最新研究进展. 临床消化杂志, 24(6): 366-367.

万川, 胡国红, 薛玮. 2012. 种痘水疱病样淋巴瘤的研究进展. 临床皮肤科杂志, 41(10): 644-646.

王法霞, 赖克方, 陈桥丽. 2010. 诱导痰嗜酸性粒细胞与慢性持续期支气管哮喘病情严重程度的关系. 中华哮喘杂志, 4(2): 107-110.

王建辉, 贝为武, 何洛芸, 等. 2016. 以胃肠不适为首发症状的儿童荨麻疹 56 例临床分析. 中国中西医结合儿科学, 8(4): 426-428.

王俊阁, 张虹, 罗辉. 2016. 食物过敏与食物不耐受的鉴别. 中国全科医学杂志, 15(8): 653-656.

王来放. 2016. 小儿药物过敏反应 68 例临床分析. 黑龙江医药, 29(1): 99-101.

王丽英, 常宝珠, 陈昆, 等. 2005. 慢性光线性皮炎的光斑贴试验和斑贴试验. 中华皮肤科杂志, 38(6): 335-337.

王林农, 李中国, 瞿佳. 2011. 曲尼司特滴眼液治疗过敏性结膜炎的多中心临床研究. 中国药学杂志, 46(23): 1828-1832.

王琳, 刘曙光. 2000. 泡性结膜炎与病毒感染. 华西医学, 15(4): 434.

王小军, 刘国华, 张京京, 等. 2001. 中西医结合治疗婴幼儿眼睑湿疹的临床观察. 中国中医眼科杂志, 11(4): 223.

王歆琼, 许春娣. 2011. 乳糜泻研究进展. 中国实用儿科杂志, 19(8): 569-571.

王振杰. 2012. 奥洛他定滴眼液联合普拉洛芬滴眼液治疗过敏性结膜炎的临床疗效. 中国医药科学, 2(14): 40-41.

魏红江, 蒋建春, 何英芝, 等. 2013. 严重药物过敏反应临床分析及研究. 临床合理用药, 6(33): 67-68.

魏若尧, 赵作涛, 陈天成. 2016. 变应性接触性皮炎的免疫机制. 中华临床免疫和变态反应杂志, 10(3): 255-263.

文利平. 2011. 接触性皮炎新进展. 中华微生物学和免疫学杂志, 21: 145-147.

吴伊旋, 沈惠风. 2008. 慢性荨麻疹部分发病机制的研究进展. 临床皮肤科杂志, 37(2): 136-137.

肖劲, 马卫娥. 2014. 儿童急性荨麻疹 105 例诊治分析. 临床合理用药杂志, 7(1): 40-41.

肖伟, 刘跃建, 龙怀聪. 2016. 诱导痰技术及在支气管哮喘中的应用. 实用医院临床杂志, 13(3): 159-161.

肖璇, 杨燕宁, 曹瑾, 等. 2012. 春季卡他性结膜炎的药物治疗疗效观察. 临床眼科杂志, 20(3): 215-216.

熊雁, 吴茜, 王艳春, 等. 2006. 肺炎支原体感染致皮肤损害 95 例. 中华实用儿科临床杂志, 21(4): 205.

徐迎阳, 支玉香. 2012. 遗传性血管性水肿发病机制. 中华临床免疫和变态反应杂志, 6(2): 125-130.

闫言, 王宝玺. 2005. 免疫防护指数对防光剂评价的研究进展. 国际皮肤性病学杂志, 31(6): 346-348.

阎洪禄. 2002. 小儿眼科学. 北京: 人民卫生出版社.

杨爱君. 2018.《儿童支气管哮喘诊断与防治指南 (2016 年版 )》解读. 中国医刊, 53(3): 253-257.

杨军, 李永柏. 2009. 小儿药物过敏反应及其临床诊治. 中国实用儿科杂志, 24(11): 824-826.

弋东敏, 陆小丹, 李健. 2016. 嗜酸性胃肠道疾病的研究进展. 25(8): 941-944.

殷凯生. 2017. GINA 指南的修订与支气管哮喘的防治. 中华医学信息导报, 32(9): 13.

袁娟丽, 蒋旭, 胡帅, 等. 2015. 乳糜泻研究进展. 食品安全质量检测学报, 6(11): 4510-4515.

袁世盛, 祁海滨. 2011. 婴儿特殊部位眼睑湿疹的综合治疗分析. 临床合理用药, 4(10): 93.

张安忠, 杨崇美, 崔屹, 等. 2007. 嗜酸细胞性胃肠炎的临床和内镜特点. 中国内镜杂志, 13(5): 602-604.

张皓, 邬宇芬, 黄剑峰, 等. 2014. 儿童肺功能检测及评估专家共识. 临床儿科杂志, 32(2): 104-114.

张建中. 2011. 糖皮质激素皮肤科规范应用手册. 上海: 上海科学技术出版社.

张建中, 高兴华. 2015. 皮肤性病学. 北京: 人民卫生出版社.

张晓岩, 林江涛. 2017. 2017 年全球哮喘防治倡议指南解读. 中国实用内科杂志, 37(8): 709-711.

张欣. 2016. 急性药物过敏反应的抢救对策及护理方法. 实用药物与临床, 19(1): 89-91.

张学军. 2013. 皮肤性病学. 8 版. 北京: 人民卫生出版社.

张雪英, 李文飞. 2014. 遗传性血管性水肿. 中国麻风皮肤病杂志, (9): 541-544.

张永明, 林江涛, 苏楠, 等. 2015. 支气管哮喘患者气道炎症表型研究. 中华呼吸与结核杂志, 38(5): 348-351.

赵辨. 2001. 临床皮肤病学. 3 版. 南京: 江苏科学技术出版社.

赵辨. 2010. 中国临床皮肤病学. 南京: 江苏科学技术出版社.

赵作涛, 郝飞. 2016. 中国荨麻疹诊疗指南 (2014 版 ) 解读. 中华皮肤科杂志, 49(6): 388-390.

郑健, 倪建聪, 滕用华, 等. 2014. 儿童湿疹病因分析及药物治疗. 海峡药学, (5): 96-97.

郑嵘君, 郑敏. 2009. 接触性荨麻疹. 国际皮肤性病学杂志, 35(4): 237-239.

中国医师协会儿科医师分会儿童耳鼻咽喉专业委员会. 2019. 儿童过敏性鼻炎诊疗 - 临床实践指南. 中国实用儿科杂志, 34(3): 169-175.

中国医师协会皮肤科医师分会过敏与临床免疫亚专业委员会. 2015. 斑贴试验临床应用专家共识. 中国皮肤病学杂志, 48(1): 8-10.

中华医学会, 中华医学会杂志, 中华医学会全科医学分会, 等. 2018. 支气管哮喘基层诊疗指南 (2018 年). 中华全科医师杂志, 17(10): 751-762.

中华医学会儿科学分会呼吸学组. 2016. 儿童支气管哮喘诊断与防治指南 (2016 年版). 中华儿科杂志, 54(3): 167-181.

中华医学会儿科学分会呼吸学组,《中华儿科杂志》编辑委员会. 2008. 儿童支气管哮喘诊断与防治指南. 中华儿科杂志, 46(10): 745-753.

中华医学会呼吸病学分会哮喘学组. 2010. 难治性哮喘诊断与处理专家共识. 中华结核和呼吸杂志, 33(8): 572-577.

中华医学会呼吸病学分会哮喘学组. 2018a. 支气管哮喘防治指南 (2016 年版). 中华结核与呼吸杂志, 39(9): 675-697.

中华医学会呼吸病学分会哮喘学组. 2018b. 支气管哮喘患者自我管理中国专家共识. 中华结核和呼吸杂志, 41(3): 171-178.

中华医学会皮肤性病学分会儿童皮肤病学组. 2017. 中国儿童特应性皮炎诊疗共识 (2017 版). 中华皮肤科杂志, 50(11): 784-789.

中华医学会呼吸病学分会哮喘学组, 中国哮喘联盟. 2018. 支气管哮喘急性发作评估及处理中国专家共识. 中华内科杂志, 57(1): 4-14.

中华医学会皮肤性病学分会免疫学组. 2014. 中国荨麻疹诊疗指南 (2014 版). 中华皮肤科杂志, 47(7): 514-516.

中华医学会皮肤性病学分会免疫学组, 特应性皮炎协作研究中心. 2014. 中国特应性皮炎诊疗指南 (2014 版). 中华皮肤科杂志, 47(7): 511-514.

中华预防医学会过敏疾病预防与控制专业委员会预防食物药物过敏学组. 2018. 口服食物激发试验标准化流程专家共识. 中国全科医学, 21(27): 3281-3284.

钟声, 宋志强. 2015. 接触性皮炎的发病机制研究进展. 中国麻风皮肤病杂志, 31(1): 29-31.

周承藩, 沈彤, 朱启星. 2005. 刺激性接触性皮炎的研究进展. 中华劳动卫生职业病杂志, 23(6): 474-476.

周小强, 李高峰, 罗玉香, 等. 2017. 盐酸左西替和嗪联合白芍总苷治疗儿童特发性荨麻疹的临床研究. 世界中西医结合杂志, 12(11): 1542-1545.

朱国兴, 陆春. 2006. 变应性接触性皮炎的免疫调节、评估和干预新进展. 国际免疫学杂志, 29(2): 85-89.

朱允和, 沈学远, 陈力, 等. 2011. 浅谈药物热的发病机制及临床诊疗. 中国医药指南, 9(18): 226-227.

朱运贵, 原海燕. 2012. 使用头孢菌素类抗生素前是否要进行皮肤过敏试验. 中南药学, 10(8): 638-639.

Weston W. L., Lane A. T., Morelli J. G. 2009. 儿童皮肤病学. 项蕾红, 姚志荣, 译. 北京: 人民军医出版社.

Abdul W., Tiffany H., Nidhi D. 2016. Drug allergy. Prim Care, 43(3): 393-400.

Abdullah K. C., Yasin C., Atih M. T., et al. 2013. Effects of vernal and allergic conjunctivitis on severity of keratoconus. Int J Ophthalmol, 6(3): 370-374.

Aceves S. S., Bastian J. F., Newbury R. O., et al. 2007. Oral viscous budesonide: a potential new therapy for eosinophilic esophagitis in children. Am J Gastroenterol, 102: 2271-2279, quiz 2280.

Alain M. S., Nirmala G., Christian B., et al. 2010. Esophageal dilation in eosinophilic esophagitis: effectiveness, safety, and impact on the underlying inflammation. Am J Gastroenterol, 105(5): 1062-1070.

Alfredo J. L., Angel A., Livia C., et al. 2011. Subepithelial collagen deposition, profibrogenic cytokine gene expression, and changes after prolonged fluticasone propionate treatment in adult eosinophilic esophagitis: a prospective study. J Allergy Clin Immunol, 128(5): 1037-1046.

Alina G., Nanette S., Jonathan I. S., et al. 2015. Pediatric allergic contact dermatitis: lessons for better care. Journal of Allergy & Clinical Immunology in Practice, 3(5): 661-667.

Allen K. J., Koplin J. 2016. Prospects for prevention of food allergy. Allergy Clin Immunol Pract, 4(2): 215-220.

Al-Toma A., Verbeek W. H. M., Mulder C. J. 2007. Update on the management of refractory celiac disease. J Gastrointestin Liver Dis, 16(1): 57-63.

Andreas W., Stefanie W., Walter H. C., et al. 2003. Viral infections in atopic dermatitis: pathogenic aspects and clinical management. Journal of Allergy & Clinical Immunology, 112(4): 667-674.

Asher W. W., Dellon E. 2014. Eosinophilic esophagitis and proton pump inhibitors: controversies and implications for clinical practice. Gastroenterol Hepatol (N Y), 10(7): 427-432.

Atanaskovic-Markovic M., Caubet J. C. 2016. Management of drughypersensitivity in the pediatric population. Expert Review of Clinical Pharmacology, 9(10): 1341-1349.

Attar A., Cazals H. D., Ponsot P. 2011. Videocapsule endoscopy identifies stenoses missed by other imaging techniques in a patient with eosinophilic gastroenteritis. Clin Gastroenterol Hepatol, 9(1): A28.

Avid R., Bruce B., Lucille M., et al. 2006. Qualitative aspects of nasal irrigation use by patients with chronic sinus disease in a multi method study. Ann Fam Med, 4(4): 295-301.

Barbaud A., Gonçalo M., Bruynzeel D., et al. 2001. Guidelines for performing skin tests with drugs in the investigation of cutaneous verse drug reactions. Contact Dermatitis, 45(6): 321-328.

Bieber T. 2008. Atopic dermatitis. N Engl J Med, 358(14): 228-231.

Bircher A. J. 2005. Symptoms and danger signs in acute drug hypersensitivity. J Toxicology, 209(2): 201-207.

Blatman K. H., Ditto A. 2012. Eosinophilic esophagitis. J Allergy Asthma Proc, 33(Suppl 1): S88-S90.

Bork K., Barnstedt S., Koch P., et al. 2000. Hereditary angioedema with normal C1-inhibitor activity in women. Lancet, 356(9239): 1440-1441.

Bork K., Meng G., Staubach P., et al. 2006. Hereditary angioedema: new findings concerning symptoms, affected organs, and course. American Journal of Medicine, 119(3): 267-274.

Bousquet J., Heinzerling L., Bachert C., et al. 2012. Practical guide to skin prick tests in allergy to aeroallergens. Allergy, 67(1): 18-24.

Boussault P., Léauté-Labrèze C., Saubusse E., et al. 2007. Oat sensitization in children with atopic dermatitis: prevalence, risks and associated factors. Allergy, 62(11): 1251-1256.

Brown S., Reynolds N. J. 2006. Atopic and non-atopic eczema. BMJ, 332(7541): 584-588.

Brüske I., Standl M., Weidinger S., et al. 2014. Epidemiology of urticaria in infants and young children in Germany——results from the German LISAplus and GINIplus Birth Cohort Studies. Pediatric Allergy & Immunology Official Publication of the European Society of Pediatric Allergy & Immunology, 25(1): 36-42.

Burkhart C. G. 2008. Clinical assessment by atopic dermatitis patients of response to reduced soap bathing: pilot study. International Journal of Dermatology, 47(11): 1216-1217.

Busse P. J. 2011. Angioedema: differential diagnosis and treatment. Allergy & Asthma Proceedings, 32 Suppl 1(5): 3-11.

Büyüköztürk S., Eroğlu B., Gelincik A., et al. 2009. A Turkish family with a novel mutation in the promoter region of the C1 inhibitor gene. Journal of Allergy & Clinical Immunology, 123(4): 962-964.

Chinellato I., Piazza M., Sandri M., et al. 2012. Evaluation of association between exercise-induced bronchoconstriction and childhood asthma control test questionnaire scores in children. Pediatric Pulmonology, 47(3): 226-232.

Chris A. L., Jonathan M. S., Duardo R., et al. 2005. Eosinophilic esophagitis: a 10-year experience in 381 children. Clin Gastroenterol Hepatol, 3(12): 1198-1206.

Christiansen S. C., Zuraw B. L. 2009. Update on therapeutic developments for hereditary angioedema. Allergy & Asthma Proceedings, 30(5): 500-505.

Cianferoni A., Spergel J. M. 2015. Eosinophilic esophagitis and gastroenteritis. Current Allergy Asthma Reports, 15(9): 58.

Coombs R. R. 1992. The hypersensitivity reactions—some personal reflections. Clin Exp Allergy, 22(7): 673-680.

Craig A. R., Gregory L. K., Andre L., et al. 2004. Clinical efficacy and pharmacokinetics of montelukast in dyspeptic children with duodenal eosinophilia. J Pediatr Gastroenterol Nutr, 38(3): 343-351.

Daikh B. E., Ryan C. K., Schwartz R. H. 2003. Montelukast reduces peripheral blood eosinophilia but not tissue eosinophilia or symptoms in a patient with eosinophilic gastroenteritis and esophageal stricture. Ann Allergy Asthma Immunol, 90(1): 23-27.

Davis M. D., Bhate K., Rohlinger A. L. 2008. Delayed patch test reading after 5 days: the Mayo Clinic experience. Journal of the American Academy of Dermatology, 59(2): 225-233.

Dellon E. S., Gonsalves N., Hirano I., et al. 2013. ACG clinical guideline: evidenced based approach to the diagnosis and management of esophageal eosinophilia and eosinophilic esophagitis (EoE). Am J Gastroenterol, 108(5): 679-692; quiz 693.

Dellon E. S., Speck O., Woodward K., et al. 2014. Markers of eosinophilic inflammation for diagnosis of eosinophilic esophagitis and proton pump inhibitor-responsive esophageal eosinophilia: a prospective study. Clin Gastroenterol Hepatol, 12(12): 2015-2022.

Demoly P., Adkinson N. F., Brockow K., et al. 2014. International Consensus on drug allergy. J Allergy, 69(4): 420-437.

Dohil R., Newbury R., Fox L., et al. 2010. Oral viscous budesonide is effective in children with eosinophilic esophagitis in a randomized placebo-controlled trial. Gastroenterology, 139(2): 418-429.

Dundas L., Mckenzie S. 2006. Spirometry in the diagnosis of asthma in children. Current Opinion in Pulmonary Medicine, 12(1): 28-33.

Eberlein B., Eicke C., Reinhardt H. W., et al. 2008. Adjuvant treatment of atopic eczema: assessment of an emollient containing N-palmitoylethanolamine(ATOPA study). Journal of the European Academy of Dermatology & Venereology, 22(1): 73-82.

Eluri S. B., Wendy M., Kodroff Elly., et al. 2017. Lack of knowledge and low readiness for health care transition in eosinophilic esophagitis and eosinophilic gastroenteritis. Journal of Pediatric Gastroenterology and Nutrition, 65(1): 53-55.

Eustace K., Dolman S., Alsharqi A., et al. 2017. Use of phototherapy in children. Pediatric Dermatology, 34(2): 150-155.

Fahey L. M., Liacouras C. A. 2017. Eosinophilic Gastrointestinal Disorders. Pediatr Clin North Am, 64(3): 475-485.

Fasano A. 2005. Clinical presentation of celiac disease in the pediatric population. Gastroenterology, 128(4 Suppl 1): S68-S73.

Furuta G. T., Liacouras C. A., Margaret H., et al. 2007. Eosinophilic esophagitis in children and adults: a systematic review and consensus recommendations for diagnosis and treatment. Gastroenterology, 133(4): 1342-1363.

Gail M. G., Paul M. O., Louis P. B., et al. 2014. Effects of an anti-TSLP antibody on allergen-induced asthmatic responses. N Engl J Med, 370(22): 2102-2110.

Glenn T.U., Chris A. L., Margaret H. C., et al. 2007. Eosinophilic esophagitis in children and adults: a systematic review and consensus recommendations for diagnosis and treatment. Gastroenterology, 133(4): 1342-1363.

Granlund H., rkko P., Sinisalo M., et al. 1995. Cyclosporin in atopic dermatitis: time to relapse and effect of intermittent therapy. British Journal of Dermatology, 132(1): 106-112.

Grewe M., Walther S., Gyufko K., et al. 1995. Analysis of the cytokine pattern expressed in situ in inhalant allergen patch test reactions of atopic dermatitis patients. J Invest Dermatol, 105(3): 407-410.

Grimalt R., Mengeaud V., Cambazard F. 2007. The steroid-sparing effect of an emollient therapy in infants with atopic dermatitis. A Randomized Controlled Study, 214(1): 61-67.

Gruber W. A., Byrne S. N., Wolf P. 2014. Polymorphous light eruption: clinic aspects and pathogenesis. Dermatologic Clinics, 32(3): 315-334.

Gustafsson D., Sjöberg O., Foucard T. 2000. Development of allergies and asthma in infants and young children with atopic dermatitis—a prospective follow-up to 7 years of age. Allergy, 55(3): 240-245.

Hajar T., Leshem Y. A., Hanifin J. M., et al. 2015. A systematic review of topical corticosteroid withdrawal ("steroid addiction") in patients with atopic dermatitis and other dermatoses. Journal of the American Academy of Dermatology, 72(3): 541-549.

Hanifin J., Rajka G. 1980. Diagnostic features of atopic dermatitis. Acta Derm Venereol, 92(4): 31-33.

Heidi H. K., Julia O., Clay E., et al. 2012. Temporal shifts in the skin microbiome associated with disease flares and treatment in children with atopic dermatitis. Genome Res, 22(5): 850-859.

Hellings P. W., Fokkens W. 2006. Allergic rhinitis and its impact on otorhinolaryngology. Allergy, 61(6): 656-664.

Hu H., Zhang R., Fang X., et al. 2011. Effects of endogenous substance P expression on degranulation in RBL-2H3 cells. Inflamm Res, 60(6): 541-546.

Hu S. J., Wei P., Kou W., et al. 2017. Prevalence and risk factors of allergic rhinitis: a Meta-analysis. J Clin Otorhinolaryngol Head Neck Surg, 31(19): 1485-1491.

Iborra M., Alvarez-Sotomayor D., Nos P. 2014. Long-term safety and efficacy of budesonide in the treatment of ulcerative colitis. Clin Exp Gastroenterol, 7: 39-46.

Irvine A. D., McLean W. H., Leung D. Y. 2011. Filaggrin mutations associated with skin and allergic diseases. New England Journal of Medicine, 365(14): 1315-1327.

Ishido K., Tanabe S., Higuchi K., et al. 2010. Eosinophilic gastroenteritis associated with giant folds. Dig Endosc, 22(2): 312-315.

Jaryoung K., Jungyun K., Sunheui C., et al. 2013. Characterization of food allergies in patients with atopic dermatitis. Nutr Res Pract, 7(2): 115-121.

Jedrychowski W., Perera F., Maugeri U., et al. 2011. Effects of prenatal and perinatal exposure to fine air pollutants and maternal fish consumption on the occurrence of infantile eczema. International Archives of Allergy & Immunology, 155(3): 278-281.

Jonathan M. S., Marc R., Margaret H. C., et al. 2012. Reslizumab in children and adolescents with eosinophilic esophagitis: results of a double-blind, randomized, placebo-controlled trial. J Allergy Clin Immunol, 129(2): 456-463.

Joohee L., Ross I., Tsung T. W., et al. 2011. Eosinophilic gastrointestinal disorders (EGID) with peripheral eosinophilia: a retrospective review at Mayo clinic. Dig Dis Sci, 56(11): 3254-3261.

Joseph K., Tholanikunnel B., Wolf B., et al. 2016. Deficiency of plasminogen activator inhibitor 2 in plasma of patients with hereditary angioedema with normal C1 inhibitor levels. Journal of Allergy & Clinical Immunology, 137(6): 1822-1829.

Justinich C., Katz A., Gurbindo C., et al. 1996. Elemental diet improves steroid-dependent eosinophilic gastroenteritis and reverses growth failure. J Pediatr Gastroenterol Nutr, 23(1): 81-85.

Kagalwalla A. F., Sentongo T. A., Ritz S., et al. 2006. Effect of six-food elimination diet on clinical and histologic outcomes in eosinophilic esophagitis. Clin Gastroenterol Hepatol, 4(9): 1097-1102.

Kaijser R. 1937. Allergic disease of the gut from the point of view of the surgeon. Arch Klin Chir, 188: 36e64.

Kang K. F., Tian R. M. 1989. Criteria for atopic dermatitis in a Chinese population. Acta Derm Venereol Suppl (Stockh), 144(6): 26-27.

Kelly C. P., Bai J. C., Liu E., et al. 2015. Advances in diagnosis and management of celiac disease. Gastroenterology, 148(6): 1175-1186.

Kenta H., Kumiko M., Masami N., et al. 2014. Application of moisturizer to neonates prevents development of atopic dermatitis. Journal of Allergy & Clinical Immunology, 134(4): 824-830.

Khan D. A. 2011. Hereditary angioedema: historical aspects, classification, pathophysiology, clinical presentation, and laboratory diagnosis. Allergy & Asthma Proceedings, 32(1): 1-10.

Khan S., Orenstein S. R. 2002. Eosinophilic gastroenteritis: epidemiology, diagnosis and management. Paediatr Drugs, 4(9): 563-570.

Kim H.O., Cho S. I., Kim J. H., et al. 2013. Food hypersensitivity in patients with childhood atopic dermatitis in Korea. Ann Dermatol, 25(2): 196-202.

Kim K. 2012. Neuroimmunological mechanism of pruritus in atopic dermatitis focused on the role of serotonin. Biomol Ther Seoul, 20(6): 506-512.

Kimihiro O., Yuichi K., Shigeharu U., et al. 2014. Japanese guideline for allergic rhinitis 2014. Allergol Int, 63(3): 357-375.

Klein N. C., Hargrove R. L., Sleisenger M. H., et al. 1970. Eosinophilic gastroenteritis. Medicine (Baltimore), 49(4): 299-319.

Kondo Y., Urisu A. 2009. Oral allergy syndrome. Allergol Int, 58(4): 485-491.

Konstantin B., Christophe B., Christine S., et al. 2017. Eosinophilic gastrointestinal disorders. Rev Med Suisse, 12(528): 1430-1433.

Koplin J. J., Osborne N. J., Wake M., et al. 2010. Can early introduction of egg prevent egg allergy in infants? A population-based study. Allergy Clin Immunol, 126(4): 807-813.

Lack G., Fox D., Northstone K., et al. 2003. Factors associated with the development of peanut allergy in childhood. New England Journal of Medicine, 348(11): 977-985.

Larsen G. L., Morgan W., Heldt G. P., et al. 2009. Impulse oscillometry versus spirometry in a long-term study of controller therapy for pediatric asthma. Journal of Allergy & Clinical Immunology, 123(4): 861-867.e1.

Lee S. J., Ha E., Jee H. M., et al. 2017. Prevalence and risk factors of urticaria with a focus on chronic urticaria in children. Allergy Asthma Immunol Res, 9(3): 212-219.

Lewis-Jones S., Mugglestone M. A., Guideline Development Group. 2007. Management of atopic eczema in children aged up to 12 years: summary of NICE guidance. BMJ, 335(7632): 1263-1264.

Li M., Chen X., Chen R., et al. 2011. Filaggrin gene mutations are associated with independent atopic asthma in Chinese patients. Allergy, 66(12): 1616-1617.

Li M., Liu J. B., Liu Q., et al. 2012. Interactions between FLG mutations and allergens in atopic dermatitis. Arch Dermatol Res, 304(10): 787-793.

Liacouras C. A., Furuta G. T., Hirano I., et al. 2011. Eosinophilic esophagitis: updated consensus recommendations for children and adults. J Allergy ClinImmunol, 128(1): 3-20.e26; quiz21-22.

Lumry W. R. 2013. Management and prevention of hereditary angioedema attacks. American Journal of Managed Care, 19(7): s111-s118.

Marc R., Jonathan M. S., Joseph S., et al. 2010. Common variants at 5q22 associate with pediatric eosinophilic esophagitis. Nat

Genet, 42(4): 289-291.

Marc R., Seema A., Peter A. B., et al. 2012. Working with the US Food and Drug Administration: progress and timelines in understanding and treating patients with eosinophilic esophagitis. J Allergy Clin Immunol, 130(3): 617-619.

Marcrl B., Jean-Christoph C. 2016. Specific aspects of drug hypersensitivity in Children. Current Pharmaceutical Design, 22(45): 6832-6851.

Matthew G., Seema S. A., Jonathan M. S., et al. 2013. The management of eosinophilic esophagitis. J Allergy Clin Immunol Pract, 1(4): 332-340.

Mcgregor J. M., Grabczynska S., Vaughan R., et al. 2000. Genetic modeling of abnormal photosensitivity in families with polymorphic light eruption and actinic prurigo. Journal of Investigative Dermatology, 115(3): 471-476.

Melamed I., J eanny S., Sherman P. M., et al. 1991. Benefit of ketotifen in patients with eosinophilic gastroenteritis. Am J Med, 90(3): 310-314.

Merin K., David A. K. 2016. Eosinophilic drug allergy. Clinic Rev Allerg Immunol, 50(2): 228-239.

Merves J., Muir A., Chandramouleeswaran P. M., et al. 2014. Eosinophilic esophagitis. Ann Allergy Asthma Immunol, 112(5): 397-403.

Michael R. K., Richard J. N., Carine B., et al. 2006. A randomized, double-blind, placebo-controlled trial of fluticasone propionate for pediatric eosinophilic esophagitis. Gastroente Rology, 131(5): 1381-1391.

Millard T. P., Bataille V., Snieder H., et al. 2000. The Heritability of polymorphic light eruption. Journal of Investigative Dermatology, 115(3): 467-470.

Ming J. C., Cheng H. C., Shee C. L., et al. 2003. Eosinophilic gastroenteritis: clinical experience with 15 patients. World J Gastroenterol, 9(12): 2813-2816.

Mirakian R., Ewan P. W., Durham S. R., et al. 2009. BSACI guidelines for the management of drug allergy. Clin Exp Allergy, 39(1): 43-61.

Mohan G. C., Lio P. A. 2016. Comparison of dermatology and allergy guidelines for atopic dermatitis management. Clinical & Experimental Rheumatology, 151(9): 1009-1013.

Molina-Infante J., Ferrando-Lamana L., Fernandez-Bermejo M., et al. 2009. Eosinophilic esophagitis in GERD patients: a clinicopathological diagnosis using proton pump inhibitors. Am J Gastroenterol, 104(11): 2856-2857.

Mothiro E., Komei I, Takao F., et al. 2017. Japanese guidelines for food allergy 2017. Allergology International, 66(2): 248-264.

Mouadeb D. A., Belafsky P. C., Birchall M., et al. 2009. The effects of allergens and tobacco smoke on the laryngeal mucosa of guinea pigs. Otolaryngology-Head and Neck Surgery, 140(4): 493-497.

Mrowietz U., Klein C. E., Reich K., et al. 2009. Cyclosporine therapy in dermatology. Journal Der Deutschen Dermatologischen Gesellschaft, 7(5): 474-479.

Muraro A., Werfel T., Hoffmann-Sommergruber K., et al. 2014. EAACI food allergy and anaphylaxis guidelines: diagnosis and management of food allergy. Allergy, 69(8): 1008-1025.

Nadine M., Bodo N. Claudia J., et al. 2005. The cradle of IgE autoreactivity in atopic eczema lies in early infancy. J Allergy Clin Immunol, 116(3): 706-709.

Nghiem P., Pearson G., Langley R. G. 2002. Tacrolimus and pimecrolimus: from clever prokaryotes to inhibiting calcineurin and treating atopic dermatitis. Journal of the American Academy of Dermatology, 46(2): 228-241.

Norihisa I., Kenji U., Shuichi S., et al. 2013. Limited role of allergy testing in patients with eosinophilic gastrointestinal disorders. J Gastroenterol Hepatol, 28(8): 1306-1313.

Nowak-Wgrzyn A., Muraro A. 2009. Food protein-induced enterocolitis syndrome. Curr Opin Allergy Immunol, 9(4): 371-377.

Ohtsuka Y., Shimizu T., Shoji H., et al. 2007. Neonatal transient eosinophilic colitis causes lower gastrointestinal bleeding in early infancy. J Pediatr Gastroenterol Nutr, 44(4): 501-505.

Oono T., Arata J., Masuda T., et al. 1986. Coexistence of hydroa vacciniforme and malignant lymphoma. Archives of Dermatology, 122(11): 1306-1309.

Panadda L., Orathai J., Nualanong V., et al. 2012. A double -masked comparison of 0.1% tacrolimus ointment and 2% cyclosporine eye drops in the treatment of vernal keratoconjunctivitis in children. Asian Pac J Allergy Immunol, 30(3): 177-184.

Papadopoulou A., Koletzko S., Heuschkel R., et al. 2014. Management guidelines of eosinophilic esophagitis in childhood. J Pediatr

Gastroenterol Nutr, 58(1): 107-118.

Pariser D. 2009. Topical corticosteroids and topical calcineurin inhibitors in the treatment of atopic dermatitis: focus on percutaneous absorption. Am J Ther, 16(3): 264-273.

Pediatrics A. A. O. 2000. Committee on nutrition. Hypoallergenic infant formulas. Pediatrics, 106(2 Pt 1): 346-349.

Peng W., Novak N. 2015. Pathogenesis of atopic dermatitis. Clin Exp Allergy, 45(3): 566-574.

Persić M., Stimac T., Stimac D., et al. 2001. Eosinophilic colitis: a rare entity. J Pediatr Gastroenterol Nutr, 32(3): 325-326.

Pesce G., Marchetti A., Marchetti P., et al. 2014. Febrile and gynecological infections during pregnancy are associated with a greater risk of childhood eczema. Pediatric Allergy & Immunology, 25(2): 159-165.

Pourpak Z., Fazlollahi M. R., Fattahi F. 2008. Understanding adverse drug reactions and drug allergies: principles, diagnosis and treatment aspects. J Recent Pat Inflamm Allergy Drug Discov, 2(1): 24-46.

Prescott S. L., Pawankar R., Allen K. J., et al. 2013. A global survey of changing patterns of food allergy burden in children. World Allergy Organ J, 6(1): 21.

Princess U.O., Bruce S. B., Joseph H.B., et al. 2009. Hypereosinophilic syndrome: a multicenter, retrospective analysis of clinical characteristics and response to therapy. Allergy Clin Immunol, 124(6): 1319-1325.e3.

Rabago D., Guerard E., Bukstein D. 2008. Nasal irrigation for chronic sinus symptoms in patients with allergic rhinitis, asthma, and nasalpolypospolyposis: a hypothesis generating study. WMJ, 107(2): 69-75.

Randhawa P. S., Nouraei S., Mansuri S., et al. 2010. Allergic laryngitis as a cause of dysphonia: a preliminary report. Logopedics Phoniatrics Vocology, 35(4): 169-174.

Richter J. E. 2017. Esophageal dilation for eosinophilic esophagitis: it's safe! Why aren't we doing more dilations? Gastrointest Endosc, 86(4): 592-594.

Ring J., Alomar A., Bieber T., et al. 2012. Guidelines for treatment of atopic eczema (atopic dermatitis). J Eur Acad Dermatol Venereol, 26(8): 1045-1060.

Ritchie B. C. 2003. Protease inhibitors in the treatment of hereditary angioedema. Transfusion & Apheresis Science: Official Journal of the World Apheresis Association: Official Journal of the European Society for Haemapheresis, 29(3): 259.

Romanos J., Rosen A., Kumar V., et al. 2014. Improving coeliac disease risk prediction by testing non-HLA variants additional to HLA variants. Gut, 63(3): 415-422.

Russel M. G., Zeijen R. N., Brummer R. J., et al. 1994. Eosinophilic enterocolitis diagnosed by means of technetium-99m albumin scintigraphy and treated with budesonide (CIR). Gut, 35(10): 1490-1492.

Ryan M., Grossman S. 2011. Celiac disease: implications for patient management. Gastroenterol Nurs, 34(3): 225-228.

Schmitt J., Schmitt N., Meurer M. 2007. Cyclosporin in the treatment of patients with atopic eczema - a systematic review and meta-analysis. Journal of the European Academy of Dermatology & Venereology Jeadv, 21(5): 606-619.

Schaefer E. T., Fitzgerald J. F., Molleston J. P., et al. 2008. Comparison of oral prednisone and topical fluticasone in the treatment of eosinophilic esophagitis: a randomized trial in children. Clin Gastroenterol Hepatol, 6(2): 165-173.

Schoepfer A. M., Gschossmann J., Scheurer U., et al. 2008. Esophageal strictures in adult eosinophilic esophagitis: dilation is an effective and safe alternative after failure of topical corticosteroids. Endoscopy, 40(2): 161-164.

Selbekk B. H. 1979. The effect of disodium cromoglycate on in vitro mast cell degranulation in human jejunal mucosa. Allergy, 34(5): 283-288.

Seth L., Worth B. H., Ambuj K., et al. 2015. The changing faces of eosinophilic esophagitis: the impact of consensus guidelines at the University of South Florida. Dig Dis Sci, 60(6): 1572-1578.

Shauna S., Kelley C., Joanne C. M., et al. 2013. Effect of proton pump inhibitor on esophageal eosinophilia. J Pediatr Gastroenterol Nutr, 56(2): 166-172.

Shirai T., Hashimoto D., Suzuki K., et al. 2001. Successful treatment of eosinophilic gastroenteritis with suplatast tosilate. J Allergy Clin Immunol, 107(5): 924-925.

Sicherer S. H., Sampson H. A. 2010. Food allergy. J Allergy Clin Immunol, 125: S116-S125.

Siewert E., Lammert F., Koppitz P., et al. 2006. Eosinophilic gastroenteritis with severe protein-losing enteropathy: successful treatment with budesonide. Dig Liver Dis, 38(1): 55-59.

Song Z., Zhai Z., Zhong H., et al. 2013. Evaluation of autologous serum skin test and skin prick test reactivity to house dust mite in patients with chronic spontaneous urticaria. PloS One, 8(5): e64142.

Spergel J. M., Rothenberg M. E., Collins M. H., et al. 2012. Reslizumab in children and adolescents with eosinophilic esophagitis: results of a double-blind, randomized, placebo-controlled trial. J Allergy Clin Immunol, 129(2): 456-463.

Sporik R., Hill D. J., Hosking C. S. 2000. Specificity of allergen skin testing in predicting positive open food challenges to milk, egg and peanut in children. Clin Exp Allergy, 30(11): 1540-1546.

Stamatas G. N., Nikolovski J., Mack M. C., et al. 2011. Infant skin physiology and development during the first years of life: a review of recent findings based on in vivo studies. International Journal of Cosmetic Science, 33(1): 17-24.

Straumann A., Conus S., Grzonka P., et al. 2010. Anti-interleukin-5 antibody treatment (mepolizumab) in active eosinophilic oesophagitis: a randomised, placebo-controlled, double-blind trial. Gut, 59(1): 21-30.

Swathi l., Wendy M. B., llyn K., et al. 2017. Lack of knowledge and low readiness for health care transition in eosinophilic esophagitis and eosinophilic gastroenteritis. J Pediatr Gastroenterol Nutr, 65(1): 53-55.

Szczepanowska J., Reich A., Szepietowski J. C. 2008. Emollients improve treatment results with topical corticosteroids in childhood atopic dermatitis: a randomized comparative study. Pediatric Allergy & Immunology, 19(7): 614-618.

Taha R. A., Leung D. Y., Ghaffar O., et al. 1998. *In vivo* expression of cytokine receptor mRNA in atopic dermatitis. J Allergy Clin Immunol, 102(2): 245-250.

Tamari M., ShotaT., Hirota T. 2013. Genome-wide association studies of allergic diseases. Allergol Int, 62(1): 21-28.

Thomsen S. F., Ulrik C. S., Kyvik K. O., et al. 2007. Importance of genetic factors in the etiology of atopic dermatitis: a twin study. Allergy Asthma Proc, 28(5): 535-539.

Tiago N., Manuel B. A., Ignácio M. J., et al. 2013. Oral locally active steroids in inflammatory bowel disease. J Crohns Colitis, 7(3): 183-191.

Tien U. M., Wu J., Yung M. J., et al. 2011. Clinical features and treatment responses of children with eosinophilic gastroenteritis. Pediatr Neonatol, 52(5): 272-278.

Ursula K., Stephan W., Ulf A., et al. 2005. Seasonality in symptom severity influenced by temperature or grass pollen: results of a panel study in children with eczema. Journal of Investigative Dermatology, 124(3): 514-523.

van Rhijn J. B. D., Verheij J., Smout A. J., et al. 2013. Rapidly increasing incidence of eosinophilic esophagitis in a large cohort. Neurogastroenterology & Motility, 25(1): 47-52e45.

Vikas U., Portia K., Rika K. 2016. Eosinophilic gastroenteritis and colitis: a comprehensive review. Clinic Rev Allerg Immunol, 50(2): 175-188.

Wael N. S., Raza P., Robert B., et al. 2009. Treatment with high-dose proton pump inhibitors helps distinguish eosinophilic esophagitis from noneosinophilic esophagitis. J Pediatr Gastroenterol Nutr, 49(4): 393-399.

Weidinger S., Novak N. 2016. Atopic dermatitis. Lancet, 387(10023): 1109-1122.

Wen T., Dellon E. S., Moawad F. J., et al. 2015. Transcriptome analysis of proton pump inhibitor-responsive esophageal eosinophilia reveals proton pump inhibitor-reversible allergic inflammation. J Allergy Clin Immunol, 135(1): 187-197.

Wheatley L. M., Togias A. 2015. Clinical practice. Allergic rhinitis.N Engl J Med, 372(5): 456-463.

Whitington P. F., Whitington G. L. 1988. Eosinophilic gastroenteropathy in childhood. Journal of Pedatric Gastroenterology & Nutrition, 7(3): 379-385.

Williams H. C., Burney P. G., Hay R. J., et al. 1994. The U.K. working party's diagnostic criteria for atopic dermatitis. I. Derivation of a minimum set of discriminators for atopic dermatitis. British Journal of Dermatology, 131(3): 383-396 .

Willis C. M., Reiche L., Wilkinson J. D. 1998. Immunocytochemical demonstration of reduced Cu, Zn-superoxide dismutase levels following topical application of dithranol and sodium lauryl sulphate: an indication of the role of oxidative stress in acute irritant contact dermatitis. European Journal of Dermatology, 8(1): 8-12.

Wlasiuk G., Vercelli D. 2012. The farm effect, or: when, what and how a farming environment protects from asthma and allergic disease. Curr Opin Allergy Clin Immunol, 12(5): 461-466.

Xu F., Yan S., Li F., et al. 2012. Prevalence of childhood atopic dermatitis: an urban and rural community-based study in Shanghai, China. Plos One, 7(5): e36174.

Xue J., Zhao H., An Y., et al. 2000. Expression of substance P receptor mRNA in nasal mucosa of rat in allergic rhinitis model. Zhonghua Er Bi Yan Hou Ke Za Zhi, 35(4): 247-250.

Yae J. K., Calman P., Brian M., et al. 2004. Rebound eosinophilia after treatment of hypereosinophilic syndrome and eosinophilic gastroenteritis with monoclonal anti-IL-5 antibody SCH55700. J Allergy Clin Immunol, 114(6): 1449-1455.

Zhi Q.Y., Wei M. Z., Guo X. S., et al. 2012. Retracted: meta-analysis on the comparison between two topical calcineurin inhibitors in atopic dermatitis. Journal of Dermatology, 39(6): 520-526.

Zuraw B. L. 2008. Clinical practice. Hereditary angioedema. New England Journal of Medicine, 359(10): 1027-1036.

Zuuren E. J. V., Fedorowicz Z., Lavrijsen A., et al. 2017. Emollients and moisturizers for eczema. John Wiley & Sons, 117(5): 1256-1271.

# 第十章 其他过敏性疾病

## 第一节 药物过敏性疾病

### 一、概述

随着科学的发展，越来越多的新药被研发出来并在临床上广泛使用，药物过敏反应即药物变态反应的发生率逐年上升。北京协和医院 1959 年对北京地区的药物变态反应患病率的调查表明，药物过敏反应在城市正常人群中的发生率为 3.2%，而至 1980 年，其发生率已高达 7.9%。在临床工作中，青霉素类抗生素的应用十分广泛，由其引起的过敏反应发生率居各类药物之首。据 WHO 统计，曾用过青霉素的患者过敏反应发生率为 0.7% ～ 10%，休克发生率为 0.004% ～ 0.015%。近年的资料显示，全球由药物导致过敏性休克死亡的患者中约 75% 是由青霉素类抗生素所致。我国报道的青霉素过敏发生率为 5% ～ 6%。由此可见，药物过敏性疾病已经成为当今人类的常见病和多发病，但其发病亦因地区、季节、致敏环境及调查对象、统计方法的不同而有所出入。虽然有些药物如青霉素类、头孢类可以通过皮试确定过敏与否，然而，仍有一些药物目前临床上在用药前阶段还无法做到准确预测，特别是某些新药和不需做皮试的药物均可能引起人体过敏反应和相关过敏性疾病。某些药物虽然皮试不过敏，但使用时仍有可能会出现过敏反应。药物过敏反应是临床最常见的一种过敏反应。统计发现药物过敏反应可发生在用药瞬间、用药后数小时或用药几天之后，轻则会发生发热、皮疹、血管神经性水肿、哮喘、胸闷、呼吸困难、心悸、出冷汗、恶心、呕吐、紫癜等症状，重则还会损害肝脏、肾脏、大脑，特别是过敏性休克可危及生命，且不可预知（包春宁 2014）。因此了解药物过敏性疾病的发生机制、临床表现，引起过敏性疾病的药物，临床用药的选择及防治措施尤为重要。2014 年的《药物过敏的国际共识》（Demoly et al. 2014）为临床工作者提供了一个很好的参考。此共识的目的是强调已有指南中共同的重要信息，同时更重要的是回顾和探讨其中的不同之处，为其更广泛的传播提供了更多的依据。

#### （一）概念

药物过敏性疾病系指由药物变态反应（drug allergy）或称过敏反应（anaphylaxis）或称超敏反应（hypersensitivity）引起的疾病。它主要是指药物制剂（包括有效药和赋形剂）进入机体后，成为变应原或复合抗原引起的特异性免疫学反应，并导致一系列机体的生理功能紊乱或损伤。临床上常见的有呼吸、循环、消化、皮肤、中枢神经、血液等多个系统的不良反应发生。

药物过敏反应是指临床上出现由药物（包括有效药和赋形剂）引起的类似过敏症状的不良反应。药物超敏反应（DHR）是临床上与变态反应相似的不良反应。药物变态反应是已经被证实的具有免疫机制（药物特异性抗原或 T 细胞介导的）的药物超敏反应。2014 年《药物过敏国际共识》指出，当临床上怀疑某些不良反应属于药物变态反应时，通常用"药物过敏反应"这一术语来定义比较合适。实际上药物超敏反应包括变应性反应和非变应性反应，药物变应性反应一般难以预料。严重者可以危及生命，可能需要住院或延长住院时间，并且在后续治疗中可能要进行必要的调整。药物可以诱导多种类型的免疫反应，药物引起的不良反应中约有 15% 属于 DHR，所有人群中超过 7% 患有 DHR，因此 DHR 已经成为当今危害人类健康的重要疾病（Demoly et al. 2014）。

（二）特点

药物过敏的特点包括：①仅发生于少数过敏体质的人；②过敏的临床表现与已知药物的药理和毒理作用无关；③首次发病均有潜伏期，一般至少一周；④再次发病无潜伏期；⑤一般均发生于多次药物接触后；⑥药物过敏的诱发剂量一般均较低；⑦过敏反应和药物剂量无线性关系；⑧口服药物出现过敏的概率要小于局部、皮下和静脉给药；⑨出现药物过敏首先应立即停止使用致敏的药物，而非调整药物的剂量，糖皮质激素治疗大多有效；⑩药物过敏反应一般应具有较典型的过敏症状和体征。

（三）分类

药物过敏性疾病可分为两种类型，即免疫型和非免疫型。免疫型是按 Gell 和 Coombs 分类法将药物的变态反应分为 4 型（表 2-10-1），这是目前已被广泛接受的分类。它描述了药物变态反应导致临床症状的免疫作用机制，包括 I 型反应（IgE 介导型）、II 型反应（细胞毒型）、III 型反应（免疫复合物型）和IV型反应（迟发型、细胞介导型）。I、II、III 型均由抗体所介导，通常在给药后几小时甚至几分钟内发生。而IV型由效应细胞所介导，通常在给药后 24～48 h 发生（韩佳寅等 2015）。但有些药物过敏反应因缺乏免疫学机制方面的证据支持而难以归类，故将它们归为其他类型；另有一些药物过敏反应则可以导致多种类型的反应，如青霉素可致过敏症（I 型）、溶血性贫血（II 型）、血清病样反应（III 型）、局部用药时可致接触性皮炎（IV型）。还有一些药物过敏反应为混合型反应，即在发生 I 型过敏反应的同时，又可能出现其他类型的过敏反应。药物过敏性疾病大多属于免疫型，少数为非免疫型。

表 2-10-1 药物过敏反应分类

| 分型 | 免疫反应类型 | 发病机制 | 临床症状 | 发病时间 |
| --- | --- | --- | --- | --- |
| I | IgE | 肥大细胞和嗜碱性粒细胞脱颗粒 | 过敏性休克、血管性水肿、荨麻疹、支气管痉挛 | 用药后 1～6 h |
| II | IgG 和补体 | IgG 介导，激活补体 | 血细胞减少 | 诱发药物用后 5～15 天 |
| III | IgM 或 IgG 和补体或 FcR | 免疫复合物形成 | 血清病、荨麻疹、血管炎 | 7～8 天血清病或荨麻疹 7～21 天血管炎 |
| IVa | Th1（IFN-r） | 单核细胞炎症 | 湿疹 | 1～21 天 |
| IVb | Th2（IL-4 和 IL-5） | 嗜酸性粒细胞炎症 | 斑丘疹，伴嗜酸性粒细胞增多和系统症状的药疹（DRESS） | 1 天至数天斑丘疹性发疹（MPE）2～6 周 DRESS |

续表

| 分型 | 免疫反应类型 | 发病机制 | 临床症状 | 发病时间 |
|---|---|---|---|---|
| Ⅳc | 细胞毒 T 淋巴细胞（穿孔素、粒酶 B、FasL） | CD4 或 CD8 介导角质细胞凋亡 | 斑丘疹、史 - 约综合征（重症多形红斑，SJS）、中毒性表皮坏死松解症、脓疱疹 | 1～2 天固定性药疹 4～28 天 SJS/ 中毒性表皮坏死松解症（TEN） |
| Ⅳd | T 细胞（IL-8、CXCL8） | 中性粒细胞炎症 | 急性泛发性发疹性脓疱病（AGEP） | 1～2 天典型症状 |

**1. 免疫型药物过敏反应性疾病的类型**

（1）Ⅰ型

该型反应又称速发型过敏反应。药物变应原或药物与机体内大分子结合的复合物作为变应原，激活体内的 $CD4^+$ Th2 细胞，$CD4^+$ Th2 细胞及其分泌的 IL-4 等细胞因子可以诱导变应原特异性 B 细胞增殖分化为产生特异性 IgE 抗体的浆细胞，从而产生特异性 IgE，IgE 的 Fc 段与肥大细胞和嗜碱性粒细胞表面的 FcεR I 结合，使机体致敏。再次接触同一药物变应原时，药物与靶细胞上的 IgE 抗体结合，形成变应原 -IgE 复合物，后者激活肥大细胞和嗜碱性粒细胞，使之脱颗粒，释放多种有活性的炎症介质和细胞因子，如组胺、白三烯、嗜酸性粒细胞趋化因子、激肽、血小板活化因子、IL-4 等，这些炎症介质和细胞因子可以引起毛细血管通透性增加、平滑肌收缩和腺体分泌增多等，从而产生各种各样的临床表现。IgE 的生成量在 Ⅰ 型超敏反应中起决定作用（果家林等 2015）。近年的研究证明，IgG4 也与 Ⅰ 型药物变态反应有关，IgG4 既能介导 Ⅰ 型变态反应，又能通过竞争机制阻断 IgE 介导的 Ⅰ 型变态反应。Ⅰ 型药物变态反应主要表现为过敏性鼻炎、荨麻疹、血管神经性水肿、支气管哮喘、胃肠道的症状（恶心、呕吐、腹泻、腹痛）和过敏性休克等。其中，吸入性抗原或注射的抗原常在用药后数分钟内发生，如吸入某种药物等可引起哮喘，注射青霉素或异种血清等可迅速地引起过敏性休克，Ⅰ 型变态反应较少发生，但死亡率较高。在青霉素治疗过程中过敏反应为8%，致死性反应为0.05%～0.1%。磺胺类药物治疗过程中有 2%～6% 患者可出现皮疹。

（2）Ⅱ型

该型反应又称细胞毒型过敏反应。Ⅱ 型药物变态反应是 IgG、IgM 类抗体直接作用于相应细胞或组织上的靶抗原（包括半抗原），在补体、巨噬细胞和 NK 细胞参与下引起组织细胞的损伤。在临床上，Ⅱ 型变态反应相对少见。常见的抗原常有药物、细菌或血型抗原如 Rh 因子等，其发病机制为：当药物作为半抗原与体内的血细胞或其他组织细胞结合并刺激机体产生相应的抗体 IgG 或 IgM，在补体的参与下，这些抗体与结合在细胞上的过敏原起作用，导致这些细胞溶解破坏和损伤。临床上也看到一些反应并没有补体的参与，而是在抗体产生后直接与附着在细胞表面的过敏原结合，此类在表面上附有抗原抗体复合物的细胞很容易被网状内皮系统所吞噬，导致细胞的崩解，引起细胞数量的减少，这类变态反应常发生在血液系统，导致溶血性贫血、粒细胞减少症、血小板减少性紫癜等，甚至可引起输血反应。该类变态反应常见为某些抗菌药物的使用等。

（3）Ⅲ型

该型反应又称免疫复合物型过敏反应。Ⅲ 型变态反应的发病机制是：抗原性物质进入机体后，产生相应的 IgG 或 IgM 抗体。如果形成的抗体量大于抗原量或两者比例适当，则抗原抗体结合后形成一种巨大的抗原抗体复合物，该复合物容易被巨噬细胞吞噬消化，不致造成机体的损伤。如所形成的抗体量明显小于抗原量，则形成体积小的可溶性抗原抗体复合物，这种复合物容易被肾小球过滤排出体外，亦不致造成组织损伤。唯有当抗原量稍高于抗体量时，则形成中等大小的抗原抗体复合物，该复合物既不易被巨噬细胞所吞噬，又不易被肾小球过滤出去，长期循环于血液之中，随血流沉积在器官的基底膜或血管壁，尤其容易沉积在肾小球毛细血管的基底膜上，激活补体，并在血小板、嗜碱性粒细胞、嗜酸性粒细胞参与的情况下，使中性粒细胞释放各种活性溶酶，其中组织蛋白酶消化基底膜，弹力纤维酶破坏血管弹力层，这些酶的作用使血管内皮层损伤，从而导致血管及邻近组织损害；此外，还可引起组胺等活性物质的释放，引起以充血水肿、局部坏死和中性粒细胞浸润为特征的血管及其周围的炎症反应与组织损伤，甚至引起血管壁和周围组织的坏死。Ⅲ型变态反应在临床上亦不少见，其抗原物质多为感染病原体如细菌、病毒和霉菌等，另外生物活性物质如血清或某些核蛋白成分等也较多见。由药物引起的Ⅲ型变态反应不多，Ⅲ型变态反应的病变往往经久难愈，是一类较难治的变态反应性疾病。引起此类反应的药物有青霉素类、头孢菌素类、非甾体抗炎药、水杨酸盐、巴比妥类、异烟肼、苯妥英钠、卡托普利、磺胺类等。

（4）Ⅳ型

该型反应又称迟发型过敏反应。该类变态反应往往发生在抗原接触后 24 h 以上，故称为迟发型变态反应。它的发生一般与抗体无关，其发生机制为：药物作为抗原进入机体后，抗原特异性 T 细胞识别相应的药物变应原和 MHC Ⅱ类分子形成的复合物，T 细胞被诱导分裂、增殖，成为致敏淋巴细胞，分布于全身淋巴组织；致敏机体再次接触相应抗原时，抗原经抗原提呈细胞提呈给免疫记忆 T 细胞，T 细胞分裂、增殖，分泌细胞因子，引起粒细胞、单核细胞、巨噬细胞、淋巴细胞聚集，释放细胞因子，于 24 ～ 72 h 产生炎症、坏死等反应，形成以单个核细胞浸润为主的病变。参与反应的 T 细胞主要是 CD4$^+$ Th1 细胞和 CD8$^+$ CTL。皮肤反应因子可使血管通透性增加，导致组织水肿，因而造成一系列组织损伤。临床主要表现为皮炎。

（5）多种类型的反应和混合型反应

该型反应指某些药物既可以引发Ⅰ型过敏反应，也可以导致Ⅱ或Ⅲ或Ⅳ型过敏反应。另有一些药物在引发某一类型的过敏反应的同时还出现了其他类型的过敏反应。这些反应的发生往往提示为严重的过敏反应，增加了过敏性疾病诊治的难度。如果诊治不及时或处理不当容易造成死亡。

（6）其他类型

其他类型指目前仍不清楚发生免疫型过敏反应机制的类型。

**2. 非免疫型过敏反应性疾病的类型**

这类过敏反应性疾病不是免疫机制介导的，其机制可能是通过非免疫机制介导，又称假变态反应。目前有人认为其作用机制可能如下。

1）药物直接刺激肥大细胞或嗜碱性粒细胞释放过敏介质如组胺、5- 羟色胺等物质。

2）药物直接激活补体系统。

3）药物直接或间接作用于靶器官或休克器官。

## 二、发病机制

药物变态反应疾病的发病机制主要分三个方面：药物致病机制、机体致病机制、疾病致病机制。

### （一）药物致病机制

**1. 药物可形成完全抗原**

免疫原性（immunogenicity）是指能够刺激机体形成特异抗体或致敏淋巴细胞的能力。即指抗原能刺激特定的免疫细胞，使免疫细胞活化、增殖、分化，最终产生免疫效应物质抗体和致敏淋巴细胞的特性。免疫反应性（immunoreactivity）指抗原分子能与相应免疫应答的产物（抗体或致敏淋巴细胞），在体内或体外发生特异性结合的性能，又称为抗原性。某些药物本身为大分子物质即具有免疫原性，又可与相应抗体发生特异性结合即具有免疫反应性，如蛋白质或肽类激素、高分子右旋糖酐等药物。而大多数药物是小分子物质，其分子质量 < 1000 kDa，故仅有免疫反应性，而不具有免疫原性，属于半抗原。这些小分子药物或其代谢产物作为半抗原进入机体后可与生物大分子载体如蛋白质发生不可逆结合，形成共价结合的全抗原（即结合抗原或复合抗原），从而具有免疫原性。这是由于生物大分子载体是机体内的蛋白质，免疫系统对体内蛋白质不产生免疫应答，当半抗原与体内蛋白质不可逆结合，便可被免疫细胞识别，激发免疫应答。

**2. 药物的分解产物或剂型中的某些杂质或某些赋形剂亦可形成完全抗原**

药物中的某些分解产物、杂质和赋形剂（附加剂）进入体内形成抗原或半抗原而致敏。这些致敏原包括外源性和内源性两种。外源性致敏原主要来自药物合成时带入，而内源性致敏原则来自生产、储存和使用过程。由于现代化的生产工艺的改进，外源性的高分子等杂质已经很少产生。内源性聚合物等杂质控制则是目前药品质量控制的重点和研究热点，如在 β- 内酰胺类等抗菌药物中，《中华人民共和国药典》（2005 年版）对十几种抗菌药物新增了有效控制高分子聚合物杂质的检查项目。目前中药注射剂的过敏反应也屡见报道，这与制剂稳定性问题导致杂质含量增加等因素有关。因此，药物中的杂质含量多少直接影响到过敏反应的发生率，杂质含量少的药物发生过敏反应的概率就相应降低。

**3. 药物接触的频度、时间和给药途径**

一般来说，药物接触越频繁，时间越久，产生过敏的可能性就越大。局部给药发生过敏反应的机会较高（苏小英等 2016），全身给药中注射给药比口服给药发生的过敏反应更严重，但任何给药途径均可产生过敏反应。

**4. 造成药物过敏的化学决定簇**

某一致敏药物引起过敏并非决定于该药物的全部组成部分，而往往只决定于该药中某一特定的化学结构，这种决定药物过敏的特定化学结构被称为该药的过敏决定簇。有些药物的全部化学结构形成一条长链或一立体构型，但并不影响过敏的发生。由于药物过敏决定簇的存在，临床上的药物过敏中常有药物交叉过敏或不交叉过敏的现象出现。药物过敏的交叉现象是指同一患者如对某一药物过敏则往往对与此药物相似的药物亦过敏。例如，患者对磺胺嘧啶过敏往往同时对其他磺胺类药物亦过敏，其原因是患者所致敏的药物过敏决定簇存在于多种磺胺类药物中。

（二）机体致病机制

**1. 遗传因素**

过敏体质患者出现药物过敏反应的概率常常高于正常人，据统计，亲代有过敏病史者，药物过敏的发生率要比亲代无过敏病史者高一倍。本人有其他过敏病史者药物过敏之发生率较无其他过敏病史者高 4 ～ 10 倍。这可能与过敏体质患者体内缺乏遗传性分泌型 IgA 有关。当胃肠道、呼吸道等分泌液中分泌型 IgA 缺乏或减少，这些器官的黏膜通透性增加使未经消化或消化不全的食物蛋白质等过敏原容易进入体内，引起各种过敏反应，如慢乙酰化型的患者使用异烟肼、肼屈嗪或普鲁卡因胺容易发生药物性红斑狼疮。

**2. 机体状况**

1）患者的性别、年龄和健康营养状况等可影响机体的免疫系统。

2）不同环境因素也会影响免疫系统。

3）应激状态还可以通过特殊途径影响免疫系统，如内分泌失调导致体内反应性改变，副交感神经兴奋而释放出大量的乙酰胆碱，如缺乏足够的胆碱酯酶，则易发生过敏反应。

（三）疾病致病机制

当患者处于某些疾病状态时，药物过敏反应的发生率明显升高。例如，急性传染性单核细胞增多症或慢性淋巴细胞白血病患者对 β- 内酰胺类抗菌药物的过敏发生率显著高于正常人。某些免疫缺陷疾病对有些药物的过敏反应明显增加，如艾滋病感染者使用复方磺胺甲噁唑，其过敏反应发生率（12%）比正常人（3%）增加数倍。

## 三、引起过敏反应性疾病的药物

引起过敏反应性疾病的药物主要有化学药物、生物制品及中药类。

（一）化学药物

**1. 抗菌药物类**

（1）β- 内酰胺类抗菌药物

β- 内酰胺类（β-lactam）抗生素系指化学结构中具有 β- 内酰胺环的一大类抗生素，包括临床最常用的青霉素类与头孢菌素类，以及新产生的头霉素类、甲砜霉素类、单环 β- 内酰胺类等其他非典型 β- 内酰胺类抗生素。此类药物的化学结构，特别是侧链的改变，形成了许多具不同抗菌谱、抗菌作用和各种临床药理学特性的抗生素。该类药物在临床上应用广泛，而且也最容易引起过敏，尤其是青霉素类。一般用药前均需做皮试，临床主要症状有荨麻疹、过敏性休克、胸闷、气短、呼吸困难、意识障碍、恶心、呕吐、腹痛、腹泻、血清病样反应和粒细胞减少等。头孢菌素类的过敏反应较青霉素类发生率相对较低，程度亦较轻，过敏反应包括皮疹、荨麻疹、哮喘、药物热、血清病样反应、血管神经性水肿等。严重者发生过敏性休克（乔庆月 2014）。头孢菌素类药物的 β- 内酰胺环开环后不能形成稳定的头孢噻嗪基，而是生成以 7 位 R1 侧链为主、各自的抗原簇，所以头孢菌素类药物间或头孢菌素和青霉素间的 R1 侧链相同或相似时可能发生交叉过敏反应（于宝东等 2014）。尽管有多篇文献报道碳青霉烯类药物与青霉素交叉过敏反应发生率较低，但也有多篇案例报道提示两者存在交叉过敏反应的可能性。交叉过敏反应主要表现为皮疹、皮肤瘙痒、药物热、喘憋、中性粒细胞减少、面部水肿、唇部肿胀、呼吸窘迫、关节痛、急性中性粒细胞减少、急性肾功能衰竭和血管内溶血等（马丽萍等 2016）。

（2）磺胺类

此类药物引起的过敏反应比较常见，最常见为皮疹、药物热，其次有嗜酸性粒细胞增多，严重者可出现剥脱性皮炎。磺胺类过敏特别多见于儿童。磺胺类药物之间具有交叉过敏反应，因此当患者对某一磺胺药产生过敏后，换用其他磺胺药是不安全的。一旦发生过敏反应，应立即停药。长效类磺胺药由于与血浆蛋白结合率高，停药数天血中仍有药物存在，故危险性很大。此外，具有磺胺类似结构的药物也可能会出现交叉过敏反应，如口服磺酰脲类降糖药物二甲双胍、甲苯磺丁脲、氯磺丙脲、格列本脲等。

（3）其他类抗菌药物

其他类的抗菌药物都有可能出现不同程度的过敏反应，但相对上述药物过敏反应发生率较低。例如，呋喃唑酮（痢特灵）、链霉素、四环素、氯霉素和土霉素等引起的药疹临床上也较常见。

**2. 解热镇痛类**

常见的有花生四烯酸代谢调节剂阿司匹林、非甾体消炎药，通过抑制环氧化酶途径，有助于花生四烯酸逆转入脂质氧化途径，从而生成磷脂化的炎症介质，引起机体致敏。大约 1% 的患者因使用上述药物后出现荨麻疹、血管神经性水肿等过敏反应。此类药物常与其他药物制成复方制剂，使用时应多加注意。

**3. 麻醉类药物**

局麻用的普鲁卡因是麻醉药物中较易引起过敏反应的药物，主要表现为喉头水肿、哮喘和皮肤过敏等。常用的静脉麻醉药都有直接诱发组胺释放的作用，其中硫喷妥钠为90%，过敏的概率较高。而依托咪酯为安全的诱导药，过敏反应的发生率仅为 1/7000，多为皮肤过敏。氯胺酮很少引起严重的过敏反应，多表现为皮肤反应。

**4. 肌肉松弛药**

大部分肌肉松弛药（孙大金 2007）可以导致组胺释放，产生过敏反应。又因其化学结构类似导致它们之间存在交叉过敏现象。常见的过敏药物有 D- 筒箭毒和琥珀胆碱。

**5. 抗过敏药**

抗过敏药既可以治疗过敏反应，又可以加重过敏或诱发新的过敏反应，甚至引起过敏性休克。常见药物如下。

（1）抗组胺药

苯海拉明、氯雷他定、氯苯那敏、异丙嗪等。

（2）肾上腺素和糖皮质激素药物

肾上腺素原本是抢救过敏性休克的首选药，但有时也可导致过敏性休克。氢化可的松、泼尼松、泼尼松龙、地塞米松等糖皮质激素类药物是临床上最常用的抗过敏性炎症药物，同样也会加重或诱发新的过敏反应（劳春梅 2016）。

（3）钙剂和维生素 C

钙剂如葡萄糖酸钙和氯化钙，以及维生素 C 常用于辅助过敏反应的治疗，但临床中也有出现过敏反应的情形。

**6. 造影剂**

含碘类造影剂注入机体内容易产生过敏反应，症状严重程度不一。轻者表现为头痛、流清涕、打喷嚏、发热和皮疹等。重者出现呼吸困难、意识障碍、血压下降，甚至心脏骤停等。因此用药前应询问患者有无过敏史及甲亢史，使用碘造影剂前应做皮试。甲亢患者应控制好病情后方可使用。还可选用非离子造影剂以避免对碘的过敏反应。

**7. 胰岛素**

胰岛素过敏多是由 IgE 介导的局部或全身速发型或迟发型超敏反应，过敏程度因人而异，轻者仅为不适感，重者可以危及生命，可表现为局部和全身反应。大多为局部过敏反应，表现为注射胰岛素数分钟至数小时局部出现红肿、皮疹、硬结、灼热和瘙痒，一般发生时间短暂，呈自限性，可自行缓解，再次使用后又重复出现；全身过敏反应少见，表现为全身荨麻疹、风团、紫癜、血清病样反应、血管神经性水肿，严重者可出现血压下降、哮喘或呼吸困难等，过敏性休克少见。胰岛素过敏的诊断主要根据临床表现，除此之外，患者的过敏体质、皮试、血清特异性 IgE 检测及停用胰岛素后症状是否减轻或消退也是重要的诊断依据（张丽等 2015）。

**8. 其他**

其他类药物可参见后续"药物引起过敏反应的临床表现及相关疾病"中有关内容。

（二）生物制品

**1. 疫苗**

大多数人接种疫苗无过敏反应，仅有极少数人有过敏现象，表现为注射局部出现红肿、疼痛和硬结等，常在 1 ~ 2 天消退。偶有发热，多在 38℃ 以下。少数人有头晕、头痛、咳嗽、打喷嚏、流清涕、眼睑水肿和皮疹等。血管性水肿和过敏性休克发生率极低，一般发生在注射后 10 ~ 30 min，很少有超过 24 h 者。这种接种反应常见于反复加强注射的人群，尤以 7 岁以上儿童较为多见。过敏反应发生率较高的有狂犬病疫苗、乙肝疫苗、乙型脑炎疫苗等。

**2. 抗毒素**

精制破伤风抗毒素、精制白喉抗毒素、多价气性坏疽抗毒素、精制肉毒素抗毒素等是临床上过敏反应发生率较高的抗生素。过敏可以是局部和全身反应。局部反应表现为注射部位出现皮疹增大、红肿、浸润等。全身反应有荨麻疹、鼻咽刺痒、打喷嚏、流鼻涕等。如果过敏反应阳性则不可注射该抗毒素。

**3. 抗血清**

精制抗狂犬病血清、精制抗腺病毒血清、精制抗炭疽病毒血清、精制抗蛇毒素血清是过敏反应发生率较高的抗血清药物。严重的过敏反应可以在注射中或注射后数分钟至数十分钟内发生过敏性休克。

**4. 酶类**

细胞色素 c、胸腺素、溶链菌、胰蛋白酶、门冬酰胺酶等是容易发生过敏反应的酶类药物。大多为局部反应如皮肤瘙痒、水肿、红斑和硬结等。极少数人出现全身反应如发热、胸闷、肌肉疼痛等。

**（三）中药类**

中药注射剂是我国特有的中药新剂型，有着很广的临床应用，中药引起的过敏反应与化学药物、生物制品基本类似，过敏反应严重时亦可造成休克和死亡。中药注射剂组分复杂，致敏机制也不尽相同，在临床中引起的过敏反应主要是 I 型过敏反应和类过敏反应，也有关于中药注射剂引起 II 型变态反应的报道（康瑞霞等 2015）。类过敏反应一般是在浓度较高的情况下发生，因此降低注射剂的滴注速度是保证目前中药注射剂使用较为安全的手段（徐煜彬和窦德强 2015）。

引起过敏反应的中药主要有单味中药及其制剂、中成药及复方制剂和有效成分制剂。其中含生化活性基因的化学成分如奎尼丁、莨菪碱、茶碱等有效成分可作为半抗原而诱发过敏反应。除此之外，中药质量、采收、加工、炮制和储存等环节不当均可导致中药材质量下降而引发过敏反应。

发生过敏反应常见的中药包括：①单味中药及其制剂，如三七、天花粉、雷公藤、番泻叶、乳香、没药、丹参注射剂、鱼腥草注射剂、穿心莲注射剂等；②中成药及复方制剂，如清开灵注射剂、双黄连注射剂、复方丹参注射剂、银黄注射剂、肝炎灵注射剂、参麦注射剂、正天丸、牛黄上清丸、跌打丸、速效伤风胶囊、藿香正气水、正红花油等；③有效成分制剂，如蝮蛇抗栓酶、小檗碱、藻酸双酯钠等。

详细的中药引起过敏反应可参见后续"药物引起过敏反应的临床表现及相关疾病"中有关内容。

## 四、药物引起过敏反应的临床表现及相关疾病

药物过敏反应可以导致机体的组织损伤或生理功能异常，其反应性质可以是任何类型的变态反应，也可以是多型变态反应的综合。药物过敏反应的临床表现多种多样，可

以仅局限在某一组织器官或某一系统，重者可以危害全身所有组织器官。临床表现主要为全身过敏反应、药物热、药疹、血清病、血管炎、血细胞改变、肺损害、肝损害、肾损害、神经系统损害、自身免疫病和其他系统损害等，根据病理改变，药物引起过敏反应的临床表现及相关疾病可分为如下几个方面。

### （一）微血管通透性增高

药物过敏反应引起局部和全身微血管扩张与通透性增加，因发生部位的不同，其临床表现也有所差异。局部微血管扩张和通透性增加导致皮肤黏膜水肿、渗出、分泌物增多，可出现皮红、皮痒、皮疹、皮肤黏膜感觉异常、鼻塞、打喷嚏、流清涕、咽喉堵塞（窒息）、胸闷、气短、咳嗽、喘息、腹泻等。全身微血管扩张和通透性增加可引发全身血容量骤降而导致过敏性休克。

### （二）平滑肌收缩

药物过敏反应引起的平滑肌收缩可以发生在不同的器官，若在支气管可引起胸闷、气短和哮喘发作等；在胃肠道可引起腹痛和肠鸣；在胆道可引起胆绞痛；在输尿管可引起输尿管绞痛；在子宫可引起下腹痛、子宫出血和流产等。

### （三）分泌物增多

药物过敏可刺激炎症介质的释放，引起腺体分泌增多。药物过敏若在结膜可引起流泪；若在鼻腔可引起流涕增多；在支气管可出现白痰增多；在肠道表现为黏液性肠炎。在这些分泌物中，可查到嗜酸性粒细胞，有时该检查可作为鉴别诊断的重要依据。

### （四）炎症反应

药物过敏反应可以刺激体内的组织器官，引起炎症反应。如果炎症不能及早控制，还会诱发自身免疫反应，导致组织纤维增生和肉芽肿形成，最终形成瘢痕，使器官的功能受限。常见的临床表现如下。

**1. 炎症细胞浸润**

炎症细胞主要包括嗜酸性粒细胞、中性粒细胞、淋巴细胞、浆细胞、肥大细胞、巨噬细胞和单核细胞等。这些细胞主要见于过敏波及的组织器官及其局部。其中，嗜酸性粒细胞常见于血、泪液、鼻涕、痰液、尿和大便等中。速发型过敏反应多见血嗜酸性粒细胞增多。

**2. 上皮损伤**

反复发作的皮肤过敏反应可以导致皮肤黏膜损伤，出现皮肤增生和黏膜水肿。

**3. 淋巴组织反应**

药物过敏反应也可引起周围和中枢等部位的淋巴结肿大。

**4. 血管炎**

药物过敏反应产生的免疫复合物可沉积于血管基底膜上，引起血管的损伤，从而导致血管炎，如药物引起的过敏性紫癜伴发肾炎。

**5. 形成肉芽肿**

药物过敏反应可引起组织炎症性病变，成纤维细胞产生纤维，将各种炎症细胞结合在一起，形成肉芽肿。

（五）过敏反应

药物导致的过敏反应属于异常免疫反应，以皮肤瘙痒、皮肤潮红、皮肤丘疹、发热与心悸等为主要临床症状（刘伟斌 2016），严重者会出现哮喘、喉头水肿、呼吸衰竭、血压下降和过敏性休克，甚至死亡。这种过敏反应一般发生在用药后半小时内，特别是在数分钟内，注射用药多于口服药。青霉素类和头孢菌素类是最常见引发过敏的药物，其他药物如解热镇痛类药物、静脉麻醉药和神经肌肉阻滞剂等也常引起过敏反应。有报道很少引起过敏的药物厄贝沙坦过敏可引起躯干及四肢皮肤剧烈瘙痒、潮红（于永志等 2016）。

（六）血清病样反应

药物过敏也可引起血清病样反应。患者临床表现为低热、荨麻疹、关节肿痛、淋巴结肿大、腹痛、肝脾肿大、蛋白尿和周围神经炎等。严重者可因血管神经性水肿、喉头水肿或脑水肿而死亡。血清病样反应的发病机理不甚清楚。其症状和体征多在用药后数小时至 3 周发生，停用相关药物后仍可持续数天。周围神经炎消失较慢，甚至完全不消失。但发热消退较快，一般在 48 h 内。全部症状的消失大约需要 3 周。主要治疗措施是立即停用致敏药物，严重患者需要使用皮质类固醇。常见致敏药物有 β- 内酰胺类抗生素、链霉素、四环素、磺胺类、巴比妥类、硫氧嘧啶类等。

（七）自身免疫反应

药物可引起系统性红斑狼疮（systemic lupus erythematosus，SLE），临床表现为多系统和器官损害包括发热、关节肿痛、皮肤损害（蝶形红斑、盘形红斑、黏膜溃疡、雷诺现象等）、血液学异常（贫血、白细胞减少、血小板减少等）、心脏损害（心包炎、心肌炎和心内膜炎）等，但较少累及中枢神经系统与肾脏。实验室检查有狼疮细胞、抗核抗体和 Coomb's 试验阳性。引起 SLE 的常见药物有普鲁卡因胺、异烟肼、氯丙嗪、青霉胺、甲基多巴、奎尼丁、柳氮磺吡啶、四环素等。一般停用致敏药物后症状逐渐改善。

（八）药物热

药物热与一般感染性发热不同，如果是首次用药，发热可经 1 ～ 2 周的致敏期后发生。如果是再次用药，由于人体已经被致敏，发热可以在 1 h 至数小时内发病。药物热没有特征性的热型。一般是持续的高热，常 39℃，甚至 40℃以上。患者发热虽高，但一般情况尚好，与热度不成比例。发热快慢与给药途径有关，注射药物发病较快，口服药物则较缓慢。有时同时伴有药疹等。应用各种退热措施（如退热药）效果不好；但停用致敏药物，同时使用抗过敏药如抗组胺药物或糖皮质激素，体温可以恢复正常。有时即使不采取抗过敏措施，一般停药后 1～2 天体温也能自行下降。常见药物包括：青霉素类、头孢菌素类、利福平、磺胺类、喹诺酮类与某些中药类如双黄连注射剂、血塞通、鱼腥草注射剂、牛黄解毒丸和丹参等。

### （九）药疹

药疹（drug eruption）是由药物变态反应引起的皮疹。其形态多样，不同药物可以形成相同的药疹，同一种药物也可出现不同的药疹。药疹的基本特点是发病突然，一般均对称分布（固定性药疹除外），泛发全身或仅限于局部，损害多形，常伴有皮肤瘙痒。临床上常见药疹类型有荨麻疹样药疹和血管性水肿、猩红热样药疹、麻疹样药疹、药物性湿疹样皮炎、过敏性紫癜、血管炎、多形性红斑、剥脱性皮炎、固定性药疹等。

**1. 荨麻疹样药疹**

荨麻疹样药疹是最常见的药疹类型。常突然发病，皮肤剧痒，可伴刺痛或触痛。随后全身出现大小、形态不一的红色风团，也可以出现口唇、眼睑及包皮红肿。严重者喉头与声带水肿。部分患者伴有发热、呼吸困难、恶心、呕吐、腹痛、关节痛、淋巴结肿大等。少数患者也可表现为与血清病样反应和过敏性休克。常见引起该反应的药物为青霉素，其次为阿司匹林、苯巴比妥、氨基糖苷类药物、血清制剂如破伤风抗毒素，中药有消炎解毒丸、穿心莲、三七粉等。停药后风团持续时间较长，几天至几个月。

**2. 猩红热样药疹和麻疹样药疹**

猩红热样药疹的皮损呈弥漫性鲜红色斑或呈米粒至稍大红色斑疹，密集对称分布，常从面颈部开始迅速发展至躯干和四肢，2～3 天遍及全身，酷似猩红热或麻疹。常伴有高热、头痛和全身不适等，但患者全身状态良好，缺乏猩红热或麻疹的其他临床特征，自觉瘙痒。大约 1 周，重者 2～3 周，出现糠秕样或大片状脱屑而痊愈。常见引起的药物为磺胺类、青霉素、巴比妥类和中药制剂如丹参注射剂、鱼腥草注射剂、黄芪等。若不及时停药和治疗，甚至重复用致敏药物，少数患者可演变为剥脱性皮炎。

**3. 药物性湿疹样皮炎**

本型特点是先由外用药引起局部变应性接触性皮炎，以后再内服或注射同一类似的药物，则出现全身泛发性湿疹样的改变，病程常在 1 个月以上。急性者有红斑、丘疹、小疱和脓疱等。慢性者皮肤干燥、浸润肥厚等，类似慢性湿疹。患者常自觉剧烈瘙痒。常见的药物包括青霉素、磺胺类、阿司匹林等。另有一些光敏性药疹，也呈湿疹样，好发于身体暴露的部位如面部和双手。常见致敏药物有苯妥英钠、胺碘酮、卡马西平、磺胺类、喹诺酮类和中药如三九胃泰、防风通圣丸、鱼腥草、前胡等。

**4. 过敏性紫癜**

过敏性紫癜（Henoch-Schonlein purpura，HSP）属变应性系统性小血管炎综合征，由下肢或低垂部位开始，逐渐向上发展至上肢或躯干。表现为充血性、斑丘疹或紫癜样病变。原因可能是血小板减少或过敏性血管炎。常见的药物有吲哚美辛、青霉素、磺胺类、巴比妥类和口服利尿药等。HSP 最严重的并发症是引起全身性的血管炎即过敏性紫癜肾炎（Henoch-Schonlein purpura nephritis，HSPN）（贾强 2006）。

过敏性紫癜肾炎（HSPN）病因主要是感染、药物和食物等。其发病机制多认为是免疫复合物沉积，并通过旁路激活补体造成肾脏的损害。药物引起过敏性紫癜肾炎的治疗首先是停药，可以辅助使用抗组胺药物苯海拉明、氯雷他定等，增加毛细血管抵抗力、降低渗透性和脆性的药物如维生素 C、复方芦丁等；必要时可使用糖皮质激素等药物治疗。引起过敏性紫癜肾炎的药物有青霉素、红霉素、磺胺类、异烟肼、阿司匹林、卡马西平、噻嗪类利尿药、依那普利和中药如藿香正气水、天麻丸、大黄片、鱼腥草注射剂等。

**5. 剥脱性皮炎**

剥脱性皮炎（exfoliative dermatitis）属重型药疹，是以全身性或近于全身性皮肤弥漫性发红或持续性剥脱为特点的皮肤炎症。其又称红皮症，出现率占各种药疹的 1%～2.5%。其发病机制包括中毒性及变态反应性两种。长期或大量用药者属于中毒反应，如砷剂，而常规剂量或短期使用者属于变态反应性。临床主要表现为发病前有全身不适、寒战、高热、头痛、皮肤瘙痒等前驱症状，发病后出现类似败血症的高热（39℃以上）。皮疹开始为弥漫性红斑，或有多数米粒大小红色小丘疹，随后皮损迅速进展，全身显著潮红水肿，倾向湿润糜烂，尤以面部和手足明显，严重者显著浆液性渗出，浸湿被褥。全身因渗出物分解，有特异的腥臭味，继之结痂，病情好转者，红肿渐消退，随之皮肤剥脱成鳞屑状或落叶状，手、足部常呈手套状或袜套状剥脱，重者连毛发、指（趾）甲一起脱落。黏膜亦可受累，发生结膜炎、口腔炎及外耳道化脓。全部病程长达 2～3 个月。由于卧床较久，容易继发褥疮、支气管肺炎、全身营养不良，甚至败血症和心力衰竭等危及生命。该病还可并发出血、呼吸道阻塞、黄疸、全身淋巴结肿大和蛋白尿等。此病治疗不及时或治疗不当，死亡率可高达 30%。治疗上首先及早停止致敏药物，使用抗组胺药物和足量的糖皮质激素抗炎。其他治疗包括积极对症处理，保护重要脏器功能。常见致敏药物有青霉素类、头孢菌素类、磺胺类、抗结核药、疫苗、解热镇痛药和中药如双黄连注射剂、感冒清等。

**6. 多形性红斑**

皮疹为多形性、对称性，好发于手足背部、前臂及小腿等部位，可为瘙痒性红斑、丘疹或疱疹。常见药物为对乙酰氨基酚、巴比妥类、卡马西平、苯妥英钠、布洛芬、保泰松、青霉素、乙胺丁醇等。

**7. 表皮坏死松解萎缩型药疹**

本型系严重药疹，极少见。起病急，进展快。起初皮肤瘙痒、疼痛和灼热感，随后快速出现皮疹伴高热、关节痛等全身反应。皮疹初起于面部、颈部和胸部，发生深红色、暗红色及略带铁灰色斑，很快融合成片，1～2 天可波及全身。斑上发生大小不等的松弛性水疱及表皮松解，可以用手指推动，稍用力表皮即可擦掉，如烫伤样表现。黏膜也有大片坏死剥脱，如支气管黏膜脱落可致呼吸道阻塞，胃肠道黏膜脱落导致腹痛及出血，角膜损伤可致穿孔。患者全身中毒症状严重，常伴发感染、水电解质紊乱和肝肾功能衰竭。如抢救不及时，可死于感染、毒血症、肾衰竭、肺炎或出血。此病初起时除上述表现外，有时初起皮疹如多形性红斑或固定性药疹，很快再发展为大片红斑、大疱、表皮剥脱。

常见的药物有解热镇痛类、磺胺类、巴比妥类及青霉素、苯妥英钠、卡马西平与中药如复方感冒片、速效伤风胶囊和鱼腥草等。

**8. 固定性药疹**

药疹一般在用药后 4 h 后出现。皮损为孤立性或数个境界清楚的圆或椭圆形水肿性红斑，微痒或无感觉。一般不对称分布，直径 1 ~ 4 cm 大小。重者红斑上可出现大疱，有痒感而一般无全身性症状，皮损多好发于口周、外阴、四肢和臀部。位于唇、口周、龟头、肛门等皮肤黏膜交界部位者，较易出现糜烂或继发感染而引起疼痛，患者为此常来急诊，皮损经过 1 周不退，留有灰黑色色素沉着斑，可持续半年以上或经久不退，当再服该药时，于数分钟或数小时内在原病损处发痒，随后出现同样损害并向周围扩散，从而表现为中央色素加深而边缘潮红的损害。复发时，在其他部位也可出现新皮损。

常见的药物有磺胺、某些解热镇痛药和中药如复方甘草片、牛黄解毒片、黄连素片（小檗碱）、何首乌、麻黄碱等。

**9. 药物超敏反应综合征**

药物超敏反应综合征（drug-induced hypersensitivity syndrome，DIHS），又称为伴嗜酸性粒细胞增多和系统症状的药疹（drug rash with eosinophilia and systemic symptom，DRESS）或药物引起的迟发性多器官超敏综合征（drug-induced delayed multiorgan hypersensitivity syndrome，DIDMOHS），是一种具有发热、皮疹及内脏受累三联征的急性严重性药物不良反应。

DIHS 由于缺乏统一的诊断标准，关于其流行病学及病因学特点，临床上尚缺乏可靠的研究资料（Mockenhaupt 2009）。DIHS 的确切患病率不详，预计在 1/10 000 ~ 1/1000。该病在使用致敏药物后 2 ~ 6 周发病，停药后仍可迁延 1 个月有余，甚至出现病情恶化。死亡率为 10% ~ 20%，主要死于肾功能受损、重症肝炎及重症感染等（Mockenhaupt 2012）。目前，DIHS 的发病机制仍不十分清楚，可能与致敏药物动力学、代谢异常、*HLA* 基因遗传易感性及疱疹病毒再激活等多个机制有关（曾强和王再兴 2017）。其中趋化因子 TARC 及其配体 CCR4 在 DIHS 的发病和临床症状中发挥重要作用，嗜酸性粒细胞增多是 DIHS 的血液学异常特征之一，通常提示 Th2 细胞应答参与其中。TARC 作为辅助表达 CCR4 记忆 T 细胞迁移的重要趋化因子，在 Th2 细胞介导的免疫反应中发挥重要作用，日本学者 Komatsu-Fujii 等（2017）指出药疹患者血嗜酸性粒细胞水平与 TARC 计数呈正相关。他研究了 84 例药疹患者（DIHS 6 人、SJS/TEN 5 人、MPE 14 人、EM 37 人）的血清 TARC 水平，结果证实 DIHS 患者的血清 TARC 水平明显高于 SJS/TEN、MPE、EM 的患者，只根据该研究结果推断，TARC 水平在诊断 DIHS 中的敏感性和特异性分别为 100% 和 92.3%（Komatsu-Fujii et al. 2017）。

DIHS 本质上是一种由药物或者药物代谢产物引起的严重过敏反应。诱发的药物有

50 多种，临床常见的药物主要有抗惊厥药（苯妥英钠、卡马西平、苯巴比妥、普里米酮）、抗抑郁药（地昔帕明、阿米替林）、磺胺类和砜类（柳氮磺吡啶、磺胺甲噁唑、氨苯砜）、抗炎药（阿司匹林、双氯酚酸钠、布洛芬）、抗感染药（特比萘芬、奈韦拉平、米诺环素）等（曾强和王再兴 2017）。Cacoub 等（2011）研究了 1997 ～ 2009 年 Pubmed 文献数据库中报道的 172 例 DIHS 患者，发现了 44 种原因药物，其中较常见的诱发药物有卡马西平（47%）、别嘌呤醇（19%）、拉莫三嗪（10%）、苯巴比妥（10%）、柳氮磺吡啶（10%）。大剂量的使用拉莫三嗪也会引起肝解毒能力的不足，增加发生 DIHS 的发病风险，目前常规滴定药物剂量能极大地减少药疹患病率（Błaszczyk et al. 2015）。

鉴于 DIHS 临床表现的多样性和复杂性，结合中国人群的临床特征和国内外诊断现状制定的 2018 年《药物超敏反应综合征诊治专家共识》（中国医师协会皮肤科医师分会变态反应性疾病专业委员会 2018）指出，如果患者出现以下临床表现或实验室指标异常，应考虑 DIHS 的可能。①迟发性皮疹：从服药到皮疹出现时间大于 3 周；②淋巴结肿大：≥ 2 个部位的淋巴结肿大；③发热：体温＞ 38℃；④内脏损害：ALT 为正常值的 2 倍以上、间质性肾炎、间质性肺炎或心肌炎；⑤血液学异常：白细胞升高或降低，嗜酸性粒细胞≥ $1.5×10^9$/L 或不典型淋巴细胞＞ 5%；⑥复发病程：尽管停用诱发药物并给予治疗，疾病仍出现病情复发或加重。符合前 5 条，可确诊 DIHS。

**（十）血细胞损害**

药物所致的血细胞损害在细胞毒型过敏时多见。大多表现为血细胞减少，少数为血细胞增多。主要血细胞异常是嗜酸性粒细胞增多、骨髓抑制、溶血性贫血、血小板减少和粒细胞减少等。嗜酸性粒细胞增多常是变态反应的最早信号。如能及时发现并停药，可以防止其他临床征象的发生。目前停用致敏药物仍是最有效的治疗措施。常见的药物有头孢菌素类、青霉素类、磺胺类、氯霉素、解热镇痛药、奎宁、奎尼丁、金制剂和中草药如小檗碱、牛黄解毒丸、六神丸、麝香等。

**（十一）肺损害**

肺损害可以发生在用药后数小时至数周，临床表现为胸闷、气短、咳嗽、咯白痰、呼吸困难和喘息等。速发型变态反应表现为支气管哮喘。部分患者表现为过敏性肺炎征象如胸部 X 射线检查可发现肺浸润，血嗜酸性粒细胞增多。使用糖皮质激素治疗有效。常见的药物有青霉素、头孢菌素类、磺胺类、对氨基水杨酸钠、多黏菌素 B、呋喃妥因、青霉胺、金制剂等。肺损害可以是药物过敏反应引起的血管炎，也可以是系统性红斑狼疮等的并发症。

**（十二）肝损害**

肝脏是药物代谢的重要器官。目前认为，药物引起的肝损害有两种机制，即变态反应性和直接肝损害。药物引起的肝损害大多与变态反应有关，有时两者同时存在。这些肝损害在实验室指标变化上表现为剂量依赖性损害，在临床上表现为变态反应性损害。

临床上表现为皮肤瘙痒、黄疸和转氨酶升高，严重者可以发热、恶心、呕吐及上腹部不适，甚至引起肝炎。常见的药物有抗结核药物异烟肼、大环内酯类药物、磺胺类、青霉素类、头孢菌素类、保泰松、单胺氧化酶抑制剂等。

### （十三）肾损害

药物引起的全身性血管炎可伴发肾病变。变态反应性肾病变主要累及肾小管，出现退行性坏死性病变。临床表现为血尿、蛋白尿和脓尿，很快进展为肾功能不全。有人认为其发病机制可能与细胞免疫和体液免疫有关。常见的药物有头孢菌素、利尿药、非类固醇类抗炎药、磺胺类、利福平等。

### （十四）神经系统损害

药物变态反应可引起全身性血管炎，并伴发神经系统损害。较为常见的是过敏性紫癜的神经系统损害（宋红等 2008），其发病机制主要是抗原抗体复合物沉积在头部毛细血管，微血管和毛细血管周围中性粒细胞及嗜酸性粒细胞浸润，引起毛细血管通透性增加，血脑屏障受损，富含蛋白质的血浆渗出，导致血管源性脑水肿，出现神经系统受损的症状如头痛、恶心、呕吐、神志异常等。治疗上主要是停药，严重时使用糖皮质激素等药物治疗。

### （十五）过敏性休克

药物过敏性休克系人体对药物产生强烈的变态反应，引起急性微循环功能障碍所致。它是最严重的药物变态反应性疾病（Lu et al. 2006），如不及时抢救可导致死亡。其发病是主要由 IgE 型免疫球蛋白的同型亲细胞性抗体所介导的一种速发型变态反应（Dybendal et al. 2003）。药物过敏性休克发病迅速，50% 的患者在 5 min 内出现症状，90% 的在 30 min 内发生。临床表现多为全身性过敏反应症状，如胸闷、气短、喉痉挛、喘息、意识障碍、血压急剧下降。血压急剧下降至休克水平，即 10.7/6.7 kPa（80/50 mmHg）以下，如果是原来患有高血压的患者，其收缩压在原有的水平上猛降至 10.7 kPa（80 mmHg），亦可认为已进入休克状态。严重者可发生循环骤停。引起过敏性休克最常见的药物有青霉素类、头孢菌素类（于晓博和李玉丹 2016），其次为氨基糖苷类、喹诺酮类、大环内酯类（刘春阳和吴振启 2016），其他药如紫杉醇、奥沙利铂、罗库溴铵、丙泊酚、利多卡因和中药类如柴胡注射剂、复方丹参注射剂、双黄连粉针剂等也可引起过敏性休克（夏海明 2008）。一旦发生过敏性休克，应迅速就地抢救。

### （十六）流感样综合征

使用某些药物后出现类似流感样的症状称为流感样综合征。临床特点为畏寒、发热，体温 37.5～38.5℃，但很少超过 39℃（干扰素及两性霉素 B 除外），伴头晕、头痛、乏力、全身不适、四肢肌肉或关节酸痛；无受凉诱因，出现鼻塞、打喷嚏、流清涕、咽干痛、颜面潮红。用药 0.5～2 h 后发作，持续 3～6 h，停药后全部症状消失或迅速减轻，血嗜酸性粒细胞可升高，抗感染治疗无效。

发病机制尚未完全清楚。目前认为主要与 I 型变态反应有关，其他因素还包括药物直接毒性、刺激体温中枢、兴奋 β2 受体、胆碱能毒性作用、自身致病作用、免疫修复作用及制剂因素等。

常见药物主要有青霉素类、头孢菌素类、红霉素、两性霉素 B、氟康唑、肝素、酚磺乙胺及氨甲苯酸、藻酸双酯钠、胺碘酮、肼屈嗪、达卡巴嗪、丙二醇二胺、三尖杉酯碱、胸腺素 a1、丙咪嗪、多塞平、麻疹疫苗、乙肝疫苗、西咪替丁、低分子右旋糖酐、己眯定二羟乙基磺酸盐、重组促红细胞生成素、植物毒素等。

防治措施主要是避免选择可能引起过敏反应的药物。一旦出现严重症状或者不能耐受者，马上停药，或适当使用激素及非甾体抗炎类药物等。

### （十七）药物过敏性心肌炎

药物过敏性心肌炎早期出现发热、皮疹和嗜酸性粒细胞增多等全身变态反应征象，随后逐渐出现非特异性的心脏改变，如窦性心动过速、短暂的房室传导阻滞、缺血性 ST-T 改变等。严重者可出现充血性心力衰竭、恶性心律失常和猝死。引起过敏性心肌炎的药物有青霉素类、磺胺类、头孢菌素类、破伤风抗毒素、苯妥英钠、氢氯噻嗪、吲哚美辛和中药如麻黄等。

药物过敏性心肌炎常需与中毒性心肌炎（Daniels et al. 2000）进行鉴别诊断。前者与药物剂量大小无关，多伴有全身过敏反应的表现，停药后症状即可消退。后者多与药物剂量过大有关，常伴有肝、肾和胃肠道等中毒表现，停药后症状不能迅速消失，甚至长期存在或留有后遗症。治疗上立即停用可疑致敏药物，必要时使用糖皮质激素（避免使用氢化可的松）。

### （十八）药物过敏反应引起的急性间质性肾炎

急性间质性肾炎（acute interstitial nephritis，AIN）的病因有多种，而药物是最常见的病因。国内外文献报道，由药物引起的急性间质性肾炎在 70% 以上。其发病机制是以免疫介导的药物过敏反应为主。临床表现为药疹、药物热、血嗜酸性粒细胞增多；尿检异常，呈无菌性白细胞尿、血尿及轻度蛋白尿；急性肾功能损害如血清肌酐（serum creatinine，SCr）迅速升高，伴近、远端肾小管功能损伤（如肾性尿糖、低比重及低渗透压尿等）。确诊需做肾穿刺病理检查。治疗上除尽早停用可能的致敏药物外，应尽早使用糖皮质激素治疗。激素治疗无效的重症患者可试用环磷酰胺治疗。有的患者需要透析支持治疗。抗肾小管基底膜抗体阳性的患者，可以考虑血浆置换治疗。过敏反应引起的急性间质性肾炎的药物已有百余种（丁小强和傅辰生 2005），主要有 β- 内酰胺类抗生素、磺胺类、布洛芬、消炎痛、阿司匹林、法莫替丁、奥美拉唑、硫唑嘌呤、环孢素、干扰素等。

### （十九）药物过敏性肺炎

药物过敏性肺炎是指药物引起的肺炎。其发病机制有多型变态反应参与（Ⅰ型、Ⅲ型和Ⅳ型变态反应）。外周血嗜酸性粒细胞增多。胸片上出现一过性或游走性浸润阴影，又称为嗜酸性粒细胞增多性肺炎。临床表现以咳嗽最为常见，常有乏力、头痛、流清涕、打喷嚏、胸痛、发热等。引起过敏性肺炎的药物有青霉素、磺胺类、氨甲蝶呤、氧氟沙星、利福平、硫唑嘌呤、博来霉素、卡马西平、卡托普利、肼屈嗪、苯妥英钠、吲达帕胺和碘造影剂等。药物过敏性肺炎的预后较好。在治疗上严重者可使用糖皮质激素治疗。

## 五、药物过敏性疾病的诊断

确定某种药物是否与某种过敏性疾病有关，主要依据仍然是推理的证据和医师的临床判断，因此在诊断药物过敏性疾病时应该注意了解以下几个方面。

### （一）是否为过敏体质

药物过敏反应仅见于少数过敏体质的人群。这些人群常有个人或家族过敏史。因此，用药时应仔细询问过敏史及家族史。

### （二）既往药物过敏史

询问患者既往药物过敏史，以及过敏的临床表现和治疗情况等，有助于药物过敏的临床判断和治疗选择。

### （三）原发病和用药后的过敏反应及相关疾病的症状

了解原发病、过敏反应及相关疾病的临床表现，有助于对怀疑药物进行诊断和鉴别诊断。

### （四）近期用药情况

需要对过敏患者近期用药情况进行详细询问，尤其是近 1 ~ 2 周用药情况要进行深入调查，了解使用药物的名称、用药途径、用量和连续用药的时间等。

### （五）药物过敏性疾病与用药之间的时间关系

对致敏和过敏反应时间的精确分析，可帮助推断致敏药物，一般而言，绝大多数药物的致敏时间就是该药物的潜伏期，即初次使用或接触药物至过敏反应出现的时间，常为 7 ~ 10 天，很少在 1 周以内。而反应时间，即药物过敏反应出现至末次用药相距的时间，一般很短。例如，过敏性休克多在末次用药后几秒或 30 min 内出现，极少数病例可在 1 h 以上。过敏性休克多出现于过去已被致敏，并已有几天或几年时间未再接触，这次又使用该致敏药物之时。有些过敏反应时间可长达两天甚至几周，如血清病样反应。在推断药物与过敏反应发生的时间关系时，一定要详细询问患者在反应发生前的用药情况，特别是反应发生前两周以内的用药史。如果没有时间上的关联性，应该可以排除。不过，个别药物停用几周后，仍有可能会引起过敏反应。

### （六）药物过敏反应的特点

药物过敏反应仅发生于少数过敏体质的人；首次发病均有潜伏期，一般至少一周；再次发病无潜伏期；一般均发生于多次药物接触后；药物过敏反应一般应具有较典型的过敏症状和体征。

（七）某些特殊的情况

光敏感性因素：外用、口服或注射药物以后，人体受日光照晒的部位可发生湿疹皮炎样反应，表现为红斑、水肿、丘疹或小水疱，愈后留色素斑。其发生机制有两种，光毒性（phototoxicity）和光变应性（photoallergy）。药物的光变应性反应好发于日光照晒部位，如面、颈前、手背或其他易受日晒部位。对于发生在上述部位的皮肤病变，要考虑到光变应机制的可能，应详询服药和光照历史。引起这种反应的药物常见的有喹诺酮类、四环素类、灰黄霉素、氯丙嗪、氢氯噻嗪、磺胺和合成甜味剂等内用药，以及焦油类、水杨酸类及六氯酚等外用药。

药物中不纯物质的反应：不纯物质主要见于有完全抗原性质的药物，如各种疫苗、各种动物器官制剂等。当诊断由完全抗原性质药物引发的变态反应时，要注意制剂中的不纯物质或添加剂的作用（魏庆宇和黄建林 2009）。

（八）特异性试验方法

药物过敏的特异性诊断，旨在明确患者致敏的具体药物，这是防治药物过敏的关键。虽然目前药物过敏的特异性诊断方法不少，但准确率不高，常有假阳性和假阴性出现。据报道，药物特异性皮试的准确率只有 50% 左右，甚至有人报告仅有 25%。有的检测方法可能还会激发过敏反应，甚至出现过敏反应的加重而导致死亡。因此，临床上尽可能不做体内过敏试验，尤其是严重的和正在发生过敏反应的急性期患者应禁忌做体内试验。其诊断往往主要依靠详细的病史。若需做检测，应慎重考虑选择过敏反应阳性率高但又不易引起严重过敏反应的试验，并且须在药物过敏反应症状完全消失，再经过一段时间方可进行。一切过敏试验都应在严密观察及急救设备齐全的情况下进行。

常用的药物过敏诊断试验有体内试验和体外试验两种。体内试验是较常用的方法，包括下列 8 种：①斑贴法；②抓伤法；③点刺法；④结膜法；⑤舌含法；⑥皮内法；⑦皮窗法；⑧药物激发试验。其中以斑贴法、抓伤法、点刺法及皮内法较为常用，其准确性以皮内法为最高。但皮内试验只能用于某些对皮肤无刺激性的注射用药液，如青霉素、链霉素等，其他剂型均不适用。而且对于某些药物高度过敏者有皮内试验引起严重休克反应的报道，故使用中亦应小心。药液应经过充分稀释，剂量应严格控制，以防严重过敏反应的发生。对药物过敏激发试验的选用应持慎重态度。对于有严重过敏反应者一律禁止采用，以防不测。一般较多采用者为口服药物引起胃肠或皮肤反应者，在经过皮试仍不能得出明确结果时，待患者过敏症状消失，停用一切药物后，口服一次可疑致敏药物的单位剂量，观察 24～48 h 有否胃肠或皮肤过敏反应出现。药物过敏的特异性试验，有其一定的局限性，容易出现假阴性或假阳性反应。体外试验有放射变应原吸附试验、抗原特异性 IgG 和 IgM 测定、补体活化的测定、嗜碱性粒细胞释放组胺与其他过敏介质试验、血浆／血清中过敏介质的测定、淋巴细胞转化试验等。

出现假阴性结果的原因有以下几个方面。

1）过敏的休克组织不在受试部位的皮肤组织。

2）受试者的皮肤对试验药物的可吸收性有限。

3）试验用药物多数为不完全抗原，需要与血浆蛋白等结合后方具有抗原性。

4）当患者已经使用抗组胺药物、麻黄碱、肾上腺素和皮质激素等时可以影响皮肤的反应性，得出阴性结果。

出现假阳性结果的原因有以下几个方面。

1）药物本身具有非特异刺激性，如酸性、碱性、酊剂和醚类等药物对皮肤均有一定的刺激性。

2）试验本身的物理性非特异性刺激如抓伤、点刺、注射等均可使皮肤出现某些非特异反应。

3）药物中的杂质、染料、赋形剂等亦可以引起过敏反应，与药物本身的过敏发生混淆。

4）皮内试验时注入少量空气亦可能出现假阳性反应。

综上所述，药物过敏的特异性试验尚有不少缺陷，对最后确诊尚有一定的限制，但是它在预防严重药物过敏方面还是起到了很好的作用，在我国自从对青霉素、链霉素广泛开展注射前的常规皮试以来，对预防严重青霉素、链霉素过敏发挥了重大作用。

总之，根据临床观察到的症状，结合上述所了解的情况，即可及时作出正确的诊断。

## 六、治疗

### （一）停用致敏药物或可疑药物

一旦确诊，应立即停用引起或可能引起过敏的所有药物。停用过敏药物的同时应选择患者对之不过敏的替代药物继续原有疾病的治疗。过敏症状轻者停药后不需治疗，过敏症状亦可自愈。症状较重者，停药后需要及时治疗，严重者需要紧急抢救。对于一些怀疑过敏的药物，确因病情需要，不得不用时亦可考虑在严格控制剂量和密切观察病情下，于用药前、用药中同时使用抗组胺药和糖皮质激素类药物，以防严重过敏的发生。关于药物过敏的脱敏疗法，临床争议较大，因有较高风险，应尽量少用或免用。目前除对白喉、破伤风等患者急需应用白喉或破伤风抗毒血清，但患者又对异种血清有过敏反应时可以谨慎使用外，其余致敏药物应尽量避免使用为妥。

药物过敏的根本治疗在于病因治疗，即查明致敏药物并彻底避免它。但要做到这一点尚有一定难度。因目前供临床选用的特异性诊断方法有限，故在临床上对于药物过敏的治疗曾经流行过一句名言，叫作"对药物过敏最好的治疗是没有治疗"。其含义是一旦发现药物过敏，在查明致敏药物之前，首先应把患者正在使用的一切药物全部停用。这一措施从某种角度看虽然有其重要意义，但亦未免失之武断。目前，对于药物过敏的治疗，还是主张首先尽早查明并停用致敏药物，然后采取有针对性的特异性治疗措施。

### （二）对症与支持治疗

药物过敏一旦发生，除立即停用可疑致敏药外，还要根据病情采取各种非特异性对症治疗，病情危重者应立即进行抢救。

药物治疗主要为抗过敏治疗，常用的药物如下。①糖皮质激素类：此类药物能提高机体对细菌内毒素的耐受性（张欣 2016）。除了具有抗过敏、抗休克作用，还有很强的抗炎作用。对各种类型的变态反应性疾病均有较好的治疗效果。常用药物包括甲泼尼龙、地塞米松和氢化可的松等。②抗组胺类：可抑制组胺、5-羟色胺等炎症介质的释放，起到抗过敏作用。常用药有组胺 H1 受体拮抗剂如氯雷他定、左西替利嗪等，三环类组胺 H1 受体拮抗剂如羟嗪、多塞平等，组胺 H2 受体拮抗剂如雷尼替丁、西咪替丁等。H1 受体拮抗剂与 H2 受体拮抗剂联用对顽固性变态反应性疾病的治疗有一定的疗效。③其他制剂：钙制剂如 10% 葡萄糖酸钙、氯化钙、维生素 C 等。在使用这些药物抗过敏治疗时要注意这些药物本身也可致敏。其他药物治疗主要是对症治疗。支气管痉挛、呼吸困难、哮喘等较常见，可用支气管扩张剂如 β2 受体激动剂：沙丁胺醇、特布他林等、茶碱类、抗胆碱能药物等。对严重的过敏反应如喉头水肿、血压下降或过敏性休克可用肾上腺素皮下注射或肌内注射或静脉滴注，但要注意避免发生心律失常和心肌缺血。对药物过敏性休克的治疗既要积极，也应慎重，抢救药物品种不宜过多，用量不宜过大，因为在药物过敏休克时期，患者常常处于一种高过敏状态，对于一些原来不过敏的药物也可能出现过敏现象。过敏性休克的治疗，请参见相关章节内容。

### （三）个体化的预防治疗

个体化的预防和治疗包括以下几个方面。

1）药物过敏的患者，应该有一个明确的、规律的、最新的慎用药物清单和一份可用的、替代的致敏药物清单。

2）当更换的药物与致敏药物属于同一类时，新药的应用需要在医护监督下做药物激发试验（DPT）。

3）从医学和法医学的角度来看，临床医生有必要给每一位患者做调查问卷（了解患者药物过敏史）。

4）预防措施：提前预防用药（如缓慢注射、提前应用糖皮质激素、H1 受体阻滞剂），尤其对非变应性鼻炎非常有效，而对特异性 IgE 依赖的过敏反应临床效果不显著。

### （四）脱敏治疗

药物脱敏治疗被定义为：迅速诱导机体对引起药物过敏反应（DHR）的致敏药物的耐受性。过去用过许多种医学术语来定义，如今为了涵盖典型的 IgE 介导和非 IgE 介导的药物脱敏治疗，临床医疗参考标准将其定义为"诱导药物耐受性"。临床上一些疾病特别需要某一些药物治疗而又无其他药物可以替代时，可以考虑采用药物脱敏疗法（Demoly et al. 2014）。

1）磺胺类药物用于 HIV 感染的患者。

2）喹诺酮类药物用于某些囊性纤维化患者。

3）β-内酰胺类、抗结核药物用于重度感染患者。

4）破伤风疫苗用于破伤风患者。

5）去铁草酰胺用于血色素沉着症。

6）紫杉醇和铂盐用于肿瘤化疗。

7）单克隆抗体用于几种血液性和非血液性肿瘤。

8）患有心脏病、风湿性疾病需要阿司匹林或非甾体抗炎药治疗，但是又对这些药物过敏的患者。

脱敏治疗只用于某些过敏反应不严重但病情需要无法停药，又找不到替代药物时，方可考虑。临床上一般不采用脱敏治疗，特别是严重过敏反应者不用此法。脱敏治疗时，应充分准备好抢救设施，以免发生严重过敏反应。一般从最低浓度开始，以后逐渐增加剂量，直至达到治疗剂量。给药方式可先采用斑贴或划痕以提高患者耐受力，然后再改用皮内、皮下给药，最后改为肌肉、静脉给药。脱敏成功后，若中断致敏药物治疗，患者很快会回到致敏状态，需要继续使用该药治疗时，须重新脱敏治疗。

## 七、预防

药物过敏的预防首先在于找出患者的致敏药物，严格加以避免。在致敏药物尚未明确的情况下，可采用下列措施预防药物过敏。

### （一）避免使用过敏药物

用药前应详细询问患者既往有无药物过敏史和家族过敏史。尽量避免使用过敏的药物或可能引起交叉过敏的药物。必要时做皮试等药物特异性试验，也可进行基因检测。

### （二）选择过敏反应发生率较低的药物

不同种类的药物引起过敏反应的概率有所差异，因此在选择药物时，尽可能选择过敏反应发生率较低的药物治疗，避免使用过敏反应概率较高的药物。

### （三）选择较为安全的给药途径

不同的给药方法引起过敏反应的严重程度也不一样，其中注射给药引起的过敏反应最严重，而且又以静脉和肌内注射引起的过敏反应发生最快和最严重，药物吸入次之，口服和局部用药引起严重过敏反应者相对较少。因此，治疗时应为患者选用较为安全的给药途径，凡能用口服替代注射者最好不选注射给药，以防发生严重的过敏反应。

### （四）严格掌握用药适应证

对于一些容易引起过敏反应的药物如青霉素类、头孢类更应严格掌握，如无明确适应证尽量少用或不用，以免发生严重不良后果和不必要的医疗纠纷。

### （五）严格药物过敏史的病案记载

有些药物过敏反应的发生是由病史记载的疏漏导致，因此，临床工作中对于有药物过敏史者，要求在病案首页在醒目的部位用红笔注明，门诊病历中过敏史处要详细记录，以示警诫。

### （六）注意防止非医疗性用药的发生

对加入了药物的食品、化妆品等日用品引起的药物过敏也要引起高度的重视。

（七）预先配有必备的过敏反应抢救药物和设备

临床相关部门（包括门诊、病房、治疗室、注射室、手术室等）均应预先备有必要的抢救药物和设备，包括肾上腺素注射剂、沙丁胺醇气雾剂、抗组胺药物、止血带、氧气等，便于急救使用。

（八）密切观察用药后症状并及时采取有效措施

很多严重过敏反应均发生在注射后数分钟至 15 min。因此，用药后要注意观察患者至少 15 min，方可让患者离开观察室。平时应注意做好常见药物过敏反应的培训，一旦发生应采取积极有效的处理措施。药品不良反应是临床药师开展药学监护的重要切入点（朱冬春等 2016）。可让临床药师深入临床一线，利用自己的专业特长协助医师选择治疗药物，并对患者临床用药情况进行药学监护、用药干预和用药教育等，使临床更加安全地使用药物（张庆莉等 2015）。

（朱宏霞　何巧洁）

# 第二节　过敏性休克

## 一、概述

过敏性休克（anaphylactic shock）是外界某些抗原性物质进入已致敏的机体后，通过免疫机制在短时间内发生的多系统器官损伤的严重过敏反应。休克是指有效血容量不足以维持重要生命器官的功能，而过敏性休克在此基础上，还包括急性的喉头水肿、气管痉挛、气管卡他样分泌、肺泡内出血、非心源性高渗出性的肺水肿等这一系列可迅速导致呼吸系统功能障碍的严重病变。有关过敏性休克的发病机制仍未完全明确，研究提示环境因素及遗传因素可能是该病的主要原因（刘勇等 2014）。绝大多数过敏性休克是由 IgE 介导的 I 型快速变态反应。外界的抗原性物质进入体内能刺激免疫系统产生相应的抗体，其中 IgE 的产生数量因体质不同而有较大差异。这些特异性 IgE 有较强的亲细胞性质，能与皮肤、支气管、血管壁等的"靶细胞"结合。以后当同一抗原再次与已致敏的个体接触时，就能激发引起广泛的 I 型变态反应，使组织肥大细胞和嗜碱性粒细胞释放化学介质（Byard 2016）。其过程中释放的各种组胺、血小板激活因子等是造成多器官水肿、渗出等临床表现的直接原因（Braunwald 2006）。

## 二、临床表现

过敏性休克病史特点包括以下内容。

典型的过敏性休克具有前期症状，症状出现越早预后越严重。约 90% 的患者症状出现在变应原暴露数分钟或 30 min 内，10%～20% 在 7～8 h 甚至 24 h 内发作；少数患者在早期症状消失后再次出现休克，这种双相型过敏性休克多数在首次发作后的 8 h 以内发生（尹佳 2009）。

过敏性休克有两大特点：一是有休克。二是在休克出现之前或同时，常有一些与过敏相关的症状。其一般表现为以下症状。

**1. 皮肤黏膜症状**

皮肤黏膜症状常常是最早且最常出现的症状，包括荨麻疹、血管性水肿、出汗，表现有皮肤发红、瘙痒。

**2. 呼吸道症状**

呼吸道症状是本症最常见的表现，也是最主要的死因。喉头水肿、痉挛及气管卡他样分泌物造成上呼吸道水肿梗阻，出现呼吸困难、喉咙发硬、声音嘶哑、咳嗽。非心源性肺水肿、支气管痉挛、肺泡内出血等造成下呼吸道水肿，表现为哮喘、呼吸困难、发绀。上呼吸道水肿，如喉头水肿，主要表现为吸气性呼吸困难，而下呼吸道水肿，如哮喘，则主要表现为呼气性呼吸困难。如上下呼吸道都出现水肿，可造成病情的迅速恶化，并危及生命。

**3. 循环衰竭表现**

因毛细血管渗漏、血管扩张致血容量绝对或相对不足，回心血量不足，心腔空虚，心血管系统塌陷，造成血压迅速下降。心动过速及晕厥常是心脏骤停前的主要症状。还可以有室上性心动过速、传导阻滞、心肌缺血及梗死。

**4. 中枢神经系统症状**

往往先出现恐惧感、烦躁不安和头晕；随着脑缺氧和脑水肿加剧，随即发展为意识丧失、昏迷、抽搐、大小便失禁等。

**5. 其他症状**

少数患者可有刺激性咳嗽，连续打喷嚏、恶心、呕吐、腹痛、腹泻等。若是因为食用过敏食物或者由被昆虫叮咬引起，有时会伴随短时间的失明。有研究显示，12.9% 的过敏性休克患者会出现高血压（Solmazgul et al. 2016）。

## 三、诊断

凡在接受抗原性物质或某种药物，或蜂类叮咬后立即发生全身反应，而又难以用药品本身的药理作用解释时，应马上考虑到本病的可能。药物是过敏性休克最常见的诱因。临床上常见的引起过敏性休克的药物有头孢类药物（梁宏鸾 2014）、青霉素类药物（张蓓蓓 2014）、解热镇痛药（吴晶等 2015）、碘海醇（李安康 2014）、碘比醇（刘宪军 2015）等造影剂、中药制剂（王海珍等 2014）等。食物是过敏性休克的另一主要原因。

（一）诊断依据

1）有致敏原接触史。
2）有典型的临床表现。

### （二）鉴别诊断

#### 1. 血管迷走性昏厥

血管迷走性昏厥（vasovagal collapse，或称迷走血管性虚脱）多由情绪反应引起，尤其是患者有发热、失水或低血糖倾向时。如呈面色苍白、恶心、出冷汗，继而可昏厥，经常容易被误诊为过敏性休克。此症无瘙痒或皮疹，昏厥经平卧后立即好转，血压虽低但脉搏缓慢，这些与过敏性休克不同。血管迷走性昏厥可用阿托品类药物治疗（Liu et al. 2001）。

#### 2. 遗传性血管性水肿症

遗传性血管性水肿症（hereditary angioedema）是一种由常染色体遗传的缺乏补体 C1 酯酶抑制物的疾病。患者可在一些非特异性因素（如感染、创伤等）刺激下突然发病，表现为皮肤和呼吸道黏膜的血管性水肿。由于气道的阻塞，患者也常有喘鸣、气急和极度呼吸困难等，与过敏性休克颇为相似。但本症起病较慢，不少患者有家族史或自幼发作史，发病时通常无血压下降也无荨麻疹等，据此可与过敏性休克相鉴别。

#### 3. 输液反应

在输液过程中出现过敏反应，要注意与输液反应（infusion reaction）相鉴别，要点见表 2-10-2（楼滨城 2011）。

表 2-10-2　变态反应与输液反应鉴别要点

| | 病因 | 突出表现 | 累及脏器 | 与输液量关系 | 症状与体温关系 |
|---|---|---|---|---|---|
| 过敏反应 | IgE 抗体介导的过敏 | 胸闷、气憋 | 多器官 | 无关，数滴即可发生 | 无关 |
| 输液反应 | 致热原、微粒、微生物 | 寒战、发热 | 与发热有关 | 有关，需要一定量液体 | 平行 |

## 四、治疗

### （一）立即令患者取平卧位、吸氧

密切观察呼吸、血压、心率、尿量。确保气道通畅，如有哮喘或呼吸困难，可取头高脚低位；如伴有血管性水肿引起了呼吸窘迫，应立即插管；如意识丧失，应将患者头部置于侧位，抬起下颌，清除口、咽、鼻及气管分泌物。

### （二）立即脱离可疑的致敏原

结扎注射或虫咬部位以上的肢体以减缓吸收，也可在受蜇的局部以 0.005% 肾上腺素 2 ～ 5 ml 封闭注射。

### （三）药物治疗

1）肾上腺素自动注射器是治疗过敏性休克的首选方法（Campbell et al. 2016）。如果没有，应立即手动配制 0.1% 肾上腺素。对于一般患者，如收缩压 40 ～ 70 mmHg，肾上腺素首剂宜用 0.3 ～ 0.5 mg，肌内注射或皮下注射，肌内注射吸收较快，皮下注射吸收较慢，必要时静脉注射。如无效可在 5 ～ 15 min 重复给药。极危重患者，如收缩压 0 ～ 40 mmHg，或有严重喉头水肿征象，可将肾上腺素 0.1 mg 稀释在 0.9% 氯化钠溶液 10 ml 中，5 ～ 10 min 缓慢静脉推注，同时观察心律和心率，必要时可按上述方法重复给药，亦可用肾上腺素 1 mg 加入 0.9% 氯化钠溶液 250 ml 中，静脉滴注，1 ～ 4 µg/min，可逐渐加量。对心率极快者，如心率 150 ～ 160 次 /min，可用上述静脉注射方法，缓慢推注，观察心率，如心率减慢，可继续推注，否则可改用血管升压素升血压。应注意就地抢救，在患者未脱离危险期之前，不宜转移就诊或作不必要的搬动（楼滨城 2011）。

2）开放静脉通道并及时补充血容量，液体可选择低分子右旋糖酐、林格氏液等。

3）静脉注射糖皮质激素，如地塞米松、氢化可的松等。

4）血管活性药物：可选择多巴胺 10 ～ 20 µg/(kg·min) 泵入。

5）抗组胺药物包括以下几个。

（a）H1 受体阻断剂

苯海拉明 20 ～ 40 mg（或异丙嗪 50 mg 或氯苯那敏 10 mg）肌内注射。

（b）H2 受体阻断剂

其对肾上腺素、类固醇和 H1 阻断剂不能控制的休克有效。

6）由于处于过敏休克状态时，患者的过敏阈值甚低，可能使一些原来不过敏的药物转为过敏原，因此治疗本症用药切忌过多过滥（Dellinger et al. 2004）。

## 五、预防

过敏性休克的预防包括以下几个方面。

1）详细询问患者病史：包括用药史、个人过敏史和家族过敏史。

2）首次用药，停药 3 天再用的患者，以及更换药物批号，均需按常规做药物过敏试验。

3）皮试液必须使用前现配制，其浓度和注射剂量要准确。

4）过敏试验或注射前均应做好急救的准备工作（备好肾上腺素和注射器等）。

5）过敏试验要留观患者并严密观察 30 min，首次注射后须观察 30 min 以防迟缓反应的发生。注意局部和全身反应，倾听患者的主诉。

6）过敏试验结果阳性者禁止使用该药，同时报告医生，在医嘱单、病历、床头卡上醒目地注明药物过敏试验阳性反应，并告知患者及其家属。

（朱宏霞　何巧洁）

# 第三节　昆虫过敏性疾病

## 一、概述

昆虫种类繁多、形态各异，属于节肢动物门昆虫纲，是地球上数量最多的动物群体，在所有生物种类中占比超过 50%。昆虫的分布面之广，没有其他纲的动物可以与之相比，几乎遍及整个地球。病原体分为不同的种类，包括原虫、蠕虫、螺旋体、立克次体、衣原体、细菌和病毒等。昆虫与人类生活关系密切，也是一类重要的病原体。昆虫可以通过吸血、刺蜇、机械携带等方式传播各种病原体，有些直接寄生致病，有的引起过敏性疾病。

昆虫过敏的发生具有一定的地区性和季节性特点。在我国不同地区昆虫过敏的发病情况也有差异，如在南方蚕、蛾类致敏的情况比较多见，而在北方林区，蜱类致敏较多，见《变态反应病诊断治疗学》（顾瑞金 2000；Bilò and Bonifazi 2008）。蟑螂是城市人居环境中一类严重的过敏原，是诱发哮喘的一个重要的危险因子。但是到目前为止仅从蟑螂中发现 9 种过敏原，还有大量的过敏原有待发掘。中国科学院昆明动物研究所研究员赖仞领导的课题组采用蛋白质组学等手段从美洲大蠊的中肠中识别了 2 种新的过敏原（Per a 11 和 Per a 12），并从美洲大蠊过敏患者的血清中发现了这两种过敏原的抗体。这些过敏原的发现使我们进一步认识了美洲大蠊过敏的物质基础和作用机制，并为诊断和治疗这类过敏提供了重要依据，也为开发治疗蟑螂过敏的药物奠定了重要基础（昆明动物研究所 2015）。

## 二、发病机制

昆虫过敏的主要途径为：①在昆虫叮蜇或者昆虫叮咬时，昆虫过敏原可释出（刘燕明等 2005）。②通过吸入、直接接触和食入等方式引起过敏。

叮蜇是昆虫通过叮咬或蜇刺的方式将毒液引入人体。毒液可来自昆虫的唾液腺，也可来自毒囊。来自唾液腺的毒液多通过口器在叮咬时引入人体；毒囊多位于虫体尾部，在昆虫叮蜇时通过毒刺将毒液注入人体。昆虫叮蜇后，毒囊收缩，将毒液排出。有的昆虫如蜜蜂，在叮蜇后将毒囊留下而离去，毒囊借其囊壁上的肌肉组织作节律性的收缩，不断将毒液输出。由毒囊排出的毒液一般比通过口器排出的毒液作用强，不但可引起叮蜇部位的疼痛、充血、肿胀、起疱等反应，还可引起速发和迟发的过敏反应炎症，导致脉管炎、组织坏死和全身症状，严重时引起过敏性休克。大量毒素被注入人体还可以引起类似过敏反应的毒素反应，严重者会导致死亡（刘燕明等 2005）。

吸入致敏多由吸入昆虫的鳞片、毫毛、蜕皮、排泄物及虫体残屑等引起。这些物体在空气中飘扬，一如其他气传致敏物一样，通过呼吸道吸入而引起过敏反应，主要表现为过敏性鼻炎、支气管哮喘等。

接触致敏是直接接触昆虫虫体或其产物而发生的，多表现为接触性皮炎。近年来注意到蚕丝的丝蛋白和黏蛋白有较强的致敏性，可致接触性皮炎；加工后的蚕丝致敏性较差。

食入致敏主要是由食入昆虫的排泄物而发生的。蟑螂有很强的致敏性。食入蟑螂粪便沾污过的食物不但可诱发胃肠系统过敏反应疾病，还可能诱发过敏性鼻炎和支气管哮喘。

昆虫的涎腺、分泌物、排泄物和脱落的表皮都是异性蛋白，其中涎腺成分是重要的过敏原，内含毒素、抗凝素、溶血素、血管活性胺、各种酶类等。摇蚊细胞外游离血红蛋白亦是重要过敏原，有单体型和同型二聚体，并具有高度多态性（李朝品 2007）。胡蜂毒素导致过敏的物质基础包括抗原 -5 蛋白、磷脂酶、透明质酸酶、蛋白酶类等（安输 2012）。

### 三、临床表现

#### （一）病史

昆虫过敏反应的症状因昆虫类别、致敏途径、机体反应性的不同而有很大差别。特别需要注意的是：昆虫的种类、叮蜇物是否仍留在皮肤内、叮蜇后多长时间发生反应（潜伏期）、反应持续多长时间、先前的叮蜇事件、蜇咬后机体的变化等。由昆虫叮蜇引起的反应 90% 为速发反应，于叮蜇后立即出现症状。决定昆虫叮蜇反应程度的因素有三，一是毒液的性质和量；二是叮蜇的部位；三是患者的敏感程度。一般说来，蜂类叮蜇引起的反应较重，特应性患者的反应较重，叮蜇的部位越靠近头面部，反应也越剧烈。

#### （二）症状及体征

##### 1. 呼吸道症状

呼吸道症状由喉头水肿、气管和支气管痉挛及肺水肿引起。表现为胸闷、喉头有堵塞感、呼吸困难及脸色涨红等，伴有濒危感、口干、头昏、面部及四肢麻木。60% 的死亡原因是呼吸道阻塞。

##### 2. 心血管及微循环障碍症状

心血管及微循环障碍症状为心律失常、心悸，由微血管广泛扩张所致面色苍白、烦躁不安、畏寒、冷汗、脉搏微弱及血压下降等。25% 的死因是心血管充盈不全。

##### 3. 皮肤症状

皮肤症状为瘙痒、红肿、荨麻疹及其他各种皮疹等。

##### 4. 胃肠道症状

胃肠道症状为恶心、呕吐、黑便、急性胰腺炎、腹部痛性痉挛和腹泻。

##### 5. 感染征象

感染征象为多见于黄蜂叮，因为它们以腐烂的有机物质为食，可以表现为蜂窝组织炎、脓肿甚至明显的败血症。大多数致命反应发生在叮后 4 h 内，但有 10% 的死亡延缓发生（4 ～ 24 h）（刘燕明等 2005）。

##### 6. 其他症状

其他症状为发热、头痛、疲乏、脉管炎、关节痛或精神症状等。严重者出现少尿、无尿、血尿、黄疸、溶血、弥漫性血管内凝血等多器官功能不全甚至衰竭死亡（袁红丽 2015）。

### 四、诊断

#### （一）病史和临床表现

昆虫过敏的诊断主要依据为有近期昆虫蜇咬、吸入、接触等病史，以及所表现的过敏症状。但是如何鉴别昆虫的非特异性反应与过敏反应，有时亦相当困难。一般来说，症状重、症状表现明显超出蜇刺部位或有周身性症状者，应考虑为过敏反应。对于吸入、接触和食入致敏的患者来说，由于触发物的线索不明确，如果特异性检查又未包括此内容，则极易漏诊。即使对速发叮蜇反应来说，确定叮蜇的蜂类亦常非易事。蜜蜂叮蜇后将毒囊留在叮蜇部位，可以据此确定品种，其他蜂类的鉴定比较困难（顾瑞金 2000）。

（二）抗原检测

对于昆虫过敏的特异性诊断，目前最常用的是各种昆虫抗原的皮试。有研究显示，毒物抗原检测中黄胡蜂毒、纸胡蜂毒、意大利蜜蜂毒的阳性率都较高（张春梅等 2015）。用于特异性抗体检测的蜂类抗原有两种类型，一种是全虫浸液，适用于所有非通过叮蜇引起变态反应的昆虫。其抗原性比较全面，制作也简单，但阳性率低，一般不主张应用。另一种是毒液抗原，其抗原物质集中，故阳性率高，但制备工艺稍复杂，需用麻醉、电刺激等方法使蜂类排出毒液，然后收集。一般对于昆虫抗原的皮试，除观察即刻反应（15 min）外，最好还要观察 24～48 h 的延缓反应。皮试至少应在距最近一次昆虫过敏 2 周以后进行，因为在一次强烈的昆虫过敏反应之后，体内相应的特异性抗体处于短期的耗竭状态，可能产生假阴性反应。一般来说，过敏反应强烈者皮试结果亦强。但亦有一部分患者，过敏反应虽强，但皮试仅显弱阳性反应，甚至显示阴性反应。这可能是由于此类过敏反应由非 IgE 型抗体所介导，因此不能在皮肤上有所表现。一般在速发型昆虫过敏患者的血清中可以测到 IgE 抗体，故有人试图用放射变应原吸附试验（RAST）为患者做体外试验。

## 五、治疗

（一）立即处理

1）如果叮蜇物仍留在皮肤内，需要迅速取出，不能挤压，以免将毒液挤入皮肤内，但仅仅在咬后 5 min 内取出叮蜇物有效；在 5 min 以后，叮蜇物的内容物常已在叮蜇部位释放完毕。

2）如果叮蜇部位是在四肢，应立即在近心端结扎止血带，以延缓毒液的吸收。

3）如果叮蜇部位不在四肢，可用 0.01% 肾上腺素 5～10 ml 作叮蜇部位四周封闭。

4）同时皮下注射 0.1% 肾上腺素 0.3～0.5 ml，儿童建议最大剂量为 0.3 mg（洪建平，2015）；如果已用肾上腺素作局部封闭可不再作皮下注射或适当减量。

5）也可用拔火罐的方法将进入皮肤内的毒液尽量吸出。

6）叮蜇局部红肿严重者可予冷敷。尽早局部涂抹激素软膏或赛庚啶软膏等抗过敏药膏，如皮肤已被抓破，建议局部皮肤消毒干燥后再作上述处理。

（二）过敏反应的处理

较轻的或迟发型过敏反应，可按常规方法处理。严重的过敏反应，特别是过敏性休克，必须及时抢救（顾瑞金 2000）。

### （三）毒液免疫治疗（VIT）

全世界大约有 5% 的人曾被蜜蜂或黄蜂蜇伤过，部分患者再次被刺蜇会发生危及生命的反应。是否对蜂毒过敏可从三个方面确诊：病史、皮肤检查和特异性毒液血清 IgE 抗体检查。对已确诊对蜂毒过敏的患者，VIT 是目前防治蜂蜇最常用的方法。VIT 可将蜜蜂刺蜇敏感人群系统性反应发生风险降低至低于 5%，有效率达 95% ～ 97%（Moffitt et al. 2004；于琨英 2006），而且也减少了未来发生局部反应的风险，大大提高了生活质量（Ludman and Boyle 2015）。

### （四）表位治疗

表位治疗即用含有 T 细胞表位的肽，特异性地控制变态反应及其他免疫介导的疾病中的 T 细胞应答。国外研究证明，用蜂毒磷脂酶 A2 的 T 细胞表位肽进行免疫治疗，对于蜂毒过敏症的患者既安全又有效（Müller 2003）。

### （五）其他

对急性重症中毒伴多器官功能障碍者，提倡行早期或预防性血液透析加血液灌流治疗，是确保蜂蜇伤急救成功的关键；同时重视及时加用保护心脏、肾脏、肝脏的药物及维持水电解质酸碱平衡、抗感染等综合治疗，以利于急危重症中毒患者的救治（袁红丽 2015）。

## 六、预防

### （一）切断传播途径

主要是搞好环境卫生和个人卫生，以及控制或杀灭中间宿主。如住房要安置纱窗，切忌打开门窗，开灯睡觉，防止该虫入室。保持室内外环境清洁。清除住室周围杂草、污水和垃圾等杂物，定期喷洒除虫剂。防止在室外放置食物，尤其是糕点、糖果、水果等甜食必须加罩，以防昆虫飞落。不要在户外晾晒衣物，因为会飞的蜇咬昆虫可能被裹挟在衣物内并被带到室内。

### （二）注意防护

不要在草地上光脚走路，草地是蜇咬昆虫筑巢和休息的好去处。不要将双手伸到黑暗的角落或洞里，伸到物体下面之前要先查看。在工作或生活中尤其是在野外工作或旅游时，要穿长衣长裤，采取防护措施，防止吸血节肢动物媒介叮刺，必要时可涂抹昆虫驱避剂如避蚊胺、埃卡瑞丁等（盛婷和高菊芳 2015）。有学者认为，口服维生素 $B_1$ 有防止昆虫接触的功效。有虫叮咬时不要拍打，保持冷静，轻轻掸掉入侵者，然后快速离开现场。宜穿素色的衣服，忌用香水、香粉或其他气味浓郁的化妆品，鲜艳的服装及香味可以招惹昆虫。不少昆虫常于晚间出动，此类昆虫一般均畏黄色光谱，故在晚间在普通灯泡上加一黄色灯罩，外出时带一黄色灯可避免昆虫袭击。我国民间有用蚊香、艾草、蒿草熏点驱虫的习惯，此亦是简单易行的办法。

## 七、尘螨与过敏

（一）概述

尘螨是一类主要存在于室内尘土中的小昆虫，人们肉眼很难看见，它们可引起人体许多过敏反应。由尘螨引起的过敏反应较常见，故单独加以叙述（魏庆宇和朱晓明2006）。

在屋尘中有大量尘螨生长，约有150种，分为两大生态类群。一类是滋生在家具和生活用品（尤其在沙发、地毯、毛衣、棉衣）中，取食人体皮屑的屋尘螨类；另一类是滋生在贮藏物如粮食、食品和草药仓库中的仓尘螨类，都是人类自己生活活动带进屋里的。尘螨呈全球性分布，除了海拔2000 m以上的高寒地带难以生存，各地都有。其特别适于生长在温暖潮湿的地带，如我国华东华南沿海沿江地区。其初期繁殖较慢，以后则呈几何级数增长，数量惊人。35℃以上气温，尘螨出现滞长。在温带地区，寒冬和盛夏的气候不适宜尘螨生长，故而在春秋两季出现尘螨种群两个密度高峰，秋季密度高于春季。其在空调房间可全年繁殖。卧室内的卧具和地毯是尘螨最适合的滋生场所，起居室中地毯上的尘螨少于卧室，沙发上也有较多尘螨生长。

尘螨过敏原的性质，一种意见认为来自尘螨的分泌物、排泄物、蜕下皮壳和死亡虫体，尤其是这些代谢产物在细菌与真菌作用下分解为微小颗粒，能在空气中飘浮，易被吸入，都是强烈的过敏原；另一种意见认为尘螨能够汇集屋尘的过敏原，其肠道是一个极好的环境，适于产生过敏原的分解产物，所以螨本身物质并不是过敏原。尘螨过敏症可表现为过敏性鼻炎、过敏性哮喘、过敏性结膜炎、过敏性的皮炎等。据统计，约有80%的哮喘、鼻炎和过敏性皮炎与螨有关。

（二）诊断

1）有明确的接触史和临床表现，结合皮试或体外试验，如果有激发试验的证据就更好（孙劲旅2012）。

2）正确对待皮试和体外试验不一致的情况，最后的判断应结合临床表现（孙劲旅2012）。

目前临床常用的皮试方法有皮内试验和皮肤点刺试验两种。皮内试验因需要注入大量的过敏原，引起全身反应的危险性较大，而且比较痛苦，已经很少使用。皮肤点刺试验是目前最常用的试验方法，是在患者前臂曲侧面消毒的皮肤上，自上而下排列对照液、组胺、1∶100浓度尘螨浸液各一小滴（小米粒大小即可），间距不小于3 cm。分别用3个一次性点刺针，将针尖垂直在每一滴正中刺破皮肤使药液渗入皮肤，2 min后可将留在皮肤上的液滴分别擦干。点刺后15～20 min根据风团和红晕的大小判断结果。如果皮肤出现风团和红晕，视为阳性反应，根据其大小判断过敏程度（娄佑云2016）。

（三）治疗

采用"四位一体"的综合治疗方案：包括患者教育、避免接触致敏抗原、适当的对症治疗及特异性免疫治疗（参见本书第六章）。舌下含服粉尘螨滴剂便是特异性免疫治疗的一种，主要是通过调节改善机体的免疫系统，从而达到从发病机制上治疗本疾病的目的（张瑜 2016）。与常规的药物治疗相比较，药物治疗能够缓解患者症状、松弛气道平滑肌、降低气道高反应性及控制炎症等，但均不是从病因上治疗疾病，而舌下含服粉尘螨滴剂是从病因上治疗，安全可靠，具有一定的优势（刘艳琳等 2015）。

### （四）预防

尘螨理想生存温度 20～25℃，相对湿度 75%～80%，若温度和相对湿度降低，螨的发育时间延长（崔光斌等 2014）。尘螨主要滋生在卧室内，包括卧具、沙发、地毯和窗帘等处。因此尘螨的预防应主要放在以下方面。

1）降低室内相对湿度：将相对湿度控制在 50% 以下，是控制螨及其过敏原水平最常用的方法。

2）清洗床单、被套和枕头套，并用 55℃ 以上热水浸泡 10 min 以上，每月 2 次。定期将床上用品放置在阳光下暴晒 2 h 以上。

3）使用包装套：使用气孔小于 10 μm 的专业纯棉防螨寝具进行包裹卧具，如床单、被子和枕头等，降低过敏原浓度，是减少暴露于尘螨及其过敏原的有效方法。

4）不用地毯，窗帘和家庭软装饰物要勤更换、清洗。

5）使用杀螨剂：在使用低毒高效的杀螨剂时，要注意"对螨下药"才能达到有效防治目的。

6）天敌杀螨：如使用捕食性螨捕杀害螨或用真菌、细菌、原虫感染螨类使其死亡。

7）控制繁殖：通过改变或转移害螨的遗传物质，破坏其遗传过程，达到杀灭的目的（胡素侠 2014）。

（朱宏霞　何巧洁）

## 第四节　屋尘螨变态反应

屋尘螨（house dust mite，HDM）在世界范围内是室内吸入变应原的主要来源，早在 1920 年被发现其与过敏性疾病有关。HDM 引起的过敏性疾病包括过敏性鼻结膜炎、过敏性哮喘、特应性湿疹和其他过敏性皮肤病。世界卫生组织（WHO）估计全球有 6 亿人患有过敏性鼻炎（变应性鼻炎），其中 2 亿人伴随哮喘。半数的成人哮喘患者和至少 2/3 的儿童哮喘患者有过敏反应。美国、欧洲、东南亚和澳大利亚的哮喘患者中，通常有高达 85% 的患者对 HDM 过敏，尽管他们所处的地区在地理、温度和湿度上存在差异。对于我国华中地区的变应性鼻炎患者，其致敏率可达到 91.1%。另外 74.5% 的特应性皮炎（AD）患儿对屋尘螨（*Dermatophagoides pteronyssinus*）和粉尘螨（*Dermatophagoides farinae*）的皮肤点刺试验为阳性，多数对二者的点刺试验结果均为阳性。

## 一、屋尘螨变应原

### （一）尘螨及其主要变应原

尘螨的主要种类包括屋尘螨、粉尘螨和热带无爪螨（*Blomia tropicalis*），它们在大多数地理区域是共存的。其中，屋尘螨变应原主要存在于床垫、沙发和地毯中。它们的繁殖速率快，预期寿命一般为 7 ～ 10 周，其间雌性可产生 40 ～ 80 个卵。

对尘螨变应原的研究已经达到了分子水平。迄今为止，已鉴定出来自 10 种螨的 82 种螨变应原。第一组变应原组分（Der p 1、Der f 1）具有蛋白酶活性，可能破坏上皮紧密连接。第二组变应原（Der p 2、Der f 2）模拟 Toll 样受体 4 复合受体 MD-2 的作用。变应原组分 1、2 和 23 被认为是屋尘螨的主要变应原。Trombone 等（2002）研究出 95% 的患者与变应原组分 1、2 或两者均有关。变应原组分 23（Der p 23）是一种新的屋尘螨主要变应原，它可以与 74% 的屋尘螨过敏患者的血清 IgE 发生反应。

### （二）尘螨变应原的提取液

现用于 HDM 过敏症诊断和免疫治疗的变应原疫苗是用尘螨的螨体、粪便和其他分泌物提取制成的变应原提取物。目前 HDM 提取物的标准化不是根据提取物的浓度来确定，而是通过过过敏志愿者做皮肤点刺实验来验证的。在欧洲，尘螨变应原提取物的生物标准化是基于皮肤点刺试验的风疹大小来确定的。像 ALK 公司（丹麦），使用 30 名过敏患者的皮肤点刺试验结果作为一个测算单元。对于标准治疗单位（STU）和标准质量单位（SQU）则是基于治疗效果；对于 Stallergènes Company 公司（法国），则使用 30 个过敏患者的 SPT 结果，其中包括提取物的 3 个 1/10 稀释浓度和一个 9% 磷酸可待因对照（7 mm 红斑）。不同欧洲制造商生产的提取物通常不能替换。在美国用 ID50EAL（皮内形成 50 mm 红斑的浓度）作为制剂效价的参考标准。FDA 的生物制品评价和研究中心（CBER）为制造商提供了参照提取物，其授权产品则使用平行线生物测定分析方法（parallel-line bioassay analysis）与参照提取物进行对比获得相对效价比。在中国，制造商的标准也不统一。不同的制造商使用不同的内部标准，因此目前仍然没有一个统一标准。

## 二、尘螨与变应性疾病

### （一）尘螨与变应性哮喘

流行病学研究显示，尘螨是儿童和成人支气管哮喘（简称哮喘）发展的危险因子，并且是哮喘发展中持续存在的危险因子。85% 的哮喘患者尘螨点刺试验阳性（正常人群为 5% ～ 30%）。全球约有 1.6 亿支气管哮喘患者，各国患病率为 1% ～ 13%，我国为 1% ～ 4%，一般儿童患病率高于成人。尘螨所致过敏性哮喘中发病受遗传倾向、环境触发和过敏原暴露三个方面的相互作用。环境触发因子、遗传倾向、暴露于过敏原等共同作用使患者对尘螨过敏，如果再次暴露于过敏原则可发生哮喘症状。哮喘症状的严重程度与暴露的级别相关。

### （二）尘螨与变应性鼻炎

变应性鼻炎又称为过敏性鼻炎，是以反复发作性喷嚏、水样鼻涕和鼻塞等三个主要症状为特点的鼻黏膜部Ⅰ型变态反应性疾病，发生于有过敏体质的个体。尘螨是变应性鼻炎最主要的过敏原，可诱导患者发生长期鼻黏膜炎症，并进一步发展为鼻息肉。变应性鼻炎是一个全球性健康问题，患病率达10%～20%。对尘螨过敏并患有哮喘合并常年性过敏性鼻炎的患者采用标准化的尘螨浸液脱敏治疗后，症状持续改善，过敏原皮试和结膜试验反应降低，对乙酰甲胆碱刺激的支气管高反应性持续下降，鼻炎和哮喘用药积分下降。同时，激素气雾剂、β2受体激动剂及抗组织胺药用量持续减少。因此，标准化的脱敏治疗不仅可使常年性过敏性鼻炎和间歇性哮喘症状改善，降低气道反应性，同时还可减少哮喘和鼻炎用药。

### （三）尘螨与特应性皮炎

特应性皮炎又称为异位性皮炎，为慢性复发性、瘙痒性、炎症性皮肤病，在儿童中的患病率为10%。尘螨是特应性皮炎最重要的过敏原之一，患者对尘螨的过敏程度与特应性皮炎的病情严重程度密切相关。尘螨引起特异性皮炎的途径有2个：①直接通过皮肤引起；②通过吸入尘螨过敏原也可引起特异性皮炎。许多特异性皮炎患者往往有其他的过敏症状，如哮喘或过敏性鼻炎。有效控制尘螨，可大大减轻特应性皮炎的严重程度。

## 三、尘螨变应性疾病的预防和治疗

### （一）尘螨的环境防治

根据世界卫生组织的报告，过敏性鼻炎的最佳治疗策略包括变应原回避、药物治疗、变应原特异性免疫治疗（allergen specific immunotherapy，ASIT）和患者教育，并根据不同的情况选择不同的策略组合。避免尘螨接触是减少临床症状的首选方法，包括：①保持室内的采光、通风和干燥；②室内除尘；③勤洗和晾晒被褥等；④使用空气净化机；⑤使用防螨的包装套等。

### （二）尘螨变应性疾病的药物治疗

除了避免接触变应原，药物的应用也是一种治疗手段，包括特异性抗组胺药、白三烯受体拮抗剂和吸入/鼻内皮质类固醇等调节上-下呼吸道炎症的药物。虽然这些药物在大多数情况下是安全有效的，但已经证实它们难以改变HDM相关的过敏性疾病的病程。

### （三）ASIT对尘螨变应性疾病的特异性免疫

在过去的一个世纪中，ASIT是使用变应原提取物来治疗过敏性疾病患者，以达到对变应原的临床耐受性，被WHO纲领性文件定义为"唯一能够改变过敏反应性疾病自然进程的治疗方法"。它可以有效地治疗IgE引起的Ⅰ型变态反应性疾病，缓解过敏性鼻炎/

哮喘的症状，减少症状缓解药物的使用，以及改善患者生活质量。ASIT 在停止治疗后也会有持久的作用，此外，ASIT 也被证明能够减少新的变应原过敏风险和防止过敏患者发展为支气管哮喘。

### 1. 特异性免疫治疗的机制

特异性免疫治疗能被全世界广泛应用是基于它的临床有效性。特异性免疫治疗能激活多种免疫机制。ASIT 目前临床常用的为皮下免疫治疗（subcutaneous immunotherapy，SCIT）和舌下免疫治疗（sublingual immunotherapy，SLIT）。SCIT 可以减少变应原特异性 IgE 的产生并增加特异性 IgG（作为封闭抗体）的产生，IL-10 介导产生的 Breg 在抑制 IgE 产生和促进 IgG 产生方面发挥重要作用；SCIT 诱导变应原特异性 T 细胞亚群反生转化，包括免疫偏离（刺激 Th0/Th1 细胞，增加 IFN-γ 和 IL-2 产生）、特异性 T 淋巴细胞无能（Th2/Th0 细胞减少）和诱导调节性 T 淋巴细胞表达产生 IL-10 和 TGF-β 等细胞因子；抑制外周血 ILC，尤其是 ILC2，可能有助于抑制 Th2 的效应和产生免疫耐受；SCIT 降低炎症细胞的募集、激活及介质释放（如组胺、前列腺素 D2 和嗜酸性粒细胞阳离子蛋白）。所有这些作用有助于产生免疫耐受。并且即使在治疗停止后也能产生持久的免疫系统变化。SLIT 的机制尚不完全清楚，但它们应该与 SCIT 机制相似，所不同的是，在 SLIT 中黏膜树突状细胞发挥特殊作用。

### 2. ASIT 治疗变应性疾病

（1）ASIT 治疗变应性鼻炎和哮喘

A. SCIT 治疗变应性鼻炎和哮喘的疗效研究

大量的研究已经证明使用 HDM 变应原提取物治疗哮喘和变应性鼻炎的有效性。最近的研究也提供了中强度的证据支持 SCIT 的有效性。在最近发表的荟萃分析中，一共分析了来自 19 个不同的 SCIT 治疗哮喘的随机对照试验（RCT）中的 796 个受试者结果。结果表明，SCIT 有助于尘螨过敏哮喘患者缓解症状和减少药物使用，但是并没有改善肺功能，而 SCIT 的安全性是可以接受的（Lu et al. 2015）。而另一个由 Cochrane 做的回顾性荟萃分析中，综述了 1968 至 2004 年间发表的 42 个 HDM-SCIT 随机对照试验，其结果表明 SCIT 能减少哮喘症状和哮喘药物的使用，并且也可以改善支气管高反应性（Abramson et al. 2010）。

B. SLIT 治疗变应性鼻炎和哮喘的疗效研究

系统回顾和荟萃分析显示，HDM 提取物的 SLIT 在鼻炎和哮喘中有不同的临床作用。在随机、双盲、单中心研究中，与安慰剂组相比，屋尘螨（HDM）舌下免疫治疗片 MK-8237（Merck/ALK-Abello）在剂量依赖性和时间依赖性治疗中改善了鼻炎症状。12 单位（DU）的 MK-8237 的作用开始于第 8 周。另一个 RCT 结果表明，用 500 IR 和 300 IR 的 HDM 变应原提取物舌下片经过 12 个月的治疗可以产生良好的耐受性，并在无治疗随访期中可以维持疗效。与安慰剂相比，在轻度至中度哮喘中 6 单位 SQ-HDM 产生的作用使维持哮喘控制所需的 ICS 剂量中度降低，但在统计学上有差异性。所有有效剂量均耐受良好。一项荟萃分析表明，在持续的过敏性鼻炎中，SLIT 产生了明显的缓解症状作用并减少了治疗药物的使用。不同的研究中使用不同的标准导致研究的部分不统一。一项

ASIT 研究的综述中指出,使用 HDM 提取物治疗变应性鼻炎和哮喘在基本治疗指标(如剂量和持续时间)上也并未一致。因此迫切需要一个严格、长期、双盲、安慰剂对照的随机临床试验以反映 HDM 诱发过敏性疾病的特征疗效标准。

2016 年,两个对哮喘和鼻炎的 HDM-SLIT 大型多中心试验文献发表。Virchow 等(2016)发表了一项双盲、随机、安慰剂对照试验,其中包括 834 名使用吸入性皮质类固醇或联合产品并未得到很好控制的 HDM 致敏哮喘成人患者,其中 693 人完成了这项研究。与安慰剂相比,6 单位 SQ-HDM 和 12 单位 SQ-HDM 剂量的药物均显著降低了中重度哮喘恶化的风险。与安慰剂相比,哮喘症状恶化风险降低而变应原特异性 $IgG_4$ 则显著增加。其观察期为 6 个月,但受试者接受 ASIT 治疗长达 18 个月。

Demoly 等(2016)在 12 个欧洲国家进行了一项随机、双盲、安慰剂对照的Ⅲ期临床试验,其中包括 992 例患者,尽管使用药物治疗但仍患有中重度 HDM 诱导的变应性鼻炎。研究验证了 2 个剂量的 6 单位 SQ-HDM 和 12 单位 SQ-HDM 的有效性与安全性,其治疗效果出现于治疗后 14 周。

C. HDM-SCIT 和 HDM-SLIT 治疗变应性鼻炎与哮喘的比较

有数个前瞻性的随机对照试验比较了 HDM-SCIL 和 HDM-SLIT 的临床作用及其机制,总体而言 SCIT 效果更佳。根据结论对过敏患者尤其是哮喘患者,SLIT 相对于 SCIT 不良反应要少。然而这些结果的证据等级较低,因此需要更细致的研究来指导 SLIT 的临床应用。

(2)ASIT 治疗特应性皮炎

研究结果的不确定性和缺乏来自大型随机对照试验的证据,使得世界范围内针对 ASIT 治疗特应性皮炎(AD)的使用证据仍十分有限。一项研究中总共回顾了 217 名接受 ASIT 治疗至少 3 年的 AD 患者,结果表明对于 AD 长期的 ASIT 治疗并没有太大的临床作用。然而另一项荟萃分析表明,ASIT 对于 AD 仅有中等水平的证据显示具有有效性,ASIT 在长期治疗严重特应性皮肤病中也显示出显著的疗效。在另一项研究中,尽管 SCIT 在 AD 患者总人口中没有统计学差异,但在严重 AD 患者的亚组中,特应性皮炎总严重程度评分(total severity scoring atopic dermatitis,SCORAD)的统计显著降低。虽然以前认为 ASIT 对于患有 HDM 阳性反应的 AD 患者的疗效是有争议的,但是现在通过许多双盲安慰剂对照试验和荟萃分析的结果,越来越多人的认为 ASIT 确实是一个对 AD 患者有效和安全的治疗方式。

**3. 特异性免疫治疗的其他益处**

长时间持续的治疗,在停止免疫治疗后,仍能够得到长期的疗效。一项针对屋尘螨提取物治疗呼吸道过敏患者的前瞻性研究显示,3 年的免疫治疗足以在停止治疗后保持长期的症状缓解。在过敏性鼻炎患者中应用屋尘螨提取物进行舌下免疫治疗 3~4 年证实,症状缓解可以持续 7~8 年,可以有效预防过敏的发展。特异性免疫治疗能阻止单一尘螨致敏儿童出现新的致敏。具有高遗传风险的儿童对预防性尘螨口服免疫治疗有很好的耐受性。试验结果符合预先设定的降低对其他变应原致敏概率的标准。然而,其对尘螨致敏或过敏的相关症状没有观察到显著的预防效果。特异性免疫治疗能降低过敏性疾病患病率的潜力给特异性免疫治疗带来了新的指征。然而，这还需要更多的随机对照试验来证明。

**4. 特异性免疫治疗的安全性**

通常，皮下免疫治疗和舌下免疫治疗都能引起局部或全身反应。皮下免疫治疗的注射部位红肿和舌下免疫治疗的口腔瘙痒刺痛是常见的局部不良反应。世界变态反应组织（World Allergy Organization，WAO）工作组提出了舌下免疫治疗局部不良反应 3 级分类系统和皮下免疫治疗分级系统。在免疫治疗过程中，局部不良反应不能预测随后的全身反应。然而，在有的研究中显示，当在治疗期间即刻出现局部反应或者大的局部反应时，全身反应出现的频率更高。需要进一步的研究来评估局部反应和全身反应的预测关系。

在皮下免疫治疗中，约 0.1% 的患者出现轻到中度的全身反应，而重度全身反应是罕见的（100 万次注射中出现 1 次）。在舌下免疫治疗中，全身反应是极少见的，到目前为止仅报告了一例严重全身过敏反应。

在最近的一项多中心非干预前瞻性研究中，观察到 4/117 成人（3.4%）和 7/103 儿童（6.8%）出现了不良反应。仅报道了 3 例成人和 1 例儿童出现了严重不良反应。在 Devillie（2016）的研究中，他们得出的结论是尘螨皮下免疫治疗在患有轻度至中度持续性哮喘的成年患者中是安全且耐受良好的。全身不良反应在尘螨皮下免疫治疗中的发生率是很低的。儿童哮喘患者和伴随局部反应的患者可能更容易发生全身反应。从上述情况来看，有症状或控制不佳的哮喘被确定为大多数致死性和近致死性皮下免疫治疗相关全身反应的促成因素。建议在皮下免疫治疗注射前进行哮喘的评估。对 2006 年发表的104 项舌下免疫治疗研究进行综合评估后发现，舌下免疫治疗相关的全身反应发生率为给药剂量的 0.056%。

**5. 特异性免疫治疗与多重致敏**

过敏患者通常对几种变应原同时过敏。配制治疗混合物时变应原的选择、总数、变应原组分的比例是变应原特异性免疫治疗的关键。在制备变应原提取物的混合物时，医师必须考虑变应原提取物的交叉反应和蛋白水解酶引起的变应原降解的可能性。在以前的研究中显示，螨变应原储存在 ≥ 10% 的甘油中，对昆虫和真菌蛋白具有抵抗性。将草花粉与各种制造商生产的螨变应原提取物混合后，在与当前免疫治疗实践参数推荐相当的浓度下，没有出现可检测到的变应原反应性下降。

此外，大多数证明免疫治疗疗效的研究使用的是单一变应原，几乎没有数据支持多重变应原特异性免疫治疗。在 Virchow（2016）的研究中，66% 的患者除尘螨过敏外还有其他变应原多重致敏。然而这些患者与尘螨单一致敏的患者之间的结果没有差异。监管当局最近批准的含有螨提取物（2 种）和草花粉（5 种）混合物的舌下含片将提供有关这个问题的数据。

**6. 特异性免疫治疗的生活质量**

多项研究表明，特异性免疫治疗与症状药物治疗相比具有更高的临床疗效。然而，改善生活质量和成本效益对患者与医疗决策者来说变得越来越重要。

　　个别的研究证实，与症状药物治疗相比，尘螨特异性免疫治疗改善生活质量和节约成本。一项研究显示，与标准治疗相比，尘螨皮下免疫治疗与初始资源投资和随后的长期资源节约有关，并表明免疫治疗也增加了社会福利。对尘螨舌下免疫治疗，用于过敏药物治疗无法控制的持续性中重度尘螨致敏的过敏性鼻炎患者，除药物治疗外，标准剂量尘螨舌下免疫治疗片剂与过敏药物治疗加安慰剂相比更具成本效益。然而，成本效益的时间点根据不同的研究而有所不同。在特异性免疫治疗开始3个月就报告了显著的成本节约。而在一些研究中，直到治疗结束后才确定成本效益的时间点。很少有研究考虑到特异性免疫治疗的长期疗效和预防效果能节约成本，因而成本效益的大小很可能被低估了。

　　特异性免疫治疗是一个漫长而烦琐的治疗过程，不能确定这种统计学意义在多大程度上能转化为通过使用不同类型结果测量的临床显著差异。

### 7. 未来的观点

　　为了减少免疫治疗期间的全身过敏反应，并使免疫原性和临床疗效最大化，已经开发出多种方法。Lee 在 2017 年的研究中评估了在过敏性鼻炎患者中使用屋尘螨、粉尘螨、狗和猫变应原水溶剂或混合物进行淋巴内免疫治疗的临床疗效与不良反应。淋巴内免疫治疗可以迅速改善过敏症状和生活质量，治疗效果可持续一年。然而，当使用变应原提取物水溶剂进行淋巴内免疫治疗时，可引起严重的全身和（或）局部超敏反应。除了 Lee 的研究，其他几种新的免疫治疗方法在不增加其致敏性的情况下改善特异性免疫治疗的免疫原性。这些方法包括标准特异性免疫治疗添加疗法，改变变应原提取物，使用新型佐剂，或者改变变应原提取物的输送模式。例如，在皮下特异性免疫治疗中添加奥马珠单抗（抗 IgE 单克隆抗体）可提高其在增量期的安全性和耐受性，患者达到维持期的可能性，以及治疗整体的有效性。其他方法包括改良尘螨提取物，如使用重组抗原技术来生产针对患者过敏的特定蛋白质的变应原提取物，而不是整个变应原。或使用含有 CpG 基序的 DNA 作为免疫刺激剂。最近，一项研究比较了 Der p 23 和 PreS-2XP4P5（来自含有 C 端 IgE 表位的 Der p 23 部分和乙型肝炎病毒衍生的 PreS 结构域的非过敏性肽的融合蛋白），并发现后者诱导了较低的 T 细胞增殖，但尘螨过敏患者的外周血单个核细胞中细胞因子 IL-10 和 Th1 类细胞因子 IFN-γ 水平较高，这表明融合蛋白具有免疫调节能力。除上述方法之外，预期下一步将用于该领域的是分子变态反应学，这意味着在质量和数量方面将更精确地定义治疗组分。进行个体化特异性免疫治疗的研究正在进行中，使用重组抗原技术来生产针对患者过敏的特定蛋白质的变应原提取物，而不是整个变应原。最近对草花粉的研究很有前景。两项已发表的研究发现，含有重组变应原的提取物可有效减轻过敏性鼻炎的症状。

（祝戎飞　杨　林　孙劲旅）

## 第五节　蜱虫叮咬与红肉过敏

　　蜱虫，俗称草爬子，与螨虫、蜘蛛、蝎子同属蛛形纲，常蛰伏于浅山丘陵的草丛、植物上，或寄宿于牲畜等动物的皮毛间，以饮血为生（Mans 2004）。蜱虫宿主广泛，已知宿主包括 200 种非灵长类哺乳动物、120 种鸟类和少数爬行类，其中以非灵长类哺乳动物为首要宿主。蜱虫可造成人体细菌、病毒及立克次体感染，其唾液腺体中含有的多种蛋白质均具有抗凝、麻醉及免疫抑制作用，能使蜱虫依附宿主的时间延长（Francischetti et al. 2009）。

　　蜱虫作为一种寄生虫，是流行性出血热、莱姆病、立克次体病等疾病的主要传播媒介。自 2007 年，我国有关蜱虫叮咬致病的报道逐年增多，已引起相关卫生部门的关注。2010年 5 月，中国疾病预防控制中心正式将蜱虫病定义为发热伴血小板减少综合征，其主要发病特征为：潜伏期 1 ～ 2 周；大多急性起病，持续高热；发热伴白细胞、血小板减少和多脏器功能损害，严重者可导致死亡。

　　近年来，临床医疗工作者对蜱虫叮咬致病高度重视，但对其引起的红肉过敏症关注甚少。本章将就蜱虫叮咬所致红肉过敏症的发病机制、诊断和鉴别诊断、治疗及预后进行总结，希望引起临床医师的重视。

## 一、蜱虫叮咬与红肉过敏的相关性

### （一）红肉

　　红肉为营养学中的名词，主要指烹饪前呈现红色的肉类，如猪肉、牛肉、羊肉、兔肉等非灵长类哺乳动物的肉均为红肉，红肉的颜色主要来自哺乳动物肉类中的肌红蛋白。

### （二）国际上蜱虫叮咬引起红肉过敏的首次病例报道

　　蜱虫叮咬所致红肉过敏病例由澳大利亚的 Nunen 医师 2009 年最先报道。20 年间，该医师共收治近 50 多例红肉过敏患者，患者均表现为食用红肉后出现荨麻疹、血管性水肿、呼吸窘迫甚至休克等严重过敏反应，而这些患者在本次发病前均可食用红肉且从未发生过敏反应。排除性别、年龄、健康状况及遗传易感性后发现，这些患者中的多数人居住在悉尼北海岸地区，而蜱虫为此地最常见的传播疾病的媒介。Van Nunen 等（2009）通过随后的 1 项针对 25 例红肉过敏者的病例研究推测，严重的蜱虫叮咬会导致患者对红肉过敏。

### （三）世界各地有关蜱虫叮咬所致红肉过敏症的病例报道

　　2009 年，Commins 报道了一类患者在食用猪肉、牛肉或羊肉 3 ～ 6 h 出现全身荨麻疹、喉头水肿、呼吸窘迫等过敏反应，而在食用鸡肉、鱼肉后则无过敏反应发生（Commins et al. 2009）。α- 半乳糖主要存在于红肉中，家禽和鱼肉中并不存在，在排除吸入性和真菌过敏原交叉反应的可能性后考虑，地区寄生虫可诱导寡糖 IgE 抗体，且澳大利亚已证实蜱虫叮咬可导致红肉过敏症状。

　　目前，已有澳大利亚、美国、中国、日本、韩国、德国、法国、瑞典、厄瓜多尔、肯尼亚关于蜱虫叮咬所致红肉过敏症的病例报告（Commins 2013；Wen et al. 2015）。引起红肉过敏症的蜱虫在美国主要为美洲花蜱（也称为孤星蜱，lone star tick）（Commins et al. 2011），在欧洲为蓖子硬蜱（*Ixodes ricinus* tick），在日本为卡延钝眼蜱（*Amblyomma cajennense*），在我国是长角血蜱（*Hematophagous ixodidae*），也属于硬蜱的一种。

## 二、红肉过敏的发病机制

蜱虫叮咬所致红肉过敏机制尚不完全清楚。下面从抗 α- 半乳糖的 IgE 抗体与红肉过敏、蜱虫叮咬引起红肉过敏的具体机制两个方面叙述。

### （一）抗 α- 半乳糖的 IgE 抗体与红肉过敏

蜱虫叮咬导致红肉过敏的发病机制源于药物过敏的提示，且已由美国弗吉尼亚大学 Thomas Platts-Mills 首先证实。

2005 年，西妥昔单抗在美国被批准使用，该药作为表皮生长因子受体主要用于治疗直肠及头颈部肿瘤（Cunningham et al. 2004；Bonner et al. 2006）。然而，部分患者在初次使用西妥昔单抗时立即出现了严重过敏反应，这些严重过敏反应的病例集中在美国东南地区（O'Neil et al. 2007；Foley et al. 2010）。2007 年，北卡罗来纳大学肿瘤学小组的调查结果表明，西妥昔单抗所致严重过敏反应的发生率高达 20%（O'Neil et al. 2007）。对这类人群的血清抗体分析显示，其在应用西妥昔单抗前体内存在一种特异性 IgE 抗体，这种抗体可与西妥昔单抗 Fab 段结合的寡糖发生反应（Chung et al. 2008）。有研究者将西妥昔单抗分子完整的寡糖结构进行分离和酶解，最终证实，与西妥昔单抗 Fab 段结合的寡糖为 α- 半乳糖（galactose-α-1,3-galactose，α-gal）（Qian et al. 2007），这种寡糖广泛存在于非灵长类哺乳动物的血型物质中（Galili et al. 2005）。

Commins 等（2009）的大样本量血清抗体研究提示，存在上述特异性 IgE 抗体的人群与西妥昔单抗相关严重过敏反应人群具有相同的地域分布，均存在于美国东南地区。一项对落基山斑疹热的调查研究也提示，蜱虫叮咬会导致落基山斑疹热，而这种疾病的地域分布与注射西妥昔单抗后出现严重过敏反应人群的地域分布一致（Prevention 2013）。他们由此提出，蜱虫叮咬能诱导 α- 半乳糖 IgE 抗体，导致食用红肉后出现过敏症状，从而确定，α- 半乳糖的 IgE 抗体与红肉过敏症相关，如图 2-10-1 所示。

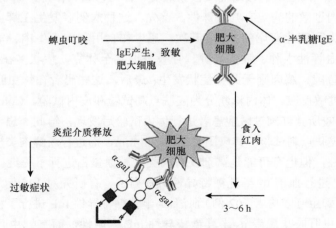

图 2-10-1　蜱虫叮咬引起红肉过敏的具体机制

### （二）蜱虫叮咬引起红肉过敏的具体机制

目前研究发现，蜱虫唾液中含有α-半乳糖。Araujo等（2016）的研究发现，蜱虫唾液腺中的大小为45 kDa和200 kDa的蛋白质可能是α-半乳糖的主要载体。因此，蜱虫叮咬人体后可诱发人体产生大量α-半乳糖IgE抗体并与肥大细胞与嗜碱性粒细胞上高亲和力的IgE受体结合；当患者摄入红肉时，机体再次接触α-半乳糖，激活肥大细胞与嗜碱性粒细胞上IgE受体复合物，从而诱导各种介质分泌，产生过敏反应（Wolver et al. 2013）。最近Hilger等（2016）的研究首次鉴定了在猪肉和牛肉中和患者血清中与两种主要的抗α-半乳糖IgE抗体结合的肽酶：猪血管紧张素转换酶Ⅰ（porcine angiotensin-Ⅰ-converting enzyme，ACEⅠ，160 kDa）和氨基肽酶N（aminopeptidase N，AP-N，180 kDa），从免疫印迹、肽指纹图谱、ELISA抑制试验、嗜碱性粒细胞活化试验这4个试验证实，其可以介导食用红肉引发的过敏反应，从而佐证了上述过敏机制。蜱虫叮咬所致红肉过敏症的发病机制与Ⅰ型变态反应发病机制类似。与传统食物过敏发病不同的是，蜱虫叮咬所致红肉过敏抗原——α-半乳糖是一种糖类，而传统食物过敏的过敏原则多为食物中的蛋白质；另外，传统食物过敏多为速发型变态反应，症状多在1 h内发生，而蜱虫叮咬所致红肉过敏则为迟发型反应，其过敏反应症状在摄食红肉3～6 h发生，食入内脏则在1～1.5 h发生。Commins等（2010）推测，这种迟发型变态反应可能与α-半乳糖中糖脂和糖蛋白的消化与吸收有关。红肉中糖类多在脂肪微粒如乳糜微粒和极低密度脂蛋白消化后才开始释放（Commins 2009），这类脂肪微粒的消化多需要数小时或更长时间，但新鲜肉类皮肤点刺试验和皮内试验可呈现阳性反应（Commins 2009），提示蜱虫叮咬所致红肉过敏的迟发型变态反应可能还有其他机制参与。蜱虫叮咬引起红肉过敏的具体机制如图2-10-1所示。

## 三、蜱虫叮咬所致红肉过敏的诊断和鉴别诊断

### （一）诊断

蜱虫叮咬所致红肉过敏的诊断需要根据病史、体内诊断、体外诊断3个方面来确定。蜱虫叮咬所致红肉过敏的病史有其特殊性。首先，这种病例多发生在蜱虫高发地区，如美国东南部和澳大利亚北海岸的林区；其次，患者在食用猪肉、牛肉、羊肉等红肉后出现全身荨麻疹、血管性水肿、喉头水肿、呼吸窘迫甚至休克，症状多在食用后3～6 h发生，而在食用鱼肉、鸡肉则无此类症状发生；最后，这些患者在蜱虫叮咬前均能食用红肉，且未发生过敏反应。体内诊断分为皮肤点刺试验和皮内试验。Commins等（2009）在对24例蜱虫叮咬所致红肉过敏症患者进行体内试验后发现，给此类患者进行哺乳动物肉类过敏原试剂皮肤点刺试验，其风团直径均＜4 mm，而进行新鲜肉类皮肤点刺试验和皮内试验则为阳性，但也有可能是试剂仅对肉类过敏原蛋白进行了提纯。体外试验则为利用ImmunoCAP进行血清α-半乳糖特异性IgE测试。有研究对125例患者（无蜱虫叮咬史者23例，有蜱虫叮咬史者102例）血清α-半乳糖特异性IgE进行了检测，结果表明超过80%的无蜱虫叮咬史患者α-半乳糖特异性IgE为阴性，而有蜱虫叮咬史患者血清

α- 半乳糖 IgE 阳性率超过 70%；研究还显示，被蜱虫叮咬后的患者 α- 半乳糖特异性 IgE 水平可升高超过 20 倍，这可能直接导致了食用红肉后的过敏反应症状（Commins et al. 2011）。

（二）鉴别诊断

### 1. α- 半乳糖综合征

α- 半乳糖（半乳糖 -α-1,3- 半乳糖）是目前唯一发现的可诱导产生 IgE 而引起过敏的糖类。在进化过程中，灵长目动物和人类丧失了分解 α- 半乳糖的酶类，因此，α- 半乳糖对于人类就有了免疫原性，会引起过敏反应。在对丹麦和西班牙的人群调查发现，正常人群中 α- 半乳糖 IgE 抗体阳性率分别为 1.8% 和 2.2%（以 0.35 kUA/L 为标准）。α- 半乳糖 IgE 抗体阳性率与蜱虫叮咬病史高度相关，与家里是否有宠物（猫狗）有关，与过敏疾病相关（Gonzalez-Quintela et al. 2014）。

由 α- 半乳糖诱导产生的 IgE 抗体直接介导的过敏反应被称为 α- 半乳糖综合征（α-gal syndrome）。这种疾病被分类为综合征是因为其临床表现与三种不同的过敏因素相关：食物、药物，以及蜱虫叮咬（Fischer et al. 2016）。进食含有哺乳动物肌肉的食物，使用源于哺乳动物细胞或组织的药物，或者被蜱虫叮咬都可能诱发 α- 半乳糖综合征。

最近的研究表明，进食含有哺乳动物内脏的食物也会诱发 α- 半乳糖综合征。来自德国有关 55 个 α- 半乳糖过敏的报道显示，53% 患者对牛肉过敏，47% 患者对猪肉过敏，9.1% 对羊肉过敏，7.1% 对鹿肉过敏。29.1% 对红肉和猪肾都过敏，27.3% 对猪肾过敏，2 位患者临床表现中对猪心、猪肺、猪肚过敏，对红肉过敏发生在进食后 3 ~ 6 h，对内脏过敏发生在进食后 1 h 左右（Fischer et al. 2016）。与红肉过敏不一样，这些患者对内脏过敏的反应时间短。美国最近报道了一位患者在食用肉汤并休息半小时后跑步，在跑步 1 ~ 1.5 h 发生严重过敏反应，连续 2 次。α- 半乳糖的 IgE 和点刺试验均阳性，而避免红肉后，可以正常跑步 3 h（Knight et al. 2015）。Fischer 等（2016）通过激发试验证实了猪的内脏含有大量的 α- 半乳糖，与食物依赖性运动诱发的严重过敏反应相似，大量的 α- 半乳糖可以短时间进入肠道被吸收，从而诱发了严重过敏反应。

### 2. 猪肉 - 猫综合征

过敏原间存在交叉过敏性，最常见的交叉过敏原为吸入性过敏原与食物过敏原，如桦树花粉与榛子、苹果，鸟类羽毛与鸡蛋，尘螨与蜗牛等。Hilger 等（1997）对猪肉和猫毛蛋白及其 DNA 水平的研究发现，猪肉和猫上皮过敏原存在交叉反应。Mamikoglu 等（2005）报道，牛肉、猪肉、宠物皮屑、牛奶过敏原存在交叉致敏。Adédoyin 等（2007）指出，部分对猫毛过敏患者的血清中存在一种 IgE 抗体，这种抗体可与猫上皮 IgA 上糖类表位结合，该糖类则为 α- 半乳糖。这类患者一般有猫毛接触史，猫皮屑和猪肉过敏原皮肤点刺试验阳性，食用猪肉后出现过敏反应，与蜱虫叮咬所致红肉过敏症相似，但过敏反应症状程度与血清 α- 半乳糖 IgE 抗体滴度无相关性，且无迟发反应和蜱虫叮咬病史、食用牛羊肉等其他哺乳动物肉类无反应（Commins 2013）。Sabbah 等（1994）将该病命名为猪肉 - 猫综合征。与牛奶过敏不同，猪肉 - 猫综合征并不发生在早期年龄阶段，而多发生于成人和青少年阶段（Drouet et al. 2001）。因此，对成人和青少年新出现的猪肉过敏症状，若无蜱虫叮咬病史和其他红肉过敏史，应考虑猪肉 - 猫综合征。

### 3. 与 α- 半乳糖相关的牛奶过敏

一种与 α- 半乳糖相关的牛奶过敏也应与蜱虫叮咬所致红肉过敏症相鉴别（Kennedy et al. 2013），此类牛奶过敏患者食用新鲜牛奶后会出现过敏反应，但食用煮熟牛奶后并无反应，其血清牛奶过敏原组分 α- 乳清蛋白、β- 乳球蛋白及酪蛋白的特异性 IgE 检测均为阴性，而 α- 半乳糖 IgE 检测则为阳性。由于非灵长类哺乳动物乳汁中存在 α- 半乳糖，且已有研究证实牛肉与牛奶过敏原存在交叉反应（Martelli et al. 2002），因此此类牛奶过敏患者可能有红肉过敏症。与猪肉 - 猫综合征相似，对于大于 5 岁儿童有新近发生的牛奶过敏时，可以检测血清 α- 半乳糖特异性 IgE 水平。

## 四、蜱虫叮咬所致红肉过敏的治疗与预后

### （一）治疗

目前，无特异性针对蜱虫叮咬所致红肉过敏症病因的治疗方法，避免食用红肉仍为其主要处理手段（Jappe 2012a，b）。此外是针对过敏反应的对症治疗，如应用肾上腺素、口服抗组胺药、口服或注射用激素及静脉补液等（Kennedy et al. 2013）。某些植物提取液的抗组胺作用可能对蜱虫叮咬所致红肉过敏症有一定的缓解作用。Samud 等（1999）证实，文珠兰提取液具有明显的抗炎作用，可减轻缓激肽诱导的离体子宫收缩，为植物提取液抗组胺作用提供了研究可能。Jeppesen 等（2012）证实，西藏茜草根的提取液具有抗组胺作用，可减轻蜱虫叮咬后的一系列过敏症状。

### （二）预后

蜱虫与螨同属蛛形纲，尘螨作为吸入性过敏原，主要引起过敏性鼻炎和支气管哮喘。尘螨特异性 IgE 阳性是支气管哮喘发生的一个危险因子（Martelli et al. 2002）。2012 年，Commins 等（2012）进行的 1 项多中心对照研究表明，蜱虫叮咬后所产生的高水平 α- 半乳糖特异性 IgE 与支气管哮喘并无关联，患者后期也不会进展为支气管哮喘。此外，这种高水平的 α- 半乳糖的特异性 IgE 不会持续存在，患者在避免反复蜱虫叮咬后再食用红肉，其过敏症状会逐渐减弱直至消失（Hamsten et al. 2013）。

## 五、结语

蜱虫作为一种寄生虫，是流行性出血热、莱姆病、立克次体病等疾病的主要传播媒介。近年来，临床医疗工作者对蜱虫叮咬致病高度重视，但对其引起的红肉过敏症关注甚少。目前，已有澳大利亚、美国、日本、中国、韩国、德国、法国、瑞典、厄瓜多尔、肯尼亚关于蜱虫叮咬所致红肉过敏症的病例报告。食用红肉后发生的迟发型过敏反应症状，新鲜肉类皮肤点刺试验或皮内试验及血清 α- 半乳糖特异性 IgE 检测有助于此类疾病的诊断。为什么美国蜱虫叮咬的患者多？为什么美国蜱虫叮咬红肉过敏的患者多？蜱虫

叮咬后导致红肉过敏的相关机制，还需要进一步探索。我国蜱虫叮咬后导致红肉过敏的有关情况也需要我们进一步研究！

（孙劲旅）

## 参 考 文 献

安输，赖仞 . 2012. 胡蜂毒素导致过敏的物质基础及作用机制 . 科学通报，57(32): 3031-3038.

包春宁 . 2014. 药物过敏反应不容忽视 . 中国农村卫生，11: 55.

崔光斌，阮标，余咏梅 . 2014. 尘螨过敏原与过敏性疾病 . 云南医药，35(4): 491-493.

丁小强，傅辰生 . 2005. 药物所致急性间质性肾炎 . 中华肾脏病杂志，21(3): 123-124.

顾瑞金 . 2000. 21 世纪医师丛书：变态反应科分册 . 中国医学科学院学报，2000(4): 400.

果家林，张娜娜，龚媛媛，等 . 2015. 抗菌药物致过敏反应的免疫学机制研究进展 . 中国医院用药评价与分析，15(1): 140-143.

韩佳寅，易艳，梁爱华，等 . 2015. 药物过敏和类过敏的临床前评价要求概述 . 中国中药杂志，40(14): 2685-2689.

洪建平 . 2015. 虫源性过敏反应 12 例救治体会 . 基层医学论坛，19(6): 844-845.

胡素侠，张荣波 . 2014. 粉螨过敏性哮喘的研究进展 . 商情，18: 168-169.

贾强 . 2006. 过敏性紫癜性肾炎 . 中国全科医生杂志，9(2): 97.

康瑞霞，游蓉丽，王蕾，等 . 2015. 中药注射剂过敏反应体外实验研究进展 . 中国中药杂志，40(13): 2503-2507.

昆明动物研究所 . 2015. 昆明动物所等在昆虫过敏原研究中取得进展 . 江西饲料，5: 47-48.

劳春梅 . 2016. 甲强龙治疗突发性耳聋致药物过敏反应 2 例分析 . 现代诊断与治疗，27(1): 177.

李安康 . 2014. 碘海醇注射液致过敏性休克二例 . 实用药物与临床，17(7): 943-944.

李朝品 . 2007. 医学昆虫学 . 北京：人民军医出版社 .

李阳 . 2015. 过敏性休克的临床表现与急救 . 世界最新医学信息文摘，15(77): 217.

梁宏鸢 . 2014. 对头孢类药物导致的过敏性休克进行早期急救护理的方法及效果 . 当代医药论丛，12(18): 8-9.

刘春阳，吴振启 . 2016. 泌尿外科住院患者药物过敏性休克的抢救及护理 . 基层医学论坛，20(8): 1013-1014.

刘伟斌 . 2016. 药物致皮肤过敏反应及处理探讨 . 临床合理用药，9(6): 121-122.

刘宪军 . 2015. 碘比醇注射液致过敏性休克及心搏骤停 . 药物不良反应杂志，11(7): 58-59.

刘艳琳，唐素萍，陈燊，等 . 2015. 舌下含服粉尘螨滴剂治疗儿童哮喘的疗效观察 . 中国儿童保健杂志，23(1): 99-101.

刘燕明，潘建明，赵晔 . 2005. 华盛顿免疫学和过敏反应性疾病咨询手册 . 天津：天津科技翻译出版公司 .

刘勇，李航，余舰 . 2014. IL-4 与 IL-10 在过敏性休克中的表达及意义 . 重庆医学，43(15): 1898-1900.

娄佑云 . 2016. 皮肤点刺法检测尘螨过敏的方法及结果分析 . 数理医药学杂志，29(1): 143-144.

楼滨城 . 2011. 过敏性休克的急救 . 医药导报，30(1): 2-3.

马丽萍，陈灿，张蕾，等 . 2016. 美罗培南与哌拉西林他唑巴坦交叉过敏反应一例并文献分析 . 实用药物与临床，19(1): 81-84.

乔庆月 . 2014. 头孢菌素类药物皮试的研究进展 . 中国医学创新，11(16): 154-156.

盛婷，高菊芳 . 2015. 昆虫驱避剂的发现和发展方向 . 世界农药，37(1): 9-12, 38.

宋红，李志洁，常雪琴 . 2008. 过敏性紫癜并神经系统损害 17 例 . 郑州大学学报，43(2): 383-384.

苏小英，陈霞飞，林淑惠 . 2016. 1 例由环丙沙星滴眼液致重度药物过敏的护理 . 当代护士，2: 149-150.

孙大金 . 2007. 麻醉期间的药物过敏反应 . 国际麻醉学与复苏杂志，28(5): 477-480.

孙劲旅 . 2012. 尘螨过敏的诊断和治疗 . 中国实用内科杂志，32(2): 92-94.

王海珍，夏朝丽，田蕾 . 2014. 红花注射液静脉滴注致过敏性休克两例 . 云南医药，35(5): 612.

魏庆宇，黄建林 . 2009. 过敏反应门诊手册 . 北京：人民军医出版社 .

魏庆宇，李全生 . 2015. 药物过敏国际共识 (2014 版 ) 解读 . 医学与哲学杂志，36(7B): 31-34.

魏庆宇，朱晓明 . 2006. 解除过敏性疾病的困扰 . 北京：人民军医出版社 .

吴晶，袁海浪，甘戈，等 . 2015. 解热镇痛抗炎药致 44 例过敏性休克分析 . 药学与临床研究，23(1): 73-74.

夏海明 . 2008. 易引起过敏性休克的药物及其防治 . 中国医刊杂志，48(8): 72-74.

徐煜彬，窦德强 . 2015. 中药注射剂类过敏研究进展 . 中国中药杂志，40(14): 2765-2773.

尹佳 . 2009. 中国一线临床医生面临的新挑战：过敏性休克 . 中华临床免疫和变态反应杂志，3(1): 1-4.

于宝东, 李毅, 刘琳. 2014. 伴随用药对青霉素类药物皮试结果的影响. 儿科药学杂志, 20(4): 58-60.

于琨英, 杨慧. 2006. 蜂毒变应原及蜂毒免疫疗法. 生命的化学, 26(4): 358-360.

于晓博, 李玉丹. 2016. 60 例药物过敏性休克的病例分析. 中国实用医药, 11(5): 126-127.

于永志, 李燕玲, 张福, 等. 2016. 厄贝沙坦致躯干及四肢皮肤瘙痒、潮红一例. 中国循环杂志, 31(12): 1169.

袁红丽. 2015. 马蜂蜇伤多系统损害 25 例治疗体会. 贵州医药, 39(2): 161-162.

曾强, 王再兴. 2017. 药物超敏反应综合征病因学研究进展. 中国皮肤性病学杂志, 31(12): 1374-1376.

张蓓蓓. 2014. 临床药师参与阿莫西林胶囊致过敏性休克患者的药学服务. 海峡药学, 26(7): 95-97.

张春梅, 邓云峰, 赖荷, 等. 2015. 过敏性疾病患者多种过敏原特异性 IgE 分析. 广东医学, 36(7): 1037-1039.

张丽, 皇甫建, 娜日松, 等. 2015. 多种胰岛素过敏 3 例报道并文献复习. 临床荟萃, 30(10): 1170-1172.

张庆莉, 胡如波, 孔飞, 等. 2015. 临床药师参与 1 例输注奥沙利铂致过敏病例的实践与分析. 中国医院用药评价与分析, 15(2): 240-242.

张欣. 2016. 急性药物过敏反应的抢救对策及护理方法. 实用药物与临床, 19(1): 89-91.

张瑜. 2016. 舌下含服粉尘螨滴剂治疗尘螨过敏性哮喘儿童的临床疗效. 当代医学, 22(28): 145-146.

中国医师协会皮肤科医师分会变态反应性疾病专业委员会. 2018. 药物超敏反应综合征诊治专家共识. 中华皮肤科杂志, 51(11): 787-790.

朱冬春, 方玲, 刘加涛, 等. 2016. 1 例奥沙利铂致过敏反应患者的药学监护. 中国药房, 27(5): 694-696.

Abramson M. J., Puy R., Weiner J. M. 2010. Injection allergen immunotherapy for asthma. Cochrane Database Syst Rev, (8): D1186.

Adédoyin J., Gronlund H., Oman H., et al. 2007. Cat IgA, representative of new carbohydrate cross-reactive allergens. J Allergy ClinImmunol, 119: 640-645.

Araujo R. N., Franco P., Rodrigues H., et al. 2016. Amblyomma sculptum tick saliva: α-gal identification, antibody response and possible association with red meat allergy in Brazil. Int J Parasitol, 46: 213-220.

Bamikoglu M. 2005. Beef, pork, and milk allergy. cross reactivity with each other and pet allergies. Otolaryngol Head Neck Surg, 133(4): 534-537.

Bilò B. M., Bonifazi F. 2008. Epidemiology of insect-venom anaphylaxis. Curr Opin Allergy Clin Immunol, 8(4): 330.

Błaszczyk B., Lasoń W., Czuczwar S. J. 2015. Antiepileptic drugs and adverse skin reactions: an update. Pharmacol Rep, 67(3): 426-434.

Bonner J. A., Harari P., Giralt J., et al. 2006. Radiotherapy plus cetuximab for squamous-cell carcinoma of the head and neck. N Engl J Med, 354(6): 567-578.

Braunwald E. 2006. Harrison's principles of internal medicine. 15th ed. New York: McGraw-Hill, Inc.

Byard R. W. 2017. Anaphylaxis at autopsy. Forensic Science Medicine & Pathology, 13: 269-271.

Campbell R. L., Bellolio M. F., Motosue M. S., et al. 2016. Autoinjectors preferred for intramuscular epinephrine in anaphylaxis and allergic reactions. Western Journal of Emergency Medicine, XVII(6): 775-782.

Chung C. H., Mirakhur B., Chan E., et al. 2008. Cetuximab induced anaphylaxis and IgE specific for galactose-α-1, 3-galactose. N Engl J Med, 358(11): 1009-1117.

Commins S. P., James H., Kelly L. A., et al. 2011. The relevance of tick bites to the production of IgE antibodies to the mammalian oligosaccharide galactose-α-1, 3-galactose. J Allergy Clin Immunol, 127(5): 1286-1293.

Commins S. P., Kelly L., Rnmark E., et al. 2012. Galactose-α-1, 3-galactose-specific IgE is associated with anaphylaxis but not asthma. Am J Respir Crit Care Med, 185(7): 723-730.

Commins S. P., Platts-Mills T. 2009. Anaphylaxis syndromes related to a new mammalian cross-reactive carbohydrate determinant. J Allergy Clin Immunol, 124(4): 652-657.

Commins S. P., Platts-Mills T. 2010. Allergenicity of carbohydrates and their role in anaphylactic events. Curr Allergy Asthma Rep, 10(1): 29-33.

Commins S. P., Platts-Mills T. 2013. Delayed anaphylaxis to red meat in patients with IgE specific for galactose alpha-1, 3-galactose (alpha-gal). Curr Allergy Asthma Rep, 13(1): 72-77.

Commins S. P., Satinover S., Hosen J., et al. 2009. Delayed anaphylaxis, angioedema, or urticaria after consumption of red meat in patients with IgE antibodies specific for galactose-α-1, 3-galactose. J Allergy ClinImmunol, 123(2): 426-433.

Cunningham D., Humblet Y., Siena S., et al. 2004. Cetuximab monotherapy and cetuximab plus irinotecan in irinotecan-refractory metastatic colorectal cancer. N Engl J Med, 351(4): 337-345.

Daniels P. R., Berry G., Tazelaar H. D., et al. 2000. Giant cell myocarditis as a manifestation of drug hypersensitivity. Cardiovasc Pathol, 9(5): 287-291.

Dellinger R. P., Carlet J., Masur H., et al. 2004. Surviving sepsis campaign guidelines for management of severe sepsis and septic shock. Crit Care Med, 32(3): 8582-8731.

Demoly P., Adkinson N. F., Brockow K., et al. 2014. International consensus on drug allergy. J Allergy, 69(4): 420-437.

Demoly P., Emminger W., Rehm D., et al. 2016. Effective treatment of house dust mite-induced allergic rhinitis with 2 doses of the SQ HDM SLIT-tablet: results results from a randomized, double-blind, placebo-controlled phase III trial. J Allergy Clin Immunol 137(2): 444-451.

Devillier P., Fadel R., Beaumont O. D. 2016. House dust mite sublingual immunotherapy is safe in patients with mild-to-moderate, persistent asthma: a clinical trial. Allergy, 71(2): 249-257.

Drouet M., Sabbah A., Le Sellin J., et al. 2001. Fatal anaphylaxis after eating wild boar meat in a patient with pork-cat syndrome. Allerg Immunol Paris, 33(4): 163-165.

Dybendal T., Guttormsen A., Elsayed S., et al. 2003. Screening for mast cell tryptase and serum IgE antibodies in 18 patients with anaphylactic shock during general anaesthesia. S Acta Anaesthesiol Scand, 47(10): 1211-1218.

Fischer J., Yazdi A., Biedermann T. 2016. Clinical spectrum of α-gal syndrome: from immediate-type to delayed immediate-type reactions to mammalian innards and meat. Allergo J Int, 25: 55-62.

Foley K. A., Wang P., Barber B. L., et al. 2010. Clinical and economic impact of infusion reactions in patients with colorectal cancer treated with cetuximab. Ann Oncol, 21(7): 1455-1461.

Francischetti I. M., Sa-Nunes A., Mans B. J., et al. 2009. The role of saliva in tick feeding. Front Biosci, 14: 2051-2088.

Galili U. 2005. The alpha-gal epitope and the anti-Gal antibody in xenotransplantation and in cancer immunotherapy. Immunology & Cell Biology, 83(6): 674-686.

Gonzalez-Quintela A., Laursen D. A., Vidal C., et al. 2014. IgE antibodies to alpha-gal in the general adult population: relationship with tick bites, atopy, and cat ownership. Clin Exp Allergy, 44(8): 1061-1068.

Hamsten C., Starkhammar M., Tran T. A., et al. 2013. Identification of galactose-α-1, 3-galactose in the gastrointestinal tract of the tick Ixodesricinus; possible relationship with red meat allergy. Allergy, 68(4): 549-552.

Hilger C., Fischer J., Swiontek K., et al. 2016. Two galactose-α-1, 3-galactose carrying peptidases from pork kidney mediate anaphylactogenic responses in delayed meat allergy. Allergy, 71(5): 711-719.

Hilger C., Kohnen M., Grigioni F., et al. 1997. Allergic cross-reactions between cat and pig serum albuminStudy at the protein and DNA levels. Allergy, 52(2): 179-187.

Jappe U. 2012a. Allergie auf Säugetierfleisch. Der Hautarzt, 63(4): 299-306.

Jappe U. 2012b. Update on meat allergy. α-Gal: a new epitope, a new entity? Hautarzt, 63(4): 299-306.

Jeppesen A. S., Kristiansen U., Soelberg J., et al. 2012. Anti-histamine effect of Rubia tibetica, used to treat anaphylaxis caused by tick bites in the Pamir Mountains, Afghanistan. Journal of Ethnopharmacology, 141(3): 1077-1079.

Kennedy J. L., Stallings A., Platts-Mills T. A., et al. 2013. Galactose-α-1, 3-galactose and delayed anaphylaxis, angioedema, and urticaria in children. Pediatrics, 131(5): e1545-e1552.

Knight M. E., Wyatt K., James H. C. 2015. Exercise-induced anaphylaxis after consumption of red meat in a patient with IgE antibodies specific for galactose-alpha-1, 3-galactose. J Allergy Clin Immunol Pract, 3(5): 801-802.

Komatsu-Fujii T., Kaneko S., Chinuki Y., et al. 2017. Serum TARC levels arc strongly correlated with blood eosinophil count in patients with drug eruptions. Allergol Int, 66(1): 116-122.

Lee S. P., Choi S. J., Joe E., et al. 2017. A Pilot Study of intralymphatic immunotherapy for house dust mite, cat, and dog allergies. Allergy Asthma & Immunology Research, 9(3): 272-277.

Liu L. M., Dubick A. M. 2003. Hemorrhagic shock induced vascular hyporeactivity of different vasculatures in rats: role of nitric oxide and endothelin. Shock, 19: 208-214.

Liu L. M., Ward J. A., Dubick M. A. 2001. Hemorrhagic shock induced vascular hyporeactivity of different vasculatures in rats: role of nitric oxide and endothelin. Shock, 15: 45.

Lu P., Bao C., Wang L. X. 2006. Analysis on 27 autopsy cases died of anaphylactic shock induced by mainline. Fa Yi Xue Za Zhi, 22(4): 305-306.

Lu Y., Xu L., Xia M., et al. 2015. The efficacy and safety of subcutaneous immunotherapy in mite-sensitized subjects with asthma: a metaanalysis. Respir Care, 60(2): 269-278.

Ludman S.W., Boyle R. J. 2015. Stinging insect allergy: current perspectives on venom immunotherapy. Journal of Asthma and Allergy, 8: 75-86.

Mamikoglu B. 2005. Beef, pork, and milk allergy(cross reactivity with each other and pet allergies). Otolaryngology-Head and Neck Surgery, 133(4): 534-537.

Mans B. J., Neitz A. 2004. Adaptation of ticks to a blood-feeding environment: evolution from a functional perspective. Insect Biochem Mol Biol, 34(1): 1-17.

Martelli A., Chiara A. D., Corvo M., et al. 2002. Beef allergy in children with cow's milk allergy; cow's milk allergy in children with beef allergy. Ann Allergy Asthma Immunol, 89(6): 38-43.

Mockenhaupt M. 2009. Severe drug-induced skin reactions: clinical pattern, diagnostics and therapy. J Dtsch Dermatol Ges, 7(2): 142-160.

Mockenhaupt M. 2012. Epidemiology of cutaneous adverse drug reactions. Chem Immunol Allergy, 97(3): 1-17.

Moffitt J. E., Golden D., Reisman R. E., et al. 2004. Stinging insect hypersensitivity: a practice parameter update. J Allergy Clin Immunol, 114(4): 869-886.

Müller U. R. 2003. Recent developments and future strategies for immunotherapy of insect venomallergy. Curr Opin Allergy Clin Immunol, 3(4): 299-303.

Nunen S., O'Connor K. S., Clarke L. R., et al. 2009. An association between tick bite reactions and red meat allergy in humans. Medical Journal of Australia, 190(9): 510-511.

O'Neil B. H., Allen R., Spigel D. R., et al. 2007. High incidence of cetuximab-related infusion reactions in Tennessee and North Carolina and the association with atopic history. J Clin Oncol, 25(24): 3644-3648.

Qian J., Liu T., Yang L., et al. 2007. Structural characterization of N-linked oligosaccharides on monoclonal antibody cetuximab by the combination of orthogonal matrix-assisted laser desorption ionization hybrid quadrupole-quadrupole time-of-flight tandem mass spectrometry and sequential enzymatic digestion. Anal Biochem, 364(1): 8-18.

Sabbah A., Rousseau C., Lauret M. G., et al. 1994. The pork-cat syndrome: RAST inhibition test with Feld One. Allerg Immunol, 26(7): 259-260.

Samud A. M., Asmawi M., Sharma J. N., et al. 1999. Anti-inflammatory activity of Crinum asiaticum plant and its effect on bradykinin-induced contractions on isolated uterus. Immunopharmacology, 43(2-3): 311-316.

Solmazgul E., Kutlu A., Dogru S., et al. 2016. Anaphylactic reactions presenting with hypertension. SpringerPlus, 5(1): 1223.

Trombone A. P., Tobias K. R., Ferriani V. P., et al. 2002. Use of a chimeric ELISA to investigate immunoglobulin E antibody responses to Der p 1 and Der p 2 in mite-allergic patients with asthma, wheezing and/or rhinitis. Clinical & Experimental Allergy, 32(9): 1323-1328.

Ulrich R. M. 2003. Recent developments and future strategies for immunotherapy of insect venom allergy. Curr Opin Allergy Cilin Immunol, 3(4): 299-303.

Uri G. 2005. The alpha-gal epitope and the anti-gal antibody in xenotransplantation and in cancer immunotherapy. Immunol Cell Bio, 83(6): 674-686.

Van Nunen S. A., O'Connor K., Clarke L. R., et al. 2009. An association between tick bite reactions and red meat allergy in humans. Med J Aust, 190(9): 510-511.

Virchow J. C., Backer V., Kuna P., et al. 2016. Efficacy of a house dust mite sublingual allergen immunotherapy tablet in adults with allergic asthma: a randomized clinical trial. JAMA, 315(16): 1715-1725.

Wen L., Zhou J., Yin J., et al. 2015. Delayed anaphylaxis to red meat associated with specific ige antibodies to galactose. Allergy Asthma Immunol Res, 7(1): 92-94.

Wolver S. E., Sun D., Commins S. P., et al. 2013. A peculiar cause of anaphylaxis: no more steak? The journey to discovery of a newly recognized allergy to galactose-alpha-1, 3-galactose found in mammalian meat. J Gen Intern Med, 28(2): 322-325.

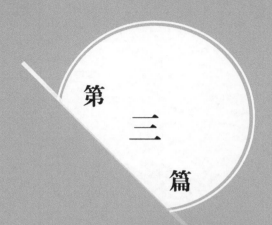

第三篇

# 临床过敏性疾病的诊断试验

# 第十一章　过敏原皮试

过敏原皮试用于临床已有近百年的历史，因其不需要特殊设备、操作简便、快捷、价格低廉，迄今为止仍在临床广泛应用，它常被用来诊断引起 I 型和 IV 型变态反应的过敏原。

在进行试验前，应先采集详细的病史，了解起病的情况、发病季节、室内外环境、饲养宠物和饮食习惯等。根据患者病史提供的线索确定测试范围；如果病史提供不出有关过敏原的线索，则可进行常规检测。

## 一、原理

当过敏原通过各种途径进入到患者体内后，会刺激免疫系统产生相应的特异性 IgE 抗体，这些抗体与高亲和力的 IgE 受体结合在血液中的嗜碱性粒细胞和皮肤黏膜下的肥大细胞表面，此时机体处于致敏状态，当相同的过敏原再次进入体内，与肥大细胞表面的特异性IgE抗体结合，相邻的2个或2个以上的IgE抗体发生桥联，导致肥大细胞脱颗粒，释放出组胺等炎症介质，产生毛细血管扩张、通透性增强等生物学效应而引发临床症状。过敏原皮试就是通过划痕、点刺、皮内注射等人工方式将过敏原导入疑似过敏患者体内，如果受试者对该种过敏原过敏，就会在受试部位出现红晕、皮丘等表现，根据皮试后是否出现红晕、皮丘及红晕范围和皮丘大小即可判断是否过敏及过敏反应的程度（顾瑞金2006）。

## 二、检测过敏原种类

皮试可以检测所有类型的过敏原，主要是常见的吸入性过敏原、食入性过敏原、注入性过敏原和接触性过敏原（顾瑞金 2006）。其中接触性过敏原主要引起IV型变态反应如接触性皮炎，这部分将在"斑贴试验"一章中详细介绍。

### （一）吸入性过敏原

1）尘螨类如屋尘螨、粉尘螨、屋尘等。

2）花粉类：春季树木花粉，如榆树、杨树、柳树、柏树、桦树、桑树、构树、梧桐树（悬铃木）等的花粉；夏季禾本科类花粉，如小麦、玉米、高粱等的花粉；秋季杂草类花粉，如黄花蒿、艾蒿、葎草、藜草、豚草等的花粉。

3）霉菌类如枝孢霉、交链孢霉、青霉、毛霉、黄曲霉、烟曲霉等。

4）动物毛和皮屑如猫、狗等宠物的毛和皮屑。

5）昆虫类如蟑螂（美洲大蠊、德国小蠊）等。

6）布帛类如蚕丝、棉絮、蒲绒、棕、麻等。

（二）食入性过敏原

1）牛奶及相关奶制品。

2）蛋类如鸡蛋。

3）海产品及水产品如鱼、虾、蟹、鱿鱼、贝类等。

4）大豆及豆制品、花生、芝麻等。

5）某些粮食如小麦、玉米、大米和燕麦等。

6）坚果类如核桃、开心果、腰果、杏仁、榛子、松子等。

7）水果类如草莓、苹果、梨、橘子、葡萄、菠萝、芒果、桃等。

8）肉类如牛肉、羊肉、鸡肉、猪肉、鸭肉等。

9）蔬菜类如西红柿、胡萝卜、芹菜、马铃薯、甘蓝、韭菜、葱、蒜等。

（三）注入性过敏原

1）某些药物如青霉素、头孢等抗生素。

2）昆虫毒液如蜜蜂、马蜂、蚂蚁等的毒液。

## 三、试验方法

皮试的方法包括被动转移试验、划痕试验、皮内试验、点刺试验，主要用于 I 型变态反应性疾病的过敏原检测，如支气管哮喘、过敏性鼻炎、花粉症、特应性皮炎、荨麻疹等。此外还有斑贴试验，适用于接触性皮炎、湿疹，以及由职业性接触引起的、多发生在皮肤黏膜部位的IV型变态反应性皮肤病过敏原的检测。本章主要介绍被动转移试验、划痕试验、皮内试验、点刺试验，斑贴试验在专门章节阐述。

（一）被动转移试验

被动转移试验（Pruasnitz-Kustner test）又称为 P-K 试验，最早是在 1921 年由德国医生 Pruasnitz 和 Kustner 首先试验并应用于临床的（何韶衡和刘志刚 2009）。Pruasnitz 医生本身就是一位过敏患者，他在研究中发现，过敏患者的血清中可能存在某种导致过敏反应的物质，于是他将自己的血清提取处理后注射在他的好朋友妇科医生 Kustner 的前臂皮肤内，24 h 后再在相同部位注入过敏原进行观察，发现出现了红晕、风团等过敏反应，从而证实了过敏患者体内确实存在可以引发过敏反应的物质并能通过血清被动地转移到他人体内，并把这种物质命名为反应素。直到 1966 年日本学者石坂（Ishizaka）夫妇证实了这个反应素就是 IgE 抗体。在 IgE 抗体被发现及体外检测试剂发明之前，被动转移试验在对那些有严重过敏反应，婴幼儿及其他因为某些原因不能进行皮试的患者进行过敏原诊断起到了无可替代的作用，但是这种方法操作烦琐费时，并且有传播乙肝和艾滋病等传染病的风险，尤其是在 RAST 和 ELISA 等体外检测 IgE 的方法出现后，就已经被淘汰，不在临床上应用了。

（二）划痕试验

1869 年，英国医生 Charles Harrison Blackley 将花粉放置在皮肤破损处观察出现的反应，开创了变应原皮肤划痕试验（scratch test），用于观察草花粉引起的花粉症。1912 年，Oscar M Schloss 将皮肤划痕试验用于诊断食物过敏反应（张罗等 2007）。可以说划痕试验是最古老和最简单的方法，此后逐渐发展为皮肤点刺试验。

**1. 试验方法**

通常选择受试者前臂屈侧皮肤（适用于较大儿童和成人）或背部皮肤（适用婴幼儿）为试验部位，用 75% 医用乙醇擦拭消毒后，取稍大的注射针头或三棱针在每一个皮试部位纵向平行做 2 个长 3 ～ 5 mm 的如 ‖ 的划痕，以不出血为度，也可交叉划成十字或 X 型，在每一划痕上将变应原浸液直接滴在划痕处，每两个划痕部位之间相距 3 ～ 5 cm，以免反应过大相互影响。

**2. 结果判断**

在 15 ～ 20 min 后观察结果，若划痕部位出现隆起的皮丘及其周围有红晕，即为阳性，若无反应可判断为阴性，根据皮丘大小和红晕范围判断反应的轻重。

（三）皮内试验

皮内试验（intradermal test）的方法最早应用于结核菌素试验，1905 年，奥地利儿科医生 Clemens von Pirquet 将其应用于过敏原检测（张罗等 2007）。

**1. 试验方法**

一般选用上臂外侧皮肤为试验部位，患者侧坐，暴露全臂，以 75% 乙醇消毒皮肤，应用 1 ml 一次性注射器抽取过敏原皮试液 0.01 ～ 0.02 ml，然后用针头刺入表皮浅层后进针 2 ～ 3 mm（进针角度约为 45°），将皮试液推注到皮内，形成一个 4 mm 左右大小的皮丘，每个皮试部位上下左右应至少间距 3 ～ 5 cm，以免相互影响。

**2. 结果判断**

试验完毕后 15 ～ 20 min 判定结果，通常根据受试部位风团大小及红晕范围判断有无阳性反应及反应严重程度。受试者皮肤风团直径在 5 mm 以下，周围无红晕形成，或仅有轻微红晕反应者为阴性。如果皮试部位风团直径大于 5 mm，伴有红晕时，即为阳性反应。皮肤风团直径在 5 ～ 10 mm，周围有轻红斑反应者，为 +；皮肤风团直径在 10 ～ 15 mm，周围有宽度在 10 mm 以上之红晕反应带者，为 ++；皮肤风团直径在 15 mm 以上或丘疹不规则，出现伪足，周围有宽度在 10 mm 以上之红晕反应带者，为 +++；局部反应同 +++，而且同时出现周身反应，如周身皮痒、皮疹、皮肤潮红、憋气感甚至哮喘发作等症状者，为 ++++。皮内试验并非绝对正确，如有些患者对所有变应原都呈阳性，连对照组也呈阳性，说明此患者的皮肤敏感度过高，这称为"皮肤划痕症"。相反，也有患者对任何试验皮肤全无反应，多见于老人，称为"顽固性皮肤"（叶世泰 1998）。

### （四）点刺试验

此法是划痕法的改良方法。点刺试验（prick test）的优点是它比皮内试验简便，皮肤甚至不需消毒，只一般洗净即可。与皮内试验相比，点刺试验进入体内的变应原量要比皮内试验少得多，所以发生全身反应的机会也少；即使发生反应，也可以及时洗去测试液，防止继续吸收。只要操作正确，点刺试验的阳性率并不低于皮内试验；而且由于不作加压注射，因此引起假阳性反应的机会也小。基于以上原因，近年来国内外已有不少医疗单位把点刺试验作为常规皮试方法，基本上取代了皮内试验法。

**1. 试验方法**

试验是在前臂的内侧进行。皮肤应干燥、洁净，用 75% 乙醇消毒皮肤。在受试部位贴上编号胶带，用变应原在胶带编号旁点一针头大小的小滴，只准许液滴碰到皮肤，滴管头部不应碰到，以免造成污染。用特制的一次性点刺针垂直通过液滴点刺在真皮层，以食指轻柔地按压点刺针柄上方并维持 1 s 后垂直拔出点刺针。然后于相距 3 ～ 5 cm 的部位再滴另一种变应原。先刺含有变应原的液滴，然后是阴性对照（生理盐水 / 甘油）和阳性对照（二盐酸组胺 10 mg/ml），每种换一新的点刺针。针刺的深度受"针肩"的限制，破皮而不出血，且深度一致，易于对比。点刺完后 3 ～ 5 min 用一张柔软的纸或棉签吸除多余的溶液，注意不要混合相邻液滴。点刺针为一次性使用，在包装袋密封下于室温保存。

**2. 结果判断**

一般在操作完成后 15 ～ 20 min 观察结果，反应表现为风团和红晕，通常结果评定以组胺为标准，组胺引起的皮丘不论大小定为 +++，超过组胺皮丘 1/3 或出现伪足的记录为 ++++，与组胺皮丘一样大的记录为 +++，相当于组胺皮丘 2/3 大小的记录为 ++，相当于组胺皮丘为 1/3 的记录为 +，小于组胺皮丘为 1/3 的记录为 ±，与阴性对照相同的记录为 Ø。也可用计量法测定记录，用直尺分别量风团和红晕的最长径及与其垂直的横径，两者相加后平均，称为平均直径 $[D=(a+b)/2]$。原则上以风团反应为准，红晕反应仅作参考。为记录反应形态，可用圆珠笔依风团和红晕的外缘绘两个圈，内圈绘风团用实线，外圈绘红晕用虚线。然后用透明胶带贴平在风团和红晕上，使圈色粘到胶带上，揭下后转贴到计算纸上作为记录。此法不仅方便计算平均直径，还可以反映面积。

## 四、皮试出现假阳性反应的可能原因

1）变应原浸液有非特异刺激性，如偏酸、偏碱或有其他刺激性。

2）变应原浸液浓度过高。

3）变应原浸液有扩张血管的药理作用，这特别见于应用药物进行皮试的情况。

4）试验时用力过猛或刺入过深。

5）皮肤反应性过强，如皮肤划痕症患者。

6）变应原变质、污染或试验部位感染引起的炎症反应可能被误认为阳性反应。

## 五、皮试出现假阴性反应的可能原因

1）变应原皮试液存储不当或时间过长，效价降低，不能产生阳性反应。

2）有些变态反应病属局部致敏，靶组织限于身体局部，且较小（如鼻、眼、中耳），皮肤中缺乏致敏肥大细胞，故不能产生阳性反应。

3）操作不当如针刺深度太浅、点刺液溅出或混合，也会呈假阴性。

4）配制的皮试液浓度过低。不同的变应原有不同的生物效价，产生同样皮试反应时所需浓度也不一样。一般说来，花粉、螨、动物皮毛变应原的效价较高，较稀的稀释液即可产生阳性反应；室内尘土和真菌次之；食物变应原大多需要较高浓度的浸液才能产生阳性皮试反应。

5）试验前用药可以影响皮试结果。影响最大的是抗组胺药，一般要求在皮试前停用 3～5 个药物半衰期，通常为 48 h，肾上腺素能药、黄嘌呤类药和色甘酸钠影响较小，停药 8～12 h 即可；局部用药一般不影响皮试结果；皮质类固醇不影响速发型皮试反应，故无需停药，但它可影响迟发相反应和迟发（Ⅳ）型变态反应，所以若为观察这类反应，则需要停药。

6）皮试还受皮肤局部效应细胞和血运的影响，已如前述。如果皮肤局部没有足够的肥大细胞或淋巴细胞，就不能产生足够的介质；如果局部血运较差，就不能产生足够的血管反应，这些都可能导致假阴性反应。此时可作一组胺对照试验，用 0.01 mg/ml 组胺作点刺试验，如组胺对照试验也为阴性，则其他阴性反应的临床意义就较小。

7）在剧烈的过敏反应后，如过敏性休克，体内的 IgE 被消耗殆尽，机体对抗原攻击可能暂时缺乏反应性，表现为皮试反应阴性，所以在这类反应后立即作皮试是没有意义的，一般应过半个月至 1 个月再做。

8）在高度应激的情况下，机体对抗原攻击也可以不表现反应，这种情况见于高热、剧痛等情况；同样，在机体处于高度抑制状态时，也可不出现反应，这见于濒死、休克、昏迷、全身麻醉等情况。

## 六、皮试注意事项

1）患者在进行试验前要询问近期情况，必要时可延迟进行。

2）不宜空腹进行试验。各测试变应原之间的距离不宜太近（> 3 cm）。

3）需要使用 β 受体阻滞剂治疗者应避免皮试。

4）受试部位有急慢性特应性皮炎损害时应避免皮试。

5）在每次进行皮试前，一定要准备好急救用品，如止血带、氧气、肾上腺素等，因皮试有诱发严重过敏反应的可能。

6）避免药物对试验结果的影响：抗组胺药、肾上腺素能药、黄嘌呤类药、色甘酸钠等可影响速发型皮试反应；皮质类固醇可影响延缓型（迟发相）或迟发（Ⅳ）型变态反应，所以应根据不同的目的在试验前停用这类药物。

7）过敏性疾病的急性发作期应暂缓皮试，以避免加重病情。

8）皮试总体上是较为安全的。但也曾有花生、乳胶和牛奶试验后出现严重过敏反应的报道。对于皮试后的局部反应（风团持续变大伴伪足，20～30 min）及迟发型反应（6～24 h），风团弥漫变大，可用抗组胺药治疗。利多卡因油膏可用于治疗试验后出现的瘙痒。建议皮试诊室中常规准备好抢救药物（如肾上腺素 1 mg/ml），以防可能出现的全身过敏反应。

（李欣泽　朱晓明　魏庆宇）

## 参 考 文 献

顾瑞金 . 2000. 21 世纪医师丛书：变态反应科分册 . 北京：中国协和医科大学出版社 .

何韶衡，刘志刚 . 2009. 基础过敏反应学 . 北京：科学出版社 .

叶世泰 . 1998. 变态反应学 . 北京：科技出版社：111-112.

张罗，韩德民，顾之燕 . 2007. 变态反应科学简史 . 中国耳鼻咽喉头颈外科，14(7): 445-448.

# 第十二章　血清总 IgE 和特异性 IgE 的测定

## 一、概述

过敏性疾病亦称变态反应性疾病，是指机体通过吸入、食入、注入或接触某种变应原（也称过敏原）后，机体产生由免疫球蛋白 E（immunoglobulin E，IgE）介导的 I 型（速发型）过敏反应，引起组织损伤和功能障碍的炎症性疾病。临床上常表现为支气管哮喘、过敏性鼻炎、荨麻疹、食物过敏、药物过敏、血管神经性水肿等，偶尔发生威胁生命的过敏性休克（李明华等 2005）。

过敏原是指能够诱导产生 IgE 类抗体，并引起变态反应（过敏症）的抗原。过敏原包括抗原和半抗原两种。抗原含有活性多肽区，即抗原决定簇，也称表位，表位可分为 B 细胞表位和 T 细胞表位两种。半抗原本身无免疫原性，只有与载体结合后才具有免疫原性。

IgE 由 B 细胞合成，其含量约占血清总免疫球蛋白的 0.002%，是血清中含量最少的一种免疫球蛋白。IgE 抗体的合成与遗传因素、抗原性质和辅助性 T 细胞、细胞因子等密切相关。IgE 是介导 I 型过敏反应的抗体，而特异性 IgE（specific IgE，sIgE）是能与变应原特异性免疫治疗结合的 IgE。现已公认，血清总 IgE 和 sIgE 水平升高是特应症（atopy）与过敏性疾病的共同特征及识别标志（Zhou et al. 2008）。

防治过敏性疾病的关键在于发现过敏原，避免与之接触，或进行脱敏治疗。显然，过敏原检测已成为诊断和防治过敏性疾病的重要手段，尤其是那些病史不明确而症状十分明显的患者。传统皮试方法较烦琐，易造成假阳性和假阴性，对于高过敏体质的特应症患者还具有潜在的生命危险。因此，过敏原体外检测方法已成为一种必然的趋势。

## 二、IgE 在过敏性疾病中的作用

IgE 分子质量为 190 kDa，有高亲和力受体（FcεR I ）及低亲和力受体（FcεR II，CD23）两种受体。高亲和力受体为四聚体（αβγ2），存在于肥大细胞（图 3-12-1）及嗜碱性粒细胞上。低亲和力受体为三聚体（αγ2），常存在于 B 细胞、嗜酸性粒细胞、单核细胞和血小板上。IgE 与嗜碱性粒细胞的亲和力相当高，两者结合的平衡常数为 109。

IgE 通过 FcεR I 结合位点与肥大细胞表面高亲和力受体 FcεR I 发生结合，导致机体肥大细胞致敏。过敏原经黏膜表面或皮肤进入机体后，B 细胞、树突状细胞（dendritic cell，DC）等抗原递呈细胞（antigen-presenting cell，APC）摄取和加工抗原，并递呈给 T 细胞，其中 2 型辅助性 T 细胞（Th2 细胞）活化后表达 IL-4、IL-13 和 CD154（为 CD40 配体，CD40L）。Th2 类细胞因子可促进 B 细胞合成 IgE。APC 表面 CD40 与 T 细胞表面 CD154 结合后被活化，如 APC 为 B 细胞，则抗体型转化为 IgE，并分泌抗原特异性的 sIgE（Van Rijt and Lambrecht 2005）。

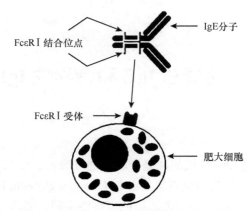

图 3-12-1　IgE 与肥大细胞结合的模式图

　　当致敏个体再次接触过敏原时，sIgE 发生交联，促使肥大细胞及嗜碱性粒细胞脱颗粒，释放组胺、白三烯、趋化因子、血小板活化因子、激肽释放酶等多种炎症介质（图 3-12-2）。这些活性介质作用于皮肤、血管、呼吸道、消化道等效应器官，导致平滑肌痉挛、腺体分泌增加、血管通透性增高和炎症细胞浸润等，产生过敏性症状。

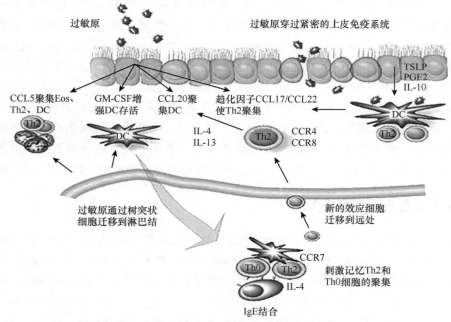

图 3-12-2　IgE 与过敏性疾病的关系（彩图请扫封底二维码）

　　致敏机体再次接触过敏原后，结合在肥大细胞和嗜碱性粒细胞表面的 IgE 发生交联，导致细胞脱颗粒，产生 Th2 免疫占优势、嗜酸性粒细胞浸润为特征的哮喘气道炎症（周林福等 2006）。抗 IgE 抗体 Omalizumab 为一靶向干预 IgE 的重组人单克隆抗体，在过敏性哮喘和鼻炎的治疗中效果确切且较为安全，美国食品药品监督管理局（FDA）已批准其用于中重度持续性哮喘的治疗，尤其适用于伴有嗜酸性粒细胞增高的患者（Marcus

2006）。这进一步说明了 IgE 在过敏性疾病的发病机制中发挥重要作用。

## 三、血清总 IgE 和特异性 IgE（sIgE）的测定

### （一）总 IgE 的检测

#### 1. 检测方法

现常用方法是速率散射比浊法或免疫酶方法。由于血清 IgE 浓度很低，一般酶联免疫试验方法的敏感性不足以准确地检出血清 IgE，故检测血清 IgE 的仪器或试剂盒多采用放大技术，如引入荧光素的免疫荧光 - 酶方法、引入生物素 - 亲和素的 ELISA 方法等。目前 IgE 浓度单位是用国际单位（IU）kU/L 表示。1 IU=2.42 ng IgE。

#### 2. 血清总 IgE 测定的临床意义

总 IgE 检测的临床意义有限，但在临床实际工作中，通过结合患者临床表现有助于初步评估患者体内的过敏情况。正常成人血清总 IgE 水平的上限为 60 kU/L，儿童为 50 kU/L。由于母体的 IgE 不通过胎盘，因此正常新生儿脐血 IgE 水平极低。新生儿出生后随年龄增长而逐渐增高，15 岁左右达到最高值，30 岁后逐渐下降，老年人处于较低水平。虽然健康者 IgE 抗体含量较少，但是过敏体质及特应症患者的血清中含有大量 IgE，尤其是过敏原特异性的 IgE。血清总 IgE 增高除常见于过敏性哮喘、过敏性鼻炎、荨麻疹和变应性支气管肺曲霉病等过敏性疾病之外，还可见于吸烟、IgE 型多发性骨髓瘤、结节病、类风湿性关节炎、间质性肺炎、寄生虫感染等。血清总 IgE 降低多见于先天性或获得性丙种球蛋白缺乏症、恶性肿瘤和长期使用免疫抑制剂等（曲政海 2006；Sin et al. 2004）。

血清总 IgE 测定虽不能说明对何种变应原过敏，但在鉴别过敏与非过敏的问题上是有一定价值的。国外资料表明，在过敏性疾病患者中，有 78% 的人总 IgE 高于 110 kU/L，在非过敏性疾病患者中有 84% 的人低于 25 kU/L，有 20% ～ 30% 的变态反应疾病患者 sIgE 可能较高，但其总 IgE 正常，甚至低于几何均值。因此总 IgE 高不一定是过敏，过敏者总 IgE 也不一定高，这一点在评价总 IgE 的结果时是非常重要的。

### （二）血清 sIgE 测定

世界卫生组织提出，对过敏性疾病最主动的治疗措施就是明确过敏原。为了减少、减轻疾病的发作，最好的办法就是针对性地回避过敏原。环境中有成百上千种的物质能够成为过敏原，包括吸入性、食入性、接触性、注入性等各种途径进入体内的小分子抗原性物质。每个过敏体质者的过敏原由于遗传素质的差异可能有所不同，因此每个过敏性疾病患者或过敏体质者进行过敏原检测对于自身的病因诊断、免疫治疗及预防都有重要意义。

sIgE 检测是目前最常用的诊断过敏原的体外试验方法。环境中能引起 I 型变态反应的物质即过敏原有很多种，每种过敏原都能使对其过敏者的体内产生过敏原特异性 IgE。血清中特异性 IgE 的水平可反映个体对何种过敏原过敏及过敏的严重程度。由于血清特

异性 IgE 水平比血清总 IgE 水平更低，需要应用敏感性更高的专门仪器设备进行检测。目前血清 sIgE 的检测方法主要有半定量的酶联免疫吸附试验（ELISA）、免疫印迹法、酶标记荧光免疫分析法（荧光酶标法）（FEIA）和化学发光酶免疫分析法（CLEIA）。体外血清学试验只需要少量血清即可进行多种变应原检查，结果准确，可定量或半定量，不受药物影响，对患者安全，痛苦小，易被儿童接受。

**1. ELISA 方法**

ELISA 方法的基本原理是将酶促反应的高度敏感性和抗原 - 抗体反应的特异性两大特点综合起来建立的一种定性与定量的检测技术。ELISA 应用包被的过敏原与血清 sIgE（一抗）结合，再被酶联的二抗所识别，二抗交联的酶使显色剂呈蓝色，终止反应后变成亮黄色。颜色的深浅与血清 sIgE 成正比，故通过比色可以定性和半定量地检测血清 sIgE 的浓度。一般每孔加入 100 μl 血清，混匀后在 37℃孵育 45 min。洗板 5 次后，吸水纸上拍干酶标板。每孔加入 100 μl 辣根过氧化物酶（horseradish peroxidase，HRP）标记的二抗，在 37℃孵育 45 min。洗板 5 次后，每孔加入 100 μl 3,3',5,5'- 四甲基联苯（TMB）底物显色液，室温避光孵育 15 ～ 20 min。每孔加入 100 μl 终止液。最后，在 450 nm 波长下，测定每孔的光密度（OD）值。

采用 ELISA 检测 sIgE，其灵敏度、特异性较高，而且价廉、可避免接触放射性核素，酶标抗体相对稳定，保存时间较长。由生物素 - 亲和素系统（biotin-avidin system，BAS）这一生物反应放大技术的引入，使 ELISA 检测的灵敏度大大提高。

ELISA 半定量检测 sIgE 的范围为 0.35 ～ 100 IU/ml。根据 OD 值，致敏程度分为 5 级，即 Ⅰ～Ⅴ级（表 3-12-1）。

表 3-12-1　血清 sIgE 水平与过敏程度分级（ELISA）

| 分级 | sIgE（IU/ml*） | 过敏 |
| --- | --- | --- |
| 0 | ＜ 0.35 | － |
| Ⅰ | 0.35 ～ 0.7 | ± |
| Ⅱ | 0.7 ～ 3.5 | + |
| Ⅲ | 3.5 ～ 17.5 | ++ |
| Ⅳ | 17.5 ～ 50 | +++ |
| Ⅴ | 50 ～ 100 | ++++ |

*1 IU/ml = 1 kU/L

**2. 免疫印迹法**

免疫印迹法（immunoblotting）又称蛋白质印迹法（Western blotting），是根据抗原抗体的特异性结合检测复杂样品中的某种蛋白质的方法。该法是在凝胶电泳和固相免疫测定技术的基础上发展起来的一种新的免疫生化技术。由于免疫印迹具有 SDS-PAGE 的高分辨率与固相免疫测定的高特异性和敏感性，现已成为蛋白质分析的一种常规技术。免疫印迹法常用于鉴定某种蛋白质，并能对蛋白质进行定性和半定量分析。该方法结合化学发光检测，可以同时比较多个样品中同种蛋白质的表达量差异。

目前临床常用的是欧蒙免疫印迹法，此方法为德国欧蒙公司在普通的免疫技术上做的重要改良，使敏感性及特异性都有不同程度的提高，欧蒙公司在免疫印迹法膜条上独家包被 CCD。CCD 是两种抗原物质表面的主要的相同抗原决定簇类物质，能够刺激机体产生相应抗体（但是 CCD 抗体本身可能不诱发机体变态反应）。

检测方法是通过产品试剂盒的检测膜条上平行包被的多种不同的吸入性和食物性过敏原，经缓冲液预处理的检测膜条与患者样本进行第一次温育。在阳性样本中，IgE 类特异性抗体与相应的过敏原结合。为检测结合的抗体，加入酶标单克隆的抗人 IgE 抗体（酶结合物）进行第二次温育，然后加入酶底物，发生颜色反应，从而检测存在的过敏原。临床使用证实该产品明显优于普通的免疫印迹法产品。

### 3. 酶标记荧光免疫分析法（荧光酶标法）

FEIA 是一种以荧光物作为标志物的免疫分析技术，是荧光和酶标技术的结合。该方法使用的标志物是 β- 半乳糖苷酶，底物是 4- 甲基伞形酮 -β-D- 半乳糖苷。在检测血清 sIgE 的方法中，当"固相载体 - 过敏原 - 该过敏原的 sIgE"结合物形成后，加入 β- 半乳糖苷酶标记的抗人 IgE，此酶作用于 4- 甲基伞形酮 -β-D- 半乳糖苷，使之产生荧光，通过荧光分光光度计测定荧光强度。荧光强度与特异性 IgE 含量具有相关性，由此可测出血清中特异性 IgE 的含量。临床上荧光酶标法目前用于全自动的 CAP 过敏原检测系统检测仪进行自动检测。

UniCAP 仪器需实验室专业人员负责定期做好定标曲线和质控。宜使用促凝管真空采血，这样有利于分离血清，而且成分稳定。收集患者血液样本，将分离出的血清转移到试管中待检。通常 40 μl 血清就可以满足一个检测需求。严格按照仪器使用手册所推荐的程序操作。开机后，进入主菜单，输入检测要求并确认。输入样品号并确认，接着输入试验项目并确认。然后，根据菜单提示，分别加入血清、试剂和检测用 CAP 至相应位置，并运行试验。试验结束后，擦干反应舱积液，清洗黄盘和黑盘并晾干。

Phadiatop 和 Fx5 是 UniCAP 系统富有特色的两个检测项目。Phadiatop 含有空气中95% 的常见吸入性过敏原。Fx5 含有牛奶、大豆、鱼等 6 种常见的食物过敏原。通过这两项检测，可以基本确定患者是否过敏，以及是食物过敏还是吸入物过敏，以帮助进一步确认过敏原。目前该系统提供商品化过敏原检测的品种有 500 多种。

UniCAP 系统检测 sIgE 的结果为全定量指标，检测范围在 0.35 ～ 100 kU/L（亦称 kUA/L）。sIgE 检测值分为 6 级（Ⅰ～Ⅵ级），与临床意义相对应（表 3-12-2）。其中，sIgE 浓度 < 0.35 kU/L 为阴性（−）。当 sIgE 浓度超过 0.35 kU/L 时，依次判定为可疑（±）、轻度（+）、中度（++）、中重度（+++）、重度（++++）和极重度（+++++）过敏。sIgE 检测的灵敏度为 89%，特异性为 91%。

**表 3-12-2　血清 sIgE 水平与过敏程度分级（UniCAP）**

| 分级 | sIgE（kU/L） | 过敏 |
| --- | --- | --- |
| 0 | < 0.35 | − |
| Ⅰ | 0.35 ～ 0.7 | ± |
| Ⅱ | 0.7 ～ 3.5 | + |

续表

| 分级 | sIgE（kU/L） | 过敏 |
|---|---|---|
| Ⅲ | 3.5 ~ 17.5 | ++ |
| Ⅳ | 17.5 ~ 50 | +++ |
| Ⅴ | 50 ~ 100 | ++++ |
| Ⅵ | > 100 | +++++ |

Pharmacia 公司的 CAP 系统现被公认为检测 sIgE 的敏感性和特异性都较好的试验方法。其缺点是试剂及相应仪器价格都过于昂贵。故对不同患者可根据实际情况选择体内试验或不同的体外试验方法。试验过程及报告时间约需数小时至一天，某些小分子变应原（药物、化工原料）尚无体外过敏原检测商品试剂，也难以用常规方法进行检查。

**4. 化学发光酶免疫分析法**

此方法是利用物质的发光特征，将化学发光与免疫反应相结合，用以检测抗原或抗体的方法。该方法属非放射性技术，兼备免疫反应的高特异性和化学发光反应的高敏感性。在 IgE 的检测方面，化学发光酶免疫分析法目前主要采用全自动化学发光检测仪测定血清总 IgE，并有商品化试剂盒供应；而在血清特异性 IgE 检测上，有 1 次检测 30 多种过敏原的 Mast 检测法。

**5. sIgE 检测的临床意义**

sIgE 检测的临床意义为：① sIgE 可早期预测特应性疾病的发生，因为即使 3 个月时或许症状尚未出现，但 sIgE 已经出现异常增高；②通过早期诊断和早期干预，可以更好地防治过敏性疾病；③阳性结果可指导患者避免接触过敏原，或者有针对性地接受过敏原脱敏治疗，从而减少不合理用药。需要指出的是，sIgE 可以在过敏性疾病患者及 15% 的无症状正常个体中检测出来，而一些过敏性疾病患者也可能检测不出 sIgE，即便是有症状的个体，其阳性试验结果也不一定都具有临床相关性。

**6. 注意事项**

sIgE 水平取决于机体与过敏原及交叉过敏原接触的程度和持续时间。在下列情况下首选体外试验（Valenta et al. 2009）：①对过敏原极度敏感；②皮肤异常，如有严重的皮肤划痕症；③患者服用干扰皮肤反应的药物；④患者不合作或拒绝皮肤检测；⑤患者处于严重过敏反应后的不应期。

总之，血清总 IgE 显著增高提示可能患有过敏性疾病（Zhou et al. 2006）。sIgE 检测可以进一步确定过敏原种类，指导患者避免接触过敏原，并采取相应的脱敏治疗。标准化变应原疫苗特异性免疫治疗是唯一可以改变过敏性疾病自然进程的对因治疗（Strunk and Bloomberg 2006）。

（李全生　江盛学　魏庆宇）

# 参 考 文 献

李明华, 殷凯生, 蔡映云 . 2005. 哮喘病学 . 2 版 . 北京 : 人民卫生出版社 : 62-63.

曲政海 . 2006. 儿童变态反应学 . 北京 : 人民卫生出版社 .

周林福, 殷凯生, 张明顺, 等 . 2006. 新 IκBα 突变体基因转染对人外周血来源的树突状细胞的作用 . 中华医学杂志 , 86(5):
340-342.

Marcus P. 2006. Incorporating anti-IgE (Omalizumab) therapy into pulmonary medicine practice: practice management
implications. Chest, 129(2): 466-474.

Sin D. D., Man J., Sharpe H., et al. 2004. Pharmacological management to reduce exacerbations in adults with asthma: a systematic
review and meta-analysis. JAMA, 292(3): 367.

Strunk R. C., Bloomberg G. R. 2006. Omalizumab for asthma. N Engl J Med, 354(25): 2689-2695.

Valenta R., Mittermann I., Werfel T., et al. 2009. Linking allergy to autoimmune disease. Trends Immunol, 30(3): 109-116.

Van Rijt L. S., Lambrecht B. N. 2005. Dendritic cells in asthma: a function beyond sensitization. Clin Exp Allergy, 35(9): 1125-
1134.

Zhou L. F., Zhang M., Hu A. H., et al. 2008. Selective blockade of NF-κB by novel mutated IκBα suppresses CD3/CD28-induced
activation of memory CD4[+] T cells in asthma. Allergy, 63(5): 509-517.

Zhou L. F., Zhu Y., Cui X. F., et al. 2006. Arsenic trioxide, a potent inhibitor of NF-κB, abrogates allergen-induced airway
hyperresponsiveness and inflammation. Respir Res, 7: 146.

# 第十三章 斑贴试验

斑贴试验是一种比较敏感的、特异性检测过敏性皮肤病致敏原的方法，主要用于变应性接触性皮炎等Ⅳ型变态反应疾病的病因诊断。皮肤斑贴试验技术的应用至今已有100余年的历史，早在1895年，Josef Jasson就发表报告，开创性地将斑贴试验技术用于过敏性皮炎的研究，而Bruno Bloch在1911年就对斑贴试验的敷贴大小、部位、观察反应时间等作了详细叙述，此后各国的专家学者将这一技术不断完善，逐渐建立起比较规范的标准，目前已成为诊断变应性接触性皮炎病因的金标准，是临床上皮肤科和变态反应专业医师不可或缺的手段（赵辨 2011）。除了常规的斑贴试验，随着专家、学者不断地探索应用还发展出了一些新的方法，如检测光变应性皮肤病的光斑贴试验；应用于变态反应药疹的药物性斑贴试验及应用于特应性皮炎的特应性斑贴试验等。

## 第一节 常规斑贴试验

斑贴试验就是将小量接触性变应原直接接触皮肤一段时间后，观察是否在局部诱发一种轻度的接触性皮炎，从而判断患者是否对所测试的变应原接触过敏。其主要用于迟发型变态反应（Ⅳ型变态反应）的病因诊断，以确定引起迟发型接触性变态反应的变应原。

### 一、斑贴试验的原理

当变应性接触性皮炎患者因皮肤或黏膜接触致敏原而过敏后，即会在体内产生相应的致敏T淋巴细胞，当相同致敏原或化学结构类似、具有相同抗原性的物质再次接触到体表的任何部位，就会很快在接触部位出现与所患疾病类似的皮肤炎症改变。斑贴试验就是利用这一原理，人为地将可疑的致敏原配制成一定浓度，放置在一特制的小室内敷贴于人体遮盖部位（常在后背、前臂屈侧），经过一定时间，根据是否出现阳性反应来确定受试物是否是致敏原（即致敏物质）（赵辨 2001；中国医师协会皮肤科医师分会过敏与临床免疫亚专业委员会 2015）。

斑贴试验的主要目的就是寻找致敏原，找出致病原因，从而对患者实施针对性治疗及预防，指导患者在今后的生活和工作中避免接触有相同或相似分子结构及功能基团的物质，避免变态反应性皮肤病的发生和恶化。因此临床上所有怀疑存在有接触变应原引起的皮炎、湿疹类皮肤病的患者，均可进行斑贴试验的测试（秦鸥和王学民 2007；周敏等 2015）。

1）拟诊为变应性接触性皮炎的患者：此类患者有明确的接触史。

2）发生在手部、面部、颈部等暴露部位的湿疹皮炎，若反复发作或长期不愈，虽无明确接触史，也应常规做斑贴试验。

3）在脂溢性皮炎、淤积性皮炎等其他明确诊断的皮肤病治疗过程中有过急性发作史者，应进行斑贴试验，除外继发接触过敏的可能。

4）接触性皮炎综合征（系统性接触性皮炎）：表现为手足无规律的水疱性湿疹、狒狒综合征样发疹或泛发性湿疹。

5）当需要对变应性接触性皮炎与刺激性接触性皮炎进行鉴别诊断时，也应进行斑贴试验。

6）某些特殊职业如美容美发、化工行业等中长期接触化学物品的人员就职前也应常规进行斑贴试验。

## 二、斑贴试验的禁忌证

1）已知患者对测试的变应原过敏，不应再测试相应的变应原，特别是对青霉素过敏的，不应再测试青霉素。

2）有速发型接触性反应，如接触性荨麻疹，尤其是出现过全身严重过敏反应的患者应禁止进行可疑变应原斑贴试验。

3）孕妇和哺乳期妇女不能进行斑贴试验。

4）已知对皮肤有毒、有害、有明显刺激性的物质，如酸、碱、盐类、汽油、油漆及具有腐蚀性的化学物质等，不能直接进行斑贴试验。

5）医生或斑贴试验操作者自己完全不了解的、组成成分不明确的物质，不应盲目进行斑贴试验。

## 三、斑贴试验测试系统的组成

目前，斑贴试验的测试系统主要由两部分组成：斑试器、变应原。测试系统根据斑试器和变应原是否结合在一起可分为分离系统和直接应用系统（中国医师协会皮肤科医师分会过敏与临床免疫亚专业委员会 2015）。分离系统是将斑试器和变应原分别存放，使用时由操作人员将变应原加入到斑试器后再使用，其优点是可以灵活组合变应原，单独保存的变应原更能够保持理化性质的稳定，缺点是操作稍麻烦、费时较长。直接应用系统是将斑试器及变应原一体化，变应原直接包被于一种聚酯薄膜上，并黏附于胶带上，外敷遮盖层保护。测试时，只需把遮盖层揭掉，直接敷贴即可。

### （一）斑试器

斑试器包含两部分：斑试小室和固定物。最初的斑贴试验使用简易的纱布和透明玻璃纸覆盖并固定来进行，由操作者自行制作，比较简陋。随着斑贴试验的标准化，斑试器也逐渐规范并市场化。经典的斑试小室为芬兰小室。芬兰小室为圆形铝制小室，有数种直径大小供选择，临床上通常使用直径 8 mm 的小室。瑞典 Chemotechnique Diagnostics 公司生产的 IQ 小室对斑试器进行了改进，将斑试器材料由铝改为惰性聚乙烯材料，将圆形改为方形，这样可减少由对铝制斑试器过敏造成的假阳性及更易区分刺激反应与变态反应。固定物主要作用是将斑试小室固定于测试部位，从最初的纱布捆绑到医用胶布的应用，目前使用的是多孔透气防过敏胶带。斑试器的主要作用是避免变应原失活、被修饰或吸收，使斑试器更好地附着于测试部位，并尽量避免斑试器本身材质对试验结果的影响。采用不同的斑试器，由于存在斑试器材料、加样量、敷贴等因素的不同，斑试结果可能会存在一定差异。

（二）变应原

变应原就是能够引起接触过敏的抗原物质，多数是小分子化学物质，广泛存在于我们的生产和生活环境中。目前，国际上已经确定了4000多种接触性变应原，主要包括以下几类。

（1）动物类

如动物的皮屑、毒液，昆虫的鳞片、毫毛，以及禽类、啮齿类、昆虫的排泄物。

（2）植物类

如多植物及其产品具有致敏作用，如毒葛、漆树、橡树、蓖麻、银杏、补骨脂等。

（3）美容美发类

主要包括各种化妆品、染发剂、香水、油彩、金属饰物等。

（4）生活用品类

如洗涤用品、沐浴用品、皮革制品、橡胶制品、塑料制品、金属制品、化纤衣料、建筑装修材料等。

（5）化工原料类

如各种油漆、各种涂料、染料、石油、印刷剂、金属及金属盐等。

（6）药物

如外用消毒剂、外用抗生素、局麻药、各种外用栓剂等。

斑贴试验所用的变应原可分为市售变应原及自制变应原两类（温志华等 2016）。常规斑贴试验的抗原主要从市场上购得。市售变应原分为标准变应原、筛选变应原、后备变应原三类。其中标准变应原是指由权威机构认定的一系列变应原，通常是该国家或地区的最常见变应原，欧美等发达国家均有自己的标准抗原系列，我国目前还没有发布（温志华等 2013）。筛选变应原是指针对特定人群或某类物质的变应原组合，由某一特殊职业人群或某一类特殊物质中常见的变应原所组成。后备变应原指除标准系列及筛选系列以外的常见变应原，这类变应原斑贴试验阳性率不高，无需常规检测，仅在高度怀疑的时候才进行检测。自制变应原是指由测试者本人自行配制的变应原，如怀疑某种物品为致敏物时，可将其原物或稀释后进行敷贴。但需注意，自制变应原需慎重选择，并非所有物品都可进行敷贴。此外，若需稀释，应注意基质、浓度。通常的基质包括凡士林及水。敷贴时需同时进行基质本身的斑贴试验，以免出现由基质过敏造成的假阳性。自制变应原若浓度或基质选择不当，可能造成结果的误判。斑贴试验应根据患者的病史尤其是接触史、体检、临床特点、环境及职业暴露等因素选择相应的变应原系列进行测试。变应原检测的种类越多，针对性越强，检测结果越好（秦鸥和王学民 2007）。

### 四、斑贴试验的测试部位

斑贴试验应选择受日常活动影响小，易于敷贴，皮肤吸收较强的部位，常规进行斑贴试验的部位是受试者上背部脊柱两侧。须注意应尽量避开局部皮肤有破损、色素沉着或血管性疾病等可能影响判读结果的部位。因背部面积较大，可同时进行 40～50 种变应原的试验。另外，强阳性反应可持续几周，偶然可引起疤痕及色素沉着，而背部为衣服遮盖区，不影响美观。若需进行斑贴试验的变应原较多，下背部、上臂、前臂等均可用作斑贴试验部位。上臂内侧、前臂屈侧、腹部及腿部由于吸收不良，不应做斑贴试验。在进行化妆品安全性检测时，斑贴试验部位规定为背部或前臂屈侧。在进行化妆品皮肤病的诊断时，研究显示面部皮肤较前臂和背部阳性率高。原因可能与不同部位皮肤的角质层厚度、皮脂膜、皮肤屏障功能等解剖及生理特点不同有关。对于高度疑诊而背部斑贴试验结果阴性的患者，在患者同意的前提下，可以考虑在面部进行斑贴试验来提高阳性检出率。

有的物质（如镍）如预期可发生强阳性反应，也可在上臂外侧做斑贴试验，以免发生背部激怒反应。斑贴试验部位的皮肤必须无皮肤疾患，无长毛，因为有长毛则斑试器不易密闭而影响斑贴试验结果，且在除去斑试器胶带时感到不适，除局部多毛需剃去外，斑试处皮肤不需预先处理。剃毛应使用电动剃须刀，而不用刀片以免刮伤皮肤。油性皮肤影响贴敷，可以用酒精清除局部油脂，待酒精挥发后再做斑贴试验。

### 五、斑贴试验的操作

直接应用系统因斑试器与变应原结合在一起，使用时去掉保护膜直接贴于测试部位即可。这里主要说的是分离系统的操作步骤。

1）将斑试器轻轻打开，暴露出所有斑试小室。注意不要将胶带从塑料保护盖上完全撕下。

2）将变应原从注射器或小瓶内挤出，从左到右依次加至斑试器小室中，所加量以能接触到皮肤又不溢出斑试器为度。

3）变应原如为溶液，则先在小室中放一滤纸片，然后再滴加 15～20 μl，充分浸湿滤纸即可，不要有多余，防止流出测试器，注意滴加变应原后在空气中暴露时间不宜过长，以防甲醛等挥发性物质散发，影响斑试结果。在敷贴时应注意防止滤纸片脱落。

4）将加有抗原的斑试器胶带敷贴于受试者上背部，粘于皮肤后用手掌掌心按压胶带大约 5 s，以提高胶带的黏度，并用手掌轻压每一个小室，以使其中抗原能均匀接触皮肤。

5）用专用皮肤标记笔在每片斑贴试验测试器测试单元所对应的皮肤上做好标记。以左上角为第一号开始，按照先上后下、先左后右的顺序，记录好全部测试物质的名称和相应编号。

6）一般 48 h 后除去斑试器胶带，留下上方注有编号的胶带，亦可用记号笔作标记，以便记录反应结果。

7）去除斑试器后，在受试者上背部皮肤上应留有斑试小室形状的清楚压痕，如压痕不清楚，表示斑试器未与皮肤密切接触，则可能影响试验结果，对判断结果产生影响，则需要重做。

## 六、斑贴试验的结果判读

### （一）斑贴试验观察结果的时间

按照我国现有的职业性皮肤病斑贴试验诊断标准和化妆品接触性皮炎的斑贴试验诊断标准，应将加有变应原的斑贴试验小室胶带贴于脊背两侧正常皮肤上，通常在测试48 h 后将斑试器揭去，用湿的软纸或者棉签清除斑试物，间隔 30 min 进行首次观察，使因斑试器压迫所造成的影响因素消失。主要查看皮肤是否出现瘙痒、红斑、丘疹、水疱等，这是第 1 次判读，然后再过 24 ~ 48 h 进行第 2 次判读，部分患者出现过敏症状更晚，甚至有的延长至一周后出现阳性，因此必要时可于 7 天后继续观察，根据 ICDRG 标准对结果进行判读。也有学者认为在一周后出现的阳性反应可能是变应原本身致敏所致。这种判读方法需要患者总共就诊 3 次（贴、48 h 判读、72 ~ 96 h 判读）。目前临床的实际做法是患者在 48 h 后自己揭去敷贴物，30 min 后请家人帮助记录敷贴部位情况，再过24 h 就诊，判读皮肤过敏情况，这种检查方法需要患者就诊 2 次（秦鸥和王学民 2007；中国医师协会皮肤科医师分会过敏与临床免疫亚专业委员会 2015）。

根据国际接触性皮炎研究小组（ICDRG）的推荐，斑贴试验结果判读标准如下。

| | |
|---|---|
| – 阴性 | 皮肤正常 |
| ± 可疑反应 | 仅有轻度红斑 |
| + 弱阳性 | 红斑、浸润、可有少量丘疹 |
| ++ 强阳性 | 红斑、浸润、丘疹、水疱 |
| +++ 极强阳性 | 红斑、浸润明显，水疱大疱 |
| IR | 刺激反应 |
| NT | 未做试验 |

### （二）过敏反应

1）典型的变应性接触性皮炎阳性反应表现为红斑、水肿、密集的小丘疹、水疱，反应可超出斑试小室的范围。

2）可疑及弱阳性很难解释，如在 96 h 反应强度继续增加并伴痒，则可认为是过敏反应。

3）有时需通过其他试验来确定。一般过敏反应多持续 4 天或更长。

4）反应强度在去除斑试物后增加，2 ~ 4 天逐渐消退。

5）变应原浓度呈梯度变化时，反应程度也呈梯度变化。

### （三）刺激反应

1）典型的刺激反应是限于斑试小室内，境界十分清楚，有发亮的外观，有烧灼感或疼痛，痒不明显，有时可为脓疱、坏死或溃疡。有的可表现为皮肤皱缩状及棕色。

2）刺激反应的强度一般在 48 h 内减弱。

3）反应不呈梯度变化，可以在某个浓度突然消失。

4）有时一种物质可以同时引起刺激反应和过敏反应。

## 七、斑贴试验的注意事项

1）接触性皮炎的急性发作期或存在大面积皮损时，不应做斑贴试验。

2）受试者在受试前 1～2 周及试验期间不得应用皮质类固醇激素及免疫抑制剂类药物，包括具有类似作用的中药如白芍总苷、雷公藤多苷等；试验前 3～7 天及受试期间宜停用抗组胺类药物。

3）紫外线光疗、日光或其他放射线照射均可抑制Ⅳ型变态反应，故紫外线光疗、放疗及日光浴或曝晒后 4 周内不宜做斑贴试验。

4）斑试期间不宜洗澡、饮酒，并避免激烈运动，以防止因出汗而导致斑贴试验测试器受潮而脱落。

5）敷贴部位应尽量避免受到摩擦，如戴胸罩或者人为搔抓。

6）试验部位要做好标记，以便准确记录结果，同时胶带粘贴一定要密闭，以避免出现假阴性结果。

7）不要过早地去除斑试物，但测试部位反应强烈，即有疼痛或灼烧感时，应及时揭掉测试器，并采取相应的处理措施。

## 八、斑贴试验结果的解释

### （一）阳性反应

当受试者出现阳性反应或 2 个以上阳性反应时，要分析这些阳性结果与受试者的相关性。分析相关性时有下列可能因素：与目前皮炎相关的原发因素或加重因素；与以往皮炎相关的原发因素或加重因素或没有关系。

### （二）引起假阳性反应的原因

1）应用刺激性物质发生强烈刺激反应。

2）背部激怒反应。背部激怒反应由强阳性反应引起，使背部斑贴试验部位也产生阳性反应。当然，发生一个以上强阳性反应，并不一定意味着是背部激怒反应，有的可能是交叉反应的结果。

3）边缘效应（edge effect）。边缘效应是一种刺激反应，这是刺激性液体浓度低于边缘的结果，表现为边缘有较强反应或在中央无反应。边缘效应常在斑试物质除去后很快消退。

4）脓疱性斑试反应。此反应常发生于某些个体，特别是异位性体质者。金属盐皮试（如镍、硫酸铜等）脓疱反应常迅速消退。

5）压力反应（pressure reaction）。压力反应发生于周围固体物质作斑贴试验时，某些人可产生水肿，边缘反应重。皮肤划痕症患者常发生此反应。

6）接触性荨麻疹。如在斑贴试验后几分钟，主诉痒则可能为此反应。

（三）引起假阴性反应的原因

1）斑试物浓度过低。

2）斑试变应原浓度不均匀。

3）斑试结果观察的时间不够长。

4）斑试器松动或受潮。

5）斑试抗原配制的基质不合适。

6）过早除去斑试器使抗原与皮肤接触的时间太短。

7）光敏感者，未做光斑贴试验。

8）糖皮质激素的影响。

9）斑试条件不满足实际皮炎发生的情况。

10）遗漏了致敏原。

## 九、斑贴试验的不良反应

斑贴试验是目前最安全的一种体内试验，但如使用不当，也会出现一些不良反应，应尽量避免。

1）急性致敏：在正常斑试后无任何反应，而在第 7 天或更迟发生反应，又称迟发反应，是由残留于皮肤的致敏原与新致敏的组织间相互反应造成。

2）刺激性斑试反应。

3）异位性皮炎的发作。

4）银屑病样发疹。

5）过敏性休克样反应。

6）阳性斑试反应的持续不退。

7）色素的改变。

8）压力作用。

9）边缘作用。

10）坏死、结痂和瘢痕、疙瘩。

# 第二节　光斑贴试验

近年来随着新工艺、新材料的应用，出现了越来越多的光敏物，由此引发出的光变应性皮炎越来越常见。因此，在斑贴试验的临床应用过程中逐渐发展出了专门针对光敏物的光斑贴试验。光斑贴试验是在皮肤斑贴试验的基础上加一定剂量和适当波长的紫外线照射，敏感机体对斑贴试验物中某些物质产生光敏，受试部位皮肤则可发生迟发型光变态反应，该试验是临床诊断光变应性接触性皮炎和查找光变应原的重要方法，在临床诊断、治疗方面发挥着重要作用。

光斑贴试验最初由 Epstein 在 1939 年开展（许教雄和杨文林 2012），随后世界各地也开展这项试验，其方法学在不同国家或地区间存在差异，因此缺乏可比较的数据与信息，给使用这项技术的工作及研究人员带来了困惑，直到 20 世纪 80 年代早期光斑贴试验的方法学才有了统一的标准。2004 年，欧洲研究光斑贴试验的专家组就光斑贴试验的方法学、测试物目录、紫外线辐照剂量、试验结果判读及解释等方面达成共识，制定了若干协议，使光斑贴试验技术标准化，也使得研究的信息变得更为有效和可利用。我国于 2015 年由中国医师协会皮肤科医师分会过敏与临床免疫亚专业委员会和中华医学会皮肤性病学分会皮肤免疫学组组织专家制定了《光斑贴试验临床应用专家共识》。

## 一、基本原理

光变应性接触性皮炎主要属于Ⅳ型变态反应。光斑贴试验就是将光变应原敷贴于皮肤一段时间后，再经一定波长的光线照射，光变应原在光能作用下，使前半抗原变成半抗原，与皮肤蛋白结合形成全抗原，后者刺激机体产生细胞免疫反应。当致敏后的个体再次接触相同致敏因子或有交叉过敏的物质时，机体产生一系列变态反应，出现肉眼可见的红斑、丘疹、水疱等反应，从而判断皮肤对光变应原的光反应性。同斑贴试验一样，光斑贴试验也属于皮肤激发试验，同样可以诱发出刺激性皮炎，因此，如果有接触性荨麻疹甚至全身严重过敏反应的速发型接触性反应病史的患者，不能使用可引起变态反应的光变应原（中国医师协会皮肤科医师分会过敏与临床免疫亚专业委员会 2015）。

## 二、适应证

光斑贴试验适用于临床上所有怀疑存在由接触光变应原引起的光变应性皮肤病的检测，包括以下几个方面。

1）既往有光敏性疾病史，拟诊为光变应性接触性皮炎者。

2）其他光敏感性皮肤病如慢性光化性皮炎、多形性日光疹、光线性痒疹、日光性荨麻疹、原因不明的光敏性疾病等。

3）夏季曝光部位出现湿疹样皮损并且日晒后加重。

4）任何季节在曝光部位出现的皮炎。

5）既往外用防晒剂、非甾体抗炎药（nonsteroidal anti-inflammatory drug，NSAID）引起的皮炎。

6）职业性光接触性皮炎。

## 三、禁忌证

1）怀疑光毒性接触性皮炎或光敏性药疹患者。

2）已知对测试的变应原过敏者。

3）孕妇和哺乳期妇女。

4）由于光斑贴试验检测周期较长，无行为控制能力的患者或不能保证随访的患者不宜进行此项试验。

## 四、测试系统组成

### （一）斑试器

光斑贴试验的斑试器与常规斑贴试验基本一致。

### （二）变应原

光变应原种类繁多，目前国际上尚未有统一的光斑贴变应原标准目录，受地理位置（日照）、生活习惯和劳动生产等因素影响，各国家光变应原种类和数目不完全相同，北欧、英国和美国等建立了不同的光斑贴变应原标准，中国疾病预防控制中心参照国外光斑贴变应原系列，也制定了我国职业病皮肤光变应原系列（许教雄和杨文林 2012）。随着时间和社会的发展，光变应原种类也在不断变化中。尤其是随着全球变暖等环境问题，遮光剂使用的增多，4-氨基苯甲酸、羟苯甲酮等紫外线吸收剂所致的光变应性接触性皮炎也相应增多，因此许多光斑贴变应原的组分也以遮光剂的成分为主（Vctor et al. 2010）。目前引发光变应性接触性皮炎的变应原大致上可分为：防晒剂、抗生素、芳香剂和其他类型的化学产品，同时包括患者自己提供的可疑变应原。

（1）防晒剂

防晒剂是最常见的光变应原。常见的是二苯甲酮-3，其次是辛烷基-甲氧基肉桂酸酯、二苯甲酮-4、甲克酮和辛烷基-二甲基-对氨基苯甲酸等。新型的防晒剂如亚甲基双-苯并三唑基四甲基丁基酚、奥克立林、4-氨基苯甲酸、羟苯甲酮也存在光敏反应。

（2）外用抗生素

外用抗生素如芬替克洛、葡萄糖酸氯己定、三氯生、硫氯酚、六氯酚、水杨酰苯胺和菌霉净等被广泛应用于医疗、家用、个人化妆及护肤品中，芬替克洛是多种抗生素中最常见的光变应原。

（3）芳香剂

目前常用香料包括芳香混合物、秘鲁香脂、檀香油和合成麝香等广泛存在于化妆品、调味剂、清洁剂、药物及多种生活用品中。随着芳香产品的广泛应用，香料引起的接触性变态反应日益增多。国外学者的研究发现光斑贴试验阳性病例中，香料引起的占13%。

（4）光敏性药物

可引起光变应性接触性皮炎的药物包括非甾体抗炎药（NSAID）、精神安定药（如氯丙嗪）、抗组胺药（如异丙嗪）、抗生素（如氟喹诺酮类）、心血管药、降血糖药和利尿药。酮洛芬是最常见的可引起光变应性接触性皮炎的非甾体抗炎药，且与硫双氯酚、奥克立林和二苯酮-10存在交叉光敏反应。吩噻嗪类药物也是常见的光敏性药物。

我国目前主要参照欧洲接触性皮炎和光照性皮肤病研究组制定的光斑贴试验基本变应原，包括19种紫外线吸收剂和5种非甾体抗炎药，对照组为凡士林基质（许教雄和杨文林 2012；中国医师协会皮肤科医师分会过敏与临床免疫亚专业委员会 2015）。我国常用光变应原种类及浓度见表 3-13-1。

**表 3-13-1 光变应原的种类及浓度**

| 光变应原 | 浓度（%） | 光变应原 | 浓度（%） |
|---|---|---|---|
| 丁基 - 甲氧二苯甲酰甲烷 | 10 | 对苯二基甲基二樟脑磺酸 | 10 |
| 水杨酸三甲环乙酯 | 10 | 双 - 乙基己氧苯酚甲氧 | 10 |
| 苯基三嗪 4- 甲基亚苄基樟脑 | 10 | 亚甲基双 - 苯并三唑 | 10 |
| 四甲基丁基苯酚二苯酮 -3 | 10 | 二乙胺基 | 10 |
| 甲氧基肉桂酸 | 10 | 苯基二苯并咪唑四磺酸酯二钠 | 10 |
| 酸酯二钠苯基苯并咪唑磺酸 | 10 | 二乙基己基丁酰氨基三嗪酮 | 10 |
| 二苯酮 -4 | 2 | 聚硅氧烷 | 10 |
| 甲酚曲唑三硅氧烷 | 10 | 酮洛芬 | 1 |
| 氰双苯丙烯酸辛酯 | 10 | 依托芬那酯 | 2 |
| 水杨酸异辛酯 | 10 | 吡罗昔康 | 1 |
| 乙基己基三嗪酮 | 10 | 双氯芬酸 | 5 |
| 对甲氧基肉桂酸异戊酯 | 10 | 布洛芬 | 5 |

（三）照射光源与照射剂量

（1）照射光源

以往认为能够产生光变应性接触性皮炎的光谱主要为波长 320 ～ 400 nm 的长波紫外线（UVA），所以只要具有恒定输出 UVA 的人工光源均可作为测试光源，如氙弧灯和荧光灯。如果患者病史中提供接触酮洛芬、苯海拉明、盐酸氯丙嗪、木材混合物、秘鲁香脂、芳香混合物等物质史，建议加用 UVB 照射或全谱光照射，可提高光变应原检出率，减少漏诊。由于目前光斑贴试验方案尚未统一，光变应原还在不断更新中，因此目前大多数国家常用的光源仍以 UVA 为主。如果光源中存在除 UVA 以外的其他光线，则用相应的滤光片滤掉。

（2）照射剂量与时间

目前，绝大多数国家采用去除变应原后，照射侧给予 UVA 5 J/cm$^2$（包括儿童患者在内）剂量照射，仅印度、新加坡等少数国家照射剂量为 10 J/cm$^2$，我国也以 5 J/cm$^2$ 作为标准照射剂量。照射距离一般为 20 cm，照射时间为 20 ～ 30 min。需要注意的是，当患者光敏感很严重时，或最小红斑量（MED）＜ 5 J/cm$^2$，应使用 50% 最小红斑量或将 UVA 照射剂量减至 2.5 J/cm$^2$ 甚至 1 J/cm$^2$ 并适当缩短照射时间。

**五、操作步骤**

1）测试患者最小红斑量：临床上一般省略此步骤，但如果怀疑光敏（如慢性光线性皮炎、多形性日光疹、日光性荨麻疹等）的患者必须先测定最小红斑量。

2）敷贴光斑贴变应原：将变应原注满斑试小室，一般为 15 μl 左右，以保证与皮肤完全接触；再将 2 份完全相同的变应原分别贴于背部两侧，避开肩胛骨和中线，避开急性渗出的皮肤，一侧为照射侧，另一侧为对照侧，中间至少间隔 3 ～ 5 cm。用标记笔做好标记。

3）变应原封闭 24 h 或 48 h 后去除，观察有无单纯接触性变应性反应。照射侧接受 UVA 5 J/cm² 或更小剂量照射，对照侧要避免光线照射。照射结束后，两侧均用防水铝箔覆盖。

4）照射后 24 h、48 h、72 h，观察两侧的反应，包括红斑、丘疹、水肿、水疱，用 0 ～ 4 级表示反应强度。

## 六、结果判读

### （一）判读时间

分别在照射后的 24 h、48 h、72 h 判读试验结果，以观察某些变应原随时间产生的反应，同时也需鉴别刺激反应与变态反应，具体鉴别标准同常规斑贴试验。

### （二）判读标准

根据国际接触性皮炎研究小组（ICDRG）的推荐，用 0 ～ 4 级表示反应强度，＞ 1 级为阳性结果。

| | | | |
|---|---|---|---|
| － | 0 级 | 阴性 | 皮肤正常 |
| ± | 1 级 | 可疑 | 仅有轻度红斑 |
| + | 2 级 | 弱阳性 | 中度红斑伴轻中度水肿或浸润，可有少量丘疹 |
| ++ | 3 级 | 强阳性 | 显著红斑、浸润、水肿，较多丘疹，可有少数散在水疱 |
| +++ | 4 级 | 极强阳性 | 显著红斑、浸润、水肿，伴较多簇集融合性水疱、大疱或溃疡 |
| IR | | 刺激反应 | 散在小片状红斑，无浸润 |

### （三）判读结果

结合临床一般有以下 7 种试验结果（表 3-13-2）。

表 3-13-2　光斑贴试验结果判断

| 照射侧 | 非照射侧 | 结果判断 | 临床诊断 |
|---|---|---|---|
| + | － | 光变应性反应 | 光变应性接触性皮炎 |
| + | + | 接触性变应性反应 | 变应性接触性皮炎 |
| ++ | + | 光变应性和接触性变应性反应共存 | 光加重变应性接触性皮炎 |
| + | ++ | 光抑制变应性反应 | 光抑制变应性接触性皮炎 |
| +（逐渐减弱） | +（逐渐减弱） | 刺激性皮炎 | 刺激反应 |
| +（逐渐减弱） | － | 光毒性反应 | 光毒性皮炎 |
| － | － | 阴性 | 阴性反应 |

判读上述试验结果后，还需要分析与临床的相关性。不同的光变应原可能产生的临床意义并不相同，阴性结果只说明患者目前对所检测的光变应原无接触过敏及光接触过

敏；阳性变应原可以是现有皮肤病的病因或加重因素，也可能是既往接触性皮炎的原因，但也可能与患者的皮肤病暂时无关或者与其他试验产生了交叉反应。

## 七、注意事项与不良反应

注意事项与不良反应参考常规斑贴试验。

# 第三节　特应性斑贴试验

特应性斑贴试验是近些年来逐渐发展起来的用于检测特应性皮炎变应原的一种新型斑贴试验方法。特应性皮炎（atopic dermatitis，AD）是一种瘙痒性、慢性炎症性皮肤疾病，多在婴幼儿期发病，病因尚不明确，目前认为皮肤屏障功能缺陷和免疫调节异常是其发病的主要病理基础，环境因素如气候变化、大气污染、变应原和微生物等多种外因作用于具有遗传易感性的个体，是皮肤过敏性炎症启动并反复发作或加重的主要病理过程（孙晨等 2016）。目前大部分研究认为，Ⅰ型变态反应在特应性皮炎的发病中起着重要作用，但特应性皮炎往往表现为Ⅳ型变态反应介导的湿疹样改变，Mitchell 等于 1982 年首次报道了用产花粉植物做斑贴试验诱导特应性皮炎患者的湿疹样皮损，开创了特应性斑贴试验研究特应性皮炎的先河，其后很多学者开展了关于特应性斑贴试验的研究。

## 一、基本原理

特应性斑贴试验与常规斑贴试验的原理一致，都属于Ⅳ型变态反应。

## 二、适应证与禁忌证

### （一）适应证

特应性斑贴试验主要用于查找特应性皮炎的变应原，也可应用于某些食物过敏反应的诊断。

### （二）禁忌证

参看常规斑贴试验。

## 三、测试系统

特应性斑贴试验的测试系统与常规斑贴试验一致。

### （一）斑试器

目前认为特应性斑贴试验的斑试器选用 12 mm 即可。欧洲变态反应和临床免疫学学会推荐使用 12 mm 斑试器，对于体表面积较小的婴幼儿可选择 8 mm 斑试器。这两种斑试器在我国都有使用。

（二）变应原

特应性斑贴试验的变应原主要为大分子的蛋白类物质，主要包括吸入性的如螨虫、真菌、花粉等，以及食物性的如牛奶、鸡蛋、小麦等。这与常规斑贴试验的变应原有所区别。目前这两种变应原都有商品化产品。欧洲特应性皮炎协作组（European Task Force on Atopic Dermatitis，ETFAD）提出规范的特应性斑贴试验需要纯化的变应原，使用生物学单位或者以主要的变应原成分进行量化。对于食物变应原，主流意见认为新鲜的未稀释的食物优于商品化食物提取物。

## 四、操作步骤

特应性斑贴试验的基本操作方法和常规斑贴试验类似，只是检测的变应原为大分子蛋白类的气源性变应原和食物变应原。目前特应性斑贴试验的方法尚未标准化，不同研究者使用的变应原在来源、浓度及观察时间等方面存在差异，因此不同研究报道的特应性斑贴试验阳性率差别较大。同样是检测蛋白类变应原，特应性斑贴试验在特应性皮炎患者中的检测阳性率低于 SPT 和体外试验，但是特应性斑贴试验和临床病史有显著相关性，多数学者认为特应性斑贴试验对特应性皮炎的诊断价值比 SPT 和体外试验的特异性更好（秦鸥和王学民 2007）。

## 五、结果判读

（一）判读时间

一般建议在过敏原敷贴 30 min 后观察早期反应。敷贴 48 h 后移除过敏原，并于 30 min 后进行第一次判读，24 h 后（试验 72 h）进行第 2 次判读。目前多数研究采用以上判读时间，也可根据需要在试验 96 h 进行再次判读。

（二）判读标准

判读的关键是红斑和丘疹的数量及分布类型。过去认为特应性斑贴试验判读的关键是判断其反应强度，更多地描述特应性斑贴试验阳性反应的不同形态学表现。2003 年，欧洲特应性皮炎协作组提出修订的判读标准，认为判读的关键点是区别阳性反应、阴性反应和可疑反应。只有当反应出现丘疹或者至少有一定程度的浸润时才认为反应具有临床相关性。仅有红斑无浸润认为是可疑反应，建议进行重复试验。对于强度较弱的反应，如持续水肿而无丘疹，需要进一步研究以明确其临床相关性。与标准的斑贴试验不同，48 h 和 72 h 两次判读期间皮损逐渐消退的现象仍具有生物学意义，可判为阳性反应。

| | |
|---|---|
| − | 阴性，无反应 |
| ± | 可疑反应，仅有红斑 |
| + | 红斑、浸润 |
| ++ | 红斑、少量丘疹 |

+++　　　　　红斑，较多丘疹或散在分布的丘疹

++++　　　　红斑、水疱

## 六、注意事项

参看常规斑贴试验。

## 七、不良反应

特应性斑贴试验的不良反应较少且大多比较轻微，常见不良反应有接触性荨麻疹，局部湿疹加重，持续性的浸润和红斑，支气管哮喘发作等。也有报道受试者发生严重荨麻疹及过敏性鼻炎，但发生率极低。

# 第四节　药物性斑贴试验

药物性斑贴试验是一种相对安全的确定致敏药物的方法，被越来越广泛地应用于临床（Barbaud et al. 2001；Rive et al. 2013）。药疹的变态反应机制非常复杂，但大多数变应性药疹是由Ⅰ型或Ⅳ型变态反应引发的，药物性斑贴试验可以确诊由T淋巴细胞介导的Ⅳ型变态反应引发的药疹，如斑丘疹型、泛发性湿疹样型、固定型、苔藓样型、剥脱性皮炎型及急性泛发性发疹性脓疱病（AGEP）等类型。

## 一、基本原理

药物性斑贴试验的基本原理同常规斑贴试验。

## 二、适应证

由Ⅳ型变态反应引发的药疹，如斑丘疹型、泛发性湿疹样型、固定型、苔藓样型、剥脱性皮炎型及急性泛发性发疹性脓疱病（AGEP）等类型。

## 三、禁忌证

参看常规斑贴试验。

## 四、系统组成

（一）斑试器

参看常规斑贴试验部分。

（二）变应原及浓度

药物斑贴试验所用变应原通常由试验操作者自行配制。药物多为市售，依据患者用

药史、用药和发病的潜伏期、药物过敏史及文献报道，初步纳入可疑致敏药物，多选择患者自行携带的药物。基质通常为凡士林油、生理盐水等。变应原的适宜浓度还在探索中，大部分研究将药物浓度设定在 1% ～ 30%。一些病例报道中，极低浓度亦可引起严重的不良反应，故用阿昔洛韦、卡马西平及伪麻黄碱等进行药物性斑贴试验时需从低浓度开始（孙晨等 2016；Tatiana 2000）。常用药物变应原包括以下几个方面。

（1）抗生素类

β- 内酰胺类、氨基糖苷类、新霉素、原始霉素、氯霉素等。

（2）非甾体类抗炎药

吡唑啉酮及其衍生物、乙酰水杨酸（酯）、三氯酚酸钠、伪麻黄碱等。

（3）抗惊厥药及精神安定药

卡马西平及乙内酰脲衍生物、吩噻嗪、巴比妥酸盐、甲丙氨酯及苯二氮䓬类。

（4）其他

β 受体阻滞剂、钙通道阻滞剂、丝裂霉素 C、金制剂、金刚烷胺、糖皮质激素等药物。

## 五、操作步骤

参看常规斑贴试验。

## 六、结果判读

在判定时间上要注意速发反应的可能，故试验后 30 ～ 60 min 应注意观察有无反应发生，其他判读时间与次数、判定标准、结果判读可参看常规斑贴试验相关内容。

## 七、注意事项

在对变应性药疹患者进行药物性斑贴试验时，为尽量避免药疹再发和局部皮肤刺激等不良反应，必须选择在皮疹消退、炎症浸润的皮肤恢复正常后方能进行。一般认为皮疹消退后数周进行药物性斑贴试验较为合适。另外为了保证药物性斑贴试验结果的特异性，应当设置阴性对照组，阴性对照者为最近 6 周到 6 个月接触过可疑致敏药物但未产生副反应的患者，健康志愿者也可以作为阴性对照。

## 八、不良反应

参看常规斑贴试验。

（朱晓明　李欣泽　魏庆宇）

## 参 考 文 献

顾恒，常宝珠，陈崑 . 2009. 光皮肤病学 . 北京：人民军医出版社：60-70.

秦鸥，王学民 . 2007. 诊断性斑贴试验的临床应用 . 临床皮肤科杂志，36(12): 800-801.

孙晨，陈静思，谭琦，等 . 2016. 药物斑贴试验对儿童迟发型药物超敏反应诊断的探讨 . 临床皮肤科杂志，49(7): 460-464.

温志华, 高迎霞, 姚煦. 2016. 南京地区斑贴变应原种类的初步筛选. 中国麻风皮肤病杂志, 32(11): 645-647.

温志华, 姚煦, 王宝玺. 2013. 中国皮肤科斑贴试验临床应用分析. 中华皮肤科杂志, 46(11): 834-836.

许教雄, 杨文林. 2012. 光变应性接触性皮炎的光变应原研究进展. 中国医学文摘·皮肤科, 29(4): 206-208.

杨波, 张美华, 毕志刚. 2004. 斑贴试验在药疹中的应用. 中国中西医结合皮肤病学杂志, 3(1): 59-61.

张泖祎, 王学民, 刘小萍, 等. 2015. 食物特应性斑贴试验及其应用. 临床皮肤科杂志, 44(3): 196-198.

赵辨. 2001. 临床皮肤病学. 3版. 南京: 江苏科学技术出版社: 613-618.

赵辨. 2011. 皮肤变态反应学发展回顾及展望. 中国中西医结合皮肤性病学杂志, 10(2): 131-133.

中国医师协会皮肤科医师分会过敏与临床免疫亚专业委员会, 中华医学会皮肤性病学分会皮肤免疫学组. 2015. 光斑贴试验临床应用专家共识. 中国皮肤病学杂志, 48(7): 447-450.

中国医师协会皮肤科医师分会过敏与临床免疫亚专业委员会. 2015. 斑贴试验临床应用专家共识. 中国皮肤科杂志, 48(1): 8-10.

周敏等, 张小蒙, 郭焱, 等. 2015. 暴露部位湿疹斑贴试验分析. 中国麻风皮肤病杂志, 31(4): 255-256.

Barbaud A., Goncalo M., Bruynzeel D., et al. 2001. Guidelines for performing skin tests with drugs in the investigation of cutaneous verse drug reactions. Contact Dermatitis, 45(6): 321-328.

Mitchell E. B., Crow J., Chapman M. D., et al. 1982. Basophilsin allergen-induced patch test sites in atopic dermatitis. Lancet, 1: 127-130.

Rive C. M., Bourke J., Phillips E. J. 2013. Testing for drug hypersensitivity syndromes. Clin Bioehem Rev, 34(1): 15-38.

T atiana S. S., Javier S. P., Maximiliano A., et al. 2000. Flare-up reaction of pseudoephedrine baboom syndrome after positive patch test. Contact Dermatitis, 42(5): 312-313.

Vctor F. C., Cohen D. E., Soter N. A. 2010. A 20-year analysis of previous andemerging allergens that elicit photoallergic contact dermatitis. J Am Acad Dennatol, 62(4): 605-610.

# 第十四章　支气管激发试验

　　支气管哮喘是呼吸系统常见的慢性气道炎症性疾病，气道高反应性是其典型的病理生理特征。支气管激发试验是通过人工手段将某种化学、物理、生物等特异性或非特异性刺激物输送到气管或支气管，来诱发气道平滑肌收缩及气道炎症反应的一种方法，通过刺激后的临床表现和借助肺功能指标的改变来判断支气管是否缩窄及缩窄程度，并对气道高反应性作出定性或定量判断，这对于寻找与过敏性哮喘有关的过敏原和确定支气管哮喘的诊断具有重要临床意义（中华医学会呼吸病学分会 1997）。

　　支气管激发试验最初适用于寻找引起过敏性哮喘的过敏原。1570 年，Pietro Mattioli报道让对猫过敏的患者逗留在藏有猫的室内来观察患者的反应，这可能是有记载的最早进行呼吸道激发试验的尝试（何韶衡和刘志刚 2009）。1934 年，Steven 通过使用手捏式玻璃雾化器吸入变应原提取物溶液，成功诱导出了哮喘反应。由于支气管激发试验是直接测定支气管本身对于各种过敏原的反应性，一经出现后就受到了广泛关注，有关变应原吸入的支气管激发试验的研究不断增多。如今，随着人们对支气管哮喘发病机制认识的不断加深及技术的不断进步，支气管激发试验的方式方法越来越多，不再仅仅局限于查找过敏原，而是更多地应用于哮喘的诊断、鉴别诊断，病情严重度的判断和治疗效果的分析，以及对于气道疾病发病机制的研究。支气管激发试验是目前检测气道高反应性最常用、最准确的临床检查。不过，支气管激发试验具有一定的风险，应在有条件的医疗机构由有经验的医师指导下进行。

## 第一节　支气管激发试验的原理

　　支气管激发试验是让受试者在有控制的条件下吸入特异性刺激物或非特异性刺激物，使其呼吸道产生类似于自然发作的哮喘的病理生理过程，以激发前后肺通气功能参数（$FEV_1$ 或 PEF）变化的幅度为指标，判断受试者对该种过敏原是否敏感或其对外源性刺激的反应性的高低。其原理主要涉及 I 型变态反应机制和气道反应性。

### 一、特异性支气管激发试验原理

　　特异性支气管激发试验利用 I 型变态反应原理，可以逼真地模拟过敏性哮喘的发病过程：当吸入性变应原如尘螨、花粉等特异性刺激物通过吸入方式分布至各级气道后，其抗原决定簇与已结合在致敏肥大细胞或嗜碱性粒细胞膜上的特异性 IgE 抗体结合，引起 IgE 高亲和力受体 FcεR I 的交联反应，随后诱发肥大细胞脱颗粒，释放大量组胺、半胱氨酰白三烯（包括 LTC4、LTD4、LTE4）、前列腺素 D2、血小板活化因子等生物活性介质，引起支气管平滑肌收缩、血管通透性增加、黏液分泌增加等反应，使肺通气功能迅速下降，患者出现喘息、胸闷及咳嗽等症状，此为速发相反应。随后，在这些炎症细胞和相关炎症介质作用下，吸引更多的炎症细胞募集、活化，除肥大细胞、嗜碱性粒细胞外，还包括嗜酸性粒细胞、T 淋巴细胞和树突状细胞（dendritic cell，DC）等。其中嗜酸性粒细胞是关键的效应细胞，其通过释放多种细胞因子和介质引起以 Th2 细胞介导为主的炎症反应增强，导致气道痉挛、黏液分泌增加、黏膜水肿，产生相对持续的气流受限及非特异性气道高反应性，此为迟发相反应（李明华等 2005；林江涛和殷凯生 2008）。

## 二、非特异性支气管激发试验原理

非特异性支气管激发试验主要是利用气道反应性特性进行测试。气道反应性是指当气道受到物理性、化学性刺激后，会作出不同程度的收缩反应，反应的强度可因刺激物的特性、作用时间及受刺激个体对刺激的敏感性而有所不同。正常人对这种刺激的反应程度相对较轻或无反应；而在某些人群，其气管、支气管敏感状态异常增高，对这些刺激表现出过强或 / 和过早出现的反应，则称为气道高反应性。哮喘患者气道对各种刺激物的敏感性为正常人气道的 100 ～ 1000 倍。非特异性支气管激发试验就是通过某些刺激诱发气道收缩反应，并借助肺功能指标的改变来判定支气管缩窄的程度。非特异性支气管激发试验主要适用于协助临床诊断气道高反应性，主要是对支气管哮喘的诊断，此外，亦可用于对气道高反应性严重度的判断和其治疗效果的分析，并可用于对气道疾病发病机制的研究。

# 第二节　支气管激发试验的分类

根据激发物的性质、理化因素及作用机制的不同，支气管激发试验有几种不同的分类方法。不同的分类方法反映了人们对于这种试验技术的认识过程，目的是便于研究和理解，各个分类方法之间也常常有交叉重叠，并不互相排斥。如特异性支气管激发试验同时也属于生物性、吸入型、间接支气管激发试验。

## 一、根据刺激物是否具有特异性

根据刺激因素是否具有特异性及作用机理不同，可以把支气管激发试验分为特异性支气管激发试验和非特异性支气管激发试验两类。前者涉及免疫学机制，是对过敏性哮喘病因的诊断；后者为非免疫学机制，主要是对哮喘的诊断和鉴别诊断（中华医学会呼吸病学分会肺功能专业组 2014）。

### （一）特异性支气管激发试验

特异性支气管激发试验是通过吸入特定类型及剂量的变应原，诱发敏感患者产生可控性的哮喘反应。激发物为吸入性的可疑致敏原，如尘螨、花粉、动物毛皮屑、真菌、昆虫提取物及某些职业性变应原等，主要用于确定导致某个具体患者诱发过敏性哮喘的致敏原，可作为过敏性哮喘预防和特异性免疫治疗的依据。此类刺激物是特异性的、个体化的，也就是说只有当受试者对所测试的过敏原过敏时，才会出现相应的反应，否则就不会有反应，激发机制为 I 型变态反应。该试验只适用于过敏性哮喘。虽然该方法具有特异性强和敏感性好的优点，但由于过敏原刺激后会引起患者不必要的哮喘发作，而且随着过敏原检测手段的不断丰富和发展，除一些特殊需要或临床研究外，已很少使用激发试验这种方式进行过敏性哮喘的诊断。

### （二）非特异性支气管激发试验

激发物主要有炎症介质类如组胺、乙酰甲胆碱、前列腺素、白三烯等；生物活性物质类如神经肽、缓激肽、速激肽、P 物质等；药物类如普萘洛尔、阿司匹林、磷酸腺苷、甘露醇等；物理因素类如运动、冷空气、过度通气、高渗盐水、低渗盐水等。该试验主要是利用气道反应性的不同，通过刺激前后肺通气功能的比较，测定气道对刺激物的反应性。此类刺激物是非特异性的，也就是说只要是气道反应性增高的患者，都会对刺激产生反应，不论是何种刺激物、何种原因引起的气道高反应性。该试验适用于所有哮喘的诊断、鉴别诊断及气道反应机制的研究。

## 二、根据刺激因素的理化性质

这一分类方法对于临床指导意义不大，只是用于区分刺激因素的理化性质的简单分类。

### （一）化学性支气管激发试验

激发物如组胺、乙酰甲胆碱、神经肽、缓激肽、刺激性气体（如二氧化硫）、阿司匹林、甲苯二异氰酸酯等。

### （二）物理性支气管激发试验

激发物如运动、冷空气、过度通气、渗透压方式（如高渗盐水、低渗盐水、蒸馏水）等。

### （三）生物性支气管激发试验

激发物主要就是特异性变应原如尘螨、花粉、动物毛皮屑、霉菌等。

## 三、根据刺激的方式

根据刺激因素对气管、支气管的刺激方式支气管激发试验可分为吸入型和非吸入型支气管激发试验。吸入型支气管激发试验是最常用的试验方法。

### （一）吸入型支气管激发试验

吸入型支气管激发试验是指刺激因素通过直接吸入、雾化吸入、喷雾器喷入、直接或通过支气管镜滴入等方式到达激发部位，刺激物多为各种炎症介质、变应原等。

## （二）非吸入型支气管激发试验

非吸入型支气管激发试验指不需要吸入特殊的刺激因素来观察反应，主要就是运动激发试验，包括平板跑步法、脚踏车法和简易运动激发试验（即 6 min 跑步试验）。

### 四、根据刺激物作用于平滑肌的机制

根据刺激物作用于呼吸道平滑肌的方式支气管激发试验可分为直接和间接支气管激发试验，这也是目前最常用的分类方法。

#### （一）直接支气管激发试验

直接支气管激发试验主要使用乙酰甲胆碱、组胺、白三烯 D4 等作为激发剂刺激气道，其效应细胞主要为平滑肌，作用后可直接引起平滑肌收缩，其中组胺和乙酰甲胆碱最为常用。

#### （二）间接支气管激发试验

间接支气管激发试验主要通过活化细胞（尤其是炎症细胞及神经细胞），使其释放细胞介质或细胞因子而引起继发性的气道收缩。常用的间接性激发试验有：生理性刺激如运动激发试验、高通气激发试验、渗透压改变激发试验（高渗盐水、蒸馏水）；药物刺激如一磷酸腺苷、普萘洛尔、阿司匹林激发试验等；特异性抗原刺激如尘螨、花粉、动物皮屑激发试验等。

### 五、根据激发后评估的方式

支气管激发试验的评估方式主要包括肺功能仪测定法和 Astograph 法（强迫振荡连续描记呼吸阻力法）（李征征和黄克武 2000；曹璐等 2012）。

#### （一）肺功能仪测定法

激发后通过测定肺功能指标变化来判断，主要是以激发前后 $FEV_1$、PEF 或比气道传导率（sGaw）下降的程度来定性或定量评估是否存在气道高反应性。通常 $FEV_1$、PEF 较基线值下降 $\geq$ 20%，或 sGaw 下降 $\geq$ 35% 定性判断，适用于所有支气管激发试验。还可以用 $FEV_1$ 下降 20% 时所吸入的乙酰甲胆碱的累计药物浓度（PC20-$FEV_1$）或总量（PD20-$FEV_1$）来定量评价气道的高反应性，主要适用于乙酰甲胆碱直接支气管激发试验。

#### （二）Astograph 法（强迫振荡连续描记呼吸阻力法）

Astograph 法是 Astograph 气道反应测定仪法的简称。其将雾化吸入装置与反应气道收缩程度的阻力测定装置及计算、显示、记录装置并为一体，采用强迫振荡的原理，连续测定呼吸阻力，并使吸入诱发剂与呼吸阻力的测定可同时、不间断地进行，能得到清晰的剂量 - 反应曲线和相应的检测数据，以此来评判气道反应性。

# 第三节　支气管激发试验的适应证和禁忌证

## 一、支气管激发试验的适应证

1）对临床症状不典型但拟诊为哮喘的患者，可以进行支气管激发试验检查。

2）反复发作的慢性咳嗽如咳嗽变异型哮喘的诊断。

3）伴有气道反应性增高的其他疾病，如过敏性鼻炎、慢性阻塞性肺疾病、上呼吸道感染后继发的气道高反应性、过敏性肺泡炎、嗜酸性粒细胞增多性肺疾病等。

4）肺通气功能正常或仅有轻度气流阻塞（$FEV_1 \geqslant 70\%$ 预计值）者。

5）对哮喘治疗效果的评估，为哮喘治疗方案的调整提供依据。

6）职业性哮喘的鉴定：对于有职业变应原反复接触史且怀疑在接触变应原后诱发气道痉挛的受试者，可用特异性支气管激发试验以鉴别该刺激物是否真的会诱发支气管收缩，为职业性哮喘的诊断及防治提供重要依据。

## 二、支气管激发试验的禁忌证

### （一）绝对禁忌证

1）对激发剂有明确的超敏反应。

2）肺通气功能严重减退（$FEV_1 < 60\%$ 预计值或测定值 $FEV_1 < 1\,L$）。

3）心功能不稳定，近期（< 3 个月）有心肌梗死史、严重心律失常、正在使用交感神经阻断剂或拟副交感神经药物者。

4）严重的高血压（收缩压 > 200 mmHg 和（或）舒张压 > 110 mmHg）。

5）近 3 个月有脑血管意外病史。

6）确诊为主动脉瘤或脑动脉瘤。

7）严重的甲状腺功能亢进。

8）曾有过过敏性休克、严重的血管性水肿（特别是有严重的喉头水肿）病史或有不能解释的荨麻疹者。

9）曾有过致死性哮喘发作，或近 3 个月内曾有因哮喘发作需机械通气治疗者。

10）不适宜测定用力肺活量的患者（如肺大疱或气胸等）。

### （二）相对禁忌证

1）基础肺功能呈中度阻塞性通气功能障碍（$FEV_1 < 70\%$ 预计值），但如果严格观察并做好充分的准备，$FEV_1 > 60\%$ 预计值者，仍可考虑进行本试验。

2）肺通气功能检查已经诱发或加重了气道阻塞，在未吸入激发剂的状态下 $FEV_1$ 已下降 $\geqslant 20\%$。

3）近 1 个月内有呼吸道感染病史。

4）需要药物治疗的癫痫患者。

5）支气管哮喘发作或急性发作期患者。

6）妊娠期、哺乳期妇女。

7）正在使用胆碱酶抑制剂（治疗重症肌无力）的患者不宜行乙酰甲胆碱激发试验，正在使用抗组胺药物的患者不宜行组织胺激发试验。

8）基础肺功能检查配合不佳，不符合质量控制要求。

## 第四节　支气管激发试验的准备工作

支气管激发试验操作比较烦琐，需要丰富的经验，尽管试验中严重不良反应的发生率较低，为了试验的准确性和保障受试者的安全，应该做好充分的准备工作，主要包括以下几个方面。

### 一、试验场地的准备

试验场地的大小、温度、湿度、通风等各方面条件应该符合肺功能检测和试验所需的相关要求。通常测试环境要求宽敞，相对湿度＜50%，温度20～25℃，通风良好，最好设在易于抢救受试者的地方，并配备相关的急救设备、急救药品和吸氧装置。

### 二、试验操作者的准备

试验操作者应具备执业医师资质，并经过相关培训，能够熟练操作试验所需的仪器设备，熟悉试验的流程，能够正确判断试验过程中受试者的各种反应和试验结果，并对试验中可能发生的危险有充分的预估，事先制定相应的应急预案。

### 三、受试者的准备

试验应在哮喘非发作期进行，检测前应详细了解受试者的病情，是否曾进行支气管激发试验及其结果，是否曾出现严重的气道痉挛，并进行体格检查，排除所有支气管激发试验的禁忌证。对于复查的受试者，重复试验应选择在每天相同的时间段进行，以减少生物钟变异的影响。试验前受试者检测肺功能第1秒用力呼气容积（forced expiratory volume in one second，$FEV_1$）应≥70%预计值。有些因素或药物会影响气道的舒缩功能和气道炎症，从而影响气道反应性，导致结果出现假阳性或假阴性，因此需要在检测前停用这些药物或避免这些因素。支气管激发试验影响因素及其停用时间见表3-14-1（中华医学会呼吸病学分会肺功能专业组2014）。

**表3-14-1　支气管激发试验影响因素及其停用时间**

| 影响因素 | | | 停用时间（h） |
|---|---|---|---|
| 支气管舒张药 | 吸入型 | 短效（沙丁胺醇、特布他林） | 8 |
| | | 中效（异丙托溴铵） | 24 |
| | | 长效（沙美特罗、福莫特罗、噻托溴铵、茚达特罗） | 48 |
| | 口服型 | 短效（氨茶碱） | 12 |
| | | 中、长效（缓释茶碱、丙卡特罗、班布特罗） | 24～48 |

续表

| 影响因素 | | | 停用时间（h） |
|---|---|---|---|
| 糖皮质激素 | 吸入型 | 布地奈德、氟替卡松、丙酸倍氯米松 | 12～24 |
| | 口服型 | 泼尼松、甲泼尼龙 | 48 |
| 抗过敏药及白三烯受体拮抗剂 | 抗组织胺药 | 氯雷他定、氯苯那敏、赛庚啶、酮替芬 | 72 |
| | 肥大细胞膜稳定剂 | 色甘酸钠 | 8 |
| | 白三烯受体拮抗剂 | 孟鲁司特 | 96 |
| 其他 | 食物 | 茶、咖啡、可口可乐饮料、巧克力 | 检测当日 |
| | | 剧烈运动、冷空气吸入 | 4 |

## 四、仪器设备的准备

试验前应将所需要的仪器设备调试好，包括肺功能仪、雾化吸入装置等。肺功能仪使用前应充分预热并进行定标。雾化吸入装置种类和型号较多，应根据检测的目的和不同的试验方法，选择合适的仪器。常用的如射流雾化器、超声雾化器等。射流雾化器常用型号如 Sidestream、Wright 和 DeVilbiss 646 等多应用于直接支气管激发试验的给药；超声雾化器常用 DeVilbiss 99 或 DeVilbiss 2000、Mist 02 gen Timeter EN Series 等型号，多用于间接支气管激发试验，雾化微粒直径为 1.5 μm，输出量一般设置为 1.5 ml/min。由于各雾化器的性能有所不同，一般确立仪器和方法后不宜再改变设置，但应定期核实标化。目前一些大型肺功能仪多自带有应用于激发试验的雾化吸入装置，使用起来更加方便。其他仪器如运动激发试验使用的平板或踏车也要按要求调试好。

## 五、激发剂的准备

目前临床上无论是诊断还是科研，吸入型支气管激发试验是最主要、最常用的激发方式，因此，吸入型支气管激发剂的准备直接关系到试验的质量、诊断的准确和受试者的安全。激发剂一般可分为直接激发剂和间接激发剂。

（一）直接激发剂

目前临床上诊断用直接激发剂最常用的是乙酰甲胆碱，其次是组胺，白三烯主要用于临床研究（郭伟和万莉雅 2012；安嘉颖等 2015；虞欣欣等 2016）。

（1）乙酰甲胆碱和组胺

乙酰甲胆碱是氯化乙酰甲胆碱的简称，分子量 195.69，组胺是二磷酸组织胺的简称，分子量 307.13，二者都是干燥的晶体，需溶解稀释后才可用于吸入，常用生理盐水作为稀释剂，按分子量计算常用的激发剂量为乙酰甲胆碱 2.5 mg 约为 12.8 μmol、组胺 2.4 mg 约为 7.8 μmol，二者均是目前临床上常用的激发剂，其中乙酰甲胆碱更为普遍。二者均是直接作用于平滑肌细胞而引起平滑肌收缩。但二者作用机制也不完全相同。组胺是具有生物活性的炎症介质，吸入后能直接刺激气道平滑肌收缩，同时也刺激胆碱能神经末梢，反射性地引起平滑肌细胞收缩；乙酰甲胆碱为胆碱能药物，吸入后直接与平滑肌细胞上的乙酰胆碱受体结合使平滑肌收缩。一般说来，平滑肌对相同剂量的这两种试剂的刺激反应程度是一致的。但在使用较大剂量时，乙酰甲胆碱的副作用较组胺少。此外，组胺试验后有一短暂不应期，在此期间重复试验则支气管平滑肌不起反应，而乙酰胆碱则无此现象。经过多年的发展，以这两种激发剂开发的激发试验在临床诊断和科研中得到了广泛的应用，欧美等国家已将试验方案标准化，比较简单易行，目前国内多参照其实行。

采用不同的吸入方法和激发规程，激发剂的配制方法亦不相同。临床应用中激发剂一般为现用现配。通常是先配制"原液"即最大浓度的乙酰甲胆碱，需要时再按要求稀释。不同浓度的激发剂分别密封存储于不同的容器中，容器上应标明浓度与配制时间，置于4℃冰箱内保存，不超过2周。不要将配制好的激发剂直接保存在雾化器的储液槽中，以避免结晶阻塞毛细管孔口而影响雾化量。使用前需从冰箱取出并在室温下放置30 min，温度过低会影响雾化量，并导致受试者吸入冷的雾滴后出现气道痉挛。乙酰甲胆碱结晶嗜水性很强，应防潮保存。组胺有遇光分解的特性，应避光保存。

（2）白三烯

白三烯是半胱氨酰白三烯（LT）C4、D4、E4的简称，白三烯在哮喘患者气道炎症发展中起主导作用，它们可以促进黏液分泌、收缩血管、增加血管通透性，还可直接作用于平滑肌，引起强烈的气道收缩。哮喘患者对白三烯的气道敏感性明显高于正常受试者，因此在对哮喘进行的临床研究中白三烯可作为直接激发剂使用。但三者收缩支气管平滑肌的能力并不一致，LTD4与LTC4的效价接近，但其引起平滑肌收缩的强度是LTE4的30～100倍，是组胺的1000倍，因此LTD4更为常用。LTD4具有高度的热敏性。在水溶液中短期保存即有部分白三烯发生构象改变，因此不建议在0℃的水溶液环境中存放超过1天，需即时配制。在激发试验开始前30 min才将溶液从冰水混合物中取出使用，原液（一般为100 g/L）平时保存在 –80℃冰箱中。0.25 ml 的 LTD4 溶液中添加1.75 ml 生理盐水配制成浓度为12.5 mg/L的溶液，然后使用2倍稀释法配制各种浓度的稀释液。对照液稀释配制方法大致相同，只是用无水乙醇代替 LTD4 溶液。可以根据自身研究的需要设置配制步骤。一般起始浓度为（$4.0 \times 10^{-5}$ ～ $4.2 \times 10^{-3}$）mmol/L，终止浓度为 0.01 ～ 4.20 mmol/L（关伟杰等 2011）。

（二）间接激发剂

间接激发剂目前常用的有甘露醇、一磷酸腺苷、高渗盐水、蒸馏水及特异性变应原等。

（1）甘露醇

甘露醇是一种糖醇，不易被身体吸收，当被吸入气道后，甘露醇可以覆盖在气道的表面，通过诱导气道炎症细胞释放支气管收缩性炎症介质，间接作用在气道平滑肌上，对于敏感性个体可最终导致平滑肌的收缩。1997年，Anderson 等首先采用甘露醇干粉吸入进行支气管激发试验以用于临床研究，至今在韩国、欧洲、澳大利亚等得到了广泛的应用。甘露醇干粉激发剂已有商业化成品，为一个独立的检测试剂盒，可以拿来直接操作（黄嘉楠等 2017）。

（2）一磷酸腺苷

一磷酸腺苷（AMP）又称为腺嘌呤核糖核苷酸，也就是水溶性维生素 $B_8$，可在体内由腺苷在腺苷酸激酶作用下磷酸化合成。一磷酸腺苷在体内与受体结合后主要通过作用于单核细胞（monocyte，MC）、嗜酸性粒细胞（eosinophilic granulocyte，Eos）等炎症细胞引起炎症介质的释放及神经反射途径，间接导致支气管平滑肌收缩。通常在试验前分别配制 100 mg/ml、200 mg/ml、400 mg/ml 及 800 mg/ml 的一磷酸腺苷溶液，累积剂量 0.6 ~ 40 mg，采用倍增吸入的方式进行激发试验（吴凡等 2009a，2009b；张冬等 2010）。

（3）高渗盐水

高渗盐水作为间接激发剂，简单、安全、有效，在儿童哮喘患者中较为常用。所选用的盐水浓度一般为生理盐水的倍数，不同报道采用的高渗盐水浓度为 1.8% ~ 14.4%，由于浓度过低反应时间需延长，而浓度过高则受试者的安全性不足。综合各种因素考虑，目前浓度为 4.5% 的高渗盐水较为常用（许家芬等 2017）。

（4）低渗盐水和蒸馏水

早在 1980 年，就有学者报道蒸馏水可以诱发支气管痉挛。蒸馏水的致喘作用较低渗盐水更为明显。低渗盐水通常用 0.3% NaCl 溶液，多在使用前使用生理盐水和蒸馏水配制，蒸馏水则可事先制备并密封储存于 2 ~ 8℃冰箱中，使用时恢复室温即可（郭伟和万莉雅 2012；陈晓阳等 2015）。

（5）特异性变应原

特异性变应原作为最早应用的支气管激发试验的激发剂，至今已近 90 年的历史，仍然在过敏性哮喘的诊断和治疗中发挥着重要作用。所用变应原激发剂主要有尘螨、花粉及职业致敏物如甲苯二异氰酸酯等。目前欧美等国家都有市售的变应原制剂，可用于激发试验。根据不同的试验目的其可以在试验前配制。需要注意的是由于受试者对所用变应原激发剂的反应是有个体差异的，因此每个受试者都需要预先评估最可能的激发剂和适宜的激发浓度，可分别采用浓度或剂量递增、单次高剂量或多次低剂量重复给药等方法（Boulet et al. 2007；Dua et al. 2010；Diamant et al. 2013）。

# 第五节　支气管激发试验的操作流程

## 一、检测基础肺功能

肺功能常用指标包括 $FEV_1$、呼气流量峰值（peak expiratory flow，PEF）和比气道传导率（sGaw）等，以 $FEV_1$ 最常用。受试者休息 15 min 后取坐位，夹鼻，按用力肺活量质量控制标准检测 $FEV_1$ 至少 3 次，最佳 2 次之间差异 < 150 ml，取高值作为基线值。

## 二、吸入生理盐水重复检测肺功能

一方面，让受试者了解吸入激发剂的过程，减轻其心理负担，熟悉吸入方法，增加吸入过程的依从性；另一方面，观察稀释液生理盐水是否对肺通气功能有影响，作为后面吸入激发剂的对照。若吸入生理盐水后 $FEV_1$ 下降 ≥ 10%，则其本身即可增加气道反应性，或受试者经数次深吸气诱发气道痉挛，其气道反应性较高，此时应采用最低浓度（剂量）的激发剂做起始激发，但需严密观察，谨慎进行，同时在结果报告中注明。

## 三、吸入激发剂

从低浓度（剂量）开始，按不同方法吸入激发剂，吸入后重复检测肺功能，直至 $FEV_1$ 较基线值下降 ≥ 20%，或出现明显不适及临床症状，或吸入最高浓度（剂量）为止。

## 四、吸入支气管舒张剂

若支气管激发试验阳性且伴明显气促、喘息，应给予支气管舒张剂吸入以缓解受试者症状，经过 10 ～ 20 min 肺功能指标恢复后终止试验。

# 第六节 支气管激发试验常用方法

目前常用的支气管激发试验主要分为直接支气管激发试验和间接支气管激发试验。

## 一、直接支气管激发试验的方法

### （一）Yan 测定法（简易手捏式雾化吸入法）

1983 年，Yan 等建立了简易呼吸道反应性测定方法（郭伟和万莉雅 2012；中华医学会呼吸病学分会肺功能专业组 2014）。该法使用手捏式雾化器来输送一定雾粒直径和释雾量的组胺或乙酰甲胆碱。采用简易手捏式雾化吸入法进行支气管激发试验。检测时首先让受试者张口，上下齿距为 2 ～ 3 cm，然后嘱受试者努力深呼气至残气量位，操作者手持直立的雾化器，开口置于受试者唇外 1 cm 处，对准口腔内，嘱受试者深缓吸气至肺总量位（约 2 s），在吸气开始后操作者同步用手挤捏雾化器的橡皮球，使激发剂喷出；起始质量浓度为 3.125 g/L，按累积剂量倍增式吸入，最大质量浓度为 50.000 g/L。受试者吸入激发剂后需屏气 3 ～ 5 s，以利于激发剂在气道的沉积；每次吸入后 60 s 检测 $FEV_1$，$FEV_1$ 下降 20% 以上或达到最大吸入累计剂量，终止试验。为缩短支气管激发试验时间，对于高度怀疑或确诊为哮喘的患者，按 2 倍递增（常规程序）吸入激发剂；对于基础通气功能正常的受试者，其剂量可按 4 倍递增（简化程序），起始质量浓度从 6.25 g/L 开始，最大质量浓度为 50.000 g/L，但当 $FEV_1$ 比基线值下降超过 10% 时，即转回 2 倍递增法。

### （二）定量雾化吸入法

定量雾化吸入法采用高压气源式射流雾化器进行。因气源的压力与流量影响雾化器的释雾量，从而影响吸入激发剂的剂量，因此每种新的雾化器或压缩气源在使用前都应校对释雾量，并应对不同的释雾量设计不同的给药方案。设计时雾化器的释雾量、激发剂的浓度、给药时间、给药次数均可自由调整，但需注意保证最大累积剂量，组织胺应达到 2.4 mg、乙酰甲胆碱应达到 2.5 mg。给药程序同样可分为常规程序（2 倍递增）和简化程序（4 倍递增），选择原则同前。受试者先安静休息 15 min，然后测定肺通气功能，$FEV_1$ 取 3 次中高值为基线值，吸入 9 g/L 盐水，2 min 后重复上述肺通气功能检查，与基线值比较：若 $FEV_1$ 下降 ≥ 10%，则休息 5 min，然后重复，若仍 ≥ 10% 则终止；若 $FEV_1$ 下降 < 10%，

则继续进行。从最低浓度 3.125 g/L 按累积剂量倍增式吸入乙酰甲胆碱，最大质量浓度为 50.000 g/L。通过高级计划与排程（APS）系统定量雾化器已设计完善的激发规程自动触发雾化药物，受试者从残气量位缓慢深吸气至肺总量位，要求按照标准吸气方式完成各浓度下设定的吸入次数。每一剂量吸入后 2 min 测定肺通气功能，若 $FEV_1$ 下降＜ 20%，则吸入下一浓度，直至 $FEV_1$ 下降达 20% 基线值。同时观察受试者的症状，询问受试者的感受。$FEV_1$ 下降达 20% 后立即停止激发，记录受试者的症状、体征，即刻吸入支气管舒张剂。15 min 后复查肺通气功能，至 $FEV_1$ 恢复至基线值，若未恢复，持续观察 15 min 再次复查，复查受试者的体征（郭伟和万莉雅 2012；中华医学会呼吸病学分会肺功能专业组 2014）。

## （三）Chai 五次吸入测定法（间歇吸入法）

Chai 五次吸入测定法是 Chai 等于 1975 年首先报道的一种比较经典的支气管激发试验方法，也是目前临床最常用的方法（郭伟和万莉雅 2012；中华医学会呼吸病学分会肺功能专业组 2014）。该方法通过定量雾化吸入器从低浓度至高浓度逐次定量吸入雾化液，吸入激发剂浓度与 2 min 潮气法相同。每次吸入均从残气位（或功能残气位）缓慢深吸气至肺总量位，在吸气开始时喷出激发剂。每次吸气时间约为 5 s，每一浓度吸入 5 次，总时间不超过 2 min，吸入后 30 s 和 90 s 分别检测 $FEV_1$。如不符合质量控制标准应重做，但尽量控制在 3 min 内完成。要求按照标准吸气方式完成各浓度下设定的吸入次数，直至 $FEV_1$ 下降 20% 以上或达到最高设定吸入量，终止试验。

## （四）2 min 潮气吸入法

2 min 潮气吸入法又称为 Cockcroft 测定法，是采用射流雾化器持续雾化，用压缩气源与雾化器连接，释雾量可通过气体流量进行调节，一般要求为 0.13 ml/min（±10%）（郭伟和万莉雅 2012；中华医学会呼吸病学分会肺功能专业组 2014）。试验时让受试者用口含住接口器，嘱受试者平静、均匀地潮气呼吸，雾化器需直立，否则影响释雾量。吸入的 10 个激发剂质量浓度依次为 0.03 g/L、0.06 g/L、0.125 g/L、0.25 g/L、0.5 g/L、1 g/L、2 g/L、4 g/L、8 g/L、16 g/L，每个浓度潮气呼吸吸入 2 min，雾化颗粒直径为 1.0 ～ 3.6 μm，吸入后分别在 30 s 和 90 s 检测 $FEV_1$，取其高值；间隔 5 min 吸入下一浓度，2 倍递增。$FEV_1$ 下降 20% 以上或达到最高药物浓度时，停止试验。对于基础通气功能正常的受试者，可适当简化程序，从较高浓度开始或者按 4 倍递增。采用连续潮气呼吸形式，需受试者吸入配合较少，较适用于儿童。

## （五）Astograph 测定法

1977 年，日本东北大学的潼岛任等研究开发出了 Astograph 乙酰甲胆碱激发试验，通过强迫振荡法，在受试者的口腔侧施加一正弦波形的振荡压力，受试者在平静呼吸下依次吸入浓度递增的乙酰甲胆碱，连续监测呼吸阻力的变化曲线，来评估气道反应性和敏感性（曹璐等 2012；刘运秋等 2016）。具体操作如下。

仪器校准：开机前检查是否电源连接可靠，打开主机电源及仪器，等待仪器预热（15 min 左右），进行偏流检查并记录偏流值（＞ 150 ml/s 为正常）；进行严格测试，检查各雾化罐是否正常喷雾；进行零点校正、3 L 定标筒容量校正、(Low)标准阻抗管校正 1.9 ～ 2.2 cmH$_2$O/(L·S)（1 cmH$_2$O=0.098 kPa）和(High)标准抵抗管 10.2 ～ 10.7 cmH$_2$O/(L·S)。

1)吸入 9 g/L 盐水，记录好稳定的基础呼吸阻力值(Rrs)，若基础阻力＞ 15.0 cmH$_2$O/(L·S)，则此次激发试验暂缓。

2)吸入浓度逐渐递增的乙酰甲胆碱并实时监测 Rrs，乙酰甲胆碱质量浓度依次为 49 mg/L、98 mg/L、195 mg/L、391 mg/L、781 mg/L、1563 mg/L、3125 mg/L、6250 mg/L、12 500 mg/L、25 000 mg/L。每一浓度吸入 1 min，仪器将自动切换为下一浓度，连续测定 Rrs，直至 Rrs 升高到基础水平的 2 倍或受试者肺部出现哮鸣音及剧烈咳嗽需停止激发。如 Rrs 无明显升高，则最高浓度吸入结束后终止试验。

3)以吸入乙酰甲胆碱后呼吸阻力升高到基础水平的 2 倍以上作为气道反应性测定诊断支气管哮喘的阳性判定标准，如在最高浓度乙酰甲胆碱吸完后呼吸阻力仍低于基础阻力的 2 倍，则判定为阴性。

4)即刻吸入支气管舒张剂至 Rrs 恢复接近基础阻力水平。15 min 后复查肺通气功能。

## 二、间接支气管激发试验的方法

### (一)运动激发试验

运动激发试验的基本原理为运动时由通气量增大，呼吸道表面因过度蒸发而失去水分，使呼吸道表面的温度改变和渗透压改变，细胞萎缩，引起一系列复杂的细胞生化变化，刺激细胞介质的释放，而引起呼吸道收缩。常用运动器械是平板或踏车，可通过调节平板的坡度、速度或踏车的功率调节运动量。带鼻夹呼吸，空气的相对湿度＜ 50%，环境温度 20 ～ 25℃，同时监测心率及血氧饱和度（郭伟和万莉雅 2012；赵然然等 2017）。

(1)平板跑步

受试者在水平活动平板上，跟随平板速度踏跑，整个运动持续时间在成人和 12 岁以上的儿童通常是 8 min，在 12 岁以下者至少是 6 min。起始速度可以稍慢，为 1.5 ～ 3.0 km/h，逐渐加快，30 s 左右达到目标速率，继而增加平板的坡度，通常要求速度＞ 4.5 km/h，坡度＞ 15%，耗氧量＞ 35 ml/(min·kg)，对于儿童，坡度一般在 10%，速度在 5 ～ 8 km/h 比较适宜，让受试者达到目标心率［目标心率 =80% ～ 90% 预计最高心率，预计最高心率为 210–0.65× 年龄（岁），儿童则为 220– 年龄（岁）］，然后继续踏跑 6 min，运动停止后 l min、5 min、l0 min、15 min、20 min 分别测定 FEV$_1$，FEV$_1$ 下降≥ 10% 为运动激发试验阳性，下降≥ 15% 更有诊断意义。配合困难的患者可采用自由跑步或登楼梯的方法增加其运动量，运动 5 ～ 10 min，比较其运动前后肺功能的改变及临床症状（如咳嗽、喘鸣等）。

(2)踏车法

应用自行车功率计测定，运动负荷可以用下列公式评估：功率（W）=（FEV$_1$ 实测值 ×53.76）–11.07。踏车负荷从 12 ～ 16 W 起，每分钟递增 30 ～ 40 W，第 1 分钟运动负荷是 60%，第 2 分钟是 75%，第 3 分钟是 90%，第 4 分钟达到 100%，并持续至少 4 min。在 4 min 内达到预定负荷非常关键，因为水分的丢失速度是产生呼吸道狭窄和顺应变化的关键因素。儿童运动强度应该在 6 ～ 8 min。运动停止后 1 min、5 min、

10 min、15 min、20 min 分别测定 $FEV_1$。$FEV_1$ 下降 ≥ 10% 为试验阳性。

运动试验的优点是特异性高，且通过运动刺激可以产生运动性哮喘的症状和体征，多种介质参与运动性哮喘，如组胺、前列腺素、白三烯，可用于哮喘药物治疗的监测。另外本试验简单易行，尤其适用于儿童。其缺点是运动试验需要的仪器昂贵且体积较大，与直接支气管激发试验相比，其特异性高，但敏感性相对较低，特别是运动员。

### （二）等 $CO_2$ 过度通气激发试验

等 $CO_2$ 过度通气激发试验可按吸入气体温度分为冷空气等 $CO_2$ 过度通气激发试验和室温等 $CO_2$ 过度通气激发试验（李明华等 2005；郭伟和万莉雅 2012），前者吸入之空气经冷却（−20℃），后者为室温。受试者作过度通气呼吸，为避免患者过度通气致使肺泡 $CO_2$ 浓度过低，常需吸入一定浓度的 $CO_2$。有条件者监测呼出气 $CO_2$ 浓度（或分压）调节吸入之 $CO_2$ 量，无条件者可采用吸入恒定浓度的 $CO_2$（常为 5%）的方法。受试者呼吸的分钟通气量分别为 40%、60% 和 80% MVV（MVV ≈ 35×$FEV_1$），每次呼吸 3 min，间歇 5 min 后测定肺功能，再进行下一个通气量。$FEV_1$ 下降 ≥ 20% 为激发试验阳性。

### （三）高渗盐水吸入激发试验

不同受试者采用的高渗盐水浓度为 1.8% ～ 14.4% NaCl（一般为生理盐水的倍数）。由于浓度过低反应时间需延长，而浓度过高则受试者的安全性不足。综合各种因素考虑，目前采用浓度为 4.5% NaCl 的高渗盐水较为普遍。该方法主要有两种激发方式，一是采用固定浓度的高渗盐水，通过逐渐加倍延长吸入时间的方式，通过超声雾化机产生雾化液吸入。吸入前和吸入后测定通气功能指标（$FEV_1$、sGaw 等），第 1 次吸入雾化液 30 s 隔 60 ～ 90 s 重复测定肺功能。如果 $FEV_1$ 下降 > 10%，则重复时间吸入；如 $FEV_1$ 下降 < 10%，加倍时间吸入，相继为 1 min、2 min、4 min、8 min，如任一时间内 $FEV_1$ 下降 ≥ 15% 或 sGaw 下降 ≥ 35%，则为高渗盐水吸入激发试验阳性，终止试验，必要时给予支气管舒张剂舒缓症状。如吸入 8 min 后 $FEV_1$ 下降仍 < 10%，则高渗盐水吸入激发试验阴性，终止试验。二是逐步增加高渗盐水吸入浓度，每一浓度吸入时间固定，此种方法可同时行诱导痰检测。一般依次雾化吸入浓度为 2.5%（25 g/L）到 10%（100 g/L）的高渗盐水，每一浓度吸入 2 min，同时雾化期间留取痰液。重复测定 $FEV_1$，任一浓度高渗盐水吸入后 $FEV_1$ 下降 ≥ 15% 或出现咳嗽、胸闷、气促且肺部哮鸣音时，试验终止，诊断为高渗盐水吸入激发试验阳性（许家芬等 2017）。由于各雾化机的性能有所不同，一般确立仪器和方法后不宜再改变设置，但应定期核实标化。

### （四）低渗盐水或蒸馏水激发试验

蒸馏水的致喘作用较低渗盐水更为明显。受试者激发前先测定基础最大呼气 - 容量曲线，然后经鼻面罩吸入超声雾化器产生的、以低渗盐水（通常用 0.3% NaCl）或蒸馏水作激发剂的雾液，出雾量 1.2 ～ 1.5 ml/min，初次吸入 30 s，继而吸入时间倍增，其间观察患者有无出现胸闷、咳嗽、气促、喘息，听诊双肺是否闻及喘鸣音，一旦发生上述现象立即停止雾化。同时监测 $FEV_1$ 下降情况，若 $FEV_1$ 下降 ≥ 20% 时，则终止试验，判定为激发试验阳性。若患者无明显不适症状，将 15 ml 蒸馏水全部雾化完后，立即重新检测肺通气功能，若 $FEV_1$ 试验前后改变率 ≥ 20% 则激发试验阳性，否则判断为激发试验阴性（陈晓阳等 2015）。

### （五）一磷酸腺苷吸入激发试验

分别配制 3.125 mg/ml、6.25 mg/ml、12.5 mg/ml、25 mg/ml、50 mg/ml、100 mg/ml、200 mg/ml 及 400 mg/ml 的一磷酸腺苷溶液，采用倍增吸入（通过 Dosimeter 法或潮气呼吸法），吸药后休息 1 min 进行肺功能检查；当 $FEV_1$ 下降 ≥ 20% 时终止试验（激发试验阳性），若累积剂量达到 40 mg 时 $FEV_1$ 下降 < 20%，同样终止试验（激发试验阴性）（张冬等 2010）。

### （六）特异性激发试验

以特异性激发物（如花粉、动物皮毛、霉菌、屋尘、尘螨、枯草等）的稀释液或化学物（如氯化氢、甲醛、异氰酸盐等）的溶液或其蒸气作为激发物吸入。特异性激发物的选择依据受试者的工作和生活环境、过敏病史、皮肤变应原试验、血清特异性 IgE 测定等综合考虑。该试验主要通过雾化吸入变应原进行全气道激发，吸入方法与其他方式基本一致。有些特异性激发物可导致肺功能的双相下降（速发相：吸入后数分钟出现，持续约 10 min 后逐渐恢复；迟发相：吸入后数小时才出现，持续数小时至 24 h 或更长，肺功能下降较速发相更明显）。在变应原吸入激发试验前，需先通过筛选明确患者吸入变应原的种类，可以结合乙酰甲胆碱或组胺使 $FEV_1$ 下降 20% 时的吸入浓度或累积剂量（PC20 或 PD20）及皮肤点刺滴定试验的阳性阈值浓度计算变应原的预计 PC20 或 PD20，并降低 3 个倍增梯度作为吸入的起始浓度。理想的激发浓度（剂量）应能产生速发相反应，但又不至于产生过急、过强的气道反应。该试验多采用浓度倍增法，以 12 min 的间隔，给予浓度（或剂量）递增（2 倍、1/2 log、4 倍，甚至 10 倍）的系列变应原进行激发，采用潮式呼吸法持续雾化吸入 2 min，10 min 后检测 $FEV_1$，若 $FEV_1$ 较基线值下降 < 15%，直接转入下一浓度；下降 15% ~ 20% 时，5 min 后复查 $FEV_1$，若出现速发相反应即 $FEV_1$ 较基线值下降 20% 及以上，则终止继续吸入，如仍为 15% ~ 20%，转入下一浓度，雾化吸入 1 min，直至出现速发相反应或达到最高浓度。也有采用单次高剂量法一次性给予累积剂量变应原激发，多应用于定量深呼吸法。在筛选期吸入起始剂量后 5 min 和 10 min 测定 $FEV_1$，取其低值，若较基线值下降 < 10%，浓度增为原来的 5 倍，若下降 10% ~ 15%，浓度增为 2.5 倍，直至 $FEV_1$ 下降 > 15% 时终止筛选试验，计算累积剂量即得单次高剂量法的变应原剂量。由于其危险性较大，因此大多数特异性激发试验均需在有良好的监护条件下（如住院）进行。该试验适用于明确某种变应原与气道高反应性的关系，确定职业性哮喘的病因和判断免疫治疗的效果（Boulet et al. 2007；Dua et al. 2010；Diamant al. 2013）。

## 第七节 支气管激发试验的结果判断

采用的试验方法不同，报告解读的指标也不同。尽管肺功能检查指标众多，但 $FEV_1$

仍是目前最主要和常用的判断指标（虞欣欣等 2016）。其他肺功能指标如 PEF、sGaw 等在临床上也可应用于判断气道反应性。

## 一、定性判断

### （一）支气管激发试验阳性

在检测过程中，$FEV_1$、PEF 较基线值下降 $\geq 20\%$ 或 sGaw 下降 $\geq 35\%$ 可判断为支气管激发试验阳性，即气道反应性增高。

### （二）支气管激发试验阴性

如果吸入最大剂量或最高浓度激发剂后，以上指标仍未达上述标准，则为气道反应性正常，支气管激发试验阴性。无论支气管激发试验结果是阴性或阳性，均应排除药物、季节、气候及昼夜变化、呼吸道感染等影响气道反应性的因素。对于结果可疑者（如 FEV1 下降 15% ～ 20%，无气促喘息发作），可预约 2 ～ 3 周后复查，必要时 2 个月后复查。

## 二、定量判断

### （一）判断指标

累积激发剂量（PD）或激发浓度（PC）常可用于定量判断气道反应性。如 $PD20\text{-}FEV_1$ 是指使 $FEV_1$ 较基线值下降 20% 时累积吸入激发剂的剂量，$PC20\text{-}FEV_1$ 是使 $FEV_1$ 较基线值下降 20% 的激发浓度。由于吸入激发剂的剂量（或浓度）呈几何级递增，故以对数 / 反对数模型计算。

### （二）气道反应性增高程度分级

依据 $PD20\text{-}FEV_1$ 或 $PC20\text{-}FEV_1$ 可对气道高反应性的严重程度进行分级。以乙酰甲胆碱为例，应用 $PC20\text{-}FEV_1$ 判断：$> 16$ g/L 为正常，4 ～ 16 g/L 为可疑，1 ～ 4 g/L 为轻度，$< 1$ g/L 为中重度。应用 $PD20\text{-}FEV_1$ 判断：$> 2.5$ mg 或 12.8 μmol 为正常，1.076 ～ 2.500 mg 或 5.5001 ～ 12.8 μmol 为可疑，0.294 ～ 1.075 mg 或 1.500 ～ 5.500 μmol 为轻度，0.035 ～ 0.293 mg 或 0.180 ～ 1.400 μmol 为中度，$< 0.035$ mg 或 0.180 μmol 为重度。

## 三、结果判断与报告规范

支气管激发试验报告应包括检查方法、吸入激发剂种类、累积剂量（或浓度）、呼吸功能指标、改变值、并发症状及结果判断等。特异性支气管激发试验还需报告抗原反应特征（速发型、迟发型）等。例如，手捏式雾化吸入法累积吸入组织胺 0.7 μmol，$FEV_1$ 下降 29%，伴胸闷、咳嗽，听诊闻及双肺喘鸣音，吸入支气管舒张剂沙丁胺醇 400 μg，经过 10 min 后 $FEV_1$ 回复至基线值。$PD20\text{-}FEV_1 = 0.58$ μmol，组胺支气管激发试验阳性（中度气道高反应性）。

## 第八节 支气管激发试验阴性结果的判别及处理

支气管激发试验阴性，需考虑以下可能原因。

1）曾使用 β2 受体激动剂、抗胆碱能药、抗组织胺药、抗白三烯药、茶碱类药物、糖皮质激素等降低气道反应性的药物且停药时间不足。

2）雾化装置的压力、流量、雾粒的大小及雾化量等指标未能达到质量控制标准。

3）用手捏式雾化吸入法时，操作者未能充分捏满橡皮球，使受试者吸入雾化液量不足。

4）受试者配合不佳，吸气与雾化给药不同步，因而未能完全吸入激发剂。

5）激发剂过期或未作低温避光保存导致有效成分分解。

6）部分运动诱发哮喘患者可能对组织胺、乙酰甲胆碱等吸入性支气管激发试验不敏感，需通过过度通气激发试验、冷空气激发试验或运动激发试验等才能诱导出来。

7）对于当前无症状的受试者，可能是因为空气源性过敏原暴露的季节已过。

8）少数职业性哮喘患者仅对单一的抗原或化学致敏剂有反应，可能只能用特定过敏原刺激才能激发出阳性反应。

9）气道不存在高反应性，下此结论前应排除前述 8 点因素。

## 第九节 支气管激发试验的安全措施

尽管检查过程中该试验危急重症的发生率很低，但是仍应引起医护人员的重视，做好安全防范措施。应有具备执业医师资质的医师在场，检查前需详细了解病史，排除检查的禁忌证，以避免或减少不良事件的发生。肺功能室的地点最好设在易于抢救受试者的地方，配备相关的监护设备、急救物品和吸氧装置。检查人员在操作过程中应对受试者进行严密的观察，对可能发生的危险备有应急预案。

为提高支气管激发试验的安全性，在基线检测后，建议先给予生理盐水吸入，而激发剂刺激的强度则应从低开始，逐渐增加；当机体反应达到一定的强度（如肺功能指标 $FEV_1$ 较基线值下降 20% 及以上）应及时终止支气管激发试验，而无需达到反应最大值；支气管激发试验过程中除观察肺功能指标的改变外，还应密切观察受试者的反应，如有无出现咳嗽、喘息、呼吸困难及其配合检查的程度等；激发试验阳性者应及时给予支气管舒张剂（如 β2 受体激动剂）吸入，可以采用储雾罐，保证受试者在呼吸困难时仍能吸入足量的药物，以便快速舒张已收缩的支气管，直至 $FEV_1$ 恢复至基线值的 90% 以上方可让其离开。若受试者出现哮喘急性发作，应及时按照哮喘急性发作救治方案进行处理（中华医学会呼吸病学分会肺功能专业组 2014；虞欣欣等 2016）。

（江盛学 朱晓明 魏庆宇）

# 参 考 文 献

安嘉颖，关伟杰，高怡，等．2015．白三烯 D4 支气管激发试验对不同控制状态支气管哮喘患者的诊断价值及安全性比较．
　　国际呼吸杂志，35(23): 1761-1767.

曹璐，陈一冰，郝峰英．2012．Astograph 法支气管激发试验对哮喘诊断价值的研究．临床肺科杂志，17(4): 583-585.

陈晓阳，施丽泳，高锦团．2015．蒸馏水激发试验对于咳嗽变异型哮喘的诊断价值．中国医药科学，5(18): 65-67, 73.

关伟杰，高怡，郑劲平．2011．白三烯支气管激发试验及其临床意义．中华结核和呼吸杂志，34(1): 54-56.

郭伟，万莉雅．2012．儿童支气管激发试验的进展及临床应用，医学综述，18(17): 2812-2816.

何韶衡，刘志刚．2009．基础过敏反应学．北京：科学出版社：5-6.

黄嘉楠，王坚，牟艳，等．2017．甘露醇支气管激发试验的应用进展．国际呼吸杂志，37(14): 1105-1109.

李明华，殷凯生，蔡映云．2005．哮喘病学．2 版．北京：人民卫生出版社：210-228.

李征征，黄克武．2000．脉冲震荡法在支气管激发试验中应用价值的探讨．首都医科大学学报，21(3): 240-241.

林江涛，殷凯生．2008．哮喘防治新进展专题笔谈．北京：人民卫生出版社：39-51.

刘运秋，郑丽颖，王丽晔，等．2016．Astograph 乙酰甲胆碱激发试验对支气管哮喘的诊断价值．海南医学，27(3): 410-412.

吴凡，郑劲平，高怡，等．2009a．哮喘患者一磷酸腺苷支气管激发试验的临床应用价值．中国呼吸与危重监护杂志，8(6):
　　558-564.

吴凡，郑劲平，高怡，等．2009b．一磷酸腺苷支气管激发试验的建立．国际呼吸杂志，29(21): 1289-1293.

许家芬，刘娜，王欢，等．2017．高渗盐水激发试验在儿童慢性咳嗽检查中的应用研究．中国医刊，52(2): 65-67.

虞欣欣，郑劲平，李孜，等．2016．组胺与乙酰甲胆碱支气管激发试验的诊断价值及不良反应比较，国际呼吸杂志，36(21):
　　1616-1621.

张冬，王慧敏，何慧洁，等．2010．一磷酸腺苷激发试验对支气管哮喘的诊断和鉴别诊断的意义．临床荟萃，25(22): 1955-1958.

赵然然，李宾，王浩彦．2017．运动激发试验过程中目标运动强度指标的对比分析．临床肺科杂志，22(5): 842-845.

中华医学会呼吸病学分会．1997．气道反应性测定方法（支气管激发试验）．中华结核和呼吸杂志，20(5): 265-267.

中华医学会呼吸病学分会肺功能专业组．2014．肺功能检查指南（第三部分）——组织胺和乙酰甲胆碱支气管激发试验．中
　　华结核和呼吸杂志，37(8): 566-571.

Boulet L. P., Gauvreau G., Boulay M. E., et al. 2007. The allergen bronchoprovocation model: an importanttool for theinvestigation
　　of newasthmaanti—inflammatory therapies. Allergy, 62(10): 1101-1110.

Diamant Z., Gauvreau G. M., Cockcroft D. W., et al. 2013. Inhaled allergen bronchoprovocation tests. J Allergy Clin Immunol,
　　132(5): 1045-1055.

Dua B., Watson R. M., Gauvreau G. M., et al. 2010. Myeloid andplasmacytoid dendritic cells in inducedsputumafter
　　allergeninhalation insubjectswith asthma. J Allergy Clin Immunol, 126(1): 133-139.

# 第十五章　鼻激发试验

鼻激发试验（nasal provocation test）是模拟自然发病条件，人为将一定剂量可疑的变应原或介质直接放置于鼻黏膜，从而激发相应的鼻炎症状，引发一系列的病理生理学反应，以观察致敏原与变应性鼻炎相关性的方法，也是诊断鼻炎和了解鼻炎与哮喘关系，判断药物疗效客观指标的有效检查。1872 年，美国医生 Morrill Wyman 最早使用豚草花粉在自己身上进行鼻激发试验并证实了豚草花粉是花粉症的病因（张罗等 2007；何韶衡和刘志刚 2009）。由此开启了鼻激发试验在过敏性鼻炎病因诊断上的应用。在此后的研究实践中学者发现鼻激发试验可模拟过敏性鼻炎自然表现的多个方面，因此鼻激发试验作为研究鼻黏膜功能和免疫反应的一种方法，开始广泛应用于探讨过敏性鼻炎和非过敏性鼻炎的病理生理、评价治疗药物及阐明其作用机制。并且，由于鼻黏膜与下呼吸道黏膜的相似性，采用变应原或其他致敏物、生化介质、物理刺激及环境刺激物进行的鼻激发试验可作为研究下呼吸道炎症（尤其是哮喘）的替代模型（Litvyakova and Baraniuk 2001）。

## 第一节　基本原理

鼻激发试验最初主要用于寻找变应性鼻炎的致病因素，从而为预防和治疗提供必要依据。目前已知变应性鼻炎属于 I 型变态反应，鼻激发试验就是基于 I 型变态反应的机理，将待测变应原或相关介质以吸入、滴入或人工置入等方式，直接与鼻黏膜接触，从而诱导出一个 I 型变态反应过程。

鼻激发试验最初仅仅用于检测变应原，以此区分变应性鼻炎和非变应性鼻炎（Gosepath et al. 2005），此后随着皮肤点刺试验与 sIgE 等检测方法和技术的不断完善，鼻激发试验就很少用于变应原检测，而在明确了鼻激发试验可以可靠地重现变应性鼻炎的病理生理过程后，人们把注意力更多地转移到应用这一手段研究变应性鼻炎的病理生理、发病机制及药物的治疗效果上。Aschan 和 Drettner 于 1958 年就利用鼻激发试验，使用一种后鼻测压仪来研究抗组胺药的治疗效果。此后学者对鼻激发试验应用的研究越来越深入，发表了大量的研究结果，并且形成了指南，促进了对变应性鼻炎的各方面的研究与认识。

目前，鼻激发试验已经成为研究过敏性鼻炎病理生理学必不可少的工具。鼻黏膜的可及性，收集和量化鼻分泌物及其成分的能力，以及同时可对鼻生理学改变进行检测，使得对过敏反应机制和结果的研究成为可能。而应用某些独特的介质或细胞因子进行鼻激发试验有助于阐明其在过敏性鼻炎病理生理学中的特定作用。鼻激发试验也为评估过敏性鼻炎与其他相关疾病（包括哮喘、结膜炎、鼻窦炎和中耳炎）的关系提供了一个模型。通过向鼻腔内释放变应原后，可以监测下呼吸道、结膜、鼻窦和咽鼓管的症状与客观反应，有些反应是急性的，而有些是延缓的，这与过敏反应的速发相和迟发相一致（何韶衡和刘志刚 2009）。

# 第二节 应 用

## 一、变应原检测

鼻激发试验主要用于Ⅰ型变态反应中，尤其是在皮试或其他试验不能获得肯定结果时，应用此法可排除皮试中的假阳性反应和假阴性反应（刘洪燕等 2010；龙绮等 2015），特别是在局部变应性鼻炎的诊断上。Rondón 等于 2010 年提出局部变应性鼻炎（local allergic rhinitis，LAR）的概念，是指在非特异性体质患者中出现鼻腔局部变态反应的一类疾病（胡晓清等 2013；梁美君等 2015）。此类患者有明显的鼻部过敏症状，鼻激发试验为阳性，鼻腔灌洗液中能检测到 IgE 抗体，但血清特异性 IgE 抗体、皮肤点刺试验均为阴性，因此常被误诊为非变应性鼻炎。

1）当怀疑所患疾病可能由某种特殊变应原引起而又没有相应的标准化试剂进行皮试或体外试验时，可以通过鼻激发试验明确诊断，如某些罕见的特异性变应原和职业性变应原。

2）当皮试或体外试验提示对多种变应原敏感，可以通过鼻激发试验确认临床相关变应原，从而为预防和特异性免疫治疗提供依据。

3）当患者病史和皮试及血清学检测不相符时，如某些局部变应性鼻炎患者，可以考虑进行鼻激发试验。

4）确定鼻部变应原激发是否能引起睑结膜、中耳或下呼吸道的症状。

5）确认特异性变应原在支气管哮喘患者中的作用。

6）在开始局部的免疫治疗时，评估鼻腔的反应性。

总之，标准化的鼻激发试验在鉴别变应性鼻炎与非变应性鼻炎应用中，是一个十分有效且安全的诊断方法。在大部分欧洲国家鼻激发试验已作为临床诊断变应性鼻炎的一个标准程序，在美国则主要用于科学研究，但鼻激发试验的效果是得到认可的。

## 二、基础和临床科研

由于能够确定变应原，明确变应性疾病的诊断，鼻激发试验已广泛应用于变应性鼻炎及非变应性鼻炎的基础和临床研究中，在鼻炎的病理生理学、免疫学及药物治疗学中具有重要作用（王万钧和李靖 2011；李彤和赵长青 2015）。并在上下呼吸道都对相同的变应原敏感时，鼻激发试验亦能够代替支气管激发试验应用于支气管高反应性的研究中（张勇等 2017）。

1）研究引起速发相和迟发相反应的变应原谱及反应的剂量依赖性。

2）研究吸入变应原后鼻腔形态学和细胞学的变化。

3）研究激发后鼻腔冲洗液中化学介质及细胞标志物的改变。

4）评估鼻腔对变应性和非变应性刺激因素的反应性及之后支气管反应性的变化。

5）评估药物治疗在控制气道疾病的速发相、迟发相及非特异性反应方面的效果。

# 第三节　禁　忌　证

进行鼻激发试验必须排除鼻黏膜病理生理学改变对试验结果的影响，同时兼顾试验的安全性。禁忌证包括以下几个方面。

1）非变应性机制可能导致鼻黏膜的慢性改变，致使出现假阳性结果。

2）在鼻或鼻窦手术后 4 ～ 8 周，鼻黏膜的反应性会降低。

3）鼻腔的病理变化，如鼻息肉、鼻中隔偏曲等，可不同程度地影响试验结果。

4）在变态反应性疾病的急性发作期或未完全控制的时候。

5）具有严重过敏反应病史或者是高反应性的患者，不应对可疑变应原进行鼻激发试验。

6）孕妇和哺乳期应避免试验。

7）鼻喷激素类及局部和全身抗组胺等药物的应用能够影响试验结果，应停用一段时间，但在鼻激发试验之前临床常规使用局部的减充血剂对鼻腔进行预处理。

8）有口腔或口咽血管神经性水肿病史的患者，严禁试验。

9）患者正在接受可增加下呼吸道和全身反应风险或者对其有干扰的药物治疗（如ACE 抑制剂或 β 受体阻滞剂）。

# 第四节　鼻激发试验的系统组成

鼻激发试验从最初的简单、粗陋的模拟自然发病过程开始，至今已经发展成为一个比较完备的复杂的操作系统。该系统主要包括激发剂、给药系统和评估系统。激发剂已由最初单纯的变应原发展到今天的包含有变应原的多种物理、化学的激发剂；给药系统由最初单纯的吹入、滴入手段发展为至今已经有比较完备的专门的给药系统和方式；评估系统也从起始的症状观察到今天的各种主观和客观的评估手段与先进技术及装置（Litvyakova and Baraniuk 2002）。

## 一、激发剂

鼻激发试验所使用的激发剂从最初的花粉变应原，直至目前广泛应用的炎症介质、神经介质、细胞因子及物理刺激等。其中变应原中应用最广泛的是花粉和尘螨，介质中应用广泛的为组胺和乙酰甲胆碱。

### （一）变应原

在进行变应性鼻炎的诊断、鉴别诊断及研究变应性鼻炎的病理生理过程时，通常选择变应原为激发剂。变应原中使用最为广泛的是花粉和尘螨，有时候也采用自然来源的变应原。变应原鼻激发试验通常使用变应原浸液，既适用于整个鼻腔（如喷药瓶、移液管、滴管等），也适用于很小范围的鼻黏膜（如纸片、棉拭子等）。其他释放技术很少被采用。

鼻激发试验使用的变应原浸液应该为标准化产品，以保证每次试验时变应原的量是一致的，这在长时间内进行多重激发试验时尤其重要。为了保证激发剂的一致性，在整个研究中需要使用同一种浸出液原料。由于甘油提取物有严重的刺激性，应尽量避免。

（1）花粉

常用的有春季的树木花粉如桦树花粉，以及夏秋季节的禾本科和杂草类花粉如梯牧草、蒿属、豚草等花粉。

（2）尘螨

主要是屋尘螨、粉尘螨等（刘洪燕等 2010；王万钧和李靖 2011；陆汉强等 2015）。

（3）真菌

如交链孢霉等。

（4）动物毛皮屑

如猫、狗等毛皮屑，猫毛皮屑更为多见。

（5）职业性致敏物

如甲苯二异氰酸酯等。

（6）其他变应原

如蚊子、蜉蝣等（龙绮等 2015）。

（二）物理刺激

（1）冷空气

过敏性和非过敏性鼻炎患者通常主诉鼻部症状由冷空气诱发，因此有学者采用干冷空气进行鼻激发试验，证实冷空气引起的鼻部症状（如鼻塞、流涕、烧灼感）与感觉神经激活及肥大细胞释放介质有关。对冷空气敏感的个体经冷空气激发后保持鼻黏膜湿润的能力下降，从而导致鼻分泌物的高渗透压和上皮脱落。

（2）氯化钠和甘露醇

氯化钠和甘露醇的高渗溶液也可用于鼻激发试验，它们以非抗原方式激活肥大细胞，产生模拟冷空气的效应。临床上可以使用多种方法进行激发，包括高渗溶液灌洗和通过计数泵式喷雾器给药，或者使用单侧滤纸片法。此外，甘露醇可以以粉剂的形式吸入，产生局部高渗性从而引起暂时的烧灼感、瘙痒及吸气流量峰值的降低。研究表明，单侧激发试验可使高渗刺激作用于鼻黏膜上对辣椒辣素敏感的感觉纤维，从而导致中枢和轴突反射，有助于观察呼吸道感觉神经的功能及其与鼻部疾病的关联。

（三）化学刺激

（1）组胺

鼻激发试验中最常用的化学刺激物是组胺（张勇等 2017）。组胺激发试验可模拟由变应原激发引起速发相反应的所有鼻部症状，并导致腺体分泌和血浆渗出。此外，组胺刺激鼻部感觉神经引起反射性的分泌活动，但并不导致迟发相反应。常年性过敏性鼻炎患者对组胺的鼻反应性增加。季节性过敏性鼻炎患者，在花粉季节中及变应原激发试验后对组胺的反应性增加。而使用鼻内糖皮质激素可以阻断变应原诱发的组胺高反应性。因此，组胺激发试验可以作为与过敏性鼻炎相关的鼻部高反应性的一项指标，但不能将非过敏性非感染性鼻炎与健康对照区分开来。

（2）乙酰甲胆碱

乙酰甲胆碱也是一种常用刺激物。其可刺激鼻黏膜M受体诱发分泌反应，其分泌物仅来源于黏膜下腺体。与组胺及其他神经刺激物不同的是，乙酰甲胆碱在单侧鼻激发试验时不能引起鼻反射，仅引起同侧的分泌反应。因此，乙酰甲胆碱激发试验的临床价值在于以相对特殊的方式测试鼻部腺体的反应性。有研究评估了过敏性或非过敏性鼻炎患者对乙酰甲胆碱激发试验是否具有鼻腔分泌反应性增高的特征，虽然大多数研究显示至少在过敏性鼻炎中这种现象是存在的，但目前还没有一致的结论。

（3）腺苷

一磷酸腺苷（adenosine monophosphate，AMP）是公认的肥大细胞脱颗粒和感觉神经刺激物，可以作为鼻激发试验变应原的替代品。通过鼻内喷雾AMP可使过敏性鼻炎患者产生打喷嚏和鼻部其他症状，并减少鼻气流。在鼻腔灌洗液中，AMP导致肥大细胞产物的增加，如组胺和类胰蛋白酶。与变应原激发试验相类似，鼻部对AMP的反应性可以被$H_1$抗组胺药、白三烯受体拮抗剂、鼻内糖皮质激素和肝素部分抑制。

（4）辣椒辣素

辣椒辣素通过辣椒辣素受体TRPV1，刺激鼻黏膜内的无髓鞘的慢传导感觉神经纤维，产生灼热感和鼻漏。使用滤纸片技术进行单侧辣椒辣素激发试验，导致双侧鼻腔分泌反应，提示鼻反射的产生。高剂量的辣椒辣素可以引起血浆外渗和炎症浸润，还可能引起存储在神经末梢的炎性神经肽释放。与对照组相比，过敏性鼻炎患者对辣椒辣素的鼻部反应性增加，而非过敏性鼻炎患者则没有这种现象。

（5）白三烯

半胱氨酰白三烯（LT）作为一种炎症介质，能够引起强烈的气道炎症，促进黏液分泌，增加血管通透性，促进气道平滑肌收缩，参与气道重塑，增加气道敏感性，促进炎症细胞募集，延长炎症细胞寿命，增加炎症介质的产生和释放。LT在变应性鼻炎（AR）及哮喘的发病机制中起着重要的作用。鼻黏膜经白三烯D4刺激后会产生持久的阻力及鼻黏膜血流量的增加，类似于组胺鼻激发试验。其方法同常规鼻激发试验一致，测定基础鼻阻力后，受试者依次吸入对照液及梯度浓度的激发剂，一定时间间隔后重复测定鼻阻力并记录鼻部及鼻外症状，若鼻阻力达到预设的阳性阈值或者最高设定的激发剂浓度则终止试验。白三烯鼻激发试验可评估气道炎症严重程度，为变应性鼻炎或合并哮喘患者的治疗用药提供依据（朱政等2013）。

## 二、给药系统及给药方法

较为理想的给药系统应可重复性好，能够携带定量的相关变应原或其他激发剂。临床常用的有注射器、滴瓶、微量滴定管及泵式喷雾装置等，科研中用到的装置和技术还有吹气球（insufflator）（粉剂和花粉颗粒）、Nasal pool装置（变应原试剂浸液或可溶的变应原试剂）、棉拭子（变应原试液，放置于中鼻甲之下）、改良喷枪技术及滤纸片等。这些给药系统各有优劣。目前临床常用的定量泵喷雾法和滤纸片法。

### （一）注射器滴入或滴瓶给药

使鼻黏膜暴露于变应原最方便和廉价的方法是将变应原直接滴入鼻腔。此法易于定量，重复性好，但变应原分布点局限，分布面积不容易确定，局部并发症也比较多。

### （二）定量泵喷雾法

最常用的变应原浸液给药方法是泵式喷雾瓶，它使用一种价廉且简单的装置，使变应原在鼻腔前部广泛分布，利于吸收，且每次重复相同剂量的液体。比较而言该方法具有明显优势，在欧洲已应用于临床。该方法使用的变应原起始剂量根据浸液的效价不同而改变。对大多数未标准化的浸液，合适的起始剂量在 1：10 000（$m/V$）至 1：5000（$m/V$）或 50 蛋白氮单位（PNU）至 100 PNU 的范围之间；但对标准化的浸液来说，合适的起始剂量在 5 AU/ml（屋尘螨和猫）至 50 AU/ml（禾本科植物）之间。也有人提出用滴定变应原皮试结果来确定鼻激发试验的变应原起始剂量，皮试中引起 3 mm 风团的浓度被推荐为安全的变应原起始剂量，每 10 ～ 15 min 给药一次，4 ～ 6 次后剂量增加到 2 ～ 10 倍。

### （三）花粉吹入法

该方法简单，剂量易控制，能够模仿自然变应原暴露，但因花粉的吸湿性更倾向应用花粉水溶剂；缺点是脱脂花粉颗粒水合后，溶液的高渗透性和包裹花粉颗粒的乳糖均可引起鼻黏膜的非特异高敏反应。

### （四）滤纸片法

将浸有变应原、大小为 5 ～ 10 mm 的滤纸片放置在鼻黏膜上进行鼻激发试验。通常放置在下鼻甲或鼻中隔的前端进行激发，下鼻甲前端是放置变应原的理想部位。将含有递增剂量变应原的滤纸片放在相同的部位约 1 min。含有变应原的滤纸片按事先称量登记的顺序逐个放入鼻腔，干的纸片用于收集分泌物。由于这一方法将变应原释放于鼻腔单一的、特定大小的部位，故非常适合研究远隔事件（如单侧激发引起两侧鼻腔分泌增多和介质释放反应），这可能是鼻 - 鼻反射介导的或者反映了全身性的炎症反应。滤纸片技术也考虑到了非常精确的鼻分泌物定量，而且用干纸片收集的分泌物可以检测生物标志物，使用鼻黏膜刮片或活检还可以进行细胞浸润检测。

### （五）变应原暴露室

变应原暴露室是指在一个受控的室内环境中使花粉、尘螨等变应原颗粒飘散（何韶衡和刘志刚 2009）。变应原暴露室更接近于在自然条件下接触变应原，主要用于花粉和尘螨等变应原的激发试验。豚草花粉的目标浓度在 3500 颗粒 /m³±500 颗粒 /m³，尘螨变应原 Der p 1 的浓度为 70 ng/m³。为了在每一次激发试验中达到这一浓度，并且保证每一个受试者接受相似的暴露量，在整个房间内需定点设置多个监控仪对空气中变应原的浓度进行定时监测（如每隔 30 min 监测 30 s）。通常先进行变应原激发的筛查试验，确定引起临床反应的最小浓度，然后包括一系列的变应原暴露步骤，以建立充分的过敏反应。在大多数花粉暴露的临床试验中，药物治疗时间一般持续 1 ～ 2 天，每天接受 5 ～ 7 h 的变应原暴露，出现过敏症状的程度与花粉季节中的发病情况具有可比性。尘螨变应原暴露室用于鼻激发试验，时间可达 8 h。与自然暴露于尘螨变应原不同的是暴露室必须依靠气传变应原，而自然暴露多通过接触被螨污染的物品表面（如枕头）。因此，尘螨变应原暴露室为常年性过敏性鼻炎患者提供了一个独特的变应原激发试验方法。

## 三、评估系统

鼻激发试验的评估包括主观评估和客观评估两个方面，主观评估主要是临床表现，如鼻痒、鼻塞、打喷嚏、吹出的分泌物、耳部闷胀感等，客观评估则需要相应的仪器检测和收集测量，如鼻气道阻力变化、鼻分泌物是否增多、鼻纤毛传输功能改变、咽鼓管功能障碍、鼻腔灌洗液中炎症介质的变化、鼻分泌物中细胞组成的变化等。

（一）主观评估

主观评估常用的测量方法有 VAS 评分、症状评分等。

（1）VAS 评分

VAS 评分即视觉模拟评分，在一条 10 cm 长的直尺上，有一个可以滑动的标示卡尺，直尺的一侧标有 0 ～ 10 cm 的刻度，另一侧可以是由绿到黄到红的颜色变化。测量时，刻度的一侧朝向检查者，由受试者滑动卡尺对自身症状的严重程度进行标记，然后由检查人员记录正确的读数。在每种特定浓度的激发试验中，严重程度的评估可以依照以下的分级进行评估：1 ～ 3 cm 为轻度；4 ～ 7 cm 为中度；8 ～ 10 cm 为重度。

（2）症状评分

鼻部症状（包括打喷嚏、流涕、鼻痒和鼻塞）通常作为评价鼻激发试验反应性的指标。此外，鼻激发试验可以诱发眼部症状，也可以进行评分。最常用的评分范围是 0 ～ 3 分，0 分代表"无症状"；1 分代表"轻度"：评判标准是有症状，但轻微，不影响工作生活；2 分代表"中度"：症状较重，影响工作，但可以忍受；3 分代表"重度"：症状严重，难以忍受，无法工作。将每个症状的评分结果相加即可得出一个总的症状评分。鼻部总的症状评分 ≥ 5 分认为是阳性结果或鼻部症状评分激发前后对比增加超过 30% 表明激发试验阳性。也可以根据德国指南临床参数评分系统：没有分泌物为 0 分，少量分泌物为 1 分，大量分泌物为 2 分；0 ～ 2 个喷嚏为 0 分，3 ～ 5 个喷嚏为 1 分，＞ 5 个喷嚏为 2 分；没有鼻外症状为 1 分，有流泪或眼痒为 1 分，结膜水肿（±）或荨麻疹（±）或咳嗽或呼吸困难为 2 分。用 VAS 评分评估鼻激发试验前、后患者鼻塞情况，以此来评估患者鼻通气气流下降程度。在 1 个 10 cm 标尺上，每 1 cm 有一标度，记分为 0 ～ 10 分，0 分和 10 分为 2 个极端值，分别代表鼻腔无任何阻塞（0 分）、完全阻塞（10 分），中间为一个渐变过程。若鼻激发试验后临床参数评分大于 3 分，则变应原鼻激发试验为阳性。若鼻激发试验后

VAS 评分增加 4 分，鼻激发试验为阳性。若临床参数评分大于 2 分，同时 VAS 评分增加大于 2 分，鼻激发试验也是阳性。

（3）吹出的分泌物

鼻激发试验后流涕是一个主要症状，收集吹出的鼻分泌物的量可以作为评估指标，一般认为鼻分泌物＞ 0.5 ml 可视为激发试验阳性。

（二）客观评估

客观评估方法包括反应鼻腔通气功能的测量方法如前鼻 / 后鼻测压法、鼻声反射等；还有反应鼻腔细胞学、组织学和炎症介质改变的方法如鼻腔灌洗液、鼻分泌物、鼻黏膜刮片、鼻黏膜滤纸吸附、鼻黏膜活检等。

（1）鼻阻力计与鼻气道阻力

鼻阻力是经鼻呼吸时鼻腔气道对空气的阻力，鼻腔结构的轻微变化即可引起鼻阻力的变化，是鼻呼吸生理的重要组成部分。可以通过测量鼻阻力值的大小来评估鼻通气情况。而鼻腔测压法是目前临床常用的客观评价鼻通气功能的方法之一，可以测量呼吸过程中鼻腔内气体压力和流速并计算鼻阻力，在基础研究和临床研究方面得到了有效的应用（徐博怀等 2017）。鼻腔测压法可分为前鼻主动测压法、后鼻主动测压法、前鼻被动测压法，前鼻主动测压法与其他方法比较，简便易完成，对受检者配合程度要求低、受检者更易接受，是目前国际标准鼻腔压力测量方法。目前临床和科研采用的鼻测压计，其操作系统直接与计算机连接，可以同步记录鼻腔内压力和气流的变化情况，同时描绘出相应曲线，进而通过计算机自动计算出鼻阻力值。检测时受检者取坐位，安静休息 15 min 以上，检查前不吸烟、不喝酒、停用相关口服药及滴鼻药，若有鼻腔分泌物应先清理干净；校正鼻测压计，维持检查室室温 18 ～ 24℃，湿度30% ～ 75%，避免各种因素的影响；将合适型号的鼻适配器与面罩引入的压力传导管连接后置于非检查侧前鼻孔，嘱咐受检者脸部紧贴面罩，平静呼吸，检查面罩有无漏气，压力传导管有无过分弯折或其他问题。一般平静呼吸 5 次，计算机即可自动生成检测结果。同法测量对侧，通过公式可计算总阻力。如果激发试验之后，鼻腔气流下降超过 40%，或仅达到 20% 但同时合并明显的临床症状，则可认为激发试验阳性。而德国指南的阳性判断标准是：鼻压力低于 150 Pa，无论有无症状出现，激发后总鼻阻力比基线值增加 60% 以上；无论总鼻阻力如何，症状评分达到 4 分；鼻压力低于 150 Pa，激发后总鼻阻力比基线值增加 30% 以上且症状评分达到 3 分。

（2）鼻分泌物检查

鼻分泌物中含有很多种物质，反映了黏膜结构和功能（腺体、血管、神经）的状态及活性，以及特异性固有细胞或浸润细胞的活性。这些物质包括肽、胺、脂质、糖、蛋白质和黏多糖复合物，其类型和浓度能在鼻激发试验时发生明显的改变，鼻激发试验后收集鼻分泌物，采用精确的方法检测并分析其中的成分变化，可以为鼻部反应的机制的解释和药物等干预措施的监控提供重要信息。需要注意的是用于鼻分泌物所含成分检测和量化方法的特异性、敏感性及可重复性。

（3）鼻黏膜细胞学和组织学检查

变应性鼻炎患者进行鼻激发试验后可产生持续的炎症改变，鼻激发试验可以导致鼻黏膜细胞发生变化，包括固有细胞的功能改变、细胞浸润及活化。鼻激发试验后临床症状的严重程度和鼻分泌物中炎症介质水平之间呈平行关系，鼻激发试验后鼻分泌物中细胞类型及细胞因子的变化能够协助进行阳性结果评估。鼻腔细胞学变化的常用检查方法包括：鼻分泌物涂片、擤鼻法、鼻黏膜刮片、鼻印迹法、鼻黏膜刷片法、鼻腔灌洗法及鼻黏膜活检等。应根据研究目的的不同选择相应的方法。临床使用较多的是鼻腔灌洗法。灌洗液中含有的细胞可以通过离心法而分离，细胞悬浮液可用来确定总的细胞数和计数不同的细胞类型。鼻腔灌洗液中的细胞主要是上皮细胞和中性粒细胞，变应原鼻激发试验后灌洗液中可见大量的嗜酸性粒细胞和少量嗜碱性粒细胞。与之形成对比的是，淋巴细胞主要聚集在鼻黏膜内。该方法的优点是可以结合分析鼻分泌物的可溶性成分，而且鼻腔灌洗能重复多次进行，故可用来研究细胞变化的动力学。其局限性为仅能收集到存在于鼻分泌物中的细胞（张勇等 2017）。

## 第五节　鼻激发试验的操作流程

从临床应用角度看，理想的激发试验应该具备以下特点：简单、安全、重复性好。目前国内还没有制定鼻激发试验的相关指南或共识，大多是参考国外的相关研究，而德国变态反应和临床免疫学会耳鼻喉科学组制定的鼻黏膜激发试验指南（德国指南）是目前大家比较公认的，相关的操作和评估标准都是以此为基础。

### 一、鼻激发试验之前的准备工作

充分的准备工作可以最大限度地保障试验的准确性和受试者的安全，包括以下几个方面。

1）试验场地的准备，包括温湿度、通风等，应尽量避免可能影响试验的因素。

2）试验所需仪器设备和试剂等应提前调试配制完毕。

3）采集患者相关病史，并进行鼻内镜检查，评价鼻腔的基本状况；评估任何可能影响试验结果的鼻腔病理或结构改变的存在；进行皮试和（或）血清学试验，对进行激发试验的必要性进行充分的评估。

### 二、操作人员要求

1）熟悉鼻激发试验应具备的条件。

2）能够辨认非特异性反应。

3）能够处理由激发试验带来的可能的副反应。

4）熟悉每种操作方法的局限性。

5）能够根据研究目的的不同，选择适当的鼻激发试验操作流程。

6）针对可能出现的不良反应制定相应的应急预案。

### 三、操作流程

1）进行试验的最好时间是早晨到午餐前，以尽可能减少日常生活事件对鼻腔的刺激。

2）患者在标准实验室环境中休息 30 min 后，进行第 1 次临床症状评分、鼻腔通气功能检查和（或）鼻腔细胞学检查，包括鼻腔峰呼气流速（nasal peak expiratory flow rate，NPEFR）、前鼻测压法/后鼻测压法、鼻声反射及鼻分泌物检查等。

（a）鼻腔峰呼气流速的测量需要重复 3 次，取其均值，每次测量值要与均值相差小于 10% ～ 15% 才能接受。

（b）鼻阻力测量能够单独作为鼻激发试验结果评判标准，亦可以和症状评分联合应用进行鼻激发试验的评估。

（c）鼻声反射作为一种较新的技术，能够通过测定鼻腔的最小横截面积、距离前鼻孔一定距离的鼻腔横截面积及区段鼻腔的容积，反映鼻黏膜的变化，准确反映激发试验前后鼻腔的宏观变化情况。

（d）鼻激发试验前后鼻黏膜分泌物的量、黏滞度和性质，以及细胞因子、血浆蛋白、腺性分泌物、细胞外基质分子和细胞的量的变化，在不同形式的鼻炎中，在不同的激发物中，甚至在不同的收集方法中都具有明显的不同。

3）鼻激发试验一般以一种已知浓度和剂量的稀释液进行首次激发，确定是否有非特异性鼻黏膜高反应性的存在。

4）在随后的 15 min 内进行喷嚏计数，收集鼻分泌物，应用 VAS 评分或者 0 ～ 3 分法进行鼻部症状如鼻痒、鼻塞、鼻涕及眼部症状评分，经过此次激发的患者必须没有临床症状的出现，且鼻通气功能的改变不能大于 15% ～ 20%，以确保在随后的变应原或激发剂的激发中试验的准确性。

5）随后进行激发剂的初始剂量的评估，每间隔 15 min 可以以 3 倍浓度递增的激发剂进行再次激发，直到阳性反应出现或达到试验激发剂的预定最大剂量。

（a）在浓度为 1∶500（$m/V$）或更高时可引起非变应性鼻炎患者的非特异性刺激，但在尘螨或真菌变应原中激发的最大浓度可达到 1∶100（$m/V$）。

（b）在进行变应原的激发试验之前，应该进行皮试以明确患者对何种可疑变应原敏感。对于皮试阴性的患者，激发试验的初始浓度应在 1∶10 000（$m/V$）～ 1∶5000（$m/V$），相当于蛋白质单位的 50 ～ 100 PUN/ml。对于皮试阳性的患者，能够引起大小为 3 mm 的风团反应的变应原的浓度可作为鼻激发试验的初始浓度，且变应原浓度可以以 3 倍浓度递增。

（c）如果进行皮内试验，则以 10 倍于引起风团反应的最小变应原浓度作为激发试验的起始剂量。

（d）至于激发剂的剂量，则根据给药系统的不同、变应原浓度的差异及研究目的有别而有所不同。主要变应原单位（μg/ml）是世界卫生组织建议采用的统一单位，应注意浓度单位换算和统一。变应原激发剂以屋尘螨为例，喷雾法递增给药，可选择每喷 50 μl，依次递增浓度 0.04 μg/ml、0.4 μg/ml、1 μg/ml、2 μg/ml、4 μg/ml；而滤纸片法则每片 50 μl，浓度为 5000 BU/ml。组胺作为激发剂喷雾递增给药时可选择 0.1 mg/ml、0.2 mg/ml、0.4 mg/ml、0.8 mg/ml 4 个浓度级别。

## 第六节　鼻激发试验的结果评估

鼻激发试验的结果评估包括前文所述的主观评估和客观评估。这些主客观变化的测量需要不同的方法，其测量的重点和与进行试验的目的有关。操作人员必须熟悉各种激发试验方法的优缺点，并且要对试验结果进行正确的判断，鉴别假阴性和假阳性反应。

### 一、阳性结果的判定

1）早期由于技术限制，单纯依靠症状进行阳性结果判定，激发后出现了打喷嚏、流涕、鼻塞和（或）眼部的症状即可认为激发试验阳性，随着症状评分的出现，又把症状评分系统总评分大于 5 分或激发后评分增加 30% 以上认为激发试验阳性。

2）以鼻腔呼气峰流速的改变联合症状变化作为阳性结果的判定标准。

3）将鼻阻力测量作为重要参考指标。在 Bachert（2003）等制定的德国鼻激发试验指南中规定，试验的阳性标准应该包括鼻腔气流减少＞ 40%，且伴有症状评分的增加。

4）鼻声反射应用于鼻激发试验目前缺乏参考标准，但也有研究认为鼻声反射较鼻阻力更加敏感。

5）Pirilä 和 Nuutinen（1998）的研究提示，鼻分泌物相关指标的改变较鼻声反射和鼻阻力的灵敏度与特异度稍高，因此推荐将鼻分泌物检测作为鼻激发试验结果判定的辅助手段。

6）由于变应原激发后鼻分泌物的酸碱性和鼻黏膜温度发生一定的变化，因此鼻分泌物 pH 测定和热敏成像法测定鼻黏膜温度变化等方法也曾经用来评估鼻激发试验。

7）假阳性结果可能由变应原溶液中防腐剂导致，如石炭酸、甘油、苯扎氯铵等。变应原液的一些特性如 pH、温度及渗透压等也可以导致假阳性结果。在急性细菌性或病毒性鼻炎发作后 2 ～ 4 周操作，或者变应原浓度达到 1∶500（m/V）或更高也可能出现假阳性结果。因此，在进行鼻激发试验之前进行变应原溶媒（对照液）激发以确认非特异性刺激反应非常重要。

### 二、阴性结果的判定

一般认为，如果在接受浓度≥ 1∶1000（m/V）的变应原液或最大浓度的变应原液后患者没有鼻部症状，且鼻通气功能没有明显改变，则可判定试验结果为阴性。假阴性的结果可能出现在以下情况：8 周内曾经行鼻腔手术、萎缩性鼻炎、鼻息肉或者特异性免疫治疗史；鼻窦炎患者鼻黏膜的黏性分泌物水平高也能影响激发试验的结果。

目前还没有哪个判断标准的敏感性与特异性达到最好，而且也没有统一的变应原鼻激发试验方法学的标准，所以不同研究的激发结果的横向比较有一定困难，这是因为各研究用的是不同生产商的变应原提取液，是不同的变应原剂量单位和浓度，更重要的是阳性判断标准也不一样。但总的来讲，鼻激发试验后的主观症状评分比客观鼻阻力测量能较好地预测变应性鼻炎的诊断，鼻阻力测量优于鼻声反射，主观和客观评估方法结合比单纯的一种更精确。

# 第七节　鼻激发试验的存在问题

## 一、可重复性

到目前为止，有关于鼻激发试验可重复性的研究较少。涉及此的研究也缺乏对鼻激发试验方法本身效度和可重复性的说明，因此需要大样本的后续研究。有研究发现某些鼻激发试验的症状和生理学反应能够重复，鼻腔通气程度测量方法、鼻声反射、鼻炎患者灌洗模型等都具有较好的可重复性。

## 二、试验方法的标准化

目前，鼻激发试验没有标准的试验方案供参考。根据临床和（或）科研目的不同，可以使用不同的鼻激发试验技术，每种方法有其局限性和优点。其原因是给药系统缺乏标准方法；试验技术的多样性及试验方法之间相比较的资料缺乏；不同的研究中使用的激发剂不尽相同；激发试验和自然暴露之间存在差异；在较短的试验时间内进行的激发试验，其所使用的激发剂的剂量和浓度往往较环境或生理水平要高得多。因此，应该根据临床或研究目的选择最合适的鼻激发试验方法，对结果进行正确评估。

## 三、变应原鼻激发试验的预激效应

进行变应原鼻激发试验时必须注意鼻黏膜的状态可能会干扰结果。如果在花粉症发病期或者花粉期进行激发试验，这时受试者已致敏，与没有花粉自然暴露时相比，鼻部反应性可能会增强，这是因为反复暴露于一种变应原会产生预激效应。这种现象是否具有变应原特异性尚未清楚，如不同变应原之间是否存在交叉预激，但事实上变应原自然暴露后鼻黏膜对过敏介质（组胺、缓激肽等）的反应性增加。因此，当鼻黏膜被一种变应原预激后，采用任何变应原进行激发试验可能会导致受试者的鼻部反应性增加。这种混杂因素在常年性过敏性鼻炎患者，甚至在多种变应原致敏导致鼻黏膜持续性炎症的无症状个体中显得尤其明显，值得临床上进行鼻激发试验时加以注意。

（魏庆宇　朱晓明　李欣泽）

# 参 考 文 献

何韶衡，刘志刚. 2009. 基础过敏反应学. 北京：科学出版社：4-8.

胡晓清，舒畅，陈建超，等. 2013. 局部变应性鼻炎疾病特征初步分析. 中国耳鼻咽喉神经外科，20(2): 57-60.

李彤，赵长青. 2015. P 物质在组胺鼻激发诱导眼部变应性炎症中的作用初探. 中华耳鼻咽喉头颈外科杂志，50(10): 836-841.

梁美君，徐睿，许庚. 2015. 变应性鼻炎研究新进展. 临床耳鼻咽喉头颈外科杂志，29(3): 202-206.

刘洪燕，徐盈盈，程可佳，等. 2010. 粉尘螨点刺试验与粉尘螨鼻粘膜激发实验相关性分析. 中国耳鼻咽喉痛外科，17(11):

580-582.

龙绮，李春林，蔡笃程，等. 2015. 蜉蝣变应原皮肤点刺试验、鼻粘膜激发试验与嗜碱性粒细胞激发实验的对比. 中华临床免疫和变态反应杂志，9(4): 246-249.

陆汉强，蒋华平，戎彩霞，等. 2015. 变应性鼻炎患者在鼻激发试验后鼻通气功能的评估及意义. 临床耳鼻咽喉头颈外科杂志，29(23): 2038-2040.

王万钧，李靖. 2011. 屋尘螨鼻激发在变应性鼻炎研究中的应用价值. 中华哮喘杂志电子版，5(6): 454-456.

徐博怀，裴莹莹，张彬，等. 2017. 鼻腔测压法的临床应用进展. 国际耳鼻咽喉头颈外科杂志，41(2): 94-98.

张罗，韩德民，顾之燕. 2007. 变态反应科学简史. 中国耳鼻咽喉痛经外科，7(14): 445-448.

张勇，王志颐，季俊峰，等. 2017. 上下气道炎症评估方法的标准化. 临床耳鼻咽喉头颈外科杂志，31(12): 953-956.

朱政，郑劲平，谢燕清，等. 2013. 白三烯 D4 鼻激发试验与组胺鼻激发试验对诊断变应性鼻炎的比较. 中国实用内科杂志，33(增刊)1: 30.

Gosepath J., Amedee R. G., Mann W. J. 2005. Nasal provocation testing as an international standard for evaluation of allergic and nonallergic rhinitis. Laryngoscope, 115(3): 512-516.

Litvyakova L. I., Baraniuk J. N. 2001. Nasal provocation testing: a review. Ann Allergy Asthma Immunol, 86(4): 355-364.

Litvyakova L. I., Baraniuk J. N. 2002. Human nasal allergen provocation for determination of true allergic rhinitis: methods for clinicians. Curr Allergy Asthma Rep, 2(3): 194-202.

Pirilä T., Nuutinen J. 1998. Acoustic rhinometry, rhinomanometry and the amount of nasal secretion in the clinical monitoring of the nasal provocation test. Clin Exp Allergy, 28(4): 468-477.

# 第十六章　结膜激发试验

## 第一节　概　　述

结膜激发试验（conjunctival provocation testing，CPT）又称眼试验，是确定变应性鼻炎和哮喘等变态反应性疾病的变应原的可靠方法。

人的结膜平均含有肥大细胞 5000 ~ 7000 个 /mm³，因而眼虽然不是哮喘和变应性鼻炎等变态反应性疾病的主要靶器官，但仍易诱发出明显的症状。CPT 作为一种诊断眼部过敏反应（ocular allergy）的传统手段，最早可回溯到 1873 年，当时 Blackley 采用花粉进行鼻和结膜激发试验以诊断花粉症。1926 年，Fineman 比较了皮内试验、划痕试验和结膜激发试验后指出，后者对于确诊花粉过敏来说是一种极好的检查方法。随后有学者将结膜激发试验用于诊断儿童哮喘，认为它是支气管激发试验的一种安全且较可靠的替代法。因此 CPT 主要适用于查找花粉症、过敏性结膜炎、变应性鼻炎、某些药物过敏的病因，它与特异性气道反应性的测定相比，操作简单、危险性小。有人认为 CPT 是一种安全、可靠，操作过程不适感轻微，易为幼儿所接受，且不易出现非特异刺激反应，诱发症状易于观察的方法，因此有人认为在某种程度上可代替特异性气道反应性的测定，特别是小儿较乐于接受的呼吸道变态反应的病因诊断佐证，值得推广（Abelson and Loeffler 2003）。研究表明，结膜激发试验与皮试、鼻激发试验及支气管激发试验具有良好的相关性，临床上可相互补充，有助于提高诊断率，尤其适用于较年幼的儿童。但结膜疾病患者不宜进行此项检查（曲政海 2006）。

## 第二节　CPT 的具体操作方法

先以溶媒一滴点于一眼观察 10 min，无反应再以一定浓度的抗原提取液点一滴于该眼，再观察 15 min。变应原浓度选择的方法有两种，一种是稀释度从低到高，按 10 倍递增浓度，每一个稀释度观察 15 min，无反应则继续进行，一旦出现眼过敏症状，试验立即终止，该方法是根据出现眼症状所用抗原的浓度来确定患者反应的强弱；另一种方法是取一最合适浓度的变应原提取液点眼（即一次激发法或一次法），根据症状出现的严重程度来判断患者过敏反应的强弱。

进行结膜激发试验时，需要设立两次基线水平的测试（间隔 7 天），以确定过敏原的阈值浓度。在第一次基线测试时，用浓度递增的过敏原浸液滴入双侧受试眼的结膜囊，观察 10 min 后记录眼充血、眼痒、结膜水肿和眼睑肿胀的程度（表 3-16-1）。症状体征评分 2 分以上可反映季节性过敏性结膜炎的严重程度。第二次基线测试在 7 天后进行，目的是确认眼部对过敏原浸液阈值浓度产生过敏反应的可重复性。这种试验方案使研究者可以在控制背景因素的条件下测试结膜对过敏原的反应。

**表 3-16-1　结膜激发试验的症状体征评分等级**（Abelson and Loeffler，2003）

| 评分 | 眼痒 | 眼充血 | 结膜水肿 | 眼睑肿胀 |
| --- | --- | --- | --- | --- |
| 0 | 无 | 无 | 无 | 无 |
| 1 | 间歇性 | 轻度血管扩张 | 经裂隙灯证实 | 下睑轻微浮肿 |
| 2 | 轻度持续性 | 中度血管扩张 | 中度结膜膨隆 | 下睑明显浮肿 |
| 3 | 重度 | 显著血管扩张 | 重度结膜膨隆 | 下睑极度浮肿 |
| 4 | 极重度 | 广泛血管扩张 | — | — |

　　在实施结膜激发试验之前，必须先采用标准化过敏原浸液进行皮试，结合病史选择恰当的过敏原，如花粉、真菌、尘螨、动物皮毛等。花粉过敏原激发试验必须避开相应花粉的流行季节，确保在研究期间没有环境暴露。

　　当结膜激发试验用于评价药物疗效时，试验方案需符合双盲、随机化设计。试验药和安慰剂分别在单侧眼部给药，10 min 后，采用前一次确定的阈值浓度的过敏原浸液对受试者进行结膜激发试验。在激发后的不同时间点（约 20 min 评价速发相反应，迟至 6 h 评价迟发相反应），按照标准化的方法进行症状体征评分，如表 3-16-1 所示。另外可观测其他临床指标，如试验药的预防效果、疗效维持时间等。

　　阳性反应和注意事项。阳性判定标准如下：（−）无症状和体征；（+）结膜充血发痒和（或）流泪；（++）结膜充血水肿明显、奇痒和流泪，或伴打喷嚏、流清涕和鼻痒等过敏症状，有的患者伴接触性荨麻疹；（+++）咽部发痒、咳嗽等。为了预防晚期哮喘反应（late asthma reaction，LAR）的发生，可采取以下措施：①严重哮喘患者推迟进行此项检查；②凡 CPT 诱发的眼部症状出现快或重者，立即以 1∶1000 肾上腺素一滴点于该眼，症状会迅速消失。激发后仅出现鼻症状者不能视为阳性反应（Radcliffe et al. 2006）。

　　结膜激发试验还可应用于对各种过敏相关参数的评价。许多研究者在进行试验时收集泪液，分析其中的介质和细胞类型，结果显示特应性个体在过敏原结膜激发试验后导致泪液中的肥大细胞释放介质增多，包括组胺、类胰蛋白酶、前列腺素及白三烯 C4 和 D4 等。值得注意的是，过敏原激发后 20 min 和 6 h 出现两个组胺高峰，而类胰蛋白酶仅在 20 min 的峰值时能检测到，提示嗜碱性粒细胞参与了迟发相反应，可能还包括肥大细胞。另外，目前的技术手段可将结膜激发试验与泪液中的细胞因子检测相结合，探讨过敏性结膜炎的病理生理学机制和抗过敏药物的作用机制。

　　总之，结膜激发试验具有操作简便、侵袭性小、不良反应少、受试者负担轻及诱发症状易于观察等特点，在临床研究中有较高的应用价值。

（李全生　魏庆宇）

# 参 考 文 献

曲政海．2006．儿童变态反应学．北京：人民卫生出版社．

Abelson M. B., Loeffler O. 2003. Conjunctival allergen challenge: models in the investigation of ocular allergy. Curr Allergy Asthma Rep, 3(4): 363-368.

Radcliffe M. J., Lewith G. T., Prescott P., et al. 2006. Do skin prick and conjunctival provocation tests predict symptom severity in seasonal allergic rhinoconjunctivitis? Clin Exp Allergy, 36(12): 1488-1493.

# 第十七章　外周血和痰液嗜酸性粒细胞的计数

## 第一节　概　　述

1876 年，Wharton Jones 在未经染色的外周血涂片中首次发现了嗜酸性粒细胞。1879年，Paul Ehrlich 根据这类细胞内的颗粒能被伊红等酸性苯胺染料深染，将其命名为嗜酸性粒细胞（eosinophil，Eos）。嗜酸性粒细胞来自骨髓干细胞。外周血中的嗜酸性粒细胞有两种，1 种为低密度（1.082 g/ml，< 10%），研究认为是激活的嗜酸性粒细胞，其余为正常密度（1.089 g/ml）。在外周血中，嗜酸性粒细胞占白细胞总数的 0.5% ~ 3%。嗜酸性粒细胞的生命周期有三个阶段，于骨髓中成熟后储备停留 3 ~ 4 天便进入血液，6 ~ 10 h 后即离开血管进入结缔组织，在结缔组织中可生存 8 ~ 12 天，在骨髓、血液和结缔组织中的分布数量比大约是 300：1：300。血嗜酸性粒细胞计数代表着从骨髓移行到血液和从血液进入组织中的嗜酸性粒细胞三者间的动态平衡。虽然它也是血液的一个组成部分，但它主要居住在组织中。因此，它仅是血液中的一个"过客"。由于外周血便于检查，临床上采用外周血检测嗜酸性粒细胞的多少，以助于诊断和评估病情。

## 第二节　外周血嗜酸性粒细胞计数

外周血嗜酸性粒细胞可通过改良的 Neubauer 血细胞计数器而进行计数，也可以从自动细胞计数器上进行分类计数。过去国内大多采用手工分类法对外周血嗜酸性粒细胞分类计数，操作较费时费力。近年来，随着科学技术的不断发展，全自动血细胞分析仪正逐渐代替原有的手工操作。有文献报道，当嗜酸性粒细胞 ≤ 2% 时，仪器法明显高于手工镜检法，而随着其所占比例的增高，两种方法无显著性差异，相关系数达到 0.959。之所以有这样的结果可能是因为仪器法计数的细胞数较多，检出率也高；而当嗜酸性粒细胞很少时，镜检法往往查不出来或只能检出部分嗜酸性粒细胞。全自动血细胞分析仪的嗜酸性粒细胞计数结果准确可靠，且方法简便，可满足临床需要。

正常嗜酸性粒细胞 < $0.4 \times 10^9$/L。细胞呈圆形，直径 13 ~ 15 μm。细胞质内充满粗大、整齐、均匀、紧密排列的砖红色或鲜红色嗜酸性颗粒，遮光性强。细胞核的形状与中性粒细胞相似，通常有 2 ~ 3 叶，呈眼镜状，深紫色。嗜酸性粒细胞容易破碎，颗粒可分散于细胞周围。

血液中嗜酸性粒细胞的数目还存在昼夜变化，夜间最高，早晨随着内源性糖皮质激素水平的增高其细胞数逐渐降低。外源性和内源性的糖皮质激素、应激、某些细菌或病毒感染都会使嗜酸性粒细胞的计数降低。

# 第三节　痰液嗜酸性粒细胞计数

## 一、痰液标本的采取

### （一）自发吐痰

患者用力将喉内的头两口痰咳出弃去，然后咳出 4 ～ 5 口痰（总量 5 ml 左右），收集送检。

### （二）诱导痰液

诱导痰液方法是通过超声雾化吸入 3% ～ 5% 高渗盐水，以增加气道水流，使气道上皮细胞脱落，同时通过增加毛细血管通透性和纤毛上皮细胞渗透压，使炎症细胞释放递质刺激痰液分泌（Pin et al. 1992）。

### （三）超声雾化吸入法

用生理盐水漱口清洁口腔后，采取面罩式超声雾化仪超声雾化吸入 3% ～ 5% 高渗盐水，每雾化 10 min，测定 PEFR，咳嗽、咳痰入干净塑料容器内。累积雾化时间不超过 30 min。每次雾化吸入后都要鼓励患者深吸气、咳嗽，将痰液吐入容器内（曹文利等 2007）。

## 二、痰液分析

### （一）制片

痰标本活性细胞数＜ 50% 或立方上皮细胞＞ 20% 作为不合格痰，说明唾液污染程度高，需重新诱导收集。活性细胞数＞ 50% 或立方上皮细胞＜ 20% 作为合格痰液。对于痰栓，可将其置于离心管中，加入等体积的 0.1% 二硫代苏糖醇（dithiothreitol，DTT），在漩涡式混合器上振荡 10 min，使痰离散于 DTT 溶液内成为均匀一致的痰溶液。加入等量的 1.5% 冰醋酸，混匀后备用。取无色透明或略呈灰白色痰溶液于玻片上涂片（Keatings et al. 1997）。

### （二）染色

（1）染液的配制
①伊红 Y（eosin Y）：取 0.15 g 伊红 Y，溶于 60 ml 甲醇内，即成 1 ∶ 400 溶液。②亚甲蓝（methylene blue）：取 0.3 g 亚甲蓝，溶于 60 ml 甲醇内，即成 1 ∶ 200 溶液。
（2）方法
①将分泌物薄薄涂在载物片上，然后将涂片放在染片架上，置空气中使其干燥，画用红蜡笔将玻片两端各画横线一道，以防染液外溢和标明镜检范围。②用适量 1 ∶ 400 伊红 Y 染液染色 2 ～ 3 min。染液以盖满涂片上分泌物为限。③加同等蒸馏水稀释约一分钟，将染液全部倒尽，再用蒸馏水冲洗一次。④用 95% 乙醇冲洗。⑤用适量 1 ∶ 200 亚甲蓝

染液染色 2 ~ 3 min。⑥同③。⑦同④。⑧用干净布或软纸将玻片背面擦干,待干后镜检(陈俊娣等 2003)。

（3）结果

嗜酸性粒细胞的核多为两个蓝色体,核旁呈鲜明的红色,在高倍镜或油镜下,可见核旁均匀的如杨梅状的红色颗粒。

结果判定:

"–"阴性,片中未找到嗜酸性粒细胞。

"±"可疑,偶见零星散在的嗜酸性粒细胞。

"+"阳性,少数视野可见群集的嗜酸性粒细胞。

"++"中阳性,嗜酸性粒细胞在大团黏稠液或渗出液中,与中性粒细胞相等。

"+++"强阳性,大量密集的嗜酸性粒细胞,其总数超过中性粒细胞的数量。

（4）注意事项

①标本要求新鲜,收集的标本要及时涂片、染色、镜检;痰标本放置不能超过 4 h;②对自发吐痰的标本,要注意痰中所含细胞成分,不能用唾液,否则可能出现假阴性,所用标本为患者深咳嗽的痰液;③痰嗜酸性粒细胞计数的染液,放置时间不能过长;④痰液中的嗜酸性粒细胞百分率测定比单纯计数嗜酸性粒细胞的临床意义更大;⑤采取标本前,应嘱患者停用抗组胺类或激素类药物,一般停用 24 h 即可;⑥标本如不能马上镜检,则应将涂片置于玻片盒内保存,防止落上灰尘,影响观察。每份标本最好同时作 3 ~ 4 张涂片,以防因标本挑取不当或涂片不合要求等因素影响诊断。

# 第四节　检测嗜酸性粒细胞的意义

嗜酸性粒细胞在发生某些过敏性炎症及某些寄生虫病、传染病和血液病时均可增高。嗜酸性粒细胞是参与过敏性炎症反应的重要细胞,能分泌很多高效能介质,在某种情况下嗜酸性粒细胞参与炎症反应,甚至能引起严重的组织损伤,在很多情况下嗜酸性粒细胞增高。外周血嗜酸性粒细胞增多的定义存在差异。一般而言,显著(或中度)嗜酸性粒细胞增多时 AEC 通常 $\geqslant$ 1500 个 /μl,而重度嗜酸性粒细胞增多时 AEC 通常 $\geqslant$ 5000 个 /μl。

哮喘症状急性发作前痰液中 Eos 即有明显增加,而且这种变化先于肺功能和气道高反应性的变化,因此,痰液嗜酸性粒细胞的测定,有助于预测支气管哮喘的急性发作(Pizzichini et al. 1996)。诱导痰液中 Eos 百分率和嗜酸性粒细胞阳离子蛋白(eosinophil cationic protein,ECP)含量测定的重复性好,且与气管黏膜活检、BL 和 BALF 检测结果的相关性较好。痰液 Eos 增高与气道阻塞严重程度和气道高反应性呈正相关。痰液中的 Eos 的变化情况比血清 ECP、血 Eos,能更敏感、更准确地反映出哮喘时气道炎症的状况。

（李全生　李欣泽　魏庆宇）

# 参 考 文 献

曹文利，孙永昌，姚婉贞．2007．根据支气管哮喘患者痰嗜酸粒细胞计数调整糖皮质激素剂量的临床意义．中华结核和呼吸杂志，30(5): 334-338.

陈俊娣，殷凯生，张希龙．2003．哮喘患者外周血及痰嗜酸细胞计数与血清可溶性白介素 -2 水平检测及意义．中华医学全科杂志，2(6): 26-27.

周林福，殷凯生．2002．三氧化二砷对哮喘豚鼠肺内嗜酸性粒细胞凋亡的影响．中国中西医结合杂志，22(4): 292-294.

Akuthota P., Weller P. F. 2012. Eosinophils and disease pathogenesis. Semin Hematol, 49(2): 113-119.

Boyer D. F. 2016. Blood and bone marrow evaluation for eosinophilia. Arch Pathol Lab Med, 140(10): 1060-1067.

Keatings V. M., Evans D. J., Barnes P. J., et al. 1997. Cellular profiles in asthmaticairways: a comparison of induced sputum, bronchial washings, and bronchoalveolar lavage fluid. Thorax, 52(4): 372-374.

Pin I., Gibson P. G., Kolendowicz R., et al. 1992. Use of induced sputum cell counts to investigate airway inflammation in asthma. Thorax, 47(1): 25-29.

Pizzichini M. M., Popov T. A., Efthimiadis A., et al. 1996. Spontaneous and induced sputum to measure indices of airway inflammation in asthma. Am J Respir Crit Care Med, 154(4 Pt 1): 866-869.

Valent P., Klion A. D., Horny H. P., et al. 2012. Contemporary consensus proposal on criteria and classification of eosinophilic disorders and related syndromes. J Allergy Clin Immunol, 130(3): 607-612.

# 第十八章 测定嗜碱性粒细胞释放介质能力的试验

## 第一节 概 述

支气管哮喘的发病与外界环境中的过敏原有密切的关系，因此查明与具体某位哮喘患者发病有关的过敏原的种类，对于支气管哮喘的防治具有十分重要的意义。

详细询问病史对于过敏原的诊断很有帮助。根据有的哮喘患者症状的发生与接触某种（些）过敏原之间的因果关系，可以明确与哮喘发病有关的过敏原的种类。但是，在多数情况下，仅凭病史难以确定过敏原的具体种类。例如，某患者主诉每年春天就出现哮喘症状。这提示他的发病可能与某种（或某些）春季的花粉有关。但究竟与何种花粉有关就无法确定了。

过敏原皮试是诊断过敏原的敏感、特异、简便的试验，在临床广泛开展、应用。但是，该试验不仅具有一定的假阴性和假阳性结果，而且对于高度敏感的个体具有一定的危险性。因为过敏原皮试诱发哮喘症状，甚至导致死亡的病例时有发生。包括支气管、眼、鼻等器官在内的各种体内激发试验，特异性和敏感性高，与临床过敏疾病的自然过程相似。但是，其不仅较为烦琐、复杂，也如皮试一样，存在安全性隐患。在美国一所著名的医科大学就曾发生过因支气管激发试验导致一名年轻的大学生志愿者死亡的不幸事件。

血清 IgE 的检测只能反映患者血清中是否存在过敏性抗体，而无法反映与过敏反应密切相关的其他因素，如 IgE 与肥大细胞 / 嗜碱性粒细胞的结合能力，以及这些效应细胞在过敏原与 IgE 结合后释放介质的能力等，因此过敏反应中效应细胞释放介质能力的检测就显得非常重要。由于嗜碱性粒细胞在功能上，尤其是在过敏反应的机制上与肥大细胞有着许多共同点，且易于在数毫升静脉血中分离获得，因此，临床上将嗜碱性粒细胞作为试验对象。

由于上述原因，不存在安全问题的体外过敏原诊断试验受到了广泛关注。除了在本书第三篇第十二章中涉及的血清 IgE 测定，本章主要讨论测定嗜碱性粒细胞释放介质能力的体外试验。

## 第二节 嗜碱性粒细胞组胺释放试验

### 一、简史

1964 年，Lichtenstein 等首先把嗜碱性粒细胞组胺释放试验（histamine release from basophils test，HRBT）应用于豚草花粉过敏症的研究。研究结果证明，该试验可以作为判断花粉症患者对何种过敏原敏感及其敏感程度的一项精确的体外试验。但因当时做一次 HRBT 需要受试者 100 ml 的血液标本，并且其分离洗涤白细胞和测定组胺过程相当烦琐，故未能推广应用。1970 年，May 等研究报告了一种"少量血标本的 HRBT"方法，使每次所需的血标本量减少为 10 ml 左右。1976 年，Siraganian 等根据外周血在过敏原作用下释放组胺的白细胞主要是嗜碱性粒细胞的发现，报告了"全血法 HRBT"新方法，省去了从外周血中分离、洗涤白细胞的过程。

在上述研究的基础上，我们应用我国学者向军俭建立的"微量荧光检测组胺"的新方法，建立了"小量全血法嗜碱性粒细胞组胺释放试验"，使每次试验所需血标本量减少为 2～3 ml，每次试验所需时间缩短为 2.0～2.5 h。

## 二、原理

当外界环境中的过敏原首次进入过敏体质患者体内后，机体产生针对该过敏原的特异性的 IgE 抗体。由于人气道黏膜下的肥大细胞和外周血嗜碱性粒细胞表面存在 IgE 的 Fc 受体，因此，过敏原特异性的 IgE 抗体（又名亲同种细胞抗体）便吸附在肥大细胞和嗜碱性粒细胞表面，此时，人体即对该过敏原处于"致敏状态"。当同种过敏原再次进入人体，便与外周血嗜碱性粒细胞表面的 IgE 的 Fc 段受体结合，导致嗜碱性粒细胞脱颗粒，释放出组胺等介质，引起 I 型过敏反应。由于人外周血白细胞中的组胺几乎全部储存在嗜碱性粒细胞胞质的异染颗粒中，嗜碱性粒细胞是人外周血中唯一可因细胞表面过敏原与 IgE 抗体结合而释放出组胺的效应细胞。当取自过敏症患者的嗜碱性粒细胞（包含在分离后的白细胞或未经分离的全血细胞中）在体外与相应的过敏原共同孵育时，在有钙离子存在的条件下，嗜碱性粒细胞内储存的组胺便释放到细胞外。应用荧光法（或同位素法）测定全血标本中的总组胺量和释放到细胞外的组胺量，便可判断该患者是否对该过敏原过敏及其过敏程度（殷凯生 1983）。

## 三、评价

### （一）优点

①由于引起支气管哮喘急性发作的 I 型过敏反应，不仅仅与外周血中循环的 IgE 抗体水平有关，也与致敏的（表面结合有过敏原特异性 IgE 抗体的）肥大细胞和嗜碱性粒细胞在相应过敏原刺激下释放炎症介质的能力及靶器官（如支气管）对这些介质的反应性有关。从这个意义上看，本试验比单纯测定外周血中 IgE 抗体含量的放射性变应原吸附试验（radioallegrosorbent test，RAST）和酶联免疫吸附试验（enzyme linked immunosorbent assay，ELISA）更能反映机体对环境中过敏原反应的程度。②一种放射性同位素 - 酶测定组胺的方法建立，最大的优点是不需要进行组胺的提取和纯化，可以直接进行测定，且用血量极少。

### （二）缺点

①供本试验检测用的血标本必须新鲜，不能长期保存和运输；②需要专门的仪器设备，并且所用的仪器和试剂都非常昂贵；③操作仍较烦琐。不过，目前国外已有全自动化检测系统。

## 第三节　嗜碱性粒细胞活化试验

### 一、嗜碱性粒细胞活化

嗜碱性粒细胞由 $CD34^+$ 的多能干细胞分化而来，迁移至骨髓中成熟，在外周血白细胞中占不到 1%，其胞质中含有嗜碱性颗粒，可贮存并释放大量的组胺、IL-4 和 IL-3，以及大量的白三烯 C4 及 L1、B4。嗜碱性粒细胞是参与过敏反应的效应细胞之一。当受到特定变应原刺激后，嗜碱性粒细胞活化，从而启动脱颗粒及合成新介质，其中嗜碱性粒细胞脱颗粒后会释放出组胺、趋化因子、肝素等介质；同时嗜碱性粒细胞膜磷脂降解，继而释放花生四烯酸（潘庆军和刘渊 2009）。

### 二、嗜碱性粒细胞活化试验及流式细胞术

嗜碱性粒细胞活化时，其表面的一些分子发生变化，从而可以采用流式细胞术加以分析。采用基于单克隆抗体技术的流式细胞术分析嗜碱性粒细胞活化情况，从而精确分析出嗜碱性粒细胞活化数量及功能状态，以期为过敏性疾病的诊断提供客观准确的依据。与体内试验的皮肤点刺试验相比，流式细胞术具有特异、高效、安全、省时的优势；与组胺释放试验等体外试验相比，嗜碱性粒细胞活化试验具有准确、简单易行的优点，所以说流式细胞术可作为研究过敏性疾病的又一新型手段。采用流式细胞术分析嗜碱性粒细胞活化以 CD63 及 CD203 较为敏感，近几年研究较多（杨静 2006；张皓月等 2014）。

#### （一）CD63 相关性检测

在检测针对梯牧草花粉及屋尘螨过敏的哮喘及鼻炎患者血清后发现，嗜碱性粒细胞中 CD63 的表达水平与白三烯及组胺的释放水平相关，同时显示 CD63 表达的特异性为 98.4%，敏感性为 93.3%。

通过对 IgE 介导的食物过敏患者的血清进行检测后发现，嗜碱性粒细胞受刺激后除特异性表达 CD63 外，还同时可检测到 LTC4 的释放，且二者特异性和敏感性良好，因此可推测 CD63 与 LTC4 可作为 IgE 介导的食物过敏的客观诊断指标。此两项指标同样适用于橡胶过敏患者。

在药物过敏反应中，肌松药过敏患者嗜碱性粒细胞激活后表达 CD63，敏感性达 54%，特异性达 100%。在 β- 内酰胺类过敏患者中，嗜碱性粒细胞活化后表达 CD63 的特异性与敏感性分别为 93.3%、50%，欲进一步提高诊断率，可联合 CAP 对 IgE 抗体进行检测。而在青霉素过敏患者中，嗜碱性粒细胞活化后 CD63 的特异性与敏感性分别为 93.33%、65.12%，若想进一步提高阳性率，可采用 FAST、RAST 和 ELISA 联合测定 sIgE、sIgG 与 CD63 含量，最终测得阳性率为 90.7%。针对麻醉药物过敏患者，可联合利用 CD63 和 CD203c 表面分子对患者的过敏情况进行评估，与组胺释放试验相比，CD203c 的敏感性为 36%，CD63 的敏感性达 79%，组胺释放试验敏感性达 64%，三项指

标的特异性均达到 100%（Binder et al. 2002；Boumiza et al. 2003；Sanz et al. 2003）。

### （二）CD203c 相关性检测

对过敏性体质患者研究发现，嗜碱性粒细胞在激活状态下，CD203c 相较 CD63 而言，表达的敏感性及特异性均升高。CD203c 可作为诊断对昆虫毒液过敏的重要指标。新近发现，在重组过敏原的刺激下，嗜碱性粒细胞表面 CD203c 的表达水平可显著提高。而 CD203c 不宜作为青霉素过敏患者的诊断指标。CD63 和 CD203c 在对致敏患者进行变应原激发后，其迅速上调表明其可作为嗜碱性粒细胞活化的特定标记。专一性 IgE 的测定与特异性 IgE 的测定相比特异性却更高。尽管流式细胞术相当复杂、昂贵，但是相对于过敏反应或是矛盾的测试结果来说，流式细胞术还可提供额外的信息辅助分析，是一种很好的替代手段（Hauswirth et al. 2002；Kahlert et al. 2003）。

## 三、其他分子相关性检测

CRTH2 由于仅特异性地表达在嗜碱性粒细胞与嗜酸性粒细胞表面，故可与 CD4 联合以检测急慢性变应性鼻炎患者血浆中嗜碱性粒细胞的活化率，从而揭示变应性鼻炎的发作机制。正因为 CRTH2 与 PGD2 在过敏性疾病中具有良好的相关性，以及 CRTH2 在迟发型超敏反应中担任重要角色，可通过检测慢性过敏性疾病患者的 CRTH2，从而达到对迟发型超敏反应诊断的目的，以便为进一步治疗提供客观、准确的实验室依据。同时，通过对接触性超敏反应特别是慢性过敏性皮炎患者研究后发现，CRTH2 作为 PGD2 的受体，在超敏反应发生过程中起到了重要作用，所以说研究 CRTH2 分子拮抗剂，可有效地从发生机制上阻断过敏反应的发生，为接触性超敏反应提供针对性强的干预性治疗手段。CCR3 分子目前已成为干预过敏性鼻炎的靶分子，其可以与 α2 巨球蛋白、ECP 及类胰蛋白酶联合，监控季节性过敏性鼻炎患者病情，评价 CCR3 与 H₁ 受体拮抗剂干预过敏性鼻炎的效果，从而达到治疗此疾病的目的。而 CCR3 对于过敏性结膜炎的研究目前仅限于动物模型，试验在安慰剂与 CCR3 拮抗剂的基础上，利用流式细胞术证明了 CCR3 与过敏性结膜炎具有相关性（Monneret et al. 2002；Boehme et al. 2008；Greiff et al. 2010）。

CD69 在过敏性鼻炎患者外周血 NK 细胞中可显著升高，揭示了 T 淋巴细胞及单核细胞在过敏性鼻炎发生过程中的作用。根据其在嗜酸性高反应性气道炎症性疾病中扮演着重要的角色，证实了 CD69 可作为治疗过敏性鼻炎的又一靶向分子。CD69 与 CD107a 是 T 淋巴细胞活化的标志物，因此，在迟发型药物变态反应中证实其具有良好的相关性、敏感性与特异性。通过检测银屑病患者治疗前后外周血中 CD13 后发现，CD13 与银屑病情变化有一定关系，但在其他过敏性疾病中的研究还未见报道（Miki-Hosokawa et al. 2009；Nejad et al. 2013）。

无论是近期发现的嗜碱性粒细胞识别抗原 CRTH2（DP2，表达在 Th2 细胞的趋化受体同源分子），还是活化抗原 CD13、CD164（表达类似 CD203c）和 CD107a（与 CD63 表达同步），被应用于流式细胞术中辅助过敏性疾病的诊断的价值仍待进一步探讨。

## 四、方法

在 100 μl 肝素化血液中加入 20 μl 含或不含刺激剂的缓冲液，在 37℃下孵育 10 min。将过敏原、具有趋化作用的多肽及抗 IgE 抗体作为阳性对照，缓冲液组作为阴性对照。置于冰箱冷却 5 min，终止嗜碱性粒细胞脱颗粒。随后，细胞与被 PE 标记的抗 IgE 抗体及被异硫氰酸荧光素（FITC）标记的抗 CD63 抗体结合。经红细胞裂解和洗涤后，采用流式细胞仪对嗜碱性粒细胞的活化进行评估，从而量化嗜碱性粒细胞的活化程度。活化程度通常用嗜碱性粒细胞活化率（SI）来表示，即活化的嗜碱性粒细胞占全部嗜碱性粒细胞的比率，一般认为 SI ≥ 2 或者考虑到非特异性激活的因素，认为绝对嗜碱性粒细胞活化率 ≥ 5 时嗜碱性粒细胞活化。迄今为止，在文献中报道的大多数涉及嗜碱性粒细胞的研究都仅采用荧光标记的 IgE 抗体和利用 CD63 的上调捕获的嗜碱性粒细胞，从而从嗜碱粒细胞活化方面评估过敏反应。当然许多问题仍有待解决，如优化测试的分析性能，检查分析前条件，设定最优的门控，引入新的运算法和参数，引进 IgE 抗体的控制及寻找新的活化标志物（Sanz et al. 2001；Sanz et al. 2002）。

## 五、结语

流式细胞术在过敏性疾病诊断方面虽已做过一定研究，但仍存在有待解决的问题。首先，嗜碱性粒细胞仅参与由 IgE 介导的过敏反应，并不涉及非 IgE 介导途径引发的过敏反应，故仍有一定缺陷。其次，在标本保存方面，对于存放环境、存放时间并没有达到标准化，即时、4 h、6 h、12 h，甚至 24 h 均有涉及，究竟存放条件对试验结果的影响程度有多大，最佳条件是什么仍有待探讨。在检材处理方面，若采用全血法，血清成分会对检测结果产生干扰；若采用嗜碱性粒细胞分离法，则存在细胞成分损失及体外激活的隐患。在检测结果分析方面，有文献报道由 IgE 介导的嗜碱性粒细胞的激活案例中，5% ～ 10% 并未出现特异性活化指标的上调，以致影响检测的灵敏度与特异性，通过进一步分析得知，这种无应答状态可能只是暂时的，应排除其他干扰因素后重新检测即可。最后，在检测指标方面，嗜碱性粒细胞特异性的活化指标仍在进一步探索与确认中，近年来新活化抗原的发现，如 CD123、HLA-DR、CRTH2 等，应用流式细胞术分析嗜碱性粒细胞活化试验的价值仍需探讨。

嗜碱性粒细胞活化试验在诊断过敏性疾病、判断免疫治疗效果、评估疾病风险中有着重要的临床价值，而流式细胞术分析嗜碱性粒细胞活化试验则有助于更加全面、准确地认识过敏性疾病，同时也弥补了过敏性疾病实验室诊断方面的不足，为过敏性疾病的研究、诊断、治疗提供了全新的视角与强有力的手段。

（李全生　魏庆宇　李欣泽）

## 参 考 文 献

李明华，殷凯生，蔡映云.2005.哮喘病学.2 版.北京：人民出版社：245-253.

潘庆军，刘渊.2009.嗜碱性粒细胞在过敏和免疫反应中的研究进展.中国免疫学杂志，25(7): 671-673.

杨静 . 2006. 青霉素过敏病人特异性 IgE-IgG 及嗜碱性粒细胞 CD63-CD203c 水平的变化 . 郑州 : 郑州大学 : 1-125.

殷凯生 . 1983. 嗜碱细胞组胺释放试验 . 南京医学院学报，3(1): 57-59.

殷凯生 . 1995. 哮喘病的治疗 . 南京 : 南京大学出版社 : 67-82.

张皓月，侯养栋，高彩荣，等 . 2014. 流式细胞术分析嗜碱性粒细胞活化试验在过敏性疾病诊断中的应用 . 中国医药导报，
　　11(10): 164-168.

Binder M., Fierlbeck Q., King T., et al. 2002. Individual hymenoptera venom compounds induce upregulation of the basophil
　　activation marker ectonucleotide pyrophosphatase/phosphodiesterase 3(CD203c)in sensitized patients. Int Arch Allergy
　　Immunol, 129(2): 160-168.

Boehme S. A., Franz-Bacon K., Chen E. P., et al. 2008. A small molecule CRTH2 antagonist inhibits FITC-induced allergic
　　cutaneous inflammation. Int Immunol, 21(1): 81-93.

Boumiza R., Monneret Q., Forissier M. F., et al. 2003. Marked improvement of the basophil activation test by detecting CD203c
　　instead of CD63. Clin Exp Allergy, 33(2): 259-265.

Gmaboa P. M., Sanz M. L., Cbaallero M. R., et al. 2003. Use of CD63 expression as a marker of in vitro basophil activation and
　　lekuotriene determination in metamizol allergic patients. Allergy, 58(4): 312-317.

Greiff L., Ahlstrm-Emanuelsson C., Bahl A., et al. 2010. Effects of a dual CCR3 and H1-antagonist on symptoms and eosinophilic
　　inflammation in allergic rhinitis. Respir Res, 11: 17.

Hauswirth A. W., Natter S., Ghannadan M., et al. 2002. Recombinant allergens promote expression of CD203c on basophils in
　　sensitized individuals. J Allergy Clin Immunol, 110(1): 102-109.

Kahlert H., Cromwell O., Fiebig H. 2003. Measurement of basophil-activating capacity of grass pollen allergens, allergoids and
　　hypoallergenic recombinant derivatives by flow cytometry using anti-CD203c. Clin Exp Allergy, 33(9): 1266-1272.

Lichtenstein L. M., Osler, A. G. 1964. Studies on the mechanisms of hypersensitivity phenomena. IX. Histamine release from
　　human leukocytes by ragweed pollen antigen. J. Exp. Med., 120(4): 507-530.

Miki-Hosokawa T., Hasegawa A., Iwamura C., et al. 2009. CD69 controls the pathogenesis of allergic airway inflammation. J
　　Immunol, 183(12): 8203-8215.

Monneret G., Benoit Y., Debard A. L., et al. 2002 Monitoring of basophil activation using CD63 and CCR3 in allergy to muscle
　　relaxant drugs. Clin Immunol, 102(2): 192-199.

May C. D., Lyman M., Alberto R., et al. 1970. Procedures for immunochemical study of histamine release from leukocytes with
　　small volume of blood. J Allergy, 46(1): 12-20.

Nejad M. M., Salehi E., Mesdaghi M. 2013. Increased expression of CD69 antigen on human peripheral blood natural killer cells in
　　patients with allergic rhinitis. Iran J Allergy Asthma Immunol, 12(1): 68-74.

Sanz M. L., Gamboa P. M., Antepara I., et al. 2002. Flow cytometric basophil activation test by detection of CD63 expression in
　　patients with immediate-type reactions to betalactam antibiotics. Clin Exp Allergy, 32(2): 277-286.

Sanz M. L., Sanchez G., Gamboa P. M., et al. 2001. Allergen-induced basophil activation: CD63 cell expression detected by flow
　　cytomerty in patients allergic to Dermatophagoides pteronyssinus and Lolium perenne. Clin ExP Allergy, 31(7): 1007-1013.

Siraganian R. P., Brodsky M. J. 1976. Automated histamine analysis for in vitro allergy testing. I. A method utilizing allergen-
　　induced histamine release from whole blood. J Allergy Clin Immunol, 57: 525.

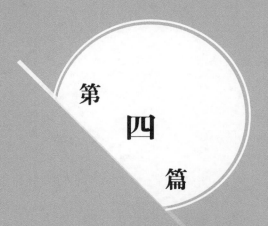

第四篇

抗组胺药物及其在过敏性疾病中的作用

# 第十九章　组胺及抗组胺药物概述

## 第一节　组　　胺

组织胺（histamine）简称组胺，是一种自体活性物质，主要参与炎症和过敏反应。1907年，Barger 和 Dale 首次合成了组胺。随后，1910 年人们再次发现组胺与支气管哮喘间的关系。1932 年最终确定组胺是变态反应的主要介质。直至 1937 年组胺与变态反应的关系被最终确定（Ayars and Altman 2016；Kuna et al. 2016）。

组胺广泛存在于动、植物体内。在人体，组胺普遍分布于除骨与软骨以外的各种组织。组胺在体内大部分呈无活性的结合状态，仅有小部分呈有活性的游离状态。人体内组胺主要有 3 个来源：①肥大细胞和嗜碱性粒细胞是组胺的主要来源，尤其是肥大细胞遍布于多种组织器官中，因此对组胺的来源意义重大；②消化道中的类肠嗜铬细胞瘤；③大脑中的组胺能神经。当机体受到创伤和过敏原等外界刺激后，组胺随即便以活化的形式释放到细胞外，通过与靶细胞上的组胺受体相结合，参与炎症或变态反应。目前已发现，组胺受体有 5 个亚型：$H_1$、$H_2$、$H_3$、$H_4$ 和 $H_5$ 受体亚型，且均为 G 蛋白耦联受体。组胺受体的分布及功能见表 4-19-1。其中，$H_1$、$H_2$ 受体主要分布于突触后膜，$H_3$ 受体主要分布于突触前膜，$H_4$ 受体主要分布于造血干细胞，尤其是在嗜酸性粒细胞、嗜碱性粒细胞和肥大细胞中，$H_5$ 受体存在于细胞内，但目前其功能不明，尚未定类。总体而言，组胺与其靶细胞膜上的组胺受体结合，产生的生物学效应主要分为 3 个方面，即免疫防御功能、调节腺体分泌功能和调节微循环功能（杨宝峰和陈建国 2015）。

**表 4-19-1　组胺受体的分布与功能**

| 受体 | 分布 | 效应 | 激动剂 | 拮抗剂 |
| --- | --- | --- | --- | --- |
| $H_1$ | 支气管、胃肠、子宫平滑肌、皮肤血管、毛细血管 | 收缩/扩张血管、增加通透性、水肿 | 2-甲基组胺苯 | 海拉明、氯苯那敏异丙嗪 |
| $H_2$ | 心房、房室结 | 增加收缩、减慢传导 | 英普咪定 | 西咪替丁 |
| | 心室、窦房结 | 增加收缩、加快心率 | 雷尼替丁 | |
| | 中枢 | 觉醒 | | |
| | 胃壁细胞 | 胃酸分泌 | | |
| | 血管 | 舒张 | | |
| $H_3$ | 突触前膜 | 抑制组胺合成和释放 | α-甲基组胺 | 氨砜拉嗪 |
| | 组胺能神经末梢 | 负反馈调节 | | |
| | 心耳 | 负性肌力 | | |
| $H_4$ | 造血干细胞 | 促进炎症反应 | 布立马胺 | 氨砜拉嗪 |

## 第二节　抗组胺药物

随着对组胺在变应性疾病中所起作用的认识逐渐加深，抗组胺药物的应用已受到人们的广泛重视。自从 20 世纪 30 年代开始研究抗组胺药物，1942 年第 1 个应用于人体的抗组胺药物 antegan（即赛庚啶）问世，到目前已有超过 40 种抗组胺药物进入临床应用。根据抗组胺药物的药理特性和副作用，抗组胺药物可分为第 1 代、第 2 代和第 3 代（表 4-19-2）。第 1 代抗组胺药为脂溶性，易透过血脑屏障，与位于中枢神经系统中组胺能神经元上的 $H_1$ 受体相结合，引起强烈的中枢镇静作用，损害认知和精神运动功能。代表性药物有苯海拉明、特非那定、马来酸氯苯那敏、羟嗪、氯马斯汀、异丙嗪等。该类药物半衰期短，口服 2～4 次 /d，不利于患者每日服用；同时由于该类药物的中枢抑制作用，不适合驾驶人员、精密仪器操作人员及高空作业工人使用。因此，对这类抗组胺药物的应用已经很少。为了克服第 1 代抗组胺药物所引起的副作用，20 世纪 80 年代后陆续合成了一组新的抗组胺药物，即第 2 代抗组胺药。代表性药物包括氯雷他定、咪唑斯汀和西替立嗪（西替利嗪）等。该类药物非脂溶性，不易透过血脑屏障，且对 $H_1$ 受体具有高选择性，因而其对中枢的抑制作用明显减弱，又被称为非镇静性抗组胺药。该类药物作用时间长，口服 1 次 /d 或 2 次 /d，方便服药。但该类药物具有明显的心脏毒性，尤其是特非那定和阿司咪唑因引起致死性心律失常而被市场淘汰。因此于 20 世纪 90 年代第 3 代抗组胺药物很快问世，其中大部分为第 2 代抗组胺药的代谢产物或单一的旋光异构体，成功克服了第 1 代和第 2 代抗组胺药物的不良反应。代表性药物有非索非那定、地氯雷他定、左西替利嗪等。该类药物与其他药物相互作用小，对 $H_1$ 受体选择性高，不良反应更少，不会造成心脏组织的损害。因此，第 3 代抗组胺药物已成为世界抗过敏药物市场销售量增长最快的药物（殷凯生等 2012）。

**表 4-19-2　抗组胺药物分类与特点**

| 分类 | 第 1 代抗组胺药 | 第 2 代抗组胺药 | 第 3 代抗组胺药 |
| --- | --- | --- | --- |
| 代表药物 | 苯海拉明、马来酸氯苯那敏、特非那定、异丙嗪等 | 氯雷他定、西替利嗪、咪唑斯汀、阿司咪唑等 | 地氯雷他定、左西替利嗪、去甲阿司咪唑等 |
| 药代动力学 | 起效快，半衰期短，作用时间短（3～6 h），须多次给药（2～4 次 /d），用药剂量较大 | 起效快，半衰期较长，作用时间长（> 24 h），服药次数减少（1 次 /d 或 2 次 /d），用药剂量相对较小 | 起效快，半衰期较长，作用时间长（> 24 h），服药次数减少（1 次 /d 或 2 次 /d），用药剂量小 |
| 血脑屏障 | 脂溶性，易透过血脑屏障，具有强烈的中枢抑制作用，禁用于驾驶人员、精密仪器操作人员及高空作业工人 | 非脂溶性，不易透过血脑屏障，中枢抑制作用减弱，但具有明显的心脏毒性 | 大部分为第 2 代抗组胺药的代谢产物或单一的旋光异构体，中枢抑制作用减弱，也无明显的心脏毒性 |
| 受体特异性 | 与 $H_1$ 受体结合特异性差，部分能够与胆碱能受体和 α 肾上腺能受体结合，导致黏膜干燥、瞳孔散大、心动过速、便秘、尿潴留等副作用 | $H_1$ 受体选择性强，仅有很小或无抗胆碱能作用，但能与胃幽门部 $H_1$ 受体结合，加快胃排空，增加食欲和体重 | $H_1$ 受体选择性强，拮抗作用强，副作用少 |

续表

| 分类 | 第 1 代抗组胺药 | 第 2 代抗组胺药 | 第 3 代抗组胺药 |
|---|---|---|---|
| 特点 | 价格便宜，药理作用广泛，止痒、抗过敏效果良好，疗效确切，但中枢抑制作用明显，副作用较多 | 服药方便，不易产生耐药性，起效快，但价格较高，心脏毒性强，加快胃排空 | 作用时间长，服药方便，无或极少有中枢抑制作用和心脏毒性，疗效强，不良反应少 |

　　按照化学结构抗组胺药物主要分为六大类：乙醇胺类、酚（吩）噻嗪类、乙二胺类、烷基胺类、哌嗪类和哌啶类（表 4-19-3）。

表 4-19-3　抗组胺药物按化学结构分类与作用

| 分类（化学结构） | | 药物 | 持续时间（h） | 镇静催眠 | 防晕止吐 | 主要作用 |
|---|---|---|---|---|---|---|
| 第 1 代 | 乙醇胺类 | 苯海拉明（Diphenhydramine） | 4～6 | +++ | ++ | 皮肤黏膜过敏、晕动病 |
| | | 茶苯海明（Dimenhydrinate） | 4～6 | +++ | +++ | 晕动病 |
| | 吩噻嗪类 | 异丙嗪（Promethazine） | 6～12 | +++ | ++ | 皮肤黏膜过敏、晕动病 |
| | 乙二胺类 | 曲吡那敏（Pyribenzamine） | 4～6 | ++ | | 皮肤黏膜过敏 |
| | 烷基胺类 | 氯苯那敏（Chlorpheniramine） | 4～6 | + | | 皮肤黏膜过敏 |
| | 哌嗪类 | 布可利嗪（Buclizine） | 16～18 | + | +++ | 防晕止吐 |
| | | 美可洛嗪（Meclizine） | 12～24 | + | +++ | 防晕止吐 |
| | 哌啶类 | 赛庚啶（Cyproheptadine） | 3 | ++ | | 过敏、偏头痛（抗 5-HT） |
| | | 苯茚胺（Phenindamine） | 6～8 | ± | ― | 皮肤黏膜过敏 |
| 第 2 代 | 烷基胺类 | 阿伐斯汀（Acrivastine） | 4～6 | ― | ― | 皮肤黏膜过敏 |
| | 哌嗪类 | 西替利嗪（Cetirizine） | 12～24 | ± | ― | 皮肤黏膜过敏、慢性荨麻疹、异位性皮炎（作用强） |
| | 哌啶类 | 左卡巴斯汀（Levocabastine） | 6 | ― | ― | 过敏性鼻炎、结膜炎 |
| | | 特非那定（Terfenadine） | 12～24 | ― | ― | 过敏性鼻炎，急、慢性荨麻疹 |
| | | 阿司咪唑（Astemizole） | >24 | ― | ― | 过敏性鼻炎、过敏性结膜炎、慢性荨麻疹 |
| | | 依巴斯汀（Ebastine） | 12～24 | ± | ― | 过敏性鼻炎、特发性慢性荨麻疹 |
| | 三环二苯氮䓬类 | 氮䓬司汀（Azelastine） | 12～24 | ± | ― | 支气管哮喘、过敏性鼻炎 |
| | 三环类 | 氯雷他定（Loratadine） | >24 | ― | ― | 过敏性鼻炎、慢性荨麻疹 |
| 第 3 代 | 哌啶类 | 非索非那定（Fexofenadine） | 18～24 | ― | ― | 季节性过敏性鼻炎、慢性特发性荨麻疹 |
| | 哌嗪类 | 左西替利嗪（Levocetirizine） | 24 | ± | ± | 过敏性鼻炎、慢性特发性荨麻疹 |
| | 三环类 | 地氯雷他定（Desloratadine） | >24 | ― | ― | 过敏性鼻炎、慢性荨麻疹 |

　　注：表中 +、- 表示作用及强度

　　常用抗组胺药物主要参考殷凯生等（2012）的文献。

### 1. 苯海拉明 Diphenhydramine

【商品名或别名】苯那君、苯那坐尔、二苯安明、二苯甲氧乙胺、可他敏、盐酸苯海拉明、枸橼酸苯海拉明。

【分类】化学：乙醇胺类。治疗学：H$_1$ 受体阻滞剂。妊娠分类：B。

【指征和剂量】①皮肤过敏性疾病：如荨麻疹、虫咬皮疹、药疹、接触性皮炎等。②过敏性鼻炎、支气管哮喘、花粉症。③妊娠呕吐、内耳眩晕、晕动病、失眠等。④预防输血及血液代用品引起的变态反应。⑤帕金森病和药物引起的锥体外系反应。

口服：抗过敏，每次 25 ～ 50 mg，每日 2 ～ 3 次，饭后服。肌内注射或静脉注射：10 ～ 20 mg，每日 2 次。

【剂型】片剂：12.5 mg、25 mg、50 mg。糖浆：200 mg/100 ml。注射剂：每支 10 mg/ml、20 mg/ml。霜剂：1%、2%。

【作用机制】阻滞组胺对血管、胃肠道和支气管平滑肌的收缩作用，同时对中枢神经系统有较强的抑制，故有镇静作用和轻微的阿托品样作用。

【禁忌证】①重症肌无力者禁用。②对本品成分及其他乙醇胺药物过敏者禁用。③孕妇、哺乳期妇女、新生儿及早产儿忌用。④青光眼、前列腺肥大、膀胱梗阻、肠梗阻和幽门十二指肠梗阻患者忌用。⑤低血压、高血压、心悸、支气管哮喘发作、心血管疾病、甲状腺功能亢进患者慎用。⑥如驾驶员、高空作业者、危险操作者慎用。

【相互作用】苯海拉明与氨基糖苷类抗生素等有耳毒性的药物合用时，可掩盖或增强乙醇和其他镇静催眠药、阿片类镇痛药的中枢抑制作用，单胺氧化酶抑制药可增强本药的抗胆碱作用。

【不良反应】①常见有：表情呆滞、嗜睡、注意力不集中、疲乏、头晕、头昏，也有恶心、呕吐、食欲不振。②少见的有：幻觉、幻想、夜间视力下降、实体视觉降低、出现锥体外系症状或皮疹。③过量的表现有：呕吐、眩晕、惊厥、皮肤青紫、昏迷甚至呼吸衰竭。中毒时可出现类似阿托品中毒样的严重谵妄，并伴有锥体外系症状，可用氯氮䓬（利眠宁）和输液作对症治疗。

【注意事项】①支气管哮喘患者服苯海拉明后可能使痰液黏稠，不易咳出而加重呼吸困难，应予重视。②长期应用本药可能引起溶血或造血功能障碍，尤其不宜长期注射用药。③苯海拉明如与催眠、镇静、安定类药物合用，或同时饮酒可加重中枢抑制作用，应予避免。④超剂量服用可引起昏睡、心悸、肌震颤、视力模糊、精神错乱甚至惊厥等中毒反应，应予洗胃、给氧、控制惊厥等措施。⑤老年人用药后容易发生长时间的呆滞或头晕等。⑥肾功能衰竭时，给药的间隔时间应延长，本品的镇吐作用可给某些疾病的诊断造成困难，如阑尾炎和有些药源性中毒等。

### 2. 茶苯海明 Dimenhydrinate

【商品名或别名】茶苯醇胺、乘晕宁、晕海宁、捉迷明、曲拉明、Dramamine、Diphenhydramine、Teoclate、Amosyt、Andumine。

【分类】化学：乙醇胺类。治疗学：H$_1$ 受体阻滞剂。妊娠分类：B。

【指征和剂量】主要用于防治晕动病,适用于防治晕动时的恶心、呕吐,也用于防治放射病、术后的呕吐、药源性恶心和呕吐,以及妊娠呕吐;梅尼埃病和其他迷路内耳眩晕疾病所致恶心与眩晕的对症治疗;偶用于皮肤黏膜的过敏性疾病。

①预防晕动病:50 mg/ 次,于乘车、船、飞机前 0.5 ~ 1 h 服用,必要时可重复一次。

②抗过敏:成人,50 mg/ 次,2 ~ 3 次 / 日,每日用量不能超过 300 mg;小儿 1 ~ 6 岁,12.5 ~ 25 mg/ 次,2 ~ 3 次 / 日,每日用量不能超过 150 mg;7 ~ 12 岁,25 ~ 50 mg/ 次,2 ~ 3 次 / 日,每日用量不能超过 200 mg。

【剂型】片剂:每片 25 mg、50 mg。

【作用机制】①抗组胺:可与组织释放出来的组胺竞争效应细胞上的 $H_1$ 受体,拮抗组胺的过敏作用。②防治晕动病、镇吐:机理尚未阐明,可能与中枢性的抗胆碱作用有关;可减少前庭的兴奋和抑制迷路的功能,阻断前庭核区胆碱能突触的兴奋性迷路冲动,又可能与作用在延髓催吐化学感受器的触发区有关。

【禁忌证】①孕妇、新生儿及早产儿禁用。②对其他乙醇胺类药物过敏者禁用。③老年人慎用。

【相互作用】①茶苯海明与乙醇或其他镇静催眠药合用时,具有协同作用,应避免同时服用;②本品能短暂影响巴比妥类和磺胺醋酰钠等类药物的吸收;③本品与对氨基水杨酸钠同用时,后者的血药浓度降低;④如与其他药物同时使用可能会发生药物相互作用,详情请咨询医师或药师。

【不良反应】与苯海拉明同。

【注意事项】①与食物或牛奶同服,可减少药物对胃的刺激。②服用本品期间禁止饮酒,并禁止与其他中枢神经抑制药及三环类抗抑郁药同服。③驾驶车、船,操作机器设备及高空作业者工作时禁用。

**3. 氯苯那敏 Chlorpheniramine**

【商品名或别名】马来酸氯苯那敏、扑尔敏、氯屈米通、马来那敏。

【分类】化学:烷基胺类。治疗学:抗组胺药。妊娠分类:B。

【指征和剂量】用于各种过敏性疾病、虫咬、药物过敏等。与解热镇痛药配伍用于治疗感冒,还可预防输血反应。口服:成人,4 ~ 8 mg/ 次,每日 3 次;小儿,0.35 mg/(kg·d),分 3 ~ 4 次服用。肌内注射:5 ~ 20 mg/ 次。

【剂型】片剂:每片 4 mg。丸剂:每丸 2 mg。注射剂:每支 10 mg(1 ml)、20 mg(2 ml)。

【药动学】见表 4-19-4。

表 4-19-4 氯苯那敏药动学

| 给药途径 | 起始时间(min) | 峰值时间(h) | 维持时间(h) |
| --- | --- | --- | --- |
| 口服 | 15 ~ 60 | 3 ~ 6 | 6 |
| 肌内注射 | 5 ~ 60 | 3 ~ 6 | 6 |

【作用机制】有较强的竞争性阻断变态反应靶细胞上组胺 $H_1$ 受体的作用，故有较好的抗过敏作用；有一定的中枢抑制作用和抗胆碱作用，但比其他类型的传统抗组胺药为轻，故服药后的困倦感、口干、便秘、痰液变稠等反应较轻。

【禁忌证】①对本品过敏者禁用。②癫痫患者忌用。③婴幼儿、孕妇及哺乳期妇女慎用。④老年人慎用。⑤幽门梗阻、前列腺增生肥大、膀胱颈部梗阻、闭角性青光眼、甲状腺功能亢进及高血压患者慎用。⑥驾驶员、高空作业人员、机械操作者及参赛前的运动员不宜服用本药。⑦肝功能不良者亦不宜长期使用本药。

【相互作用】本药如与镇静药、催眠药或安定药同用，或同时饮用酒类可加深中枢抑制作用。本品可增强金刚烷胺、抗胆碱药、哌哌啶醇、吩噻嗪及拟交感神经药等的作用。奎尼丁和本品同用，其类似阿托品样的效应加剧。本品与三环类抗抑郁药同用时，可使后者增效。

【不良反应】本品的不良反应较轻。可有胸闷、咽喉痛、疲劳、虚弱感、心悸或皮肤瘀斑、出血倾向，但皆很少见。

【注意事项】①注射剂有刺激性，静脉注射过快可致低血压或中枢神经兴奋。②不宜与氨茶碱作混合注射。③有交叉过敏现象。

### 4. 曲吡那敏 Tripelennamine

【商品名或别名】去敏灵、扑敏宁、吡乍明、苄吡二胺、Pyribenzamine。

【分类】化学：乙二胺类。治疗学：$H_1$ 抗组胺药。妊娠分类：C。

【指征和剂量】用于过敏性皮炎、过敏性鼻炎、湿疹、荨麻疹、花粉症、哮喘及拔牙时局麻，也用于失眠、焦虑。

剂量：口服，成人：25 ～ 50 mg/ 次，3 ～ 4 次 / 日，饭后服，极量：600 mg/ 天；儿童：每日 5 mg/kg，分 4 ～ 6 次服用。肌内注射、静脉滴注：25 mg/ 次，2 次 / 日。

【剂型】片剂：每片 25 mg、50 mg。针剂：每支 25 mg/ml。

【禁忌证】①司机、高空作业等从事危险及精细作业者禁用。②青光眼患者慎用。③前列腺肥大患者慎用。

【不良反应】可引起眩晕、嗜睡、口干、头痛、恶心、肌肉震颤、感觉异常、瞳孔放大、皮疹、气喘及咳嗽等反应，能增加癫痫小发作患者的发作频率。

【注意事项】注射剂不可与氯霉素、苯巴比妥置于同一容器，以免产生化学性混浊。服药期间不可驾车或操作机器。

### 5. 安他唑啉 Antazolin

【商品名或别名】安他心、安他林、安苯咪啉、敌安、Imidamine。

【分类】化学：乙二胺类。治疗学：$H_1$ 抗组胺药。妊娠分类：C。

【指征和剂量】用于抗过敏，口服：100 mg，每日 3 次或每日 1 次。

【剂型】片剂：每片 100 mg。

【不良反应】长期服用可引起血小板减少性紫癜和粒细胞减少症。

【禁忌证】器质性心脏病及心输出量不足者慎用。

### 6. 异丙嗪 Promethazine

【商品名或别名】盐酸异丙嗪、非那根、抗胺荨、盐酸普鲁米近。

【分类】化学：吩噻嗪类。治疗学：抗组胺药。妊娠分类：B。

【指征和剂量】①皮肤黏膜的过敏：适用于长期的、季节性的过敏性鼻炎，血管运动性鼻炎，过敏性结膜炎，荨麻疹，血管神经性水肿，血液或血浆制品的过敏反应，皮肤划痕症。②晕动病：防治晕车、晕船、晕飞机。③用于麻醉和手术前后的辅助治疗，包括镇静、催眠、镇痛、止吐。④用于防治放射病性或药源性恶心、呕吐。

肌内注射时，成人用量：①抗过敏，25～50 mg，必要时 2 h 后重复，最高量不得超过 100 mg。②在特殊紧急情况下，可用灭菌注射，用水稀释至 0.25%，缓慢静脉注射。③止吐，12.5～25 mg，必要时每 4 h 重复一次。④镇静催眠，25～50 mg。

小儿常用量：①抗过敏，每次按体重 0.125 mg/kg 或按体表面积 3.75 mg/m$^2$，每 4～6 h 一次。②抗眩晕，睡前可按需给予，按体重 0.25～0.5 mg/kg 或按体表面积 7.5～15 mg/m$^2$。或一次 6.25～12.5 mg，每日 3 次。③止吐，每次按体重 0.25～0.5 mg/kg 或按体表面积 7.5～15 mg/m$^2$，必要时每 4～6 h 重复；或每次 12.5～25 mg，必要时每 4～6 h 重复。④镇静催眠，必要时每次按体重 0.5～1 mg/kg 或每次 12.5～25 mg。

【剂型】片剂：12.5 mg、25 mg。注射剂：每支 25 mg/1 ml、50 mg/2 ml。

【作用机制】①抗组胺作用：与组织释放的组胺竞争 H$_1$ 受体，能拮抗组胺对胃肠道、气管、支气管或细支气管平滑肌的收缩或挛缩，解除组胺对支气管平滑肌的致痉和充血作用。②止吐作用：可能与抑制了延髓的催吐化学感受区有关。③镇静催眠作用：可能由于间接降低了脑干网状上行激活系统的应激性。

【禁忌证】①对吩噻嗪类药高度过敏的人禁用。②慎用于下列情况：急性哮喘、膀胱颈部梗阻、骨髓抑制、心血管疾病、昏迷、闭角型青光眼、肝功能不全、高血压、胃溃疡、前列腺肥大症状明显者，幽门或十二指肠梗阻、呼吸系统疾病（尤其是儿童，服用本品后痰液黏稠，影响排痰，并可抑制咳嗽反射）、癫痫（注射给药时可增加抽搐的严重程度）、黄疸、各种肝病及肾功能衰竭、Reye 综合征（异丙嗪所致的锥体外系症状易与 Reye 综合征混淆）。应用异丙嗪时，应特别注意有无肠梗阻，或药物的过量、中毒等问题，因其症状体征可被异丙嗪的镇吐作用所掩盖。③孕妇在临产前 1～2 周应停用此药，哺乳期妇女需权衡利弊。④新生儿及早产儿禁用，儿童及老人慎用。

【相互作用】可干扰葡萄糖耐量试验和尿妊娠免疫试验。与乙醇或其他中枢神经抑制剂，特别是麻醉药、巴比妥类、单胺氧化酶抑制剂或三环类抗抑郁药同用时产生协同作用。与抗胆碱类药物尤其是阿托品合用时，能够增加抗毒蕈碱样效应。与降压药合用时，能够影响其降压效果。顺铂、巴龙霉素及其他氨基糖苷类抗生素、水杨酸制剂和万古霉素等耳毒性药与异丙嗪同用时，其耳毒性症状可被掩盖。不宜与氨茶碱混合注射。

【不良反应】小剂量时无明显副作用，但大量和长时间应用时可出现吩噻嗪类常见的副作用。①较常见的有嗜睡；较少见的有视力模糊或色盲（轻度）、头晕目眩、口鼻咽干燥、耳鸣、皮疹、胃痛或胃部不适感、反应迟钝（儿童多见）、晕倒感（低血压）、恶心或呕吐，甚至出现黄疸。②增加皮肤对光的敏感性，多噩梦、易兴奋、易激动、幻觉、中毒性谵妄，儿童易发生锥体外系反应。上述反应发生率不高。③心血管的不良反应很少见，可见血压增高，偶见血压轻度降低。白细胞减少、粒细胞减少症及再生不良性贫血则属少见。④用量过大时可产生抗毒蕈碱 M 受体反应和锥体外系反应。

【注意事项】①避免与度冷丁、阿托品多次合用；②服药期间避免驾驶车辆、高空作业和运动员参赛等。

### 7. 西替利嗪 Cetirizine

【商品名或别名】西替立嗪、二盐酸西替立嗪、盐酸西替利嗪、疾立静、仙特敏、赛特赞、西可韦、比特力、斯特林、Zyrtec、Cetrizet、Cetirizine Hydrochloride。

【分类】化学：哌嗪类。治疗学：抗组胺药。妊娠分类：C。

【指征和剂量】用于治疗季节性变应性鼻炎（过敏性鼻炎、花粉症）。对急性和慢性的皮肤、眼部、呼吸道等过敏反应均有较好的疗效，常用于过敏性鼻炎、皮炎、结膜炎、哮喘、荨麻疹等。

口服：成人每次 10 mg，每天 1 次。6 ～ 12 岁儿童每次 5 mg，每天 1 次。6 岁以下儿童，每天 0.2 mg/kg。

【剂型】片剂：每片 10 mg。

【药动学】见表 4-19-5。

表 4-19-5　西替利嗪药动学

| 给药途径 | 起始时间（min） | 峰值时间（min） | 维持时间（h） |
|---|---|---|---|
| 口服 | 30 | 30 ～ 60 | 10 |

【禁忌证】①对西替利嗪过敏、严重肝病、严重心脏病、心律失常、心电图异常（明显或可疑 QT 间期延长）或低钾血症者禁用。②孕期尤其是前 3 个月和哺乳期禁用。③ 12 岁以下儿童暂不推荐使用。

【相互作用】①不能与咪唑类抗真菌药、大环内酯类抗生素（如红霉素、竹桃霉素、克拉霉素或交沙霉素）同时使用。②在同时使用西咪替丁、环孢素和心痛定时应特别引起注意。乙醇和安眠药可加强西替利嗪的中枢抑制作用。

【不良反应】最常见不良反应是镇静、头痛、口干、疲乏和恶心。

【注意事项】①肾功能障碍者应适当减量。②超剂量使用可引起致死性心律失常。③对驾驶、高空作业、潜水等人员用药量应严格控制在安全范围内。④严重肝肾功能不全者、饮酒及经常服用安眠药的患者应慎用。

### 8. 氯雷他定 Loratadine

【商品名或别名】克敏能、开瑞坦、氯羟他定、克拉里定、怡邦、奥慧丰、可米、瑞孚、泰明可、星元佳、Claritine、Lisino、Fristamin。

【分类】化学：哌啶类。治疗学：抗组胺药。妊娠分类：B。

【指征和剂量】急性特发性荨麻疹、慢性特发性荨麻疹、花粉症、异位性皮炎、老年性瘙痒、神经性皮炎、尿毒症性瘙痒症等。

【剂型】片剂、胶囊：5 mg、10 mg。

【药动学】见表 4-19-6。

**表 4-19-6　氯雷他定药动学**

| 给药途径 | 起始时间（min） | 峰值时间（min） | 维持时间（h） |
|---|---|---|---|
| 口服 | 30 | 60～90 | 24 |

【禁忌证】对本品过敏者禁用。2 岁以下儿童不推荐使用。孕期及哺乳期妇女慎用。

【药物相互作用】①抑制肝药酶活性的药物，如大环内酯类抗生素、抗真菌药酮康唑等，可减缓本品的代谢，增加本品的血药浓度，有可能导致不良反应增加。②与其他中枢抑制药、三环类抗抑郁药合用或饮酒，可引起严重嗜睡。③单胺氧化酶抑制药可增加本品的不良反应。

【不良反应】①较少。偶有口干、头痛等。②偶见肝功能异常、黄疸、肝炎、肝坏死，肝功能受损者应减量。③罕见多形性红斑及全身过敏反应。

【注意事项】①皮试前 48 h 左右应中止使用本品。② 6 岁以下儿童服用本品的安全性及疗效目前尚未确定。③肝脏及肾脏功能不全者应减少用量。

### 9. 地氯雷他定 Desloratadine

【商品名或别名】呋必叮、信敏汀、恩理思、Clarinex。

【分类】化学：三环类。治疗学：抗组胺药（$H_1$ 受体阻滞剂）。妊娠分类：B。

【指征和剂量】用于缓解慢性特发性荨麻疹与常年性过敏性鼻炎的全身及局部症状。成人及 12 岁以上的青少年：口服，每日 1 次，每次 5 mg（一片）。

【剂型】片剂：每片 2.5 mg、5 mg。混悬剂：0.5 g（2.5 mg），1 g（5 mg）。糖浆：50 mg/100 ml

【药动学】见表 4-19-7。

**表 4-19-7　地氯雷他定药动学**

| 给药途径 | 起始时间（min） | 峰值时间（h） | 维持时间（h） |
|---|---|---|---|
| 口服 | 30 | 3 | 27 |

【禁忌证】对地氯雷他定及其他辅料过敏患者。

【相互作用】地氯雷他定与其他抗交感神经药或有中枢神经系统镇静作用的药合用会增强睡眠。

【不良反应】本品主要不良反应为恶心、头晕、头痛、困倦、口干、乏力，偶见嗜睡、健忘及晨起面部肢端水肿。

【注意事项】①在进行任何皮肤过敏性试验前 48 h，应停止使用本品。②肝损伤、膀胱颈阻塞、尿道张力过强、前列腺肥大、青光眼患者应遵医嘱用药。③孕妇及哺乳期妇女慎用。④ 12 岁以下的儿童及老年患者的疗效和安全性尚未确定。

### 10. 赛庚啶 Cyproheptadine

【商品名或别名】盐酸赛庚啶、偏痛定。

【分类】化学：哌啶类。治疗学：抗过敏药。妊娠分类：B。

【指征和剂量】适用于过敏反应所引起的各种疾病，如荨麻疹、湿疹、接触性皮炎、鼻炎、支气管哮喘等。还可用于原发性醛固酮增多症、肢端肥大症及库欣病。有报道赛庚啶可用于治疗流行性腮腺炎、小儿厌食、小儿喘息性支气管炎、闭经 - 泌乳综合征、倾倒综合征、偏头痛、肝病性瘙痒、内耳眩晕症。

口服，成人：每日 4 ～ 20 mg，分 3 ～ 4 次服；儿童：2 ～ 6 岁，每次 2 mg，每日 2 ～ 3 次；7 ～ 14 岁，每次 4 mg，每日 2 ～ 3 次。

【剂型】片剂：每片 2 mg、4 mg。

【作用机制】具有阻断组胺 $H_1$ 受体，轻、中度的抗 5- 羟色胺和抗胆碱作用，尚有增强食欲、止吐、抗晕、镇静、催眠效应，并能抑制下丘脑促肾上腺激素释放因子，亦有一定的降血糖作用。

【禁忌证】①青光眼、尿潴留、消化性溃疡、幽门梗阻者禁用。②新生儿及早产儿禁用。③对本品过敏者禁用。

【相互作用】①不宜与乙醇合用，因可增加其镇静作用。②不宜与中枢神经系统抑制药合用。③与吩噻嗪药物（如氯丙嗪等）合用可增加室性心律失常的危险性，严重者可致尖端扭转型心律失常。

【不良反应】嗜睡、口干、乏力、头晕、恶心等。

【注意事项】①服药期间应避免驾驶车辆及操作机器。②年老体弱者及两岁以下小儿慎用。③服药时避免用酒精饮料。

### 11. 咪唑斯汀 Mizollen

【商品名或别名】皿治林、咪唑斯定、Mizolastine。

【分类】化学：咪唑类。治疗学：抗过敏药。妊娠分类：C。

【指征和剂量】适用于成人或 12 岁以上的儿童所患的荨麻疹等皮肤过敏症状、季节性过敏性鼻炎及常年性过敏性鼻炎。

口服，成人（包括老年人）和 12 岁以上儿童：每日 1 次，每次 1 片（10 mg）。

【剂型】片剂：每片 10 mg。

【禁忌证】本药禁用于下列情况：①对本品任何一种成分过敏。②严重的肝功能损害。③与咪唑类抗真菌药（全身用药）或大环内酯类抗生素合用。④与已知可延长 QT 间期的药物合用，如Ⅰ类和Ⅲ类抗心律失常药。⑤晕厥病史。⑥严重的心脏病或有心律失常（心动过缓、心律不齐或心动过速）病史。⑦明显或可疑 QT 间期延长或电解质失衡，特别是低血钾。⑧严重心动过缓。

【相互作用】①不能与咪唑类抗真菌药（酮康唑）或大环内酯类抗生素（如红霉素、醋竹桃霉素、克拉霉素或交沙霉素）同时使用；②慎与西咪替丁、环孢素和心痛定合用。

【不良反应】①偶见：困意和乏力（通常为一过性的）、食欲增加并伴有体重增加。②罕见：口干、腹泻、腹痛（包括消化不良）或头痛。③极个别病例：低血压、迷走神经异常（可能引起晕厥）、焦虑、抑郁、白细胞计数降低、肝酶升高。④极罕见过敏反应、血管性水肿、全身性皮疹、荨麻疹、瘙痒和低血压。⑤有支气管痉挛及哮喘加重的报道。⑥与某些抗组胺药物合用时，曾观察到 QT 间期延长的现象，这会增加高危人群发生严重心律失常的风险。⑦极罕见血糖或电解质水平的轻微变化。⑧消化道不适，如恶心、呕吐和腹痛。

【注意事项】①有心脏病、心悸的患者慎用；② 12 岁以下的儿童、孕妇（尤其在孕期前 3 个月），以及哺乳期不建议使用；③驾驶员和进行复杂工作之前应检查个体反应。

### 12. 去氯羟嗪 decloxizine

【商品名或别名】克敏羟嗪、克喘嗪、盐酸去氯羟嗪、克喘羟嗪、克敏嗪、Rescupal、Decloxizine Hydrochloride。

【分类】化学：哌嗪类。治疗学：非茶碱类平喘药。妊娠分类：C。

【指征和剂量】可用于支气管哮喘、荨麻疹、皮肤划痕症和血管神经性水肿等。

口服：成人每次 25 ～ 50 mg，每日 3 次。儿童按每天每 1 kg 体重用药不超过 2 mg，3 岁以下婴儿可用氯苯那敏代替去氯羟嗪。

【剂型】片剂：每片 25 mg、50 mg。

【作用机制】有抗组胺及抗 5-羟色胺作用，也有镇静和镇咳作用，有支气管解痉作用，并有平喘作用。此外，去氯羟嗪尚有一定的抗胆碱作用。

【禁忌证】孕妇及哺乳期妇女。

【相互作用】本品具有镇痛及镇定作用，中枢神经抑制药可与去氯羟嗪合用能互相增强中枢抑制作用。去氯羟嗪与 β-受体兴奋剂、麻黄碱或氨茶碱等合用能增强平喘作用。乙醇与去氯羟嗪合用可互相增强中枢抑制作用。

【不良反应】偶有嗜睡、口干、痰液变稠、大便秘结、失眠等反应，停药后可消失。

【注意事项】①长期持续用药常可产生耐药性，故用药一段时间后应适当更换品种。但更换时不宜选择化学结构近似的药物，如羟嗪（安他乐）。②去氯羟嗪在治疗皮肤及呼吸道变态反应时，应在症状出现早期开始用药，不宜在发作后期用药。因去氯羟嗪为 $H_1$ 受体竞争剂，一旦组胺已经释放，去氯羟嗪并无直接拮抗组胺的作用。

### 13. 阿伐斯汀 Acrivastine

【商品名或别名】新敏乐、新敏灵、艾克维斯定、欣民立、阿化斯汀、Semprex、Duact。

【分类】化学：烷基胺类。治疗学：抗组胺药。妊娠分类：B。

【指征和剂量】用于组胺诱发的皮肤瘙痒、过敏性鼻炎、花粉症等，以及急慢性荨麻疹、皮肤划痕症、寒冷性荨麻疹等。

口服：成人和 12 岁以上儿童每次 8 mg，每日 2 次。

【剂型】胶囊：8 mg/粒。口服剂：2 mg/5 ml、4 mg/5 ml。

【禁忌证】①对阿伐斯汀或吡咯吡胺过敏者。② 12 岁以下儿童、孕妇、哺乳期妇女不宜使用。③肾功能损害者慎用。

【相互作用】可与乙醇及中枢神经抑制剂发生相互作用。

【不良反应】嗜睡罕见，偶见药疹。

【注意事项】同时饮酒或服用其他中枢神经系统抑制剂药物可增加本品的不良反应。服药期间不宜驾驶车辆、管理机器及高空作业。

### 14. 苯噻啶 Pizotifen

【商品名或别名】新度美安、sandomigran。

【分类】化学：哌啶类衍生物。治疗学：抗组胺药。妊娠分类：C。

【指征和剂量】主要用于先兆性和非先兆性偏头痛的预防与治疗，能减轻症状及发作次数。也可试用于红斑性肢痛症、血管神经性水肿、慢性荨麻疹、皮肤划痕症及房性、室性早搏等。

口服：每次 0.5 ~ 1 mg（1 ~ 2 片），1 日 1 ~ 3 次。为减轻嗜睡作用，第 1 ~ 3 日每晚服 0.5 mg（1 片），第 4 ~ 6 日每日中、晚各服 0.5 mg（1 片），第 7 天开始每日早、中、晚各服 0.5 mg（1 片）。如病情基本控制，可酌情递减剂量。每周递减 0.5 mg（1 片）到适当剂量维持。如递减后，病情发作次数又趋增加，再酌情增量。

【剂型】片剂：每片 0.5 mg

【禁忌证】①青光眼、前列腺肥大患者禁用。②驾驶员、高空作业工作者慎用。③青光眼、前列腺肥大患者及孕妇忌用。

【相互作用】本品不宜与单胺氧化酶抑制剂配伍，且能拮抗胍乙啶的降压作用。

【不良反应】服药后 1 ~ 2 周可出现嗜睡、乏力、体重增加，偶有恶心、头晕、口干、面红、肌肉痛等现象，继续服用后症状可减轻或消失。

【注意事项】长期使用应注意血象变化。

### 15. 苯茚胺 Phenindamine

【商品名或别名】治肤宁、抗敏胺、活肤宁、抗敏胺、酒石酸苯茚胺、Pernovin、Thephorin。

【分类】化学：哌啶类。治疗学：$H_1$ 受体阻滞剂。妊娠分类：C。

【指征和剂量】临床上用于荨麻疹、过敏性鼻炎及鼻窦炎、头痛、偏头痛、支气管哮喘、感冒初期症状（与解热镇痛药合用治疗感冒）、接触过敏或食物过敏等，亦可用于防治晕车、晕船。还可与其他治疗方法结合治疗帕金森病。本品也可配成软膏，局部涂搽以解除过敏性皮肤病的瘙痒，也可解除毒虫叮咬后的刺痛。

口服：成人，每次 25 ~ 50 mg，每天 2 ~ 3 次；儿童，每天 25 mg。

外用：5%，软膏涂患处。

【剂型】片剂：每片 25 mg。

【禁忌证】对本品过敏者禁用。

【相互作用】①苯茚胺有显著的抗胆碱作用，可减弱胆碱酯酶抑制剂（如安贝氯铵、新斯的明、地美溴铵、依可碘酯等）的缩瞳效果，但一般剂量扩瞳作用不明显，有时影响青光眼的治疗效果。②苯茚胺与儿茶酚胺类药合用可延长该类药品的升压时间。因苯茚胺可抑制神经元对儿茶酚胺的摄取，使受体附近游离儿茶酚胺量增加，因而增加升压反应。动物实验证实，苯茚胺可延长去甲肾上腺素升压时间。两类药合用可能使儿茶酚胺毒性增强。若需合用，苯茚胺应为最低有效量。

【不良反应】有失眠、口干、食欲缺乏、恶心、胃肠不适、尿潴留等不良反应。

【注意事项】①本品对黏膜有刺激，应避免用于黏膜上。②抗组胺作用强，无中枢神经抑制作用，不引起嗜睡，且略有中枢兴奋作用，不影响正常工作。本品用于各型荨麻疹，特别适用于需集中精力的工作者。

### 16. 布可利嗪 Buclizine

【商品名或别名】氯苯丁嗪、氯苯丁醇、安其敏、盐酸氯苯丁醇、Aphilan、Histabutizine、Postafen、Sotran、Vibazine。

【分类】化学：哌嗪类。治疗学：$H_1$ 受体阻滞剂。妊娠分类：C。

【指征和剂量】适用于过敏性疾病。防治晕动病，治疗妊娠和其他原因所致的呕吐。治疗梅尼埃病和其他迷路疾病引起的呕吐。治疗失眠和焦虑。

口服：每 24 h 25 ～ 50 mg，睡前服。或每次 25 ～ 50 mg，1 日 2 次。

【剂型】片剂：每片 25 mg、50 mg。

【药动学】起始时间 30 ～ 60 min，维持时间 16 ～ 18 h。

【禁忌证】同苯噻啶。

【相互作用】本药与止痛药物合并可用于失眠和焦虑。

【不良反应】主要有乏力、恶心、头晕、心悸、口干等。

【注意事项】驾驶员、机器操作员一般慎用，使用本品同时不能饮酒或服用其他中枢神经抑制剂，以免嗜睡加重。

### 17. 曲普利啶 Triprolidine

【商品名或别名】刻免、盐酸曲普利啶胶囊、盐酸曲普利啶片。

【分类】化学：乙二胺类。治疗学：$H_1$ 受体拮抗剂。妊娠分类：B。

【指征和剂量】治疗各种过敏性疾病，包括过敏性鼻炎（慢性鼻炎、打喷嚏、流涕等）、皮炎、荨麻疹、皮肤瘙痒、支气管哮喘及动植物引起的过敏。

口服：①成人每次 2.5 ～ 5 mg（1 ～ 2 片），每日 2 ～ 3 次；② 6 岁以上儿童每次 1.25 mg（1/2 片），每日 2 次；③ 2 ～ 6 岁儿童，每次 1/3 胶囊，每日 2 次；④ 2 岁以下婴幼儿每次剂量按 0.05 mg/kg 体重计算或遵医嘱。

【剂型】片剂：每片 2.5 mg。胶囊：每粒 2.5 mg。

【禁忌证】已知对本药有过敏反应的患者、急性哮喘发作期内的患者、早产儿及新生儿、哺乳妇女均禁用。

【相互作用】服药期间不可同时服用单胺氧化酶（MAO）抑制药、中枢性镇静或催眠药及含有酒精的饮品。

【不良反应】本品偶有恶心、倦乏、口干、轻度嗜睡等不良反应，减量或停药后可自行消失。

【注意事项】①眼内压增高、闭角型青光眼、甲状腺功能亢进、血管性疾病及高血压、支气管哮喘、前列腺增生、膀胱颈阻塞、消化道溃疡者及 12 岁以下儿童，均需慎用。②孕妇、老人应在医师指导下使用。③服药期间不得驾驶机、车、船等。

### 18. 氮䓬司汀 Azelastine

【商品名或别名】盐酸氮䓬司汀、爱赛平、敏奇。

【分类】化学：哌啶类。治疗学：$H_1$ 受体拮抗剂。妊娠分类：B。

【指征和剂量】可用于荨麻疹、过敏性哮喘、过敏性鼻炎、季节性过敏性结膜炎等。口服：成人和 12 岁以上的青少年 1 ～ 4 mg，每日 2 次。6 ～ 12 岁儿童，4 mg，每日 2 次；喷鼻：成人和 6 岁以上儿童，1 喷 / 鼻孔，早晚各 1 次。

【剂型】片剂：每片 2 mg、4 mg。喷鼻剂：0.14 mg/ 喷，10 ml/ 瓶。

【禁忌证】①对本品与苯扎氯铵和依地酸过敏者；② 6 岁以下儿童禁用；③建议哺乳期妇女避免使用。

【相互作用】乙醇可增加氮䓬司汀的中枢抑制作用。

【不良反应】较少而轻微。口服时主要为嗜睡、倦怠感和味觉异常，偶有口干、恶心、食欲缺乏、腹痛、腹泻、手足麻木、体重增加、药疹和肝酶活性增加等。喷鼻时少见鼻黏膜刺激、鼻出血。

【注意事项】①不推荐妊娠前 3 个月的妇女使用该药物；②喷鼻时应保持头部直立，可减少苦味；③连续使用时间不超过 6 个月；④因乙醇可增加本品的中枢神经抑制作用，因此，服药期间不应饮酒。

### 19. 非索非那定 Fexofenadine

【商品名或别名】太非、阿特拉（RALTIVA）、敏迪、莱多非、立力定。

【分类】化学：哌啶类。治疗学：$H_1$ 受体阻滞剂。妊娠分类：C。

【作用机制】本品是特非那定的活性代谢产物，可在体内免受药酶代谢，故没有对心脏的毒副作用，被部分学者认为是高效、长效、低毒的第三代抗组胺药物。临床研究结果显示，单次口服本品 180 mg，可以产生比吸入色甘酸钠气雾剂高 3 ～ 5 倍的气道保护效应；连续口服本品 4 周后，支气管哮喘患者在症状评分、支气管舒张剂用量、肺通气功能指标和气道反应性等方面均获得显著改善；本品还可显著改善过敏性鼻炎患者的临床症状和生活质量。

【指征和剂量】适用于过敏性哮喘、过敏性鼻炎和过敏性皮肤疾病。治疗过敏性哮喘和鼻炎时口服：成人 120 mg，每日 1 次，或 60 mg，每日 2 次；治疗过敏性皮肤疾病时，180 mg，每日 1 次；预防夜间和清晨哮喘发作时，推荐睡前顿服 120 ～ 180 mg。

【剂型】片剂、胶囊：每片 30 mg、60 mg、120 mg。混悬液：5 ml 内含非索非那定 30 mg。

【药动学】见表 4-19-8。

表 4-19-8　非索非那定药动学

| 给药途径 | 起始时间（h） | 峰值时间（h） | 维持时间（h） |
| --- | --- | --- | --- |
| 口服 | 0.5 ～ 1 | 1 ～ 3 | 16 ～ 18 |

【禁忌证】对本品过敏者禁用。

【相互作用】与含铝或氢化镁凝胶的抗酸剂合用时，给药间隔至少 2 h。

【不良反应】常见不良反应为嗜睡、口干、困倦。但不良反应的发生率，包括嗜睡，都不是剂量相关性的，并且在各年龄、性别和种族之间是相似的。

【注意事项】①肝功能不全者不需减量，肾功能不全的患者需减半剂量。②目前尚无孕妇使用本品的安全性试验资料，因此妊娠妇女一般不宜使用本品，如若疾病必须时，应权衡利弊后谨慎使用。③目前尚无哺乳期妇女使用本品的安全性资料，但是许多药物都能通过乳汁排泄，幼儿吃了含有药物的乳汁后可能会发生一些不良反应，因此哺乳期妇女如若疾病必须时，应权衡利弊后谨慎使用。④6 岁以下儿童使用本品的安全性和有效性尚未建立。⑤老年患者不需要调整剂量。

**20. 左西替利嗪 Levocetirizine**

【商品名或别名】畅然、强溢、齐平、诺思达、西可新、安施达、优泽、迪皿、盐酸左西替利嗪片、盐酸左西替利嗪口服溶液、盐酸左西替利嗪分散片、Levocetirizine Dihydrochloride。

【分类】化学：哌嗪类。治疗学：$H_1$ 受体阻滞剂。妊娠分类：B。

【作用机制】本品是抗组胺药西替利嗪的左旋体，属于第三代抗组胺类抗过敏药。本品的抗组胺的药理作用与西替利嗪相似，但副作用比西替利嗪少。由于西替利嗪对中枢神经系统的抑制作用主要与其右旋体和脑内的相应受体有一定的亲和性有关，而本品是西替利嗪的左旋光学异构体，克服了西替利嗪可能出现的嗜睡作用。本品有较强的抗过敏作用，因为它不仅有较强的拮抗组胺 $H_1$ 受体的作用，还有其他抗变态反应作用。

【指征和剂量】呼吸系统、皮肤和眼睛等处的过敏性疾病，如过敏性鼻炎、过敏性鼻炎哮喘综合征、过敏性鼻 - 结膜炎、过敏性皮肤病和过敏性哮喘等。本品是季节性花粉过敏引起的过敏性鼻炎、过敏性结膜炎、过敏性哮喘及皮肤过敏中最常用的一类对症治疗的药物。美国 FDA 已批准可用于治疗 6 岁及以上儿童至成人的间歇性和持续性过敏性鼻炎与慢性特发性荨麻疹。

口服：成人及 6 岁以上儿童，5 mg，每日 1 次；2 ~ 6 岁儿童，2.5 mg，每日 1 次。

【剂型】片剂：每片 5 mg。口服液：10 ml。

【药动学】见表 4-19-9。

**表 4-19-9　左西替利嗪药动学**

| 给药途径 | 起始时间（h） | 峰值时间（h） | 维持时间（h） |
| --- | --- | --- | --- |
| 口服 | 1 | 6 | 24.4 |

【禁忌证】①对本品过敏者。②禁用于肾功能衰竭和正行血液透析的患者，肾功能异常的 6 ~ 12 岁儿童也属禁用范围。③高空作业、驾驶或操作机器期间慎用。④服药期间应忌酒。⑤有肝功能障碍或障碍史者慎用。

【相互作用】尚无使用本品进行药物相互作用的研究。左西替利嗪与伪麻黄碱、西咪替丁、酮康唑、红霉素、阿奇霉素、格列吡嗪和安定间无相互作用。

【不良反应】在 12 岁以上青少年和成人患者中，可有轻微的镇静、嗜睡等中枢神经系统抑制副作用；其他副作用包括口干、疲劳、鼻咽部刺激。在 6 ~ 12 岁儿童可有发热、咳嗽和鼻出血，但发生率均很低。

【注意事项】①适用人群广泛，可用于妊娠期和哺乳期妇女。②2 周岁以下儿童用药的安全性尚未确定。③本品无特效拮抗剂，严重超量服用后应立即洗胃。

### 21. 比拉斯汀 Bilastine

【商品名或别名】BITOSEN。

【作用机制】比拉斯汀以反向激动剂的形式与 $H_1$ 受体结合，干扰 $H_1$ 受体上组胺的作用，直接减少过敏性炎症的产生。

【指征和剂量】用于 12 岁及以上青少年和成人荨麻疹与常年性 / 季节性过敏性鼻 - 结膜炎的对症治疗。口服：饭前 1 ～ 2 h 口服，20 ～ 80 mg，每日 1 次。

【剂型】片剂：20 mg。

【相互作用】在服用比拉斯汀时，应避免与葡萄柚、酮康唑、红霉素等对 P 糖蛋白和阴离子转运肽有影响的食物或药物同服。

【不良反应】最常见的不良反应是头痛、嗜睡和乏力。

【注意事项】中度至严重肾功能不全的患者应避免服用较高剂量的比拉斯汀。

（任　媛　苏新明）

## 参 考 文 献

杨宝峰, 陈建国 . 2015. 药理学 . 3 版 . 北京 : 人民卫生出版社 : 346-350.

殷凯生, 何韶衡, 周林福 . 2012. 现代过敏反应学丛书 : 临床过敏性疾病学 . 北京 : 科学出版社 : 487-499.

Ayars A. G., Altman M. C. 2016. Pharmacologic therapies in pulmonology and allergy. Med Clin North Am, 100(4): 851-868.

Church M. K. 2017. Histamine and antihistamines. Allergy, 241: 321-331.

Kuna P., Jurkiewicz D., Czarnecka-Operacz M. M., et al. 2016. The role and choice criteria of antihistamines in allergy management—expert opinion. Postepy Dermatol Alergol, 33(6): 397-410.

# 第二十章　糖皮质激素在过敏性疾病中的作用

## 第一节　概　　述

肾上腺皮质激素（adrenocortical hormones）是肾上腺皮质分泌的激素的总称，属于甾体化合物，主要功能是调节动物体内的水盐代谢和糖代谢。其主要可分为三类：①糖皮质激素：由束状带合成和分泌，包括氢化可的松（hydrocortisone）和可的松（cortisone）等，其分泌和生成受促肾上腺皮质激素（ACTH）调节。以皮质醇的活性最强，具有调节糖、蛋白质和脂肪代谢的功能，可影响葡萄糖的合成和利用、脂肪的动员及蛋白质合成。②盐皮质激素：由球状带分泌，包括醛固酮（aldosterone）和去氧皮质酮（desoxycortone，desoxycorticosterone）等。维持体内正常水盐代谢不可缺少的激素中以醛固酮的生理效应最强。极微量醛固酮便可产生明显的生理效应。③性激素，由网状带分泌。

## 第二节　糖皮质激素的生理效应

糖皮质激素（glucocorticoid，GC）因其调节糖类代谢的活性最早为人们所认识。糖皮质激素的基本结构特征包括肾上腺皮质激素所具有的 C3 的羧基、Δ4 和 17β 酮醇侧链及糖皮质激素独有的 17α-OH 与 11β-OH。糖皮质激素是由肾上腺皮质束状带分泌的一种代谢调节激素，体内糖皮质激素的分泌主要受下丘脑 - 垂体前叶 - 肾上腺皮质轴调节。由下丘脑分泌的促肾上腺皮质激素释放激素（CRH）进入垂体前叶，促进促肾上腺皮质激素（ACTH）的分泌，ACTH 则可以促进皮质醇的分泌。反过来糖皮质激素在血液中浓度的增加有可以抑制下丘脑和垂体前叶对 CRH 与 ACTH 的分泌从而减少糖皮质激素的分泌，ACTH 含量的增加也会抑制下丘脑分泌 CRH，这是一个负反馈调节的过程，保证了体内糖皮质激素含量的平衡（吴基良和罗建东 2011）。

内源性糖皮质激素的分泌有昼夜节律性，午夜时含量最低，清晨时含量最高。此外机体在应激状态下，内源性糖皮质激素的分泌量会激增到平时的 10 倍左右。

### 一、糖代谢

糖皮质激素在机体维持血糖正常水平和肝脏与肌肉的糖原含量方面具有重要作用。①糖皮质激素可促进糖原异生，特别是利用肌肉蛋白质代谢中的一些氨基酸及其中间代谢产物合成糖原；②减慢葡萄糖分解为 $CO_2$ 的氧化过程，有利于中间代谢产物（如丙酮酸和乳酸等）在肝脏和肾脏再合成葡萄糖，增加血糖来源；③糖皮质激素一方面增加血糖的来源，另一方面又阻止组织对糖的利用，因而可导致血糖升高。

## 二、蛋白质代谢

糖皮质激素促进蛋白质分解。在正常人体内，这种蛋白质的分解与蛋白质的合成过程呈动态平衡。长期的糖皮质激素分泌过多会导致肝以外组织（肌肉组织、皮肤组织、脂肪组织、淋巴组织等）中蛋白质广泛的破坏，发生负氮平衡，同时伴有肌肉消瘦、皮肤变薄、骨质疏松、血管脆性增加、儿童生长发育停滞等现象。这是由糖皮质激素抑制肝外组织核酸合成所造成的。而对于肝脏，糖皮质激素能兴奋核糖核酸（RNA）多聚酶，使 RNA 的合成增加，从而增加蛋白质的合成。

## 三、脂肪代谢

糖皮质激素不仅能促进脂肪分解和脂肪酸释放入血液，也能阻碍葡萄糖进入脂肪细胞。短期使用对脂质代谢无明显影响。长期大量使用可引起一系列副作用。糖皮质激素对脂肪代谢的影响有两个方面，一是促进脂肪组织中的脂肪分解，使大量脂肪酸进入肝脏而氧化；二是影响体内脂肪重新分布。糖皮质激素过多时，四肢脂肪减少，而面部、躯干，特别是腹部和背部脂肪明显增加，称为向心性肥胖。

## 四、水和电解质代谢

糖皮质激素也有一定的盐皮质激素样作用，但较弱。糖皮质激素可以通过增加肾小球滤过率，拮抗抗利尿激素的作用及减少肾小管对水的重吸收产生利尿作用。其生理浓度可促进钠再吸收和钾、钙、磷的排泄，有较弱的盐皮质激素保钠排钾作用。但长期用药可导致骨质脱钙。

糖皮质激素在剂量和浓度不同时产生的作用不同。小剂量或生理水平时，主要产生生理作用，大剂量或高浓度超生理水平时，则产生药理作用。糖皮质激素是治疗过敏性疾病的重要药物。

# 第三节　糖皮质激素的药代动力学

糖皮质激素口服、注射均易吸收。口服可的松或氢化可的松后 12 h 血药浓度达到高峰。一次性给药作用可维持 8 ～ 10 h。氢化可的松的生物半衰期比血浆半衰期长。氢化可的松的血浆药物半衰期 $t_{1/2}$ 为 80 ～ 144 min，但在 2 ～ 8 h 仍具有生物活性，剂量大时或肝、肾功能不全者可使 $t_{1/2}$ 延长；甲状腺功能亢进时，肝灭活糖皮质激素加速，使 $t_{1/2}$ 缩短。泼尼松龙因不易被灭活，$t_{1/2}$ 可达 200 min（吴基良和罗建东 2011）。

糖皮质激素吸收入血之后，约 90% 与血浆蛋白结合，其中 80% 与皮质激素转运蛋白（CBG）结合，10% 与清蛋白结合，结合型药物不易进入细胞，暂时失去药理活性。肝是合成 CBG 的场所，肝、肾疾病时 CBG 减少，游离型激素增多。雌激素可促进 CBG 合成，减少游离型激素，但游离型激素减少时可反馈性增加 ACTH 的释放，使游离型激素达到正常水平。

糖皮质激素主要在肝中代谢，与葡萄糖醛酸或硫酸结合后，结合物和未结合的一起由尿排出。

可的松和泼尼松在肝内分别转化为氢化可的松与泼尼松龙而生效，故严重肝功能不全的患者只宜应用氢化可的松或泼尼松龙。肝药酶诱导剂（如苯巴比妥、苯妥英钠等）合用时，分解代谢加快，需加大糖皮质激素的用量。

# 第四节　糖皮质激素的药理作用

## 一、抗炎作用

糖皮质激素（GC）有快速、强大而非特异性的抗炎作用，对各种炎症均有效。在炎症初期，GC 抑制毛细血管扩张，减轻渗出和水肿，又抑制白细胞的浸润和吞噬，从而减轻炎症症状。在炎症后期，抑制毛细血管和成纤维细胞的增生，延缓肉芽组织的生成，而减轻瘢痕和粘连等炎症后遗症。但须注意，糖皮质激素在抑制炎症、减轻症状的同时，也降低了机体的防御功能，炎症后期更是组织修复的重要阶段，若使用不当可致感染扩散、创面愈合延迟。因此，必须同时应用足量有效的抗菌药物，以防炎症扩散和原有病情恶化（吴基良和罗建东 2011）。

GC 抗炎作用主要涉及细胞糖皮质激素受体（glucocorticoid receptor，GR），介导基因组效应和非基因组效应，基因组效应通过糖皮质激素核受体发挥作用。

### （一）基因组效应

糖皮质激素抗炎作用的基本机制是基因组效应（又称基因效应），需数日或数周起效，可持续控制气道炎症。糖皮质激素抗炎作用很强，其特点为显著、非特异性。糖皮质激素作为一种磷脂类物质，激素易于通过细胞膜进入细胞，与细胞质内普遍存在的糖皮质激素受体（GR）结合。GC 是脂溶性激素，能穿过细胞膜进入细胞质。糖皮质激素的蛋白受体存在 2 种亚型：GRα 和 GRβ。GRα 活化后产生经典的激素效应，而 GRβ 不具备与激素结合的能力，作为 GRα 的拮抗体起作用。

传统观点认为，GC 与细胞质中的 GR 结合形成复合物后，导致分子伴侣等与 GC-GR 复合物解离，GC-GR 复合物则易位进入细胞核。在不存在配体的状态下，GRα 在细胞质内与热休克蛋白（HSP）结合成一种大的三维结构复合体，防止 GRα 对 DNA 产生作用。这种复合体与糖皮质激素结合后，结构发生变化，HSP 与 GR 分离，随之类固醇 - 受体复合体易位进入细胞核，在细胞核内与特异性 DNA 靶基因的启动子序列的糖皮质激素反应成分（GRE）或负性糖皮质激素反应成分（nGRE）结合，继之启动基因转录，通过改变介质相关蛋白而发挥抗炎作用。糖皮质激素通过基因组机制发挥作用时，需要一定的时间进行基因的转录和蛋白质的合成，因此发挥效应所需的时间较长。研究表明，糖皮质激素发挥基因组效应至少需要 1 h，而且可以被转录或翻译抑制剂所阻断，如放线菌酮 D。

1）糖皮质激素诱导炎症抑制蛋白（如脂质素 1）生成和抑制某些靶酶（如诱导型一氧化氮合酶和环加氧酶 2）的表达，阻断相关炎症介质的产生，发挥抗炎作用。

2）糖皮质激素诱导或增强几种细胞因子受体的表达，影响细胞因子（如 TNF-α、

IL-1、IL-2、IL-6、IFN-γ 和 GM-CSF）的产生和抑制黏附因子（如 E- 选择素和 ICAM-1）的表达，并影响它们的生物活性。

3）诱导炎症细胞凋亡：糖皮质激素诱导的细胞凋亡过程分为三个阶段，即启动阶段（initial stage）、决定阶段（decision stage）和执行阶段（executive stage）。启动阶段包括糖皮质激素受体介导的基因表达的变化，执行阶段是天冬氨酸特异性半胱氨酸蛋白酶（caspase）或者其他蛋白酶和内源性核酸内切酶的活化过程，而决定阶段涉及那些最终导致细胞死亡的所有事件。GC 与 GR 结合后，HSP 等受体外成分进一步激活某些信号通路。

基因组效应又分为直接基因组效应及间接基因组效应。

（a）直接基因组效应：又称反式激活（transactivation），是指糖皮质激素与其受体复合物进入细胞核，直接与糖皮质激素反应元件结合，激活相应 mRNA 的转录。GC 与 GR 结合，与受体形成 GC-GR 复合物。活化的 GC-GR 复合物通过反式激活机制上调细胞核中抗炎蛋白的表达，并通过逆转机制抑制细胞质中促炎蛋白的表达。

（b）间接基因组效应：又称反式抑制（transrepression），是指糖皮质激素及其受体复合物进入细胞核内与核因子 -κB（NF-κB）结合，阻止 NF-κB 与 NF-κB 反应元件结合，进一步抑制 NF-κB 介导的多种细胞因子、趋化因子、黏附分子的转录。

通过直接基因组效应及间接基因组效应可形成许多细胞因子，如 IL-1、IL-2、IL-6、IL-8，以及肿瘤坏死因子 -α（TNF-α），γ 干扰素，细胞因子受体，趋化蛋白，主要组织相容性复合体（MHC）I 类和 II 类，黏附分子，胶原酶与基质金属蛋白酶（MMP），进而发挥抗炎作用。

（二）非基因组效应

糖皮质激素介导的某些效应可在极短的时间内发生（几秒钟到数分钟），并且转录抑制剂或蛋白质合成抑制剂均不能阻断糖皮质激素的这种快速效应，提示这种效应的发挥不需要通过基因的转录和蛋白质的合成，而是通过一种有别于传统的"基因组效应"的"非基因组效应"发挥作用的。糖皮质激素可降低 IL-1β、血管内皮生长因子（VEGF）、环氧化酶 -2（COX-2）等炎症相关因子 mRNA 的稳定性。另外，动物实验表明糖皮质激素通过 PI3K-Akt-eNOS 途径使 eNO 合成增加，提高心肌对缺血再灌注损伤的抵抗能力（韩坤和王倩梅 2010）。

（1）非特异性非基因组效应

非特异性非基因组效应即与细胞膜产生物理和（或）化学的相互作用。此机制不通过受体起作用，与细胞膜蛋白或脂质非特异性结合，改变了细胞膜的理化特性或某些膜蛋白的微环境，引起细胞骨架肌动蛋白快速变化，导致分泌、外排及容量调节，膜电位或离子流等的变化。

（2）膜结合的糖皮质激素受体介导的非基因组效应

膜结合的糖皮质激素受体介导的特异性受体除了类固醇核受体，尚存在细胞膜类固醇受体，而类固醇的快速非基因组效应与细胞膜类固醇受体相关。

（3）细胞质糖皮质激素受体介导的非基因组效应

细胞质糖皮质激素受体介导的非基因组效应称为胞内受体的非转录机制，即糖皮质激素与胞内受体结合，但并非转入核内结合 DNA 而启动转录合成蛋白质，而是通过蛋白 - 蛋白相互作用，激活其他信号通路来发挥效应，糖皮质激素可减弱 Lck/Fyn 的磷酸化，抑制这些激酶向 T 细胞复合体募集，从而快速发挥免疫抑制效应。

糖皮质激素发挥"非基因组效应"的这三种机制之间不是相互孤立的，而是在某些水平上存在一定的交互调节。

非基因组效应的特点：①作用快（数秒到数分钟起效）、恢复快（激素去除后，作用快速消失）；②可在不能完成 mRNA 转录和蛋白质合成的细胞株或没有类固醇受体的细胞株中观察到该作用；③耦联大分子（如牛血清白蛋白 BSA）的类固醇仍然具有该作用；④不能被转录抑制剂 / 蛋白合成抑制剂所阻断（如放线菌素 D、放线菌酮）；⑤部分作用不能被经典的基因组类固醇受体拮抗剂所阻断。

（三）其他抗炎机制

其他抗炎机制：①抑制巨噬细胞对巨噬细胞移动抑制因子（MIF）的反应；②稳定溶酶体膜，阻止炎症时巨噬细胞和多形核粒细胞（PMN）溶酶体释放蛋白水解酶，防止组织细胞和结缔组织的破坏；③直接抑制激肽酶活性，减轻充血程度，降低毛细血管的通透性；④阻碍组胺、5- 羟色胺（5-HT）和前列腺素的合成与释放；⑤抑制 PMN 和巨噬细胞释放纤维蛋白溶酶活化因子，从而减轻炎症细胞浸润；⑥降低 PMN 的黏附性，抑制中性粒细胞、单核细胞和巨噬细胞的活动性，减少 PMN 和巨噬细胞的积聚；⑦直接作用于糖皮质激素受体，抑制成纤维细胞的增生和肉芽组织的形成，减少胶原纤维变性及细胞间质的合成，减轻炎症引起的瘢痕和粘连。

## 二、免疫抑制及抗过敏作用

（一）免疫抑制作用

糖皮质激素对免疫反应有多方面的抑制作用。糖皮质激素抑制巨噬细胞对抗原的吞噬；促进淋巴细胞的破坏和解体，使血中淋巴细胞迅速减少；糖皮质激素对人体也引起暂时性淋巴细胞减少，其原因可能与淋巴细胞移行至血液以外的组织有关，而不是淋巴细胞溶解所致；动物实验指出，小剂量 GC 主要抑制细胞免疫，大剂量则能抑制由 B 细胞转化成浆细胞的过程，使抗体生成减少，干扰体液免疫，原因可能与其选择性地作用于T 细胞亚群相关；抑制补体的形成，影响体液免疫反应；抑制淋巴因子，进而抑制免疫反应引起的炎症反应。

目前认为糖皮质激素抑制免疫反应有多种机制：①抑制吞噬细胞对抗原的吞噬和处理；②抑制淋巴细胞的 DNA、RNA 和蛋白质的生物合成，使淋巴细胞破坏、解体，也可使淋巴细胞移行至血管外组织，从而使循环淋巴细胞数减少；③诱导淋巴细胞凋亡；④干扰淋巴细胞在抗原作用下的分裂和增殖；⑤干扰补体参与的免疫反应；⑥抑制核转录因子 NF-κB 活性；⑦抑制抗原 - 抗体反应所致的肥大细胞脱颗粒现象，从而减少组胺、5-HT、慢反应物质（SRS-A）、缓激肽等过敏介质的释放，减轻过敏性症状。

### （二）抗过敏反应

在免疫过程中，由抗原 - 抗体反应引起肥大细胞脱颗粒而释放组胺、5- 羟色胺、过敏性慢反应物质、缓激肽等，从而引起一系列过敏反应症状。糖皮质激素能减少上述过敏介质的释放，从而缓解许多过敏性疾病的症状，抑制因过敏反应而产生的病理变化，如过敏性充血、水肿、渗出、皮疹、平滑肌痉挛及细胞损害等。

## 三、抗休克及抗毒作用

### （一）抗休克

超大剂量的糖皮质激素类药物已广泛用于各种严重休克，特别是中毒性休克的治疗。糖皮质激素抗休克的作用机制与下列因素有关：①扩张痉挛收缩的血管和加强心脏收缩；②降低血管对某些缩血管活性物质的敏感性，使微循环血流动力学恢复正常，改善休克状态；③稳定溶酶体膜，阻止或减少蛋白水解酶释放，减少心肌抑制因子（myocardial-depressant factor，MDF）的形成，避免或减轻了由 MDF 引起的心肌收缩力下降、内脏血管收缩和网状内皮细胞吞噬功能降低等病理变化，阻断了休克的恶性循环，此外，蛋白水解酶释放的减少也减轻了组织细胞的损害；④提高机体对细菌内毒素的耐受力。

### （二）抗毒作用

糖皮质激素（GC）本身为应激激素，可大大提高机体对细菌内毒素的耐受能力，改善一系列中毒症状（如高热）。糖皮质激素的退热作用可能与其抑制体温中枢对致热原的反应、稳定溶酶体膜、减少内源性致热原的释放有关。糖皮质激素能稳定细胞溶酶体膜，减少溶酶体内各种蛋白水解酶释放，因而能减轻细菌内毒素对人体的损害，减少组织细胞的坏死。但值得注意的是，其仅起到解热和改善中毒症状的作用，并不能中和毒素，也不能保护机体免受外毒素的损害，只能保护机体度过危险期，实际感染未愈、毒素未减。但患者体温下降，症状缓解，反而掩盖了病情。

## 四、其他作用

### （一）对血液和造血系统的作用

糖皮质激素能刺激骨髓造血功能，使红细胞、血红蛋白、血小板增多，也能使中性粒细胞数量增多，但降低中性粒细胞游走、吞噬、消化及糖酵解等功能，减弱中性粒细胞对炎症区域的浸润与吞噬作用，使单核细胞，嗜酸性粒细胞和嗜碱性粒细胞减少。对肾上腺皮质功能亢进者，其可使淋巴组织萎缩，减少淋巴细胞数。但对肾上腺皮质功能减退者，其则促进淋巴组织增生而增加淋巴细胞数。

### （二）中枢系统疾病

糖皮质激素可兴奋中枢系统，出现兴奋、激动、失眠、欣快等，可诱发精神病和癫痫，故精神病患者和癫痫患者宜慎用，大剂量对儿童能致惊厥。

### （三）消化系统

糖皮质激素能使胃酸和胃蛋白酶分泌增多，提高食欲，促进消化，但大剂量应用可诱发或加重溃疡病。

## 第五节　糖皮质激素的适用范围

此部分内容主要参考宁光（2012）的文献。

### 一、内分泌系统疾病

糖皮质激素用于原发性和继发性肾上腺皮质功能减退症、先天性肾上腺皮质增生症的替代治疗；肾上腺危象、垂体危象、甲状腺危象等紧急情况的抢救；重症亚急性甲状腺炎、格雷夫斯眼病、激素类生物制品［如胰岛素及其类似物、促肾上腺皮质激素（ACTH）等］药物过敏的治疗等。大、小剂量地塞米松抑制试验可判断肾上腺皮质分泌状况，诊断和病因鉴别诊断库欣综合征（皮质醇增多症）。

### 二、风湿性疾病和自身免疫病

此类疾病种类繁多，达200余种，多与自身免疫有关，尤其是弥漫性结缔组织疾病皆有自身免疫参与，常见的如红斑狼疮、类风湿关节炎、原发性干燥综合征、多发性肌病/皮肌炎、系统性硬化症和系统性血管炎等。糖皮质激素是最基本的治疗药物之一。

### 三、呼吸系统疾病

糖皮质激素主要用于支气管哮喘、外源性过敏性肺泡炎、放射性肺炎、结节病、特发性间质性肺炎、嗜酸性粒细胞性支气管炎等。

### 四、血液系统疾病

多种血液系统疾病常需糖皮质激素治疗，主要为两种情况：一是治疗自身免疫病，如自身免疫性溶血性贫血、特发性血小板减少性紫癜等。二是利用糖皮质激素溶解淋巴细胞的作用，将其作为联合化疗方案的组分之一，用于淋巴系统恶性肿瘤如急性淋巴细胞白血病、淋巴瘤、多发性骨髓瘤等的治疗。

### 五、肾脏系统疾病

糖皮质激素主要用于原发性肾病综合征、多种肾小球肾炎和部分间质性肾炎等。

### 六、严重感染或炎症反应

严重细菌性疾病如中毒型细菌性痢疾、暴发型流行性脑脊髓膜炎、重症肺炎，若伴有休克、脑病或其他与感染有关的器质性损伤等，在有效抗感染的同时，可加用糖皮质激素以缓解中毒症状和器质性损伤。

## 七、重症患者（休克）

糖皮质激素可用于治疗各种原因所致的休克，但须结合病因治疗和抗休克治疗，如急性肺损伤、急性脑水肿等。

## 八、异体器官移植

糖皮质激素用于异体器官移植排斥反应的预防及治疗；异基因造血干细胞移植后的移植物抗宿主病的预防及治疗。

## 九、过敏性疾病

过敏性疾病种类众多，涉及多个专科，许多疾病如严重的荨麻疹等需要糖皮质激素类药物治疗。

## 十、神经系统损伤或病变

糖皮质激素主要用于治疗如急性视神经病变（视神经炎、缺血性视神经病变）、急性脊髓损伤、急性脑损伤等。

## 十一、慢性运动系统损伤

糖皮质激素主要用于治疗如肌腱末端病、腱鞘炎等。

## 十二、预防治疗某些炎症反应后遗症

应用糖皮质激素可预防某些炎症反应后遗症及手术后反应性炎症的发生，如组织粘连、瘢痕、挛缩等。

# 第六节　糖皮质激素的不良反应

此部分内容主要参考宁光（2012）的文献。

## 一、长期大剂量应用引起的不良反应

长期大剂量应用引起的不良反应见于每日口服糖皮质激素达数月或数年的患者。

1) 医源性肾上腺皮质功能亢进：医源性肾上腺皮质功能亢进又称类肾上腺皮质功能亢进，是长期应用过量糖皮质激素致物质代谢和水盐代谢紊乱的结果。表现为脂质代谢和水盐代谢紊乱，如满月脸、水牛背、向心性肥胖、皮肤菲薄有紫纹、痤疮、多毛、水肿、骨质疏松、低血钾、肌无力与肌萎缩；约 90% 患者血压升高，伴有头晕、头痛、心悸，偶可引起左心室肥大及心力衰竭。常可出现糖尿和血糖、血脂升高。糖皮质激素增高可刺激骨髓，使红细胞、血红蛋白增高，表现为多血质面容。另外，可有失眠、易激动、欣快感等。由于免疫系统受到抑制，可有各种感染的症状和体征。一般停药后症状可自行恢复正常。必要时可对症治疗，如使用降压药、降血糖药，低盐、低糖、高蛋白饮食及加用氯化钾等，可减轻症状。用强心苷及利尿药者应注意补钾。儿童、绝经期妇女，特别是老年人，长期使用易造成骨质疏松，严重时可引起自发性骨折，应补充维生素 D 及钙盐。

2）诱发或加重感染：糖皮质激素可降低机体的免疫功能，长期应用易诱发感染或使潜在的病灶扩散，尤其是原有疾病已使抵抗力降低的疾病（如白血病、再生障碍性贫血、肾病综合征等）的患者更易发生。糖皮质激素无抗菌能力，而且抑制抗体形成，干扰体液免疫和细胞免疫功能，使感染扩散。由于糖皮质激素有较好的退热作用，在临床实践中，人们往往求效心切，把激素当成"退热药"，结果患者表面上解除了发热，但感染却扩散，病情进一步发展或在病毒感染的基础上并发细菌感染、真菌感染等。且糖皮质激素的抗炎作用使感染症状十分隐秘，不易早期发现。糖皮质激素还可以使原来静止的结核病灶扩散，故一些结核病患者应联合应用抗结核药。

3）消化系统并发症：糖皮质激素能抑制胃肠道前列腺素合成，刺激胃酸、胃蛋白酶的分泌并抑制胃黏液分泌，降低胃肠道黏膜的抵抗能力，阻碍组织修复，干扰胆汁酸盐的代谢，故可诱发或加剧胃、十二指肠溃疡。糖皮质激素可抑制细胞因子及胶原的合成，从而使原有溃疡迁延不愈，甚至造成消化道出血或穿孔。其对少数患者可诱发胰腺炎或脂肪肝。

4）心血管系统并发症：长期使用糖皮质激素，常伴随高醛固酮血症及内源性糖皮质激素增加，由于水、钠潴留和血脂升高可引起高血压及动脉粥样硬化。可能的机制如下：① GR 广泛分布于主动脉、系膜动脉和血管平滑肌，氢化可的松可与受体结合并激活受体，提高儿茶酚胺及血管紧张素 I 的缩血管作用；②糖皮质激素可使血管平滑肌细胞中钠和钙的内流增加；③大量糖皮质激素促使肾小管对钠的重吸收增加，引起水、钠潴留致血容量增多。

5）骨质疏松、肌肉萎缩、伤口愈合延迟：该反应多见于儿童、老人和绝经妇女。可能的机制如下：①影响钙稳态：GC 通过抑制小肠对钙、磷的吸收及增加肾脏尿钙排泄，引起继发性甲状旁腺功能亢进，进而促使破骨细胞活化，导致骨丢失；②抑制骨形成：长期使用 GC 可刺激破骨细胞活化，抑制成骨细胞增殖，抑制 I 型胶原和非胶原蛋白质合成，促进成骨细胞和骨细胞凋亡；③对性激素的影响：GC 通过减少雌激素及睾酮的合成引起骨质疏松；④其他：GC 引起的肌萎缩及肌力下降是导致患者骨折的危险因素。

6）糖尿病：糖皮质激素诱发的糖尿病较为常见，被称为类固醇性糖尿病。①糖皮质激素能够促进肝脏合成的底物增多，葡萄糖利用受到抑制；②可促进肝糖原的异生；③抑制脂肪及肌肉组织对葡萄糖的摄取和利用。类固醇性糖尿病随激素剂量的减少而改善，且在停用激素治疗后最终被逆转。

7）中枢神经系统功能紊乱：糖皮质激素可增强多巴胺 -β 羟化酶及苯乙醇 -N- 甲基转

换酶的活性，增加去甲肾上腺素、肾上腺素的合成。去甲肾上腺素能抑制色氨酸羟化酶的活性，降低中枢神经系统血清素浓度，扰乱两者递质的平衡，出现情绪及行为异常，可见欣快感、激动、不安、谵妄、定向力障碍、失眠、情绪异常、诱发或加重精神分裂症、类躁狂抑郁症，甚至有自杀者。大剂量还可诱发癫痫发作或惊厥。

8）儿童长期应用糖皮质激素影响生长发育。

9）长期外用糖皮质激素类药物可出现局部皮肤萎缩变薄、毛细血管扩张、色素沉着、继发感染等不良反应；在面部长期外用时，可出现口周皮炎、酒糟鼻样皮损等。

10）吸入型糖皮质激素的不良反应包括声音嘶哑、咽部不适和念珠菌定植、感染。长期使用较大剂量吸入型糖皮质激素者也可能出现全身不良反应。

## 二、停药反应

### （一）医源性肾上腺皮质功能不全

长期大量使用糖皮质激素的患者，减量过快或突然停药时，可引起肾上腺皮质萎缩和功能不全，这是由反馈性抑制脑腺垂体对 ACTH 的分泌所致，这种皮质功能不全需半年甚至一到两年才能恢复，因此不可骤然停药，停激素后继续采用 ACTH 7 天左右；在停用激素 1 年内如遇应激情况，应及时予以足量糖皮质激素。

因此一般感染性疾病应用激素必须严格掌握用药指征，且剂量宜小，疗程宜短；仅危重细菌感染出现严重毒血症者可短期应用大剂量激素，且必须同时应用足量有效的抗感染药物。病原不明的细菌感染，耐药性细菌、真菌及病毒感染均应禁用激素。

### （二）反跳现象

反跳现象又称撤药综合征，指突然停药或减量过快时原病复发或恶化。该现象指长期使用某些药物治疗疾病，在症状基本控制后突然停药，由此造成的疾病逆转的现象。该现象是指由于甾体激素的减量或停药，原来疾病的症状迅速恶化，病情回复甚至超过治疗前。常需加大剂量再行治疗，待症状缓解后再缓慢减药、停药。

# 第七节　糖皮质激素使用的注意事项

## 一、尽量避免使用糖皮质激素的情况

尽量避免使用糖皮质激素的情况：①对糖皮质激素类药物过敏；②严重精神病史；③癫痫；④活动性消化道溃疡；⑤新近胃肠吻合术后；⑥骨折；⑦创伤修复期；⑧单纯疱疹性角、结膜炎及溃疡性角膜炎、角膜溃疡；⑨严重高血压；⑩严重糖尿病；⑪未能控制的感染（如水痘、真菌感染）；⑫活动性肺结核；⑬较严重的骨质疏松；⑭妊娠初期及产褥期；⑮寻常型银屑病。

但是，若有必须用糖皮质激素类药物才能控制疾病、挽救患者生命时，如果合并上述情况，可在积极治疗原发疾病、严密监测上述病情变化的同时，慎重使用糖皮质激素类药物。

## 二、慎重使用糖皮质激素的情况

慎重使用糖皮质激素的情况：库欣综合征、动脉粥样硬化、肠道疾病或慢性营养不良的患者及近期手术后的患者。急性心力衰竭、糖尿病、有精神病倾向、青光眼、高脂蛋白血症、高血压、重症肌无力、严重骨质疏松、消化性溃疡病、妊娠及哺乳期妇女应慎用，感染性疾患者必须采用糖皮质激素与有效的抗生素合用，病毒性感染患者慎用；儿童也应慎用。

## 三、其他注意事项

1）防止交叉过敏，对某一种糖皮质激素类药物过敏者也可能对其他糖皮质激素过敏。

2）使用糖皮质激素时可酌情采取如下措施：低钠、高钾、高蛋白饮食；补充钙剂；加服预防消化道溃疡及出血等不良反应的药物；如有感染应同时应用抗生素以防感染扩散及加重。

3）注意根据不同糖皮质激素的药代动力学特性和疾病具体情况合理选择糖皮质激素的品种与剂型。

4）应注意糖皮质激素和其他药物之间的相互作用：近期使用巴比妥酸盐、卡马西平、苯妥英钠、扑米酮或利福平等药物，可能会增强代谢并降低全身性皮质激素的作用；相反，口服避孕药可以升高皮质激素的血药浓度；皮质激素与排钾利尿药（如噻嗪类或呋塞类）合用，可以造成过度失钾；皮质激素和非甾体类消炎药物合用时，消化道出血和溃疡的发生率增高。

# 第八节　糖皮质激素的分类

## 一、按作用时间分类

按作用时间分类，糖皮质激素可分为短效、中效与长效三类。短效药物如氢化可的松和可的松，作用时间多在 8 ~ 12 h；中效药物如泼尼松、泼尼松龙、甲泼尼龙，作用时间多在 12 ~ 36 h；长效药物如地塞米松、倍他米松，作用时间多在 36 ~ 54 h，见表 4-20-1。

表 4-20-1　糖皮质激素类药物的比较

| 类别 | 药物 | 对糖皮质激素受体的亲和力 | 水盐代谢（比值） | 糖代谢（比值） | 抗炎作用（比值） | 等效剂量（mg） | 血浆半衰期（min） | 作用持续时间（h） |
|------|------|------|------|------|------|------|------|------|
| 短效 | 氢化可的松 | 1.00 | 1.0 | 1.0 | 1.0 | 20.00 | 90 | 8 ~ 12 |
| | 可的松 | 0.01 | 0.8 | 0.8 | 0.8 | 25.00 | 30 | 8 ~ 12 |
| 中效 | 泼尼松 | 0.05 | 0.8 | 4.0 | 3.5 | 5.00 | 60 | 12 ~ 36 |
| | 泼尼松龙 | 2.20 | 0.8 | 4.0 | 4.0 | 5.00 | 200 | 12 ~ 36 |
| | 甲泼尼龙 | 11.90 | 0.5 | 5.0 | 5.0 | 4.00 | 180 | 12 ~ 36 |
| | 曲安西龙 | 1.90 | 0 | 5.0 | 5.0 | 4.00 | > 200 | 12 ~ 36 |

续表

| 类别 | 药物 | 对糖皮质激素受体的亲和力 | 水盐代谢（比值） | 糖代谢（比值） | 抗炎作用（比值） | 等效剂量（mg） | 血浆半衰期（min） | 作用持续时间（h） |
|---|---|---|---|---|---|---|---|---|
| 长效 | 地塞米松 | 7.10 | 0 | 20.0～30.0 | 30.0 | 0.75 | 100～300 | 36～45 |
| | 倍他米松 | 5.40 | 0 | 20.0～30.0 | 25.0～35.0 | 0.60 | 100～300 | 36～45 |

注：表中水盐代谢、糖代谢、抗炎作用的比值均以氢化可的松为 1 计；等效剂量以氢化可的松为标准计

## 二、按给药途径分类

按给药途径分类，糖皮质激素可分为口服、注射、局部外用或吸入。

# 第九节　常用糖皮质激素及其用法

## 一、全身糖皮质激素类药物

全身糖皮质激素包括可的松（cortisone）、氢化可的松（hydrocortisone）、泼尼松（prednisone）、泼尼松龙（prednisolone，强的松龙）、甲泼尼龙（methylprednisolone，甲强龙）、曲安西龙（triamcinolone，去炎松）、地塞米松（dexamethasone，DXM，氟美松）、与倍他米松（betamethasone）。给药方式：口服（摄入）或胃肠外给药（冯玉麟和刘春涛 2009）。呼吸科和皮肤科常用药物及使用见表 4-20-2、表 4-20-3。

表 4-20-2　呼吸科常用吸入糖皮质激素的每天剂量（μg）

| 药物 | 低剂量 | 中剂量 | 高剂量 |
|---|---|---|---|
| 二丙酸倍氯米松 | 200～500 | 500～1000 | ＞1000～2000 |
| 布地奈德 | 200～400 | 400～800 | ＞800～1600 |
| 丙酸氟替卡松 | 100～250 | 250～500 | ＞500～1000 |
| 环索奈德 | 80～160 | 160～320 | ＞320～1280 |

表 4-20-3　皮肤科常用的外用糖皮质激素类药物及浓度

| 作用强度 | 药物名称 | 常用浓度（%） |
|---|---|---|
| 弱效 | 醋酸氢化可的松 | 1.0 |
| | 醋酸甲泼尼龙 | 0.25 |
| 中效 | 醋酸泼尼松龙 | 0.5 |
| | 醋酸地塞米松 | 0.05 |
| | 丁酸氯倍他松 | 0.05 |
| | 曲安奈德 | 0.025～0.1 |
| | 丁酸氢化可的松 | 1.0 |
| | 醋酸氟氢可的松 | 0.025 |
| | 氟氢松 | 0.01 |

续表

| 作用强度 | 药物名称 | 常用浓度（%） |
|---|---|---|
| 强效 | 丙酸倍氯米松 | 0.025 |
| | 糠酸莫米松 | 0.1 |
| | 氟氢松 | 0.025 |
| | 氯氟舒松 | 0.025 |
| | 戊酸倍他米松 | 0.05 |
| 超强效 | 丙酸氯倍他索 | 0.02 ～ 0.05 |
| | 氯氟舒松 | 0.1 |
| | 戊酸倍他米松 | 0.1 |
| | 卤美他松 | 0.05 |
| | 双醋二氟松 | 0.05 |

注：表中糖皮质激素类药物大多为乳膏或软膏剂型，少数为溶液剂或硬膏剂型

## （一）氢化可的松

氢化可的松（hydrocortisone）是常用的糖皮质激素，抗炎作用为可的松的 1.25 倍，具有免疫抑制作用、抗毒作用、抗休克及一定的盐皮质激素活性等，并有留水、留钠及排钾作用，血浆半衰期为 8 ～ 12 h。

适应证：用于肾上腺功能不全所引起的疾病、类风湿性关节炎、风湿性发热、痛风、支气管哮喘等。

剂型：醋酸氢化可的松片，10 mg/ 片，20 mg/ 片；醋酸氢化可的松注射剂，10 mg（2 ml）、25 mg（5 ml）、50 mg（10 ml）、100 mg（20 ml）；醋酸氢化可的松，125 mg（5 ml）；琥珀酸钠氢化可的松，135 mg（相当于氢化可的松 100 mg）。

## （二）醋酸泼尼松

醋酸泼尼松（prednisone acetate）又名醋酸强的松、去氢可的松，为肾上腺皮质激素类药，具有抗炎、抗过敏、抗风湿、免疫抑制作用。其药理作用同氢化可的松。其水钠潴留及促进钾排泄作用比可的松小，而对糖代谢及抗炎、抗过敏的作用较强。其在肝内转化为泼尼松龙才显活性，生理半衰期为 60 min。

适应证：主要用于各种急性严重细菌感染、严重过敏性疾病、胶原性疾病（红斑狼疮、结节性动脉周围炎等）、风湿病、类风湿性关节炎、肾病综合征、严重支气管哮喘、血小板减少性紫癜、粒细胞减少症、急性淋巴性白血病、各种肾上腺皮质功能不全症、剥脱性皮炎、天疱疮、神经性皮炎、湿疹等。

剂型：片剂，5 mg/ 片。

用法：短程口服，剂量 20 ～ 60 mg/d，可予早晨 8 时 1 次口服，持续 1 周，然后在第 2 周开始逐渐停药；中程口服，初用 20 ～ 60 mg，维持 2 ～ 3 周以上，待症状控制后每 5 ～ 7 天减量 2 ～ 10 mg，逐渐停药。治疗阶段可参阅中程口服疗法，减量阶段可在 1 ～

2 周完成，让药物减至最低剂量。给予泼尼松每日 20 ～ 40 mg，待症状减轻后开始减量，每隔 1 ～ 5 天减少 5 mg。

### （三）醋酸泼尼松龙

醋酸泼尼松龙（prednisolone acetate）又名醋酸强的松龙，疗效与醋酸泼尼松相似，但抗炎作用较强，水盐代谢作用较弱。其极易被消化道吸收，其本身以活性形式存在，无需经肝脏转化即发挥其生物效应。口服后 1 ～ 2 h 其血药浓度达峰值，生物半衰期为 2 ～ 3 h。在血中其大部分与血浆蛋白结合，游离和结合型代谢物自尿中排出，部分以原形排出，小部分可经乳汁排出。

规格：片剂，5 mg/ 片；注射剂，25 mg（1 ml）、125 mg（1 ml）。

用法：同醋酸泼尼松。

### （四）甲泼尼龙

甲泼尼龙（methylprednisolone）又名甲基强的松龙，其抗炎作用强于泼尼松龙，水盐代谢作用稍弱，起效稍慢，作用持久。其作用同泼尼松龙，本品 4 mg 的抗炎活性相当于 5 mg 泼尼松龙。

剂型：美卓乐片剂，2 mg/ 片、4 mg/ 片；甲基泼尼松龙注射剂，有 40 mg、500 mg 小瓶装。

用法：甲泼尼龙 80 ～ 240 mg 每 6 h 一次，静脉注射。

### （五）地塞米松

地塞米松是抗炎、抗过敏药物，主要作为危重疾病的急救用药和各类炎症的治疗用药。其抗炎、抗过敏、抗休克作用比醋酸泼尼龙更显著，而水钠潴留和促进排钾作用较轻微，半衰期较长，对垂体 - 肾上腺皮质的抑制作用较强。

适应证：适应证同泼尼松龙，主要用于过敏性与自身免疫性炎症性疾病。其可用于中重度哮喘急性发作，治疗危重哮喘时应当首先选择对肾上腺皮质功能抑制作用小的品种如氢化可的松、甲基泼尼松龙。

剂型：醋酸地塞米松片剂，0.75 mg/ 片；醋酸地塞米松注射剂，2 mg（1 ml）、5 mg（1 ml）；地塞米松磷酸钠注射剂，1 mg（1 ml）、2 mg（1 ml）、50 mg（1 ml）。

用法：口服，1 日 0.75 ～ 6 mg，分 2 ～ 4 次服用。维持剂量 1 日 0.5 ～ 0.75 mg；肌内注射（地塞米松醋酸酯注射剂），1 次 8 ～ 16 mg，间隔 2 ～ 3 周 1 次；静脉滴注（地塞米松磷酸钠注射剂），每次 2 ～ 20 mg，或遵医嘱。抗炎、抗过敏，每日 1.5 ～ 3 mg，每晨一次或早、午两次分服；肌内注射（醋酸地塞米松注射剂）：一次 8 ～ 16 mg，间隔 2 ～ 3 周一次。静脉滴注（地塞米松磷酸钠注射剂），每次 2 ～ 20 mg，或遵医嘱。

### （六）倍他米松

倍他米松（betamethasone）的糖代谢及抗炎作用较氢化可的松强，为氢化可的松的 15 倍，但钠潴留作用为氢化可的松的百倍以上，在原发性肾上腺皮质功能减退症中，可与糖皮质类固醇一起用于替代治疗。

　　剂型：片剂，0.5 mg/ 片，倍他米松磷酸钠注射剂 2 mg（1 ml）。

　　用法：口服，1 日 0.5 ～ 2 mg，分次服用，维持量为 1 日 0.5 ～ 1 mg。肌内注射 / 静脉滴注倍他米松磷酸钠注射液，1 日 2 ～ 20 mg，分次给药。

## 二、吸入糖皮质激素

　　吸入糖皮质激素（ICS）是目前控制气道炎症最有效的药物，ICS 的局部抗炎作用强；通过吸入给药，药物直接作用于呼吸道，所需剂量小。通过消化道和呼吸道进入血液的药物大部分被肝脏灭活，因此全身性不良反应少。可供选择的药物有丙酸倍氯米松（BDP）、布地奈德（BUD）和氟替卡松（FP），以定量气雾剂、干粉剂或溶液吸入（冯玉麟和刘春涛 2009）。

### （一）丙酸氟替卡松

　　丙酸氟替卡松（fluticasone propionate）是葛兰素史克公司研制的一种局部抗炎活性极强、全身不良反应最少的吸入糖皮质激素。用于呼吸道吸入剂的商品名为辅舒酮，用于鼻喷剂的商品名为辅舒良。其作用机制与 BUD 相似，抗炎作用比 BDP 强 2 ～ 4 倍，对 HPA 抑制作用小，全身不良反应少见。

### （二）舒利迭

　　舒利迭（seretide）是药物成分为氟替卡松和沙美特罗的复合制剂，为干粉吸入，采用准纳器（accuhaler）。其舒张支气管作用可长达 12 h，且个体差异较小。

### （三）布地奈德

　　布地奈德（budesonide，BUD）又名丁地去炎松，用于呼吸道吸入剂的商品名为普米克，用于鼻喷剂的商品名为雷诺考特。局部抗炎力强，代谢迅速，不良反应小，其局部抗炎活性是 BDP 的 2 ～ 3 倍，其在肝脏的代谢速度是 BDP 的 3 ～ 4 倍，故对 HPA 的抑制作用较小。

### （四）信必可都保

　　信必可都保（symbicort）为布地奈德 / 福莫特罗复合制剂，其舒张支气管作用可长达 12 h，有快速起效作用。该类药物同时有抗炎及舒张支气管作用，故临床效果好，是中度和重度持续哮喘的一线治疗用药。

### （五）二丙酸倍氯米松

　　二丙酸倍氯米松（beclomethasone dipropionate，BDP）商品名为必可酮，是较早进入临床的糖皮质激素。

### 三、局部外用糖皮质激素

糖皮质激素外用制剂的种类很多，按其对血管收缩反应的强弱，将外用糖皮质激素强度由极强至弱分为 4 个等级。常用药物包括丙酸氯倍他索（halobetasol，恩肤霜）、卤美他松（halometasone，适确得）、莫米他松糠酸酯（mometasone furoate，艾洛松）、氟轻松（fluocinonide，肤轻松）、氢化可的松丁酸酯（hydrocortisone butyrate，尤卓尔）、醋酸地塞米松（dexamethasone acetate，皮炎平），以及复方制剂如派瑞松（含硝酸益康唑和曲安奈德）、复方康纳乐霜（含曲安缩松、制霉菌素和硫酸新霉素脂）等。产品的剂型可影响糖皮质激素的作用强度而改变其强度等级地位。通常同一糖皮质激素在油膏（ointment）中作用最强，之后依次为脂质（lipid）、胶（gel）、霜（cream）、洗剂（lotion）。局部外用糖皮质激素制剂仍然是目前治疗异位性皮炎、湿疹、接触性皮炎和药疹的主要药物。

外用糖皮质激素一般每天两次，超过两次不一定能增加疗效，反而可能增加副作用。强效和极强效外用糖皮质激素每天只需一次，在皮损控制后，则改为每周两次维持量或改用弱效激素。局部副作用表现为用药处皮肤萎缩与萎缩纹形成、色素沉着、毛细血管扩张、出血点、皮肤真菌和继发细菌感染。面部长期外用激素可出现玫瑰痤疮、口角炎等。

## 第十节　糖皮质激素的选择原则

正确使用激素包括：合理应用激素，减少不良反应。

1）疾病急性期大剂量冲击，多选用泼尼松龙和地塞米松，因为其抗炎、抗风湿、抗过敏作用极强。

2）疾病一般在活动期长期应用，需要注意保护患者的下丘脑 - 垂体 - 肾上腺轴（HPA），否则，不但造成日后激素减药和停药困难，也会导致患者应激力下降。多选用泼尼松龙，因其抗炎、抗风湿作用较强，而水钠潴留少。

3）泼尼松是前体药，进入体内后需在肝代谢为泼尼松龙才能发挥其生物活性。因此，对于肝功能正常者，可选用泼尼松；而肝功能严重受损害者，则需选用泼尼松龙或甲泼尼龙。

4）一些危重急诊患者需要大剂量糖皮质激素治疗，如急性肾上腺皮质功能减退、过敏性休克、感染性休克、低血糖昏迷、水中毒、中枢性高热、甲亢危象、黏液性昏迷等，不需长期服用激素，这种患者一旦脱离危险或病情得以控制，可以将激素立即撤掉，不需逐渐减药。

5）抗过敏常予静脉注射地塞米松。

6）而治疗慢性的自身免疫性疾病，如狼疮肾炎等，如果病情严重或不能口服，则应该静脉注射甲泼尼龙。

7）临床上治疗自身免疫性疾病主要是选用中效激素，其中最常用的是泼尼松。

8）危重的自身免疫性疾病（如狼疮危象），常常需要甲泼尼龙冲击治疗，每日剂量 500 ～ 1000 mg，静脉滴注，每疗程 3 天，然后减为标准的大剂量激素疗法。

## 第十一节　糖皮质激素的用法及疗程

此部分内容主要参考王维力（1982）的文献。

### 一、大剂量冲击疗法

糖皮质激素大剂量冲击疗法是指短期内超大剂量静脉滴注皮质类固醇激素治疗的一种方法。其适用于急性、重度、危及生命的疾病的抢救，如过敏性休克、感染性休克、SLE 伴脑损害或严重肾脏损害，以迅速控制病情。其作用机制主要为：激素与胞质特异性受体结合形成复合体，在进入细胞核，干扰 RNA 和 DNA 的合成，使蛋白质合成率下降，消除或解离血循环和肾小球基底膜的免疫复合物。大剂量糖皮质激素治疗不仅能发挥经典的基因组效应以调节细胞因子等的表达，更能通过膜结合受体和细胞膜的生化作用快速起效，直接诱导免疫细胞的凋亡和干扰淋巴细胞的活化与增生。常用的方法是：0.5 ～ 1 g 甲泼尼松龙溶于 250 ml 5% 葡萄糖溶液或生理盐水中，3 ～ 12 h 静脉滴注，每日 1 次，连用 3 ～ 5 天为一疗程。由于其副作用大，国内也有人用半量冲击的方法。也有的用地塞米松 150 ～ 300 mg，氢化可的松 800 mg 进行冲击治疗。冲击结束后，用泼尼松 30 ～ 60 mg 口服，或隔日疗法。大剂量应用糖皮质激素时宜合用氢氧化铝凝胶等预防急性消化道大出血。

### 二、短程疗法

短程疗法的疗程小于 1 个月，用较大剂量在较短时间内治疗较严重、急性的疾病，如对于中毒感染症较重者、过敏反应剧烈者，且有多脏器受损，如结核性脑膜炎、剥脱性皮炎、免疫性白细胞缺乏症、溃疡性结肠炎、重型流行性出血热、甲状腺危象等疾病，可采用泼尼松 10 ～ 20 mg，每日 3 次，或氢化可的松 200 ～ 300 mg，静脉点滴，6 ～ 7 天以后改用泼尼松维持治疗 1 个月左右，这种治疗停药时应逐渐减量，最后停用。短程疗法须配合其他有效治疗措施，停药时需逐渐减量至停药。

### 三、中程疗法

中程疗法的疗程在 3 个月以内。其适用于病程较长及多脏器受损的患者，如风湿热、心肌炎、心包炎、局限性肠炎、散发的乙型脑炎及多发性肌炎等症，可选用泼尼松 10 mg，每日 3 ～ 4 次，维持 1 个月以后递减，再维持 2 ～ 3 个月。这种治疗在停药前 1 周，最好每日给 ACTH 25 单位，以促进肾上腺皮质功能的恢复。

### 四、长程疗法

长程疗法的疗程大于 3 个月。其多用于反复发作的慢性疾病，如肾病综合征、系统性红斑狼疮、类风湿性关节炎、原发性血小板减少性紫癜、溶血性贫血、慢性活动性肝炎、恶性淋巴瘤、多发性骨髓瘤、皮肌炎、浸润性突眼等症，可选用泼尼松 10 mg，每日 3 次，以后每 2 周递减 5 mg，待病情稳定时，可用维持量达 1 ～ 2 年或更久。

**1. 连日给药法**

连日给药法为病情好转后，逐渐减量维持，因人而异，一般为泼尼松每日 7.5 mg 左右。

**2. 小剂量长期替代治疗**

内分泌系统疾病中如慢性肾上腺皮质功能减退、垂体前叶功能减退等，每日可的松 12.5 ～ 25 mg，或泼尼松 5 ～ 10 mg，开始用药时即可小剂量长期替代治疗，或维持终生。

**3. 间休疗法**

间休疗法即每周用药 3 ～ 4 天，停用 3 ～ 4 天，循环给药，可防止医源性库欣综合征及停药综合征。

**4. 隔日给药法**

隔日给药法（隔日疗法）为维持量给药时，可隔日给药 1 次，即 48 h 用药 1 次，可减少医源性库欣综合征的发生。

糖皮质激素的隔日疗法是临床治疗学上一个重要进展，尤其适用于需用激素进行中程与长程治疗的疾病。实验证明，隔日疗法是一种既可收到临床上预期的治疗效果，又可最大程度地减少不良反应和并发症的较理想的给药方法。隔日疗法的优点是：在保持了激素疗效的前提下，能减少或避免某些副作用，减轻对垂体 - 肾上腺的抑制。正常人的肾上腺皮质的分泌活动有着明显的昼夜间的规律性变化。正常人一天中肾上腺皮质分泌最高的浓度出现在早晨 6 点到 8 点，以后逐渐减少，最低的浓度出现在夜晚 10 点至凌晨 2 点，2 点以后很快升高，到睡醒之前达到高峰。这种昼夜规律主要由 ACTH 的规律所决定，与中枢神经系统有关。将生理活动以一日为周期性的节律性变动，称为昼夜节律。实践证明，氢化可的松、泼尼松或地塞米松，若在体内激素自然血浆峰值（早晨 7 ～ 8 时）时一次给予，其对垂体 - 肾上腺的抑制程度较平均分为 3 ～ 4 次给药轻得多。如果在远离峰值的夜间给药，则可严重抑制促肾上腺皮质激素（ACTH）的释放，甚至可使其在第 2 ～ 3 天（用量较大时）仍处于较低水平。在长时间每日 3 ～ 4 次给予糖皮质激素时，垂体 - 肾上腺可处于持久抑制状态。这不全取决于皮质激素血浆水平的负反馈调节，还与人 ACTH 的自身昼夜规律在其峰值时对血中氢化可的松的敏感性降低有关。所以，长期应用激素作维持治疗时，应将总量一次在每日或隔日的早晨给予。选用隔日一次晨时顿服给药，可使体内激素高峰后自然下降时血中外源性糖皮质激素浓度逐渐增加，从而使血药浓度相对稳定。这样，既可使肾上腺皮质有自然分泌的机会，保持其一定功能，不易发生萎缩，也有利于最后停药。

隔日疗法一般多采用中效制剂，如泼尼松或泼尼松龙。因为这类制剂对下丘脑 - 垂体的抑制作用不超过 36 h，隔日服药一次，在停药日即可使下丘脑 - 垂体发挥作用，从而减轻肾上腺皮质受抑制的程度。短效制剂如可的松、氢化可的松，其生物作用半衰期短于 12 h，采用隔日疗法不易保持疗效。长效制剂如地塞米松，其生物作用半衰期长于 48 h，用作隔日疗法对垂体 - 肾上腺仍有较明显抑制作用，且易出现皮质醇增多症。

　　隔日疗法的疗效基本与每日分次疗法相同,适用于支气管哮喘、接触性皮炎、神经性皮炎、慢性肾炎、类风湿性关节炎及肾移植等。因隔日疗法的副作用较轻,故必要时可较长疗程应用大剂量,有时还可取得较好效果。但须注意,对需要大剂量激素治疗的红斑狼疮和严重类风湿性关节炎患者,不宜采用隔日小剂量治疗。

## 第十二节　糖皮质激素的减量原则

　　激素的减量一般应遵循“先快后慢”的原则,如冲击疗法可直接减量到 0.5 ～ 1 mg/(kg·d);初始治疗剂量为 60 mg/d 可直接减量至 40 mg/d,然后每 1 ～ 2 周减少原剂量的 10% 或 5 mg;当剂量 < 7.5 mg 后可维持相对时间长一些,小剂量激素治疗因为不良反应少可长期维持使用。一般在病情活动时每日宜分次给药,病情稳定后改为模拟激素生理分泌周期,晨起 1 次顿服给药或隔日给药。激素的减量与停药过程中应注意停药反应和反跳现象。

　　短期用激素治疗的患者(如应激),遇到激素反指征时,如创伤、应激、过敏、全身性病毒感染或精神症状出现时,应用 2 ～ 5 mg/d 后,可以立即将激素撤除。对大剂量激素治疗超过 5 天的患者,通常在 4 周内可以平稳地将激素撤除。在减药前,医生应仔细观察和记录患者的症状与体征及疾病的特殊表现,进行一些能说明疾病活动的实验室检查。如果泼尼松 1540 mg/d,则每 2 ～ 5 天减少 2.5 ～ 5 mg,一直至泼尼松 5 mg/d,这过程需 1 ～ 2 周。如果开始剂量较大,泼尼松超过 40 ～ 120 mg/d,减药幅度可以大些,每 3 ～ 10 天减泼尼松 5 ～ 20 mg。当疾病复发时,减药暂时停止,甚至可以反跳到前一个剂量,以后减药要更加缓慢,还必须加用其他药物,如免疫抑制药或细胞毒性药物。在第 3 ～ 4 周时,剂量如果已经减到生理剂量时,即泼尼松 5 mg/d 或地塞米松 0.75 mg/d,剂量维持 3 ～ 7 天,然后将泼尼松和地塞米松换成氢化可的松 20 mg/d,每天早晨一次服用,允许患者的 HPA 得到合适的刺激。长期大剂量治疗第 4 周时,HPA 抑制状态可能维持 6 ～ 9 个月;当氢化可的松减少到 10 mg/d 时,这个剂量可以维持机体的基本需要,又不至于引起皮质功能降低,除非遇到急性应激。在第 5 ～ 9 周时,早晨 8 点皮质醇 > 10 μg/dl 时,此时有可能将激素完全撤除。在撤药一年内,患者遇到急性应激时,根据情况仍然需要临时给适量的糖皮质激素。在糖皮质激素撤药后,下丘脑和垂体首先恢复,最后是肾上腺恢复,肾上腺的恢复可能需要数月至 1 年。

　　隔日减药法主要适用于那些撤药困难的患者,临床在减药过中,为避免出现撤药综合征,能够平稳地减药,往往采用隔日减药法。实施隔日减药法首先将长效糖皮质激素制剂(如地塞米松或倍他米松)改成中效或短效制剂(泼尼松或氢化可的松),以它们对糖皮质激素的等效剂量进行替换。随后在此基础上将一天分次服用改为一天早晨一次服用,而总剂量不变。如果患者没有出现皮质功能降低和疾病复发,下一步进行隔日减药法,即单日减药,双日不减药,每 5 ～ 10 天减药 1 次,直至药物完全减完。在减药过程中,开始减药剂量幅度可以大些,越接近生理剂量时,即泼尼松 2.5 ～ 7.5 mg/d,减药速度越要慢,防止原发疾病复发和皮质功能减低(齐今吾 1982)。

# 第十三节　糖皮质激素对过敏性疾病的治疗

## 一、糖皮质激素对过敏性哮喘的治疗

哮喘为一种慢性非特异性气道炎症性疾病，可导致气道高反应性，临床上有反复急性发作的特点。糖皮质激素具有明显的抗炎作用，在哮喘的治疗中越来越受到广泛的重视。糖皮质激素是目前最有效的控制气道炎症的药物，其中吸入糖皮质激素（ICS）直接作用于呼吸道靶器官，局部药物浓度高、抗炎作用强，通过血液循环进入全身的药物浓度较低，并在肝脏灭活，全身性不良反应较轻。目前，ICS 已经成为治疗哮喘的一线药物，它们与其他平喘药物合用能有效控制哮喘症状（中华医学会呼吸病学分会哮喘学组 2016a，b；Becker and Abrams 2017）。成人及青少年每天吸入低、中、高剂量糖皮质激素的用量见表 4-20-4、表 4-20-5。

**表 4-20-4　成人和青少年（12 岁及以上）每天吸入低、中、高剂量糖皮质激素（μg）**

| 药物 | 每日剂量 | | |
| --- | --- | --- | --- |
| | 低 | 中 | 高 |
| 丙酸倍氯米松（CFC） | 200～500 | ＞500～1000 | ＞1000 |
| 丙酸倍氯米松（HFA） | 100～200 | ＞200～400 | ＞400 |
| 布地奈德（DPI） | 200～400 | ＞400～800 | ＞800 |
| 环索奈德（HFA） | 80～160 | ＞160～320 | ＞320 |
| 丙酸氟替卡松（DPI） | 100～250 | ＞250～500 | ＞500 |
| 丙酸氟替卡松（HFA） | 100～250 | ＞250～500 | ＞500 |
| 糠酸莫米松 | 100～220 | ＞220～440 | ＞440 |
| 曲安奈德 | 400～1000 | ＞1000～2000 | ＞2000 |

注：CFC. 氯氟烃（氟利昂）抛射剂；DPI. 干粉吸入剂；HFA. 氢氟烷烃抛射剂。下同

**表 4-20-5　6～12 岁儿童每天吸入低、中、高剂量糖皮质激素（μg）**

| 药物 | 每日剂量 | | |
| --- | --- | --- | --- |
| | 低 | 中 | 高 |
| 丙酸倍氯米松（CFC） | 100～200 | ＞200～400 | ＞400 |
| 丙酸倍氯米松（HFA） | 50～100 | ＞100～200 | ＞200 |
| 布地奈德（DPI） | 100～200 | ＞200～400 | ＞400 |
| 布地奈德（nebules） | 250～500 | ＞500～1000 | ＞1000 |
| 环索奈德（HFA） | 80 | ＞80～160 | ＞160 |
| 丙酸氟替卡松（DPI） | 100～200 | ＞200～400 | ＞400 |
| 丙酸氟替卡松（HFA） | 100～200 | ＞200～500 | ＞500 |
| 糠酸莫米松 | 110 | ≥200～400 | ≤440 |
| 曲安奈德 | 400～800 | ＞800～1200 | ＞1200 |

注：nebules. 雾化悬液

糖皮质激素治疗哮喘的机制主要包括以下几方面。①抗炎作用：抑制气道黏膜中炎症细胞，包括肥大细胞、嗜酸性粒细胞、巨噬细胞、T淋巴细胞及血小板等的趋化和聚集；抑制炎症细胞的活化和炎症介质的释放，包括IL-3、IL-4和IL-5的转录，减少嗜酸性粒细胞主要碱性蛋白（MBP）和阳离子蛋白（ECP）的释放，以减少气道上皮细胞中性内肽酶，通过减少速激肽受体表达，以降低神经源性炎症反应；增强细胞对缺氧的耐受性，稳定细胞溶酶体膜，减轻组织损伤，降低黏膜上皮和微血管的通透性，减轻充血水肿。②免疫抑制作用：使循环中淋巴细胞减少和中性粒细胞增多，并阻止其向炎症区域移动和血管外渗；抑制T淋巴细胞因子（如MIF、MAF、NCF、DCF、IL-1、IL-2等）的释放；抑制吞噬细胞的吞噬作用和巨噬细胞对抗原或异物的处理能力；抑制各种介质及纤维蛋白溶酶原激活物释放，减轻免疫变态反应所致的损伤；抑制抗体（IgG）的合成或促进其溶解，抑制补体生成，降低其黏附性，从而减轻抗体和补体介导的免疫反应，减弱或消除变态反应的病理过程。可全身给药，如甲基泼尼松龙、氢化可的松、泼尼松（静脉或口服），亦可吸入糖皮质激素气雾剂如二丙酸倍氯米松（beclomethasone dipropionate，必可酮）、布地奈德（budesonide，普米克）等。

（一）常用糖皮质激素

（1）静脉注射

1）适应证：重度哮喘发作；用足量支气管扩张剂后疗效仍不满意的哮喘急性发作；慢性哮喘恶化的短期用药；需接受外科手术的哮喘患者的围手术期短期用药。

2）常用药物：①琥珀酸氢化可的松：根据患者急性发作的严重程度及对治疗的反应性，静脉应用氢化可的松400～1000 mg/d。注射后4～6 h起效，可先静脉推注200 mg，以后以3～5 mg/(kg·h)的速度经静脉维持。②甲泼尼龙琥珀酸钠：甲泼尼龙为哮喘急性发作和危重哮喘应用糖皮质激素的首选制剂，每日最大剂量可达0.4～0.5 g。对危重型哮喘，立即静脉注射甲泼尼龙125～250 mg，以后每4～8 h静脉注射20～50 mg，症状控制后改为口服。

无明显激素依赖者，静脉注射用糖皮质激素可在短期内（3～5 d）停药，有激素依赖倾向者应逐渐减少糖皮质激素用量。

（2）口服制剂

1）适应证：中重度哮喘急性发作；慢性持续性哮喘吸入大剂量糖皮质激素联合治疗无效；作为静脉应用糖皮质激素的序贯疗法。一般使用半衰期较短的激素，如泼尼松、泼尼松龙或甲泼尼龙等。

2）常用药物：①中效的有泼尼松（强的松）和泼尼松龙（强的松龙）：短程口服，剂量20～60 mg/d，持续1周，然后在第2周开始逐渐减药；中程口服，初用20～60 mg/d，持续2～3周以上，症状控制后每5～7天减量2～10 mg，逐渐停药。维持剂量，泼尼松≤10 mg。②长效的有地塞米松：成人开始口服剂量为每次0.75～3 mg，每日2～4次。维持量约每日0.75 mg，视病情而定。应注意长期应用该药对垂体轴的抑制和副作用。

（3）吸入用药

理想的吸入激素应有以下特点：①与糖皮质激素受体有高亲和力；②局部抗炎活性

强，局部应用后肺组织浓度高，停留时间长；③口服生物利用度低；④全身不良反应小。经研究 ICS 可以减轻气道炎症和气道高反应性、控制哮喘症状、改善肺功能、减少哮喘急性发作，从而改善生活质量。

常用药物包括以下几种。

A. 丙酸氟替卡松

丙酸氟替卡松用于气雾剂治疗哮喘的商品名为辅舒酮。辅舒酮的起始吸入剂量应在每日 200～2000 μg，根据不同的病情严重程度来判断和决定。成人及 1 岁以上的儿童：每次 100～1000 μg，每日 2 次。通常为每次两揿，每日两次。初始剂量：轻度持续性哮喘的起始剂量为 100～250 μg/ 次，每日 2 次；中度哮喘的起始剂量为 250～500 μg/ 次，每日 2 次；重度哮喘的起始剂量为 500～1000 μg/ 次，每日 2 次。4 岁以上儿童：每次 50～100 μg，每日 2 次。起始剂量应根据病情的严重程度而定。

维持剂量是根据患者对辅舒酮的反应及病情进行判断，医生每 1～3 个月调整一次，原则上是控制气道炎症的最低剂量。

B 舒利迭

舒利迭为丙酸氟替卡松和沙美特罗的复合制剂，为干粉吸入，采用准纳器。成人及 12 岁以上青少年：每次 1 吸 25 g/50 g（每揿含相当于 25 g 沙美特罗的沙美特罗昔萘酸盐和 50 g 的丙酸氟替卡松），每日 2 次；每次 1 吸 50 g/125 g（每揿含相当于 50 g 沙美特罗的沙美特罗昔萘酸盐和 125 g 的丙酸氟替卡松），每日 2 次。目前暂无 4 岁以下儿童使用舒利迭的资料。

C. 布地奈德

临床上表明布地奈德的疗效是剂量依赖性的，随着吸入量加大疗效也会增大。通常吸入剂量分为起始剂量和维持剂量。成人及 12 岁以上青少年：轻度持续性哮喘起始剂量为 200 μg，每日 1～2 次，体重较重或特殊情况下每日最高可达 800 μg；中度持续哮喘起始剂量为 400 μg，每日 1～2 次，每日最高剂量 1200 μg；重度哮喘起始剂量为 800 μg，每日 1～2 次，每日最高达 2000 μg。对于 12 岁及以下儿童，每日吸入起始剂量为 200～1000 μg。

维持剂量：根据病情及对药物的反应进行调整，原则为控制气道炎症的最低剂量。

D. 信必可都保

信必可都保适用于慢性持续性哮喘的维持治疗。轻度持续性哮喘用 80 μg/4.5 μg，每日 2 次吸入；中度持续哮喘为 160 μg/4.5 μg，每日 2 次吸入。哮喘控制之后逐渐减量，最低剂量为每日 1 次吸入。其亦可用于哮喘急性发作，可从每日 2 次吸入增加至每日 4 次吸入，持续 5～7 天。

治疗用量：成年人（18 岁和 18 岁以上）：1～2 吸/ 次，每日 2 次，有些患者可能需要使用量达到 4 吸/ 次，每日 2 次；青少年（12～17 岁）：1～2 吸/ 次，每日 2 次；儿童（6～11 岁）：现已有一个更低的剂量供 6～11 岁的儿童使用。

在常规治疗中，当每日 2 次剂量可有效控制症状时，应逐渐减少剂量至最低有效剂量，甚至每日 1 次给予本品。

维持用量：成人（18 岁和 18 岁以上）：推荐的维持剂量为每天 2 吸，可以早晚各吸入

1吸，也可以在早上或晚上一次吸入2吸；18岁以下的儿童及青少年：不建议儿童和青少年使用信必可都保维持、缓解疗法。对于某些患者，维持剂量可为每天2次，每次2吸。在有症状出现的情况下，额外吸入1吸。如果在使用几分钟后，症状仍然没有得到缓解，需再另加一吸。任何一次加重情况下，使用本品缓解治疗都不能超过6吸。每日总剂量通常不需要超过8吸，但可暂时使用到12吸。如果患者使用了适当的维持剂量并增加了按需用药的吸入方法3天后仍不能控制症状加重，强烈建议患者就诊，评估症状持续的原因。

E. 二丙酸倍氯米松

成人及12岁以上青少年：轻度持续性哮喘起始剂量为250～500 μg，分1～2次给药；中度持续哮喘起始剂量为750～1000 μg，分1～2次给药；重度哮喘起始剂量为1000～2000 μg，分2～4次给药。儿童给药：5～12岁儿童根据病情严重程度及身体发育情况，起始剂量为250～1000 μg；5岁以下儿童：起始剂量为100～500 μg。

F. 糖皮质激素雾化吸入

糖皮质激素雾化吸入需要通过适当的雾化装置给药，适用于：不能使用气雾剂或干粉剂的患者；哮喘急性发作期的治疗。雾化布地奈德可以减少全身激素的用量，减少不良反应。推荐剂量：成人1～2 mg/次，每日2次；儿童0.5～1 mg/次，每日2次。

（二）支气管哮喘的治疗

支气管哮喘的治疗——阶梯疗法（Becker and Abrams 2017）见图4-20-1。

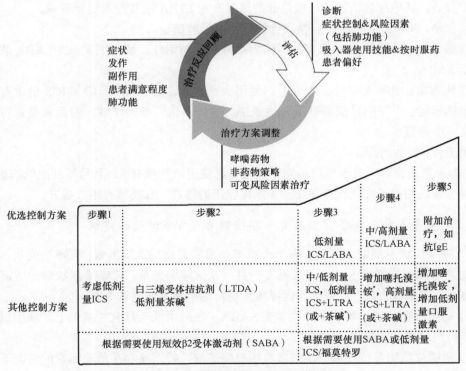

图 4-20-1 支气管哮喘的治疗——阶梯疗法

*表示用作缓解药物，图片来自 2015 年 GINA

1）轻度哮喘可以通过步骤 1 及步骤 2 良好控制的哮喘，即单独使用必要的缓解药物或用低剂量 ICS、白三烯受体拮抗剂或茶碱。

2）中度哮喘是通过步骤 3 治疗得到良好控制的哮喘，首选药物为低剂量 ICS/LABA。

3）重度哮喘是需要第 4 或第 5 步骤治疗的哮喘，首选药物为中 / 高剂量 ICS/LABA。中重度哮喘患者可以根据需要使用 SABA 或低剂量 ICS/ 福莫特罗。

第一步：按需吸入 ICS。

首选方案：按需吸入短效 β2 受体激动剂（SABA）。

其他方案：对于有恶化风险的患者，除了需要 SABA，还应考虑常规低剂量吸入ICS。

第二步：低剂量控制药物联合按需使用缓解药物。

首选方案：常规低剂量 ICS 联合按需使用 SABA。

其他方案：对于以前没有使用控制治疗的成人或青少年患者，低剂量 ICS/LABA 作为初始维持控制治疗。与单纯低剂量 ICS 相比，其能够改善症状，改善肺功能；对患者的季节性过敏性哮喘，如花粉过敏，症状开始时即应立即使用 ICS，并且维持至相关的花粉季节结束后 4 周。

第三步：一种或两种控制药物联合按需使用缓解药物。

首选方案：中等剂量 ICS 联合按需使用 SABA。

其他方案：对于成人和青少年的另一种选择是增加 ICS 到中等剂量，但这不如添加LABA 有效。其他疗效稍差的选项是低剂量 ICS 加 LTRA 或低剂量缓释茶碱。

第四步：两个或多个控制药物联合按需使用缓解药物。

首选方案：低剂量 ICS/ 福莫特罗作为维持和缓解治疗，或中剂量 ICS/LABA 联合按需使用 SABA。

其他方案：成年人和青少年可考虑使用大剂量 ICS/LABA，但增加 ICS 剂量有增加副作用的风险；中等剂量或高剂量布地奈德，每日 4 次可增加疗效，但患者是否可长期坚持是一个问题。

第五步：附加治疗。

GINA 指南推荐，几乎所有级别哮喘均考虑使用低剂量 ICS。且尽早使用低剂量 ICS 的哮喘患者，相对于症状已存在 2 ～ 4 年再使用的患者，肺功能有很大提升。

（三）成年人和青少年哮喘患者早期控制治疗方案的选择建议

1）哮喘症状不频繁，但患者有一个或多个引发发作的危险因素；有哮喘症状，或每月两次到每周两次需要 SABA，或患者一月一次因哮喘憋醒；有哮喘症状或一周需要两次 SABA，或患者一月一次或多次因哮喘憋醒，均应使用低剂量 ICS。

2）有哮喘症状或一周超过两次需要 SABA，在应用低剂量 ICS 基础上，加用白三烯受体拮抗剂或茶碱等药物。

3）哮喘症状明显或一周一次或多次因哮喘憋醒，特别是存在危险因素的情况下，应用中 / 高剂量 ICS，或低剂量 ICS/LABA。

4）哮喘发病初期就伴有严重的无法控制的哮喘症状，或急性发作，短期服用皮质类固醇并开始定期治疗，可选择高剂量 ICS 或中剂量 ICS/LABA。

### （四）哮喘急性发作期的治疗

哮喘的急性发作表现为患者症状和肺功能由正常状态急剧恶化，甚至起始即表现为哮喘的症状和肺功能的恶化。治疗措施包括反复应用短效吸入支气管扩张剂、早期全身应用糖皮质激素、控制性氧疗。在患者加量应用缓解剂及控制剂治疗效果不佳、病情恶化时，应立即给予口服糖皮质激素。成人推荐泼尼松龙 1 mg/(kg·d)，最大剂量 50 mg/d，6～11 岁儿童推荐 1～2 mg/(kg·d)，最大剂量 40 mg/d。口服糖皮质激素应该连续应用 5～7 天。

## 二、糖皮质激素对过敏性鼻炎的治疗

糖皮质激素对过敏性鼻炎（allergic rhinitis，AR）有一定疗效，主张局部给药（Brozek et al. 2010；中华医学会耳鼻咽喉头颈外科学分会鼻科学组 2016）。

### （一）鼻用糖皮质激素

鼻用糖皮质激素为 AR 的一线治疗药物，其对 AR 患者的所有鼻部症状包括打喷嚏、流涕、鼻痒和鼻塞均有显著改善作用，是目前治疗 AR 最有效的药物。其临床可用于轻度和中重度 AR 的治疗，按推荐剂量每天鼻喷 1～3 次，疗程不少于 2 周；对于中重度持续性 AR 是首选药物，疗程 4 周以上。其持续治疗效果明显优于间断治疗。

鼻用糖皮质激素的安全性和耐受性良好，其局部不良反应主要为鼻腔干燥、刺激感、鼻出血、咽炎和咳嗽等，症状多为轻度。鼻用糖皮质激素的全身不良反应极其少见。

常用药物有丙酸倍氯米松鼻喷雾剂（伯克纳）、布地奈德喷雾剂（雷诺考特）、丙酸氟替卡松水溶性鼻喷雾剂（辅舒良）。对成人或 12 岁以上儿童患者，每日 1～2 次，每次每个鼻孔 1～2 喷；对 4～11 岁儿童，每日 1 次，每个鼻孔各 1 喷。

### （二）口服糖皮质激素

口服糖皮质激素为 AR 的二线治疗药物，临床酌情使用。中重度持续性 AR 患者如通过其他治疗方法无法控制严重鼻塞症状时，可考虑短期口服糖皮质激素，宜选择安全性和耐受性较好的制剂，剂量按患者体重计算（0.5～1 mg/kg），早晨顿服，疗程 5～7 天。必须注意全身使用糖皮质激素的不良反应。临床不推荐肌内注射或静脉注射糖皮质激素。

### （三）参考治疗方案

（1）中 - 重度持续性 AR

首选鼻用糖皮质激素（倍氯米松 300～400 μg/d 或等效剂量的其他鼻用糖皮质激素）。如症状严重，在治疗初期可加用口服 $H_1$ 抗组胺药物和（或）短期口服糖皮质激素。

（2）中 - 重度间歇性 AR

首选鼻用糖皮质激素（倍氯米松 300～400 μg/d 或等效剂量的其他鼻内糖皮质激素）。如有必要，在治疗 1 周后可加用口服 $H_1$ 抗组胺药物和（或）短期口服糖皮质激素。

（3）轻度持续性 AR

治疗选口服 H₁ 抗组胺药物或低剂量鼻用糖皮质激素（倍氯米松 100 ～ 200 μg/d 或等效剂量的其他鼻用糖皮质激素），可根据病情适当调整鼻用糖皮质激素剂量。

## 三、糖皮质激素对变应性支气管肺曲霉病的治疗

变应性支气管肺曲霉病（ABPA）是人体对寄生于支气管内的曲霉菌抗原发生变态反应引起的一种疾病。ABPA 在急性发作期有喘息、发热、咳嗽、咳痰及咯血等症状，慢性期表现为肺纤维化和支气管扩张。该病应首选糖皮质激素治疗，辅助抗真菌药物（如伊曲康唑）。

### （一）首选口服糖皮质激素治疗

1）急性期推荐剂量：一般泼尼松 0.5 mg/(kg·d)，2 周后改为 0.5 mg/kg，隔日口服，一般疗程 3 个月左右，可根据病情适当调整糖皮质激素剂量和疗程。急性期症状严重者最初 2 周泼尼松剂量可提高至 40 ～ 60 mg/d，疗程亦可视病情适当延长。减量应根据症状、胸部影像检查和总 IgE 水平酌定。

2）慢性糖皮质激素依赖期和肺纤维化期患者可能需要长期应用糖皮质激素，提倡隔日服药以减少药物不良反应。

### （二）吸入糖皮质激素

吸入糖皮质激素可改善哮喘症状，但不影响肺部浸润的吸收。

## 四、糖皮质激素对嗜酸性粒细胞性支气管炎的治疗

嗜酸性粒细胞性支气管炎（eosinophilic bronchitis，EB）是一种以气道嗜酸性粒细胞浸润为特征的非哮喘性支气管炎。临床表现为慢性咳嗽，诱导痰嗜酸性粒细胞比例≥ 2.5%，无气道高反应性，支气管扩张剂治疗无效，对糖皮质激素治疗反应良好。糖皮质激素是嗜酸性粒细胞性支气管炎的一线治疗药物（李莉和陈强 2011）。

参考治疗方案如下。

1）通常采用吸入糖皮质激素治疗，剂量为倍氯米松 250 ～ 500 μg/ 次或等效剂量其他糖皮质激素，每天 2 次，持续应用 4 周以上。

2）初始治疗可联合应用短期口服糖皮质激素，泼尼松每天 10 ～ 20 mg，持续 3 ～ 5 天。

## 五、糖皮质激素对过敏性休克的治疗

过敏性休克是外界某些抗原性物质进入已致敏的机体后，通过免疫机制在短时间内触发的一种严重的全身性过敏反应，多突然发生且严重程度剧烈，若不及时处理，常可危及生命。一般表现为出汗、面色苍白、脉速而弱、四肢湿冷、发绀，烦躁不安、意识不清或完全丧失，血压迅速下降乃至测不出，脉搏消失，最终导致心跳停止等休克症状。

在休克出现之前或之后，患者也会出现一些过敏相关的症状。糖皮质激素具有非特异性抗过敏、抗休克作用，但起效缓慢，不可作为首选的抢救措施，但可与肾上腺素合用。过敏性休克者若持续不见好转，应及早静脉滴注地塞米松 10 ～ 20 mg 或琥珀酸氢化可的松 200 ～ 400 mg 或甲泼尼龙 120 ～ 240 mg。糖皮质激素对速发相反应无明显的治疗效果，但可以阻止迟发相过敏反应的发生。

## 六、糖皮质激素对过敏性皮肤病的治疗

此部分内容主要参考中华医学会皮肤性病学分会免疫学组（2014）的文献。

### （一）特应性皮炎

局部外用糖皮质激素（以下简称激素）是特应性皮炎的一线疗法。外用激素种类多、经济、方便、疗效肯定，但应在医生指导下进行。根据患者的年龄、皮损性质、部位及病情程度选择不同剂型和强度的激素制剂，以快速有效地控制炎症，减轻症状。外用激素强度一般可分为 4 级，如氢化可的松乳膏为弱效激素，丁酸氢化可的松乳膏、曲安奈德乳膏、糠酸莫米松乳膏为中效激素，倍他米松为强效激素，卤米松和氯倍他索乳膏为超强效激素。一般初治时应选用强度足够的制剂（强效或超强效），以求在数天内迅速控制炎症，一般为每日 2 次用药，炎症控制后逐渐过渡到中弱效激素或钙调神经磷酸酶抑制剂；面部、颈部及皱褶部位推荐使用中弱效激素，应避免长期使用强效激素。激素香波或酊剂可用于头皮。儿童患者尽量选用中弱效激素，或用润肤剂适当稀释激素乳膏。肥厚性皮损可选用封包疗法，在病情控制后停用封包，并逐渐减少激素的使用次数和用量。急性期病情控制后应逐渐过渡到维持治疗，即每周使用 2 ～ 3 次，能有效减少复发。长期大面积使用激素时应该注意皮肤和系统不良反应（Kim et al. 2015）。

由于部分患者对外用糖皮质激素心存顾虑，甚至拒绝使用。医生要耐心解释正规使用药物的安全性、用药量、用药方法、用药频度、疗程及如何调整药物等，应当让患者了解外用药的皮肤吸收非常少（一般为 1% ～ 2%），系统吸收更少，这可使患者消除顾虑，提高治疗依从性。

### （二）湿疹

湿疹是由多种内外因素引起的一种具有明显渗出倾向的炎症性皮肤病，伴有明显瘙痒，易复发，严重影响患者的生活质量。

目前局部治疗是湿疹治疗的主要手段。应根据皮损分期选择合适的药物剂型。急性期无水疱、糜烂、渗出时，建议使用炉甘石洗剂、糖皮质激素乳膏或凝胶；亚急性期皮损建议外用氧化锌糊剂、糖皮质激素乳膏；慢性期皮损建议外用糖皮质激素软膏、硬膏、乳剂或酊剂等。外用糖皮质激素制剂依然是治疗湿疹的主要药物。初始治疗应该根据皮损的性质选择合适强度的糖皮质激素：轻度湿疹建议选弱效糖皮质激素，如氢化可的松、地塞米松乳膏；重度肥厚性皮损建议选择强效糖皮质激素，如氯氟舒松、卤米松乳膏；中度湿疹建议选择中效糖皮质激素，如曲安奈德、糠酸莫米松等。儿童患者、面部及皮肤

皱褶部位皮损一般选弱效或中效糖皮质激素。强效糖皮质激素连续应用一般不超过 2 周，以减少急性耐受及不良反应。

（三）荨麻疹

荨麻疹是由于皮肤、黏膜小血管扩张及渗透性增加出现的一种局限性水肿反应。临床上其特征性表现为大小不等的风团伴瘙痒，可伴有血管性水肿。慢性荨麻疹是指风团每周至少发作 2 次，持续≥ 6 周者。少数慢性荨麻疹患者也可表现为间歇性发作。

糖皮质激素适用于急性、重症或伴有喉头水肿的荨麻疹，泼尼松 30 ～ 40 mg（或相当剂量），口服 4 ～ 5 天后停药，不主张在慢性荨麻疹中常规使用。急性荨麻疹在积极明确并祛除病因及口服抗组胺药不能有效控制症状时，可选择糖皮质激素：泼尼松 30 ～ 40 mg，口服 4 ～ 5 天后停药，或相当剂量的地塞米松静脉或肌内注射，特别适用于重症或伴有喉头水肿的荨麻疹。

（李孟露　苏新明）

# 参 考 文 献

冯玉麟, 刘春涛 . 2009. 呼吸内科常见病用药 . 北京 : 人民卫生出版社 : 28-38.

韩坤, 王倩梅 . 2010. 糖皮质激素的非基因组作用及机制 . 当代医学, 16(6): 8-19.

李莉, 陈强 . 2011. 嗜酸性粒细胞性支气管炎的诊断与治疗 . 中华实用儿科临床杂志, 26(10): 810-812.

宁光 . 2012. 糖皮质激素类药物临床应用指导原则 . 实用防盲技术, 28(1): 2.

齐今吾 . 1982. 昼夜分泌规律与肾上腺皮质激素隔日疗法 . 中国医师进修杂志, (7): 8-9.

王维力 . 1982. 激素治疗中几种方法的选择 . 中国医师进修杂志, (7): 7-8.

吴基良, 罗建东 . 2011. 药理学 . 北京 : 科学出版社 : 207-214.

中华医学会耳鼻咽喉头颈外科学分会鼻科学组 . 2016. 变应性鼻炎诊断和治疗指南 (2015 年, 天津 ). 中华耳鼻咽喉头颈外科杂志, 51(1): 6-24.

中华医学会呼吸病学分会哮喘学组 . 2016a. 咳嗽的诊断与治疗指南 (2015). 中华结核和呼吸杂志, 39(5): 323-354.

中华医学会呼吸病学分会哮喘学组 . 2016b. 支气管哮喘防治指南 (2016 年版 ). 中华结核和呼吸杂志, 39(9): 675-697.

中华医学会皮肤性病学分会免疫学组 . 2014. 中国特应性皮炎诊疗指南 (2014 版 ). 全科医学临床与教育, 47(6): 603-606.

朱元珏, 陈文斌 . 2010. 呼吸病学 . 北京 : 人民卫生出版社 : 559-562.

Becker A. B., Abrams E. M. 2017. Asthma guidelines: the Global Initiative for Asthma in relation to national guidelines. Curr Opin Allergy Clin Immunol, 17(2): 99-103.

Brozek J. L., Bousquet J., Baena-Cagnani C. E., et al. 2010. Allergic Rhinitis and its Impact on Asthma (ARIA) guidelines: 2010 Revision. Journal of Allergy & Clinical Immunology, 126(3): 466-476.

Kim J. E., Kim H. J., Lew B. L., et al. 2015. Consensus Guidelines for the Treatment of Atopic Dermatitis in Korea (Part I): General Management and Topical Treatment. Annals of Dermatology, 27(5): 563-577.

# 第二十一章 白三烯受体拮抗剂在过敏性疾病中的作用

## 第一节 白三烯受体拮抗剂

白三烯（LT）是花生四烯酸（AA）经 5- 脂氧合酶（5-LOX）途径代谢产生的一组炎症介质。体外试验表明，它对人体支气管平滑肌的收缩作用较组胺、血小板活化因子（PAF）强约 1000 倍，它尚可刺激黏液分泌、增加血管通透性、促进黏膜水肿形成。支气管哮喘（哮喘）时气道阻塞的机制与气道平滑肌收缩，血管渗漏所致黏膜水肿、黏液分泌增加及以嗜酸性粒细胞为主导的炎症细胞浸润等引起的支气管痉挛有关，多种炎症介质如组胺、白三烯（LT）、血栓素、前列腺素、血小板活化因子（PAF）、趋化因子、腺苷及缓激肽等，参与上、下气道的炎症反应。近年来随着 LT 在哮喘气道高反应性中的作用逐渐被认识，以及 LT 受体被确认，白三烯受体拮抗剂（LTRA）与 LT 合成抑制剂在防治哮喘中的地位引起关注。

半胱氨酰白三烯（CysLT）包括白三烯 LTC4、LTD4 及 LTE4，是花生四烯酸的代谢物并介导炎症反应。其主要由嗜酸性粒细胞、嗜碱性粒细胞、肥大细胞、巨噬细胞和髓样树突状细胞响应激活产生。在各种细胞类型中，花生四烯酸被 5- 脂氧合酶（5-LOX）氧化以产生不稳定的前体白三烯 A4（LTA4）。LTC4 合酶（LTC4S）将 LTA4 与还原型谷胱甘肽缀合，形成 LTC4（CysLT 的母体）。LTC4 顺序转换为 LTD4，最终转化为稳定的 CysLT-LTE4。除该细胞内途径之外，还存在用于产生 CysLT 的跨细胞机制，其可以在表达 LTC4S 的细胞中进行。在后一机制中，表达 LTC4S 的细胞可以通过转化细胞外 LTA4（由中性粒细胞或其他细胞中的活性 5-LOX 酶释放），作为某些炎症状态中 CysLT 的额外来源。

白三烯调节剂包括白三烯受体拮抗剂（LTRA）和 5- 脂氧合酶抑制剂，是 ICS 之外唯一可单独应用的长期控制性药物，可作为轻度哮喘的替代治疗药物和中重度哮喘的联合用药。目前在国内主要使用半胱氨酰白三烯受体拮抗剂。LTRA 可减轻哮喘症状、改善肺功能、减少哮喘的恶化，但其抗炎作用不如 ICS。LTRA 服用方便，尤其适用于伴有过敏性鼻炎或阿司匹林哮喘、运动性哮喘患者的治疗。

## 第二节 半胱氨酰白三烯受体拮抗剂在哮喘治疗中的作用

半胱氨酰白三烯（CysLT）在哮喘的形成过程中起重要作用。研究表明，CysLT 是迄今为止发现的在人类中最有效的支气管收缩剂。其主要的生物活性包括趋化性、内皮黏附和白细胞活化作用，同时可以促进趋化因子产生及呼吸道中平滑肌的收缩。CysLT 可以诱导支气管收缩，促进炎症细胞募集和血浆外渗，促进组织水肿的产生，从而促进过敏性疾病的肺部炎症的产生，并可通过黏液分泌的增加及气道平滑肌细胞增生，而进一步引起气道重塑。CysLT 主要由嗜酸性粒细胞产生，而白三烯反过来可以促进嗜酸性粒细胞成熟并进入循环系统，进而促进细胞黏附。气道的冷却和干燥也可以促进产生支气管收缩的白三烯的产生，这表明白三烯可能参与运动诱导和冷空气诱导的哮喘的发病机制。

目前 CysLT 受体主要分为两种：CysLT1 及 CysLT2。CysLT 主要通过激活其 CysLT1 受体（CysLT1-R），发挥其气管收缩及促炎作用。自 1989 年第一个 LTD4 受体拮抗剂异丁司特上市以来，1996 年扎鲁司特和普仑司特，1998 年孟鲁司特作为平喘药物在国外相继上市。这类药品主要用于吸入型糖皮质激素或短效 β2 受体激动剂不能充分控制症状的哮喘，但不能替代糖皮质激素，只能用作哮喘治疗的辅助用药。目前临床上使用的 LTRA 均为 CysLT1 受体拮抗剂。其主要应用的三种为：普仑司特水合物、扎鲁司特和孟鲁司特。这些 LTRA 抑制剂具有扩张支气管并抑制气道炎症的作用，减少所需的吸入 β2 受体激动剂的吸入频率及 ICS 剂量，从而抑制哮喘患者气道炎症、气道高反应性的产生，提高患者生活质量。许多研究表明，CysLT1-R 抑制剂（如孟鲁司特）可减轻哮喘的症状。CysLT 是哮喘早期和晚期症状的关键驱动因子，且不被类固醇或抗组胺药阻断。在几项多中心、随机、双盲试验中，LTRA 已被证明对慢性哮喘具有重要作用。孟鲁司特在对哮喘患者的 12 周治疗期间，明显改善患者 $FEV_1$ 水平，并明显改善患者症状。LTRA 主要用于吸入型糖皮质激素或短效 β2 受体激动剂不能充分控制症状的哮喘，亦可用于运动引起的支气管痉挛，但不能替代糖皮质激素，而只能用于哮喘治疗的辅助用药，一般与 ICS 联合应用，不用于控制哮喘的急性发作。该药物在以下三种情况使用有其优越性：①对阿司匹林哮喘患者或伴有过敏性鼻炎的哮喘患者；②激素抵抗型哮喘或拒绝使用激素的哮喘患者；③严重哮喘时加用抗白三烯药物以控制症状或减少激素的需要量（朱元珏 2010）。

## 一、常用药物

此部分内容主要参考冯玉麟和刘春涛（2009）的文献。

### （一）孟鲁司特

孟鲁司特商品名为顺尔宁，是由美国默沙东公司研制的长效口服抗白三烯药物，为目前唯一的儿童及成人均可使用的长效白三烯受体拮抗剂。孟鲁司特能特异性抑制气道中的半胱氨酰白三烯（CysLT1）受体，从而达到改善气道炎症、有效控制哮喘症状的作用。由于其疗效较好、应用范围较广、服用方便及患者依从性强等优点，目前已得到许多临床医生的认可。

顺尔宁片剂：10 mg；咀嚼片：4 mg、5 mg。

用法用量：每日 1 次，每次 1 片（10 mg）。哮喘患者应在睡前服用。过敏性鼻炎患者可根据自身情况在需要时服用。同时患有哮喘和过敏性鼻炎的患者应每晚用药一次。15 岁及 15 岁以上患有哮喘和（或）过敏性鼻炎的患者每日用药一次，每次 10 mg。6～14 岁患者，每日 1 片咀嚼片（5 mg）。6 岁以下的患者，每日 1 片咀嚼片（4 mg）。

顺尔宁的优势：①血浆蛋白不影响其药效；②对 CysLT1 受体具有较强的选择性及效能；③治疗指数高，可产生快速而持久的抗炎及支气管扩张作用；④半衰期长；⑤儿童及成人均可以使用；⑥有良好的耐受性。

上市后出现过的不良反应：夜梦异常、幻觉、嗜睡、烦躁不安、失眠、过敏反应、较罕见的癫痫发作、恶心、呕吐、消化不良等，在停用药物后，可自行恢复。

### （二）扎鲁司特

扎鲁司特（zafirlukast）商品名为安可来，由阿斯利康公司研制，是继孟鲁司特之后第二个上市的白三烯受体拮抗剂，能显著降低变应原诱导的速发相及迟发相气道痉挛，抑制变应原诱导的组胺活性增加。其对轻中度哮喘有效，可引起剂量依赖性肺功能改善，并可减少 β 激动剂的用量。适用于 12 岁以上的慢性持续性哮喘的治疗。

安可来片剂：每片 20 mg，每包 56 片。

用法用量：安可来用于预防哮喘发作，因此应持续使用。成人和 12 岁以上（包括 12 岁）儿童：起始剂量应是一次 20 mg（一片），每日 2 次。一般维持剂量为一次 20 mg（一片），每日 2 次。剂量逐步增加至一次最大量 40 mg（二片），一天 2 次时，可能疗效更佳。用药剂量不应超过最大推荐量。因为食物能降低扎鲁司特的生物利用度，应避免安可来在进食时服用。

不良反应：可能导致严重的肝肾功能障碍，并与其他药物如华法林等药物相互作用，可出现皮疹、荨麻疹和血管性水肿（极少）、轻微的肢体水肿（极少）、挫伤后出血障碍、粒细胞缺乏症等。以上事件通常在停药后恢复正常。

### （三）普仑司特

普仑司特由日本 Ohno 公司研制。对轻中度哮喘，普仑司特可提高其最大呼气流量，改善哮喘症状，可作为慢性哮喘的日常用药。

用法：口服，每次 450 mg，每日 2 次。

不良反应：同顺尔宁。

### （四）齐留通

齐留通（zileuton）是目前唯一的一种应用于临床治疗哮喘的 5- 脂氧合酶抑制剂，通过抑制花生四烯酸代谢中的 5- 脂氧合酶，从而抑制白三烯的合成。经研究表明，齐留通可抑制人体内中性粒细胞合成 LTB4，同时抑制由过敏原导致的肺内嗜酸性粒细胞浸润。哮喘患者使用后，可改善哮喘症状并改善生活质量，长期使用可使 $FEV_1$ 进行性升高。本品适用于慢性持续性哮喘的维持治疗。

用法：口服，每次 400 mg，每日 4 次。

不良反应：临床证明部分患者出现 AST 升高，故使用本品应常规检测肝功能。

选择原则：临床研究表明，白三烯受体拮抗剂具有轻度支气管舒张效应，能减轻咳嗽等哮喘症状，改善肺功能，减少哮喘急性发作，一般可作预防性用药。中 - 重度哮喘患者可以通过吸入糖皮质激素联合白三烯受体拮抗剂应用，能减少糖皮质激素的用量并更好地改善哮喘症状。对于低剂量或高剂量吸入糖皮质激素仍未能控制的哮喘，白三烯受体拮抗剂有助于改善哮喘的控制。

## 二、白三烯受体拮抗剂的应用

白三烯受体拮抗剂在以下情况下可以作为持续性哮喘的一线治疗药物。

### （一）轻度持续性哮喘

由于顺尔宁每日口服 1 次，使用方便且安全，患者依从性较吸入糖皮质激素相对较高，故单独使用顺尔宁作为轻度持续哮喘的初始治疗方案。但白三烯受体拮抗剂的抗炎作用不如吸入糖皮质激素，因此单独使用不能完全控制哮喘时应当进一步升级方案。

### （二）中重度哮喘

对于吸入中到大剂量糖皮质激素的中重度哮喘，联合顺尔宁能够改善哮喘的症状，特别是能够减少吸入性激素的剂量，减少不良反应。但作为联合治疗方案，吸入性激素加顺尔宁控制哮喘的效果不如吸入性激素联合 LABA（Chung et al. 2014）。

### （三）特殊类型哮喘

特殊类型哮喘如阿司匹林不耐受哮喘、运动性哮喘、夜间性哮喘、哮喘合并过敏性鼻炎，在吸入糖皮质激素的基础上，顺尔宁具有良好疗效。

### （四）吸入糖皮质激素依从性较差的哮喘患者

## 三、支气管哮喘患者的阶梯治疗

白三烯受体拮抗剂一般用于控制哮喘发作，主要用于非急性发作期的治疗。

根据 2017 年 GINA 方案，我国制订了非急性发作期哮喘的分级治疗管理方案（表 4-21-1）。

表 4-21-1　非急性发作期哮喘的分级治疗管理方案

| 表现症状 | 初始控制优选方案 |
| --- | --- |
| 有哮喘症状，或每月需要不超过两次 SABA；或过去一个月因哮喘憋醒；和没有发作的危险因素，包含过去一年没有发作 | 不需要控制治疗（证据 D） |
| 哮喘症状不频繁，但患者有一个或多个引发发作的危险因素：例如，在过去一年因发作需要口服糖皮质激素（OCS），或曾经因哮喘有过重症监护 | 低剂量 ICS（证据 D） |
| 有哮喘症状，或每月两次到每周两次需要 SABA，或患者一月一次或多次因哮喘憋醒 | 低剂量（证据 B） |
| 有哮喘症状或一周超过两次需要 SABA | 低剂量 ICS（证据 A）<br>LTRA 或茶碱等其他疗效稍差选择 |

续表

| 表现症状 | 初始控制优选方案 |
| --- | --- |
| 多数日子有难受的哮喘症状或一周一次或多次因哮喘憋醒，特别是如果存在危险因素 | 中/高剂量 ICS（证据 A），或低剂量 ICS/LABA（证据 A） |
| 哮喘发病初期就伴有严重的无法控制的哮喘症状，或急性发作 | 短期服用皮质类固醇并且开始定期控制治疗：可选择高剂量 ICS（证据 A），或中剂量 ICS/LABA（证据 D） |

### （一）轻度患者

目前，第一步治疗为按需使用短效 β2 受体激动剂（SABA），避免长期规律应用产生药物减敏作用，甚至因长期单独应用加重了气道炎症，导致通气不断恶化。患者用步骤 1（图 4-20-1）和步骤 2 治疗很好控制的哮喘，即单独使用按需的缓解药物，或低强度控制治疗如低剂量 ICS、白三烯受体拮抗剂或色酮。患者可考虑吸入糖皮质激素规律治疗，且吸入剂量应维持在 ≤ 600 μg/d。

### （二）中重度哮喘

对于尽管使用低剂量 ICS，但症状仍然持续和（或）病情加重，可以考虑升级治疗。推荐同时抗炎与解痉药物联合使用。这样不仅可以控制哮喘症状，也可减少大剂量吸入糖皮质激素的副作用。目前临床较成功的联合用药有：ICS 联合 LABA；ICS 联合 LTRA；ICS 联合长效茶碱。研究表明，ICS 与 LTRA 联合应用，较单独加大 ICS 剂量对于哮喘治疗的效果更佳。其主要效果在于减少哮喘急性发作并降低 LABA 用量。

如果哮喘控制得好，并且能持续约 3 个月时间，可以考虑降级治疗，找到能控制症状和适合病情加重的患者的最低剂量治疗方案。

## 第三节　白三烯受体拮抗剂在各类特殊型哮喘中的治疗作用

### 一、运动诱发性哮喘

运动诱发性哮喘（exercise-induced asthma，EIA）指气道高反应性患者在剧烈运动后导致急性气道狭窄和气道阻力增高的病理现象。EIA 可发生在任何年龄组，尤其好发于青少年。患者一般在剧烈运动几分钟时开始出现胸闷、喘息、咳嗽、呼吸困难，运动停止后 10 min 症状达高峰，30 ～ 60 min 自行缓解。EIA 十分常见，在哮喘患者中，80% 患者存在运动诱发性哮喘。运动性支气管收缩（EIB）是由运动而发生的急性气道狭窄。由于在未诊断哮喘的人群中，EIB 患病率高达 20%，故许多学者认为运动性支气管收缩（exercise-induced bronchoconstriction，EIB）代替运动诱发性哮喘（exercise-induced asthma，EIA）这一名词。根据美国胸科学会（ATS）的指南表明，患者在运动前 15 min 吸入短效 β2 受体激动剂（SABA）可减弱甚至完全抑制由运动诱导的支气管痉挛（EIB），通常保护或减弱 EIB 的时效为 2 ～ 4 h。但 SABA 单独或与 ICS 联合的日常使用可能导致耐受性，表现为对 EIB 的保护持续时间减少，以及运动后对 SABA 的恢复时间的延长，这可能是由肥大细胞和气道平滑肌上的 α2 受体的脱敏引起的。目前常用的药物治疗包括短效 β2

受体激动剂（SABA）和长效 β2 受体激动剂（LABA）、白三烯受体拮抗剂（LTRA）与吸入糖皮质激素（ICS）。传统上，肥大细胞膜稳定剂（MCSA）用于治疗 EIB，尽管这些药物在美国不再可用，但它们仍然可在世界其他国家使用。其他药物，如吸入抗胆碱能药（异丙托溴铵）和抗组胺药，可能在治疗一些 EIB 患者方面起了重要作用。在 EIA 患者中，孟鲁司特在研究的 8 周中显示出持续的支气管保护作用。此外，孟鲁司特在 12 周时间内提供了显著地针对 EIA 的保护。在停止用药之后，其既不会产生耐药性也不会产生肺功能的反弹。如果患者仅在运动时或运动后有症状，而无其他危险因素，运动前或运动后吸入 SABA 就足够了（A 级证据）。然而，规律治疗（大于一天一次），SABA 保护气道的作用可耐受。白三烯受体拮抗剂（LTRA）或酮替芬可作为运动前的替代治疗（A 级证据）。虽然 LTRA 效应较 ICS 及 SABA 小，但其作用时间更长，最长可达 24 h，故建议运动前至少 2 h 服用以达到最大效果。如果患者的症状与运动无关，或有其他危险因素，规律予以吸入糖皮质激素或白三烯受体拮抗剂可减少运动性哮喘（2017 年 GINA）。EIB 指南中推荐，在运动前 15 min 吸入 SABA（强推荐，中等级别证据），在运动前服用肥大细胞膜稳定剂（强推荐，高级别证据），在运动前给予吸入抗胆碱能药物（弱推荐，低级别证据）均可部分缓解哮喘症状；同时推荐每日给予吸入糖皮质激素（ICS）（强推荐，中等级别证据）及白三烯受体拮抗剂（LTRA）（强推荐，中等级别证据）。对于所有患有 EIB 的患者，建议在计划运动之前进行间歇或组合预热运动（强推荐，中等级别证据）（Leff et al. 1998；Weiler et al. 2007；Parsons et al. 2013）。

## 二、LTRA 在支气管哮喘合并过敏性鼻炎中的应用

过敏性鼻炎（allergic rhinitis，AR）和支气管哮喘（bronchial asthma，BA）均为常见的呼吸道变态反应性疾病，两者除发病部位不同外，其病因学、发病机制和病理学改变等方面均极为相似，许多患者常先后或同时患过敏性鼻炎和支气管哮喘。大多数哮喘患者，过敏或非过敏的，合并有鼻炎，且 10%～40% 的过敏性鼻炎患者合并有哮喘。过敏性鼻炎-哮喘综合征（combined allergic rhinitis and asthma syndrome，CARAS）是近年来提出的新的医学诊断名称，是指同时发生的临床或亚临床的上呼吸道（过敏性鼻炎）和下呼吸道（哮喘）的过敏性症状，两者往往同时并存。过敏性鼻炎-哮喘综合征的上、下呼吸道的免疫学和病理学改变分别是发生在鼻黏膜与支气管黏膜的过敏性炎症。鼻黏膜和支气管黏膜的炎症在发病诱因、遗传学改变、局部病理学改变、机体免疫功能异常及发病机制等方面均非常相似。世界卫生组织于 2001 年专门制订了《过敏性鼻炎及其对哮喘的影响》（*Allergic Rhinitis and Its Impact on Asthma*，ARIA）指南。国内外学者研究认为支气管哮喘并发过敏性鼻炎的发生率在 60%～80%。而国内许多学者也在全国各地支气管哮喘合并过敏性鼻炎的流行病学调查中发现，南京、天津、广东、青岛等地的过敏性鼻炎和支气管哮喘的患者发生率均大于 60%，与国外学者研究结果一致。据报道，28%～85% 的哮喘患者同时患有过敏性鼻炎。此外，75% 的特应性哮喘患者和 40% 的非特异性哮喘患者同时患有过敏性鼻炎（Brożek 2010）。

吸入和鼻用糖皮质激素已经被《过敏性鼻炎及其对哮喘的影响》（ARIA）指南推荐

为治疗过敏性鼻炎与支气管哮喘的"一线用药"。2010 年，ARIA 指南还表明，推荐使用 ICS 及 LTRA 联合应用治疗过敏性鼻炎合并哮喘的患者。在不愿使用或不能使用 ICS 或其父母不同意使用 ICS 的儿童患者中，我们建议口服白三烯受体拮抗剂治疗哮喘。在不使用 ICS 的患者中使用口服 LTRA 的建议对哮喘症状的小幅减少和生活质量的改善具有较高的价值，但是在限制治疗成本方面价值相对较低。2014 年"AAO-HNSF 临床实践"指南表明，当患者诊断为过敏性鼻炎合并哮喘时，LTRA 可以作为一线用药，并能取得较好的疗效。有许多研究表明，ICS 及 LTRA 联合使用能有效控制儿童支气管哮喘及过敏性鼻炎的临床症状，并显著提高肺功能。因此，对于哮喘合并过敏性鼻炎的患者，可单用 LTRA 作为一线用药，或 ICS 与 LTRA 联合使用，均可取得很好的效果，且能避免大量糖皮质激素使用带来的副作用。

### 三、阿司匹林性哮喘

阿司匹林性哮喘（aspirin-induced asthma，AIA）为无论既往是否有哮喘病史，当口服阿司匹林后数分钟内或数小时内出现诱发的哮喘发作，也称阿司匹林哮喘。它早期为鼻塞、嗅觉消失，进展为慢性鼻窦炎伴有术后反复生长的鼻息肉。哮喘和阿司匹林高敏感相继出现。随着阿司匹林和 NSAID 药物的服用，几分钟到 $1 \sim 2$ h 哮喘急性发作。它常常伴随流涕、鼻塞、结膜炎、头颈部皮疹，有时可进展为急性气道痉挛、休克、意识丧失、呼吸停止。阿司匹林哮喘与肺功能差及重症哮喘相关，有由服用超过建议剂量的阿司匹林或者非甾体抗炎药引起的支气管痉挛病（AERD）史。在没有可靠的体外试验验证的情况下，阿司匹林抵抗（经口、支气管或鼻腔）是进行诊断的金标准。AIA 在正常人群中的患病率为 0.3% ~ 0.6%。根据美国国立心肺血液病研究所及世界卫生组织（NHLBI/WHO）的工作报告表明，全球范围内 AIA 患者占哮喘患者总数的 4% ~ 28%。在日本，AIA 患者约为哮喘患者总数的 9.8%。国内目前尚无系统流行病学资料。1985 年，国内张茸和张宏誉根据病史调查，AIA 患者占同期哮喘患者的 1.9% ~ 2.7%。2005 年辛晓峰通过对 92 例哮喘患者进行吸入激发试验，诊断 AIA 患者 7 例，检出率为 7.6%。AIA 女性患者稍多。发病年龄多在 20 ~ 50 岁。阿司匹林哮喘发生机制尚未完全明确，目前较为公认与环氧化酶 /5- 脂氧合酶失衡有关。阿司匹林优先阻断环氧化酶，从而抑制前列腺素和血栓素的生成；但阿司匹林不阻断 5- 脂氧合酶，大量未能被环氧化酶利用的花生四烯酸底物则通过 5- 脂氧合酶生成大量的白三烯（LTC4、LTD4、LTE4），后者是强有力的支气管收缩剂，进而促进支气管收缩。

目前，AIA 患者可口服或吸入糖皮质激素治疗。但研究表明，大多数用阿司匹林（ASA）治疗的患者的支气管活检标本中，嗜酸性粒细胞和肥大细胞中 LTC4 合成酶显著过表达，同时伴有肺泡灌洗液半胱氨酰白三烯水平的升高。但停用阿司匹林和 NSAID 等药物后，并不能阻止支气管炎症进展。因此，LTRA 类药物存在潜在的治疗作用。有阿司匹林相关哮喘的患者应避免应用阿司匹林、NSAID 药物及其他抑制 COX-1 的药物，但这不能阻止疾病的进展。当需予以 NSAID 药物时，应在医务人员的监测和观察下，不应少于 2 h，COX-2 抑制剂或对乙酰氨基酚可考虑使用（B 级证据）。吸入糖皮质激素是治疗阿司匹林相关哮喘的主要药物，有时需口服激素，白三烯受体拮抗剂可能有效（B级证据）。预先使用白三烯受体拮抗剂可以防止因吸入阿司匹林所引起的支气管收缩反应。此外，白三烯受体拮抗剂的治疗可以改善 AIA 患者的肺功能，减少 β 受体激动剂的用量，对于吸入或口服糖皮质激素还不能完全控制症状的 AIA 患者使用 LTRA 效果更为明显。白三烯受体拮抗剂（如孟鲁司特）不仅改善 AIA 患者的临床症状，而且降低其支气管的高反应性和增加对 NSAID 的耐受性。

## 四、激素抵抗型哮喘

激素抵抗型哮喘（steroid-resistant asthma，SR）最早由 Schwarfz 等于 1968 年提出。其共同特点为：①经过一般治疗后哮喘症状仍存在，特别是频发夜间哮喘；②慢性气道阻塞（$FEV_1$ < 70% 预计值）；③对糖皮质激素治疗无效，即口服 20 ~ 40 mg 泼尼松 2 周，其清晨用支气管药物前 $FEV_1$ < 15%。SR 患者约占哮喘患者的 1%，这些患者多为重度激素依赖者，随着激素用量增多，对药物的反应性愈差。SR 的发病机制主要为糖皮质激素（GC）与其受体（GR）结合力降低，GR 数量减少，热休克蛋白 90（HSP90）异常，转录因子激活肽 -1（AP-1）表达增高等，部分患者由于大剂量 β2 受体激动剂抑制 GR 与 DNA 的结合力从而降低 GC 的治疗作用。

目前，吸入糖皮质激素是治疗哮喘的一线药物，能有效地控制哮喘症状。但 SR 患者对激素反应差，因而需要其余药物。研究表明，扎鲁司特可以通过抑制白三烯的释放而直接抑制气道收缩，故对于炎症细胞持续活化而引起的 SR 有较好的疗效。也有研究表明，孟鲁司特可以下调 SR 患者体内的 NF-κB、AP-1、IL-4 及 IL-5 的水平，上调 IL-10 的水平，进而对 SR 有一定治疗作用。同时，体外研究发现，LTRA 具有降低肺对抗原的反应，降低肺组织中嗜酸性粒细胞的聚集及肺内 IL-5 mRNA 的表达。体内试验表明，LTRA 是可以降低血及痰中嗜酸性粒细胞水平，减少气道中嗜酸性粒细胞渗出，改善哮喘症状。由于 LTRA 与 GC 的作用机制完全不同，因而可以用来治疗 SR。

## 五、咳嗽变异性哮喘

咳嗽变异性哮喘（cough variant asthma，CVA）指以慢性咳嗽为主要或唯一临床表现的一种特殊类型哮喘。《全球哮喘防治创议》（GINA）中明确认为咳嗽变异性哮喘是哮喘的一种形式，它的病理生理改变与哮喘一样，也是持续气道炎症反应与气道高反应性。在支气管哮喘开始发病时，有 5% ~ 6% 是以持续性咳嗽为主要症状的，多发生在夜间或凌晨，常为刺激性咳嗽，此时往往被误诊为支气管炎。发病年龄较典型哮喘为高，约有 13% 的患者年龄大于 50 岁，中年女性较多见。而在儿童时期，咳嗽可能是哮喘的唯一症状（中华医学会呼吸病学分会哮喘学组 2016）。

目前，ICS 联合支气管舒张剂治疗比单用 ICS 或支气管舒张剂治疗能更快速和有效地缓解咳嗽症状。一旦明确诊断 CVA，则按哮喘长期规范治疗，选用 LTRA 或 ICS 或两者联合治疗，疗效至少 8 周（D级）。但少数对 ICS 治疗无效的患者，则可使用 LTRA。LTRA 治疗 CVA 有效，能够减轻患者的咳嗽症状、减缓气道炎症并改善患者的生活质量

（证据级别 B）。研究表明，CVA 患者痰内 CysLT 水平升高。孟鲁司特治疗 4 周后，痰内嗜酸性粒细胞明显减少，且咳嗽症状明显减轻，而肺功能、气道反应性和痰介质水平保持不变。

还有许多研究表明，孟鲁司特治疗小儿咳嗽变异性哮喘疗效确切、副反应少、复发率低，且与 ICS 相比疗效相当，依从性高，对患者临床症状及生活质量均具有一定改善作用。

## 第四节 白三烯受体拮抗剂在其他过敏性疾病中的应用

### 一、白三烯受体拮抗剂在过敏性鼻炎中的作用

过敏性鼻炎（allergic rhinitis，AR）是机体暴露于变应原后主要由 IgE 介导的鼻黏膜非感染性慢性炎症性疾病。AR 的症状主要是打喷嚏、鼻塞、流鼻涕、鼻后滴漏。AR 是耳鼻喉头颈外科临床最常见的疾病之一，保守估计全球 AR 患者超过 5 亿。AR 在我国大陆地区人口中的患病率为 4% ~ 38%。变应性鼻炎与支气管哮喘之间存在着相关性（Seidman 2015；中华医学会耳鼻咽喉头颈外科学分会鼻科学组 2016）。

目前，AR 的治疗原则包括环境控制、药物治疗、免疫治疗及健康教育。AR 的主要治疗方法是药物治疗和变应原特异性免疫治疗。药物治疗中，鼻用糖皮质激素是 AR 治疗的一线药物，其对 AR 患者的所有鼻部症状如打喷嚏、鼻塞、流鼻涕、鼻后滴漏等均有显著改善作用，是目前治疗 AR 最有效的药物。但由于激素有一定的副作用，因而临床上希望能寻找可以同时治疗疾病，并减少吸入型糖皮质激素的用量，又能提高疗效，且安全方便的方法。

AR 已被证明与嗜酸性粒细胞浸润相关。半胱氨酰白三烯（CysLT）是有效的脂质介质，许多研究表明 CysLT 从骨髓中募集嗜酸性粒细胞，并促进其向气道趋化浸润，延长细胞的存活时间并促进细胞活化、刺激黏液分泌等，在速发相和迟发相的变态反应均发挥重要作用，是引起 AR 发病过程中鼻塞、流涕等症状的重要炎症介质。

LTRA 作为 AR 的一线治疗药物，临床推荐使用。其对鼻塞症状的改善作用优于第二代口服抗组胺药，而且能有效缓解打喷嚏和流涕症状。其临床用于 AR 伴或不伴哮喘的治疗。研究已证明，孟鲁司特在哮喘合并过敏性鼻炎的治疗中效果是显著的。孟鲁司特是一种口服的选择性白三烯受体拮抗剂，能特异性抑制半胱氨酰白三烯受体。孟鲁司特经 FDA 批准用于治疗成年人与 2 岁以上儿童的季节性 AR，以及 6 岁以上儿童与成年人的慢性 AR。尽管临床上仍有几种 LTRA 使用，但孟鲁司特是目前 FDA 唯一批准的用于治疗 AR 的白三烯受体拮抗剂。2014 年日本过敏性鼻炎指南表明，LTRA 对于鼻塞有效，通过延长给药时间，LTRA 作用逐渐增加，在 4 周内可以达到与抗组胺药相同的效果。其主要适应证是治疗中度或较轻微的鼻塞型和中度型鼻阻塞型过敏性鼻炎，且副作用很小。Meta 分析显示，孟鲁司特对 AR 患者的鼻炎症状及生活质量均有明显改善；孟鲁司特与口服抗组胺药相比，对 AR 的治疗更有效；与第二代口服抗组胺药氯雷他定联合使用，对季节性 AR 患者日间及夜间症状均有显著改善，其作用优于孟鲁司特及氯雷他定单独

使用。另有研究表明，口服 LTRA 与鼻用糖皮质激素联合使用，效果优于鼻用糖皮质激素单独使用。因此应用鼻用糖皮质激素治疗后鼻部症状未完全缓解的中 - 重度 AR 患者可考虑鼻用糖皮质激素与 LTRA 联合应用。

　　LTRA 安全性及耐受性好，患者依从性较高，不良反应较轻微。且通过随机、双盲、对照及安慰剂试验对孟鲁司特不良事件进行评估，发现其与安慰组不良事件无明显统计学差异。

## 二、白三烯受体拮抗剂在过敏性皮肤病治疗中的应用

### （一）特应性皮炎

　　特应性皮炎（atopic dermatitis，AD）是一种慢性、复发性、炎症性皮肤疾病，患者往往有剧烈瘙痒，严重影响生活质量。本病通常初发于婴儿期，1 岁前发病者约占全部患者的 50%，该病呈慢性过程，部分患者病情可以迁延到成年，但也有成年发病者。在发达国家，它是最常见的皮肤病之一，儿童的患病率高达 20%，而成年人发病率占 1%～3%。而许多研究表明，其患病率会逐渐上升。在我国，20 多年来 AD 的患病率也在逐步上升，1998 年学龄期青少年（6～20 岁）的总患病率为 0.70%，2002 年 10 城市学龄前儿童（1～7 岁）的患病率为 2.78%，而 2012 年上海 8 个地区流行病学调查显示，3～6 岁儿童患病率达 8.3%（男 8.5%、女 8.2%），城市显著高于农村（10.2%：4.6%）（杨典秋 2006；中华医学会皮肤性病学分会免疫学组 2014）。

　　AD 的临床表现多种多样，最基本的特征是皮肤干燥、慢性湿疹样皮炎和剧烈瘙痒。本病绝大多数初发于婴幼儿期，部分可发生于儿童和成人期。AD 皮肤损伤表现为表皮和皮肤增厚，嗜酸性粒细胞浸润与半胱氨酰白三烯（CysLT）、白三烯 C4（LTC4）的水平升高。AD 表现主要为瘙痒、红斑和皮肤病斑块，可能会出现水疱、结皮或鳞屑。在婴儿和幼儿中，AD 倾向于呈现在面部、颈部和伸肌表面分布。在较大的儿童和成年人中，病变通常为四肢屈侧表面苔藓样表现。

　　特应性皮炎的病因尚未明确，包括遗传易感性、食物过敏原刺激、吸入过敏原刺激、自身抗原刺激、感染及皮肤功能障碍。研究表明，患者血清中对多种变应原的抗原特异性 IgE 抗体常呈阳性，因此被认为与 I 型变态反应有关。近年来研究发现许多特应性皮炎患者血清 IgE 水平升高，而升高的绝对值与疾病的严重程度并不平行，因此认为，IgE 产生的紊乱和细胞免疫反应都可能在特应性皮炎的发病中起关键的作用。特应性皮炎的免疫反应涉及多种细胞因子和介质的释放，包括组胺、前列腺素和白三烯（LT）。这些介质进一步导致炎症反应和白细胞移行。如果能控制这些介质水平就可能缓解特应性皮炎的一些症状。有研究表明，白三烯 B4（LTB4）和半胱氨酰白三烯（LTC4、LTD4 及 LTE4）在特应性皮炎的发病机制中起重要作用。LTB4 启动炎症细胞特别是中性粒细胞和 Th2 细胞的募集，之后进入皮肤，然后半胱氨酰白三烯在皮肤结构的改变包括皮肤纤维化和角质形成细胞增殖中发挥作用。尿中 LTE4 水平反映全身半胱氨酰白三烯的水平。研究表明，患有 AD 的患者与正常健康志愿者相比，尿内 LTE4 水平明显增高。且尿内 LTE4 水平与血清内 IgE 水平呈正相关。且在 AD 急性加重期，尿内 CysLT 水平进一步

增高（Hishinuma et al. 2001）。研究者发现，变应原激发当时和激发后 2 ～ 4 h，患者组 LTB4 的释放量明显多于对照组，差别有统计学意义。也有研究表明，AD 患者嗜酸性粒细胞及嗜酸性粒细胞释放的 CysLT 水平均升高。体外试验表明，从特应性皮炎患者体内分离的嗜酸性粒细胞和嗜碱性粒细胞释放的 CysLT 水平均明显高于正常对照组。研究已证实，AD 儿童患者体内 LTC4 的较高产量是由于嗜酸性粒细胞数量增加而不是这些细胞的释放水平增加。这些均说明，LT 尤其是 LTE4 可能是导致 AD 的主要化学介质，且 LTE4 水平分别与疾病严重程度及嗜酸性粒细胞计数相关。

　　临床应用 LT 受体拮抗剂是一种创新，应用这类药物治疗其他"特应性"疾病，如哮喘和过敏性鼻炎已获得成功。AD 的许多病理生理基础与哮喘和过敏性鼻炎相同，且一些接受 LTRA 治疗的患者对特应性湿疹的改善进行了反馈。目前，LTRA 治疗 AD 已初步应用于临床实践。1995 年首先报道了孟鲁司特可治疗过敏性鼻炎，同时也可以使 AD 相关症状有所改善。6 年后，第一次进行关于孟鲁司特单独应用及孟鲁司特联合西替利嗪和氯氰菊酯应用治疗中重度 AD 的随机、单盲研究。采用随机、单盲的方法用孟鲁司特治疗 16 例中重度 AD 患者，并与 1 例采用联合疗法（口服西替利嗪与外用皮质类固醇制剂和滋润剂）治疗的患者作对比，两组间差异无显著性。近年来，越来越多的观察结果表明，孟鲁司特可能在成人严重 AD 的情况下作为单独替代皮质类固醇药物对治疗有帮助。值得注意的是，在许多临床试验中，孟鲁司特作为辅助治疗在 4 周的时间内可能具有抗炎作用，并显著缓解了中度至重度 AD 的症状（Capella et al. 2001）。在许多小型临床和病例研究中，孟鲁司特被认为是安全有效的，替代类固醇保护治疗 AD 患者。目前，孟鲁司特可以将 AD 患者体内嗜酸性粒细胞减少 15%。LTD4 可以刺激嗜酸性粒细胞祖细胞的增殖，但这种增殖可以被孟鲁司特抑制。扎鲁司特已经显示出可以抑制 LTD4 和组胺介导的皮肤血管渗透性的作用。研究表明，孟鲁司特对于 AD 患者瘙痒、睡眠障碍及炎症征象有明显的缓解作用。这些均说明，白三烯受体拮抗剂对于 AD 患者具有一定的治疗作用。

　　目前 AD 的治疗只是控制皮肤免疫紊乱所引起的症状。LTB4 受体拮抗剂的开发可能最终提供一种新的治疗选择。另外关于 CysLT2 受体的功能和作用还有待阐明，可能这一受体与皮肤病相关。大量关于 LTRA 在 AD 中的作用的基础科学研究并没有应用于临床实践，今后需要长期大样本、双盲、安慰剂对照研究来确定 LT 在 AD 患者发病机制中的作用，由此确定 LT 受体拮抗剂的有效性及其最佳治疗时间和剂量。

（二）慢性荨麻疹

　　荨麻疹是由于皮肤、黏膜小血管扩张及渗透性增加出现的一种局限性水肿反应。临床上特征性表现为大小不等的风团伴瘙痒，可伴有血管性水肿。慢性荨麻疹（chronic urticaria，CU）是指风团每周至少发作 2 次，持续 ≥ 6 周者。少数慢性荨麻疹患者也可表现为间歇发作（赵作涛和郝飞 2016）。

　　荨麻疹的发病机制至今仍不十分清楚，可能是感染、变态反应/假变态反应和自身反应性。肥大细胞在发病中起核心作用，其活化并脱颗粒，导致组胺、白三烯、前列腺素等释放，是影响荨麻疹发生、发展及预后的关键。白三烯是慢性荨麻疹迟发相过程的核心。肥大细胞活化数小时内,花生四烯酸通过脂氧合酶和环氧化酶途径合成白三烯及前列腺素。白三烯既是一种促炎因子,引发一系列炎症,又是一种趋化因子,趋化更多炎症细胞迁移、浸润,释放如组胺、白三烯、IL-4、肿瘤坏死因子等细胞因子,导致慢性荨麻疹迁延不愈、反复发作。皮内注射 LTB4 可以产生多种效应:皮肤出现风团、潮红,产生痒感,引起血管扩张,小静脉通透性增加。CysLT 是超敏反应中的慢反应物质。一般认为它在速发相、迟发相超敏反应中起一定作用。

目前,人们对白三烯在荨麻疹发病过程中的作用研究甚少,主要集中在寒冷性荨麻疹及阿司匹林诱发的荨麻疹方面。研究发现,阿司匹林诱发的荨麻疹患者嗜碱性粒细胞大量释放 CysLT,而对阿司匹林耐受的患者则不出现。CU 患者尿中的 LTE4 水平较正常人高,且尿液 LTE4 的排出量与阿司匹林诱导的荨麻疹的严重程度和持续时间成正比。慢性荨麻疹患者外周血中白三烯 B4 和前列腺素 D2 水平均升高。这说明 CysLT 在 CU 治病过程中起重要作用。

基于 LT 在过敏性炎症的病理生理机制中的重要作用,最近已经使用 LTRA、孟鲁司特和扎非司酮作为单一疗法或与 H₁ 受体拮抗剂联合,以治疗不同形式的荨麻疹。研究结果表明,孟鲁司特治疗效果优于西替利嗪和安慰剂。几项研究的结果也表明,在慢性荨麻疹(特别是由阿司匹林和其他非甾体抗炎药引起的严重荨麻疹及血管性水肿)与寒冷性荨麻疹等疾病中,LT 受体拮抗剂有很好的治疗作用(Di Lorenzo et al. 2004)。以上结果均说明,LTRA 对于慢性荨麻疹的治疗十分有效,在某些荨麻疹患者中,其效果甚至强于单用抗组胺药物。也有研究表明,采用联合孟鲁司特佐治急性荨麻疹可以取得较满意的临床疗效,且可降低复发率。急性及慢性荨麻疹诊治指南指出:H₁ 受体拮抗剂对大部分 CU 有效。第二代 H₁ 受体拮抗剂为 CU 患者提供了安全有效的治疗方法,被认为是一线药物。对于不能单独应用第二代抗组胺药治疗或效果不佳的患者,可以考虑增加 H₂ 受体拮抗剂或白三烯受体拮抗剂,或在睡前增加第一代抗组胺药。若以上仍不能控制患者病情,则考虑增加抗组胺药剂量。若仍不能控制病情,则考虑替代疗法。以上均说明,LTRA 对于慢性荨麻疹的治疗有一定效果。

## (三)过敏性紫癜

过敏性紫癜(henoch-schonlein purpura,HSP)是儿童期最常发生的血管炎,主要以小血管炎为病理改变的全身综合征。HSP 临床表现为非血小板减少性接触性皮肤紫癜,伴或不伴腹痛、胃肠出血、关节痛、肾脏损害等症状。HSP 多数呈良性自限性过程,但也出现严重的胃肠道、肾脏及其他器官损伤。HSP 可发生于所有年龄段儿童中,最小病例报道为 6 个月患儿,但多见于 2～6 岁,75% 患儿小于 8 岁,90% 患儿小于 10 岁。秋冬季节发病多见。国外统计儿童每年的患病率为(10.5～20.4)/100 万。我国台湾地区年患病率为 12.9/100 万,大陆地区尚无大规模流行病学调查。其中 4～6 岁患病率最高,达每年 70.3/100 万(中华医学会儿科学分会免疫学组 2013)。

迄今为止,该病的病因及发病机制仍未明确,可能涉及感染、免疫异常及遗传等因素。白三烯主要使毛细血管和微静脉通透性增加,造成局部水肿,最终导致微血管的坏死性炎症反应。目前国内外有许多文献报道白三烯存在于 HSP 病理过程中。在 HSP 发病过程中，患者血清中白三烯水平明显升高。在 HSP 患儿体内，急性期时血清中 LTB4 水平明显增高，而在恢复期时下降。也有研究报道，患儿尿液中 LTE4 水平明显高于正常儿童，紫癜性肾炎患儿尿液中 LTE4 异常表达，且 LTE4 水平与尿蛋白严重程度呈正相关。这些均说明，CysLT 与 HSP 发病有着重要联系。

目前有许多研究表明，白三烯受体拮抗剂对 HSP 的治疗有一定的疗效。孟鲁司特的附加治疗减轻了 HSP 的症状，包括紫癜、腹痛、粪便隐血、关节炎、蛋白尿和血尿，因此缩短了住院时间，降低了血液嗜酸性粒细胞计数，以及 ECP、IgE、IL-4、IL-5、IL-6、IL-8、IL-17、LTB4 和尿 LTE4 的产生，也降低了治疗 3 个月内的 HSP 复发率。同时研究表明，孟鲁司特治疗小儿反复发作性过敏性紫癜临床疗效确切，且安全性高、依从性强。

（李孟露　苏新明）

# 参 考 文 献

冯玉麟, 刘春涛. 2009. 呼吸内科常见病用药. 北京：人民卫生出版社：28-38.

杨典秋. 2006. 白三烯与特应性皮炎研究进展. 中华腹部疾病杂志, (5): 390.

赵作涛, 郝飞. 2016. 中国荨麻疹诊疗指南 (2014 版) 解读. 中华皮肤科杂志, 49(6): 388-390.

中华医学会儿科学分会免疫学组. 2013. 儿童过敏性紫癜循证诊治建议. 中华儿科杂志, 51(7): 502-507.

中华医学会耳鼻咽喉头颈外科学分会鼻科学组. 2016. 变应性鼻炎诊断和治疗指南 (2015 年, 天津). 中华耳鼻咽喉头颈外科杂志, 51(1): 6-24.

中华医学会呼吸病学分会哮喘学组. 2016. 咳嗽的诊断与治疗指南 (2015). 中华结核和呼吸杂志, 39(5): 323-354.

中华医学会皮肤性病学分会免疫学组. 2014. 中国特应性皮炎诊疗指南 (2014 版). 全科医学临床与教育, 47(6): 603-606.

朱元珏, 陈文斌. 2010. 呼吸病学. 北京：人民卫生出版社：559-562.

Brozek J. L., Bousquet J., Baena-Cagnani C. E., et al. 2010. Allergic Rhinitis and Its Impact on Asthma (ARIA) guidelines, 2010 Revision. Journal of Allergy & Clinical Immunology, 126(3): 466-476.

Capella G. L., Grigerio E., Altomare G., et al. 2001. A randomized trial of leukotriene receptor antagonist montelukast in moderate-to-severe atopic dermatitis of adults. Eur J Dermatol, 11(3): 209-213.

Chung K. F., Wenzel S. E., Brozek J. L., et al. 2014. International ERS/ATS guidelines on definition, evaluation and treatment of severe asthma. European Respiratory Journal, 43(2): 343-373.

Di Lorenzo G., Pacor M. L., Mansueto P., et al. 2004. Randomized placebo-controlled trial comparing desloratadine and montelukast in monotherapy and desloratadine plus montelukast in combined therapy for chronic idiopathic urticaria. J Allergy Clin Immunol, 114(3): 619-625.

Hishinuma T., Suzuki N., Aiba S., et al. 2001. Increased urinary leukotriene E4 excretion in patients with atopic dermatitis. Br J Dermatol, 144(1): 19-23.

Leff J. A., Busse W. W., Pearlman D., et al. 1998. Montelukast, a leukotriene-receptor antagonist, for the treatment of mild asthma and exercise-induced bronchoconstriction. N Engl J Med, 339(3): 147-152.

Parsons J. P., Hallstrand T. S., Mastronarde J. G., et al. 2013. An official American Thoracic Society clinical practice guideline: exercise-induced bronchoconstriction. Am J Respir Crit Care Med, 187(9): 1016-1027.

Seidman M. D., Gurgel R. K., Lin S. Y., et al. 2015. Clinical practice guideline: allergic rhinitis. Otolaryngology-head and neck surgery: official journal of American Academy of Otolaryngology-Head and Neck Surgery, 152(1 Suppl): S1.

Weiler J. M., Bonini S., Coifman R., et al. 2007. American Academy of Allergy, Asthma & Immunology Work Group report: exercise-induced asthma. J Allergy Clin Immunol, 119(6): 1349-1358.

# 第二十二章　肾上腺素在过敏性疾病中的作用

肾上腺素（adrenaline/epinephrine，A/E）是肾上腺髓质分泌的主要激素，是儿茶酚胺化合物，由髓质嗜铬细胞中的甲基转移酶将去甲肾上腺素甲基化形成肾上腺素。药用肾上腺素从家畜肾上腺素提取或人工合成。肾上腺素主要生理作用包括强心升压、抑制内脏平滑肌活动和升高血糖，是急救中不可缺少的药品之一。

## 第一节　肾上腺素的药理作用

肾上腺素直接兴奋肾上腺素 α 和 β 受体，通过兴奋支气管平滑肌 β2 受体能缓解支气管痉挛，舒张支气管，改善通气功能，并抑制过敏介质的释放，产生平喘效应，还能抑制血管内皮通透性增高，促进黏液分泌和纤毛运动，促进肺泡 II 型细胞合成与分泌表面活性物质。同时其兴奋支气管黏膜血管 α 受体，引起黏膜血管收缩，从而消除哮喘时的黏膜水肿和渗出。心脏血管 β1 受体兴奋，可使心肌收缩力加强，心率加快，心排血量增加。此外，其尚有增加基础代谢、升高血糖及散大瞳孔等作用。其舒张支气管作用强而迅速，但较短暂。皮下注射 0.25 ～ 0.5 mg，10 ～ 15 min 起效，维持药效 1 ～ 2 h。因其不良反应较多，目前临床上已很少用作平喘治疗，仅在严重支气管哮喘，尤其是过敏性哮喘急性发作时应用。以定量气雾剂方式吸入，其对支气管的舒张作用微弱而短暂。

## 第二节　临床应用

### 一、肾上腺素对过敏性休克的应用

肾上腺素给药是严重过敏反应患者最重要的治疗（表 4-22-1）。在治疗过敏反应中，它是唯一减少住院时间和死亡的药物。其 α-1、β-1 和 β-2 肾上腺素的作用导致血管收缩，增强心肌收缩与支气管扩张，所有这些都有助于逆转严重过敏样反应快速进展的症状。

**表 4-22-1　严重过敏样造影剂过敏反应的治疗**

| 严重过敏样对比反应的治疗 | |
| --- | --- |
| 一线药物 | 肾上腺素肌内注射（优选使用自动注射器）或静脉注射，具体剂量请参见表 4-22-2 |
| 辅助治疗 | 氧疗法（面罩 10 ml/min） |
| | 静脉等渗液给药（考虑到任何心脏疾病，予最大安全率下的生理盐水或乳酸盐） |
| | 如果低血压，改变位置（60 度腿抬高） |
| | 呼救 |
| 二线治疗 | 抗组胺药、支气管扩张药、类固醇 |
| | 在初始治疗和抢救后可予考虑 |

按照给药方式分为以下两类。

### 1. 静脉给药

ACR 指南 10.1 版推荐静脉注射肾上腺素剂量为 0.01 mg/kg 按 1∶10 000 稀释（0.1 ml/kg），最大剂量为 0.1 mg（1 ml），用于治疗儿科患者严重过敏样反应。成年患者的剂量为 1∶10 000 稀释度的肾上腺素 0.1 mg（1 ml），其等于施用给完全心脏骤停患者的剂量的 1/10（如心室颤动或对去纤颤无反应的无脉性室性心动过速，无脉性电活动或心搏停止）。可根据需要每 5 ~ 15 min 重复剂量施用一次，总剂量为 1 mg。静脉注射肾上腺素应在 1 ~ 5 min 缓慢给药。其副作用包括剂量过量或注射速率过快可能对患者造成灾难性后果，包括心律失常、高血压危象、肺水肿、心肌梗死和死亡。

### 2. 肌内注射

肌肉内给药可以用预加载的肾上腺素自动注射器或用从安瓿组装的 1∶1000 肾上腺素的注射器完成。ACR 指南 10.1 版本建议成人患者肌内注射 0.3 mg 的 1∶1000 肾上腺素（0.3 ml），或 < 30 kg 的儿童患者肌内注射 0.15 mg 的 1∶1000 肾上腺素（0.15 ml），在前外侧大腿处注射。肾上腺素自动注射器的好处是药物递送快速；因为不需要注射器或盐水组件，所以需要的步骤更少。如果情况允许，肾上腺素自动注射器优于注射器 / 安瓿方法，因为后者可能延迟治疗并造成给药不准确，并且肾上腺素自动注射器还大大降低了肾上腺素过量的风险，以及既往存在的错误包括未能移除安全帽、不适当的给药部位（如大腿内侧）、不适当的给药（如对于成年患者使用 0.15 mg 初级剂量）、使用装置不正确及将设备固定到位的时间不足，这些都是使用肾上腺素自动注射器的常见错误。因此，患者及医师进行正确使用肾上腺素自动注射器的培训是有必要的（Umasunthar et al. 2015）。

肾上腺素注射剂量总结见表 4-22-2。

**表 4-22-2　肾上腺素注射剂量总结（肾上腺素剂量推荐）**

| 给药途径 | 儿童剂量 | 成人剂量 |
| --- | --- | --- |
| 静脉注射 | 0.1 ml/kg 按 1∶10 000 稀释静脉注射（0.01 mg/kg），最大单剂量为 1.0 ml（0.1 mg），可以根据需要每 5 ~ 15 min 重复，最大总剂量 1 mg | 0.1 ml/kg 按 1∶10 000 稀释静脉注射（0.01 mg/kg），最大单剂量为 1.0 ml（0.1 mg），可以根据需要每 5 ~ 15 min 重复，最大总剂量 1 mg |
| 肌内注射 | 0.15 ml（0.15 mg）儿科肾上腺素自动注射器（1∶1000 稀释）肌内注射，如果 < 30 kg；0.3 ml（0.3 mg）成人肾上腺素自动注射器（1∶1000 稀释）肌内注射（IM），如果 > 30 kg | 0.3 ml（0.3 mg）成人肾上腺素自动注射器肌内注射，可每 5 ~ 15 min 重复注射一次，上限是三次 |

## 二、支气管哮喘急性发作

肾上腺素可以解除哮喘发作时的支气管平滑肌痉挛，同时对组织和肥大细胞释放的组胺及白三烯等过敏反应物质有抑制作用，通过收缩黏膜血管，减轻呼吸道水肿和渗出，从而迅速地控制支气管哮喘急性发作。由于 β 受体激动药具有强大的解除支气管平滑肌痉挛作用，而无明显的心脏兴奋作用，因此目前较多用于治疗支气管哮喘疾病，常见药物有沙丁胺醇、特布他林、克仑特罗、奥西那林及沙美特罗等（杨宝峰和陈建国 2015）。

### 三、治疗青光眼

将肾上腺素做成 1% ～ 2% 的滴眼液慢性应用，通过促进房水流出及使 β 受体介导的眼内反应脱敏感化来达到降低眼内压的效果（杨宝峰和陈建国 2015）。

### 四、治疗过敏性皮肤病

肾上腺素可以迅速缓解血管神经性水肿、血清病、荨麻疹及花粉症等变态反应性疾病。在患有急性荨麻疹或血管性水肿（又名巨大荨麻疹）且病情严重、伴有休克、喉头水肿及呼吸困难者应立即抢救。方法为：0.1% 肾上腺素 0.5 ～ 1 ml 皮下注射或肌内注射，必要时可重复使用，心脏病或高血压患者慎用；维生素及钙剂可降低血管通透性，与抗组胺药有协同作用（张学军 2013）。

### 五、在食物过敏中的应用

在《日本儿科食物过敏指南》（JPGFA）中，食物过敏通常分为 4 种临床类型：①新生儿和婴儿胃肠道过敏；②与食物过敏有关的婴儿特应性皮炎；③立即型食物过敏（荨麻疹、过敏反应等）；④特殊形式的即时性食物过敏，如食物依赖性运动诱发的过敏反应和口腔过敏综合征（OAS）。这个准则大部分涵盖了在儿童期至青春期期间的即时性食物过敏。在该指南中，讨论了肾上腺素和抗精神病药物之间的禁忌证，最后达成了一致意见，可以根据医生的判断使用肾上腺素（Ebisawa et al. 2017）。尽管人口增长和食物过敏患病率不断上升，但过去 12 年来食物导致的过敏反应死亡率似乎有所下降。这表明卫生保健专业人士的公众意识和努力可能产生了积极的影响。然而，在急性反应期间，肾上腺素处方及用药率仍很低（Xu et al. 2014）。肾上腺素是过敏反应的一线治疗选择。已知其早期施用可降低过敏反应相关的死亡率和住院率。因此，一旦诊断为过敏反应，肾上腺素给药应尽快进行，注射位点为大腿中段的前外侧面（强推荐，B 证据）。考虑到快速起效，与皮下注射相比，肌内注射导致血液浓度快速增加。推荐剂量为 0.01 ml/kg（0.01 mg/kg），大于 12 岁患者最大单剂量为 0.5 ml（0.5 mg）及小于 12 岁患者 0.3 ml（0.3 mg）。如果通过多次肌内注射肾上腺素而症状没有得到缓解，应予考虑连续静脉注射肾上腺素（Fleming et al. 2015）。

### 六、在过敏性疾病应用中的不良反应

一般不良反应有心悸、出汗、烦躁不安、焦虑、面色苍白、头痛、震颤等，停药后症状可自动消失。如剂量过大，或皮下、肌内注射误入血管，或静脉注射过快，可致搏动性头痛、心律失常或血压骤升，有发生脑出血的危险。硝酸酯类、亚硝酸酯类、硝普钠或 α 受体阻滞剂可拮抗之。使用肾上腺素时应严格掌握剂量和注射方法，静脉注射须稀释后缓慢注射。稀释后其 pH 升高，在空气中及阳光下几小时内即变为淡红色，再久呈棕色，颜色稍变即不可使用。曾有因急性造影剂过敏反应期间肾上腺素不正确使用

引起急性心肌梗死这一警讯事件发生，在该事件中，首先施用 IV 肾上腺素的体积不正确（7 ml，而不是 1 ～ 3 ml）。第二个错误是不正确的给药速度（IV 推，而不是通过盐水输注缓慢），因此对医护人员每年一次肾上腺素注射器使用培训及检查设备和药物的可用性与期限，以帮助防止肾上腺素给药期间的错误。近期，李孟荣等（2011）总结了 16 例患者使用肾上腺素产生全身过敏反应的案例。此外，最新研究发现，肾上腺素在过敏反应中起到救命的同时，也可加重缺血并诱发冠状动脉血管痉挛和心律失常，产生与过敏相关的 ST 段抬高性急性冠脉综合征（即 Kounis 征），患者可有典型的急性冠脉综合征和过敏性休克的临床表现，严重者甚至可出现心脏骤停（Yesin et al. 2017）。由于 IV 推注肾上腺素给药时，过量及不良心血管事件的风险显著升高，且有数据分析支持 IM 肾上腺素的安全性，因此在使用肾上腺素时需要极度谨慎，以及过敏疾病中静脉推注肾上腺素需要进一步循证（Campbell et al. 2015）。肾上腺素禁用于器质性心脏病、高血压病、冠状动脉病变、缺血性心脏病、糖尿病、甲状腺功能亢进者，老年人慎用。

# 第三节 小 结

在社区，肾上腺素自动注射器（AAI）通常用于治疗过敏反应。有人担心心血管并发症的报道与肾上腺素给药有关，但事实上这些事件是与静脉注射肾上腺素而不是与 AAI 相关。因为过敏反应在很大程度上是不可预测的，频繁发生，进展迅速，甚至有可能危及生命，所有患有过敏风险的患者都必须配备肾上腺素自动注射器，并有总是携带它们的意识。虽然肾上腺素自动注射器（AAI）过敏反应最常见于此前曾有过敏发作的患者，但也见于既往未发生过严重发作的个体。因此，必须仔细评估过敏患者，以确定处于危险中的患者，而并非仅向那些曾经对食物、昆虫叮咬、乳胶、药物或其他过敏原产生过敏反应的人提供肾上腺素自动注射器（Song et al. 2014）。

（赵 萱 苏新明）

## 参 考 文 献

李孟荣，王晓宁，林剑，等 . 2011. 16 例次变应原特异性免疫治疗患者发生使用肾上腺素全身过敏反应案例分析 . 中华医学会 2011 年全国变态反应学术会议论文集 .

杨宝峰，陈建国 . 2015. 药理学 . 3 版 . 北京：人民卫生出版社：88-93.

张学军 . 2013. 皮肤性病学 . 8 版 . 北京：人民卫生出版社：44-49.

Campbell R. L., Bellolio M. F., Knutson B. D., et al. 2015. Epinephrineinanaphylaxis: higher risk of cardiovascular complications and overdose after administration of intravenous bolus epinephrine compared with intramuscular epinephrine. J Allergy Clin Immunol Pract, 3(1): 76-80.

Campbell R. L., Li J. T., Nicklas R. A., et al. 2014. Emergency department diagnosis and treatment of anaphylaxis: a practice parameter. Ann Allergy Asthma Immunol, 113(6): 599-608.

Ebisawa M., Ito K., Fujisawa T. 2017. Committee for Japanese Pediatric Guideline for Food Allergy. Allergology International: Official Journal of the Japanese Society of Allergology, 66(2): 248-264.

Fleming J. T., Clark S., Camargo Jr. C. A., et al. 2015. Early treatment of food-induced anaphylaxis with epinephrine is associated with a lower risk of hospitalization. The Journal of Allergy and Clinical Immunology: In Practice, 3(1): 57-62.

Masch W. R., Wang C. L., Davenport M. S. 2016. Severeallergic-like contrast reactions: epidemiology and appropriate treatment.

Abdom Radiol, 41: 1632-1639.

Nandwana S. B., Walls D. G., Torres W. E., et al. 2015. Radiology department preparedness for the management of severe acute iodinated contrast reactions: do we need to change our approach? AJR, 205: 90-94.

Posner L. S., Camargo Jr. C. A. 2017. Update on the usage and safety of epinephrineauto-injectors. Drug Healthc Patient Saf, 9: 9-18.

Song T. T., Worm M., Lieberman P., et al. 2014. Anaphylaxis treatment: current barriers to adrenaline auto-injector use. Allergy, 69(8): 983-991.

Umasunthar T., Procktor A., Hodes M., et al. 2015. Patients' ability to treat anaphylaxis using adrenaline auto-injectors: a randomized controlled trial. Allergy, 70: 855-863.

Xu, Y., Kastner M., Harada L., et al. 2014. Anaphylaxis-related deaths in Ontario: a retrospective review of cases from 1986 to 2011. Allergy Asthma Clin Immunol, 10(1): 38.

Yesin M., Kalçık M., Gürsoy M. O., et al. 2017. Acute myocardial infarction in a patient suffering from penicillin-induced laryngeal edema. Wiener Klinische Wochenschrift, 129: 509-511.

# 第二十三章 外用药物在过敏性疾病中的作用

外用药物治疗时皮损局部药物浓度高、系统吸收少，因而具有疗效高和不良反应少的特点，药物经皮吸收是外用药物治疗的理论基础。

## 第一节 外用药物的概述

### 一、外用药物的种类及代表药物

外用药物的种类及代表药物见表 4-23-1（张学军 2013）。

**表 4-23-1　外用药物的种类及代表药物**

| 种类 | 作用 | 代表药物 |
|---|---|---|
| 清洁剂 | 主要清除渗出物、鳞屑、痂及残留药物 | 生理盐水、3% 硼酸溶液、1∶1000 呋喃西林溶液、植物油和液状石蜡等 |
| 保护剂 | 保护皮肤、减少摩擦和缓解刺激 | 滑石粉、氧化锌粉、炉甘石、淀粉等 |
| 止痒剂 | 减轻局部痒感 | 5% 苯唑卡因、1% 麝香草酚、1% 苯酚、各种焦油制剂、糖皮质激素等 |
| 角质促成剂 | 促进表皮角质层正常化、收缩血管，减轻渗出和浸润 | 2%～5% 煤焦油或糠馏油、5%～10% 黑豆馏油、3% 水杨酸、3%～5% 硫黄、0.1%～0.5% 蒽林、钙泊三醇软膏等 |
| 角质剥脱剂 | 使过度角化的角质层细胞松解脱落 | 5%～10% 水杨酸、10% 雷锁辛、10% 硫黄、20%～40% 尿素、5%～10% 乳酸、0.01%～0.1% 维 A 酸等 |
| 收敛剂 | 凝固蛋白质、减少渗出、抑制分泌、促进炎症消退 | 0.2%～0.5% 硝酸银、2% 明矾液和 5% 甲醛等 |
| 腐蚀剂 | 破坏和去除增生的肉芽组织或赘生物 | 30%～50% 三氯乙酸、纯苯酚、硝酸银棒、5%～20% 乳酸等 |
| 抗菌剂 | 杀灭或抑制细菌 | 3% 硼酸溶液、0.1% 雷夫努尔、5%～10% 过氧化苯甲酰、0.5%～3% 红霉素等 |
| 抗真菌剂 | 杀灭和抑制真菌 | 2%～3% 克霉唑、1% 益康唑、2% 咪康唑、2% 酮康唑等 |
| 抗病毒剂 | 抗病毒 | 3%～5% 阿昔洛韦、10%～40% 足叶草脂、0.5% 足叶草脂毒素等 |
| 杀虫剂 | 杀灭疥螨、虱、蠕形螨 | 5%～10% 硫黄、1% γ-666、2% 甲硝唑、25% 苯甲酸苄酯、20%～30% 百部酊等 |
| 遮光剂 | 吸收或阻止紫外线穿透皮肤 | 5% 二氧化钛、10% 氧化锌、5%～10% 对氨基苯甲酸等 |
| 脱色剂 | 减轻色素沉着 | 3% 氢醌、20% 壬二酸等 |
| 维生素 A 酸类 | 调节表皮角化和抑制表皮增生与调节黑素代谢等作用 | 0.025%～0.05% 全反式维生素 A 酸霜、0.1% 他扎罗汀凝胶等 |
| 糖皮质激素 | 抗炎、止痒、抗增生 | 1% 醋酸氢化可的松，0.02%～0.05% 二丙酸倍氯米松等 |

## 二、外用药物的剂型

常见的外用药物剂型有溶液、酊剂和醑剂、粉剂、洗剂（又名振荡剂）、油剂、乳剂、软膏、糊剂、硬膏与涂膜剂、凝胶及气雾剂等，也包括眼科滴眼剂、耳科滴耳剂、外科外用痔疮药等。

## 三、外用药物的选择原则

外用药物应根据皮肤病的皮损特点进行选择，原则为以下几个方面。

1）急性皮炎仅有红斑、丘疹而无渗出液时可选用粉剂或洗剂，炎症较重，糜烂、渗出较多时宜用溶液湿敷，有糜烂但渗出不多时用糊剂。

2）亚急性皮炎渗出不多者宜用糊剂或油剂，如无糜烂宜用乳剂或糊剂。

3）慢性皮炎可选用乳剂、软膏、硬膏、酊剂、涂膜剂等。

4）单纯瘙痒无皮损者可选用乳剂、酊剂等。

# 第二节 外用激素类药物在过敏性疾病中的应用

## 一、外用糖皮质激素类

### （一）概念

糖皮质激素类药物是人工合成的肾上腺皮质激素，又称为皮质类固醇，属于甾体类固醇激素类药物。

### （二）作用强度分级

激素的结构是决定其作用强度的主要因素，但浓度、剂型对其影响也很大，因此抗炎效果也不尽相同（表 4-23-2）。临床常用的分级方法是 4 级分级法，将其分为超强效、强效、中效和弱效 4 类（表 4-23-3）。眼科外用激素常有醋酸可的松、醋酸氢化可的松等（表 4-23-4）。

**表 4-23-2 常用糖皮质激素类药物比较**

| 类别 | 药物 | 对糖皮质激素受体的亲和力 | 水盐代谢（比值） | 糖代谢（比值） | 抗炎作用（比值） | 等效剂量（mg） | 血浆半衰期（min） | 作用持续时间（h） |
|---|---|---|---|---|---|---|---|---|
| 短效 | 氢化可的松 | 1.00 | 1.0 | 1.0 | 1.0 | 20.00 | 90 | 8～12 |
| | 可的松 | 0.01 | 0.8 | 0.8 | 0.8 | 25.00 | 30 | 8～12 |
| 中效 | 泼尼松 | 0.05 | 0.8 | 4.0 | 3.5 | 5.00 | 60 | 12～36 |
| | 泼尼松龙 | 2.20 | 0.8 | 4.0 | 4.0 | 5.00 | 200 | 12～36 |
| | 甲泼尼松 | 11.90 | 0.5 | 5.0 | 5.0 | 4.00 | 180 | 12～36 |
| | 曲安西龙 | 1.90 | 0 | 5.0 | 5.0 | 4.00 | ＞200 | 12～36 |
| 长效 | 地塞米松 | 7.10 | 0 | 20.0～30.0 | 30.0 | 0.75 | 100～300 | 36～54 |
| | 倍他米松 | 5.40 | 0 | 20.0～30.0 | 25.0～35.0 | 0.60 | 100～300 | 36～54 |

注：表中水盐代谢、糖代谢、抗炎作用的比值均以氢化可的松为 1 剂；等效剂量以氢化可的松为标准剂

表 4-23-3　皮肤科常用外用糖皮质激素类药物

| 作用强度 | 药物名称 | 常用浓度（%） |
|---|---|---|
| 弱效 | 醋酸氢化可的松 | 1.0 |
| | 醋酸甲泼尼龙 | 0.25 |
| | 醋酸泼尼松龙 | 0.5 |
| 中效 | 醋酸地塞米松 | 0.05 |
| | 曲安奈德 | 0.025 ～ 0.1 |
| | 丁氢氢化可的松 | 1.0 |
| | 醋酸氟氢可的松 | 0.025 |
| | 氟氢松 | 0.01 |
| 强效 | 双丙酸倍氯米松 | 0.025 |
| | 糠酸莫米松 | 0.1 |
| | 氟氢松 | 0.025 |
| | 氯氟舒松 | 0.025 |
| | 戊酸倍他米松 | 0.05 |
| 超强效 | 丙酸氯倍他索 | 0.02 ～ 0.05 |
| | 氯氟舒松 | 0.1 |
| | 戊酸倍他米松 | 0.1 |
| | 卤美他松 | 0.05 |
| | 双醋二氟松 | 0.05 |

注：表中糖皮质激素类药物大多为软膏剂型，少数为溶液剂或硬膏剂型

表 4-23-4　眼科局部常用糖皮质激素类药物

| 药物名称 | 常用浓度（%） | |
|---|---|---|
| | 滴眼液 | 眼膏 |
| 醋酸可的松 | 0.5 | 0.25、0.5、1 |
| 醋酸氢化可的松 | 0.5 | 0.5 |
| 醋酸泼尼松 | 0.1 | 0.5 |
| 地塞米松磷酸钠 | 0.025 | |
| 氟米龙 | 0.1 | 0.1 |

（三）给药剂量

生理剂量和药理剂量的糖皮质激素具有不同的作用，应按不同治疗目的选择剂量。一般认为给药剂量（以泼尼松为例）可分为以下几种情况。

1）长期服用维持剂量：2.5 ～ 15.0 mg/d。

2）小剂量：< 0.5 mg/(k·d)。

3）中等剂量：0.5 ～ 1.0 mg/(k·d)。

4）大剂量：> 1.0 mg/(k·d)。

5）冲击剂量：（以甲泼尼龙为例）7.5 ～ 30.0 mg/(k·d)。

（四）治疗疗程

（1）冲击治疗

疗程大多小于 5 天。适用于危重症患者的抢救，如过敏性休克、重症大疱性皮肤病等。需配合其他有效治疗措施，可迅速停药，若无效大部分情况下不可在短期内重复冲击治疗。

（2）短程治疗

疗程小于 1 个月，包括应激性治疗。适用于感染或变态反应类疾病，如结核性脑膜炎及胸膜炎、剥脱性皮炎或器官移植急性排斥反应等。需配合其他有效治疗措施，停药时需逐渐减量至停药。

（3）中程治疗

疗程 3 个月以内。适用于病程较长且多器官受累性疾病，如风湿热等。生效后减量至维持量，停药时需要逐渐递减。

（4）长程治疗

疗程大于 3 个月。适用于器官移植后排斥反应的预防、治疗及反复发作、多器官受累的慢性自身免疫病，如系统性红斑狼疮、溶血性贫血、系统性血管炎、大疱性皮肤病。维持治疗可采用每日或隔日给药，停药前亦应逐步过渡到隔日疗法后逐渐停药。

（5）终身替代治疗

该疗法适用于原发性或继发性慢性肾上腺皮质功能减退症，并于各种应急情况下适当增加剂量。

## 二、外用糖皮质激素的适应证

（一）春季角结膜炎

过敏性结膜疾病分为过敏性结膜炎、特应性角结膜炎、春季角结膜炎和巨乳头状结膜炎。其代表性的主观症状包括眼痒、充血和流泪，而客观症状包括结膜充血、肿胀、滤泡和乳头。春季角结膜炎患者，其特征在于结膜增生性变化，伴随不同程度的角膜损伤（如角膜侵蚀和屏蔽性溃疡）的巨乳头，抱怨异物感觉、眼痛和畏光（Takamura et al. 2017）。过敏性结膜炎可以单独发生或与哮喘和（或）鼻炎合并发生，并非总伴有鼻炎，但这些病症的共存是 IgE 介导的过敏的最强指标（Michailopoulos et al. 2017）。

（1）急性期治疗

糖皮质激素对症治疗十分有效，但不能治愈该病。常用中效激素眼液，每天 3 次或 4 次；症状严重者，激素眼膏每晚 1 次；待结膜充血减轻，眼液改为每天 2 次，眼膏逐渐减量；至临床症状消失才考虑逐渐停药（激素使用时间约为 2 周）。联合使用色甘酸钠眼液可增加疗效。

（2）预防复发

预防复发的措施：①应用低分子激素眼液，0.02% 氟米龙眼液，每天 1 次或 2 次，根据病情治疗时间可延长 2 ～ 3 个月。②临床症状和体征均消失后，1% 环孢素 A 眼液或 0.01% FK506 眼液，每天 1 次或 2 次，维持 3 ～ 6 个月。

（二）特应性皮炎

外用糖皮质激素（TCS）是特应性皮炎的一线疗法。根据患者的年龄、皮损性质、部位及病情程度选择不同剂型和强度的糖皮质激素，以快速有效控制炎症，减轻症状。初治时应选用足够强度的制剂，以求在数天内迅速控制炎症，炎症控制后逐渐过渡到中弱效激素或外用钙调神经磷酸酶抑制剂（TCI）。面、颈部及皱褶部位推荐短期使用中弱效TCS，但要注意长期大面积使用外用糖皮质激素可能导致不良反应。中重度或易复发的特应性皮炎患者在皮损控制后，应过渡到长期"主动维持治疗"，即在易复发的原有皮损区每周 2 次外用 TCS 或 TCI，配合全身外用保湿润肤剂，能有效减少复发，减少外用糖皮质激素用量（中华医学会皮肤性病学分会免疫学组 2020）。

（三）其他

常用于严重急性荨麻疹、接触性皮炎、系统性红斑狼疮、皮肌炎等变应性皮肤病和自身免疫性疾病，并对某些严重感染性皮肤病在应用有效抗生素前提下，也可短期使用。

## 三、在皮肤或受影响部位局部使用激素的副作用

常见副作用参考 Katayama 等（2017）的文献。

1）痤疮样皮疹，包括毛囊炎和红斑痤疮。

2）眼睑和口周皮炎。

3）表皮 - 真皮萎缩，皮肤易受损（最可能发生在老年人或在阳光下受损的皮肤、擦烂区或面部表面）。

4）伤口愈合延迟。

5）臀部肉芽肿。

6）紫癜。

7）血管扩张和红斑。

8）皮肤条纹。

9）脱色。

10）多毛症。

11）隐藏或加重皮肤癣菌感染。

12）继发感染或已有感染加重。

13）接触性皮炎。

（a）可能由防腐剂或其他基本成分引起。

（b）可能由糖皮质激素分子导致。在这种情况下，皮肤可能与类似结构的皮质类固醇分子发生交叉反应。

14）其他副作用。美国国家湿疹协会已经提出以下建议：不要连续使用外用糖皮质激素超过两到四周，然后频率应逐渐减小到每周两次使用（Hajar et al. 2015）。

# 第三节　外用免疫抑制剂及其在过敏性疾病中的作用

外用免疫抑制剂常与糖皮质激素合用，以增强疗效，有助于激素减量及减少不良反应，也可单独使用。其包括环磷酰胺（CTX）、硫唑嘌呤（AZP）、甲氨蝶呤（MTX）、环孢素 A（CsA）、他克莫司、霉酚酸酯（MMF）等，但目前常用的外用免疫抑制剂主要是他克莫司和环孢素。

## 一、他克莫司软膏（Protopic®）

### （一）他克莫司的药物形式和作用机制

当存在治疗方法不够有效或由于副作用而没有效果时应该应用他克莫司软膏。应考虑到注意事项并获得患者知情同意后使用。他克莫司软膏（商品名：原位软膏）有 2 种剂型：0.1% 软膏，适用于 16 岁以上患者；0.3% 软膏，适用于 2 ～ 15 岁患儿。本药的作用机制是抑制了 T 淋巴细胞的功能，这在过敏的发展中起着核心作用并改善了皮肤屏障功能。尽管他克莫司软膏与强效型类固醇具有类似的有益效果，但由于其分子量较大，正常皮肤对它的吸收要小于类固醇，这在治疗与皮肤屏障功能受损相关的急性皮炎病变方面反而是种优势，因为皮肤屏障功能受损后，他克莫司吸收得更多、更有效。随着皮炎的消退，他克莫司的吸收减少，不太可能显示副作用（Katayama et al. 2017）。

### （二）使用他克莫司软膏的说明

他克莫司软膏通常在每天洗澡后外用一次。外用软膏时应当避免过度暴露于紫外线。成人用 0.1% 他克莫司软膏的剂量应当少于 5 g。2 ～ 5 岁儿童（体重＜ 20 kg），用 0.03% 他克莫司软膏的剂量为 1 g；6 ～ 12 岁儿童（体重 20 ～ 50 kg），剂量为 2 ～ 4 g；13 岁以上儿童（体重约 50 kg），剂量为 5 g。他克莫司软膏每天最多应用两次。每天两次推荐应用的间隔时间约 12 h。不应使用封包敷料外用，因为它可能促进全身吸收。连续他克莫司软膏外用每周 2 ～ 3 次，可显著抑制症状复发。

### （三）他克莫司的副作用

在上市后的研究中没有观察到严重系统性不良事件，因此，他克莫司被认为是安全的。使用他克莫司的注意事项包括：皮肤反应如在外用开始时的烧灼感及局部感染性病灶在皮肤中的潜在恶化。这个问题可以通过使用保湿剂来解决。由于刺激性，他克莫司不能应用于溃疡表面。鱼鳞状红皮病患者、肾病患者、孕妇、婴儿、小于 2 岁患儿、接受光疗者禁用。

## 二、环孢素（Neoral®）

2008 年 10 月，日本特应性皮炎的治疗列表中开始加入环孢素。环孢素用于 16 岁以上对现有治疗抵抗的患者，通常 3 ～ 5 mg/(kg·d) 的剂量每天服用 2 次。如果副作用不能通过减量而改善，则应该停止用药。如果 8 周后副作用症状仍未改善，该药应停止。疗程一般小于 12 周。如果重新开始用药，需要大于 2 周的清除期。

### 三、外用免疫抑制剂在过敏性疾病中的治疗

#### （一）特应性皮炎

特应性皮炎是一种与遗传过敏素质有关的慢性炎症性皮肤病，表现为瘙痒、多形性皮损并有渗出倾向，常伴发哮喘、过敏性鼻炎。AD 中的炎症特征包括白细胞介素（IL）-5 和嗜酸性粒细胞浸润的 T 辅助细胞因子表达。尽管使用抗 IL-5 抗体如美泊利单抗、瑞利珠单抗、贝那珠单抗等进行短期治疗，但是观察到临床症状改善并不明显（Ring et al. 2012）。最新研究表明，环孢素 A 能有效改善特应性皮炎（AD）的临床症状。建议将环孢素 A 作为短期使用的一线治疗药物。二线治疗药物选择是硫唑嘌呤，但功效较低，证据较弱。甲氨蝶呤被认为是三线治疗方案（Roekevisch et al. 2014）。除皮质类固醇外，当与光疗一起使用时，所有全身免疫调节剂都可能增加光致癌的风险，因此不建议免疫抑制剂与光疗组合使用治疗变应性皮炎（Takamura et al. 2017）。当使用全身免疫调节剂时，减毒疫苗接种通常是禁忌证。目前在日本治疗 AD 的策略包括三个主要措施：①使用局部皮质类固醇和他克莫司软膏作为炎症的主要治疗方法；②局部应用润肤剂治疗皮肤屏障功能障碍；③避免明显的加重因素，并进行健康教育（Saeki et al. 2016）。

#### （二）免疫性结膜炎

免疫性结膜炎既往叫作变态反应性结膜炎，是结膜对外界过敏原的一种超敏性免疫反应。眼部过敏症状在过敏性鼻炎和哮喘患者中非常常见，眼部过敏作为炎症性疾病，具有不同的炎症表现形式，如：①季节性过敏性结膜炎（SAC），其是最常见的；②常年性过敏性结膜炎（PAC）；③巨大的乳头状结膜炎（GPC）；④春季角结膜炎（VKC）；⑤特应性角结膜炎（AKC）。GPC 通常与使用隐形眼镜或身体创伤有关。最常见的眼睛过敏类型是 SAC 和 PAC。AKC 和 VKC 的特征在于具有 T 细胞浸润的慢性免疫炎症，具有轻度威胁性。相反，SAC 和 PAC 是具有自限性的（Almaliotis et al. 2013）。针对经过一系列药物治疗仍有强烈畏光以至于无法正常生活的顽固性春季角结膜炎，局部应用 1% 的环孢素 A 每天 3～4 次，或 0.1% FK506 每天 2 次可以很快控制局部炎症及减少糖皮质激素的使用量；针对过敏性结膜炎，局部点糖皮质激素眼药水（如 0.1% 地塞米松）、血管收缩剂（0.1% 肾上腺素或 1% 麻黄碱），伴有睑皮红肿、丘疹等可用 2%～3% 硼酸水湿敷（Fukushima et al. 2014）。

## 第四节　其他类外用药在过敏性疾病中的应用

### 一、钙剂

钙剂可增加毛细血管致密度、降低通透性、使渗出减少，有消炎、消肿、抗过敏作用。其主要用于急性湿疹、过敏性紫癜等。常用钙剂为葡萄糖酸钙，成人剂量为 10% 葡萄糖酸钙或 5% 溴化钙溶液 10 ml/d，静脉缓慢注射。注射过快有引起心律失常甚至停搏等的危险（张学军 2013）。

## 二、雷公藤多苷

雷公藤多苷是一种中药提取物，其中萜类和生物碱是其主要活性成分，有较强的抗炎、抗过敏及免疫抑制的作用，能抑制细胞免疫及体液免疫，减少淋巴细胞数量，抑制IL-2 生成。其主要用于治疗自身免疫性疾病，如类风湿关节炎，对银屑病、变应性血管炎及特应性皮炎也有一定作用。不良反应有胃肠道反应、肝功能异常、粒细胞减少等（杨宝峰和陈建国 2015）。

## 三、硫代硫酸钠

活泼的硫原子不仅可用于重度氰化物中毒治疗，还具有非特异性抗过敏作用。注射过快可致血压下降。

（赵萱　苏新明）

## 参 考 文 献

杨宝峰, 陈建国 . 2015. 药理学 ( 第 3 版 ). 北京 : 人民卫生出版社出版 : 577-579.

张学军 . 2013. 皮肤性病学 . 8 版 . 北京 : 人民卫生出版社 : 45-54.

中华医学会皮肤性病学分会免疫学组 . 2020. 中国特应性皮炎诊疗指南 (2020 版 ), 中华皮肤科杂志 , 2020, 53(2): 81-88.

Almaliotis D., Michailopoulos P., Gioulekas D., et al. 2013. Allergic conjunctivitis and the most common allergens in Northern Greece. World Allergy Organ J, 6(1): 12.

Fukaya M., Sato K., Sato M., et al. 2014. Topical steroid addiction in atopic dermatitis. Drug Healthc Patient Saf, 6: 131-138.

Fukushima A., Ohashi Y., Ebihara N., et al. 2014. therapeutic effects of 0.1% tacrolimus eye drops for refractory allergic ocular diseases with proliferative lesion or corneal involvement. British Journal of Ophthalmology, 98(8): 1023-1027.

Hajar T., Leshem Y. A., Hanifin J. M., et al. 2015. A systematic review of topical corticosteroid withdrawal ("steroid addiction") in patients with atopic dermatitis and other dermatoses. J Am Acad Dermatol, 72(3): 541-549.e2.

Katayama I., Aihara M., Ohya Y., et al. 2017. Japanese guidelines for atopic dermatitis. Allergology International Official Journal of the Japanese Society of Allergology, 66(2): 230-247.

Katelaris C. 2011. Ocular allergy pacific in the Asia Pacific region. Asia Pacific allergy, 6: 108-114.

Kim J. E., Jeong K. H., Bark-Lynn L., et al. 2015. Consensus Guidelines for the Treatment of Atopic Dermatitis in Korea (Part II): Systemic Treatment. Ann Dermatol, 27(5): 578-592.

Michailopoulos P., Almaliotis D., Georgiadou I., et al. 2017. Allergic conjunctivitis in patients with respiratory allergic symptoms: a retrospective study in Greece. Med Hypothesis Discov Innov Ophthalmol, 6(1): 3-9.

Ring J., Alomar A., Bieber T., et al. 2012. Guideline for treatment of atopic eczema (atopic dermatitis) Part II. J Eur Acad Dermatol Venereol, 26: 1176e93.

Roekevisch E., Spuls P. I., Kuester D., et al. 2014. Efficacy and safety of systemic treatments for oderate-to-severe atopic dermatitis: a systematic review. J Allergy Clin Immunol, 133(2): 429-438.

Saeki H., Nakahara T., Tanaka A., et al. 2016. Clinical practice guidelines for the management of atopic dermatitis 2016. J Dermatol, 43: 1117e45.

Sheary B. 2016. Topical corticosteroid addiction and withdrawal-an overview for GPs. Aust Fam Physician, 45(6): 386-388.

Takamura E., Uchio E., Ebihara N., et al. 2017. Japanese guidelines for allergic conjunctival diseases 2017. Allergology International, 66(2): 220-229.

# 第二十四章　生物制剂在过敏性疾病中的作用

## 第一节　生物制剂的发展背景

哮喘是一种具有复杂病理生理学特征的常见异质性疾病。目前基于吸入性皮质类固醇和长效 β2 受体激动剂的治疗方法在大多数但并非全部患者中控制哮喘有效，少数患者属于严重哮喘类别（图 4-24-1）。严重哮喘的特征是哮喘控制不良、复发性及慢性气道阻塞，在 GINA 指南中，生物制剂治疗哮喘属于中／高剂量 ICS+LABA 效果不佳后的第五步控制方案。美国食品和药物管理局建议使用抗白细胞介素 -5 抗体治疗严重的嗜酸性粒细胞性哮喘，这表明这些抗 Th2 药物将具有治疗作用，应该使用生物标志物来确定适合患者的靶向方法。

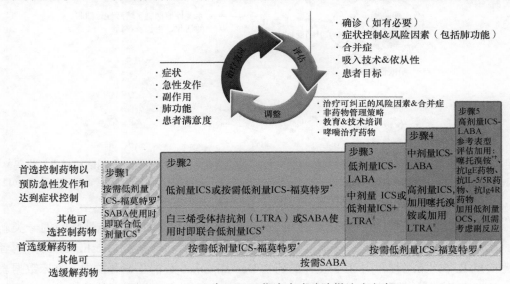

图 4-24-1　2017 年 GINA 指南中哮喘阶梯治疗方案

2017 年 2 月，《全球哮喘防治创议》（GINA）发布了哮喘更新指南，在步骤 5 重度哮喘的抗 IL-5 治疗中：瑞利珠单抗（Reslizumab）增加至美泊利单抗（SC）中治疗 ≥ 18 岁的患者。* 指低剂量布地奈德／福莫特罗；+ 对于采用低剂量布地奈德／福莫特罗或低剂量倍氯米松／福莫特罗维持及缓冲治疗的患者低剂量 ICS/ 福莫特罗是缓冲药物；*† 对既往急性发作的患者，雾化吸入噻托溴铵是一种附加治疗；† 单独或组合 ICS 和 SABA 的吸入器；# 对尘螨敏感的过敏性鼻炎患者，若使用 ICS 后，仍存在急性发作，考虑加用尘螨舌下免疫疗法使 $FEV_1 > 70\%$ 预计值

生物制剂在过去几年中迅速发展，已被报道治疗过敏性皮炎、过敏性鼻炎、荨麻疹、食物过敏和哮喘等过敏性疾病。自 2000 年以来，在 PubMed 上能够搜索到的 37 项调查生物制剂治疗哮喘的英文研究文章中，有 5 项是抗 IgE（奥马珠单抗）的作用；12 项为抗 IL-5；8 项为抗 IL-1；5 项为抗 IL-4R-α；3 项为抗 IL-9；一个关于 TNF-α；一个抗 IL-2R-α；一个作用在胸腺基质淋巴细胞生成素（TSLP）上；一个作用在 OX40L 上。样本量为 3 ～ 943 人。针对 IgE、IL-2、IL-4R-α、IL-5 和 IL-13 的治疗研究，生物制剂显示出一定疗效，而

靶向 TSLP、IL-9 和 TNF-α 的疗效有待进一步研究。

目前批准用于治疗哮喘的生物制剂是抗 IgE 的奥马珠单抗和抗白细胞介素（IL）-5 的瑞利珠单抗与美泊珠单抗。许多其他单克隆抗体目前处于临床开发的各个阶段。加强对过敏性疾病机制的理解，可以进一步开发用于治疗过敏性疾病和哮喘的新型生物体。

# 第二节　抗 IL-5 单抗

IL-5 是由 CD4$^+$ T 细胞 Th2 亚型产生的一种糖蛋白（图 4-24-2），哮喘时明显增多，能促进骨髓中的嗜酸性粒细胞（Eos）分化、成熟、增殖并进入血循环，进而引起外周血和气道中的 Eos 聚集，参与过敏性哮喘过程并使气道反应性明显增高。

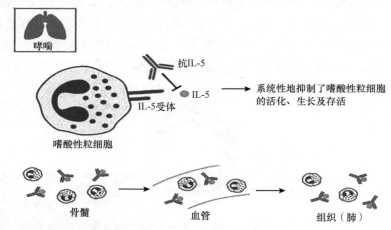

图 4-24-2　抗 IL-5 单克隆抗体能够抑制嗜酸性粒细胞的活化、生长及存活（彩图请扫封底二维码）
嗜酸性粒细胞被靶向白细胞介素 -5（IL-5）的新一类药物所抑制，这是一种嗜酸性粒细胞生长激活和生存因子，是 2012 年来批准的首例新型治疗哮喘药物（修改自 Rothenberg，2016）

抗 IL-5 途径的单克隆抗体是设计用于靶向治疗严重嗜酸性粒细胞性哮喘的一类新药。临床上有两种药物：美泊珠单抗（Mepolizumab）和瑞利珠单抗（Reslizumab），两者都靶向抗 IL-5。第三种靶向 IL-5 受体的药物 Benralizumab 目前正在开发中。临床数据表明，这些药物可以减缓哮喘加重，并改善嗜酸性粒细胞增多和控制不佳的哮喘。应用抗 IL-5 药物是第一种针对哮喘的靶向分子疗法，并将在严重哮喘的治疗中迎来一个令人兴奋的新时代（Giannetti and Cardet 2016）。

## 一、美泊珠单抗

2015 年下半年，美国 FDA 批准了葛兰素史克公司的美泊珠单抗（Mepolizumab，Nucala），它是一种靶向白细胞介素 -5 的单克隆抗体，适用于年龄＞ 12 岁有严重哮喘和有嗜酸性粒细胞表型患者的添加维持治疗。

（一）剂量和用法

皮下注射给药 100 mg，1 次 /4 周。

## （二）警告和注意事项

警告和注意事项：①超敏反应；②不用于治疗急性支气管痉挛或哮喘；③带状疱疹感染；④开始治疗后不要突然中止糖皮质激素的使用；⑤治疗前有寄生虫感染的应先治疗寄生虫感染。

## （三）不良反应

不良反应：头痛、注射部位反应、背痛和疲乏（汤仲明 2016）。

## （四）临床试验

Mepolizumab 是针对 IL-5 的新颖的一流疗法。已经发现，对于外周血嗜酸性粒细胞计数＞ 300 个/μl 的哮喘患者管理特别有效。关键的研究表明，Mepolizumab 耐受性良好，最常报告的不良事件是头痛、鼻咽炎、哮喘恶化和局部注射反应。与 Mepolizumab 相关的任何死亡或过敏反应还没有报道（Leung et al. 2017）。

## 二、瑞利珠单抗

2016 年 3 月，Teva 公司的 IL-5 抑制剂单克隆抗体瑞利珠单抗（Reslizumab）获得 FDA 批准，在嗜酸性粒细胞表型患者中也用于严重哮喘的维持治疗。适用于 18 岁及以上有严重哮喘和有嗜酸性粒细胞表型患者的添加维持治疗。

## （一）不适用情况

1）其他嗜酸性粒细胞增高情况的治疗。
2）急性支气管痉挛或哮喘持续状态的缓解。

## （二）剂量和用法

推荐的剂量方案是 3 mg/kg，每 4 周 1 次，通过静脉输注历时 20 ～ 50 min；仅为静脉输注，不要作静脉推注或丸注给予。

## （三）警告和注意事项

（1）恶性病
在临床研究中观察到恶性病。
（2）皮质激素剂量减低
在开始用 Reslizumab 治疗时不要突然地终止全身或吸入糖皮质激素，可以适当、逐渐地减低糖皮质激素剂量。
（3）寄生虫（蠕虫）感染
用 Reslizumab 治疗前，预先存在蠕虫感染的患者应先治疗蠕虫感染。如当接受 Reslizumab 治疗时患者被蠕虫感染并对抗蠕虫治疗无反应，则终止 Reslizumab 治疗，直至寄生虫感染治愈。

（4）不良反应

最常见的不良反应（发生率大于或等于 2%）包括口咽痛。

（5）临床意义

临床意义为改善了患者肺功能、症状及生活质量，获得哮喘控制。它在哮喘控制不佳（尽管采取了标准治疗）和血嗜酸性粒细胞水平升高的患者中耐受性良好。总体而言，相对于 0.3 mg/kg 剂量，3.0 mg/kg 剂量的瑞利珠单抗在哮喘治疗上提供了更好的改善效果（Bjermer et al. 2016）。瑞利珠单抗在哮喘控制不足的患者中耐受性良好。在未进行基线嗜酸性粒细胞分组的患者中未观察到瑞利珠单抗对肺功能和症状控制在临床上有何意义。

## 三、小结

已知白介素 -5（IL-5）在嗜酸性粒细胞的生长、分化、募集和活化中起主要作用，美泊珠单抗（Mepolizumab）和瑞利珠单抗（Reslizumab）均为抗 IL-5 单克隆抗体，主要通过与 IL-5 结合，阻断嗜酸性粒细胞的作用，目前开发用于治疗特发性嗜酸性粒细胞综合征、哮喘和鼻息肉。由于各病例的发病原因和机制存在较大的个体差异，目前的哮喘治疗药物还存在一定的局限性。另外，哮喘治疗长期用药的需求使得药物的不良反应及患者的依从性对症状的长期控制有很大影响。因此，新的能有效控制哮喘发作、不良反应小，同时可减轻患者经济负担的药物开发依然迫切，给药剂量的多少、药物价格的高低均会成为这些药物赢得市场的重要因素。目前，阿斯利康公司的一种新型产品 Benralizumab 正在提交上市申请，已有的研究表明，对于血嗜酸性粒细胞 ≥ 300 个细胞 /μl 的重症哮喘未控制患者，Benralizumab 可明显降低年急性发作率，并有良好的耐受性（Fitzgerald et al. 2016）。这些结果证实了接受高剂量吸入糖皮质激素和长效 β2 受体激动剂的重症未控制、伴嗜酸性粒细胞增多的哮喘患者使用 Benralizumab 治疗的疗效与安全性，并为 Benralizumab 作为在该患者人群中治疗这种病的额外选择提供支持（Bleecker et al. 2016）。Lam 等（2017）也在最新的研究中阐述了用于治疗嗜酸性粒细胞性哮喘的两种 IL-5 靶向剂的功效和安全性，并对两种药物的众多研究进行了详细的论述。

## 第三节　奥马珠单抗

Omalizumab（奥马珠单抗，Xolair）是抗 IgE 的单克隆抗体，它主要用于经过 ICS 和 LABA 联合治疗后症状仍未控制的具有变应性特征的中重度哮喘患者，可缓解哮喘症状，减少缓解药物的应用，减少哮喘的恶化。2013 年 11 月，欧洲皮肤病与性病学会年会上公布了 ASTERIAI 和 ASTERIAII5 研究，这两项研究结果表明：Xolair ® 是与免疫球蛋白 E（IgE）结合的靶向治疗药物，可抑制组胺诱导的皮肤反应。2014 年 7 月，美国食品药品监督管理局（FDA）批准将奥马珠单抗（Xolair）用于年龄 ≥ 12 岁且在 $H_1$ 抗组胺药治疗后仍有症状的慢性特发性荨麻疹患者的治疗，奥马珠单抗（商品名：索雷尔 /Xolair）是首个治疗慢性特发性荨麻疹的生物制剂，也是继非镇静 $H_1$ 抗组胺药之后首个获准用于治疗慢性特发性荨麻疹的药物。奥马珠单抗最早于 2003 年获准用于治疗中至重度哮喘，2007 年，FDA 要求仅限于在医生诊室中使用这种药物，目的是监测潜在重度过敏反应，同时增补了一项加框警告。尚没有发现抗 IgE 治疗的明显毒副作用，但因该药临床使用的时间尚短，其远期疗效与安全性有待进一步的观察。价格昂贵也使其临床应用受到限制（王丙建 2015）。

## 一、适应证和用途

### （一）过敏性哮喘

抗 IgE 奥马珠单抗已被用于治疗过敏性哮喘多年。ACOS 患者经过 12 个月的奥马珠单抗治疗后，除了 FeNO、嗜酸性粒细胞、中性粒细胞和 IL-4 的水平降低外，还能改善肺功能（Yalcin et al. 2016）。上市的 Xolair 是适用于有皮试或体外对常年吸入性过敏原反应阳性和用吸入性皮质激素控制症状不佳有中度至严重持续性症状的成年与青少年（12 岁和以上）哮喘患者。在这些患者中曾显示有 Xolair 降低哮喘加重的情况发生。

### （二）慢性特发性荨麻疹（CIU）

Xolair 适用于成年和青少年（12 岁及以上）且在 $H_1$ 抗组胺药治疗后仍有症状的慢性特发性荨麻疹患者的治疗。

### （三）使用的重要限制

Xolair 不适用于其他过敏情况或其他形式荨麻疹的治疗。
Xolair 不适用于急性支气管痉挛或哮喘持续状态的缓解。
Xolair 不能给小于 12 岁的儿童患者使用。

## 二、剂量和给药方法

### （一）过敏性哮喘剂量

每 2 周或 4 周通过皮下（SC）注射给予 Xolair 150 ～ 375 mg。治疗开始前测定血清总 IgE 水平（IU/ml）和体重（kg）从而确定剂量（mg）与给药频度。为适当使用剂量见以下剂量确定流程（表 4-24-1，表 4-24-2）。为连续治疗、定期评估，根据患者疾病严重程度和哮喘控制水平需要调整剂量。

**表 4-24-1　对 12 岁及以上青少年和成年过敏性哮喘患者每 4 周给予皮下注射 Xolair 的剂量（mg）**

| 治疗前血清 IgE | 体重 | | | |
| --- | --- | --- | --- | --- |
| | 30 ～ 60 kg | 60 ～ 70 kg | 70 ～ 90 kg | 90 ～ 150 kg |
| 30 ～ 100 IU/ml | 150 | 150 | 150 | 300 |
| 100 ～ 200 IU/ml | 300 | 300 | 300 | |
| 200 ～ 300 IU/ml | 300 | | | |
| 300 ～ 400 IU/ml | | | | |
| 400 ～ 500 IU/ml | | 见表 4-24-2 | | |
| 500 ～ 600 IU/ml | | | | |

**表 4-24-2　对 12 岁及以上青少年和成年过敏性哮喘患者每 2 周给予皮下注射 Xolair 的剂量（mg）**

| 治疗前血清 IgE | 体重 | | | |
|---|---|---|---|---|
| | 30 ～ 60 kg | 60 ～ 70 kg | 70 ～ 90 kg | 90 ～ 150 kg |
| 30 ～ 100 IU/ml | | 见表 4-24-1 | | |
| 100 ～ 200 IU/ml | | | | 225 |
| 200 ～ 300 IU/ml | | 225 | 225 | 300 |
| 300 ～ 400 IU/ml | 225 | 225 | 300 | |
| 400 ～ 500 IU/ml | 300 | 300 | 375 | |
| 500 ～ 600 IU/ml | 300 | 375 | 不给药 | |
| 600 ～ 700 IU/ml | 375 | | | |

（二）过敏性哮喘剂量调整

针对体重显著变化的患者调整剂量（表 4-24-1 和表 4-24-2）。治疗期间总 IgE 水平可见升高并持续升高直至终止治疗后一年。因此，Xolair 治疗期间的 IgE 水平不能用来指导确定剂量。

中断持续时间不超过一年：根据测定的血清 IgE 水平决定初始剂量。

中断持续一年以上：为确定剂量应测试血清总 IgE 水平。

（三）慢性特发性荨麻疹剂量

每 4 周通过皮下注射给予 Xolair 150 mg 或 300 mg。

在 CIU 患者中 Xolair 的给药不依赖于血清 IgE（游离或总）水平或体重。

## 三、禁忌证

以下禁忌使用 Xolair：对 Xolair 或 Xolair 任何成分发生严重超敏反应的患者（见不良反应及注意事项）。

## 四、不良反应和注意事项

（一）过敏反应

在上市前临床试验中和在上市后自发性报告中曾报道 Xolair 给予后发生过敏反应。在这些被报道病例中体征和症状包括支气管痉挛、低血压、昏厥、荨麻疹和（或）喉或舌的血管性水肿。这些事件有的些危及生命。在上市前过敏性哮喘临床试验中，据报道有 3/3507 例（0.1%）患者发生过敏反应。两例患者发生于 Xolair 首次给药，另一例患者发生于第 4 次给药。在两例患者中过敏反应发病的时间一例是给药后 90 min，而另一例患者是给药后 2 h。过敏反应的发生早至 Xolair 首次给药，但也曾发生于定期的时间表治疗开始后一年。

参考在上市前临床试验中和上市后自发性报告中所见过敏反应的发病时间，给予 Xolair 后应严密观察患者适当时间。告知患者过敏反应的体征和症状，并指导他们发生相关体征或症状后应立即求医。

发生严重超敏反应患者应终止 Xolair 给药。

**（二）恶性病**

在患有哮喘和其他过敏性疾病的成年与青少年（≥ 12 岁）的临床研究中，Xolair 治疗组的患者观察到 20/4127 例（0.5%）恶性肿瘤，而对照组患者观察到 5/2236 例（0.2%）。在 Xolair 治疗组患者中观察到的恶性病包括各种类型，其中乳腺癌、非黑色素瘤皮肤癌、前列腺癌、黑色素瘤、腮腺癌发生不止 1 例，而 5 例其他类型恶性肿瘤各发生 1 例。大多数患者观察时间不足 1 年。

**（三）急性哮喘症状**

尚未有研究显示 Xolair 能减轻哮喘加重发作。不要使用 Xolair 治疗急性支气管痉挛或哮喘持续状态。

**（四）皮质激素类减量**

Xolair 对过敏性哮喘治疗开始后不要突然终止全身或吸入皮质激素。在医生直接监督下逐渐地减少皮质激素用量。尚未在 CIU 患者中评价 Xolair 与皮质激素联用。

**（五）发热、关节痛和皮疹**

Xolair 在批准后使用中，有些患者曾经有一种和（或）一系列症状和体征包括关节炎 /关节痛、皮疹、发热与淋巴结肿大，并于 Xolair 首次或随后注射后 1 ~ 5 天发病。在有些患者中，增加剂量后这些体征和症状复发。如患者发生这一系列症状和体征，医生应停止应用 Xolair。

注射部位反应的类型包括：瘀伤、发红、灼热、刺痛、瘙痒、荨麻疹形成、疼痛、硬结、肿块和炎症。

**（六）不良反应**

不良反应包括牙痛、真菌感染、泌尿道感染、肌肉痛、四肢痛、肌肉骨骼痛、周边水肿、发热、偏头痛、窦性头痛、焦虑、口咽痛、哮喘、荨麻疹和脱发。

## 五、小结

最近一些研究表明，奥马珠单抗在重度过敏性哮喘合并 COPD 个体中改善了哮喘和健康相关的生活质量。这些研究结果提供了此患者群体的真实有效数据，并推荐奥马珠单抗用于治疗重症哮喘合并 COPD 患者。然而，有趣的是，在同一人群中并没有观察到肺功能的显著改善（Maltby et al. 2016）。生物制剂如奥马珠单抗和 IL-5 拮抗剂在 ACOS治疗中的作用仍在明确中（Hines and Peebles 2017）。在常规治疗的基础上加用奥马珠单抗，可减少难治性哮喘患者急性发作频率并降低糖皮质激素用量，能明显改善变应性鼻炎患者的症状，疗效较好，安全性良好（苗伟伟 2015；邱昕和王洪田 2016），还能对难治性慢性特发性荨麻疹治疗有效。

Xolair® 已被包括美国（自 2003 年起）和欧盟（自 2005 年起）在内的 90 多个国家和

地区批准用于治疗中至重度持续性过敏性哮喘。在欧盟，Xolair® 被批准用于治疗儿童
（≥ 6 岁）、青少年和成人的重度持续性过敏性哮喘。此外，Xolair® 的预填充注射器液体
制剂已在欧盟获得批准，并在大部分欧洲国家上市。在美国，诺华制药公司和基因泰克
公司共同推广 Xolair® 皮下制剂用于合适的过敏性哮喘患者。目前奥马珠单抗尚未在中国
获批用于治疗过敏性哮喘。

（赵　萱　苏新明）

# 参 考 文 献

苗伟伟，汪凤凤，陈子，等 . 2015. 奥马珠单抗治疗难治性哮喘疗效的 Meta 分析 . 中国呼吸与危重监护杂志 , (5): 449-455.

邱昕，王洪田 . 2016. 奥马珠单抗治疗变应性鼻炎的疗效与安全性的 Meta 分析 . 临床耳鼻咽喉头颈外科杂志 , (9): 694-698.

汤仲明 . 2016. 2015 年下半年美国 FDA 批准药物简介 . 国际药学研究杂志 , 43(1): 167-179.

王丙建 . 2015. 奥马珠单抗对支气管哮喘治疗分析 . 世界最新医学信息文摘：连续型电子期刊 , 2015(67): 253-254.

Bjermer L., Lemiere C., Maspero J., et al. 2016. Reslizumab for inadequately controlled asthma with elevated blood eosinophil levels: a randomized phase 3 study. Chest, 150(4): 789.

Bleecker E. R., FitzGerald J. M., Chanez P., et al. 2016. Efficacy and safety of benralizumab for patients with severe asthma uncontrolled with high-dosage inhaled corticosteroids and long-acting β2-agonists (SIROCCO): a randomised, multicentre, placebo-controlled phase 3 trial. Lancet, 388(10056): 2115.

Corren J. 2016. Phase 3 study of reslizumab in patients with poorly controlled asthma, effects across a broad range of eosinophil counts. Chest, 150(4): 799-810.

FitzGerald J. M., Bleecker E. R., Nair P., et al. 2016. Benralizumab, an anti-interleukin-5 receptor α monoclonal antibody, as add-on treatment for patients with severe, uncontrolled, eosinophilic asthma (CALIMA): a randomised, double-blind, placebo-controlled phase 3 trial. Lancet, 388(10056): 2128.

Giannetti M. P., Cardet J. C. 2016. Interleukin-5 antagonists usher in a new generation of asthma therapy. Current Allergy & Asthma Reports, 16(11): 80.

Hines K. L., Peebles J. P. R. 2017. Management of the asthma-COPD overlap syndrome(ACOS): a review of the evidence. Current Allergy & Asthma Reports, 17(3): 15.

Kaplan A., Ledford D., Ashby M., et al. 2013. Omalizumab in patients with symptomatic chronic iopathic/spontaneous urticaria despite standard combination therapy. J Allergy Clin Immunol, 132(1): 101-109.

Lam C., Shah K. J., Mansukhani R. 2017. Targeting interleukin-5 in patients with severe eosinophilic asthma. A Clinical Review, 42(3): 196-201.

Leung E., A Efraij K., FitzGerald J. M. 2017. The safety of mepolizumab for the treatment of asthma. Expert Opin Drug Saf, 16(3): 397-404.

Maltby S., Gibson P. G., Powell H., et al. 2016. Omalizumab treatment response in a severe allergic asthma population with overlapping COPD. Chest, 126(4): 839S.

Maurer M. 2013. Phase III randomized, double-blind, placebo-controlled study evaluating efficacy and safety of omalizumab in H1-antihistamine-refractory chronic idiopathic/spontaneous urticaria. European Academy of Dermatology and Venereology (EADV) annual meeting, Oral Presentation.

Maurer M., Rosen K., Hsieh H. J., et al. 2013. Omalizumab for the treatment of chronic idiopathic or spontaneous urticaria. NEJM, 368(10): 924-935.

Meteran H., Meteran H., Porsbjerg C., et al. 2017. Novel monoclonal treatments in severe asthma. Journal of Asthma Official Journal of the Association for the Care of Asthma, 54(10): 991-1011.

Rothenberg M. E. 2016. Humanized anti-IL-5 antibody therapy. Cell, 165(3): 509.

Yalcin A. D., Celik B., Yalcin A. N., et al. 2016. Omalizumab (anti-IgE) therapy in the asthma-COPD overlap syndrome (ACOS) and its effects on circulating cytokine levels. Immunopharmacol Immunotoxicol, 38(3): 253-256.

# 第二十五章 减充血剂在过敏性疾病中的作用

## 第一节 减充血剂

麻黄碱是 8000 种天然化合物之一,麻黄素(麻黄碱)以麻黄属的小灌木为名,其茎叶提取物也含有伪麻黄碱。其词源自拉丁语。其对严重支气管哮喘的治疗效果不及肾上腺素,但用于鼻黏膜充血和鼻塞时,治疗效果好于肾上腺素,然而由于成瘾性,法国耳鼻喉科 2011 年指南中强调,这些药品不应该在 15 岁以下的患者中使用。目前,减充血剂成分最常见的是去氧肾上腺素、羟甲唑啉和伪麻黄碱,2014 年在法国市场上含有麻黄碱的鼻充血充填剂喷雾剂见表 4-25-1。伪麻黄碱为麻黄碱的立体异构物,作用与麻黄碱相似,但升压的作用和中枢作用较弱,主要用于治疗鼻黏膜充血。过敏性鼻炎(AR)是鼻黏膜典型 I 型过敏性反应,是 IgE 介导的以阵发性重复性打喷嚏、流清涕及鼻塞为特征的一种炎症性疾病。当人们吸入导致他们过敏的东西时,如花粉或动物皮屑等,表现为打喷嚏、鼻塞、流鼻涕、鼻后滴漏和(或)瘙痒。这是一种非常常见的疾病,常伴有其他并发症,给患者的生活质量造成重要的负担。AR 的患病率在世界范围内正在增加,据估计有 4 亿人目前患有 AR。此外,其中至少有 40% 患者伴有哮喘,超过 80% 的哮喘患者受到鼻炎的影响。口服或鼻内使用减充血剂可以改善与过敏性鼻炎相关的鼻充血(图 4-25-1),这是由于造成鼻黏膜肿胀的容量血管有两种受体:① $\alpha1$- 肾上腺素能受体,对儿茶酚胺类敏感;② $\alpha2$- 肾上腺素能受体,对异吡唑类敏感,因此通过作用于肾上腺素能受体从而导致鼻黏膜血管收缩,炎症减少。

表 4-25-1 2014 年在法国市场上含有麻黄碱的鼻充血充填剂喷雾剂

| 品牌 | 麻黄碱剂量(100 ml)(mg) | 相关物质 | 剂量(喷/d)及最大疗程(d) |
| --- | --- | --- | --- |
| Rhino-Sulfur | 990 | 防腐剂 | 5,5 |
| Rhinamide® | 819.2 | 防腐剂 | 5,5 |

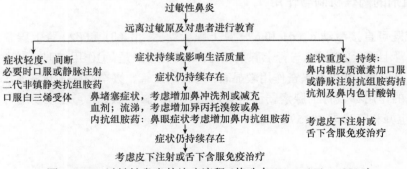

图 4-25-1 过敏性鼻炎的治疗流程(修改自 Sur and Plesa 2015)

在过敏性鼻炎持续并影响生活的状况下，如果单独使用鼻内吸入糖皮质激素治疗症状仍持续存在的情况下可使用鼻减充血剂。

## 一、减充血剂的分类

治疗过敏性鼻炎的减充血剂主要分为全身应用和局部应用两类，其中根据应用方法不同，有以下几种分类法。

**1. 局部应用的减充血药有两类**

1）儿茶酚胺类，包括麻黄素和新福林（去氧肾上腺素、苯肾上腺素）等。

2）异吡唑素的衍生物，包括羟甲唑啉（羟间唑啉）、四氢唑啉和赛洛唑啉等。

**2. 治疗过敏性鼻炎的减充血剂只能局部应用的品种**

羟甲唑啉、四氢唑啉、赛洛唑啉等。

**3. 治疗过敏性鼻炎的减充血剂只能口服的品种**

伪麻黄碱、苯丙醇胺（原麻黄碱）。

**4. 既能口服也能局部应用的品种**

麻黄素、新福林等。

## 二、临床常用的减充血剂

1）1% 麻黄碱生理盐水（小儿用 0.5% 溶液）：一般为医院自行配制。

2）呋麻滴鼻液：是呋喃西林（消炎药）与麻黄碱溶液的混合制剂。因此，其具有减充血剂与消炎剂的双重作用。

3）赛洛唑啉鼻雾剂（诺通）。

4）盐酸羟甲唑啉滴鼻液（达芬林）。

5）鼻眼净（盐酸萘甲唑啉滴鼻液，也称滴鼻净）：此药极容易产生依赖性，从而引起药物性鼻炎。因此，不是急性鼻炎、急性鼻窦炎，一般不应当用使用；3 岁以内的儿童不可使用。

## 三、减充血剂的药理机制与作用

麻黄碱既可直接激动 α（α1 和 α2）肾上腺素受体、β（β1 和 β2）肾上腺素受体，又可促进去甲肾上腺素的释放。与肾上腺素相比，本药的特点是：①作用较弱，持续时间较长，性质稳定，可口服；②中枢兴奋作用较显著；③收缩血管、兴奋心脏、升高血压和松弛支气管平滑肌的作用都较肾上腺素弱而持久，对代谢的影响微弱；④连续使用可发生快速耐受性（杨宝峰和陈建国 2015）。

## 第二节　减充血剂在过敏性疾病中的应用

### 一、过敏性鼻炎、鼻塞用药

由于抗组胺药不能减轻过敏性鼻炎的鼻堵塞症状，临床上其常与减充血剂联合应用，通常有不同的搭配，如糠酸莫米松和羟甲唑啉，氯苯那敏和伪麻黄碱，去敏灵（氯苯吡胺）和伪麻黄碱，去氯雷他定和伪麻黄碱等。临床研究表明两种药物联合应用较单独使用其中任何一种的效果要更好。例如，去氯雷他定／伪麻黄碱联合应用，2.5/120 mg，每日 2 次，其治疗比单用任一组分对减少 SAR 的总症状评分（包括鼻充血）更有效；羟甲唑啉（OXY）和糠酸莫米松（MF）组合在伴随 AR 的 AH 儿童中疗效更好也更安全，在成人中发现合用比 MFNS（每日 1 次）起效更快，比 OXY（每日 2 次）效果持续更久（Meltzer et al. 2013；Liu et al. 2017）。INS 与羟甲唑啉合用也比单用 INS 在缓解慢性鼻炎及过敏性鼻炎的受试者中的鼻充血方面更好，并且不发生药物性鼻炎（Thongngarm et al. 2016）。最新研究发现，一部分鼻黏膜对麻黄素的反应表现为先肿胀后收缩，并且鼻腔黏膜对麻黄素的收缩反应无性别差异，随着年龄的增长有下降趋势（曹春婷等 2011）。2017 年日本过敏性鼻炎指南中的药物治疗中提到减充血剂：对于严重的花粉病，可以服用 2 ～ 3 次 /d，持续 1 ～ 2 周。

### 二、治疗鼻息肉

使用含羟甲唑啉的鼻用类固醇在改善鼻塞、滴血、鼻黏膜纤毛清除率和息肉大小方面比单用鼻用类固醇更有效。在羟甲唑啉治疗 4 周后没有反弹充血的证据（Kirtsreesakul et al. 2016）。

### 三、治疗低血压

以肌内注射或皮下注射减充血剂作为蛛网膜下腔麻醉和硬膜外麻醉的辅助用药以预防低血压，亦可用麻黄碱 10 ～ 30 mg 静脉注射，治疗局麻药中毒出现的低血压（杨宝峰和陈建国 2015）。研究发现，麻黄素在产妇术前使用可以预防血压下降：麻黄素 6 mg 术前输注能有效地预防腰硬联合麻醉（CSEA）下产妇血压下降，并且对新生儿无不良影响（刘利佳等 2012）。

### 四、治疗支气管哮喘

减充血剂用于防治轻度支气管哮喘，也常与止咳祛痰药配成复方用于痉挛性咳嗽。由于 β 受体激动剂药物的发展，目前减充血剂已少用。

## 第三节　不良反应及注意事项

在治疗过敏性鼻炎中减充血剂的作用是通鼻腔。在我国，减充血剂的应用规定只使用一个星期，因为长时间的使用会导致众多不良反应事件的发生。Laccourreye 等（2015）

总结了最近 15 年发表的文章（PubMed 搜索）中报告伪麻黄碱作为减充血剂的不良反应，其中包括心绞痛、肺炎、精神病和共济失调、不明原因的死亡、急性尿潴留、室上性心动过速、高血压等。最常见的不良反应有以下几种。

## 一、鼻炎加重

麻黄素直接作用于鼻黏膜血管平滑肌 α 与 β 受体，通过直接拟肾上腺素作用和间接拟肾上腺素作用导致动静脉收缩，暂时缓解鼻阻塞的作用。因使用频率过高或疗程过长，长期使用后血管反跳性扩张，会加重鼻阻塞，导致鼻黏膜损伤，造成药物性鼻炎。实际上，至今为止仍无明确的资料支持单剂量鼻内减充血剂有效性的结论，但对鼻黏膜形态和功能的损伤有明确的报道（Deckx et al. 2016）。有研究表明由于用羟甲唑啉（OMZ）或苯扎氯铵（BKC）治疗，H1R mRNA 的表达增加可能是药物性鼻炎（RM）和过敏性鼻炎患者症状加重的因素之一。尽管仍然存在长期使用局部含类固醇的 BKC 而产生组胺超敏反应的风险，但是使用鼻内类固醇可以减少由 BKC 引起的症状恶化（Kawabata et al. 2016）。

## 二、出血性原发性血管炎

1959 年，在美国有 15 种拟交感神经口服药作为鼻用减充血剂使用。随着大多数国家担心鼻腔减充血剂被用作食品添加剂并且可能与脑血管性中风有关，苯丙醇胺的使用已被禁止。最近，有研究表明，鼻减充血剂等拟交感神经药物与出血性原发性血管炎有关，这种 RCVS-PACNS 重叠综合征可能由拟交感神经药物诱导的延长的远端血管收缩引起，最终导致炎症（Deckx et al. 2016）。

## 三、恶性高血压危象

出现恶性高血压危象的患者访谈显示曾服用超出治疗剂量的萘甲唑啉和泼尼松龙鼻喷雾剂的联合治疗。文献综述的结果显示，许多血管收缩剂中毒导致中枢神经系统和心血管受累，特别是在幼儿中。这种与鼻内减充血剂相关的心力衰竭增加了这些药物的潜在风险并且体现了医疗人员和患者对其正确使用的外在需求。

## 四、注意事项

心血管疾病、青光眼或甲状腺功能亢进的患者慎用，减充血剂可短期使用，但无改善鼻内皮质类固醇造成的充血的作用（Campbell et al. 2015；Seidman et al. 2015；Sur and Plesa 2015）。为防止失眠，避免在饭后服用。用于治疗鼻塞的鼻内减充血剂在短期内是有效的，但由于药物性鼻炎的风险（不仅在怀孕期间），它们不得使用超过 9 天。ARIA 指南建议在怀孕期间避免伪麻黄碱，谨慎使用其他药物（Bousquet et al. 2012）。事实上，妊娠前三阶段使用伪麻黄碱和苯丙醇胺与胃肠病的发展有关，而前 3 个月去氧肾上腺素、苯丙醇胺的给药分别与心内膜垫缺陷、耳部缺陷及幽门狭窄有关（Yau et al. 2013）。由于这些原因，一些专家建议在怀孕期间不要使用减充血剂。

## 第四节　减充血剂装置

### 一、概念

喷雾剂是指原料药物或与适宜辅料填充于特制的装置中，使用时借助手动泵的压力、高压气体、超声振动或其他方法将内容物呈雾状物释出，用于肺部吸入或直接喷至腔道黏膜及皮肤等的制剂。其有别于气雾剂，气雾剂喷出药物的动力为抛射剂，如氟氯烷烃（现多不用）、氢氟烷烃、二甲醚等。

### 二、生产与储存

1）喷雾剂应在相关品种要求的环境配制，如一定的洁净度、灭菌条件和低温环境等。

2）根据需要可加入溶剂、助溶剂、抗氧化剂、抑菌剂、表面活性剂等附加剂，在确定制剂处方时，抑菌剂的抑菌效力应符合抑菌效力检查法的规定。所加附加剂对皮肤或黏膜应无刺激性。

3）喷雾剂装置中各组成部件均应采用无毒、无刺激性、性质稳定、与药物不起作用的材料制备。

4）溶液型喷雾剂的药液应澄清；乳液型喷雾剂的液滴在液体介质中应分散均匀；混悬型喷雾剂应将药物细粉和附加剂充分混匀、研细，制成稳定的混悬液。经雾化器雾化后供吸入用的雾滴（粒）大小应控制在 10 μm 以下，其中大多数应为 5 μm 以下。

5）除另有规定外，喷雾剂应避光密封贮存。

6）供雾化器用的吸入喷雾剂和定量吸入喷雾剂应为无菌制剂（中华人民共和国国家药典委员会，2015）。

### 三、鼻喷雾剂分类

喷雾剂按内容物组成分为溶液型、乳液型或混悬型喷雾剂。按用药途径喷雾剂可分为吸入喷雾剂、鼻用喷雾剂及用于皮肤、黏膜的非吸入喷雾剂。按给药定量与否，喷雾剂还可分为定量喷雾剂和非定量喷雾剂。其中，供雾化器用的吸入喷雾剂是指通过连续型雾化器产生供吸入用气溶胶的溶液、混悬液或乳液；定量吸入喷雾剂是指通过定量雾化器产生供吸入用气溶胶的溶液、混悬液或乳液。

目前，临床应用较多的喷雾剂有口腔喷雾剂和鼻用喷雾剂两种亚型。

（一）口腔喷雾剂

口腔黏膜给药具有药物吸收快、酶活性低、可避免肝脏首过效应、给药方便等优点，成为多肽、蛋白质及疫苗类药物有开发前景的非注射给药途径之一。在众多的口腔黏膜给药剂型中，口腔喷雾剂制备工艺简单，药物通过与黏膜接触而被快速吸收，特别适用于需要迅速起效的药物，宜于不便吞咽的患者及儿童用药。它将药物输送到口腔黏膜或口咽等部位发挥局部作用，药物亦可经该部位黏膜吸收而发挥全身作用。

目前，口腔喷雾剂的应用主要包括以下几个方面：①治疗局部疾病，口腔喷雾剂已经广泛用于治疗各种口腔和咽喉疾病，如口腔溃疡、咽喉炎、黏膜病、口干病等。Meda Pharmaceuticals 公司的盐酸苄达明口腔喷雾剂（商品名：Difflam spray）可缓解咽炎、扁桃体炎、口腔溃疡和口腔术后的疼痛。②治疗心血管疾病，口腔喷雾剂用于心血管疾病的治疗可发挥速效作用，FDA 于 2005 年批准了 NovaDel 制药公司的硝酸甘油舌下喷雾剂（商品名：NitroMist）用于冠心病和心绞痛的治疗。③镇痛，芬太尼口腔喷雾剂用于治疗突发性疼痛，起效迅速，使用方便，患者顺应性高。④镇静催眠，2008 年 FDA 批准 NovaDel 制药公司的酒石酸唑吡坦口腔喷雾剂（商品名：ZolpiMist）用于治疗难入睡型失眠，该药可通过口腔黏膜快速吸收，此外，其他镇静药物的口腔喷雾剂也在研制中。⑤治疗糖尿病，加拿大 Generex 生物技术公司开发的胰岛素口腔喷雾剂（Oral-Lyn）于 2007～2009 年分别在印度、厄瓜多尔及黎巴嫩等国上市，2010 年在加拿大上市，可用于治疗 1 型和 2 型糖尿病。

由上可知，口腔喷雾剂可用于治疗多种局部和全身性疾病，然而，由于口腔黏膜的总表面积较小，口腔喷雾剂给药后药物在口腔黏膜的滞留时间通常较短，目前用口腔喷雾剂进行全身给药的制剂产品数量还很有限，特别是大分子和疫苗类药物的口腔喷雾剂还在起步阶段。

### （二）鼻用喷雾剂

鼻用喷雾剂是喷雾剂的其中一种亚型。人体的鼻腔气道是由鼻中隔、鼻甲及开口于鼻窦并覆盖有高度血管化的黏膜软组织构成的，鼻用喷雾剂的给药过程类似于吸入型气雾剂。但喷雾剂喷出的液滴较大，主要停留在鼻腔而不会进入到气管及肺部，通过鼻腔黏膜吸收而发挥作用，所以，作用部位又不同于气雾剂。在临床治疗中，鼻用喷雾剂作为一种全新的非注射给药方法，常被用于治疗如疼痛、过敏性鼻炎、糖尿病、鼻窦感染等临床疾病（表 4-25-2），其中局部糖皮质激素鼻用喷雾剂可以在炎症的各个阶段发挥强大的抗炎、抗水肿效应，并能促进损伤的纤毛上皮修复，是目前治疗鼻黏膜炎症性疾病的一线药物，在临床上占据主要份额。同时，由于生物制药行业的快速发展，对一些口服生物利用度比较低的生物技术药物，如多肽类、蛋白类及核酸类药物，鼻用喷雾剂或将成为这些药物局部或全身给药的重要途径。

**表 4-25-2　目前中国国内上市的代表性鼻用喷雾剂**

| 药物名称 | 商品名 | 药物作用 |
| --- | --- | --- |
| 丙酸氟替卡松鼻喷剂 | 辅舒良 | 治疗过敏性鼻炎 |
| 酮咯酸氨丁三醇鼻喷剂 | Sprix | 中重度疼痛的短期治疗（5 天） |
| 鲑鱼降钙素鼻喷剂 | 密盖息 | 治疗骨质疏松和高钙血症 |
| 益鼻喷雾剂 | 欢宝 | 用于辛温散寒、通利鼻窍 |
| 盐酸氮䓬司汀鼻喷剂 | 爱赛平 | 治疗季节性或常年性过敏性鼻炎（花粉症） |
| 曲安奈德鼻喷雾剂 | 毕诺 | 预防和治疗成人与 6 岁以上儿童的常年性及季节性过敏性鼻炎 |
| 酒石酸布托啡诺鼻喷剂 | 诺扬 | 缓解各种癌性疼痛和手术后疼痛 |

续表

| 药物名称 | 商品名 | 药物作用 |
|---|---|---|
| 缩宫素鼻喷雾剂 | 奥赛托星 | 加强子宫收缩，促使乳腺泡周围的平滑肌细胞收缩，促进排乳作用 |
| 复方熊胆通鼻喷雾剂 | 必喷 | 疏风通窍，适用于急性鼻炎鼻塞、流涕 |

## 第五节　小　　结

应用减充血药物可增加鼻腔的通畅度，不仅可用于改善变应性鼻炎的鼻堵塞症状，也可与其他鼻腔局部用药合用，如色甘酸钠和皮质类固醇等，目的是鼻黏膜血管收缩后，后两种药物更容易达到鼻腔深部，以取得满意的疗效。但应仔细权衡麻黄碱对疾病带来的益处与滥用的可能性。尽管目前减充血剂在国际上已经基本上被淘汰或限制使用，但仅限制滥用麻黄素类鼻腔减充血剂而并非禁止使用，如在急性鼻炎（普通感冒）时，为了缓解鼻阻塞和保障鼻腔鼻窦的通气与引流，可以暂时应用，但浓度和时间应该有较为严格的限制。

（赵　萱　苏新明）

## 参　考　文　献

曹春婷，漆可，王睿韬，等. 2011. 麻黄素对鼻腔通气功能的影响. 首都医科大学学报，32(6): 746-749.

刘利佳，王秀菊，鄢平. 2012. 小剂量去氧肾上腺素、甲氧明、麻黄素和输注羟乙基淀粉对腰硬联合麻醉剖宫产术中低血压的预防. 中国医药科学，2(20): 93-94.

杨宝峰，陈建国. 2015. 药理学. 3 版. 北京：人民卫生出版社：92-93.

中华人民共和国国家药典委员会. 2015. 中国药典. 北京：中国医药科技出版社：13-19.

Bousquet J., Schünemann H. J., Samolinski B., et al. 2012. Allergic rhinitis and its impact on asthma (ARIA): achievements in 10 years and future needs. J Allergy Clin Immunol, 130: 1049-1062.

Campbell R. L., Bellolio M. F., Knutson B. D., et al. 2015. Epinephrine in anaphylaxis: higher risk of cardiovascular complications and overdose after administration of intravenous bolus epinephrine compared with intramuscular epinephrine. J Allergy Clin Immunol Pract, 3: 76-80.

Deckx L., De Sutter A. I., Guo L., et al. 2016. Nasal decongestants in monotherapy for the common cold. Cochrane Database Syst Rev, 10: CD009612.

Fan Y. 2013. An overview of the pediatric medications for the symptomatic treatment of allergic rhinitis, cough, and cold. Journal of Pharmaceutical Sciences, 102(12): 4213-4229.

Kawabata M., Ohori J., Kurono Y. 2016. Effects of benzalkonium chloride on histamine H1 receptor mRNA expression in nasal epithelial cells. Auris Nasus Larynx, 43(6): 685-688.

Kirtsreesakul V., Khanuengkitkong T., Ruttanaphol S. 2016. Does oxymetazoline increase the efficacy of nasal steroids in treating nasal polyposis? American Journal of Rhinology & Allergy, 30(3): 195-200.

Laccourreye O., Werner A., Giroud J. P., et al. 2015. Benefits, limits and danger of ephedrine and pseudoephedrine as nasal decongestants. European Annals of Otorhinolaryngology Head & Neck Diseases, 132(1): 31-34.

Liu W., Zhou L., Zeng Q., et al. 2017. Combination of mometasone furoate and oxymetazoline for the treatment of adenoid hypertrophy concomitant with allergic rhinitis: a randomized controlled trial. Scientific Reports, 7: 40425.

Meltzer E. O., Bernstein D. I., Prenner B. M., et al. 2013. Mometasone furoate nasal spray plus oxymetazoline nasal spray: short-term efficacy and safety in seasonal allergic rhinitis. American Journal of Rhinology & Allergy, 27(2): 102-108.

Okubo K. 2016. Japanese guidelines for allergic rhinitis 2017. Japanese Society of Allergology, 60(2): 171-189.

Seidman M. D., Gurgel R. K., Lin S.Y., et al. Clinical practice guideline: allergic rhinitis executive summary. Head and Neck Surgery, 152(2): 197-206.

Sur D., Plesa M. P. 2015. Treatment of allergic rhinitis. Am Fam Physician, 92(11): 985-992.

Thongngarm T., Assanasen P., Pradubpongsa P., et al. 2016. The effectiveness of oxymetazoline plus intranasal steroid in the treatment of chronic rhinitis: a randomised controlled trial. Asian Pacific Journal of Allergy and Immunology, 34(1): 30.

Topcuoglu M. A., Jha R. M., George J., et al. 2017. Hemorrhagic primary CNS angiitis and vasoconstrictive drug exposure. Neurol Clin Pract, 7(1): 26-34.

Yau W. P., Mitchell A. A., Lin K. J., et al. 2013. Use of decongestants during pregnancy and the risk of birth defects. Am J Epidemiol, 178: 198-208.

# 第二十六章 吸入疗法在过敏性疾病中的作用

## 一、吸入疗法概述

### （一）吸入疗法定义

吸入疗法（inhalation therapy）是指将药物制成气溶胶（aerosol）的形式，通过呼吸道吸入治疗疾病的方法。

### （二）吸入疗法用于呼吸系统疾病治疗的解剖学基础

1）肺脏是与外界相通的开放性器官，可借助吸气过程将药物吸进呼吸道和肺泡。

2）呼吸道黏膜和黏膜下富含各类感受器与药物受体（表 4-26-1、表 4-26-2）。

**表 4-26-1 呼吸道感受器与功能**

| 感受器 | 功能 |
| --- | --- |
| 咳嗽感受器 | 兴奋时出现咳嗽反射 |
| 刺激感受器 | 兴奋时气道平滑肌收缩 |
| 压力感受器 | 兴奋时调节呼吸运动 |
| J 型感受器 | 兴奋时调节肺血液循环 |

**表 4-26-2 呼吸道药物受体与功能**

| 药物受体 | 兴奋时对气道平滑肌的影响 |
| --- | --- |
| 肾上腺素能神经 | α 受体收缩，β2 受体舒张 |
| 胆碱能神经 | M1、M3 受体收缩，M2 受体舒张 |
| NANC* | P 物质受体收缩，VIP 受体舒张 |
| 组织胺 | H1 受体收缩，H2 受体部分收缩、部分舒张 |
| 前列腺素 | PGD2 和 PGF2a 受体收缩，PGE1 舒张 |

* NANC 指非肾上腺素能非胆碱能神经

3）人体肺泡的总数多达 $280 \times 10^6$ 个，总面积达 $90 \ m^2$。这样巨大的表面积有利于肺脏对药物的迅速吸收。

4）肺泡与其周围的毛细血管之间的距离仅 $0.5 \sim 1 \ \mu m$，而小肠黏膜表面微绒毛与毛细血管之间的距离约为 $40 \ \mu m$，皮肤表面到皮下毛细血管的距离约为 $100 \ \mu m$。三者比较，药物经肺泡吸收的距离最短。

5）从右心室泵出的血液全部通过肺脏，再回到心脏，经左心室泵至全身各个脏器和组织。因此，给呼吸道吸入的药物直接作用于肺脏，起效快，可避免口服药物经过肝脏时的首过效应（first pass effect）。

（三）吸入疗法的发展简史

据文献记载，很早以前，人们就知道用烟雾吸入的方法来治疗哮喘患者。他们把硝酸钾、曼陀罗叶的粉末和北美山梗菜等混合在一起，取少量混合物放在茶碟上点燃，让哮喘患者吸入此烟雾（主要成分是阿托品）来缓解其气喘症状。Carrer 等 1951 年首先报告可的松有平喘作用后，不久就将其应用于吸入疗法。20 世纪 60 年代早期，作用较强的磷酸地塞米松经定量吸入装置试用于哮喘患者，获得了一定疗效。至 70 年代早期，原先用于皮肤病局部治疗的脂溶性高效糖皮质激素开始应用于支气管哮喘的吸入治疗，并且发现这类糖皮质激素不仅抗炎作用比原先全身用激素高很多倍，而且全身性不良反应也小很多，因此被推荐为治疗慢性哮喘的一线治疗药物。截止到 1986 年年底，全世界应用丙酸倍氯米松气雾剂的总人数已逾 200 万人。

（四）吸入疗法的优点

通过吸入途径给予治疗鼻炎和哮喘药物有许多优点，其是理想的给药途径。

1）支气管哮喘和过敏性鼻炎的靶器官是呼吸道，吸入疗法不仅可使药物直接作用于病变部位，起效迅速，而且因局部药物浓度高，药物的作用较强。

2）由于吸入疗法所需药物的剂量远比口服或静脉注射所需药物剂量小，因此，药物引起的全身不良反应也明显减少（表 4-26-3）。

**表 4-26-3　吸入疗法与口服给药的比较**

|  | 吸入疗法 | 口服给药 |
| --- | --- | --- |
| 平喘药剂量 | 小 | 大 |
| 起效速度 | 快 | 慢 |
| 不良反应 | 少 | 多 |
| 使用方法 | 需要指导 | 容易 |
| 药物作用部位 | 直接作用于气道 | 间接作用于气道 |

## 二、吸入装置

（一）与吸入装置有关药物剂量的名称与定义

1）设定剂量（nominal dose）：指包装上标定的药量（也称标示量）。

2）单位定量剂量（metered dose）：指定量腔内的剂量。

3）输出剂量（delivered dose）：指离开吸入装置的药量。

4）微颗粒量（fine particle dose）：指直径 ≤ 5 μm 微颗粒的量。

5）留存量（retained amount）：指留存在装置内的药量。

6）吸入量（inhaled dose）：指通过吸入进入患者体内的药量。

7）呼出量（exhaled amount）：指随呼气过程排出体外的药量。

8）进入体内药量（dose-to-subject）：指吸入量减去呼出量和漱口去除的药量。

9）肺部药量（lung dose）：指沉积在下呼吸道和肺泡的药量。

10）鼻部药量（nasal dose）：指沉积在鼻腔的药量。

## （二）吸入治疗过程中药物的分布情况

吸入治疗过程中药物的分布情况见图 4-26-1。

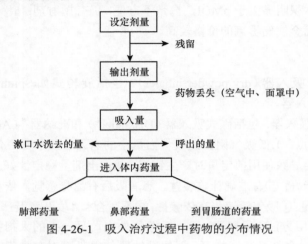

图 4-26-1　吸入治疗过程中药物的分布情况

## （三）理想的吸入器应具备的特点

理想的吸入器应具备的特点（NHLBI/WHO Workshop Report 2006）包括：①在不同吸气流速下输送药物效能高，重复性好；②使用方便；③体积小，易于携带；④可以储存多剂量；⑤经济实用；⑥有计数装置。

## （四）常用吸入装置及其评价

### 1. 压力定量气雾吸入器

压力定量气雾吸入器（pMDI）包括含氟利昂（CFC）和四氯化碳（HFA）两种，后者符合环保要求。

优点：①使用快捷；②携带方便；③多计量装置；④一般价钱较便宜。

不足：①吸入技巧（吸入与释放药物过程的同步及深吸气后尽量长的屏气等）不易掌握；②含有抛射剂等，可造成支气管痉挛；③所含抛射剂氟利昂（CFC）对大气臭氧层有影响；④药物在肺部沉积量不高（仅 10% ～ 12%）；⑤吸入药物的 80% 以上沉积在口咽部，局部不良反应（如咽部不适、声嘶、霉菌感染等）较多见；⑥受极端温度影响。

患者吸入方法不正确的解决办法：①医护人员面对面耐心教会患者正确使用吸入装置的技巧，并让患者当面实际操作；②复诊时检查患者是否仍能正确操作；③加用储雾罐或使用其他简便易学的装置，"哮喘之家"患者互帮互学。有人报告，若仅让患者自己按照说明书操作，仅约半数患者能正确使用压力定量气雾吸入器，随着医护人员指导次数的增加，能正确使用压力定量气雾吸入器的患者比例相应增多，但即使教上 4 次，仍有约 10% 的患者不能正确使用压力定量气雾吸入器（黄少俊和韩一平 2017）。

## 2. 压力定量气雾吸入器＋储雾罐

优点：储雾罐（spacer）与 pMDI 相比，有 3 项优点：①药物在肺部沉积量增加一倍（可达 20% 左右）；②使用方便，通过储雾罐的单向阀吸气，不必与呼吸动作同步，也不需要屏气；③药物在口咽部沉积量大大减少，因此口咽部不良反应明显减少。

不足：装置的体积明显大于 pMDI，携带不方便；仍有抛射剂；塑料储雾罐可因静电作用影响吸入量，而金属储雾罐的价格较高。

## 3. 干粉吸入器

1）单剂量干粉吸入器（dry powder inhaler）：包括旋转式如 Spinhaler® 和转动式如 Rotahaler® 等干粉吸入器。

2）多剂量干粉吸入器：包括碟式吸入器（Diskhaler®）和准纳器™（Accuhaler®）等。

准纳器™ 的优点：①低吸气阻力，吸气力量小的老人、孩子都可使用；②每个剂量都预先设置好，不会导致使用前定量时产生错误；③输出剂量稳定性好；④每一剂量铝箔塑封包装，防潮性能好；⑤有准确计数装置。患者吸后有甜味感觉，依从性较好。

准纳器™ 的不足：①吸气流速仍有依赖性；②不适合＜4 岁儿童及严重哮喘发作患者。

准纳器™ 的使用方法：①打开：用一手握住外壳，另一手的大拇指放在拇指柄上。向外推动拇指直至完全打开。②推开：握住准纳器使得吸嘴对着自己。向外推滑动杆，直至发出咔嗒声，表明准纳器已做好吸药的准备。③吸入：将吸嘴放入口中。由准纳器深深地平稳地吸入药物。切勿从鼻吸入。④将准纳器从口中拿出，继续屏气约 10 s，关闭准纳器。

3）储存剂量型干粉吸入器：包括都保® 和 Easyhaler® 等。

## 4. 溶液雾化器

（1）喷射式雾化器（jet nebulizer）

以压缩空气或高压氧气为驱动力，产生 Venturi 效应，使储药罐内的药物溶液或混悬液变成气雾微粒。常用气压源的压力为 3 ～ 5 N，气流量 6 ～ 8 L/min。每次雾化吸入时间一般为 5 ～ 15 min。多数气雾微粒的直径在 2 ～ 4 μm，气溶胶在肺内的沉积率约为 10%。这种雾化器主要由药杯、与 T 型管相连的口器或面罩，以及与压缩泵相连的薄塑料管道等组成。

类型：①常规持续气流雾化器，呼气时喷出的药雾进入空气，造成浪费；②呼吸同步雾化器，仅在吸气时释放出药雾，可节省药物。

使用方法：用定量吸管吸取所需药物溶液，再用干净的吸管量取适量的生理盐水放入雾化杯内，使溶液总量达 2 ～ 4 ml。固定口器到 T 型管，然后固定到雾化杯上。12 岁以下用面罩，12 岁及以上者用口器。开动压缩泵，用口进行慢而深的呼吸。杯内药液用完后，停机。

注意事项：最好以压缩空气为动力，因为氧气驱动所需压力较高，一般的氧气调压瓶不耐高压，国内曾有因氧气调压瓶爆炸而损伤眼睛的事故发生。

（2）超声雾化器（ultrasonic nebulizer）

借助于压电晶体的振动产生高频（1 ～ 2 MHz）声波。声波对准液体表面时产生飞沫微粒——气雾。气雾微粒的大小与超声波震动频率成反比，即超声波频率愈高，气雾微粒愈小。气雾微粒直径在 3.7 ～ 10.5 μm，其在肺内的沉积率一般在 2% ～ 12%。药液雾化的速度一般为 1 ～ 2 ml/min。不足之处：①释放气雾量较大，可能引起或加重肺水肿；②气雾微粒大小不一，部分气雾微粒过小，不易在肺内沉积；③对高分子药物可能有破坏作用。因此，其近年来在临床上已较少应用。

（3）高频振荡结合正压雾化治疗仪

如 HR-50 型振动加压式喘息治疗仪，通过高频振荡波选择性地作用于气道内舒张受体（stretch receptor），可增加 β2 受体等药物舒张气道的作用；而且气道正压雾化可扩张呼吸道、增加通气量、增加药物在肺内的沉积量。该疗法适用于中重度气道阻塞性疾病患者。有人报告，该治疗方法的平喘效果优于目前常用的喷射雾化器，且兼有祛痰作用。但少数患者开始使用时有口腔呼吸不适感，调低压力或使用一段时间后可逐渐适应。

优点：对患者的吸气流速的要求较小，适用于急诊患者的使用。

不足：①有动力（交流电源或氧气）要求而携带不方便；②疗效受装置的影响较大。

临床常用雾化器及其优缺点见表 4-26-4。

**表 4-26-4　临床常用雾化器的优缺点**

| 类型 | 优点 | 缺点 |
| --- | --- | --- |
| 喷射雾化器 | 结构简单，经久耐用，临床应用广泛 | 有噪声需有压缩气源或电源（多为交流电源）驱动 |
| 叠加振荡波的鼻 - 鼻窦喷射雾化器 | 叠加振荡波的鼻 - 鼻窦喷射雾化器可使药物振荡扩散，有效沉积于鼻窦腔，还可湿化鼻窦黏膜，即使儿童也同样适用 | 鼻 - 鼻窦喷射雾化器在治疗时需关闭软腭，屏住呼吸，较难掌握；因此在患者掌握吸入方法之前，应有医务人员进行指导 |
| 超声雾化器 | 释雾量大，安静无噪声 | 需有电源（多为交流电）<br>·易发生药物变性<br>·易吸入过量水分<br>·易影响水溶性不同的混悬液浓度 |
| 振动筛空雾化器 | 安静无噪声，小巧轻便，可用电池驱动药液，可置于呼吸管道上方，不受管道液体倒流污染，可随时调整雾化吸入药物量 | 需要电源（电池）<br>·耐久性尚未确认，可供选择的设备种类较少 |

资料来源：Dolovich and Dhand 2011；Michotte et al. 2014

（五）吸入装置的选择

不同年龄患者应选择较为适合的吸入装置。

1）＜ 2 岁：溶液雾化吸入装置或 pMDI+ 戴面罩的储雾罐。

2）≥ 2 岁、＜ 4 岁：雾化吸入装置或 pMDI+ 储雾罐。

3）＜ 7 岁、＞ 4 岁：可使用干粉吸入器。

4）＞ 7 岁：pMDI，但需要反复示范与指导用法。

选择吸入装置时还应考虑到患者病情的轻重、缓急，以及经济条件和依从性。

（六）可应用溶液雾化吸入的药物

1）β2 受体激动剂（博利康尼和万托林溶液）。

2）抗胆碱药物（爱全乐溶液）。

3）祛痰药（沐舒坦、糜蛋白酶）。

4）抗生素。

5）局麻药。

6）抗肿瘤药物。

（七）影响雾化吸入疗效的相关因素

（1）认知和配合能力

患者的认知和配合能力决定了是否能有效地运用雾化器。无论使用何种雾化器，只要患者正确使用装置，则所达到的临床效果相似。

（2）呼吸形式

影响气溶胶沉积的呼吸形式，包括吸气流量、气流形式、呼吸频率、吸气容积、呼吸时间比和吸气保持。慢而深的呼吸有利于气溶胶微粒在下呼吸道和肺泡沉积。呼吸频率快且吸气容积小时，肺内沉积较少。吸气流量过快，局部易产生湍流，促使气溶胶因互相撞击而沉积于大气道，导致肺内沉积量明显下降。当吸气容量恒定时，随潮气量的增加、吸气时间延长，深而慢的呼吸更有利于气溶胶的沉积。

（3）基础疾病状态

患者的呼吸系统特征可影响气溶胶在呼吸道的输送，如气道黏膜的炎症、肿胀、痉挛，分泌物储留等病变导致气道阻力增加时，吸入的气溶胶在呼吸系统的分布不均一，狭窄部位药物浓度可能会增加，阻塞部位远端的药物沉积减少，从而使临床疗效下降。因此，雾化治疗前，应尽量清除痰液和肺不张等因素，以利于气溶胶在下呼吸道和肺内沉积（Laube et al. 2000）。

## 三、吸入疗法在过敏性疾病中的应用

（一）常用雾化吸入药物的药理学特性

吸入疗法是目前哮喘治疗中首选的给药方法（洪建国等 2012）。采用吸入疗法时，药物以气溶胶的形式输出，随呼吸气流进入体内。由于气溶胶具有很大的接触面，有利于药物与气道表面黏膜上皮细胞接触而发挥药效。直径＞ 0.5 μm 的粒子，因惯性碰撞沉积在咽、喉及大呼吸道；直径 1.0 ～ 5.0 μm 的粒子，因重力分别沉积在 10 ～ 17 级支气管壁和肺泡表面；直径 0.5 ～ 1.0 μm 的粒子，则沉积于细支气管及肺泡壁；直径＜ 0.5 μm 的粒子，虽能达到下呼吸道，但约 80% 随气流再次呼出。其中直径 1.0 ～ 3.0 μm 的粒子在细支气管和肺泡内沉降率最高，该直径范围的粒子所占的比例越大，疗效越好，所以一般被选作肺吸入剂的主要成分（Laube et al. 2011）。

**1. 吸入糖皮质激素（ICS）**

ICS 是目前最强的气道局部抗炎药物，它通过对炎症反应所必需的细胞和分子产生影响而发挥抗炎作用（详细见"糖皮质激素在过敏性疾病中的作用"章）。ICS 的抗炎机制可分为经典途径（基因途径）和非经典途径（非基因途径）。经典途径是指激素与胞质内的激素受体（简称胞质受体）结合，并转运到人细胞核后影响核酸的转录而发挥抗炎作用；非经典途径是指激素与细胞膜激素受体结合，在数分钟内生效；高剂量的 ICS 能够有效启动数量少、亲合力弱的细胞膜激素受体快速通道。国内已上市的 ICS 为布地奈德（BUD）和丙酸倍氯米松（BDP）。其他如丙酸氟替卡松、环索奈德等雾化剂型尚未在国内上市。

（1）BUD

BUD 是第二代吸入性不含卤素的糖皮质激素，其药理基础基于 16α、17α 位亲脂性乙酰基团及碳 21 位游离羟基。16α 和 17α 位的亲脂性乙酰基团增强了糖皮质激素受体的亲和力，增加了 BUD 在气道的摄取和滞留，且全身消除快，相比于第一代糖皮质激素气道选择性更强，具有较高的局部 / 系统作用比。独特的酯化作用可延长药物在气道的滞留时间，具有高气道选择性并降低全身作用风险。BUD 适度的脂溶性和水溶性，能使其更容易通过气道上皮表面的黏液层和细胞膜，快速发挥抗炎作用，尤其适合急性期时与短效 β2 受体激动剂（SABA）联用。BUD 的口服绝对生物利用度为 11%，而首过消除高达 90%。此外，BUD 混悬液的药物颗粒在电镜下显示为平均直径为 2.0～3.0 μm 的细小类圆形表面不规则微粒，可最大限度地增大药物表面积，提高雾化效能。

（2）BDP

BDP 是人工合成的第一代局部用糖皮质激素类药物。BDP 为前体药物，在酯酶作用下活化裂解，部分生成具有活性的 17- 单 BDP（BMP）而发挥其药理作用，部分生成无活性的 21- 单 BDP。BDP 在体内裂解所需的酯酶在肝脏、结肠、胃、乳房和大脑及血浆组织等部位也有表达，在肺外组织中活化的 BDP 与全身不良反应发生密切相关。BDP 的水溶性较低，导致其在支气管黏膜的黏液层溶解缓慢，因此其肺部吸收过程受限于黏液溶解速率。BDP 和 BMP 的口服绝对生物利用度分别为 13% 和 26%，而首过消除在 70% 左右。此外，BDP 混悬液的药物颗粒在电镜下显示为长约 10.0 μm 的针状，该颗粒形状会降低雾化效能。

**2. 支气管舒张剂**

（1）选择性 β2 受体激动剂

β2 受体激动剂是临床最常用的支气管舒张剂，根据其起效时间和持续时间的不同可分为短效 β2 受体激动剂（SABA）与长效 β2 受体激动剂（LABA）两种。目前临床上雾化吸入所用制剂主要为 SABA。

SABA 制剂的共同特点是起效迅速、维持时间短，代表药物有特布他林和沙丁胺醇。有文献报道，特布他林对 β2 受体选择性及对肥大细胞膜的稳定作用均强于沙丁胺醇（申昆玲等 2015）。

（2）胆碱受体拮抗剂

根据起效时间和持续时间的不同胆碱受体拮抗剂可分为短效胆碱受体拮抗剂（SAMA）与长效胆碱受体拮抗剂（LAMA）两种。目前临床上的雾化吸入制剂主要为SAMA。异丙托溴铵为常用的 SAMA 吸入制剂，该药为非选择性胆碱 M 受体拮抗剂，由于其阻断突触前膜上 M2 受体可促使神经末梢释放乙酰胆碱，因而部分削弱了阻断 M3 受体所带来的支气管舒张作用。

另外，临床有吸入性复方异丙托溴铵制剂，其 2.5 ml 溶液内含有异丙托溴铵 0.5 mg 和硫酸沙丁胺醇 3.0 mg（相当于沙丁胺醇碱 2.5 mg）。需注意：复方异丙托溴铵不能与其他药品混在同一雾化器中使用（洪建国等 2012）。

**3. 抗菌药物**

临床上用于雾化吸入的抗菌药物有氨基糖苷类的阿米卡星、庆大霉素、妥布霉素，β- 内酰胺类的氨曲南、头孢他啶、黏菌素，以及抗真菌药物两性霉素等。雾化吸入抗菌药物的特点是吸入后肺部浓度高，全身不良反应少。抗菌药物雾化吸入多应用于长期有铜绿假单胞菌感染的支气管扩张和多重耐药菌感染的院内获得性肺炎，如呼吸机相关性肺炎（VAP）等（Restrepo et al. 2015）。由于目前我国尚无专供雾化吸入的抗菌药物制剂，不推荐以静脉抗菌药物制剂替代雾化制剂使用。有些静脉制剂中含有防腐剂（如酚、亚硝酸盐等），吸入后可诱发支气管哮喘（简称哮喘）的发作。

**4. 祛痰药**

（1）*N*- 乙酰半胱氨酸

*N*- 乙酰半胱氨酸可降低痰的黏滞性，并使之液化而易于排出。近年来，多项研究结果提示，雾化吸入 *N*- 乙酰半胱氨酸可用于特发性肺纤维化的治疗，可改善患者肺功能，尤其适用于早期患者。

（2）盐酸氨溴索

盐酸氨溴索可降低痰液黏稠度，增强支气管上皮纤毛运动，增加肺泡表面活性物质的分泌，使痰容易咳出。此外，其还有镇咳作用。盐酸氨溴索雾化剂型在国内尚未上市。

（二）常见雾化吸入药物的安全性及药物相互作用

**1. 常见雾化吸入药物的安全性**

（1）ICS

ICS 安全性好，不良反应发生率低于全身给予糖皮质激素。不良反应的发生与药物通过呼吸道和消化道吸收进入循环系统的生物利用度有关，而这部分取决于 ICS 的药动学、吸入装置及患者依从性等因素。研究显示，ICS 对下丘脑 - 垂体 - 肾上腺轴无明显抑制作用，对血糖、骨密度影响小。长期研究（数据来源 BUD）未显示低剂量雾化吸入 ICS 对儿童生长发育、骨质密度、下丘脑 - 垂体 - 肾上腺轴有明显的抑制作用。局部不良反应包括声嘶、溃疡、咽部疼痛不适、舌部和口腔刺激、口干、反射性咳嗽与发生口腔念珠菌病，通过吸药后清水漱口可减少其发生。其中，BUD 是美国食品药品监督管理局

（FDA）批准可用于 4 岁以下儿童使用的雾化吸入激素，也是妊娠安全分级为 B 类的糖皮质激素（包括鼻用和吸入制剂）。

（2）支气管舒张剂

吸入 β2 受体激动剂虽然具有较强的受体亚型选择性，但是过量或不恰当使用可能导致严重不良反应。不良反应主要有骨骼肌震颤、头痛、外周血管舒张及轻微的代偿性心率加速。罕见过敏反应包括血管神经性水肿、荨麻疹、支气管痉挛、低血压、虚脱等。吸入 β2 受体激动剂可能会引起口部和咽喉疼痛及支气管痉挛症状或原有症状加重现象。

胆碱 M 受体拮抗剂不良反应主要有头痛、恶心、口干、心动过速、心悸、眼部调节障碍、胃肠动力障碍和尿潴留等。和其他吸入性支气管舒张剂一样，有时可能引起咳嗽、局部刺激，极少情况下出现吸入刺激产生的支气管痉挛。偶有变态反应如皮疹、舌、唇和面部血管性水肿、荨麻疹、喉痉挛与过敏反应（杨宝峰和陈建国 2015）。

**2. 药物相互作用：联合雾化的协同、配伍关系**

医务人员充分了解各种药物在同一雾化器中配伍使用的相容性和稳定性，可更好地提高治疗效果和安全性。沙丁胺醇 / 异丙托溴铵雾化吸入的复方溶液说明书注明其不能与其他药物混同在同一雾化器中使用（成人慢性气道疾病雾化吸入治疗专家组 2012）。

（三）常见雾化吸入药物及推荐剂量

常见雾化吸入药物及推荐剂量见表 4-26-5。

表 4-26-5 常见雾化吸入药物及推荐剂量

| 药物及规格 [a] | 说明书推荐剂量 [b] |
|---|---|
| 糖皮质激素类 | |
| 吸入用 BUD 混悬液（普米克令舒[®]）（规格：0.5 mg/2 ml；1.0 mg/2 ml） | 起始剂量、严重哮喘期或减少口服糖皮质激素时的剂量：成人，1.0～2.0 mg，2 次 /d；儿童，0.5～1.0 mg，2 次 /d；<br>维持剂量（维持剂量应个体化，应是使患者保持无症状的最低剂量，以下为建议剂量）：成人，0.5～1.0 mg，2 次 /d；儿童，0.25～0.5 mg，2 次 /d |
| 吸入用 BDP 混悬液（宝丽亚[®]）（规格：0.8 mg/2 ml） | 根据病情，BUD 每天用药次数和（或）总量可酌情增加<br>成人：0.8 mg，1～2 次 /d；<br>儿童：0.4 mg，2 次 /d |
| β2 受体激动剂类 | |
| 硫酸特布他林雾化液（博利康尼[®]）（规格：5.0 mg/2 ml） | 成人及 20 kg 以上儿童：5.0 mg/ 次，可给药 3 次 /d；<br>20 kg 以下儿童：2.5 mg/ 次，最多 4 次 /d |
| 硫酸沙丁胺醇雾化液（万托林[®]）（规格：100 mg/20 ml，50 mg/10 ml） | 成人：以注射用生理盐水将 0.5 ml 本品（含 2.5 mg 沙丁胺醇）稀释至 2 ml；也可将 1 ml 稀释至 2.5 ml。不经稀释供间歇性使用时，可将 2.0 ml（含 10 mg 沙丁胺醇）置于喷雾器中，某些成年患者可能需用较高剂量的沙丁胺醇，剂量可高达 10 mg；<br>12 岁以下儿童：最小起始剂量为 0.5 ml 雾化溶液（含 2.5 mg 沙丁胺醇）以注射用生理盐水稀释至 2.0～2.5 ml。某些儿童可能需要高达 5.0 mg 的沙丁胺醇。间歇疗法可每日重复 4 次 |

| 药物及规格 [a] | 说明书推荐剂量 [b] |
|---|---|
| 胆碱 M 受体拮抗剂类 | |
| 吸入用异丙托溴铵溶液（爱全乐®）<br>（规格：0.5 mg/2 ml） | 剂量应按患者个体需要作适量调节；尚无 12 岁以下儿童使用本品的临床经验；<br>维持治疗：成人（包括老人）和 12 岁以上青少年，3～4 次/d，每次 1 个单剂量小瓶；<br>急性发作治疗：成人（包括老人）和 12 岁以上青少年，每次 1 个单剂量小瓶；患者病情稳定前可重复给药。给药间隔可由医师决定 |
| 吸入用复方异丙托溴铵溶液（可必特®）<br>［规格：（异丙托溴铵 0.5 mg+ 硫酸沙丁胺醇 3.0 mg）/2.5 ml）］ | 急性发作期：大部分情况下 1 个单剂量小瓶能缓解症状。对于严重的病例 1 个小瓶治疗剂量不能缓解症状时，可使用 2 个小瓶药物进行治疗，但患者须尽快就诊；<br>维持治疗期：3～4 次/d，每次使用 1 个小瓶即可；<br>注意：不能与其他药物联用 |

注：BUD. 布地奈德；BDP. 丙酸倍氯米松；a. 药名括号内为商品名；b. 剂量及用法均来源相关产品说明书，不同疾病的使用推荐剂量请参考疾病部分（中华医学会呼吸病学分会《雾化吸入疗法在呼吸疾病中的应用专家共识》制定专家组 2016）

哮喘是一种特异性疾病，通常表现为慢性气道炎症，有喘息、气短、胸闷等呼吸症状且逐渐加重，存在可变的气流受限。哮喘长期治疗药物可分为控制性药物、缓解性药物和重度哮喘的添加药物三类。长期维持治疗，首先推荐定量吸入器或干粉吸入器治疗，但部分病情较重，需要较大剂量药物治疗的患者及不能正确使用吸入装置的患者如婴幼儿，可考虑通过雾化吸入给药（成人慢性气道疾病雾化吸入治疗专家组 2012）。

**1. 糖皮质激素雾化吸入疗法**

（1）雾化吸入的给药特点及临床地位

A. 给药特点

雾化吸入局部给药的治疗指数高、安全性好。吸入药物可以直接作用于气道黏膜，局部作用强，且局部药物浓度愈高、疗效亦愈好。雾化吸入是最不需要患儿刻意配合的吸入疗法，适用于任何年龄的儿童。同时，一般雾化吸入治疗的药量仅为全身用药量的几十分之一，由此可避免或减少全身给药（如糖皮质激素）可能产生的潜在不良反应。

B. 临床地位

《儿童支气管哮喘诊断与防治指南（2016 年版）》及 2017 版 GINA（*Global Initiative for Asthma*）均指出，糖皮质激素是控制气道炎症最有效的药物，推荐吸入疗法为哮喘防治的主要途径，并强调 ICS 是哮喘长期控制的优选一线药物。此外，在咳嗽变异性哮喘（cough variant asthma，CVA）、上气道咳嗽综合征（upper airway cough syndrome，UACS）、感染后咳嗽（postinfectious cough，PIC）及非哮喘性嗜酸性粒细胞性支气管炎（non-asthma eosinophilic bronchitis，NAEB）等儿童慢性咳嗽疾病中，ICS 亦是临床主要治疗手段之一（中华医学会儿科学分会呼吸学组慢性咳嗽协作组和《中华儿科杂志》编辑委员会 2014）。

雾化吸入 ICS 可以有效减轻气道炎症和气道高反应性、控制哮喘症状、改善生活质量、改善肺功能、减少哮喘发作、降低哮喘死亡率。吸入 ICS 的同时还可以联合吸入其他具有协同作用的药物，如 β2 受体激动剂（β2 receptor agonist，β2RA）等。联合吸入 ICS 和 β2RA 可以既抗炎、又解痉，能更好地治疗哮喘急性发作、婴幼儿喘息等疾病。研究表明，口服糖皮质激素联合吸入布地奈德混悬液比单用泼尼松龙能更有效地缓解哮喘急性发作期的症状。对于雾化吸入 ICS 在哮喘患儿长期管理中的疗效已有多项研究。一项 meta 分析结果表明，ICS 可使哮喘患儿发生需要使用全身激素的哮喘急性发作的风险降低 17%。另一项为期 52 周的开放、随机、对照的多中心研究纳入 202 例 2～4 岁轻度持续性哮喘患儿，雾化吸入布地奈德混悬液可显著减少需口服激素治疗的哮喘急性发作的风险（Szefler et al. 2013）。使用不同吸入方法治疗药物在肺内分布有所不同，有研究显示幼龄儿童使用布地奈德混悬液吸入治疗的临床疗效更优于使用其他方法吸入 ICS 的疗效。

（2）影响吸入糖皮质激素作用的因素

局部作用与全身作用的影响因素是不同的。影响吸入糖皮质激素局部作用的因素包括：①激素受体亲和力；②局部抗炎强度（皮肤变白试验）；③药物在气道内滞留时间的长短；④药物在气道内沉积量；⑤脂溶性 / 水溶性。而影响吸入糖皮质激素全身作用的因素包括：①全身分布容积；②肝脏首过代谢率；③血浆半衰期长短；④进入全身的药物活性等。

（3）常用吸入糖皮质激素计量换算

临床上常用的吸入糖皮质激素气雾剂有 4 种，激素的干粉吸入剂包括二丙酸倍氯米松碟剂、布地奈德都保和丙酸氟替卡松碟剂等。使用干粉吸入装置比普通定量气雾剂方便，吸入下呼吸道的药量较多。

吸入糖皮质激素是长期治疗哮喘的首选药物。国际上推荐的每天吸入糖皮质激素剂量见表 4-26-6。

**表 4-26-6　常用吸入糖皮质激素成人每天剂量与互换关系**

| 药物 | 低剂量（μg） | 中剂量（μg） | 高剂量（μg） |
| --- | --- | --- | --- |
| 二丙酸倍氯米松 | 200～500 | 500～1000 | ＞1000～2000 |
| 布地奈德 | 200～400 | 400～800 | ＞800～1600 |
| 丙酸氟替卡松 | 100～250 | 250～500 | ＞500～1000 |
| 环索奈德 | 80～160 | 160～320 | ＞320～1280 |

（4）常用 ICS 的理化、PK 及 PD 特点比较

常用 ICS 的理化、PK 及 PD 特点比较见表 4-26-7。

**表 4-26-7　常用 ICS 的理化、PK 和 PD 特点比较**

| 项目 | 二丙酸倍氯米松 /17- 单丙酸倍氯米松 [2] | 布地奈德 | 丙酸氟替卡松 |
| --- | --- | --- | --- |
| 受体亲和力 | 40/1345 | 940 | 1800 |
| 亲脂性 | 4.40 | 3.24 | 4.20 |
| 亲水性 [1]（μg/ml） | 0.13 | 16 | 0.14 |
| 蛋白结合（%） | 87 | 88 | 90 |
| 口服生物利用度 | 13/26 | 11 | ≤1 |

续表

| 项目 | 二丙酸倍氯米松 /17- 单丙酸倍氯米松 [2] | 布地奈德 | 丙酸氟替卡松 |
|---|---|---|---|
| 肺 | 20/36 | 28 | 26 |
| 清除率（L/h） | 150/120 | 84 | 69 |
| 分布容积（L） | 20/424 | 280 | 318 |
| 清除半衰期（h） | 0.5/2.7 | 2.8 | 7.8 |

注：1. 亲水性决定 ICS 透过气道黏液层的速度，故仅比较原药分子，未涉及代谢产物；2. 二丙酸倍氯米松的活性代谢物

（5）雾化吸入糖皮质激素

目前临床仅有普米克令舒混悬液获得美国 FDA 批准用于雾化吸入。

雾化吸入特点和适用人群：年幼儿童在给予吸入激素时碰到的最大问题就是不配合，使干粉吸入剂和气雾剂都不能达到有效部位；同样，在遇到年老体弱患者、哮喘急性发作患者，患者无法靠深吸气来吸入干粉吸入剂和气雾剂。这时就需要采用更有效的方式来给药。

注意事项：①吸药后应漱口（减少口咽部副作用）、洗脸（减少在面部的沉积）；②如患者有咳嗽可同时用 β2 受体激动剂；③尽量避免药物进入眼睛（防止青光眼）；④吸药前不能抹油性面膏（护肤霜），因普米克令舒是脂溶性药物，若脸上抹油膏后，可增加在面部的沉积，造成副作用（Szefler et al. 2004）。

（6）包含有吸入激素的复方干粉制剂

近年来，由吸入糖皮质激素（ICS）与 LABA 组成的复方干粉制剂已经被推荐用于持续期哮喘患者的一线治疗。

1）ICS 与 LABA 联合作用机制：① LABA 通过对细胞膜上的 β2 受体的激动，使气道平滑肌细胞松弛、肥大细胞脱颗粒减少和胆碱能神经递质分泌减少而缓解哮喘症状；糖皮质激素则通过对细胞质内激素受体的活化而发挥抗炎作用。②糖皮质激素 - 受体复合物（GRC）在细胞核内与糖皮质激素反应成分（GRE）结合，除了能启动抗炎基因发挥抗炎作用，还能启动 β2 受体基因，增强人体肺组织细胞膜上 β2- 肾上腺素受体转录和呼吸道黏膜上 β2- 受体蛋白的合成，或者逆转 β2- 受体的下调。另外，LABA 在激动细胞膜 β2 受体发挥平喘作用的同时，还能通过细胞分裂素活化蛋白激酶（MAP kinase）的作用使细胞质内的无活性的糖皮质激素受体磷酸化，使之"预激活"。预激活后的糖皮质激素受体对类固醇激素的刺激较为敏感，可增强激素的抗炎作用。

2）舒利迭准纳器（seretide diskus）：它是 GSK 制药有限公司的产品。每次吸入 FP（100 μg、250 μg 或 500 μg）和沙美特罗（50 μg），同时具有抗炎和持续的支气管扩张效应。它适用于需同时应用吸入糖皮质激素和 LABA 控制哮喘的患者，这些患者可包括：正在应用 ICS 治疗的成人和 4 岁以上儿童哮喘但仍有症状者；定期使用支气管扩张剂治疗并需要增加吸入糖皮质激素的患者；已在使用有效剂量 ICS 和 LABA，哮喘控制良好的患者。最近国家食品药品监督管理局（SFDA）批准该药的适应证包括慢性阻塞性肺疾病（COPD）。

seretide 不仅改善肺功能，而且明显减轻哮喘症状、减少哮喘发作次数、改善生活质量。FP 和沙美特罗合并以单一干粉制剂形式使用可使哮喘患者的治疗更为方便。另外，由于沙美特罗的作用，患者从用药的第一天起就感觉到了该药的益处，从而增强了患者有规则接受治疗的依从性。对于不愿意接受大剂量吸入糖皮质激素治疗的患者，由于沙美特罗的增加减少了糖皮质激素的用量而并不降低疗效，这些患者的依从性也得到了提高。至今为止，没有两药合用会增加不良反应的证据。联合治疗的一个优点在于两药同放于一个吸入器中，减少了患者吸入的总次数，使患者使用更为方便容易，从而增进患者在治疗上的依从性；另一优点是可以克服某些患者一旦症状改善，就不再继续使用 ICS 的问题。

3）信必可都保（symbicort turbuhaler）：是阿斯利康公司开发的复方干粉吸入制剂。该药由吸入糖皮质激素布地奈德（BUD）和长效速效 β2 受体激动剂福莫特罗组成，经过都保装置给药。其适用于中至重度持续性哮喘的治疗。福莫特罗干粉吸入平喘作用迅速，因此该药既可长期规则吸入，也可用于哮喘症状的缓解。应用该复方制剂时，哮喘患者不必随身携带短效 β2 受体激动剂气雾剂。

（7）安全性

雾化吸入 ICS 的不良反应发生率低、安全性好。不良反应的发生与药物的 PK/PD、吸入装置及患儿的依从性等因素有关。个别患者使用不当可出现口腔真菌感染，通过吸药后漱口或暂时停药（1 ～ 2 d）和局部抗真菌治疗即可缓解。其他还有声音嘶哑等，但停药后可自行消失。吸药后清水漱口也可减少局部不良反应的发生。ICS 的剂量因病情需要可以增加（尤其是急性期的治疗），但即使增加数倍，相对于全身糖皮质激素的应用量而言也是小而安全的，在病情缓解后，推荐以中、小剂量维持治疗。长期雾化吸入 ICS 时，应及时调整药物至最小有效维持剂量以进一步提高安全性，减少全身不良反应。2017 年 GINA 指出，长期低剂量 ICS 对儿童生长发育和骨骼代谢无显著影响。研究表明，与安慰剂相比，ICS 长期维持治疗所致全身不良反应（生长迟缓、肾上腺抑制、白内障、骨密度下降和骨折）的风险未见升高，即使采用 ICS 治疗 7 ～ 11 年，哮喘儿童仍可达到正常的成人身高。

**2. 其他药物的吸入疗法**

（1）吸入 β2 受体激动剂

A. β2 受体激动剂的作用机制

β2 受体激动剂通过使气道平滑肌和肥大细胞膜表面的 β2 受体的兴奋，舒张气道平滑肌，减少肥大细胞和嗜碱性粒细胞脱颗粒与介质的释放，降低微血管的通透性，增加气道上皮纤毛的摆动等来缓解哮喘症状。

B. 吸入 β2 受体激动剂的分类与使用

吸入 β2 受体激动剂的分类与使用见表 4-26-8。

表 4-26-8　吸入 β2 受体激动剂的分类与使用

| 起效时间 | 维持时间 | |
| --- | --- | --- |
| | 短效 | 长效 |
| 速效 | 沙丁胺醇吸入剂 | 福莫特罗吸入剂 |
| 慢效 | 特布他林吸入剂 | 沙美特罗吸入剂 |
| | 非诺特罗吸入剂 | |

1）短效 β2 受体激动剂（简称 SABA）：如沙丁胺醇（salbutamol）和特布他林（terbutaline）等，平喘作用维持 4～6 h，包括气雾剂、干粉剂和溶液等。

这类药物松弛气道平滑肌的作用较强，通常在数分钟内起效，可维持数小时，是缓解轻至中度急性哮喘症状的首选药物，也可用于运动性哮喘的预防，如每次吸入沙丁胺醇 100～200 μg 或特布他林 250～500 μg，必要时每 20 min 重复 1 次。1 h 后疗效不满意者应向医生咨询或去急诊。这类药物应按需间歇使用，不宜长期、单一使用，也不宜过量应用，否则可引起骨骼肌震颤、低血钾、心律失常等不良反应。压力型定量手控气雾剂（pMDI）和干粉吸入装置吸入短效 β2 受体激动剂不适用于重度哮喘发作；其溶液（如沙丁胺醇、特布他林、非诺特罗及其复方制剂）经雾化泵吸入适用于轻至重度哮喘发作。

2）长效 β2 受体激动剂（简称 LABA）：这类 β2 受体激动剂的分子结构中具有较长的侧链，舒张支气管平滑肌的作用可维持 12 h 以上。目前我国临床使用的吸入型 LABA 有 2 种。沙美特罗（salmeterol）：经气雾剂或碟剂装置给药，给药后 30 min 起效，平喘作用维持 12 h 以上。推荐剂量为 50 μg，每天 2 次吸入。福莫特罗（formoterol）：经都保装置给药，给药后 1～3 min 起效，平喘作用维持 12 h 以上。平喘作用具有一定的剂量依赖性，推荐剂量为 4.5～9.0 μg，每天 2 次吸入。吸入 LABA 适用于哮喘（尤其是夜间哮喘和运动性诱发哮喘）的预防与治疗。福莫特罗因起效迅速，可按需用于哮喘急性发作时的治疗。近年来推荐联合吸入糖皮质激素和 LABA 治疗哮喘。两者具有协同抗炎和平喘作用，可获得相当于（或优于）应用加倍剂量吸入糖皮质激素时的疗效，并可增加患者的依从性，减少较大剂量吸入糖皮质激素引起的不良反应，尤其适合于中至重度持续哮喘患者的长期治疗。LABA 不推荐长期单独使用，应该在医生指导下与吸入糖皮质激素联合使用（Barnes 2002）。

（2）吸入抗胆碱药

吸入抗胆碱药物如溴化异丙托品、溴化氧托品和溴化泰乌托品等，可阻断迷走神经节后传出支，通过降低迷走神经张力而舒张支气管。其舒张支气管的作用比 β2 受体激动剂弱，起效也较慢，但长期应用不易产生耐药性，对老年人的疗效不低于年轻人。该药适用于支气管哮喘和 COPD 患者的治疗。

本品有气雾剂和雾化溶液 2 种剂型。经 pMDI 吸入溴化异丙托品气雾剂，常用剂量为 40～80 μg，每天 3～4 次；经雾化泵吸入溴化异丙托品溶液的常用剂量为 50～125 μg，每天 3～4 次。溴化泰乌托品系新近上市的长效抗胆碱药物，对 M1 和 M3 受体具有选择性抑制作用，仅需每天 1 次吸入给药。本品对有吸烟史的老年哮喘患者较为适宜，但对妊娠早期妇女和患有青光眼或前列腺肥大的患者应慎用。本品与 β2 受体激动剂联合应用具有协同和互补作用。可必特气雾剂和雾化溶液包含溴化异丙托品与 β2 受体激动剂，不仅平喘作用迅速、明显，长期使用也不像 β2 受体激动剂那样容易产生耐药性。

（赵　萱　苏新明）

## 参 考 文 献

成人慢性气道疾病雾化吸入治疗专家组 . 2012. 成人慢性气道疾病雾化吸入治疗专家共识 . 中国呼吸与危重监护杂志，11(2): 105-110.

洪建国，陈强，陈志敏，等 . 2012. 儿童常见呼吸道疾病雾化吸入治疗专家共识 . 中国实用儿科杂志，27(4): 265-269.

黄少俊，韩一平 . 2017. 吸入给药系统的应用及进展 . 药学服务与研究，17(2): 143-147.

申昆玲，2015. 支气管舒张剂在儿童呼吸道常见疾病中应用的专家共识 . 临床儿科杂志，33(4): 373-379.

申昆玲，李云珠，李昌崇，等 . 2018. 糖皮质激素雾化吸入疗法在儿科应用的专家共识 (2018 年修订版 ). 临床儿科杂志，36(2): 95-107.

杨宝峰，陈建国 . 2015. 药理学 . 3 版 . 北京：人民卫生出版社：92-93.

中华医学会儿科学分会呼吸学组，《中华儿科杂志》编辑委员会 . 2016. 儿童支气管哮喘诊断与防治指南 (2016 年版 ). 中华儿科杂志，54(3): 167-181.

中华医学会儿科学分会呼吸学组慢性咳嗽协作组，《中华儿科杂志》编辑委员会 . 2014. 中国儿童慢性咳嗽诊断与治疗指南 (2013 年修订 ). 中华儿科杂志，52(3): 184-188.

中华医学会呼吸病学分会《雾化吸入疗法在呼吸疾病中的应用专家共识》制定专家组 . 2016. 雾化吸入疗法在呼吸疾病中的应用专家共识 . 中华医学杂志，96(34): 2696-2708.

Barnes P. J. 2002. Scientific rationale for inhaled combination therapy with long-acting β2-agonists and corticosteroids. Eur Respir J, 19(1): 182-191.

Brand P. L. 2011. Inhaled corticosteroids should be the first line of treatment for children with asthma. Paediatric Respiratory Reviews, 12: 245-249.

Dolovich M. B., Dhand R. 2011. Aerosol drug delivery: developments in device design and clinical use. Lancet, 377(9770): 1032-1045.

Laube B. L., Jashnani R., Dalby R. N., et al. 2000. Targeting aerosol deposition in patients with cystic fibrosis: effects of alterations in particle size and inspiratory flow rate. Chest, 118(4): 1069.

Laube B. L., Janssens H. M., de Jongh F. H., et al. 2011. What the pulmonary specialist should know about the new inhalation therapies. ERS/ISAM task force report. Eur Respir J, 37(6): 1308-1331.

Matthews E. E., Curtis P. D., McLain B. I., et al. 1999. Nebulized budesonide versus oral steroid in severe exacerbations of childhood asthma. Acta Paediatr, 88(8): 841-843.

Michotte J. B., Jossen E., Roeseler J., et al. 2014. *In vitro* comparison of five nebulizers during noninvasive ventilation analysis of inhaled and lost doses. J Aerosol Med Pulm Drug Deliv, 27(6): 430-440.

NHLBI/WHO Workshop Report. 2006. Global Strategy for Asthma Management and Prevention. NIH Publication.

Restrepo M. I., Keyt H., Reyes L. F. 2015. Aerosolized Antibiotics. Respir Care, 60(6): 762-773.

Singhi S., Kumar L., Jayshree M., et al. 1999. Efficacy of nebulized budesonide compared to oral prednisolone in acute bronchial asthma. Acta Paediatr, 88(8): 835-840.

Szefler S. J., Lyzell E., Fitzpatrick S., et al. 2004. Safety profile of budesonide inhalation suspension in the pediatric population: worldwide experience. Ann Allergy Asthma Immunol, 93(1): 83-90.

Szefler S. J., Carlsson L. G., Uryniak T., et al. 2013. Budesonide inhalation suspension versus montelukast in children aged 2 to 4 years with mild persistent asthma. J Allergy Clin Immunol: In Practice, 1: 58-64.

# 第二十七章　变应原特异性免疫治疗

## 第一节　变应原特异性免疫治疗概述

随着现代化和工业化进程的发展，人们的生活方式和生活环境不断改变，过敏性疾病的患病率日益增加，且病情日趋复杂化。世界卫生组织（World Health Organization，WHO）已将过敏性疾病列为 21 世纪重点研究和防治的疾病之一。针对日益严重的情况，1997 年 WHO 提出对过敏性疾病应采取避免接触变应原、规范的药物治疗、变应原特异性免疫治疗（allergen-specific immunotherapy，ASIT）和患者教育的"四位一体"综合治疗策略。所谓 ASIT，又称脱敏治疗，就是在一定间隔的时间，以逐步增加剂量的方法给予过敏性疾病患者标准化的变应原提取物，并在最佳剂量维持足够长的时间（通常为 2～5 年），从而使患者自身产生免疫耐受，达到再次接触相应变应原时症状明显减轻或不发生的效果，这种效果在治疗结束后仍可持续数年。它也被认为是唯一有可能改变过敏性疾病自然进程的治疗方式。

1911 年，英国医生 Leonard Noon 和 John Freeman 在伦敦圣玛丽医院第一次应用免疫治疗方法取得良好疗效，证明皮下注射花粉变应原浸液可减少患者在花粉季节期的过敏症状，从而奠定了变应原特异性免疫治疗的基础。

1998 年，世界卫生组织（WHO）指导性文件《变应原免疫治疗：变应性疾病的治疗性疫苗》（*Allergen immunotherapy：Therapeutic vaccines for allergic diseases*）问世，充分肯定了变应原特异性免疫治疗是唯一能改变影响过敏性疾病自然进程的治疗方法，同时将"变应原提取物（allergen extract）"更名为"变应原疫苗（allergen vaccine）"，并要求在免疫治疗中应使用标准化的变应原疫苗。

2001 年，由 WHO 组织世界 17 个国家 34 名专家撰写了重要的工作报告（Bousquet et al. 2001）《变应性鼻炎及其对哮喘的影响》（*Allergic Rhinitis and Its Impact on Asthma*，ARIA），进一步肯定了变应原特异性免疫治疗对变应性鼻炎 / 结膜炎、变应性哮喘的疗效和安全性。

2006 年，欧洲变态反应学与临床免疫学学会支持《变应原特异性免疫治疗的临床实践标准》（*Standards for Practical Allergen-Specific Immunotherapy*）建立，该标准可以作为全球性的"金标准"，从而确保这一治疗方式的最佳质量。

2007 年，《变应原特异性免疫治疗对呼吸道过敏性疾病临床治疗标准的建议》提供了今后 ASIT 临床研究的方法学和治疗遵循的依据。

2012 年，中国发布《中国特异性免疫治疗的临床实践专家共识》。

2015 年，《过敏症免疫治疗国际共识》发布；中国《过敏性鼻炎皮下免疫治疗专家共识 2015》发布。

2016 年，《变应原免疫治疗国际共识》发布。

2018 年，中国《儿童气道过敏性疾病螨特异性免疫治疗专家共识》发布。

众多临床研究显示，ASIT 除了可以帮助患者改善过敏性疾病的症状，减少甚至摆脱对症用药，提高患者生活质量，同时还具有药物治疗所不具有的临床疗效，即长期疗效、干预过敏性疾病的自然进程、预防变应性鼻炎患者发展成哮喘及预防患者产生新的过敏。在百余年的发展过程中，ASIT 发展出了多种给药途径（Cox et al. 2013），包括皮下免疫治疗（subcutaneous immunotherapy，SCIT）、舌下免疫治疗（sublingual immunotherapy，SLIT）、支气管免疫治疗（bronchial immunotherapy，BIT）、口服免疫治疗（oral immunotherapy，OIT）、鼻腔局部免疫治疗（local nasal immunotherapy，LNIT）、表皮免疫治疗（epicutaneous immunotherapy，EPIT）、淋巴管内免疫治疗（intralymphatic immunotherapy，ILIT）等。目前临床上被认为有效的、开展广泛的一个是传统的皮下免疫治疗，另一个是舌下免疫治疗。

# 第二节　变应原特异性免疫治疗的作用机制

变应原特异性免疫治疗（ASIT）是通过不同途径，给对某种变应原敏感的患者逐渐增加该变应原产品的用量，从而减轻再次暴露于该变应原环境下的症状的疗法。变应原特异性免疫治疗可以诱导临床和免疫耐受，具有长期的效果并能预防变应性疾病的进一步发展。免疫治疗的具体机制尚未完全明确，早期的治疗机制研究主要集中在抗体和效应细胞上，而新近的研究发现，不仅仅是抗体和效应细胞的反应，重要的是调节了 T 细胞反应功能。国内外研究显示，不论是皮下免疫治疗（subcutaneous immunotherapy，SCIT）还是舌下免疫治疗（sublingual immunotherapy，SLIT）都可以通过体液及细胞免疫机制减轻变应原引起的速发和迟发变态反应的症状。

目前认为免疫治疗可作用于 I 型变态反应发生和发展的多个环节（Wachholz et al. 2003；Maazi et al. 2012；Akdis and Akdis 2014）。

## （一）诱导机体产生特异性抗体

特异性免疫治疗通常先诱导血浆特异性 IgE 水平升高，而持续治疗数月或数年后 IgE 有可能下降。早期血清 IgE 水平升高，可能与 IgE 依赖性组胺释放因子的不同分子特征，或与不同 IgE 亚型的生理特征有关。患者在缓解症状的同时伴有变应原特异性 IgG 增高（主要是 IgG1 和 IgG4），IgE/IgG 减低，但部分患者血清 IgG4 水平的升高与临床症状的改善不一致。在一些研究中，亦有特异性 IgA 增加。其产生的作用如下。

1）IgG（或 IgA）抗体与 IgE 竞争结合变应原，阻止 IgE 依赖的嗜碱性粒细胞或肥大细胞活化、脱颗粒，抑制速发型过敏反应；经过免疫治疗的桦树花粉症患者的 IgG 抗体可以阻滞 IgE 与桦树花粉的主要变应原 Bet v1 的结合，阻止自然暴露的变应原 IgE 抗体季节性升高，并阻滞 Bet v1 引起的组胺释放。

2）抑制变应原 -IgE 复合物与 B 细胞的结合能力，阻断 IgE 介导的抗原特异性 T 淋巴细胞的抗原呈递，抑制迟发变态反应。

3）IgG（或 IgA）与 IgE 竞争表达于 B 淋巴细胞、嗜碱性粒细胞、肥大细胞上的免疫球蛋白低亲和力 Fc 受体（如 FcγRⅡ），起封闭抗体作用。

（二）减少炎症细胞的聚集和活化

特异性免疫治疗可抑制黏膜炎症细胞的募集、活化及介质的释放。成功的免疫治疗在变应原激发或自然暴露于变应原后，明显降低过敏反应的部位（靶器官）如皮肤、鼻、眼和支气管黏膜的肥大细胞、嗜碱性粒细胞、嗜酸性粒细胞的募集。

尘螨过敏的儿童经过免疫治疗后，鼻腔刷片中的肥大细胞数量下降；经过草花粉免疫治疗后的成人，皮肤黏膜中的肥大细胞数量下降，抗原激发后鼻分泌物中的组胺和 PGD2 水平也降低；豚草过敏治疗后的花粉季节，患者鼻黏膜肥大细胞介质释放受到抑制、变应原激发后鼻腔灌洗液中的嗜酸性粒细胞数量减少；经免疫治疗后的桦树花粉症患者，花粉高峰期支气管肺泡灌洗液中嗜酸性粒细胞阳离子蛋白（eosinophil cationic protein，ECP）浓度和嗜酸性粒细胞数量减少，季节性气道反应性降低。快速蜂毒液免疫治疗的研究证明治疗后，嗜碱性粒细胞、白三烯 C4 和组胺的水平降低。草花粉过敏患者通过常规 SLIT 或快速 SLIT（rush SLIT）治疗，降低了鼻黏膜和全身的 ECP 及细胞间粘连分子 -1（ICAM-1）、血管细胞黏附分子 -4（VCAM-4）的表达。

（三）纠正变应原特异性 T 细胞的表型

过敏性患者体内 Th 亚群 CD4⁺ 的两个亚型 Th1 和 Th2 处于失衡状态，Th2 型反应增强，Th1 型反应降低。

传统的皮下给药途经表明，树突状细胞（DC）改变了变应原表观特征，依次纠正变应原特异性 T 细胞的表型，使得 Th2 型反应（由产生的 IL-4、IL-5、IL-10、IL-13 和 IL-17 等细胞因子引起的典型的变态反应性炎症反应）向 Th1 型反应（主要产生细胞因子 INF-γ 和 IL-2）转变，从而达到 Th2/Th1 型细胞分泌的平衡。这些转变与 IFN-γ 的增加、IL-2 的产生有关，也与 Th2 的无反应性或耐受有一定关系。后者同时与变应原特异性的调节性 T 细胞（Treg）有关联。Treg 能够产生 IL-10、TGF-β 等细胞因子。在采用高浓度变应原的舌下免疫治疗中，观察到其抗炎机制同皮下特异性免疫治疗机制相类似。此外，位于口腔固有层的 CD4⁺Th1 和 Th17 T 细胞很有可能诱导了机体对变应原耐受的过程。

（四）诱导外周血 T 细胞耐受

新近的研究显示，SCIT 诱导一种新的 CD4⁺ 的 Th 细胞亚型，具有调节变应原特异性 T 细胞反应的功能，在控制自体和非自体免疫反应中起关键作用。这类细胞称为调节性 T 细胞（regulatory T cell，Treg），并主要定位在 CD4⁺CD25⁺ T 细胞。调节性 T 细胞主要包括：①自然发生的 CD4⁺CD25⁺ Treg；②暴露于过敏原之后在外周血中诱导产生的 Treg（如 Tr1 细胞、Th3 细胞和 CD8⁺ 调节 T 细胞）；③NKT 细胞。

在过敏患者中，调节性 T 细胞存在着数量和功能缺陷。调节性 T 细胞在变态反应和 Th2 反应中被激活，通过产生 IL-10/TGF-β 和（或）接触抑制起作用。IL-10 是总 IgE 和特异性 IgE 的强大抑制剂，它可以诱导向抗体同型 IgG4 的转换。TGF-β 也可以减少 IgE 的产生及诱导向免疫球蛋白同型 IgA 的转换。IL-10 和 TGF-β 可以直接或间接地减少人类气道的黏液分泌与降低气道高反应性。免疫治疗能诱导各种类型的调节性 T 细胞反应，包括 CD4$^+$CD25$^+$ 调节性 T 细胞或产生 IL-10 的 CD4$^+$CD25-FoxP3-Tr1 细胞，通过调节 Treg 的数量和功能，直接或间接抑制变应性炎症的效应细胞产生，起到抗过敏性炎症的作用。

变应原特异性免疫治疗达到高剂量持续阶段时，诱导外周 T 细胞的特异性无反应性（anergy），对环境变应原建立免疫耐受。对豚草、猫毛发皮屑和牧草花粉过敏的脱敏治疗证明了 T 细胞增殖反应降低。在小鼠模型中，研究显示屋尘螨和猫过敏原的抗原肽可引起 T 细胞无反应性，诱导了 T 细胞的外周耐受。国外研究获得了黄蜂毒液过敏、牧草花粉引起的哮喘、结膜炎和鼻炎脱敏治疗诱导外周 T 细胞无反应性的证据。此外，对猫毛过敏的肽免疫治疗报道了 T 细胞应答的下调。经 BV-ASIT 后的过敏患者，机体产生 CD4$^+$CD25$^+$T 细胞和单核细胞的数目增多。

总之，ASIT 通过 APC（抗原递呈细胞）、T 细胞诱导了免疫改变。免疫学效应包括 IgG4 阻断抗体和肥大细胞、嗜酸性粒细胞等炎症细胞的抑制。ASIT 的关键机制是诱导外周 T 细胞耐受和促进 T 细胞（尤其是 Treg）对抗原的反应。不论 FoxP3$^+$CD4$^+$CD25$^+$ 调节性 T 细胞（Treg）还是产生 IL-10 的 1 型 Treg（Tr1）细胞，都可能会影响过敏性疾病的发展进程，并且通过不同的机制发挥重要作用。

# 第三节　变应原特异性免疫治疗的临床实践

特异性免疫治疗是目前唯一可能通过免疫调节机制改变过敏性疾病自然进程的治疗方式。在大量的基础、临床研究和循证医学的支持下，世界卫生组织（World Health Organization，WHO）和世界变态反应组织（World Allergy Organization，WAO）对 SIT 给予了充分的肯定，目前国际上已有不同的组织，包括 WHO、WAO 等均发表过 SIT 的指导文件，结合国内特异性免疫治疗的临床实践，做以下阐述。

（一）变应原特异性免疫治疗的适应证和禁忌证

**1. SIT 的适应疾病**

SIT 的适应疾病为 IgE 介导的 I 型变态反应性疾病，包括过敏性鼻炎、结膜炎、哮喘、花粉症及膜翅目昆虫毒液等引起的过敏症。蜂毒免疫治疗是治疗膜翅目昆虫叮咬引起的过敏反应的唯一有效措施。目前已被证实治疗有效的吸入过敏原有花粉、霉菌、动物毛屑、尘螨、蟑螂等。国外免疫治疗针对的花粉主要有桦树、豚草、橄榄、墙草、柏树、赤杨、榛木、橄榄、岑树等，而国内主要为蒿草、豚草、葎草等。

**2. SIT 的初始年龄**

理论上 SIT 的初始年龄没有绝对的上限或下限，婴幼儿和老年人的免疫系统均可进行调节，但多数疗效研究和部分安全性研究均局限于 > 5 岁的儿童。临床实践中，SCIT

的年龄低限为 5 岁，而 SLIT 多数认同初始年龄为 4 岁。

**3. 适应证**

临床症状与致敏的变应原相关，且无法避免接触变应原。

患者的临床症状是由单一的或少数变应原引起的。

症状持续时间延长或提前出现的季节性花粉症患者。

变应性鼻炎的患者在变应原高峰季节出现下呼吸道症状。

可获得标准化或高品质的变应原提取物。

药物治疗不能很好地控制症状者。

不愿接受长期药物治疗。

药物治疗导致不良反应的患者。

拒绝 SCIT 或 SCIT 有全身反应的患者是 SLIT 的适应证之一。

**4. 禁忌证**

严重自身免疫性疾病、免疫缺陷性疾病、免疫抑制疾病。

严重心血管疾病（蜂毒过敏引起除外）。

恶性肿瘤。

哮喘患者治疗后 $FEV_1$ < 70% 或哮喘症状未得到控制者。

长期持续应用 β 受体阻滞剂治疗的患者（包括局部应用）。

依从性差或有严重心理疾病。

免疫治疗开始时怀孕。

伴有严重症状的口腔炎症是 SLIT 的禁忌证。

SIT 与妊娠：妊娠不是继续免疫治疗的禁忌证，但已妊娠的妇女，不建议开始免疫治疗。通常对于妊娠患者其免疫治疗剂量不再增加，因而妊娠发生在剂量递增期间且患者接受的剂量达不到有效治疗量时也应考虑终止治疗，但如果已处于剂量维持阶段，妊娠患者对治疗耐受良好，在得到患者同意后可继续治疗。

（二）患者的"知情同意"权

在开始实施 SIT 之前，必须认真、详细向患者介绍 SIT 的临床意义与目的，有关 SIT 的治疗原理、治疗方式、注射的次数、治疗的疗程、可能出现的危险和不良反应的临床表现、治疗有效性的程度，增强患者的依从性，使患者充分相信，作出接受 SIT 方案的决定，填写知情同意书。

（三）皮下免疫治疗操作规范

**1. 注射前监测与评估**

注射前需确认重要的抢救药品、确认患者和变应原种类、评估患者的临床状况，包括以下几个方面。

（1）基本状态

注射前一周内病情是否稳定，是否发热、合并感染或其他疾病。

（2）注射反应

上次注射之后三天内的反应（包括局部反应、全身反应）。

（3）皮肤情况

伴发特应性皮炎、湿疹和荨麻疹的鼻炎与哮喘患者，皮肤症状是否得到良好控制。

（4）用药情况

治疗期间是否进行疫苗接种，接种疫苗是否间隔一周；最近三天是否使用其他药物（如 β2 受体阻滞剂、血管紧张素转化酶抑制剂、非甾体类抗炎镇痛药）。

（5）是否大量饮酒

注射前询问患者近期是否大量饮酒。

（6）哮喘患者测定峰流速值

确认哮喘患者在接受注射时是否为良好状态。

**2. 注射方法与监测**

（1）初始阶段治疗与监测

初始方案可采用常规的"每周注射一次"方法，亦可选择集群或快速免疫治疗法，以注射浓度和剂量逐渐递增方式实施。以安脱达（Alutard®）SIT 为例，常规的治疗患者一般按浓度递增（102 SQ-U/1 ml→103 SQ-U/1 ml→104 SQ-U/1 ml→105 SQ-U/1 ml）和递增剂量（0.2～1.0 ml）分为初始量与维持剂量两个阶段的治疗，全疗程为 3～5 年。一般情况下，初始阶段注射剂量儿童和成人是相同的，根据患者反应，适当进行浓度、剂量调整。

（2）维持阶段注射与监测

最佳维持剂量是指获得最佳临床效果同时无任何严重不良反应时的个体化剂量。根据 WHO 指南文件的要求，推荐最佳维持剂量是个体耐受的最高剂量（纯化的主要致敏蛋白为 5～20 mg），SIT 维持剂量需个体化。

（3）注射后观察

常规注射之后，患者在医生和护士的监测下至少观察 30 min；观察期间出现的任何症状，应及时处理。

（四）变应原特异性免疫治疗的疗效与安全性

免疫治疗的效果已被许多最佳设计的随机、双盲、安慰剂对照的临床研究科学地证实。研究证明对花粉症、鼻炎、哮喘和膜翅目昆虫毒液的免疫治疗是最有效的，已经证实有降低症状、用药指数的临床疗效。临床疗效证明的分类依据是哮喘用"Ia"表示，鼻炎用"Ib"表示，所用的变应原疫苗分别为桦树、牧草、雪松、丝柏、橄榄、墙草、豚草、猫毛、屋尘螨等。花粉变应原和昆虫毒素免疫治疗的远期疗效报告较多，药物治疗无效的严重花粉症患者，在接受 3～4 年的免疫治疗后，治疗的临床疗效和免疫作用延续到治疗停止后 3 年以上。研究显示 3 年 SCIT 停药后，不仅可减少新的过敏症发生，仍可维持 12 年的临床疗效。免疫治疗的远期疗效能改善临床症状，而且能有效地防止变应性鼻炎向哮喘发展，以及阻止出现新的变应原（Cox et al. 2011）。

每年都有几百万次的变应原特异性免疫治疗，而致命性的全身反应则非常少。但是，特异性免疫治疗可能导致局部或全身反应，应用这种治疗的医生必须意识到该危险性并采取相应的措施以降低此种危险性。免疫治疗不良反应的处理见及剂量调整见表 4-27-1、表 4-27-2。

**表 4-27-1　变应原特异性免疫治疗不良反应的处理**

| 不良反应 | 处理方法 |
| --- | --- |
| 大面积的局部反应 | 口服抗组胺药 |
| （注射 30 min 后直径＞ 12 cm） | 观察至少 60 min |
| 鼻炎 | 口服抗组胺药 |
| | 观察至少 60 min 并重新检测峰流速 |
| 轻微荨麻疹 | 口服抗组胺药 |
| | 观察至少 60 min |
| 哮喘 | β2 受体激动剂吸入 |
| | β2 受体激动剂静推 / 皮下注射 |
| | 吸氧 |
| | 糖皮质激素（泼尼松龙 50 mg 或甲泼尼） |
| | 考虑住院治疗 |
| 全身反应 | 肾上腺素（1 mg/ml）0.3 ～ 0.5 mg，深部肌内注射 |
| 全身性荨麻疹 | 建立静脉通道（输注盐水） |
| 血管性水肿 | 检测血压和脉搏 |
| | 抗组胺药——氯马斯汀（1 mg/ml）1 ～ 2 ml 肌内注射 |
| | 糖皮质激素（泼尼松龙 50 mg 或甲泼尼龙 40 mg 静脉注射） |
| | 考虑住院治疗 |
| 过敏性休克 | 肾上腺素（1 mg/ml）0.5 ～ 0.8 mg 深部肌内注射或（0.1 mg/ml 的稀释液）0.3 ～ 0.5 mg 缓慢分次静推，10 ～ 20 min 后可重复一次 |
| | 建立静脉通道（输注盐水） |
| | 患者仰卧位 |
| | 吸氧（5 ～ 10 L/min） |
| | 检测血压、脉搏和氧饱和度 |
| | 抗组胺药——氯马斯汀（1 mg/ml）1 ～ 2 ml 肌内注射 |
| | 甲泼尼龙 80 mg 静脉注射 |
| | 儿童剂量肾上腺素（1 mg/ml）0.01 mg/kg 肌内注射或稀释为 0.1 mg/ml 浓度后静推 |
| | 抗组胺药——氯马斯汀（1 mg/ml）0.0125 ～ 0.025 mg/kg 肌注 |
| | 甲泼尼龙 2 mg/kg 静脉注射 |

**表 4-27-2　变应原特异性免疫治疗的剂量调整**

| 免疫治疗阶段 | 剂量调整 |
| --- | --- |
| 起始阶段的剂量调整指南 | |
| 下列情况不予注射 | （a）最近 3 天患呼吸道感染或其他疾病 |
| | （b）最近 3 天过敏症状加重，或需增加抗过敏药物用量 |
| | （c）峰流速小于个人最佳值的 80% |
| 终止该治疗间期 | （a）局部速发型反应（直径）＞ 5 cm |
| | （b）全身反应 |

续表

| 免疫治疗阶段 | 剂量调整 |
| --- | --- |
| 注射间隔 | 2 周内：按时间表增加剂量 |
| | 2 ～ 4 周：重复上次剂量 |
| | 4 ～ 6 周：剂量退 1 步 |
| | 6 ～ 8 周：剂量退 2 步 |
| | ≥ 8 周：重新开始 |
| 上次注射后出现局部速发型反应（30 min） | ＜ 5 cm → 按时间表增加剂量 |
| | 5 ～ 8 cm → 重复上次注射剂量 |
| | ＞ 8 cm → 剂量退一步 |
| | ≥ 8 周：重新开始 |
| 上次注射后出现的迟发型局部反应（24 h 内） | 如果出现的症状给患者带来不便，则维持上次剂量 |
| 上次注射后出现轻微全身反应（轻微荨麻疹、鼻炎、哮喘） | 剂量退 1 ～ 2 步 |
| 严重全身反应 | 应考虑（是否）继续治疗 |
| 维持治疗阶段的剂量调整指南 | |
| 维持剂量的定义 | （a）经临床研究所确定的最佳剂量 |
| | （b）个人最佳剂量（据个人反应而定） |
| 起始治疗转向维持治疗的注射时间间隔 | 2 周（最多 3 周）→4 周（最多 5 周）→8 周（最多 10 周）维持治疗 |
| 维持治疗阶段的剂量调整 | |
| 出现下列情况时不予注射 | （a）最近 3 天患呼吸道感染或其他疾病 |
| | （b）最近 3 天过敏症状加重，或需增加抗过敏药物用量 |
| | （c）峰流速小于个人最佳值的 80% |
| 注射时间间隔 | ≤ 10 周：剂量不变 |
| | 10 ～ 12 周：剂量减少 20% |
| | 12 ～ 16 周：剂量减少 40% |
| | ≥ 16 周：重新开始 |
| 上次注射后出现局部速发型反应（30 min 内） | ＜ 8 cm → 剂量不变 |
| | ＞ 8 cm → 剂量减少 20% |
| 上次注射后出现局部迟发型反应（24 h 内） | 如果出现的症状给患者带来不便，则剂量减少 20% |
| 轻微全身反应 | 剂量减少 20% ～ 40% |
| 严重全身反应 | 应考虑（是否）继续治疗 |
| 维持剂量减量后的剂量增加 | ≤ 20%→4 周后恢复到总剂量 →8 周维持剂量 |
| | ≥ 20%→ 每周注射一次直至维持剂量，然后按 2 周 →4 周 →8 周注射 |

## 1. 局部反应

注射后常出现注射部位红肿、红晕、痒痛感，一般来说这些局部反应是注射前预料到的，一般不需处理。较重的局部反应可口服抗组胺药和局部冷敷以缓解症状。注射部位会出现皮下硬结，尤其是在使用铝包被产品后。大多数硬结在 1 ～ 2 周时间可自行消退。根据局部反应的性质和程度决定下次注射浓度与剂量的调整。

### 2. 全身反应

全身反应是指注射部位以外的器官发生的症状。全身反应有多种表现，注射后数分钟迅速出现的皮肤红斑、荨麻疹，发作的鼻炎或哮喘常常发展至过敏性休克甚至死亡。全身反应可分为速发型全身反应（30 min 内发生）和迟发型全身反应（注射 30 min 后发生）。严重程度与这些症状在注射后发生的迅速程度有关，需立刻治疗，不容拖延。2006 年，欧洲变态反应和临床免疫学学会（EAACI）提出了一个新的全身反应分级方案（Alvarez-Cuesta et al. 2006）（表 4-27-3）。2010 年，世界变态反应组织（WAO）把免疫治疗全身不良反应分为 5 级（Cox et al. 2011）（表 4-27-4）。

**表 4-27-3　EAACI 变应原特异性免疫治疗的全身反应分级标准**

| 不良反应分级 | 表现 |
| --- | --- |
| 0 | 无症状或非特异性症状 |
| I | 轻度全身反应 |
| | 症状：局部荨麻疹、鼻炎或轻度哮喘（峰流速自基线下降＜20%） |
| II | 中度全身反应 |
| | 症状：缓慢（＞15 min）发生的、泛发的荨麻疹和（或）中度哮喘（峰流速自基线下降＜40%） |
| III | 重度（非致命性）全身反应 |
| | 症状：快速发生的（＜15 min）的、泛发的荨麻疹、血管性水肿或严重哮喘（峰流速自基线下降＞40%） |
| IV | 过敏性休克 |
| | 症状：迅速发生的瘙痒、潮红、红斑、泛发的荨麻疹、喘鸣（血管性水肿）、速发哮喘、低血压等 |

**表 4-27-4　WAO 变应原特异性免疫治疗的全身反应分级标准**

| 1 级 | 2 级 | 3 级 | 4 级 | 5 级 |
| --- | --- | --- | --- | --- |
| 只出现在 1 个器官系统的症状 / 体征 | 在 1 个以上器官系统出现症状 / 体征 | 下呼吸道 | 下或上呼吸道 | 死亡 |
| 皮肤 | 或下呼吸道 | 哮喘（PEF 或 FEV$_1$ 下降达到或超过 40%）对吸 | 呼吸衰竭伴 | |
| 全身瘙痒、荨麻疹、发红 | 哮喘：咳嗽、喘息、气短 | 入支气管舒张剂无反应 | 或不伴意识丧失 | |
| 或感觉发热或温暖 | （如 PEF 或 FEV$_1$ 下降 | 或 | 或 | |
| 或血管性水肿（非喉部、舌头或悬雍垂） | ＜40%，对吸入支气管舒张剂有反应） | 上呼吸道 | 心血管 | |
| 或上呼吸道鼻炎（如打喷嚏、流涕、鼻痒 / 或鼻塞） | 或胃肠道 | 喉、悬雍垂或舌头水肿，伴或不伴喘鸣音 | 低血压伴或不伴意识丧失 | |
| 或清嗓（咽痒） | 腹部痉挛、呕吐或腹泻 | | | |
| 或源于上呼吸道而非肺部、喉部或气管的咳嗽 | 或其他 | | | |
| 或结膜充血、痒或流泪 | 子宫痉挛 | | | |
| 其他恶心、金属味或头痛 | | | | |

### （五）免疫治疗的疗效评估

吸入性变应原特异性免疫治疗的疗效，主要依据临床反应及用药量减少，目前还没有评价疗效的体内外检测指标。IgE 水平往往不下降或只是轻微下降，IgG 水平明显升高。

如果致敏原鉴别正确，对支气管哮喘、花粉症和特应性皮炎患者都可以成功地进行 SIT。给患者进行初始治疗的医生应每年评估其临床症状，如果临床反应良好，不需要重新评估致敏性，若反应欠佳，应重新评估致敏性，因为可能出现新的致敏原，临床症状可能与原有致敏原无关而与新致敏原有关。免疫治疗的疗效分短期疗效和长期疗效。短期疗效主要是减轻过敏症状，减少药物使用；长期疗效则包括预防新发过敏，阻止疾病的进展（过敏性鼻炎发展为哮喘），SIT 停药后的持续疗效等。免疫治疗前进行症状、用药计分（即 combined symptom medication score，SMS）及视觉模拟量表（VAS）、生活质量评分，以此作为基线值，治疗后所得分数与之比较。其他辅助实验室检查如皮肤点刺试验、结膜激发试验、鼻黏膜激发试验、支气管激发试验、血清特异性免疫球蛋白测定（TIgE、sIgE、sIgG、IgG4）、炎症介质的测定（嗜酸性粒细胞、肥大细胞、细胞因子）等检测进行比较。

# 第四节　变应原特异性舌下免疫治疗

变应原特异性舌下免疫治疗（sublingual immunotherapy，SLIT）是一种经口腔黏膜给药并逐渐达到免疫耐受的特异性免疫治疗方法。SLIT 可作为皮下免疫治疗的替代疗法，在国外已广泛应用于治疗变应性鼻炎、过敏性哮喘。WHO 和 WAO 对 SLIT 给予了充分的肯定，进一步奠定了 SLIT 在变应性鼻炎、支气管哮喘治疗中的重要地位。因舌下免疫治疗发生严重副反应的风险小，适于患者在家中治疗，因而近年来正引起人们的广泛关注。

## （一）SLIT 定义及概述

### 1. 概念

SLIT 是指在一段时间内，给患者"舌下含服"特异性的变应原疫苗，剂量和浓度由低至高，在 3 ～ 5 周达至预定的饱和剂量并维持一段时间，以刺激患者的免疫系统产生对该致敏原的耐受性，达到免疫治疗的效果。

### 2. 发展简史

1986 年，Scadding GK 和 Brostoff J 最先报道舌下含服免疫治疗成功用于变应性鼻炎治疗的随机双盲试验研究，证明低剂量舌下尘螨疫苗治疗变应性鼻炎，症状改善率为72%，并伴有鼻气道阻力的明显改善。当变应原增加到 1000 倍时，未有明显不良反应，证实经口舌下免疫治疗安全有效。1993 年，欧洲变态反应和临床免疫学学会（European Academy of Allergology and Clinical Immunology，EAACI）对舌下免疫治疗给予支持，指出 SLIT 可能是一种潜在有价值的治疗方法。1998 年，WHO 在 SIT 的纲领性文件中依据4 个双盲安慰剂对照的临床试验，建议 SLIT 可用于成人变应性鼻炎的治疗，但还缺少足够证据证明其可用于儿童。2001 年，《过敏性鼻炎及其对哮喘的影响》（*Allergic Rhinitis and Its Impact on Asthma*，ARIA）指南文件依据 10 个以上双盲安慰剂对照的临床试验结果，指出高浓度变应原的 SLIT（相当于皮下免疫治疗剂量的 50 ～ 100 倍）对尘螨和一些花粉所致的哮喘与变应性鼻炎有效,适用于成人和儿童。2004 年,世界卫生组织(World Health Organization, WHO)进一步提出,SLIT 是变应性鼻炎、哮喘等 I 型变态反应性疾病的主要治疗方法之一。2013 年, 世界变态反应组织(World Allergy Organization, WAO)在关于 SLIT 的意见书中不仅肯定了 SLIT 的临床疗效和安全性,同时推荐将 SLIT 作为一种过敏性疾病临床初始、早期的治疗手段,其应用不需要以药物治疗失败为前提。基于已有的临床证据,《全球哮喘防治创议》(*Global Initiative for Asthma*, GINA)和《儿童哮喘国际共识》(*International Consensus On Pediatric Asthma*, ICON)也对 SLIT 在哮喘患者中的疗效和安全性表示认可。

### (二)SLIT 的剂型及应用方法

SLIT 主要产品包括屋尘螨、粉尘螨、花粉(蒿草、墙草、橄榄、豚草)及猫皮屑等疫苗,剂型有片剂和滴剂两种。

**1. 舌下含服片剂**

速溶性舌下脱敏疫苗:如草花粉片剂(GRAZAX, ALK-Abelló A/S, Hørsholm,丹麦),在花粉期前 16 周开始一直持续到花粉期,每日用药 75 000 SQ-T,舌下快速溶解。

**2. 舌下含服滴液**

一般 SLIT 剂型:分剂量递增阶段(剂量在 4 ～ 6 周逐渐升高)和维持阶段(达最大剂量后维持)。常规治疗分为递增剂量和维持剂量。目前国内有粉尘螨滴剂,其蛋白质含量分别为 1 mg/ml、10 mg/ml、100 mg/ml、333 mg/ml、1000 mg/ml。用法如下:第 1 周用 1 号药,第 1 ～ 7 天分别舌下滴 1 滴、2 滴、3 滴、4 滴、6 滴、8 滴、10 滴;第 2 ～ 3 周分别舌下滴 2 号、3 号药,用法同前;第 4 ～ 5 周用 4 号药,每日舌下 3 滴,14 岁以下儿童以此量维持;第 6 周,5 号药,每天舌下 2 滴,≥ 14 岁者以此量维持。具体使用方法:将粉尘螨滴剂滴于舌下, 含 1 ～ 3 min 吞咽,每天睡前用药。国内研制的黄花蒿粉滴剂也即将上市。

单剂量 SLIT 疫苗滴剂:不需要递增剂量和维持剂量,直接单剂量治疗维持全疗程。目前国外报道的产品主要有尘螨疫苗滴剂,国内尚未见报道。

### (三)SLIT 的机制

SLIT 的作用机制还尚未完全明确。目前国际上的共识是 SLIT 可能通过与 SCIT 相似的机制发挥作用(Yacoub et al. 2012;Canonica et al. 2014):启动 T 细胞应答,诱导 Th1/Th2 免疫偏移;抑制 Th2 类细胞因子及其炎症效应细胞;改变血液中阻断性抗体 IgG 的水平等。现有机制研究显示, 在 SLIT 给药后数分钟内,变应原迅速黏附到口腔黏膜上皮细胞上, 随后被舌下黏膜上皮层的朗格汉斯细胞(Langerhans cell)捕获(15 ～ 30 min),经过加工后被携带到引流淋巴结内(12 ～ 24 h),在那里通过一系列的细胞间信号转导,启动 T 细胞应答,调节淋巴细胞分化及抗体分泌,从而抑制变应性炎症,改变机体对该变应原的免疫应答形式,由"过敏"转为"不过敏",从而让患者对变应原产生免疫耐受。放射标记的变应原生物分布研究显示,变应原提取物是大分子蛋白,不会直接从舌下的毛细血管网吸收进入血液循环，舌下含服的变应原主要停留在舌下黏膜。因此，SLIT 的临床疗效主要依靠变应原与黏膜免疫系统的相互作用。

（四）SLIT 的疗效与安全性

SLIT 对鼻炎和哮喘的临床疗效多数产生于治疗的 1～3 年，小部分在 1 年内起效；其疗效与治疗时间和变应原剂量有明显的依赖关系。其临床疗效的证据分类：鼻炎为 Ia，哮喘为 Ib。多个舌下免疫治疗多中心、随机、双盲、对照的研究显示 SLIT 能明显减少患者的症状和用药，具有长期疗效，同时 SLIT 疗法能够预防鼻炎发展成哮喘及新过敏症的出现。

作为一种新型的给药方式，SLIT 极大地提高了 ASIT 的安全性。从 1986 年开始在全球范围内使用至今，尚无因 SLIT 导致死亡的案例报道。近年来，SLIT 的安全性得到了越来越多临床研究的证实和认可。SLIT 的有效性与剂量相关联，但高剂量给药不会明显增加全身和局部副反应的发生频率。研究显示经 SLIT 的患者，每 100 000 000 次用药出现 1 次过敏反应，其不良反应发生率和不良反应级别远远低于其他 ASIT 给药途径。SLIT 在 5 岁以下低龄儿童中的安全性也得到了证实。SLIT 这种优良的安全性与口腔这一给药部位的特殊结构密切相关（Calderon et al. 2012）：①由于长期暴露在外界复杂环境中，口腔黏膜中的抗原递呈细胞呈现出良好的耐受表型；②且与其他部位相比，口腔组织含有相对较少的炎症细胞，从而减少了促炎免疫反应的发生；③同时，与口腔黏膜组织上层接触的 SLIT 变应原疫苗是在经过耐受良好的抗原递呈细胞（树突状细胞）30～60 min 的捕获和加工处理之后才能与促炎性的肥大细胞或者嗜酸性粒细胞结合，这种变应原与炎症细胞的非直接接触也提高了治疗的安全性。SLIT 发生严重全身不良反应的概率较低，临床最常见的不良反应主要发生在口腔，嘴唇、舌下、口腔黏膜轻度痒感、肿胀；其他有咽刺激感、眼发痒、咽下困难、咽喉痛等，少见荨麻疹、哮喘、胃肠道反应（如恶心、呕吐、轻度腹泻等）、轻度胸痛等，偶见快速舌下免疫治疗出现荨麻疹和鼻炎暂时加重，多于停药后自然消失，无严重不良反应。一般来说，这些反应是可以耐受的，不需药物治疗或调整剂量，绝大部分的患者可以自行缓解或给予对症药物后很快缓解。

总之，掌握好适应证，应用变应原特异性舌下免疫方法治疗过敏性哮喘和过敏性鼻炎等某些过敏性疾病是安全有效的。随着科技的发展，进一步理解 SLIT 的机制，改变变应原分子结构，设计出适合于舌下用的新一代重组疫苗，将能更好地提高疫苗的疗效。

# 第五节 变应原特异性免疫治疗展望

随着分子生物学尤其是分子免疫学的迅猛发展，分子克隆、基因工程和蛋白质分析等新技术逐渐应用于免疫治疗的研究，ASIT 发展前景广泛。本节对变应原提取液制剂的改进、ASIT 新的给药途径、合并应用抗 IgE 及免疫治疗等方面的研究进展进行了阐述。

## 一、重组变应原疫苗

利用基因工程技术可以减少重组变应原 IgE 结合的抗原表位，从而不被 IgE 识别；

而同时又保留了相关的 T 细胞抗原决定簇，仍具备刺激 T 细胞的能力，降低不良反应的发生，同时又不影响疗效。

## 二、佐剂和载体

目前变应原疫苗常用铝剂作为佐剂和载体，使其在注射部位缓慢释放吸收，降低全身反应。新近研究发现，L-酪氨酸（L-tyrosine）从脂多糖（LPS）提取的单磷酰基脂质 A（monophosphoryl lipid A）和含 CpG 单元的合成寡脱氧核苷酸（oligodeoxynucleotide，ODN）CpG-ODN，可作为一种新的变应原疫苗佐剂和载体。其特点：在缓释与延长吸收的基础上，增强变应原疫苗诱导 Th2 向 Th1 免疫偏移，可能通过抗原递呈细胞诱导 IL-12 的表达，增加抗原特异性 IgG 水平。

## 三、变应原基因免疫治疗

通过 DNA 疫苗将微量变应原基因导入体内，使机体产生持久的免疫反应；人类已经可以通过质粒 DNA 编码蛋白质抗原进行基因免疫治疗，这成为一种新的基因疫苗免疫疗法。在细菌 DNA 结构中已经发现了一种非甲基化胞嘧啶-磷酸-鸟嘌呤（cytidine-phosphate guanosine，CpG）序列，CpG 结构是一种基因疫苗，由转录单元和载体骨架两部分组成。转录单元合成抗原，载体骨架起免疫佐剂作用。目前把含有 CpG 结构的细菌 DNA、质粒 DNA（PDNA）和寡脱氧核苷酸（oligodeoxynucleatide，ODN）统称为 CpG DNA。用 CpG DNA 基因治疗过敏性疾病具有糖皮质激素不可替代的免疫调节作用，其不仅可诱导全身免疫反应（包括体液免疫应答和细胞免疫应答），而且经吸入或口服起到黏膜佐剂效应。CpG DNA 疫苗具有很强的免疫刺激作用，能活化抗炎因子 IL-12 及 IFN-γ 从而诱导 Th1 细胞的免疫应答反应。因此其可用于治疗过敏性哮喘、鼻炎、花粉症等过敏性疾病。

## 四、变应原衍生肽

因为 IgE 决定簇表达在变应原三维立体结构上，而 T 淋巴细胞决定簇是短的氨基酸片段，所以可设计出很小的肽链，不能与 IgE 反应，却保留 T 淋巴细胞决定簇，这样就减少了抗原性保留了免疫原性。这种变应原衍生肽方法目前主要在猫变应原 Feld1 中应用。

## 五、Fcγ 变应原融合蛋白

肥大细胞和嗜碱性粒细胞表达有 FcγRⅡb，在它的细胞质尾含有一个酪氨酸抑制基序的免疫受体。当 FcγRⅡb 聚集至 IgE 受体 FcεRI 时，这种融合蛋白抑制肥大细胞和嗜碱性粒细胞传递信号，由人 Fcγ 和主要猫变应原（Feld1）组成的融合蛋白已被研发，并作为一种新的免疫治疗方式进入试验阶段。

## 六、新型舌下免疫治疗的研究

基于目前对免疫机制的了解，完善疫苗从而控制在自然暴露于变应原或经疫苗诱导的 T 淋巴细胞类型是非常重要的。第二代舌下疫苗设计成只激发变应原特异性调节 T 细胞反应，而不加重 Th2 过敏反应从而增加疗效、减轻副作用。

## 七、表皮免疫治疗

表皮是一种没有血管分布的多层上皮，具有天然的屏障功能，并含有大量具有抗原提呈功能的朗格汉斯细胞，经表皮免疫治疗（epicutaneous immunotherapy，EPIT）可以促进变应原积累于角质层而达到持续的疗效，同时由于其严格控制变应原进入血液循环而具有更高的安全性，因此 EPIT 有可能成为一种免疫新疗法。

## 八、抗 IgE 和免疫治疗

抗 IgE 抗体（Omalizumab）和变应原特异性免疫治疗的结合可能会提供一个前所未有的治疗上的优势。免疫治疗能降低血清中 IgE 水平但极为有限，抗 IgE 治疗可以弥补这一缺陷。进一步的研究显示，免疫治疗期间的抗 IgE 措施能有效降低 IgE 介导的过敏反应（Stock et al. 2007），且在免疫治疗维持剂量阶段使用 Omalizumab 较之单独免疫治疗可减轻 50% 的症状负荷，近来在临床已有应用。

## 九、鉴定临床疗效的生物标志物

许多调节细胞，包括分泌 IL-10 的 T 细胞和 B 细胞，对由吸入性的、消化性的、注射性的过敏原引起的免疫反应有非常关键的作用。这些细胞通过其他亚型细胞和介质直接或间接抑制 Th2 效应细胞。保护性抗体，包括 IgG4、IgG 和 IgA，可以阻止变应原结合到膜表面 IgE，也可以抑制树突状细胞的成熟。免疫细胞的各种可塑性可以增强对 Th2 细胞的抑制，包括 T 细胞的转化和一些经典效应细胞的非传统途径。最近的科学进展为全面分析各种免疫参数提供了方便，可以捕获新的产生免疫耐受的标志物。目前正在进一步研究变应原特异性 $CD4^+$ T 细胞反应，这些标志物可以提供评估耐受性的新标记。

综上所述，新的免疫疗法，如基因免疫、抗原多肽免疫及对 IgE 细胞因子的直接调节显示了治疗过敏性疾病的良好前景。

（宋薇薇）

## 参 考 文 献

Akdis M., Akdis C. A. 2014. Mechanisms of allergen specific immunotherapy: multiple suppressor factors at work in immune tolerance to allergens. J Allergy Clin Immunol, 133: 621-631.

Alvarez-Cuesta E., Bousquet J., Canonica G. W., et al. 2006. Standards for practical allergen-specific immunotherapy. Allergy, 61: 1-20.

Bousquet J., Lockey R., Malling H. J. 1998. Allergen immunotherapy: therapeutic vaccines for allergic diseases. A WHO position paper. J Allergy Clin Immunol, 102: 558-562.

Bousquet J., Van Cauwenberge P., Khaltaev N., et al. 2001. Allergic rhinitis and its impact on asthma. J Allergy Clin Immunol, 108(5 Suppl): S147-S334.

Calderon M. A., Simons F. E., Malling H. J., et al. 2012. Sublingual allergen immunotherapy: mode of action and its relationship with the safety profile. Allergy, 67(3): 302-311.

Canonica G. W., Cox L., Pawankar R., et al. 2014. Sublingual immunotherapy: World Allergy Organization Position Paper 2013 update. World Allergy Organ J, 7(1): 6.

Cox L., Compalati E., Kundig T., et al. 2013. New directions in immunotherapy. Curr Allergy Asthma Rep, 13(2): 178-195.

Cox L., Nelson H., Lockey R., et al. 2011. Allergen immunotherapy: a practice parameter third update. J Allergy Clin Immunol, 127: S1-S55.

John F. 1911. Further observation on the treatment of hay fever by hypodermic inoculations of pollen vaccine. The Lancet, 178(4594): 814-817.

Leonard N. 1911. Prophylactic inoculation against hay fever. The Lancet, 177(4580): 1572-1573.

Maazi H., Shirinbak S., Willart M., et al. 2012. Contribution of regulatory T cells to alleviation of experimental allergic asthma after specific immunotherapy. Cl in Exp Allergy, 42: 1519-1528.

Stock P., Rolinck-Werninghaus C., Wahn U., et al. 2007. The role of anti-IgE therapy in combination with allergen-specific immunotherapy for seasonal allergic rhinitis. Bio Drugs, 21: 403-410.

Wachholz P. A., Soni N. K., Till S. J., et al. 2003. Inhibition of allergen-IgE binding to B cells by IgG antibodies after grass pollen immunotherapy. Allergy Clin Immunol, 112: 915-922.

Yacoub M. R., Colombo G., Marcucci F., et al. 2012. Effects of sublingual immunotherapy on allergic inflammation: an update. Inflamm Allergy Drug Targets, 11(4): 285-291.

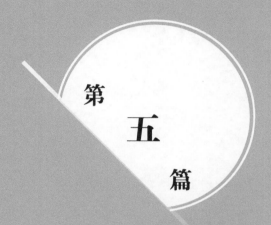

第
五
篇

# 特殊情况下过敏性疾病的诊治

# 第二十八章　妊娠期过敏性疾病的诊治

## 第一节　妊娠与过敏性疾病

### 一、妊娠期的免疫学特点

#### （一）体液免疫无明显变化

对妊娠期妇女与非妊娠期妇女比较的研究发现，妊娠期的体液免疫无明显变化，包括 IgE 在内的免疫球蛋白水平正常，对疫苗和病毒的特异性抗体反应也正常，自身抗体和免疫复合物水平两组之间无显著差别（殷凯生等 2002）。

#### （二）细胞免疫略有下降

体外试验结果显示，妊娠后 3 个月，Th 细胞明显减少，而抑制性 T 细胞（Ts 细胞）明显增多。因此某些与细胞免疫有关的病毒、细菌、原虫和霉菌的感染在妊娠期会有所增加。但与迟发型超敏反应有关的皮试结果，在妊娠期无明显变化。

### 二、妊娠期的呼吸生理改变

#### （一）解剖学改变

本部分内容参考 Lemos 等（2010）的文献。

**1. 上呼吸道**

30% 的孕妇出现明显的鼻炎症状，与雌激素水平增加引起鼻黏膜水肿和分泌物增多有关。部分孕妇有耳胀和咽鼓管充血表现（Lemos et al. 2010）。

**2. 胸廓**

随着孕妇子宫的增大，出现膈肌抬高、肋膈角变钝、下胸围增大。胸廓的变化在妊娠第 37 周达到高峰，产后 24 周恢复至正常。

**3. 呼吸肌**

吸气肌和呼气肌在妊娠期间无明显改变，妊娠期腹肌肌张力降低，分娩过程中可能出现急性膈肌疲劳（Kelly et al. 2015）。

#### （二）肺功能改变

**1. 静息状态下的肺容积**

由于孕妇横膈抬高的幅度大于胸廓体积的增加，孕妇的残气容积、功能残气量下降，深吸气量增加。这种改变延续至产后。分娩后由疼痛和疲劳等因素，可使肺容积进一步减少（Kolarzyk et al. 2005）。

**2. 肺功能**

孕妇的 $FEV_1$ 和最大呼气量无明显改变，因此对于妊娠期出现呼吸困难的患者，测定肺功能有助于判断病因。

**3. 呼吸驱动**

妊娠期间血浆黄体酮增加。黄体酮是一种呼吸兴奋剂，还可增强 β2 受体活性，促进支气管平滑肌的松弛。

**4. 通气功能**

妊娠期肺的分钟通气量（VE）比妊娠前增加 30% ～ 50%，肺泡通气量（VA）也增加 50% ～ 70%。妊娠后期潮气量增加 30% ～ 50%。妊娠期氧气摄入量和二氧化碳排出量在早期（第 8 ～ 11 周）即增加，并逐渐增加至分娩期（LoMauro et al. 2015）。

### 三、妊娠对哮喘的影响

哮喘是妊娠合并症中最常见的一种，并且已成为一个严重的医学难题。研究显示，妊娠期的哮喘妇女，其围产期不良后果的危险性增高，而哮喘控制则危险性下降。妊娠期的哮喘控制不仅要考虑到对疾病本身的疗效，还要顾及治疗对患者及胎儿发育的影响。妊娠期间，哮喘的病程可以恶化、改善或是保持稳定。总体数据提示，各种情况的发生率大致相当。1/3 的患者妊娠期间哮喘加重，多发生在妊娠期第 24 ～ 36 周；1/3 患者在妊娠期间哮喘会好转；还有 1/3 患者病情无特殊变化（Schatz et al. 2009）。

妊娠期哮喘的病程变化的机制还不是很清楚。在妊娠期的各种生化及生理改变都可能加速妊娠期哮喘的病程或使之恶化。关于妊娠期哮喘的病程在机制及临床上有两项重要发现：①较严重的哮喘在妊娠期趋向于恶化，而较轻微的哮喘则趋于稳定或改善。②妊娠期鼻炎的病程与哮喘病程有明显的相关性。有研究等发现，妊娠期哮喘症状改善的妇女，其鼻炎症状也有好转。这些提示，妊娠期哮喘和鼻炎在气道水平上可能具有相同的机制。妊娠期鼻炎的病程可预测妊娠期哮喘的病程，而且妊娠期鼻炎的治疗可能能够改善哮喘的病情（Gluck 2004；Schatz et al. 2009）。

### 四、哮喘对妊娠的影响

评价哮喘妇女与非哮喘妇女妊娠结局的对照研究显示，与非哮喘女性相比，哮喘妇女发生围产期死亡、先兆子痫、低出生体重和早产的危险性增加。迄今最大的研究之一证实了母亲哮喘可能增加围产期并发症的危险性。该研究分析了瑞典医院出生登记处和（或）瑞典出院登记处所收录的确诊患有哮喘的 36 985 名妇女的妊娠结局，并将其与研究同期（1984 ～ 1995 年）的全瑞典人口中出生的 132 万婴儿相比较，结果发现哮喘妇女妊娠时更易并发先兆子痫、围生期死亡、早产和低出生体重（但不包括先天性畸形）。该研究还显示，患有较严重哮喘的患者具有更高的危险性（Namazy and Schatz 2006）。

## 第二节　妊娠期相关药物的安全性

妊娠期用药既要考虑到药物对胎儿的影响，也要考虑到药物对孕妇的影响。因此所用药物的安全性，极为重要。胚胎在受精后到移植于子宫黏膜之前的阶段，对于环境因素的耐受性较强。受精后 1 周着床，2 周形成胚泡，受精后 3 ～ 8 周是大多数器官分化、发育、形成的阶段，最容易受药物影响，发生严重畸形。受精 8 周（孕 10 周）～ 14 周（孕16 周）仍有一些结构和器官尚未完全形成，用药后也可能会造成某些畸形（腭和生殖器）。孕 16 周以后药物对胎儿的影响主要是表现为功能异常或出生后生存适应不良。在妊娠期第 5 周后，母体内分子质量 < 600 kDa 的物质均易于通过胎盘进入胎儿体内，只有分子质量 > 1000 kDa 的物质才不能通过胎盘。事实上，临床所用的大多数药物的分子质量在250 ～ 400 kDa，都是可以通过胎盘进入胎儿体内的（黄峻等 2006）。

## 第三节　妊娠期哮喘的管理、教育及治疗

妊娠期哮喘的治疗与经典的常规治疗类似。妊娠期治疗有赖于呼吸科医生、患者和产科医生的合作与配合。原则是注意预防哮喘发作，及时缓解哮喘症状，纠正孕妇及胎儿的缺氧状态，以及避免使用对胎儿和孕妇有损害的药物。

### 一、妊娠期哮喘的管理及教育

妊娠期哮喘是哮喘治疗与管理中的一种特殊情况，既要控制哮喘，使妊娠妇女度过孕期至分娩，又要避免药物对胎儿可能导致的危害。与哮喘完全控制的妊娠妇女相比，患严重哮喘或哮喘未控制的妊娠妇女更容易出现妊娠并发症，导致围产期不良事件的发生。一般情况下，轻度哮喘大多不影响妊娠的进程，中、重度哮喘患者如能正确及时地处理也不影响妊娠的进程。但危重哮喘未得到及时控制，可因严重缺氧导致胎儿低氧血症，使胎儿宫内发育迟缓，早产儿、低体重儿、高胆红素血症、新生儿畸形等发生率将会增加，甚至造成胎儿死亡。同时妊娠合并哮喘的孕妇容易发展成子痫前期，分娩并发症也多见。文献报道妊娠合并哮喘的孕妇如病情未经严格控制可以增加母婴围产期患病率及死亡率，因此，对有哮喘病史的女性怀孕前后进行教育和管理尤为重要（Holcomb 2005；Namazy et al. 2014）。

（一）避免和控制哮喘的触发环境因素

应避免各种非特异性的刺激，包括吸烟、强烈气味、宠物或动物皮毛，避免接触花粉和感染人群。

（二）孕期哮喘知识教育

孕期哮喘知识教育：①对患者及家属讲解哮喘对妊娠的影响，强调控制哮喘是改善母婴预后的关键。②指导患者自我监测的方法，记哮喘日记，内容包括每天用药、出现

症状频率及诱因等，以便去专科门诊检查时供医生参考。③告知孕期坚持用药的目的，使孕妇清楚药物对她和胎儿带来的风险远远小于哮喘未控制所带来的风险。④教会孕妇正确使用各种吸入装置，并反复评估孕妇是否能正确掌握吸入技术，避免引起声音嘶哑、咽部不适和念珠菌感染等不良反应。

### （三）重视孕期心理疏导

对所有妇女，妊娠过程都是一个心理相对紧张的时期，而妊娠合并哮喘的孕妇更加担心疾病本身及药物可能对胎儿造成的伤害，这种紧张焦虑的心理状态可能诱发哮喘发作或加重哮喘症状。根据孕期不同阶段及患者不同的心理状态，实施有针对性的心理疏导，使孕妇了解心理因素在哮喘发病和治疗中的作用，指导简单易行的心理调适技术，如放松训练、音乐疗法等，增加与孕妇沟通交流的机会，消除患者顾虑，使其积极配合治疗。

### （四）母体及胎儿的监护

母体及胎儿的监护：①母体监护，使用峰流速仪每天测定 2 次呼气流量峰值（PEF），可作为衡量母体肺功能的方便而客观的手段。确立充分治疗后本人的早、晚最佳 PEF 值，当无哮喘症状，PEF 是个人最佳值的 80% ～ 100% 时（绿区），用药不变；当 PEF 是最佳值的 50% ～ 80% 时（黄区），需增加或调整用药；当 PEF 低于最佳值 50% 以上时（红区），需立即吸入 β2- 肾上腺素能受体激动剂，若 PEF 仍不能回到黄区或绿区范围时应马上到医院就诊。②胎儿监护，包括准确的孕龄估算、产科检查、胎儿生长发育情况的估计和胎心监测。

## 二、妊娠哮喘的药物治疗

美国食品药品监督管理局（Food and Drug Administration，FDA）根据药物对胎儿的危害性大小，把药物分为 5 级。A 类：该类药物对胎儿的影响很小，在设有对照组的临床试验中，没有发现药物对 3 个月内（及后来的 6 个月内）胎儿有任何危害。B 类：在动物繁殖试验中未见到药物对胎儿的影响，但未经设立对照组的孕妇临床试验的证实。C 类：动物研究证明该药对胎儿有危害（致畸或胚胎死亡等），但尚无设立对照的在妊娠妇女中的研究资料。这类药物只有在权衡对孕妇的益处大于对胎儿的危害后方可使用。D 类：有明确的证据证明其对人类胎儿有危害性。一般情况下应避免在妊娠期使用，只有在必须用该药才能抢救孕妇生命或其他较为安全药物治疗无效的情况下才考虑使用。X 类：有充分证据显示，该药对胎儿有危害，而且孕妇使用该药无益处，应禁用于孕妇和可能怀孕的妇女。以往过分强调妊娠期间用药物治疗可能对胎儿产生有害作用，而忽视了哮喘本身对孕妇和胎儿的不利影响。哮喘未能控制对孕妇和胎儿的危害很大。因此，哮喘的控制是降低母体和胎儿风险的保证。

### （一）β2 受体激动剂

β2 受体激动剂适用于妊娠期各种程度的哮喘患者。美国哮喘教育和预防组织项目（NAEPP）更新指南认为，通过十几年来大量的动物试验及妊娠哮喘患者的用药经验，证

实了 β2 受体激动剂在妊娠期使用的安全性。β2 受体激动剂中特布他林和沙丁胺醇（舒喘灵）属 B 类。目前 β2 受体激动剂多采用定量吸入剂或制备成溶液喷雾治疗，能迅速解除支气管痉挛。沙美特罗（salmeterol）、福莫特罗（formoterol）为长效 β2 受体激动剂，尤其适用于需要长期应用 β2 受体激动剂和夜间发作的哮喘患者（方晓聪等 2010；Namazy et al. 2014）。

### （二）吸入糖皮质激素

吸入治疗是目前推荐长期抗炎治疗哮喘的最常用的方法，吸入糖皮质激素在局部气道发生药效，并可降低全身用药的副作用。常用吸入药物有二丙酸倍氯米松、布地奈德、氟替卡松、莫米松等。布地奈德是目前 FDA 批准的唯一一个 B 类的吸入糖皮质激素。它的局部抗炎作用强、代谢迅速和全身副作用较小，被认为是目前临床疗效较好的吸入糖皮质激素制剂之一（National Heart, Lung, and Blood Institute and National Asthma Education and Prevention Program Asthma and Pregnancy Working Group 2005；Namazy et al. 2014）。

### （三）全身用糖皮质激素

全身用糖皮质激素属妊娠 C 类药物。临床上，大约 5% 的妊娠期哮喘患者需要口服激素，短期口服激素较少出现全身不良反应，动物实验证实，使用大剂量口服激素与胎儿的唇裂、脑水肿和颅骨发育缺陷等有关。泼尼松是最为普遍的口服激素，在通过胎盘进入胎儿血循环前，血中 87% 的药物经过胎盘内的脱氢酶的作用而灭活，对胎儿影响很小。目前认为，孕期每天服用泼尼松 10 mg，使孕妇及胎儿很少发生不良反应，病情严重时，可每天服用泼尼松 30 ～ 40 mg，连续 3 ～ 7 天，逐渐减量至隔天或每天顿服，并逐渐过渡为吸入激素治疗（National Heart, Lung, and Blood Institute and National Asthma Education and Prevention Program Asthma and Pregnancy Working Group 2005）。

### （四）茶碱类药物

茶碱类药物通过松弛支气管平滑肌、兴奋呼吸中枢、增强膈肌运动、抗炎等发挥作用，主要作用机制有抑制磷酸二酯酶活性、拮抗腺苷受体、降低细胞内钙离子浓度、增加内源性儿茶酚胺浓度、抑制肥大细胞释放炎症介质等。其可通过胎盘屏障，母体和脐带血清中的茶碱浓度无显著差异。当血药浓度大于 10 μg/ml，可出现短暂的新生儿呕吐、震颤和心动过速；孕妇茶碱血药浓度应维持在 5 ～ 12 μg/ml，当血药浓度＞ 30 μg/ml 时可引起严重中毒。妊娠后期氨茶碱的清除率可能会下降 20% ～ 35%，应密切监测血药浓度。孕妇应用氨茶碱可减少早产儿、妊娠高血压综合征和低体重儿的发生率，但可能会提高先兆子痫的发生率。目前多主张使用控释型茶碱制剂，扩张支气管作用可维持在 10 ～ 12 h，并有利于控制夜间哮喘；静脉使用氨茶碱多用于急性哮喘发作，目前尚未发现该类药物有致畸作用（Namazy and Schatz 2006）。

### （五）抗胆碱药

抗胆碱药包括阿托品（C 类）、溴化异丙托品（B 类）。吸入溴化异丙托品的循环吸收量极少，且无明显中枢神经系统及全身副作用，并且与 β2- 肾上腺素能受体激动剂、肾上腺皮质激素和茶碱具有协同作用。目前认为吸入抗胆碱能药物对妊娠期哮喘的治疗是安全的（Namazy and Schatz 2006）。

### （六）白三烯受体拮抗剂

白三烯受体拮抗剂孟鲁司特和扎鲁司特属妊娠 B 类药物，可以减轻轻、中度持续哮喘患者的症状、改善肺功能、缓解支气管痉挛，且不增加早产危险（Namazy and Schatz 2017）。

## 三、长期预防性治疗

美国哮喘教育和预防组织项目（The National Asthma Education and Prevention Program，NAEPP）公布了妊娠期和哺乳期哮喘的阶梯治疗方案的修订版（表 5-28-1）（Liccardi and Cazzola 2003；中华医学会呼吸病学分会哮喘学组 2016）。

表 5-28-1　妊娠期和哺乳期哮喘的阶梯治疗方案

| 哮喘分级 | 症状频率 | 治疗前肺功能 | 治疗方案 |
| --- | --- | --- | --- |
| 4 级重度持续 | 日间症状持续，夜间哮喘频发 | $FEV_1 \leq$ 预计值 60%<br>PEF 变异率 > 30% | 首选：高剂量 ICS + LABA，必要时口服激素<br>次选：高剂量 ICS + 缓释茶碱 |
| 3 级中度持续 | 每日均有症状，夜喘 > 1 次 / 周 | $FEV_1$ 为预计值 60% ～ 80%<br>PEF 变异率 > 30% | 首选：低剂量 ICS + LABA，或中剂量 ICS，或中剂量 ICS + LABA<br>次选：低 - 中剂量 ICS + 缓释茶碱或白三烯受体拮抗剂 |
| 2 级轻度持续 | 日间症状 > 2d/ 周 但 < 1 次 /d<br>夜喘 > 2 次 / 月 | $FEV_1 \geq$ 预计值 80%<br>PEF 变异率 20% ～ 30% | 首选：低剂量 ICS<br>次选：色甘酸钠、白三烯受体拮抗剂或缓释茶碱 |
| 1 级间歇发作 | 日间症状 ≤ 2d/ 周<br>夜喘 < 2 次 / 月 | $FEV_1 \geq$ 预计值 80%<br>PEF 变异率 < 20% | 不需要每日用药，严重急性哮喘发作时可给予全身激素治疗 |

1）快速缓解哮喘症状用药：首选短效 β2 受体激动剂（简称 SABA）吸入剂，如沙丁胺醇气雾剂，可以应用于任何有哮喘症状的孕妇。

2）轻度持续哮喘患者需要每天吸入低剂量糖皮质激素。有证据显示，对于孕妇吸入布地奈德的安全性好于其他吸入激素，没有证据显示妊娠期间吸入其他激素不安全。

3）中 – 重度持续哮喘孕妇需要联合应用两种平喘药物，其中，ICS 与 LABA 的联合治疗方案应作为首选治疗方案。

4）对于经过上述治疗仍然不能控制的严重哮喘发作，口服糖皮质激素治疗是必要的。

5）对于同时患有过敏性哮喘和鼻炎的孕妇，应同时治疗鼻炎和哮喘。

## 四、急性发作时的治疗

1）吸氧：使孕妇的动脉血氧分压（$PaO_2$）≥ 70 mmHg，或血氧饱和度（$SO_2$）≥ 95%。

2）雾化吸入短效 β2 受体激动剂：开始 60 ～ 90 min 连续吸药 3 次，以后每 1 ～ 2 h 吸药 1 次。

3）静脉给予甲泼尼龙：剂量 1 mg/kg，每 6 ～ 8 h 给药 1 次，症状改善后逐渐减量。

4）静脉给予氨茶碱：原先未用氨茶碱的孕妇，给予负荷剂量氨茶碱 6 mg/kg，以后给予维持剂量 0.5 mg/(kg·h)，通过剂量的调节，使氨茶碱的血药浓度维持在 5 ～ 12 mg/L。

5）气管插管和辅助通气治疗：对于经过上述积极的治疗呼吸困难症状仍无明显改善的孕妇，可考虑气管插管和辅助通气治疗。

6）妊娠哮喘急性发作时，咳嗽、胸闷、气急、喘息或 PEF 下降 20%，胎动减少及 $SO_2 < 90\%$ 时，应立即每 20 min 吸入 2 ～ 4 吸沙丁胺醇，观察 1 h，无改善需立即就诊。

7）分娩期如有哮喘急性发作并哮喘症状不稳定且胎儿已成熟，可考虑终止妊娠。

# 第四节　妊娠期变应性鼻炎的诊治

妊娠过程中存在鼻腔生理性改变，怀孕本身会加重鼻塞症状。孕妇中至少有 20% 患有鼻炎，但通常是自限性的。过敏与妊娠并无确切关系，妊娠前有变应性鼻炎病史的妇女，34% 的人在妊娠后症状改善，15% 的人症状加重，51% 的人症状无变化。因此可认为妊娠期变应性鼻炎（allergic rhinitis，AR）是一个独立的病理过程（Namazy et al. 2014）。

## 一、诊断

诊断包括以下几个方面。①症状：打喷嚏、清水样涕、鼻塞和鼻痒等症状出现 2 项及以上，每天症状持续或累计在 1 h 以上，可伴有眼痒、结膜充血等眼部症状；②体征：双侧鼻黏膜苍白、肿胀，下鼻甲水肿，鼻腔有多量水样分泌物为主要体征，眼部体征主要为结膜充血、水肿，有时可见乳头样反应；③免疫学检查：变应原皮肤点刺试验（skin prick test，SPT）和（或）血清特异性 IgE（specific IgE，sIgE）阳性，且检测结果与病史及临床表现相符（Namazy et al. 2014）。

## 二、治疗

妊娠期 AR 在明确诊断后，将其分为持续性和间断性；依据临床症状评分及对患者生活质量的影响，分为轻、中、重度。再根据 AR 的分类及程度制定阶梯治疗方案 [《变应性鼻炎诊断和治疗指南》（2015 年）]。

### （一）避免接触过敏原

避免接触过敏原是妊娠期 AR 治疗最有效的方法。对于不论是食物还是环境中的动、植物过敏引发的过敏性鼻炎，避免接触至不再过敏或症状消失。然而居住环境、动植物种类、气候、生活饮食习惯等多种因素与变应性鼻炎密切相关。即使在变应性鼻炎患病率相似的地区，如河北和天津，其主要过敏原也不尽相同。因此，单纯依靠避免接触过敏原的方法常常难以达到临床症状改善的目的。

## （二）药物治疗

1）鼻用糖皮质激素：AR 的一线治疗药物，其对 AR 患者的所有鼻部症状包括喷嚏、流涕、鼻痒和鼻塞均有显著改善作用，是目前治疗 AR 最有效的药物。美国密歇根州贫困医疗补助登记处发现，在妊娠早期 3 个月接受倍氯米松的 395 例孕妇中，新生儿未见任何先天性畸形的风险增加，而且未见吸入糖皮质激素（如倍氯米松或布地奈德）对人体的致畸作用。因此 FDA 将吸入性布地奈德归为 B 类，其他归为 C 类用药。鼻用糖皮质激素会出现全身吸收，妊娠早期 3 个月需慎用。对中度与严重持久性过敏性鼻炎，可考虑使用鼻喷激素（文昭明等 2002）。

2）抗组胺药物：口服或鼻用第二代抗组胺药是治疗变应性鼻炎的一线药物。单独应用可治疗轻度变应性鼻炎，联合鼻内糖皮质激素应用可治疗中重度变应性鼻炎。第二代抗组胺药西替利嗪（B 类）、氯雷他定（B 类）等药效强、副作用小，其中氯雷他定是目前研究最多的第二代抗组胺药，有研究报道该药不增加胎儿先天畸形的风险。目前国外已有同时含有糖皮质激素和抗组胺药的鼻喷剂已面世（Piette et al. 2006）。

3）抗白三烯药物：适用于妊娠期各种类型的变应性鼻炎患者。但单独口服白三烯受体拮抗剂效果有限，常与鼻内糖皮质激素或抗组胺药物联合使用。特别是其对伴有哮喘的变应性鼻炎患者效果更佳。荟萃分析证明孟鲁司特在降低变应性鼻炎患者的日间鼻部症状评分、夜间症状评分、综合症状评分、鼻 - 结膜炎生活质量问卷评分及间歇性变应性鼻炎患者的日间眼部症状评分中具有显著作用（Garavello et al. 2010）。

4）色酮类药物：鼻内局部使用色酮类药物，需每日给药 4 次。眼内局部使用色酮类药物可有效缓解变应性鼻炎相关的眼部症状。色甘酸钠为肥大细胞膜稳定剂，在黏膜表面不吸收，口服后吸收极少，以原型迅速排出。在动物实验中没有发现其有致畸作用，可用于妊娠的最初 3 个月内（Odedra 2014）。

5）鼻用减充血剂：鼻用减充血剂应严格控制使用次数及疗程，一般每天喷鼻 2 次，每侧 1～3 喷 / 次，连续用药不超过 7 天。鼻用减充血剂的常见不良反应有鼻腔干燥、烧灼感和针刺感等，部分患者可出现头痛、头晕和心率加快等反应，因此，妊娠期慎用［《变应性鼻炎诊断和治疗指南》（2015 年）］。

## （三）免疫治疗

免疫治疗是通过免疫调节机制改变过敏性疾病自然进程的治疗方式。通过治疗，部分患者不但变应性鼻炎症状明显缓解或消失，还可阻止变应性鼻炎向哮喘发展，抑制新的过敏原出现，这是药物治疗无法获得的疗效。妊娠不是绝对禁忌证。目前还没有资料显示妊娠期间的免疫治疗对胎儿或孕妇造成不良影响，但不建议在妊娠或计划受孕期间开始免疫治疗；如果患者在免疫治疗的剂量维持阶段妊娠而对前期治疗耐受良好，可继续免疫治疗。

## （四）其他治疗

鼻腔冲洗：使用生理盐水或 2% 高渗盐水进行鼻腔冲洗，可清除鼻内刺激物、变应原和炎性分泌物等，减轻鼻黏膜水肿，改善黏液纤毛清除功能，又可以避免药物对孕妇和胎儿的影响。

# 参 考 文 献

方晓聪，白春学．2010. 妊娠期呼吸系统疾病用药．中华临床医师杂志，4: 537-539.

黄峻，黄祖瑚．2006. 临床药物手册．4 版．上海：上海科学技术出版社：861-869.

文昭明．2002. 呼吸系统变态反应性疾病诊断治疗学．北京：中国协和医科大学出版社：220-224.

殷凯生，何韶衡，周林福．2002. 临床过敏疾病学．北京：科学出版社：256-262.

中华医学会耳鼻咽喉头颈外科学分会．过敏性鼻炎诊断治疗指南 (2015, 天津 ). 2016. 中华耳鼻咽喉头颈外科杂志，51(1): 6-24.

中华医学会呼吸病学分会哮喘学组．2016. 中国支气管哮喘防治指南．中华结核和呼吸杂志，39(9): 1-24.

Garavello W., Somigliana E., Acaia B., et al. 2010. Nasal lavage in pregnant women with seasonal allergic rhinitis: a randomized study. Int Arch Allergy Immunol, 151(2): 137-141.

Gluck J. C. 2004. The change of asthma course during pregnancy. Clin Rev Allergy Immunol, 26(3): 171-180.

Holcomb S. S. 2005. Asthma update 2005: guidelines for pregnant women. Dimens Crit Care Nurs, 24(6): 263-266.

Kelly W., Massoumi A., Lazarys A. 2015. Asthma in pregnancy: physiology, diagnosis and management. Postgrad Med, 127(4): 349-358.

Kolarzyk E., Szot W. M., Lyszczarz J. 2005. Lung function and breathing regulation parameters during pregnancy. Arch Gynecol Obstet, 272: 53-58.

Lemos A., de Souza A. I., Figueiroa J. N., et al. 2010. Respiratory muscle strength in pregnancy. Respir Med, 104: 1638-1644.

Liccardi G., Cazzola M. 2003. General strategy for the management of bronchial asthma in pregnancy. Respir Med, 97(7): 778-789.

LoMauro A., Aliverti A. 2015. Respiratory physiology of pregnancy. Breathe, 11: 297-301.

Namazy J. A., Chambers C., Schatz M. 2014. Safety of therapeutic options for treating asthma in pregnancy. Expert Opin Drug Saf, 13: 1613-1621.

Namazy J. A., Schatz M. 2006. Current guidelines for the management of asthma during pregnancy. Immunol Allergy Clin North Am, 26(1): 93-102.

Namazy J. A., Schatz M. 2014. Diagnosing rhinitis during pregnancy. Curr Allergy Asthma Rep, 14(9): 458.

Namazy J. A., Schatz M. 2017. Pharmacological difficulties in the treatment of asthma in pregnant women. Expert Rev Clin Pharmacol, 10(3): 285-292.

Namazy J., Schatz M. 2005. Pregnancy and asthma: recent developments. Current Opinion in Pulmonary Medicine, 11(1): 56-60.

National Heart, Lung, and Blood Institute, National Asthma Education and Prevention Program Asthma and Pregnancy Working Group. 2005. NAEPP expert panel report. Managing asthma during pregnancy: recommendations for pharmacologic treatment-2004 update. J Allergy Clin Immunol, 115(1): 34-46.

NAEPP Expert Panel Report. Managing Asthma During Pregnancy: Recommendations for Pharmacologic treatment-2004 Update. J Allergy Clin Immunol, 115(1): 34-46.

Odedra K. M. 2014. Treatment of rhinitis in pregnancy. Nurs Stand, 29(8): 37-41.

Piette V., Daures J. P., Demoly P. 2006. Treating allergic rhinitis in pregnancy. Curr Allergy Asthma Rep, 6(3): 232-238.

Schatz M., Dombrowski M. P. 2009. Clinical practice. Asthma in pregnancy. N Engl J Med, 360: 1862-1869.

# 第二十九章　老年人过敏性疾病的诊治

过敏性疾病是一种常见病，没有明显的性别、年龄和地区性差异，一生中几乎每个人都会发生过敏现象。据统计，老年过敏性疾病的患病率为 5%～10%，且呈持续上升趋势。伴随着经济增长及医学进步，老龄人口的比例逐渐增长，从 2010～2032 年，中国老年人口比例预计翻倍，且每年提高 1 个百分点，2050 年中国 60 岁以上人口的比例将达到 31%。因此，老年过敏性疾病的罹患人群将日趋增长。对于大多数老年人而言，这些过敏性疾病症状一般较轻，但严重者可致残疾甚至危及生命。老年人所患的过敏性疾病虽然与非老年人所患过敏性疾病无本质不同，但是老年人过敏性疾病在临床表现、诊断和治疗上都具有特殊之处。在老年人过敏性疾病的诊治过程中必须遵循老年疾病的诊断与治疗的特点和规律，充分认识老年人生理病理变化及老年人精神心理变化特点。本章对两种常见老年过敏性疾病（变应性鼻炎、过敏性哮喘）的诊治进行阐述。

## 第一节　衰老与过敏性疾病

### 一、人体结构成分的衰老变化

#### （一）水分减少

60 岁以上老年人全身含水量：男性为 51.5%（正常为 60%），细胞内含水量由 42% 降至 35%，女性为 42%～45.5%（正常为 50%）。所以老年人过敏性疾病的诊治要注意是否存在脱水。

#### （二）细胞数减少，器官重量及体重减轻

细胞减少随增龄而逐渐加剧，75 岁老年人组织细胞减少约 30%，老年人由细胞萎缩、死亡及水分减少等，致使人体各器官重量和体重减轻，其中以肌肉、性腺、脾、肾等减重更为明显，细胞萎缩最明显的是肌肉，肌肉弹性降低、力量减弱，易疲劳。老年人肌腱、韧带萎缩僵硬，致使动作缓慢，反应迟钝。老年人过敏性疾病与其他老年疾病的临床症状不易引起重视，多误认为是年龄增大的"正常现象"（殷凯生等 2002）。

#### （三）器官功能下降

器官功能下降主要表现在各器官的储备能力下降、适应能力降低和抵抗能力减退等。常见过敏性疾病在年轻人中一般不会导致严重后果，但在老年人中可能由于过敏疾病诱发或加重其他疾病，甚至发生多脏器功能不全综合征。

## 二、老年人各系统的生理性老化

### （一）皮肤系统的生理性老化

皮肤是机体最大的器官，与其他器官一样，同样遵循着新陈代谢的规律，随着年龄增长，皮肤也逐渐地衰老。与眼睛、牙齿一样，皮肤是很容易呈现老化的器官。同时皮肤又是与外界接触最广泛、最密切的器官，非常容易受到外界各种物理性和化学性因素的影响，老年人皮肤的触痛、温觉减弱，表面的反应性减弱，对不良刺激的防御等功能降低，再生和愈合能力减弱。老年人易患顽固性过敏性皮炎。

### （二）呼吸系统的老化

1）呼吸储备能力降低：老年人由肺弹性回缩力削弱、小气道阻力增加，使小气道提前陷闭，导致残气量／肺总量值、闭合容积等不断增加；另外，老年人呼吸肌力量减弱，故其呼吸储备能力降低（黄铭新等 1981）。

2）弥散功能下降和通气与血流比例失调：老年肺组织纤维化，肺泡数目减少，弥散面积减少。另外，由于气道阻塞的部位和程度不一，各部位的肺泡储留气量不同，吸入的气体在肺内的分布更不均匀，加重肺通气与血流比例的失调。基于上述生理改变，一旦哮喘发病，其肺功能减退程度更为严重，加之肺充气过度，呼吸肌不仅要克服肺弹性回缩力，还需克服胸廓的弹性回缩力，呼吸功大为增加，消耗更多氧，这样患者易产生呼吸肌疲劳，呼吸浅快。

3）气道重构：老年哮喘由于病程长，又常与气道炎症并存，因气道重构而致的气道狭窄、阻塞较年轻人明显（殷凯生等 2002）。

### （三）消化系统的老化

1）老年人随着年龄的增长，胃黏膜萎缩，绒毛变短，上皮及腺体萎缩，主细胞、壁细胞和颈黏液细胞数减少。胃黏膜易被胃酸和胃蛋白酶破坏，降低胃蛋白酶的消化作用，使胃黏膜糜烂、溃疡、出血。老年人严重过敏反应使用糖皮质激素发生药物性溃疡的可能较非老年人大，可应用胃黏膜保护剂等防治。

2）老年人伴随增龄，心排出量减少，也会导致肝脏血流量减少：80 岁以上老年人胃肠道血流量减少达 60%，65 岁的老年人肝血流量仅为 25 岁时的 40% ～ 45%，但由于肝功能的强大贮备和代偿功能，肝功能未见明显异常。另外，随年龄增长，肝微粒体代谢酶活性降低，对药物代谢、清除药物能力均有所下降，对于年龄较大的患者，用药应谨慎，严密观察药物反应。

### （四）肾的老化

老年人肾改变主要是肾组织进行性萎缩，重量减轻，肾血流量减少，肌酐清除率下降。这些改变与肾血管改变及肾单位萎缩、数量减少有关，如肾小球表面积减少、近曲小管长度及容量减少等。老年人肌酐清除率下降，使药物在体内积蓄，血药浓度升高，半衰期延长，比年轻人更易发生药物副作用。老年人在给药时，应根据其肌酐清除率调整剂量或给药间隔。

### （五）神经系统的老化

老年人脑的神经元数逐年减少。有人报道，50 岁以后，人的脑神经细胞数每年以 1% 的速度减少，照此推算，70 岁时，脑细胞总数中的 20% 将退化、消失。老年人脑的重量也会随着增龄而逐渐减少。老年人脑循环会伴随增龄出现明显变化。因此，老年人随增龄出现脑本身功能的减退，也将由于脑在其他器官功能调节中的特殊作用而影响其他各系统、各器官的功能。老年人神经系统的老化不仅给老年人过敏性疾病的诊断增加困难，同时也可能因使用抗过敏药物而引起老年人神经系统改变。

### （六）免疫系统的老化

有研究证实老年人免疫系统无论在先天性还是在适应性功能方面均有下降，这些对老年过敏性疾病的患病率和严重程度有潜在影响。一方面，特应性或变应原敏感性检测随龄增加是降低的，但另一方面，老年人变异性疾病患病率仍然很高。老年人由于机体对外来特异性抗原的免疫应答能力下降，变应性疾病症状不明显，容易被误诊及漏诊。

## 第二节　老年人常见过敏疾病的诊治

### 一、老年变应性鼻炎

中国快速进入老龄化社会，老年人数量不断增加，因鼻部症状来医院就诊的患者也会越来越多，老年变应性鼻炎（allergic rhinitis，AR）则是重要原因，它不仅损害老年人的睡眠质量，也能潜在改变认知功能、心理健康、糖代谢及内分泌功能。但是，目前国内外各种指南对老年人变应性鼻炎的研究和关注明显不够，治疗严重不足，认识有待提高。

#### （一）老年 AR 诊断

诊断依据[《变应性鼻炎诊断和治疗指南》（2015 年）]包括以下几方面。①症状：打喷嚏、清水样涕、鼻塞和鼻痒等症状出现 2 项及以上，每天症状持续或累计在 1 h 以上，可伴有眼痒、结膜充血等眼部症状；②体征：双侧鼻黏膜苍白、肿胀，下鼻甲水肿，鼻腔有多量水样分泌物为主要体征，眼部体征主要为结膜充血、水肿，有时可见乳头样反应；③免疫学检查：变应原皮肤点刺试验（skin prick test，SPT）和（或）血清特异性 IgE（specific IgE，sIgE）阳性，且检测结果与病史及临床表现相符。老年 AR 患者免疫功能下降，鼻黏膜对变应原刺激的反应性降低导致喷嚏反射减弱，且鼻黏膜萎缩导致鼻腔容积扩大，故临床表现多不典型，症状相对较轻微，一般以水样鼻涕为主，打喷嚏、鼻塞和鼻痒并不常见。加上老年患者全身性疾病较多，因此详细询问病史尤为重要，鼻腔检查则要注意鼻黏膜及分泌物性状。老年人对组胺和变应原刺激的免疫应答下降，皮肤反应性降低，加之皮肤本身发生的慢性改变（老化萎缩、血管减少、肥大细胞数量下降等），老年人

SPT 的灵敏度降低，出现假阴性反应的可能性增大，最好同时行血清 sIgE 检测，为临床诊断提供更加充足的免疫学证据。

（二）老年 AR 治疗

老年 AR 的治疗原则包括环境控制、药物治疗、免疫治疗和健康教育，概括地形容为"防治结合，四位一体"。

（1）环境控制

老年 AR 的老龄患者多赋闲在家，一天中大部分时间是待在室内的，另外不少老年人为避免孤单感，会选择饲养猫、狗等宠物，导致直接且长时间暴露于室内的强致敏原中。因此老年 AR 常见的变应原如屋尘螨、粉尘螨、蟑螂、猫毛、狗毛等。因此环境控制对于老年 AR 患者显得更加重要。

（2）药物治疗

1）鼻用糖皮质激素：AR 的一线治疗药物。其对 AR 患者的所有鼻部症状包括打喷嚏、流涕、鼻痒和鼻塞均有显著改善作用，是目前治疗 AR 最有效的药物。对于轻度和中、重度 AR 的治疗，按推荐剂量每天喷鼻 1～2 次，疗程 4 周以上。持续治疗的效果明显优于间断治疗。老年人对鼻用糖皮质激素耐受好，副作用和年轻人相似，其能够快速控制过敏症状，长期使用可以通畅鼻腔和改善嗅觉，对改善老年人生活质量起到重要作用，但没有长期使用后副作用的报告，因此给老年 AR 患者选择鼻用激素时建议使用如糠酸莫米松。而口服糖皮质激素对于老年患者弊大于利，不应推荐 [《变应性鼻炎诊断和治疗指南》（2015 年）]。

2）抗组胺药：①第二代口服抗组胺药为 AR 的一线治疗药物。这类药物起效快速，作用持续时间较长，能明显缓解鼻部症状特别是鼻痒、喷嚏和流涕，对合并眼部症状也有效，但对改善鼻塞的效果有限。一般每天只需用药 1 次，疗程不少于 2 周。第二代口服抗组胺药可高效、选择性地拮抗 $H_1$ 受体，不通过血脑屏障，几乎无镇静作用，也没有抗胆碱能作用或 α 肾上腺素能受体拮抗作用，应用于老年 AR 患者的安全性是值得肯定的。氯雷他定和地氯雷他定与胆碱能受体亲和性较大，不适用于存在眼干症状的老年患者。西替利嗪经肾代谢，因此肾功能不全者不适合，肾功能不全或者大于 75 岁的患者需要降低抗组胺药物剂量（如成人的半量）。依巴斯汀与药物（酮康唑、大环内酯类、喹诺酮类、西咪替丁）联用会抑制肝脏微粒体酶活性，老年人容易出现心律失常，使用时需详细询问患者用药史。②鼻用抗组胺药：AR 的一线治疗药物，其疗效相当于或优于第二代口服抗组胺药，特别是对鼻塞症状的缓解，每天用药 2 次，疗程不少于 2 周（Bozek 2017）。

3）抗白三烯药：口服白三烯受体拮抗剂为 AR 的一线治疗药物。其对鼻塞症状的改善作用优于第二代口服抗组胺药，而且能有效缓解喷嚏和流涕症状。临床可用于 AR 伴或不伴哮喘的治疗，每天用药 1 次，晚上睡前口服，疗程 4 周以上。

4）减充血剂：鼻用减充血剂为 AR 的二线治疗药物。短期使用鼻内局部减充血剂有助于缓解 AR 患者的鼻塞症状，但长期使用可诱发药物性鼻炎，还对老年人的血压稳定造成不良影响，故建议用药 5～7 天为宜。由于口服减充血剂的不良反应较多，如引起心率加快、口干、头痛、失眠、焦虑等，在老年人中应谨慎使用。

5）抗胆碱药：为 AR 的二线治疗药物，对控制流涕症状有较好效果，且不影响鼻腔生理功能，但对其他鼻部症状无明显疗效，患有前列腺增生、青光眼的老年人应慎用。

6）鼻腔冲洗：使用生理盐水或 2% 高渗盐水进行鼻腔冲洗，可清除鼻内刺激物、变应原和炎性分泌物等，减轻鼻黏膜水肿，改善黏液纤毛清除功能。作为辅助治疗，鼻腔冲洗对改善鼻部症状（包括鼻腔干燥）有一定效果，老年人使用很安全。

（3）免疫治疗

变应原特异性免疫治疗为 AR 的一线治疗方法，临床推荐使用。尽管免疫治疗的绝大多数不良反应属于轻、中度，但因老年人合并免疫系统疾病及其他全身性疾病较常见，免疫治疗的安全性尚不十分确定，临床一般较少应用于老年 AR 的治疗。

## 二、老年哮喘

随着中国进入老龄化社会，老年性哮喘的患病率也呈现逐年升高的趋势。广义的老年性哮喘为年龄在 60 岁以上符合哮喘诊断标准的所有患者。而狭义的老年性哮喘为 60 岁或 60 岁以后新发生的支气管哮喘，不包括 60 岁以前发病的支气管哮喘。由于老年人生理功能的衰退与对药物的药代动力学和耐受性的差异，老年哮喘在诊断和治疗上存在很多特殊性。

（一）老年哮喘的特点

（1）临床症状不典型，常倾向于常年发病且发作期较长

老年哮喘患者多数有长期咳嗽、咯痰、胸闷、气短、喘息的病史，但皆非哮喘特征性症状，胸部听诊哮鸣音未必很明显，常与心血管疾病或其他肺部疾病辨别困难。老年哮喘常倾向于常年发病，缓解期短，可自行缓解者少（李有香 2011）。

（2）与吸烟关系密切

老年哮喘患者往往是在长期吸烟的基础上发生的，从心理和生理上已经适应了香烟烟雾，甚至还有部分患者痰较多且黏稠而采用吸烟来刺激排痰。

（3）诱因多

老年哮喘易发生重症哮喘。可引起和加重老年哮喘的诱因很多，以呼吸道感染最为常见。反复的呼吸道病毒感染可损伤气道上皮细胞而引起气道高反应性。有研究 85% 的老年性哮喘是由感染因素诱发。由于老年患者全身及呼吸系统器官的功能减退和气道对刺激的反应阈值降低，加上基础肺功能储备不足，一旦发病则容易导致危重型哮喘甚至呼吸衰竭的发生（张泉三 2017）。

（4）并发症多而且重

最为常见的并发症是与年龄相关的心脑血管疾病（如冠心病、脑梗死、高血压、心功能不全等）和糖尿病等，这些并发症使哮喘病的诊断和治疗较为困难。

（5）治疗效果差、死亡率高

由于年老体弱、病情复杂、并发症多，往往延误诊断以致不能及时治疗，同时由老年人全身抵抗力下降、肺组织弹性减弱和呼吸肌无力导致的肺功能降低，肝肾功能欠佳

导致的药代动力学异常，老年性哮喘对支气管扩张剂和糖皮质激素治疗的反应较差，气道阻塞可逆程度小，加上老年患者往往反应迟钝及社会和自身的重视不够而就诊不及时等因素，使其与其他年龄段的哮喘病相比预后较差，病死率也较高（Braman 2017）。

（二）老年性哮喘治疗

本部分内容主要参考 Al-Alawi 等（2014）、中华医学会呼吸病分会哮喘组（2016）、Pasha 等（2017）和吴佐罗等（2017）的文献。

（1）宣教

老年人对医嘱的依从性较差，原因主要是记忆力减退、对药物的理解能力较差及忽视按时用药的科学性，因此对于老年哮喘应该注意用药种类尽量少，给药方法尽量简单。

（2）吸入糖皮质激素

吸入糖皮质激素广泛应用于治疗支气管哮喘患者，是支气管哮喘治疗的基石。老年性哮喘患者长期及大剂量应用吸入糖皮质激素会导致许多不良反应，如肺部感染、眼部疾患、糖尿病等。GINA（*Global Initiative for Asthma*）方案指出，吸入糖皮质激素的生物利用度与吸入糖皮质激素与蛋白质的结合率和肝脏的首过消除密切相关。以上所指出的影响因素均与年龄关系密切，故对老年性哮喘患者应给予能够明显改善患者症状的最小剂量为宜。

（3）β2 受体激动剂

长效 β2 受体激动剂（long acting beta 2 receptor agonist，LABA）及短效 β2 受体激动剂在支气管哮喘治疗中有重要地位，对老年性哮喘人群研究不多，与青年哮喘患者比较，老年性哮喘患者对该类药物的反应欠佳，长期应用该类药物的老年性哮喘患者常出现 QT 间期延长、手震颤、低血钾症等不良反应。应用利尿剂、胰岛素及营养不良的老年患者出现低血钾的可能性较大。

（4）抗胆碱类药物

该类药物不良反应较多，老年性患者应慎用。异丙托溴铵是抗胆碱能药物中短效的支气管舒张剂，在 COPD 患者中常规应用，但在老年性哮喘患者中并非一线药物。在老年性哮喘患者中的应用指征为应用吸入糖皮质激素 3 个月仍不能达到完全控制的辅助用药及 LABA 不耐受患者的替代用药，应用长效抗胆碱药物治疗老年性哮喘的时间至少为 6 个月。

（5）白三烯受体拮抗剂（LTRA）

一些研究表明，在治疗老年哮喘方面，LTRA 具有良好的耐受性。LTRA 能够改善哮喘，特别是吸烟人群中伴随有鼻炎的哮喘。最常用的 LTRA 为孟鲁司特，在老年哮喘患者中，单独使用 LTRA 可被作为 ICS 的替代品。LTRA 与 LABA 联合用药治疗哮喘是非类固醇类药物中最有效的药物，LTRA 也被用于辅助治疗难治性哮喘。

（6）特异性免疫治疗

免疫疗法对老年性哮喘的合并症如心脏及肺部其他疾病的患者可能作用不明显，欧洲变态反应学会将皮下免疫治疗列为老年性哮喘患者的相对禁忌；合并有新近的心肌梗死、不稳定型心绞痛、严重的心律失常及未控制的高血压均为该治疗的禁忌证。

（张晓军）

# 参 考 文 献

黄铭新 , 黄定九 , 梁国荣 . 1981. 老年医学和老年病学简介 . 上海医学 , 4(1): 45-49.

李有香 . 2011. 老年哮喘研究的新进展 . 中国老年学杂志 , 7(31): 2592-2594.

吴佐罗 , 戴元荣 . 2017. 老年性支气管哮喘的诊疗进展 . 国际呼吸杂志 , 37: 387-391.

殷凯生 , 何韶衡 , 周林福 . 2002. 临床过敏疾病学 . 北京 : 科学出版社 : 256-262.

张泉三 . 2017. 老年性哮喘诊治进展 . 医学综述 , 23(13): 2601-2604.

中华耳鼻咽喉头颈外科杂志编辑委员会鼻科组 , 中华医学会耳鼻咽喉头颈外科学分会鼻科学组 . 2016. 变应性鼻炎诊断和
　　治疗指南 (2015 年 , 天津 ). 中华耳鼻咽喉头颈外科杂志 , 51(1): 6-24.

中华医学会呼吸病分会哮喘组 . 2016. 中国支气管哮喘防治指南 . 中华结核和呼吸杂志 , 39(9): 1-24.

Al-Alawi M., Hassan T., Chotirmall S. H. 2014. Advances in the diagnosis and management of asthma in older adults. Am J Med,
　　127(5): 370-378.

Brożek L., Bousquet J., Agache I., et al. 2017. Allergic Rhinitis and its Impact on Asthma (ARIA) guidelines-2016 revision. J
　　Allergy Clin Immunol, 140(4): 950-958.

Bozek A. 2017. Pharmacological management of allergic rhinitis in the elderly. Drugs Aging, 34(1): 21-28.

Braman S. S. 2017. Asthma in the elderly. Clin Geriatr Med, 3(4): 523-537.

Pasha M. A., Sundquist B., Townley R. 2017. Asthma pathogenesis, diagnosis, and management in the elderly. Allergy Asthma
　　Proc, 38(3): 184-191.

# 第三十章 同时患有哮喘和过敏性鼻炎的诊治

## 第一节 概 述

### 一、哮喘和过敏性鼻炎的关系

鼻腔是呼吸道的门户和"卫士"，鼻炎与哮喘是一个综合征在上、下呼吸道的不同表现，是同一气道的炎症性疾病（Guerra et al. 2002；Bousquet et al. 2005；Price et al. 2005；de Andrade et al. 2008；Khan 2014）。

同一气道的炎症性疾病表现在 3 个相关：垂直相关（两者相互影响，主要是过敏性鼻炎对哮喘的影响）；平行相关（两者严重程度具有一致性）；交叉相关（治疗的相关性与个体性）。两者相关性与一致性的研究和观点有以下几个方面。

#### （一）解剖生理的一致性

同一黏膜上皮延续系统，鼻段呼吸道在整个气道中起到调节、平衡和保护作用。

#### （二）流行病学的一致性，早已经被流行病学许多研究所证实

哮喘并发变应性鼻炎的比例极高。过敏性鼻炎和支气管哮喘常并发于同一个患者。近 80% 的哮喘患者同时患有过敏性鼻炎。研究发现欧美哮喘患者 AR 的患病率在 50% ～ 100%；其中土耳其（3 ～ 16 岁）：68.8%；挪威（< 15 岁）：26.8%；希腊（9 ～ 12 岁）：69%；巴西（13 ～ 14 岁）：46.5%；哮喘与鼻炎的严重程度同步增加，变应性鼻炎增加哮喘发作的风险，变应性鼻炎患者发生哮喘的风险比非鼻炎患者增加 3 倍；变应性鼻炎增加哮喘患者的住院风险；变应性鼻炎增加哮喘的控制难度。

#### （三）病因和发病机制的一致性与相关性

相同发病的诱因中，室外过敏原以花粉和霉菌为常见；室内过敏原以粉尘螨、动物皮毛和蟑螂过敏原为主；非甾体类抗炎药可触发过敏性鼻炎和支气管哮喘、大体一致的纤毛上皮病理改变、暴露在过敏原下的相似的炎症连锁反应、相似的早发相和晚发相应答模式、相同的炎症细胞浸润（嗜酸性粒细胞）、共同的黏膜免疫机制和各种潜在的相关途径包括炎症介质的全身传送。

#### （四）病程进展的相互作用和影响

鼻段呼吸道黏膜产生的炎性液体进入气道可刺激哮喘发作；过敏原刺激鼻黏膜可引起鼻支气管反射进而导致气管结构变化；鼻部介质释放而导致哮喘；后鼻腔滴漏可造成支气管平滑肌收缩或炎症加重鼻阻后经口呼吸对哮喘严重度有影响；鼻和肺之间的神经反射。

### （五）治疗效果相互影响

有研究显示应用糖皮质激素治疗变应性鼻炎对哮喘的益处有：症状的改善、减少药物用量、改善肺功能、气道高反应性下降、缩短住院时间等。

## 二、过敏性鼻炎的处理及其对哮喘的影响

过敏性鼻炎（allergic rhinitis，AR）和哮喘是全球性公共卫生问题，近半个世纪以来，AR 和哮喘的流行率显著增加，已成为全球性的健康问题。而且，二者经常发生在同一个患者，被形容为"同一气道，同一疾病"。其对患者的生活质量造成了严重损害，并且给整个社会带来了沉重的经济负担。近年来，随着《过敏性鼻炎及其对哮喘的影响》（*Allergic Rhinitis and Its Impact on Asthma*，ARIA）指南的应用，临床诊断和治疗水平得到了大幅提高。

ARIA 始于 1999 年 WHO 的一次工作会议，从 2001 年正式颁布以来成为各国制定 AR 指南的基本参考对象，也受到了耳鼻咽喉科、变态反应科、儿科医师的共同关注。ARIA 专家组于 2008 年对指南进行了第一次修订，进一步强调了 AR 对哮喘的影响，在诊断流程和治疗策略等方面提出了一些新的意见。为了提供更符合循证医学的临床决策，ARIA 专家组对指南进行了第二次修订（主要在治疗方面），并于 2010 年 9 月正式发表。ARIA 2010 年的修订版是过敏领域首个基于证据质量的临床指南，证据质量分为 4 个等级：高、中、低、极低。之后因为有了新的证据，促使其更新。ARIA 指南小组确定了新的临床问题，并选择了需要更新的问题。ARIA 指南的 2016 年修订版提供了治疗选择的具体建议和选择的基本原理，并讨论了临床医生和患者可能希望审查的具体考虑事项，以选择最适合于个体患者的管理。更新版 ARIA 指南的优势在于其应用透明、循证的方法制定建议，考虑并明确说明了影响这些建议的价值观和意愿。其他的优势包括由来自世界各地的 80 个治疗和研究变应性鼻炎合并哮喘方面的专家协商，由患者代表审查研究，总结了支持该建议的研究证据，得到了充分可用的证据概况。其主要的不足之处在于缺乏高质量证据和许多问题的系统评价（Brozek 2010，2017）。

# 第二节　诊　　断

## 一、过敏性鼻炎的分类和诊断

AR 是机体暴露于变应原后主要由 IgE 介导的鼻黏膜非感染性慢性炎症性疾病［《变应性鼻炎诊断和治疗指南》（2015 年，天津）；Scadding 2017］。

### （一）临床分类

（1）按变应原种类分类

1）季节性 AR：症状发作呈季节性。

2）常年性 AR：症状发作呈常年性。

（2）按症状发作时间分类

1）间歇性 AR：症状发作＜ 4d/ 周，或＜连续 4 周。

2）持续性 AR：症状发作≥ 4d/ 周，且≥连续 4 周。

（3）按疾病严重程度分类

1）轻度 AR：症状轻微，对生活质量（包括睡眠、日常生活、工作和学习，下同）未产生明显影响。

2）中 - 重度 AR：症状较重或严重，对生活质量产生明显影响。

（二）临床诊断

诊断依据包括以下几个方面。

1）症状：打喷嚏、流清水样涕、鼻痒和鼻塞等症状出现 2 个及以上，每天症状持续或累计在 1 h 以上，可伴有眼痒、流泪和眼红等眼部症状。

2）体征：常见鼻黏膜苍白、水肿，鼻腔水样分泌物。

3）变应原检测：至少一种变应原 SPT 和（或）血清特异性 IgE 阳性。

## 二、支气管哮喘的诊断

（一）典型哮喘的临床症状和体征

1）反复发作喘息、气急，伴或不伴胸闷或咳嗽，夜间及晨间多发，常与接触变应原、冷空气、物理、化学性刺激及上呼吸道感染、运动等有关。

2）发作时双肺可闻及散在或弥漫性哮鸣音，呼气相延长。

3）上述症状和体征可经治疗缓解或自行缓解。

（二）可变气流受限的客观检查

1）支气管舒张试验阳性（吸入支气管舒张剂后 $FEV_1$ 增加＞ 12%，且 $FEV_1$ 增加绝对值＞ 200 ml）。

2）支气管激发试验阳性。

3）呼气流量峰值（PEF）平均每日昼夜变异率＞ 10%，或 PEF 周变异率＞ 20%。

符合上述症状和体征，同时具备气流受限客观检查中的任一条，并除外其他疾病所引起的喘息、气急、胸闷及咳嗽，可以诊断为哮喘。

# 第三节　治　疗

对于同时患有过敏性鼻炎和支气管哮喘的患者应同时积极地治疗这两种疾病。应根据药物的疗效和耐受性制定上、下气道同时治疗的策略。

## 一、过敏性鼻炎的治疗

参阅本书第二篇第六章第一节"过敏性鼻炎"。

## 二、支气管哮喘的治疗

支气管哮喘的治疗（中华医学会呼吸病学分会哮喘学组 2016）应按照 2016 版《中国支气管哮喘防治指南》及 WHO 制定的《全球哮喘防治创议》（GINA）指南进行。请参阅本书第一篇第五章第一节"过敏性哮喘"。

## 三、过敏性鼻炎与支气管哮喘的同时治疗

原则：给予过敏性鼻炎最佳治疗有利于改善其共存的哮喘症状；口服治疗药物可以同时改善鼻部和支气管的症状；鼻内给予糖皮质激素的安全性良好；预防和早期治疗过敏性鼻炎可能有助于预防哮喘的发生或减轻下呼吸道症状的严重程度。部分药物对哮喘和过敏性鼻炎同时有效；部分药物只对其中一种疾病有效。

对于目前 AR 合并哮喘的临床研究，ARIA 指南小组提出了一些其他的问题。此过程强调了以 AR 合并哮喘患者为重点的治疗效果研究证据中，高质量及直接性证据有限（Brozek 2010，2017）。

### （一）口服的 $H_1$ 抗组胺药

不建议变应性鼻炎合并哮喘的成人患者使用口服的 $H_1$ 抗组胺药。其对哮喘症状疗效不确定。尽管不建议应用口服的 $H_1$ 抗组胺药治疗哮喘的症状，但是其仍可用来治疗变应性鼻炎合并哮喘患者的鼻炎症状。

### （二）口服 $H_1$ 抗组胺药联合口服减充血剂

不建议变应性鼻炎合并哮喘的患者使用口服 $H_1$ 抗组胺药联合口服减充血剂治疗哮喘。

### （三）鼻内糖皮质激素

鼻内糖皮质激素不能用来治疗哮喘的症状，但是其可用来治疗哮喘合并鼻炎患者的鼻炎症状。

### （四）白三烯受体拮抗剂

对于不愿意或不能使用吸入糖皮质激素的变应性鼻炎合并哮喘的患者及父母不同意使用吸入糖皮质激素的患儿，建议口服白三烯受体拮抗剂治疗哮喘。

### （五）皮下特异性免疫治疗

建议变应性鼻炎合并哮喘的患者使用皮下特异性免疫疗法治疗哮喘症状，也可以用于治疗哮喘合并鼻炎患者的鼻炎。

### （六）舌下特异性免疫疗法

建议变应性鼻炎合并哮喘的患者使用舌下特异性免疫疗法治疗哮喘，也可以用于治

疗哮喘合并鼻炎患者的鼻炎。

### （七）抗 IgE 的单克隆抗体

明确 IgE 依赖的变应原成分的变应性鼻炎合并哮喘的患者，尽管给予口服药物治疗并适当地避免接触变应原，但症状仍不能控制。建议使用抗 IgE 的单克隆抗体治疗哮喘。

（谢　华）

## 参 考 文 献

中华耳鼻咽喉头颈外科杂志编辑委员会鼻科组，中华医学会耳鼻咽喉头颈外科学分会鼻科学组 . 2016. 变应性鼻炎诊断和治疗指南 (2015 年，天津 ). 中华耳鼻咽喉头颈外科杂志，51(1): 6-24.

中华医学会呼吸病学分会哮喘学组 . 2016. 中国支气管哮喘防治指南 . 中华结核和呼吸杂志，39(9): 1-24.

Brozek J. L., Bousquet J., Baena-Cagnani C. E., et al. 2010. Allergic Rhinitis and its Impact on Asthma (ARIA) guidelines: 2010 Revision. J Allergy Clin Immunol, 126(3): 466-476.

Brozek J. L., Bousquet J., Agache I., et al. 2017. Allergic Rhinitis and its Impact on Asthma (ARIA) guidelines-2016 revision. J Allergy Clin Immunol, 140(4): 950-958.

Bousquet J., Gaugris S., Kocevar V. S., et al. 2005. Increased risk of asthma attacks and emergency visits among asthma patients with allergic rhinitis: a subgroup analysis of the investigation of montelukast as a partner agent for complementary therapy. Clin Exp Allergy, 35: 723-727.

BSACI. 2017. Guideline for the diagnosis and management of allergic and non-allergic rhinitis (revised edition 2017; first edition 2007). Clin Exp Allergy, 47: 856-889.

de Andrade C. R., da Cunha Ibiapina C., Gonçalves Alvim C., et al. 2008. Asthma and allergic rhinitis co-morbidity: a cross-sectional questionnaire study on adolescents aged 13-14 years. Primary Care Respiratory Journal, 17(4): 222-225.

Guerra S., Sherrill D. L., Martinez F. D., et al. 2002. Rhinitis as an independent risk factor for adult-onset asthma. J Allergy Clin Immunol, 109(3): 419-425.

Khan D. A. 2014. Allergic rhinitis and asthma: epidemiology and common pathophysiology. Allergy Asthma Proc, 35(5): 357-361.

Price D., Zhang Q., Kocevar V. S., et al. 2005. Effect of a concomitant diagnosis of allergic rhinitis on asthma-related health care use by adults. Clin Exp Allergy, 35: 282-287.